第3版

精神疾病案例诊疗思路

Diagnosis and Treatment of Mental Disorder Cases (3rd Edition)

主　审　张亚林

主　编　杨世昌　王国强

副主编　杜爱玲　张迎黎　冯砚国

编　者（以姓氏笔画为序）

王国强（南京医科大学附属无锡精神卫生中心）
王新友（新乡医学院第二附属医院/河南省精神病医院）
韦少俊（广西壮族自治区精神卫生中心）
申景进（广东医学院附属深圳第六人民医院）
冯砚国（新乡医学院第二附属医院/河南省精神病医院）
向　慧（贵州省人民医院）
关　涛（沈阳市精神卫生中心）
祁继鹏（河南科技大学第五附属医院）
杜　江（上海交通大学医学院附属精神卫生中心）
杜爱玲（新乡医学院第二附属医院/河南省精神病医院）
杨世昌（新乡医学院第二附属医院/河南省精神病医院）
邹韶红（新疆维吾尔自治区人民医院）
张云淑（河北省精神卫生中心）
张东军（新乡医学院心理学系）
张迎黎（深圳市精神卫生中心）
张惠实（华中科技大学同济医学院附属精神病医院）
陈雷音（新乡医学院第二附属医院/河南省精神病医院）
胡　军（河南省洛阳荣康医院）
黄国平（四川省精神卫生中心）
曹磊明（南京医科大学附属无锡精神卫生中心）

学术秘书（兼）　陈雷音

人民卫生出版社

图书在版编目（CIP）数据

精神疾病案例诊疗思路/杨世昌，王国强主编. —3 版.
—北京：人民卫生出版社，2017
ISBN 978-7-117-24357-5

Ⅰ.①精… Ⅱ.①杨…②王… Ⅲ.①精神病-诊疗
Ⅳ.①R749

中国版本图书馆 CIP 数据核字(2017)第 071279 号

精神疾病案例诊疗思路
第 3 版

主　　编：杨世昌　王国强
出版发行：人民卫生出版社（中继线 010-59780011）
地　　址：北京市朝阳区潘家园南里 19 号
邮　　编：100021
E - mail：pmph @ pmph.com
购书热线：010-59787592　010-59787584　010-65264830
印　　刷：北京虎彩文化传播有限公司
经　　销：新华书店
开　　本：787×1092　1/16　　印张：38
字　　数：925 千字
版　　次：2008 年 8 月第 1 版　2017 年 5 月第 3 版
　　　　　2024 年 2 月第 3 版第 8 次印刷（总第11 次印刷）
标准书号：ISBN 978-7-117-24357-5/R·24358
定　　价：98.00 元

序（第3版）

这本书又要再版了，对于著者，当然是可喜可贺！但对于我，却是可悲可怜！因为著者又要我写序。还有什么可写呢？他的书几年就可以再版一次，而我在诊疗实践中，十年八年还未必能有一点新的感悟。显然，我思维的更新，远远跟不上他一版再版的速度。

老题再讲，可不能老调重弹。

古人云：医者意也！《后汉书·方术传下·郭玉》，可以说医学和艺术有着灵性的交融和精神的共振，医学包含着极强的人文属性。因此，当医生，活到老，要学到老。在漫长的临床诊疗中，要倾注毕生的精力和时间，不断地思考和实践，不断地否定和肯定，不断地摒弃和积累。疾病变化莫测，再多的经验与再好的悟性都有用武之地。一病多症，一症多病，错综复杂，在临床上司空见惯。有些貌似不同却殊途同归；有些表现相似却结局各异。时而显示科学的规律，时而似有艺术的变幻。如果你能在诊疗中发现疑问并饶有兴趣，且勤于思考、乐于思考、善于思考；如果你不是死磕"诊断标准"、按图索骥、削足适履、因噎废食，而是穷究于疾病的复杂与多变；如果你既有科学的思维又有艺术的感悟且钟情于临床，最终你将成为名医大家。

我做精神科医师40多年了，一万五千多天啊，天天和胡言乱语的朋友为伍，帮他们打开精神枷锁；日日与焦虑抑郁的朋友做伴，为他们清扫心理雾霾。一路摸着石头过河，如今还未摸到彼岸。虽然很累，我却乐此不疲，因为诊疗中有无穷无尽的奥秘，吸引着我无休无止地探究。我不知道我未来的路还有多长，但我知道，我会一条道走到黑。

就凭着这一条道走到黑的傻劲，凭着神奇莫测的诊疗问题的重重诱惑，凭着无数患者以身相托的压力鞭策，花了几十年磨一剑的功夫，我才对"诊疗思路"略有领悟，才落下了一个"湘雅名医"的称谓。

其实，我也一直在思考：可不可以不要像我们以前那样靠自己的日积月累，靠摸着石头过河，靠几十年走黑一条道的傻劲，而尽快地掌握诊疗技术，多出人才、快出人才呢？现在似乎有了答案，这就是：住院医师的规范化培训。

住院医师规范化培训（简称"规培"）是国际公认的培养合格临床医师的必由之路。前几年，我国的住院医师规范化培训制度正式起航，这是我国医学教育史上的里程碑。诊断与治疗的正确思路，不只是靠个人的摸索和领悟，也可以靠规范的学习与训练。

规培应该在有资质的三级甲等医院进行，规陪的时间通常为三年。有人把这三年的规培当作炼狱，说苦不堪言。我却认为这是迅速提高诊疗水平的必由之路、不二法门，甚至是一条捷径。古人说：三年清知府，十万雪花银。我说：三年规培医，一刻值千金。

如何才能在短短的三年里建立一个正确的诊疗思路呢？送给后来者们三句话：规陪期间多做事、多处人、多读书……

做规陪医生有做不完的事：规培医师的工作紧张、严肃、繁重而琐碎。要熟悉和遵守各种工作规章制度，规则和潜规则、成文或不成文的。书本知识变成诊疗技能要经过无以计数的反复练习、重复操作。经验靠点滴积累，病例、病种看的越多越好。不分上班下班，没有分内分外。自告奋勇地收重患者，经历越多，成长越快。成功救治危重患者的自信心和成就感是无可比拟的！不收危重患者千万别认为自己捡了便宜……

二是处不完的人：首先要与上级医师处好，查房要认真听取主治医师的意见，不论患者是不是自己的。交班前要看患者，提前了解患者。报告患者的情况时不要“读”病历，要“讲”病历，一字之差，天壤之别。然后分析病情、拟定处理，提请上级医师裁决，这是一流；给上级医师接送病历，认真记录指示，并逐一落实，只算二流；如果连病历都准备不好，一问三不知，恐怕就属三流了。如果上级医师让你收危重患者，那是对你莫大的信任，是提高你诊疗能力的极好机会。

也要与护士处好，她们与医生朝夕相处，是医生黄金搭档、职业伴侣。要尊敬护士、爱护护士。护士会做的都应该学着做。给患者翻身、拍背、换药、吸痰，别小看这些活，是做事也是做人，眼高手低不受欢迎！处理医嘱要准确、迅速，护士们常由此来评价你的水平。放开双手做事、夹着尾巴做人，知和居下。对她们的帮助应表示感谢，遭到拒绝也不介意，有时“人情”比“病情”更管用。熟悉护理工作对正确诊疗有很大的帮助。

同时还要与患者及其家属处好，这是医生的职业操守。要慈悲为怀，患者是我们的衣食父母，让我们有吃有穿；患者是教科书，让我们成名成家；患者是精神支柱，维持我们的自尊。患者病情的发生、发展、演变、转归是诊疗的唯一依据，胜过任何金科玉律。

最后也要与同事（学）处好，同门共师，互帮互助；切磋体会，交换心得。

三是读不完的书：白天多看病，晚上多看书，教科书、专业书、工具书，当然也包括这本诊疗的书。除此之外，也要多看名著，乃至杂书。不能只有知识，没有文化。

做事要吃得苦，做人要吃得亏，读书还要破万卷……所以做规培医师是很累的！然而宝剑锋从磨砺出，梅花香自苦寒来。

多做事，才能练就一身本领，千锤百炼才能让书本知识转化成临床技能。多干活儿，多收获。从零做起、逐步成长。追求救死扶伤、助人为乐、起死回生的职业成就感。天将降大任于斯人也，必先苦其心志，劳其筋骨，苦尽甘来。

多处人，才会造就健全人格。了解社会、适应社会，从自然人到社会人。佛说：“前世五百次的回眸才换来今生一次擦肩而过”。珍惜每个缘分，也许刚刚相见、相识、相知，很快就会相别、相念、相思。

多读书，成就人生梦想。医学是需要终生学习的一门职业。读书夯实文化底蕴。读书是与哲人对话，启迪智慧、陶冶情操、升华境界、滋润人生。

春蚕破茧、凤凰涅槃，通过规培完成人生的华丽转身。从此成为真正意义上的医生，从此走上专业进步的康庄大道。学会诊疗技术是职业生涯中的第一桶金，医生吃的不是青春饭，前景不可估量。

当医生的人很多，最后能成为名医的不多。孔夫子弟子三千，贤人才七十二。仔细算算，成材率不到百分之三。所以都要努力！

写序并不难,但同一本书要写三次不同的序,却是难上加难。我算是破了天荒,斗胆写了三次,诚惶诚恐,生怕糟蹋了读者的时间。如果看官不觉赘述,能从本序中读得出一点新意,甚至有所收获,我就谢天谢地了。

俗话说:一而再、再而三,事不过三。我保证,这是我最后一次为此书作序。不是此书不好,是我江郎才尽,想说的话都说了。

当然,我还是希望此书能"一版再版"下去的。

中南大学湘雅二医院精神卫生研究所教授
博士导师、一级主任医师、国家教学名师
张亚林
2016年11月于湘雅二医院

序（第2版）

又来了，杨世昌主编的书要再版，又要我写序。

时间真快，转眼就快五年了。记得是在2008年，杨世昌博士说他编了一本叫《精神疾病案例诊疗思路》的书，要我作序。因为是学生的处女作，我例外地放下手头的工作，怀着喜悦和热情，匆匆但认真地阅过全书，并趁着余兴，一挥而就3000多字，算是为他的书作了序。

即兴之作，难免瑕疵。但只要作者不呆，必含真情实意；只要作者不傻，或有真知灼见。因为不加修饰的原发冲动是潜意识通向客观世界的直达快车。灵感的每一次闪烁如果都被缜密的逻辑平息，甚至是被世俗的功利掩盖，而去斟字酌句、文过饰非，那才是文明的灾难。当然，我还有点自知之明，我知道我的观点时下的人未必都认同，我知道我的文字时下的人未必都爱读。所以，我对我寄出的文字刻意注明："可以不用，不可以乱改"。这是因为我愿意文责自负，这是因为我珍惜自己的羽毛。

在记忆中，我的文章大概有两次曾被大幅删改。第一次是在30年前，我的导师批改我的第一篇学位论文，大刀阔斧，去叶留枝，我虽心痛却也心服。因为经老师修理之后，文章起承转合、浑然一体，看起来干净利落，读起来通顺流畅。使我顿悟，使我受益终生。第二次就是本书第1版学生要我写的"序"。拿到书时我才发现我写的"序"已被断头截肢、面目全非，不知受难于哪位高手的鬼斧神工。我已读不出我的思想、我的逻辑、我的观点、我的感情了。而且不是先斩后奏，是斩了也不奏，而是直接付印成书，真有被绑架的感觉。我暗想，我将不再为杨世昌的书写序了。

坊间传言：做官要身段柔软心肠硬。而我不是这块料，恰恰是身段不软心肠不硬，最听不得吴侬软语。且看杨世昌的信又不期而至，依然是那么诚恳，依然是那么急切。怎么办呢？好歹师生一场，况且这也是功莫大焉的好事呀，我也只能自食其言了。

依然是认真地再读一次，发现比第1版确实更充实了，比如多了"人格障碍、性心理障碍、精神障碍相关的伦理与法律等章节，比如多了一些新的内涵、比如多了一些临床实例。同时，编排也比第1版更有特点、更有层次、更有新意了。

本书最大的临床意义是诊疗思路的示范和训练。我一贯主张：七分诊断三分治疗。所以，我在第1版的序言中没有谈及治疗，而只是专门讨论了诊断思路。不是顾此失彼，是有意为之，是要突出诊断在医疗实践中的重要作用。如果第1版的序言有幸能重见天日，我的诊断思路便可大白于天下，供读者参考。因此，关于诊断思路此处不再赘述，只谈治疗思路。

虽然在我看来治疗只占三分，实际上治疗也很有讲究，也很值得思考。

诊断是治疗的必要依据，但不是全部依据。况且精神障碍的诊断也不仅仅是疾病诊断，还有所谓的多轴诊断。每一轴的诊断都有助于治疗的选择。比如是药物治疗、是心理治疗、是物理治疗还是其他治疗，抑或是几种方法合并治疗。

各种各样的治疗方法、各种各样的药物，没有绝对的优劣之分。梅虽逊雪三分白，雪却输梅三分香。只要选择得当，用得恰到好处，都是治病良方。

不是使用的治疗方法越多越好，不是使用的药物越贵越好。开个大处方，开上一大堆药物，飞机大炮一起上，就好比一个不自信的厨子，把所有好吃的东西都放在一个锅子里煮。诊断要准、出手才"狠"，诊断不是模棱两可，治疗才敢单刀独进甚或重拳出击，既会切中顽疾，也不伤及无辜。

不论是选择哪种治疗方法，处方之前要明确具体的治疗目标，比如是对因治疗、是对症治疗、是对副反应的治疗、还是保护薄弱器官的治疗。

不是相同的诊断一定选择相同的治疗，必须参考的因素很多，比如患者的年龄、性别、职业、文化，以及宗教信仰。

药物治疗是临床最常用的方法，但患者的诸多个体因素需要考虑，比如患者的健康状态，是否经期、孕期、哺乳期？是否患有其他疾病？是否正在服用其他药物？从而决定选择何种药物，以及何种剂量、剂型、给药途径、服用方法、疗程及调整周期。

不是每一种疾病都适合心理治疗，患者的定向能力和识别能力损害越重，心理治疗获益的可能性就越小，比如精神分裂症的急性期、比如伴精神病性症状的躁狂状态；而与社会心理因素相关的障碍，从心理治疗中获益的可能性就较大，比如应激相关障碍、比如神经症、比如大多数疾病的康复期。

不是每一种心理治疗都会有同等的疗效，除了病种之外还有诸多因素影响疗效，比如患者的人格、患者的处境、治疗者的能力以及医患关系。

不是每一种治疗方案定下之后就一成不变、一劳永逸。精神科当代几乎所有的治疗方法都带有不确定性、带有试探性、甚至带有一定程度的危险性，比如药物治疗的安全性、比如物理治疗的合理性、比如心理治疗的可靠性。因此，方法选用、治疗频率、疗程长短，往往都要在不断的观察中摸索和修正。

治疗中勤于思考、善于思考、乐于思考是成为一代良医的宝贵天赋。随意处方，不仔细观察、不用心琢磨，而是假以时日、任其自然。患者好了，自诩为治疗有方；患者不好也不用检讨，因为有人发明了一个新诊断——"难治性××病"，成了某些精神科医师的不二法宝。有了这个诊断就万事大吉，永远立于不败之地了。因为不是我们无能，是疾病太难治了！随波逐流、不思进取，缺乏内疚、缺乏反思、缺乏探究精神，是庸医陋习，是行医之大忌也。

纵观全局，面对极其复杂的精神疾患，我们如今所拥有的治疗方法都好似蚍蜉撼树，显得简单乏力。所以，治疗思路就显得弥足珍贵了。

我们期望药物的针对性更强、收益/风险比率更高、服用方法更简单，还期望有可供参考的科学指标，以提高用药的目的性、准确性、安全性和对治疗结果的预测性。

我们期望所有的物理治疗都能机制清楚，物理刺激与精神反应的过程不再是"暗箱操作"，还期望早日结束肯定要冒风险却不一定有疗效的尴尬局面。

我们期望心理治疗起效不能太慢、疗程不能太长，要简单易行，且行之有效。还期望把那些束之高阁、神秘莫测的独门绝技公之于天下，请那些身怀高招却又不显山露水的大师们走下神坛，走进临床。

我们期望摸着石头过河，不断实践、不断思考、不断研究、不断总结，我们期望整合的、辩证的、多维医学模式的治疗方法不断问世。

我们不仅要共同期望、更要共同努力。本书便是这努力之一。本书的正副主编及编者中共有七位曾是我的学生，他(她)大多已经做了研究生导师了，各有临床心得，各有专业建树。我颇感欣慰，吾道南来原是濂溪一脉，大江东去无非湘水余波。

治疗是科学、医学科学，治疗也是艺术、人文艺术。科学与艺术，日月双星，互为映辉，如同高山大海，一脉相连。用手处方的是技术工、用脑处方的是治疗师、用心处方的才是治疗艺术家。

最后还是那句老话，本序可以不用，不可以乱改。当然错字病句还是恭请斧正，不然就落下了一个讳疾忌医的大毛病了。

中南大学湘雅二医院精神卫生研究所教授
博士导师、一级主任医师、国家教学名师
张亚林
2012年7月7日于中南大学湘雅二医院

序(第1版)

窗外下着2008年的第一场雪,也是湖南久违了的一场大雪。本书的主编杨世昌博士请我给他的书作序。白雪茫茫,记忆也茫茫。杨世昌博士大约跟了我六年,读完了硕士又读博士。我的印象中他的电脑玩得很好,时间久了,人脑难免也受电脑的影响,加上攻读博士学位期间经过严格的临床培训,所以他在前言中说他在全省人机对话中考得第一名,我一点也不意外。

言归正传。本书名为《精神疾病案例诊疗思路》,就我的从医体会来说,七分诊断,三分治疗。诊断是前提,诊断也更重要。所以,主要谈谈诊断的思路吧。

在很长一段时期内,精神疾病的诊断主要是根据患者的临床表象和医生自身的临床经验而作出的,可变性和随意性都很大,因而诊断的不一致性在精神科医生之间是一个司空见惯的现象。为了解决这个问题,20世纪70年代,美国华盛顿大学的精神科医生Feighner制定了第一个操作性较强的精神分裂症的诊断标准,此后美国的DSM、WHO的ICD和我国的CCMD系统均制定了较全面的精神疾病的诊断标准。诊断标准为消除医生之间、学派之间的诊断分歧功莫大焉。

诊断标准的出现固然是精神病学的重大进步,但是很多诊断标准缺乏"客观"证据的支持,往往是由专家们综合不同学派的观点而达成的共识。标准本身就是折衷的产物,因而存在着某些不确定性和可讨论性。由于诊断标准条目的制定突出了统一性、可辨认性和可操作性。对那些有争议的、辨认模糊的临床现象或操作困难的诊断条目都只能舍弃。因此,"诊断标准"实际上是建立在部分信息基础上的,不是全息诊断。顾此难免失彼,信度的提高是以牺牲效度为代价的。

精神疾病的诊断只能如此,那么其他临床学科的诊断情况如何呢?

各种统计表明,临床误诊的总体比率为20% ~30%。临床各科差不多;国内国外差不多;而且几十年来也差不多,并没有因为诊断技术(如生化检验、CT、磁共振、以及精神科的诊断标准)的进步而有所减少。

问题出在哪里?

问题是不是就出在本书所谈的诊断思路?

中医的诊断是颇有思路的。《黄帝内经》说:"天不足西北,故西北方阴也,而人右耳目不如左明也。地不满东南,故东南方阳也,而人左手足不如右强也。"这是天人相应的思路。又如:"东方生风,风生木,木生酸,酸生肝,……怒伤肝,悲胜怒,思伤脾,怒胜思……"这是阴阳五行的思路。仔细分析就会发现,中医的诊断思路主要运用了两种方法:即直接的类比和间接的推演。

还是在20世纪五四时代，一阵西风扑面而来。全盘西化的实验主义者们对这种诊断思路是嗤之以鼻的。新文化运动的旗手胡适就是其中的一个。碰巧的是胡适生了一场病，遍访西医无效，最后还是被中医名家陆仲安先生治好。于是，胡适先生就有点“不好意思了”，不能像鲁迅先生那样干脆利落地骂“中医不过是有意或无意的骗子”，更不能像郭沫若先生那样理直气壮地来一句“我一直到死决不会麻烦中医郎中的”。时过境迁，这些才子墨客们早已魂归他们崇尚的西天，然而有趣的是江山代有才人出，近些年来此风又有重来之势。

西医的诊断则是强调科学的，解剖、生理、病理，物理检查、化学检查……方方面面的数据来不得半点马虎。由于西医是因病论治，所以如果诊断不明，治疗自然就很难。糟糕的是有时候在一系列物理、化学、甚至穿刺、活检之后，诊断是清楚了，却要告诉患者是一个不治之症。

中医的高明之处在于辨证施治，只要你还有一口气，证总是有的。虽然不同的中医大夫可能给你辩出不同的证、开出不同的药方来的，但至少中医能给人以希望，让你不至于单独直面绝症的威胁。这个大夫的方子不行，还有那个的，全部用完了，还有土方、偏方、民间方、草药方。显然，中医的运用之妙，存乎一心。每个人都可以按照自己的主观思路去分析判断。

中医缺点什么，我不敢像“鲁迅们”那样妄加议论，但西医的问题还是可以说说的。很多医生习惯了：几个症状、体征，加上几个检查结果，达到或超出多少数值，就得出了诊断。问题似乎十分明显，多一点就是，少一点就不是了。医学不是算术呵，怎么加加减减就成？这不符合逻辑思维！

在医学领域，强调逻辑思维能力的训练，已有多年历史。在意大利萨莱若创建的西方最早的医科大学的条例中规定：“若不事先学三年逻辑，便不得学习医学”。

早先，主要从传统的形式逻辑研究医学思维。如发表于《柳叶刀》的“鉴别诊断，一种帮助逻辑思维的器械”。20世纪60年代以后，开始从数理逻辑和概率逻辑方面研究医学思维。如《用电子计算机诊断疾病——关于计量诊断学》等书。近年，更有关于模糊逻辑、辩证逻辑的说法。

有人会说：我没学过逻辑学，不是照样可以当医生吗？

事实上是这样的：因为你从小受到的文化教育和在医学院校受到的专业教育，已经包含了很多普通逻辑学和医学逻辑学的内容。只是自己处在不自觉状态。如果有意识地学习、应用医学逻辑，可以减少诊断失误，提高临床诊断思维的自觉性和正确性。

做了三十多年的医生，我个人很在意临床诊断思维方式的学习，也很在意学生们临床诊断思维的训练。我觉得有两种诊断思路值得推荐：

第一种思路是建立一个诊断假说。

俄国临床医学家包特金说过：“患者的诊断或多或少地都是假说，必须不断地加以验证。可能会出现新的事实，或者导致改变诊断、或者使原有诊断的可能性加大”。

所以我们做出的初步诊断实际上都只是假说。一个良好的诊断假说，应该具备下列逻辑条件：①不能违背已确定的医学知识；②应该能够解释已有的临床发现（至少是解释主要临床表现的）；③不能与现有的资料相矛盾。有人认为，应该等到全部资料齐备，才可考虑诊断。原则上讲，这是不对的，这可能延误诊断。

假说与真理总是会有一些距离,假设的诊断也未必一定正确。所以,一个初步诊断是否反映了患者的真实病情,一定需要进行不断地验证。建立诊断假说,并不是诊断的终结,而是临床思维的新起点。应当不断搜集新的资料,对初步诊断进行验证、修正,甚至颠覆。

第二种思路是采用数学诊断法。

现代临床诊断思维,在很大程度上都是对可能性大小的判断。临床上的资料,往往都带有统计学的特征。真正意义上的"特异性"症状、体征和检查结果是很少见的。最可靠的说法是:各种不同的资料,以不同的频率见于不同的疾病;或者各种不同组合的资料,以不同的频率见于不同的疾病。这样,我们就可以根据概率的大小,对疾病做出诊断;或者根据概率的大小,将几种疾病按序排列。

其实这就是一种模糊的概率,因为准确永远是相对的。有些医生对此很不习惯,甚至不以为然。殊不知在国外,连很多患者也接受了这种观念,他们可能会问医生"这种病遗传的可能性有多大?"

现在对于各种诊断标准和诊断技术的评价,多数都是根据概率比较优劣的。而且已经有了许多数学诊断模型。随着电脑和软件技术的发展,数学诊断法可能会得到更大的应用。

无论是建立初步诊断假说、采用数学诊断法、还是两者结合运用,都在遵守着循证医学的原则。毫无疑问,循证医学有它的普适性。但是,当下很少有人关注循证医学的局限性,甚至潜在的危害性。因为未知的事务总是扑朔迷离、"缺乏"证据,死守"循证"就有可能扼杀发现、抑制创新。一定要记住:医学的未知数很多很多,况且循证医学针对人群,而临床诊断面对个体。中世纪伟大的犹太内科学家 Maimonides 早就说过:每一个患病的个体都提出了新问题,永远都不要说一个患者与另一个患者相同。

精神科医生应该比其他科医生更懂得"以人为本",更注意个体在生物学、心理学、和社会环境交互作用中的独特性。

最后我还要说,在强调了诊断的逻辑性之后,千万别忽略了诊断的非逻辑性。

临床诊断思维,有时是直觉的、甚至是艺术的。有些资深的医生看一眼患者似乎就知道是什么病,而且八九不离十。看起来很神奇。实际上这是多年临床经验的结晶,这是大脑智慧灵光的闪现。这正是电脑诊断与人脑诊断的巨大差别之所在,这恐怕也是电脑永远望尘莫及人脑之所在。

是为序。

中南大学湘雅二医院精神卫生研究所教授
博士导师、一级主任医师、国家教学名师
张亚林
2008年1月15日

前　言（第3版）

《精神疾病案例诊疗思路》一书自2006年构思，2008年第1版出版，2012年第2版出版，根据出版社的建议，启动第3版的编写工作。

作为一名医生，自参加工作以来，随着工作、受教育经历的变迁，由在新乡医学院第二附属医院（河南省精神病医院）从事精神病与精神卫生工作，再到新乡医学院心理学系工作5年，有一个很好的系统学习心理学知识的机会。2013年11月份，由于工作需要，再次回到新乡医学院第二附属医院工作。从临床一线医疗工作到本科生、研究生教育管理；从单纯的精神疾病临床工作到负责医院的医保农合工作；从精神疾病急性期的住院治疗到负责全省严重精神疾病防治管理；从精神疾病专科的诊疗群体到负责规划综合医院联络会诊的业务拓展；从传统的经验治疗到循证医学的发展，每一个工作的机会和经历，使我越来越感觉到国家对精神卫生工作的高度重视，精神疾病的诊疗不仅仅是一个医学问题，更是一个社会问题。

有的时候翻阅本书第2版时觉得写得很完善了，但是突然有一天，随着负责工作的进一步深入，去综合医院讲座、合作频次增加，越来越感觉到我们临床思维受社会背景、社会制度、法律法规等影响，而这些在本科及研究生理论及临床专业知识培训方面基本上很少介绍，一般注重专业的知识和技能的学习与培养。殊不知，从书本医学知识到现实临床方案的落实，还受很多因素的影响，甚至是我们的临床诊疗思路和诊疗决策的重要影响因素。这些问题促使我进一步修订2012年的第2版，使之继续完善，写到本次编写的第3版中，以单独的章节呈现。

另外，关于临床诊疗思维的训练，在第1版和第2版中环环相扣地予以演示，其中个别问题存在争议，本次修订过程中在原来问题式分析的基础上，进一步增加案例。为了编写体例的一致，所有增加的案例均源于临床的真实案例，几乎均是精神疾病专科医院讨论的疑难案例，全部是由我一人审核把关，并提出开放性问题，为同道分享的同时，也为同道留下沉思。各位同道可能对每一问题，仁者见仁，智者见智，或许会引起讨论过程中，红红脸，出出汗，最终能为获得真知灼见提供一个经验交流的素材，也成为本次修订的重要特色之一，至于是亮点还是败笔，任君评说。

在本书的编写过程中，所采用的病例均出自编者多年从事临床、教学一线医生的亲身经历的病例，在完稿之前，衷心地感谢那些曾经就诊或仍继续治疗的患者，正是他们的亲身经历成为此书的素材，鉴于尊重患者、保护隐私的原则，又不能公开地向他们提名致谢，只能心存感激。

在本书编写的过程中，我们得到了新乡医学院领导及编写人员所在单位领导的关心和支持；衷心感谢新乡医学院第二附属医院沙春阳书记、李彤院长、王长虹教授、李玉凤教授和张瑞岭教授，他（她）们始终关心、支持本书的编写工作；感谢新乡医学院第二附属医院的同事们，正是你们的鼎力支持与协作，使得第3版修订工作顺利完成。感谢各位编者的通力合作。

感谢我年迈的父母及岳母，他（她）们能协助我养育我可爱的女儿，使我安心写出我的见解。同时也想将这本书作为即将出生孩子的礼物，希望他出生后能看到此版的顺利问世。他到来的欣喜为我挑灯夜战，以及撰写某一专题、章节注入动力，加快“工期”。有的专题一气呵成，经常不知不觉地到了凌晨，畅想着分享经验、感悟的欣喜，甚为快意。

数年来，每当我想写书、写教材，总有一种声音在耳畔回响，这就是在我人生最难忘的阶段，用心栽培、呵护、包容我6年的硕士、博士生导师张亚林教授，几度叮咛，“对你而言，编书不是机会问题，关键是书的质量”，我会铭记，深知朴素言语背后的分量，在想偷懒时总好像有双深邃的眼睛关爱着我、鞭策着我，使我不敢懈怠。衷心感谢中南大学精神卫生研究所张亚林教授在百忙中对本书认真细致的审稿，通读全书，提出宝贵的意见和建议，并为本书作序。

由于作者们的水平有限，书中错误在所难免，恳请读者、同道提出宝贵的批评和意见。

杨世昌

2016年9月10日于新乡医学院第二附属医院

前　言（第2版）

当精神科医生对精神障碍患者进行诊断和治疗的时候，哲学家们会站在医生的背后，考虑医生是如何进行诊断思维的，精神疾病的诊断特别重视思维方法。诊断思维的过程是抽象的，但给精神疾病患者的诊断和治疗是具体的，诊断的正确程度可以通过反复的临床实践来衡量。

《精神疾病案例诊疗思路》一书自2006年构思，2008年出版，该书的临床实用性受到同行的赞赏，编写的思路也得到同行的肯定，这给了我莫大的鼓励。5年来，几乎每年均有同行联系到我咨询相关的问题，咨询的缘由可能此书不仅有它的临床实用性，尤其是对专业职称考试中案例分析题的考试有一定的帮助，用句时髦的话说："可能是该书的出版顺应时代的潮流吧"；5年悄然飞逝，第1版已经脱销，出版社建议，修订此书，进行再版。其实，当第1版出版后，当我们本书的编者拿到样书，欣喜之余，深知肩上的重任，深感思维的复杂性，想将一个问题、一个思路淋漓尽致地呈现出来实属不易。自2008年我们继续收集、积累临床案例，尤其是被误诊的病例，当时，我们就有再次改善和提高本书质量的夙愿，因此，出版社的建议与我们第1版书的编委会意见一拍即合；再之，为确保本次修订质量，特邀请活跃在临床、教学一线，并愿积极奉献、分享经验的同道们加入本次修订的编写队伍。

本次修订就第1版而言，存在以下不同地方：一是在脑器质性精神障碍以及躯体疾病伴发的精神障碍等章节中增加一节——临床误诊病例，同时增加常见的躯体疾病伴发精神障碍的案例力度，此举若能达到提高精神疾病专科医师在诊疗过程中，严格采用诊断思路的"三步走"（详见第二章：精神疾病的诊断思维）的诊断意识，可能会减少误诊。二是增加了一些就诊于精神疾病专科医院概率较大，但常被误认为功能性疾病的案例，如狂犬病所致精神障碍、低血糖症所致精神障碍、烟酸缺乏症所致精神障碍等，若能早期识别，及时治疗，惠及患者。三是，就在本书编写之际，DSM-Ⅴ被美国精神病学会（APA）审议通过，尤其是对近几年热点之一网络成瘾有了一个归属，尽管可能有专家存在不同的声音，认为一旦将"网络成瘾"归为精神疾病，担心可能会有一部分人"被精神病"，鉴于临床相关案例的有力佐证，无论咱们是否承认其为精神疾病并不重要，但由于过度沉迷于此行为而诱发的精神障碍无疑是我们医务人员干预和服务的对象。依据DSM-Ⅴ，我们修订时将书中第七章由第1版的"精神活性物质所致精神障碍"改为"精神活性物质及行为成瘾所致精神障碍"，增加"网络成瘾所致精神障碍"一节。第三，较第1版增加了人格障碍、性心理障碍、精神障碍相关的伦理与法律等章节，使得本书结构及内容更加完善。同时，本此修订增加了"索引"部分，以方便读者快速针对性的查阅。

在本书的编写过程中，所采用的病例几乎均出自编者多年从事临床、教学一线医生的亲身经历的病例，在完稿之前，衷心地感谢那些曾经就诊或仍继续治疗的患者，正是他们的亲身经历成为此书的素材，鉴于尊重患者、保护隐私的原则，又不能公开地向他们提名致谢，只能心存感激。

在本书编写的过程中得到了新乡医学院领导及编写人员所在单位领导的关心和支持；衷心感谢新乡医学院心理学系罗艳艳教授和朱金富教授，他/她们始终关心、支持本书的编写工作；感谢新乡医学院心理学系及第二附属医院的同事们，正是你们的鼎力支持与协作，使得第2版修订工作顺利完成。感谢各位编者的通力合作。感谢我年迈的父母，他们能协助我养育我可爱的女儿，才使我有相对充足的时间及精力，安心伏案。

在编写的整个过程中，始终得到我的导师张亚林教授的关心，几度叮咛，“对你而言，编书不是机会问题，关键是书的质量”，我会铭记，深知朴素言语背后的分量，在想偷懒时总好像有双深邃的眼睛关爱着我，鞭策着我，使我不敢懈怠。衷心感谢敬爱的中南大学湘雅第二医院精神卫生研究所张亚林教授在百忙中对本书认真细致的审稿，通读全书，提出宝贵的意见和建议，并为本书作序。

由于作者们的水平有限，书中错误在所难免，恳请读者、同道提出宝贵的批评和意见。

杨世昌

2012年7月1日于新乡医学院院系楼

前　言（第1版）

本书分两个部分。第一部分：介绍精神疾病的诊断学基础——晤谈技术、病史采集、精神状况检查以及精神疾病的诊断思维。第二部分：根据多年临床实践编写相关病例，每个病例依据临床就诊过程逐步提供病情或临床相关信息，予以分析诊疗思路。同时编写相关的理论知识。

在本书的编写过程中，所采用的病例均出自几位多年从事临床、教学一线医生的亲身经历的病例，在完稿之前，衷心地感谢那些曾经就诊或仍继续治疗的患者，正是他们的亲身经历成为此书的素材，鉴于尊重患者、保护隐私的原则，又不能公开地向他们提名致谢，只能心存感激。

另外，在本书编写的过程中得到了新乡医学院各级领导及编写人员所在单位领导的关心和支持；衷心感谢新乡医学院第二临床学院李恒芬教授和李玉凤教授，她们始终关心、支持本书的编写工作，在编写的思路和内容等方面均提出宝贵的意见和建议。还要感谢各位编者的通力合作。

衷心感谢中南大学湘雅第二医院精神卫生研究所张亚林教授在百忙中对本书认真细致的审稿，通读全书，提出宝贵的意见和建议，并为本书作序。

由于编写团队的水平有限，编写过程诚惶诚恐，唯恐出错。鉴于思维本身的抽象性、复杂性，故接收到每一临床信息加工过程中难免有不妥甚至谬误之处，致使书中错误在所难免，不瞒各位读者和同道说，在原计划话准备参加编写的人员中有为担心自己编写错误，误导读者而退出编写者；有为某些观点不同挣得面红耳赤者；亦有为某术语表达而查经寻典者。几位曾热心参与编写而又担心由于自己编写错误误导读者的准编委们退出编写的行为，曾使我深思，但最终也激励着我继续编写，因为我相信读者和同道是带着自己的思维和观点去分析我们编写的每一个案例，即便有不同的意见，可能从另一方面验证、澄清我们从事的精神医学临床知识的真知灼见，使得读者对某一问题的印象更加深刻，从此角度，即便将我们的错误观点能作为反面教材，促使同道进一步明辨诊治的方案，对患者而言，岂非幸事？但我们的编写团队恳请读者、同道提出您宝贵的批评和意见，使之日臻完善。

杨世昌

2008年5月于新乡医学院第二附属医院

目　录

第一章 精神疾病的诊断学基础

诊断(diagnosis)一词源于希腊文,有“判断”“识别”和“甄别”的意思。诊断学是研究、认识疾病和健康,论述诊断疾病的基本理论和基本检查方法的一门科学。其基本理论是研究疾病症状和体征的发生、发展规律和机制,建立诊断的思维程序,从而识别疾病的各种表现,判断疾病的本质。要正确识别疾病,临床医生必须具有系统、丰富的医学基础理论、基本知识和基本技能。

精神病学(psychiatry)是临床医学的一个重要分支,是研究精神疾病病因、发病机制、临床表现、疾病的发展规律以及治疗和预防的一门学科。由于精神疾病本身的特点和复杂性,目前精神疾病的诊断主要依赖于临床病史和精神症状的表现,因而来自这两方面的临床信息对精神疾病的诊断有重要的意义。依据采集的病史和精神状况检查进行综合的分析,是精神疾病诊断的重要环节。鉴于此,对就诊者进行详细的病史收集和精神状况检查是精神疾病诊断过程中必须熟练掌握的基本功。晤谈技术和沟通技巧是病史收集和精神状况检查的基本技能,是年轻医生从事精神医学必须掌握的技能,是从事精神卫生多年工作者在该领域内遨游的法宝。

第一节 接触患者

一、接触患者的目的

接触精神障碍患者是精神科医生的日常工作,而对精神障碍患者有目的地观察和交谈则是精神科医生的基本技能。在与患者接触的整个过程中,都要认真观察患者,关注病情变化,获得更多的病情信息,为患者的正确诊断提供第一手资料。与患者的接触能为患者制定安全有效的治疗方案提供依据。通过对患者的观察与交谈,可以发现患者的精神症状、内心感受、治疗情况、药物不良反应、躯体状况、饮食睡眠、大小便等方面存在的问题,及时地给予处理。通过对患者的精神状态评估,为患者作出风险评估。若涉及司法鉴定,为司法鉴定部门提供可靠的精神状况资料。

二、接触患者的态度

接触患者的态度,可以影响患者的诊疗依从性,如能否继续就诊、检查、接受治疗以及对疾病预后、转归等均起到重要作用。因此,与患者接触时,要做到和蔼可亲、耐心细致、机智灵活。要遵守职业道德与行为规范，尊重、爱护患者，勿歧视、讥笑患者。莫与患者争吵、打闹，更不能训斥、报复患者。在患者就诊、住院、出院等整个接触过程中，都要以热忱的态度去接触患者，使患者产生安全感、亲切感，提高治疗依从性。

临床上遇到不同状态的患者，可采取不同的接触态度：①接触易激惹的患者时，态度要和蔼，禁用刺激性语言，口气平和，安抚为主，出言谨慎、减少对立情绪，不要采用对抗、反驳言行，更不能用有辱患者人格的言语，以免激惹患者，导致冲动攻击行为。②接触敏感多疑具有妄想症状的患者时，要相信患者的感受真实性，注意言行得当，体会他的痛苦体验，做耐心细致的解释，只关心，不反驳。在患者面前不要窃窃私语，以免使其妄想泛化。③接触情绪低落、抑郁型患者时，交谈时应以轻声细语，态度和蔼，温和亲切，耐心解释，鼓励支持为主，减轻患者的心理压力，使患者减轻消极情绪，改善拒食、自伤、自杀等消极行为，敢于讨论自杀问题，同时加强看护，防止意外发生。④遇到有不礼貌行为的患者，坚持原则，话到为止，软中带硬，学会巧妙的拒绝，态度要严肃、言词要文明得体。尽量避免单独与异性患者接触，必要时请其他工作人员在场，以免发生意外纠葛。⑤接触应激相关精神障碍的患者时，要针对存在的心理因素，进行心理疏导，使患者减轻心理负担。⑥接触癔症患者时，应热情关怀与严格要求相结合，并掌握好分寸，勿过分迁就患者，在患者面前谨慎谈论病情及其他事情，以免产生不良暗示作用使病情加重。⑦接触木僵患者要有耐心，在患者面前谈及患者的病情时须谨慎，不能埋怨、厌烦、斥责患者。因木僵患者虽僵卧不动，但其意识清楚，木僵状态一旦缓解，患者对木僵期间的感受可以回忆，以免造成心理负担。⑧接触自知力即将恢复或已经恢复的患者时，要注意保护性医疗制度，并重视心理感受。讲话要谨慎，内容要积极向上，给患者以同情、理解、启发和鼓励，帮助患者消除自卑感，树立战胜疾病的信心，并做好出院患者的指导工作，嘱患者按时服药，坚持治疗，巩固疗效，促进康复。

三、接触患者的注意事项

1. 接触新入院患者　通过门诊病历、家属简单口述及观察患者的精神状态等，采取适当的接触方法，迅速评估、判断风险。在询问新入院的患者时，察言观色，应灵活机动，采用一定的沟通技巧获取信息。

2. 接触易激惹、冲动的患者　医生与其交谈和检查时，应站在患者侧面，随时注意患者的右手，因多数人为右利手，右手受大脑左侧优势半球直接控制，故冲击力较左手强（左利手者，注意其左手），以防不测。避免背对患者，保持适当的距离，还要选择具备退路的位置，以便应急时有躲避机会。

3. 接触态度蛮横、抵触情绪较重的患者　可先稳定患者情绪，然后因势利导，由浅入深达到接触目的，取得合作。

4. 提高防范意识，防止意外发生　与患者接触时，应选择简洁、安全的环境，勿在阳台、楼梯口、池塘边、电闸等处与患者漫谈、逗留，以防患者突然出现跳楼、投水、触电等行为。

5. 危险物品的管理　接触精神障碍患者时，医患双方禁止随身携带危险物品。如刀剪、棍棒、绳索、沸水、强酸、强碱等，以防被患者抢夺后自伤、自杀、伤人。

6. 贵重物品的管理　管理好贵重物品，如钱、贵重药品、精密仪器、通讯设施、病房钥匙等，以防被患者摔坏、毁坏、夺钥匙后外逃等。

第二节　晤谈的程序

一般将精神科的晤谈分为三个阶段。

1. 一般性谈话　医生可以首先作简单的自我介绍，与患者寒暄几句。一般可以从容易回答的问题进行交谈，如姓名、年龄、职业等。接着，询问患者本次求医希望解决的主要问题或主要存在的问题，或者说本次患者就诊的主要痛苦。通过一般性交谈，医生对患者现状获得大概的印象。如：有无意识障碍、接触交谈配合程度、言语表达能力、智能水平、饮食睡眠等情况，为下一步检查提供参考。

2. 开放性交谈　对于神志清醒、合作的患者可以提问一些开放性问题。开放性问题指不能以“是”或“否”、“对”或“错”等简单作答的问题，如“近来您感觉有什么不舒服吗?”“您觉得有什么痛苦和烦恼的事情吗?”“能否谈谈您近一段的情况?”等。通过此类提问方式启发就诊者谈出自己内心体验。在谈话期间，通过与患者的交谈可以了解其主要的病态体验及其发展过程，与此同时，通过观察患者的面部表情、情绪变化以及伴随的肢体语言，如眼神（怒目而视、祈求相助）、动作（摇头、抓耳挠腮、手抖、打哈欠、咬嘴唇、踮脚、附耳诉说）、身体姿势（如：双臂交叉在胸前、身体前倾、左右摇摆、驼背坐着、坐得笔直）等来了解患者的情绪及行为。

3. 询问性交谈或封闭性交谈　根据诊断的需要或检查过程中发现的问题，或病史中尚存在的疑问，需要进一步澄清或验证的问题，由医生进行针对性的提问。如依据开放性交谈的线索判断“您是否觉得周围不安全?”“您是否感觉同学们的一言一行都是针对你的?”，让患者予以回答，通过此交谈可以对开放性交谈检查发现的可疑症状进行补充和验证，以防遗漏病史和精神现状中存在的重要问题，使病史趋于完整。

第三节　沟 通 技 巧

医生在收集病史、介绍医院规章制度、进行健康教育、实施治疗等医疗行为中，必须借助晤谈沟通，才能达到互通信息、相互理解的目的。掌握晤谈沟通的技巧，才能更好地开展医疗工作，使患者满意。

一、倾听——良好沟通的基本功

倾听就是指用心去听，去理解，去感受对方，并作出积极的反应。如果要想使谈话成功，就必须学会倾听。倾听是一项重要的和基本的沟通技巧。在晤谈过程中，医生尽可能花一定的时间耐心、专心地倾听患者的诉说。在交流过程中，若患者的回答离题太远，医生可以通过提醒，委婉地帮助患者回到主题。医生应给患者充分的时间描述自己的身体症状和内心的痛苦，唐突地打断可能会在刹那间丧失患者的信任，影响患者对医生的信任程度，阻碍交流的顺畅进行。可以说，倾听是建立和发展医患间良好关系最重要的一种方法，此过程要听懂患者言语所表达的意思。要想成为一个有效的倾听者，必须努力做到以下几个方面：

1. 倾听的准备　准备花时间去听患者的讲话，最好坐下来与患者晤谈（双手或双腿都不要交叉放置），这是一种身体语言，可以传递一种讯息。保持与患者的目光接触（不是目不转睛地盯着患者)，可以表示医生对晤谈感兴趣以及愿意听患者谈话。可以通过使用适当的面部表情以及身体的姿势，表示医生注意听患者的讲话。

2. 倾听技巧

(1) 专心、耐心地倾听：出于尊重对方，在晤谈中，必须给予良好的视觉接触，还应有点头或说“对”“是的”“好”等来表示专心和认同。

(2) 要感受性地听，不要评判性地听：听者应当先去感受对方的话语中表现出来的情绪情感，站在对方的立场去体会、思考，与之进行情感交流，然后才能进行分析评判。

(3) 积极反馈，适当提问：积极向对方提出反馈，对于不明白的地方，应该适时提出疑问，以利于沟通的有效进行，帮助对方清楚表达自己的意思、传达准确的信息。但需要避免干涉性和盘问式的提问，不要探问隐私。对于自己明白的，也可以给出适当的反馈。

(4) 不要随意打断对方：在对方表述的过程中，不应该随意地打断对方，更不要插进去大讲特讲。因为这会使对方觉得很扫兴，也感到没有得到尊重和理解。

(5) 要抓住言外之意：要听出“弦外之音”“言外之意”，这一点很重要，但切忌误解他人的意思。要想确定理解得是否准确，可以通过积极的反馈来验证和修正。

一般情况下，就诊者及知情人所述的内容是比较真实、准确的，但有些难以启齿、伤害自尊或心存疑虑的想法可能会隐而不提，因此，倾听的过程不仅要听患者及知情人表述的言语，还要听出言语的“弦外之音”，特别是就诊者有意省略或吞吞吐吐、欲言又止的内容。用心倾听是了解患者、了解病情的重要途径。通常在晤谈中，同时应该多注意分析对方多次用到的词语和句子，并可以此为线索找到对方内心的秘密。用词的感情色彩，也往往能展示一个人的心理。如果一个人开口“当然”“肯定”，闭口“绝对”“一定”，除非他对事情了如指掌，否则就是一个主观、武断的人。相反，如果他总是连串的“也许”“可能”“大概”“或者”等，则不但表明他心中无数，也显示了他谨小慎微。

二、晤谈——沟通的主题环节

晤谈技巧不仅是建立和谐的医患关系、提高工作效率和效果的基础，而且也是医生在诊疗过程中常处于主动角色必须具备的能力。从某种意义上说，掌握必要的晤谈是医生通往成功之路的重要途径。

1. 晤谈分期　可将晤谈的全过程分为准备与计划、晤谈两个阶段，其中晤谈阶段又可分为开始、进行和结束三部分。

(1) 准备与计划阶段：医生应对每一次晤谈做细心的准备，在晤谈之前要明确晤谈所要达到的目的，了解患者的一般情况，包括心理状态，以便能控制交流的方向，起到引导作用，同时也可避免触及患者忌讳的问题，使之顺利进行，达到预期目的。要确定晤谈的时间、地点。晤谈前要穿戴整洁，注意仪表。

(2) 晤谈阶段：①晤谈开始：首先礼貌且得体地称呼对方。医生称呼患者应有所讲究，根据患者的身份、年龄、职业等具体情况，因人而异。体现医生对患者的尊重，使患者得到心理上的满足。如患者是干部、知识分子，一般称职务或职称，即“首长”“先生或女士”“老师”等；如是工人，则称“同志”“师傅”。同时注意与医生自身年龄等情况相适应。切勿直呼床号、病室，以免遭至患者反感，影响医患沟通。称呼以后的第一句话是引入晤谈的开始，应解释或点明本次晤谈的目的。要掌握和运用婉转的修饰艺术，如询问病情，要避免直接进入与疾病有关的问题，可先询问睡眠、饮食情况，再计划下面谈话的内容。②晤谈进行：在适当的时机将话题转入讨论的主题。晤谈时要态度诚恳，语言亲切。避免居高临下式的说教，晤谈过程中可通过征求患者或家属的意见，取得患者的看法。问题简短扼要，一次只问一个问题。要耐心主动地倾听患者的谈话，注意保持眼神的交流，适当地给对方以鼓励，如点头、发出一些表示注意的声音"是""对""嗯"等，避免分散注意力的动作。对于关键内容，可将患者的话用自己的话重复一遍，使患者知道你在听，从而增强晤谈的自信心。重复常用的方法是医生将自己的反应加在患者的话之前，如"您刚才说……""根据我的理解，您的意思是……"。当对方离题太远时，可用灵活的语言将谈话引入主题。如许多患者不知道自己病史中最主要的问题，可能叙述很多情况，可用提问进一步引导"最开始疼痛的部位在哪？"等。③晤谈结束：恰到好处地结束谈话，要在双方情绪较高时而不要在双方疲惫时结束谈话。不能突然结束谈话，应通过积极的语言和具体的帮助使对方接不上原谈话的内容，而达到打断谈话的目的。如触摸式的打断或给予帮助（翻身、饮水等），切不可表现出不耐烦的面部表情，以免伤害患者。

2. 晤谈中常用的技巧

（1）接受：指无条件地接受患者。目前为止，不同文化背景、不同国度去精神科就诊的患者和家属或多或少的存在病耻感，许多患者前来就诊时是怀着忐忑不安、遮遮掩掩的心情，很多人是经过激烈的思想斗争，最终下很大决心，鼓足勇气来到精神科。基于上述缘由，作为精神科医生需要注意，患者无论是怎样的人，医生必须如实地、无条件地加以接受，不能有拒绝、厌恶、嫌弃之举，更不能表现出不耐烦情绪，流露出鄙视的目光。

（2）肯定：指肯定患者感受的真实性。肯定患者感受并不是要求我们赞同患者的病态信念或幻觉体验，许多存在精神病症状的患者因家属的不理解感到痛苦，因此精神科专业人员必要时可以向患者表明医生特别理解他所叙述的痛苦或感受。保持肯定的接纳态度，接受患者的情感而不强加自己的判断。这样有助于促进患者对医生的信赖，患者可产生"他乡遇知己，久旱逢甘霖"的感觉，加倍地珍惜就诊机会，将所有不适和盘托出，促进医患间的沟通及沟通效果。

（3）澄清：弄清楚事情的实际情况，以及整个过程中患者的情感体验及反应。常采用开放性问题，使就诊者或知情人敞开心扉，叙述事情经过及感受。尽量不采用刨根问底的问话方式，以避免患者随声附和、推卸责任或对医生的动机产生猜疑。澄清的过程不同于提审犯人，连珠炮似步步紧逼。对晤谈中发现问题予以验证澄清，如晤谈中患者说现在能听到千里之外的声音，需要进一步澄清该声音是男的还是女的？是一个人还是一群人？声音的内容是评论性的还是命令性的？以澄清幻听的真实性及幻听的性质。澄清的过程首先可以就患者最关心、最重视的问题开展交流，逐渐自然地深入晤谈，适时提问。问话时要切合就诊者的身份和文化程度，采用患者能够理解的语言词汇，尽量避免采用医学术语。在此过程中常采用前文谈到两种问话方式：开放式晤谈与封闭式晤谈，一般尽量采用开放式晤谈来获取患者的病中体验。

（4）重构：把患者说的话用不同的措辞和句子加以复述或总结。一般采用简洁明了的句子进行概括，如当患者诉说别人都跟他作对的许多"事例"后，我们可以说"通过刚才的晤谈，您看可不可以这样说，您感觉周围的邻居言行都是针对你的？""通过您刚才的谈话，您觉得好多路人都在含沙射影地说你？""通过您刚才的谈话，您觉得好多路人都用异样的眼光看你?”。但不改变患者说话的意图和目的。重构可以突出重点话题,也向患者表明医生一直倾听和理解患者的感受。

(5) 代述:某些想法和感受患者不好意思说出来,或者是不愿明讲,然而却是病情的重要表现。这时,医生可以采用代述技巧。例如对头脑中反复出现“性问题”而挥之不去的青春期患者,对此羞于启齿,面红耳赤,低头不语时,医生不妨采用“别人处于您这样的情况下,他觉得很下流、很无耻,您呢?”,此时就诊者可能会回答“是的,就是,我为此感到很痛苦”。代述这一技术常用于对敏感问题的交流,如性心理障碍、夫妻性生活、手淫行为等。通过代述可以促进医患之间的理解和沟通。

(6) 鼓励患者表达:有多种方法。晤谈过程中常采用非言语性交流的方式,眼神、手势、身体的姿态等,构成了非言语交流的主体。医生可以用点头、微笑,同时伴发“噢”、“嗯”等动作鼓励患者叙述病情。可以采取身体前倾、眼神凝视、频频点头等鼓励患者讲出医生所要了解的内容。医生以此来鼓励患者敞开心扉的谈话。还可以用一些未完成句,鼓励患者接着说下去,如想了解当时的心情,可以采用“您那一段的心情……?”。或者采用举例甚至用医生本人的亲身经历或感受引发患者的共鸣,从而得以与患者沟通。

3. 医患晤谈中的注意事项

(1) 尽可能用数字来说明:患者对一些泛性频率词没有直观的理解,如经常、很少、一般和可能等词。在与患者进行沟通时,最好能尽量使用数字来沟通,便于患者理解。比如腹泻的具体次数、体温的度数、症状持续的时间和发作的频次。

(2) 记下关键信息:晤谈内容较多时可记下关键词和便于联想和理解的词语,以免遗忘。

(3) 尽量使用中性语言:医生的提问要避免带有偏向性,尽量采用“中性”词语。任何带有暗示性的提问,往往会导致不真实的回答。

(4) 一次问一题:如果同时问几个问题,会使患者感到紧张,不知先回答什么才好,影响晤谈的气氛。一个问题弄清楚后,再谈其他问题,不仅有利于保护晤谈气氛,也能使晤谈更有条理性。

(5) 不要重复询问:重复询问同样的问题,可能使患者误认为先前的回答错了,而改变回答的内容,导致病情资料不真实。同时,也可能引起患者的不满,认为医生心不在焉,没有在意自己先前的回答。医生在晤谈中有时听比说更重要,不应轻易打断患者的思路,听好才能说准。有时医生暂时性静默(表示在深思),也能鼓励和促使患者述说。

(6) 晤谈结束前总结:医生应有一个完整的晤谈提纲,有经验的医生会将提纲记在心里,在晤谈临近结束时,回顾总结一下晤谈提纲,避免疏漏项目和重要指标,使资料保证完整。

4. 恰当地使用沉默　语言技巧固然重要,但并不是可以帮助患者的唯一方法。在整个的沟通过程中不必都说话,在适当的时候,以温暖、关切的态度表示沉默会起到无声胜有声的作用。

(1) 沉默所传递的信息:对医患关系感到满意,没有必要继续沟通;患者可能想表明他有能力应对所有的事情而不需要医生的帮助;患者可能在探究自己的情感,此时医生跟她讲话可能会干扰他的思路。在这种情况下,患者的想法是“我需要时间想一想”;患者可能是担心害怕,用沉默作为一种对所受到威胁的一种逃避。

(2) 医生使用沉默的要求:医生应学会使用沉默的技巧,能适应沉默的气氛;沉默是一种重要的治疗工具，但不能一直保持沉默，在适当的时候，医生需要打破沉默。

（3）打破沉默的方法：医生可以通过下列问话来适时打破沉默。如"您是否可以告诉我这个问题给您带来的困扰""您是否可以告诉我您现在正在想些什么"。

总之与患者沟通是用心交流的过程，只有用心的沟通才能有效地收集患者的病情信息。在沟通过程中沟通技巧十分重要，沟通技巧的训练是很难仅仅通过阅读这方面的书籍、文章直接嫁接而学会的。在资深医生的指导下进行实际操作是训练沟通技巧的重要途径，需要多接触临床进行实践、亲身摸索、不断总结、不断改善，才能提高沟通技巧。

第四节　非语言沟通

非语言沟通是指伴随着沟通出现的除了实用词语之外的一种人类属性和行动。这些属性和行动具有为社会共享的含义，其信息被有意图地发出或被感觉是有意图的，同时也是被有意识地接受并且予以反馈。它既包括说话者的行为如发型、嗓音、服装、表情等，也包括听者的行为如厌烦、焦急不安、快乐或者恐惧等，还包括说者、听者和场景之间的相互作用如环境、时间和距离等。非语言信息是一种不很清楚的信息，但它往往比语言性信息更真实，因为它更趋向于自发和难以掩饰。

1. 非语言沟通的特点　非语言沟通作为人际沟通的一种基本表达手段，是有规律可循的。在信息沟通的互动过程中，非语言符号具有以下特点：

（1）沟通性：在一个互动环境中，非语言符号总是不停地沟通着。只要参与者双方开始进行沟通，自始至终都有非语言沟通在自觉或不自觉地传递着信息。在沟通过程中，有意识的非语言在沟通，无意识的行为举止也在沟通，如某个人安静地坐在房间的角落看书，便能传达诸如"他好学""他性格文静""他对其他人的活动不感兴趣"等丰富的信息。

（2）情境性：与语言沟通一样，非语言沟通也展开于特定的语境中。情境左右着非语言符号的意义。相同的非语言符号，在不同的情景中，会有不同的意义。

（3）组合性：非语言沟通常以组合的方式出现。在非语言行为过程中，人们可以同时使用身体的各种器官来传情达意，因而在空间形态上具有整体性的特点。例如，一个人在准备格斗时，通常两手紧握拳头，两腿拉开一定距离站立，两只眼睛逼视着对方，全身肌肉紧张。这表明，人们的情绪几乎都是由整个身体表达的，如果身体的不同部位表达各自不同或矛盾的情绪，是非常难的。

（4）可信性：当某人说他毫不畏惧的时候，他的手却在发抖，那我们更相信他是在害怕。非语言符号之所以可信，一是语言信息受理性控制，容易作假，正所谓不要只"听其言"，还要"观其行"，才能辨别语言的真伪。因为人的动作比理性更能表现人的"情感和欲望"。二是一个人的语言行为是其整体性格的表现以及个人人格特性的反映，是一种对外界刺激的直接反应，极难压抑和掩盖。

（5）隐喻性：无声语言在沟通中所显示的含义，往往比有声语言深刻的多。同样是流眼泪，在不同的场合中可以表达悲痛与幸福、生气与高兴、委屈与满足、仇恨与感激等完全对立的情感。只有联系具体的沟通情境，才能了解其确切的含义。

2. 非语言沟通的功能与作用

（1）非语言沟通的功能：非语言沟通是和语言医患交流共同进行而产生某种意思的。

因此，谈及它的功能主要是说对于语言医患交流的几种功能。

1）重复：这是非语言沟通的一个主要功能，即通过多余形式来重复语言医患交流的意思。例如伸出手指来重复语言医患交流中说出的数字或者摇头重复语言医患交流中说出的“不!”。

2）替代：以适当的非语言行动代替语言医患交流有时更能表达信息，例如对痛苦的人以拥抱或抚摸要比说些安慰的话效果好。

3）强调：非语言行为对语言信息加以强调。例如高声大喊加上有力的手势，会表现一种“威吓”的行为。

4）补充：补充性的非语言信息能够补充和修饰语言信息。例如在向人表达友好感情时，目光、身体姿态等都能补充所说的话。

5）调节：通过目光接触、身体位置、音调等控制语言医患交流的发展过程。

（2）非言语沟通的方式

1）面部表情：面部表情是一种最普通的非语言行为，通过面部的表情肌表达快乐、惊讶、恐惧、厌恶、愤怒、蔑视等感受。面部表情是一种共同的语言，不同国家、不同文化的人面部表情所表达的感受和态度是相似的。眉间舒开，嘴巴放松表示快乐；眉头紧皱表示怀疑、紧张；抿嘴和鼻孔张开表示生气。

2）眼神：眼神语言是指人们在交际中用眼睛神态的变化表达思想感情、传递信息的一种形式。目光注视、医患交流应注意以下几点：①注视时间；②注视部位；③医患视线交流。

3）微笑：微笑能表达出许多意思：高兴、喜悦、同情、赞许、尊敬、同意等。它的影响是巨大的，即便是本身无法看到，也会使别人感受到。有的医生、护士在与患者沟通时总是放松不下来，一副冷冰冰的面孔，他们认为自己与患者的关系就是工作人员与工作对象的关系，虽然为患者做了许多，却得不到患者的尊重与理解，反而给患者平添了许多“心病”。其实，如果我们想到，医院的存在是以患者的需要为前提，医护人员是靠患者才得以生存，是患者给予我们工作的机会，那么，我们就会表现出真诚，微笑服务也就不难做到了。

4）身体动作：身体动作也是一种非语言沟通方式，它可以表达种种不同的信息和内心的情绪状态。是指人的感情和欲求在无意识中通过动作而流露出来，面部表情也包含在内。分为标记动作、指示动作和调节动作。

5）交往中的身体接触：身体接触是人际交往中最亲密的一种社会行为，也是表达情感和传达信息的重要途径。常见的身体接触包括以下几类：①握手：握手是人际交往中不可缺少的“见面礼”；②轻拍：轻拍常用于朋友间打招呼、贺喜、安慰，表示友善等。

6）声调：声调有助于表现一个人的情绪状态和态度，如爽朗的笑声表示愉快，不停地呻吟表示痛苦；喜悦时声调高，言语速度快，语调的高低差别大；悲哀时音调低，言语缓慢，语调高低差别小；愤怒时语调高尖且有颤抖等。一个人是友好、敌对、冷静、激动、诚恳、虚假、谦恭、傲慢、同情、讥笑等，都可以通过声调表现出来。有时言语本身的重要性反而退到了次要的地位。

总之，非言语行为是伴随语言行为发生的，是生动的、持续的，它可更直观形象地表达语言行为所表达的意思，比语言行为更接近事实。特定环境下的非语言行为具有特定的意义，它能够稳定对方的情绪，改善对方不良的心理状态，增强对方的信心，使医患交流的氛围更和谐，使对方得到关爱、体贴，更多一份理解和同情。医患交流双方可通过观察对方的表情、动作、手势等了解对方的心理需求和心理变化，满足对方的生理及心理的需要。由此可见，医患交流双方恰到好处的应用非言语行为，能弥补某些状态下语言医患交流的不足，促进双方沟通，提高医患交流质量。

第五节　病史采集及内容

一、病史采集

一般情况下，由于精神病患者对自身所患精神疾病的识别判断能力、现实检验能力下降，所以，他们所述的病史往往不够全面，或者由于患者缺乏对疾病的认识而隐瞒事实，或者患者所叙述的内容没有真实地谈到内心事件，或者仅说出一些表面现象，或者经过“合理化”的理由而表述，或者因为患者紧张拘束，或者患者根本就不合作、缄默不语，造成了对精神疾病诊断的重要信息遗漏或缺失。因此，精神疾病的病史主要来源是患者和知情者的综合信息。

在病史采集过程中，向知情人（如配偶、父母、子女、同学、同事、战友、领导、朋友、邻里，也包括既往曾为患者诊疗过的医务人员）了解情况是必要的。知情者可以补充我们无法从患者那里得到的信息。更重要的是，还可以通过知情者了解患者的既往性格、行为模式、应对方式等。具体到家庭成员，在一般情况下，医生应首先同患者谈话，其次才是家属，而且同家属交谈前应先征得患者的同意，使患者感到自己是受尊重的（如，李××，您好，通过刚才您说的情况，我再请您父亲说说，最后以您的为准，好吗?）。但在急诊的状况下，也可以先根据临床症状，进行必要的抢救或对症处理。同时收集病史。对于意识清醒的患者，同家属谈话时，患者是否在场，应征求患者的意见，由患者自己决定。同家属沟通可以帮助医生更好地了解患者与家属之间的关系。值得注意的是，精神科的临床病史采集通常情况下并不能一次完成，需要通过不断的观察，进一步补充和完善。

二、采集病史的方法

1. 口头询问　无论是神经症还是重性精神病患者，口头询问病情是采集病史的主要方法。重性精神病患者由于其自知力受损，主要向知情者询问有关情况。神经症患者一般自知力保持相对完整，求治欲望比较强，可直接向患者本人询问。

2. 书面介绍　有些患者或家属由于语言不通或存在语言功能障碍，可以用文字交流的方式来获取病史资料。有时患者或家属担心自己讲述不清（比如许多强迫性神经症患者），来就诊时已经写好一些书面材料，临床医生可以此作为病史资料的一部分来参考。

3. 实地调查　有时病史资料欠详细或需要核实一些情况，可由从事社会工作的精神科专业人员进行实地调查，以取得客观、真实而详细的第一手印证资料，这也是某些特殊情况下如司法鉴定时采集精神疾病病史的重要手段之一。

4. 其他　精神疾病患者的日记、信件、文章、图画等往往能反映患者的心理活动状况。因此，临床医生可以索取、借阅有关资料来充实或补充病史。

三、病史采集的内容

1. 一般项目　亦称识别项目，就是看到这些信息就知道是记载谁的病情。包括姓名、性别、年龄、职业、文化程度、婚姻状况、籍贯、宗教信仰、工作单位或家庭的详细地址与电话号码、病史提供者姓名、与患者的关系及病史可靠程度。如果病史是由别人提供的，还要记录供史者的姓名、与患者的关系，最好写清楚、详细，如"患者之父"而不是写"父子"，"患者之兄"而不是"兄弟"，这样更为妥当。这些资料的收集有利于帮助了解患者的概况，亦有利于今后的病例分析统计、随访调查和科研总结等。为了资料的准确可靠，年龄可用出生年月，不能写成"成人"、"儿童"、"老人"等；职业应写明具体从事的工作类别，如车工、待业、教师、工会干部、挖煤工人、法院书记员等，这比笼统地记录为工人、职员为好；文化程度除小学、初中、高中、大学之外最好附加年限；婚姻状况除未婚、已婚外，还有离婚、丧偶、再婚、分居等具体情况及原因（如因夫妻个性不合而分居）；其中最重要的是详细地址的填写，最好是永久性的、自然村的名字，以及邮政编码或电话号码，避免使用经常变动的居民委员会、居民小组与生产组织编制名称，如某队、某班组，否则时间稍长，容易失去联系，另外，可附加临时通讯处与联系人。

2. 主诉　即就诊的主要原因。精神科病历的主诉不同于综合科，综合科病历主诉是患者的主要痛苦加时间，精神科特别是重性精神病患者自己有时并不感到痛苦，其主诉实际上是医生对现病史所作的简明概括，亦是患者或其家属就诊或寻求帮助的主要原因，包括发作次数、起病形式、主要症状与病期。主诉是体现诊断的重要线索，尽量使用提供病史的言语，而不是采用专业术语，一般情况下，应做到读完主诉基本上可以得出疾病的诊断。如"缓起疑人背后议论，凭空耳闻人语 1 年，加重 1 月"往往提示精神分裂症可能性大；因"间歇交替发作，兴奋、话多与发愁、少语 10 年，再发兴奋半月余"常提示心境障碍（双相情感障碍）。

3. 现病史　是病史的重要部分，主要包括发病的原因或诱因、起病形式和病期、病程变化和发病次数、症状演变经过与治疗干预情况，以及病后的一般情况等内容。

（1）发病原因：有关精神障碍可能的病因与诱因，大多数提供病史者均会根据他们的推理和判断，提出本次发病的原因。值得注意的是，就家属反映的病因或诱因，应注意分析判断，询问在这些因素发生之前，患者有无异常的行为和表现，如行为模式、言谈举止、接人待物、性格情趣、饮食睡眠等方面的变化，以避免作出因果倒置的判断。如门诊经常会遇到说"我的儿子因为失恋后出现精神异常……"，当继续追述时发现"患者 30 岁，2 年来被动懒散、孤僻离群"经人介绍约会时姑娘数问一答，觉得精神有问题，而"分手"，患者父母认为其由于失恋所致，其实不然。因此，临床上要注意分析知情人提供的病因。颅脑外伤、躯体疾病、物质滥用、精神应激等均可引起或诱发精神症状。如能及时发现这些致病因素或诱因，有助于患者的诊断、治疗和预后估计。判断精神疾病的原因或诱因十分重要，因为精神疾病的产生、发展、病程和预后与素质因素密切相关，例如有性格缺陷的人，在遭遇一过性精神创伤之后，可出现神经症与各种应激性精神障碍，在生活事件解决之后，精神疾病迁延不愈。要正确地分析知情人提供的原因或诱因，以免误导，如果忽视或掩盖潜在的病因，尤其是病前感染、药物酒精滥用、一氧化碳中毒等病史，就可能会错过治疗的良好时机，贻误病情。

（2）起病形式：根据起病的缓急，可以分为急性起病、亚急性起病和缓慢起病 3 种类型。一般临床上将从精神状态大致正常到出现明显精神障碍，时间在 2 周之内者称之为急性起病,2 周到 3 个月为亚急性起病,3 个月以上为慢性起病。在临床工作中会出现家属介绍病史时,说患者 10 天来敏感多疑,行为紊乱,常以为急性起病,若仔细询问不难发现,在明显的敏感多疑、言行紊乱前,已经近半年不关心子女及家人,工作能力下降,与同事关系紧张等,说明其起病形式实属缓起,病期远比知情人提供的要长。精神疾病的起病急缓常是估计预后的指标之一,一般情况下,起病急的比缓慢起病的预后要好。

（3）病程:病程是一个双维概念,它包括病期和病情的发作形式。病期可以分前驱期与显症期、急性期和慢性期等。病情的发作形式有间歇性、持续性、阶梯式渐进性等多种形式。病程对疾病的诊断有重要的临床意义。例如对于精神分裂症患者来说,病程往往是反复发生,病情迁延;心境障碍往往呈间歇性发作病程,间歇期如常人。需要说明的是:精神疾病如果是多次发作,而期间未完全恢复正常,病期应从第一次发病算起。对于慢性迁延的病期,若病情有恢复正常的时候,时间很短暂的话,也不能认为病情完全恢复。

（4）疾病症状的演变经过:为现病史的主要内容。病情演变情况主要是指疾病症状的变化与轻重程度的变化。症状具体的表现如何,这一点是很重要的。值得强调的是,人类的精神活动如果能够用像脑电图那样描记的话,精神活动是波动的,绝不是一条水平线。发生重大的精神波动,才能作为异常来描述。对症状的描述,要有时间顺序,哪些症状先出现,哪些症状后出现,伴随哪些症状,各症状持续的时间如何? 症状在一天中有何变化,如心境障碍的抑郁相,情绪低落常存在晨重暮轻的特点。谵妄状态的症状常表现为昼轻夜重的特点。另外,症状之间是否存在某种内在联系而形成一组症状群,入院时哪些症状已经过门诊治疗而消失或已自发缓解,目前还保留哪些症状;同一症状在病程中的演变情况也要细心询问与描述,如女性患者的精神异常是否与月经周期之间存在关联。再之,需描述症状是进行性加重、发作性出现还是迁延性贯穿疾病的始终。

（5）既往的治疗干预情况:既往的治疗干预情况对疾病诊断和治疗有重要的指导意义。包括患病后曾经就诊于哪些单位,具体的诊疗情况,包括具体诊断,采用何种治疗干预方案、治疗时药物的剂量、持续的时间、疗效如何、有何不良反应等。临床上,在精神疾病正确诊断的基础上,治疗失败常见的原因有两种,首先药物的剂量不够;再之,治疗的疗程不够。所以记录时不能满足于“曾采用奋乃静治疗无效”这样一句,而应详细记录服药的剂量、服药的时间、是否存在不良反应等。因此,考虑既往治疗药物能否选择时可据以往治疗的情况而定。随着新型药物的不断出现,精神疾病患者生活质量也逐渐成为治疗中需要考虑的重要因素。

此外,现病史中还应包括重要的、有鉴别诊断意义的异常表现,以及有无高热、昏迷、抽搐、颅脑外伤等,这对排除器质性精神障碍有重要意义。最后,患者病后的工作、学习、饮食、睡眠、大小便、生活自理以及与周围环境接触等一般情况,在院外有无严重的冲动、伤人、自伤情况,有无消极观念、消极言行等信息,这些都有助于建立正确的诊断、制订治疗方案以及治疗过程发生危险的评估,从而避免意外情况的发生。

4. 既往史　指患者过去的患病史,包括各系统疾病,就精神科而言,尤其要注意是否患神经系统疾病,如脑部感染、外伤、癫痫、抽搐或昏迷史、药物食物中毒史,都必须予以了解。对于既往的精神病史,如过去的精神异常发生在数十年以前,且与此次病情无很大关系者,此段病史可列为过去病史。记录历次发作的时间、每次病期、主要症状,应注意每次发作的临床相是大同小异还是完全相同(是否存在复写症状),治疗经过与疗效。如过去精神异常史与本次病情有关或与此次发病时间相隔不久,则可简要地在现病史中记述。以往发作的未完全缓解而近期症状恶化,应算两次发作或复发,全部病情应列入现病史之中。对于与精神科病情相关不大的其他疾病史可以简单记录。精神症状的出现与其他疾病关系密切,要详细询问,如高血压患者患抑郁症是否采用利血平、氟桂嗪等治疗;系统性红斑狼疮是否采用肾上腺皮质激素治疗。是否患青光眼、哮喘、肝炎、肾病、心脏病、骨折等;对肝肾与心血管系统疾病的查询,可以预防药物治疗中可能出现严重不良反应与并发症,如有哮喘史患者忌用盐酸普萘洛尔;青光眼患者忌用抗胆碱能药物与三环类抗抑郁剂;骨折是电休克治疗禁忌证等。另外,既往史里还应记录有无对特殊药物食物过敏史、有无输血史等。

5. 个人史　个人史包括:出生前、母亲怀孕期间及出生时的情况,怀孕期间母亲的健康状况以及用药情况,是否意外怀孕等,分娩时有无难产、窒息等。早期发育与健康状况,婴幼儿期的生长发育情况,幼儿园与小学的学业成绩与行为表现,与同伴相处得如何等。对于成年人,了解学习经历以及学习成绩如何,与同学、同事、邻居相处的情况如何。参加工作后的工作表现等。病前人格表现是个人史中重要的一项内容,性格可以表现在多个方面,一般可以从人际关系、生活习惯、基本心境等方面进行询问。许多精神障碍的患者病前都有特殊的人格表现,它对疾病的正确诊断有非常重要的参考价值。有许多描述性格的词汇供选择,如开朗的、压抑的、孤僻的、离群的、合群的、乐观的、悲观的、固执的、随和的、暴躁的、温和的等。

在精神科门诊,要在几分钟之内判断一个患者的性格特征,无论是患者自评或他评,都难获得准确资料。因此医生要主动提问,每个问题均有双向选择而无褒贬含义。例如在询问性格外向或内向时,可问"活泼好动还是孤僻好静","胆大敢干还是胆小谨慎","健谈好交际还是沉默寡言"等。此外,询问患者个人不良嗜好(指烟、酒、药物等)、业余爱好(如体力的与智力的,个人的与集体的竞技活动)、人生观、社会价值取向以及宗教信仰等,有助于对其人格的全面了解。另外,冶游史如有无婚外性行为或不洁性行为,也属于个人史所要采集的内容。

6. 婚姻史　记录未婚或已婚,结婚年龄、性生活是否和谐。包括未婚或已婚、何时开始恋爱、是否经历过一些恋爱挫折与纠纷、与配偶在婚前相处有多长时间、相处的怎样、婚后感情如何、双方对性生活是否满意、配偶的健康状况、与对方家庭成员适应是否良好。如为独身,或有离婚与分居情况,了解其中的一些原因,丧偶者了解家庭状况、遭遇的生活困难等。

7. 月经生育史　对于女性患者,应详细询问月经史,包括初潮年龄、行经天数、月经周期天数,入院最后一次月经时间(或闭经年龄)。孕娩史、月经周期心理生理变化以及生育史,有无痛经、经前期紧张、严重妊娠反应、流产早产史,以及绝经时期与反应。女性的青春期、月经前期、分娩前后、绝经期是精神疾病的好发时期,应明确其与精神症状有无关系。

8. 家族史　包括双亲的年龄、职业、人格特点,若双亲中有亡故者,应写明死亡原因。着重了解父母二系三代直系亲属中有无类似精神疾病史、人格障碍、癫痫、精神发育迟滞、酗酒与吸毒、犯罪与自杀以及有无近亲婚配情况。如有阳性家族史,要详细了解症状表现、病程与预后。若有类似的精神疾病患者,提示患者疾病可能具有遗传性。对于年老者,也要咨询其子女是否存在精神疾病患者,询问家庭经济情况、家庭成员相处是否融洽等,以上资料有助于确定与患者本人的疾病有无遗传联系,以及评估环境因素对精神疾病的影响。若为阳性家族史,应绘制家系图谱。

四、采集病史应注意的事项

1. 采集病史前首先观察患者的一般状况，包括患者的面容、着装、步态、动作、表情、仪式、体型、躯体状况等，由此对患者有一个初步印象，往往能对诊断提供某些线索。然后再听取家属介绍病史。这样可以更好地理解家属所描述的一些病情。当然，也不能仅凭此一瞥而武断地下诊断，据此先入为主的印象收集“证据”。此外，有些患者因精神症状的影响会出现严重的躯体情况，如存在心律失常的患者，由于极度兴奋躁动诱发躯体疾病恶化，此时应首先控制精神症状及躯体疾病再采集病史，如不及时处理，则可能延误治疗，甚至危及患者及他人的生命安全（如严重冲动伤人者）。因此，先观察患者的一般情况并根据病情及时予以处理，可以避免一些意外事故与医疗纠纷的发生。

2. 解除患者及知情人的顾虑，减少冲突的产生。对于重精神障碍患者或有敌对情绪的患者，一般情况下，向家属或知情者询问病史时，患者不宜在场，以免知情人提供的病史引起患者争辩反驳。而且，病史提供者常常因患者在场而有所顾虑，不能畅所欲言，致使病史不全面，难以反映患者的实际情况。在此过程中要对精神病患者潜在风险进行评估，言语谨慎，避免激惹患者，致使发生攻击行为，注意收集病史的交流沟通技巧。

3. 建立良好的医患关系，提高患者诊疗的依从性。开始询问病史时，医生首先向供史者提出明确的要求，使他们遵从，从而有条理地进行介绍。医生对病史提供者尤其是患者的亲属表现出耐心、关心和同情心，取得家属的信任，愿意将与发病有关的信息和盘托出。医生向病史提供者提出明确的要求，如患者何时发病、有何原因，知情者提供主要异常表现。许多知情者会对异常的精神表现作出自己的分析，适时地予以建议知情者不作病情的主观分析，使他们有所遵循，从而全面、有条理地进行介绍。若提供者叙述零乱而不着边际时，医生还要善于启发诱导，将谈话内容引导到需要了解的内容上来，比如采用“好，您谈谈他近期与邻居处的如何？……”。对一些敏感的话题，有些家属可能不愿说出来，医生根据上述的沟通技巧，如代述等方法，以便取得可靠的病史。

4. 病史记录的方法。对患者本人及知情人提供的病史，尽可能采取以表达的原话进行记录。强调如实记录，记录要简明扼要，言简意赅，反映疾病的发生、发展、演变，保持记录的客观性与科学性，最大限度保持事实真相。对具有代表性的事例或患者本人所说的话，可适当加以摘录，最好保留患者原来说话的语气。记录病历时，对知情人提供的病史应综合整理分析，尽量做到取舍得当，防止主观片面。另外，精神科病历应尽可能详细全面，准确无误。实际上，追求绝对全面与准确的病史收集是几乎不可能的，我们只能力求全面与准确，这就特别要求如实详细的客观描述，要以动态的观点来看待病史，一次性的病史收集，可能不够全面、不够准确，应留有余地，待以后继续观察、收集与补充、更正，对病史供给的可靠性作出评估。在记录病史时尽量不采用医学术语。

5. 病史收集要特别突出病情的时间变化，对每个症状出现的时间先后予以记录，发现每一个症状，须询问何时开始。例如，对于一位凭空耳闻人语的患者，应询问从何时开始听到的此种声音，声音来自一个人？一群人？是熟悉人的，还是陌生人的声音？具体声音的内容是什么？发生在何时何地？继而伴随哪些异常行为？何时开始求医服药，治疗多久见效，首先控制住哪些症状，症状有无反复，有无药物不良反应等，均要有准确的时间记载，时间肯定的以时计、日计，不大肯定的以周计、月计、年计，或者确定哪一个季度、上半年或下半年或自哪年开始。这样的记录有利于对症状的分析与梳理，何谓原发，何谓继发。这些对精神疾病的诊断与鉴别诊断有重要的意义。

6. 病史的组织与整理。当病史收集后需进一步整理，将采集的病史信息组织起来，使其成为一个完整的病史资料，当医生读到此病历时犹如患者历历在目，呼之欲出之感。一般情况下，知情人总是首先反映主要的症状、最突出的问题，而这些表现往往不是疾病最初的表现。因此须让知情者把他认为最现实、最迫切的问题先说完。一般此阶段采用开放性问题。再针对性地询问其他对诊断有重要意义的症状信息，此阶段常采用封闭性问题。当口头资料信息收集完后，检查有无疏漏的项目，或对鉴别诊断有重要价值的问题。有哪些可疑信息需要澄清补充，必要时请知情人与患者提供日记、作品、书籍、成绩单或教师评语信息等均有助于诊断，待全部资料集中起来，写出一份完整的病历。

7. 采集病史的顺序。在门诊与住院的患者采集病史的顺序是有差异的。在门诊由于患者和家属关心的是本次病情的情况，加之受时间的限制，主要集中于现病史的采集。住院患者则从家族史、个人史、既往史谈起，对发病背景有充分了解的基础上更有利于现病史的采集。

第六节　精神状况检查

精神状况检查是对精神障碍患者精神状态的检查，就精神科而言，精神状况检查就像内科、外科、妇产科等专业体格检查一样重要。精神状况检查是精神疾病临床诊断最基本、最重要的手段之一，这是因为在现有的医疗技术水平下，精神科疾病绝大多数的精神障碍在体格检查、神经系统检查及实验室检查等方面均没有特殊的阳性发现。目前这类精神障碍的诊断归属为"功能性疾病"，主要根据临床医生的病史采集（包括询问患者和知情人）及临床观察所获得的信息进行综合地判断和分析。

精神状况检查包括与患者谈话和对患者进行观察两种方式。晤谈以及沟通技巧相关章节已经详述，在此不再赘述。观察就是观察患者的言谈举止，虽然病史的记录应当一次完成，但对患者的观察则应贯穿始终，因为在不同的时间、地点、面对不同的人群，患者可以表现不同的行为。因此，在临床上，有许多情况是临床医生不能观察到的，所以临床医生除了自己接触患者外，还要重视别人的观察，如护士、病友以及其他陪护提供的信息。此外，临床心理学和神经心理学测试也可作为了解患者精神状况的一种辅助检查手段。

精神状况检查是精神科医生对患者精神状况的横断面认识，通过观察与晤谈，了解患者当前的精神状况，发现存在哪些精神症状、症状的严重程度、出现频率及各种精神症状之间的关系。通过精神状况检查可以获得大量的、丰富的信息，特别是常见的精神症状，如抑郁状态、躁狂状态、幻觉妄想症状、木僵状态、谵妄状态等，使人一目了然。对于一些意识清楚，接触交谈合作的精神疾病患者，临床医生可以通过精神状况检查对其认知、情感、思维、意志行为等心理过程进行较全面而系统的了解。检查的具体内容主要包括以下几个方面。

一、一般表现

一般行为和表现是最先观察到的总体印象。当患者的身影进入医生视野的一刹那，医生的精神状况检查就开始了，患者的仪表如何，怎样进入诊室的，是自己步行，还是被约束或是用担架抬入的？衣着是否整齐清洁，穿着是否得体？年貌是否相符？态度是否傲慢？交谈接触是否良好？是逢人就说话，还是数问无一答？日常生活能否自理，有无定向力障碍与意识障碍等。

一般表现主要靠观察，形成初步印象。从观察衣着说起，一个很不讲究个人卫生、不修边幅、衣冠不整的患者，提示生活自理的能力差，常见于慢性精神分裂症、老年痴呆、慢性酒精中毒与药物成瘾、精神发育迟滞等；从行为举止来看，一个势大气粗、昂首阔步、趾高气昂、高谈阔论、口若悬河、见人特别热情、十分注意打扮、穿的花枝招展、奇装异服的患者，医生一见这种架势，首先就要考虑是否为躁狂症；而一个眉头紧锁、双眼望地、俯首垂肩、垂头丧气、唉声不断的患者就座在医生面前，医生首先就会想到抑郁症。

从接触交谈之始，就察看患者的表情，交谈与观察并不相悖，也不分离，是同时并存的两种行为，观察时可以谈话，谈话中贯穿观察。观察有无焦虑、恐惧、抑郁、愤怒、喜悦的表情，接触交谈是主动还是被动，注意力是否能够集中，对医生提问是否能够理解，思维联想能力如何，有无意识障碍，对时间、环境、周围人物有无良好定向，自我意识有无障碍等。

二、认识活动

1. 感觉与知觉障碍　感知觉障碍检查包括感觉过敏、感觉减退、感觉异常、错觉、幻觉、感知综合障碍以及现实解体与人格解体症状的检查。

通过询问和查体，了解有无感觉过敏、感觉减退、感觉异常如刺痛感、烧灼感、蚁行感等。

错觉了解错觉的种类、内容，还应了解出现错觉时机体的状态如何，如疲劳、恐惧、担心、高热等。

幻觉的检查要注意幻觉的种类，是幻视、幻嗅、幻味、幻听还是幻触。幻觉的内容，是单调的还是丰富的。幻觉的完整程度和性质，是真性的还是假性的。幻觉的出现和持续时间以及幻觉出现时有无意识障碍。

幻觉的检查不能单刀直入地询问患者是否白日见鬼或听到有鬼与他说话，要用循序渐进的方法来试探，如先问近来的一般情况、与周围邻居相处得如何、感觉安全否等。继而，渐渐地问及近来有无什么特异功能，比如在看不见人的时候，听到有人和他说话，若回答有，进一步询问是男的还是女的，说话内容是表扬他的还是评论他的，意见是一致的还是有争论的。谈话的过程表情一定要平和，不能有感觉奇怪的表露，同时应肯定患者的感受，促使患者将其对幻觉的情况详细地描述出来。

感知综合障碍注意有无视物变形、时空的感知综合障碍。可先问目前您是否喜欢照镜子，是否发现自己的脸色与面形经常有变化，颈部、躯干与四肢的长短和轻重有无什么异样的变化，看周围人物的形象有什么特殊的变化。

关于检查现实解体与人格解体，可与患者交谈是否觉得生活如在梦中，对周围世界感到很渺茫，看东西好像隔了一层雾，周围人物的活动是否好像在舞台上演戏，近来听到声音好像隔了一道墙，自己是否觉得只剩下躯壳而失去了灵魂，和草木一样没有感情。尽量采用开放性提问，使患者说出感受，必要时采用重构的沟通技术予以澄清症状存在的确切性。

2. 思维障碍　思维障碍的检查包括思维形式障碍与思维内容障碍两个方面，也有分为思维联想、思维逻辑和思维内容三种障碍的分法。

思维联想和逻辑障碍的检查主要注意思维联想的速度、逻辑推理的过程。通过患者的语言表达及文字写作是否有条理、逻辑结构是否合理,以及别人是否能够理解其意义方面的观察作出判断,可以摘录患者的原话或原作,以证实思维形式的障碍。思维逻辑障碍一般从两个方面来检查,首先,是否有概念的混乱,使用的概念能否正确反映现实,有无概念的混淆,自相矛盾?有无语词新作?再之,是否存在逻辑推理的障碍,推理有无依据,理由是否充分?有无因果倒置倒错?联想障碍是从观察患者的语流、语量、语调、语速,结合语言包含的要领作出判断的。

思维内容方面的障碍在临床上主要表现为妄想、超价观念和强迫观念。关于妄想的检查,现举例采用激将法以探查关系妄想及被害妄想,可以询问患者与单位领导和同事相处的不错吧,他们挺关心你的吧?同学与邻居对你很关照吧?若存在关系妄想和被害妄想时,患者可能会义愤填膺地描述他们是如何针对他、害他。询问是否存在物理影响妄想时,可以询问患者感到自己的思维是否失去控制,是否感到有神秘的外力在控制,是否有什么科学仪器或有灵的东西在遥控。是否头脑里有些思想不属于自己,是别人强塞进来的?头脑里是否有些想法根本不是自己的?是否一部分思想是别人强加的?是否感到自己有些思想突然消失了、被夺走了,或者自己的思想被窃听了、被揭露了、被广播了,即使自己不说出去,别人也都早已知道了。

另外常见的妄想有嫉妒妄想、罪恶妄想、夸大妄想、疑病妄想、钟情妄想、变兽妄想等,一般情况下可以通过与患者交流而引出。

3. 注意障碍　注意力的检查主要靠观察,看在整个接触交谈中患者是否集中注意力、是否心不在焉。因为不注意,有些提问未听清而答错了,注意力转移到周围发生的其他事情去了,或是深深沉思对提问漫不经心,或是意识朦胧,或是活动增多,随境转移,或是智力低下,这些都可出现注意障碍,如果发现患者有明显的注意障碍,要考虑其病因诊断,可作进一步的心理测验,另外还要检查有无注意范围缩小或注意增强。

4. 记忆障碍　记忆力的检查包括远、近记忆与瞬时记忆。

记忆力的检查可通过客观检查和询问两种方式来检查。如患者总是找不到回家的路、找不到自己的病房等。询问是检查记忆的重要方法。远记忆力的检查询问患者出生年月、入学时间、参加工作及结婚的时间,或一些重大历史事件发生的时间与经过,如调动工作的时间、原因、工作的性质等。近记忆力主要了解患者能否准确地回忆最近几天或当天所发生的事件。检查可询问患者是谁送他入院的、何人陪送、来医院时的经过、哪些亲友来看过他、何时来的,以及昨天早餐、中餐、晚餐分别吃的什么,昨晚电视有哪些节目,或新闻联播有哪些主要内容,昨晚睡觉前是否洗澡,是否换了衣服等。瞬时记忆的检查医生可以顺手拿身边的3种物品,分别让患者看过,接着谈话3分钟,让患者按顺序说出刚才让他看过的物品。

如果患者有记忆减退,应判断是全面的还是选择性的,患者对自己记忆减退是否存在自知力。这些对鉴别诊断均有重要意义。对于有瞬时记忆与近记忆严重损害的患者,记忆中无法保持以往的时间和地点的坐标参数,必然出现定向障碍,即忘记过了上午,就不知道现在到了下午,忘记昨夜住在哪里,今夜就找不到床位,忘记了一年前出门求学的儿子面貌,现在儿子回家就问他是谁,此类患者通常还有记忆错构症与虚构症,以及智能损害。进一步检查可做记忆力的专门心理测验，如采用Wechsler记忆量表进行检测。值得注意的是，检查记忆力需得到患者的充分配合，否则会影响结果的可靠性。

5. 智能障碍　智能是一个复杂综合的精神活动，反映的是个体在认知活动方面的差异，是对既往获得的知识和经验的运用，用以解决问题、形成新概念的能力，是进行智慧活动、解决实际问题的能力。智能检查包括计算力、理解判断力与一般常识的检查。智能检查前一定要向患者说明，取得患者的合作。

计算力包括心算和笔算，最好的是心算。心算不仅反映患者的计算力，还反映其思维的灵活性、记忆的保持力和注意力是否集中。目前在临床上，检查计算力时仍以100连续减7最为适用，也可以问1个月工资是多少，3个月收入多少，注意患者的计算速度和错误的多少。

理解判断力的测查通过提问，了解患者对事物或概念的分析、比较、归纳及综合能力。临床上可以测查其对民间谚语的理解，如一箭双雕、刻舟求剑、三个和尚没水吃、农夫和蛇、黄鼠狼给鸡拜年等是什么意思。或者测查日常生活中亲属关系的理解，如“您妈妈的妈妈的儿子”、“您儿子的爸爸的爱人”是您的什么亲属，如何称呼？判断力可测查两个概念之间的异同，如鸡与鸭、黄牛与水牛的外形有哪些异同，可以从形态或功能上列举，如能迅速准确并从多方面提出比较，则为判断力佳，回答问题简单贫乏，内容抓不到要领，示判断力受损，测查结果应记录患者回答的原话。

一般常识的检查可询问国庆节是哪一天、劳动节是哪一天、儿童节是哪一天、一年分几个季度、每季度有几个月、国家主席是谁、最近国家有什么重大事情发生，或者结合患者的文化水平和职业性质，询问一些正常情况下应知道的常识，以了解患者有无智能缺损。需要注意的是所提问的问题一定切合患者的文化背景，要恰如其分，过浅过深均不能反映患者的常识水平。

6. 自知力　就精神科而言，自知力反映的是患者对自己精神疾病的认识和判断能力。临床上常以精神症状的消失，同时患者能够正确认识自己哪些精神症状是病态的，为自知力恢复。完整的自知力除了自知有病之外，还应包括确切了解疾病的性质和症状，能对症状进行分析与批判，对异常的精神症状有求治的欲望。关于自知力的检查判断，并非必须列出几个关于患者是如何认识自己目前的精神状态。对患者自知力的判断贯穿精神状况检查的始终。如对于一个在精神症状的支配下，兴奋躁动、胡言乱语、拒绝服药治疗的患者，在家难以管理，强行肌内注射氯丙嗪，病史收集时可以判断其自知力丧失。因此，自知力的检查可以融合到病史收集以及精神状况检查的每一个环节，予以综合判断分析。

三、情感活动

情感活动的检查可以通过提问来启发患者谈出内心体验，或采用适当的言语诱导激发患者，以观察其情感反应。交谈过程中，主要观察面部表情、姿态与行为，当然也可询问患者的内心情感体验。要注意情感的性质和强度，以及协调性和稳定性。判断患者的优势情感是正性的还是负性的。情感反应适度还是情感高涨，是喜悦、欣快、抑郁、焦虑、恐惧、愤怒，还是易激惹。情感反应是否与周围环境和精神因素相适应，面部表情是否与内心体验相一致。情感活动与思维内容是否协调。情感是否稳定，有无情感脆弱、情感失控、病理性激情和强制性哭笑。对于任何情感反应要了解是否有原因以及由什么原因引起。对于情感强度的估计,注意与患者既往的个性特征相比较。患者处于激情状态之下是极易识别的,不论是愤怒、焦虑、恐惧、悲哀、忧愁,还是过分喜悦,都有强烈的面部表情、特殊眼神、身体姿势和动作,以及相应的语言表达,可以获得正确判断。鉴于临床工作中常遇到长时间服用抗精神病药物的患者,要注意判断是否因药物造成的无表情面具脸、表情淡漠还是轻度抑郁。另外,可以通过粗略方式来评估患者,比如对于情绪低落的评估,医生伸出并展开自己的手掌,大拇指最上,小拇指最下。此时给予解释,如果正常的心情为中指所处的位置,示指的状态为高兴,大拇指的状态为非常高兴,无名指的状态为心情高兴不起来,小拇指的状态为心情很糟糕。然后询问,不知我表达清楚没有？您理解我的意思吗？(建议此时一定要问患者是否理解,由于处于心境低落的患者往往不能很快理解医生的表述)。如果患者理解了,接下来进行询问,您觉得您的心情处于哪种状态？若回答或指医生的小拇指,可以继续问,这种状态能持续多长时间？是经常出现、偶尔出现,还是……。当患者回答此问题完毕后,可以接着问,有没有相反的状态,如大拇指表示的非常高兴的状态,若有,能持续多长时间,经常？偶尔？还是……。再之,也可以通过情感活动的心理测验如抑郁自评量表(SDS)、焦虑自评量表(SAS)等进行测量作为参考,同时根据测查的结果解释目前的心境状态,使得抽象的问题(情绪低落)具体化(用具体的数值),建议治疗后动态观察,给予鼓励,提高治疗的依从性。另外,应注意患者的受教育程度会直接影响患者的情感体验与内心情感体验的表达,因此,医生应注意结合患者的文化背景去理解分析判断患者的情感活动。

在情感活动的描述上,人类除了常用的喜、怒、哀、乐、悲、恐、惊的七情之外,还有嫉妒、羡慕、悔恨、尊敬、厌恶、轻蔑、失望、感慨、烦闷、诙谐、惊奇、愤慨等多种情绪反应与体验,作为精神科医生,可以选择合适的词汇记录描述患者的情感状态。

四、意志行为

主要观察以下几个方面:有无欲望的减退、增强或异常。有无意志的减退和增加;有无动作、行为的增多或减少;有无特殊或奇特的姿势。此项检查主要靠观察来收集资料,要辨别静坐不能、迟发性运动异常、扭转痉挛、各种癫痫的发作形式、癔症痉挛发作、精神自动症、多动症、睡行症与神游症、紧张性木僵与紧张性兴奋、蜡样屈曲症、违拗症、模棱两可或矛盾意向、刻板动作、模仿动作、持续动作、强迫动作,协调的精神运动兴奋与不协调的躯体运动兴奋,以及运动抑制与亚木僵状态。意志减退者可以表现为生活懒散、不主动修边幅、学习不认真、工作不负责、终日无所事事、安于现状。病理性意志增强,在偏执型精神病中表现的尤为典型,如患者具有系统的被害妄想,不顾一切地、不断地提出控告,彻夜地写被害经过,拿着厚厚地状子到处告状,告状成了一生的"事业",成了生活的中心。临床上要注意锥体外系统不良反应所致运动减少与紧张症的木僵或亚木僵状态的鉴别;抗精神病药物所致的面具脸与意志缺乏状态或精神分裂症的淡漠退缩状态的鉴别;抗精神病药物所致的静坐不能与焦虑性激越的鉴别。

第七节　不合作患者的精神状况检查

对于不合作精神障碍患者,往往不能按照上述的方法进行检查,主要依靠仔细的观察和侧面的了解来掌握其精神状况，一般记录的内容包括：①患者的一般表现，主要通过患者的自发言语、面部表情、生活自理情况来判断其意识状态，分析其定向力有无障碍。通过观察患者的姿势是否自然，是否长时间保持某种姿态还是多动不定，摆动其肢体时有何反应，肌张力如何等。通过注意患者饮食、大小便能否自理，对鼻饲、输液等的态度如何，睡眠状况如何等来判断日常生活状况。②言语：言语的连贯性、内容如何，有无模仿言语，吐字是否清楚，能否用手势、表情、文字表达内心的想法。③面部表情与情感反应：注意表情变化以及对工作人员、家属亲友以及刺激性言语有何反应。注意在无人时患者的情感状况。④动作和行为：有无本能活动的亢进，有无蜡样屈曲、刻板动作、模仿动作以及重复动作。动作增多还是减少，有无冲动、自伤、伤人、自杀行为。对医生的指令是否服从，对医务人员与其他患者接触有无不同等。

第八节　常见精神症状综合征

精神症状复杂多样，很少孤立存在。在某一疾病发展演变过程中，有些症状常同时发生或相伴存在，构成该病的主要临床相，围绕某个症状可能继发多个症状，并可能构成对某个疾病具有较高诊断价值的一系列症状称为临床综合征。这种成群出现的症状比单个症状对确定诊断更有价值。构成综合征的各个症状可能对某个疾病并没有特异性，但构成综合征以后却具有重要的诊断意义。如首发症状为评论性幻听，内容若是辱骂和恐吓的言语，常继发被害妄想。精神科临床诊断过程中很重要的一个步骤就是确定临床综合征，即横断面的临床症状学诊断。临床常见的精神疾病综合征有：

1. 幻觉妄想综合征　是临床最常见的综合征。指在意识清醒的状态下，先出现幻觉，以幻听常见，在幻觉基础上常产生继发性妄想，如被害妄想、物理影响妄想等，妄想内容与幻觉密切相关，两个症状相互依存、互相影响。如患者凭空听到声音说“有人跟踪你，要杀死你”，不久产生被害妄想，患者可出现焦虑、恐惧、惶恐不安，对周围人产生敌对或攻击行为。幻觉妄想状态几乎可见于所有精神病性障碍，如精神分裂症、脑器质性精神障碍，以及精神活性物质所致的精神障碍等。

2. 情感综合征　是以情感障碍为主的综合征，包括躁狂综合征和抑郁综合征。该综合征表现为躁狂状态和抑郁状态。躁狂状态的主要表现为情感高涨、思维奔逸和活动增多三个主症，称为躁狂综合征。严重程度可不同，可以表现为轻性躁狂状态，高度兴奋时可出现错乱性躁狂状态。伴有意识模糊时，称为梦样躁狂状态或谵妄性躁狂状态。抑郁综合征主要表现为情绪低落、思维迟缓和活动减少三个主症，严重者可呈木僵状态。

3. 精神自动症综合征　在意识清晰的状态下出现的一组综合征，对精神分裂症具有高度诊断价值。主要的症状包括假性幻觉、被害妄想、被动体验、强制性思维及妄想性解释（如物理影响妄想、被控制感、内心被揭露感等）。该综合征的核心特征是患者具有强烈的精神不能自主感、被强制感、异己感，以及为外力所控制感等。

4. 紧张综合征（catatonic syndrome）　患者突出的症状表现为全身肌肉紧张，肌张力增高。包括紧张性兴奋和紧张性木僵两种状态。两者可交替出现。紧张性兴奋往往是突然爆发的兴奋激动和暴烈行为，历时较短，很快就转入木僵状态。紧张性木僵表现为缄默、木僵、违拗、刻板动作、模仿动作、蜡样屈曲等。常见于精神分裂症(紧张型),也可见于抑郁症、应激相关障碍、脑器质性精神障碍等。

5. 冒充者综合征　1923 年由法国精神科医生 J Capgras 首先描述,也称 Capgras 综合征。核心表现是患者认为一个现实的人(多数是亲属)被另外一个人所冒充或取代,这两个人同时都存在,而且长相和其他特征也都一样。被冒充的原型还可能是其他熟人、见到的任何人或患者本人,以及物品、房子、环境等。至于冒充者究竟是谁,患者很少追究。常见于精神分裂症。

6. Fregoli 综合征　与 Capgras 综合征有些类似,常见于精神分裂症。患者认为周围许多人甚至所有人,不管是原来认识的还是陌生的,实际上都是同一个人伪装的,该人就是想迫害他的某某人。有学者认为这是 Capgras 综合征的特殊形式。和典型的 Capgras 综合征不同的是,Fregoli 综合征中,替换者的身份是明确的某一个人,"伪装"成许多长相不一的人。Capgras 综合征中,被替换者是明确的某一个人,被"复制"成另外一个与之长相一样的人。

7. 甘瑟综合征(Ganser syndrome)　多出现于监禁状态下的犯人或其他严重精神刺激后。主要临床表现是近似回答,意识朦胧,事后遗忘。近似回答是最引人注目的表现,对简单问题作出与正确答案相近的错误回答,如 4+2=5、鸭有 3 条腿等,给人以"痴呆"的印象,恢复后完全正常,因此其表现属于"假性痴呆"的范畴。多见于癔症和应激相关障碍。

8. 抑郁性痴呆综合征(dementia syndrome of depression, DSD)　属于假性痴呆范畴。多见于老年期抑郁发作,由于精神活动全面抑制,出现注意迟缓、记忆力下降和认知功能障碍,给人以"痴呆"的印象。随着抑郁症状的缓解,"痴呆"的表现逐渐消失。常在短期内智能很快下降,存在明确的抑郁心境体验,以早醒为特征的睡眠紊乱,自知力保持得较好,这些特点都是与痴呆的鉴别点。

9. Cotard 综合征　它是以虚无妄想或否定妄想(delusion of negation)为核心症状的一种较少见的综合征。此种综合征严重程度差别很大,轻者症状可不十分明显,重者认为自身躯体和内部器官发生了变化,部分或全部已经不存在、变空了。如某患者称自己的心脏腐烂了、肺烂了,肠子也烂了,甚至整个身体都没了。他的整个家庭不复存在了,整个世界已经毁灭。多见于严重的抑郁状态,尤其是老年期的抑郁患者或更年期抑郁症患者。

10. 急性脑病综合征　常由脑部弥漫性、短暂的病变所引起,常在脑器质性和躯体疾病急性期出现。起病急、症状鲜明,核心症状是意识清晰度下降,伴有感知、思维、情感、意志行为以及睡眠的紊乱。临床所见谵妄状态的变异程度很大,病情常常波动,常常具有昼轻夜重的特点。有时家属或陪护人员发现其异常表现后报告医生,医生检查时患者可能呈现基本正常的状态,因此在临床检查和判断时要高度注意,以下谵妄状态的典型表现中,各项都可能随着原发脑部和躯体疾病的波动而发生变化。可伴有急性精神病表现如不协调的精神运动兴奋、紧张综合征、类躁狂状态等。常见原因有急性中毒、感染、代谢紊乱、脑外伤、营养及维生素缺乏等。

11. 慢性脑病综合征　主要由于慢性的脑部器质性病变引起,也可以由急性脑病综合征迁延所致。一般不伴随意识障碍,主要表现为遗忘综合征、人格改变和痴呆综合征。

12. 遗忘综合征(amnestic syndrome)　又称柯萨可夫综合征,其临床特点是近事遗忘、虚构、错构和时间定向力障碍(人物、地点定向常不受影响)。常见于酒精所致精神障碍,也可见于其他脑器质性精神障碍。

13. 额叶损伤综合征　由额叶损害所引起的精神症状，主要表现为：①自制力缺乏，导致自夸，敌视与侵犯他人；②注意力分散不能集中，极易受无关刺激的吸引和干扰；③活动过度，多动不安；④观念飘忽，情绪不稳，多有幼稚的幻想与不恰当的戏谑诙谐；⑤缺乏主动性及计划性；⑥记忆障碍，限于近记忆障碍往往不累及往事；⑦行为放纵、不知羞耻及对亲人丧失感情等道德与社会观念损害；⑧特殊的人格改变，脱皮层抑制的欣快感，对自己的严重情况缺乏自知力。

第二章 临床诊疗思维的影响因素

关于医学的发展和社会存在的密切关系，在精神医学中尤为突出，比如精神疾病的症状受社会文化的影响。从某种意义上说，精神疾病诊断思维过程及治疗方案的制订受社会因素的影响。出于对患者健康（躯体和精神的）合法权益的保护，政府出台一些医疗规章制度与法律法规。这些规章制度、措施、法律法规等都将不同程度影响临床思维。在当今医疗活动中，医疗保险制度，以及各种医疗法规、医学模式、医患关系、医学伦理学以及循证医学的诊疗理念等均会对疾病诊疗方案的制定有着重要的影响。由于医学行为属于社会中重要的一部分，社会环境中的各种制度、规则对精神疾病的临床思维是有所约束、有所影响的，作为临床医生，必须知晓、理解、领会、掌握、使用相关诊疗原则、法律法规。临床思维只有在各方面的制约下发挥积极主动性，结合丰富的临床经验积累，才能使我们的医生成长为一个符合当代社会背景的精神科医生。

第一节 医疗法律、制度与临床思维

人是社会化的动物，人的行为活动一定要符合社会有形或无形的条条框框，医疗活动也不例外。在临床活动中，医生的临床思维与医疗活动还必须遵循相应社会背景的规章制度、法律法规。这些制度与法律法规是保证临床医疗活动顺利实施、保证医疗安全、保护患者合法权益、保护医务人员的合法权益、减少职业风险的保证。

一、医疗法律与临床思维

医疗法律是国家制定或认可的，由国家强制力保证实施的，以规定当事人权利和义务为内容的具有普遍约束力的社会规范。法律最鲜明的特点就是强制性，是不可违背的。在临床工作中，与医生密切相关的法律有：

1.《中华人民共和国执业医师法》（自1999年5月1日起施行） 第十四条医师经注册后，可以在医疗、预防、保健机构中按照注册的执业地点、执业类别、执业范围执业，从事相应的医疗、预防、保健业务。对精神专业而言，值得注意的是“执业类别、执业范围执业”，结合卫生部《医院管理评价指南（2008版）》相关规定，跨专业的疑难问题要进行必要的会诊，做好诊疗活动的记录，以防医保农合付款时对诊疗方案质疑的情况下，便于申诉。

2.《中华人民共和国精神卫生法》（自2013年5月1日起施行） 该法律的实施对推进我国精神卫生工作起着重要的作用。同时对既往的住院流程也有新的法律要求，该法律第三十条规定精神障碍的住院治疗实行自愿原则。诊断结论、病情评估表明，就诊者为严重精神障碍患者并有下列情形之一的，应当对其实施住院治疗：①已经发生伤害自身的行为，或者有伤害自身的危险的；②已经发生危害他人安全的行为，或者有危害他人安全的危险的。

3.《中华人民共和国传染病防治法》　在临床中发现精神病患者同时患有肺结核时，必须依照《中华人民共和国传染病防治法》第三十一条规定：任何单位和个人发现传染病患者或者疑似传染病患者时，应当及时向附近的疾病预防控制机构或者医疗机构报告。第五十二条规定，医疗机构应当实行传染病预检、分诊制度；对传染病患者、疑似传染病患者，应当引导至相对隔离的分诊点进行初诊。医疗机构不具备相应救治能力的，应当将患者及其病历记录复印件一并转至具备相应救治能力的医疗机构。诊疗过程中必须加强相关医疗法律法规的学习，依法执业。

当然还有一些法律也可能与医疗活动相关。所以在从事临床工作的过程中，医生必须掌握了解相关的法律，在法律的范围内进行临床思维、从事临床活动。

二、医疗制度与临床思维

医疗制度（medical institution）是保证医疗工作顺利实施的必要前提，也是医疗安全的基本保证。目前临床上执行医疗制度主要有卫生部《医院管理评价指南（2008 版）》，各省、自治区、直辖市可以根据本辖区实际情况，在《医院管理评价指南（2008 版）》的基础上，建立本辖区不同级别、不同类别医院管理评价指标体系。制定者一般是根据医疗活动的相关规定、医学实践中的自然规律（如医院的感染控制、药物的不良反应等）结合医院的实际情况所制定的。每个医院的制度在原则不变的情况下可能在细节上有所不同。临床医生在特定医院的临床活动中必须遵守所在医院的医疗制度，并在制度的约束下进行诊疗思维与决策。当然需要说明的是制度没有法律的强制性，在一些医疗的特殊或紧急情况下，可能需要打破一些制度去完成特殊或紧急的诊疗工作，否则会有不良的结果出现。

医院的制度尤其是核心制度是医疗工作中必须高度重视与执行的，有些核心制度已经上升为卫生部门的规章。卫生部《医院管理评价指南（2008 版）》明确了以下核心制度：首诊负责制度、三级医师查房制度、疑难病例讨论制度、会诊制度、危重患者抢救制度、手术分级制度、术前讨论制度、死亡病例讨论制度、查对制度、病历书写基本规范与管理制度、交接班制度、临床用血审核制度等。实行医疗质量追究制。这些制度的实施对临床医师的临床思维与临床决策及临床活动有极其重要的规范作用，诊疗过程中根据医生本人的执业注册范围，必要时请相关科室会诊，并予以记录。

2015 年 9 月 8 日，国务院办公厅以国办发〔2015〕70 号印发《关于推进分级诊疗制度建设的指导意见》。该文件分总体要求、以强基层为重点完善分级诊疗服务体系、建立健全分级诊疗保障机制、组织实施 4 部分。各省市卫生行政部门根据该文件建立分级诊疗制度的实施方案，一般包括以下几个方面的内容：一是构建分级诊疗模式：①推进基层首诊；②规范双向转诊；③落实急慢分治；④推进上下联动。二是完善分级诊疗服务体系：①合理配置医疗资源；②大力提高基层医疗卫生服务能力；③加快医疗卫生信息化建设。三是，建立健全分级诊疗保障机制：①进一步改革医保支付制度；②完善医疗服务价格形成机制；③推进基层签约服务制度;④建立慢性病分级诊治管理机制。分级诊疗制度的落实及相应配套政策(如医保报销比例等)可能会引起三级医院诊疗重症患者所占比重较既往增加。对精神疾病专科医院而言,级别越高,重型精神疾病、疑难精神疾病、伴有躯体疾病的精神疾病患者所占比重较前增加,不仅对精神科医务人员的精神疾病专科的业务知识及技能有更高的要求,对疑难疾病的识别与治疗有更高的要求,这也对既往的精神疾病诊疗思维提出新的挑战。

第二节　医疗保险与临床思维

一、医疗保险

医疗保险(health insurance)是为补偿疾病所带来的医疗费用的一种保险。居民因疾病、负伤、生育时,由社会或企业提供必要的医疗服务或物质帮助的社会保险。

医疗保险制度是指一个国家或地区按照保险原则为解决居民防病治病问题而筹集、分配和使用医疗保险基金的制度。它是居民医疗保健事业的有效筹资机制,是构成社会保险制度的一种比较进步的制度,也是目前世界上应用相当普遍的一种卫生费用管理模式。我国目前政府主导的医疗保险制度主要分为三种,一是适用于企业职工的劳保医疗制度,二是适用于机关事业单位工作人员的公费医疗制度,三是适用于农村居民的合作医疗制度。与上述制度相对应政府主导的有:职工医疗保险、居民医疗保险、农村医疗保险。与之并存的还有企业主导的有各类商业保险。

社会医疗保险具有社会保险的强制性、互济性、社会性等基本特征。因此,医疗保险制度通常由国家立法,强制实施,建立基金制度,费用由用人单位和个人共同缴纳,医疗保险费由医疗保险机构支付,以解决劳动者因患病或受伤害带来的医疗风险。

我国在20世纪50年代初建立的公费医疗和劳保医疗统称为职工社会医疗保险。它是国家社会保障制度的重要组成部分,也是社会保险的重要项目之一。随着社会主义市场经济体制的确立和国有企业改革的不断深化,这种制度已难以解决市场经济条件下的职工基本医疗保障问题。国务院于1998年12月下发了《国务院关于建立城镇职工基本医疗保险制度的决定》,部署全国范围内全面推进职工医疗保险制度改革工作,要求1999年内全国基本建立职工基本医疗保险制度。随后,为解决广大人民群众的医疗保障,相继推行了城镇居民医疗保险制度、新型农村合作医疗等制度。作为社会保障制度还完善了工伤医疗保险制度、职工生育保险制度等一系列的基本医疗保障体系。

我国大力推行社会保障机制,社会保险性医疗保险基本上覆盖了我国90%以上的国民。此外还有商业性医疗保险作为补充。医疗保险对临床工作的影响主要体现在费用的控制上。医疗保险的支付主要有政府社会保障部门、保险公司。医疗保险同其他类型的保险一样,也是以合同的方式预先向受疾病威胁的人收取医疗保险费,建立医疗保险基金;当被保险人患病并去医疗机构就诊而发生医疗费用后,由医疗保险机构给予一定的经济补偿。因此,医疗保险也具有保险的两大职能:风险转移和补偿转移。即把个体身上的由疾病风险所致的经济损失分摊给所有受同样风险威胁的成员,用集中起来的医疗保险基金来补偿由疾病所带来的经济损失。不同就诊患者可能属于不同的医疗保险。

我国政府高度重视精神卫生工作，制定了《全国精神卫生工作规划（2015—2020年）》（以下简称“规划”），规划进一步推动精神卫生事业发展。规划要求，全面推进严重精神障碍救治救助落实救治救助政策。各地要做好基本医疗保险、城乡居民大病保险、医疗救助、疾病应急救助等制度的衔接，发挥整合效应，逐步提高精神障碍患者医疗保障水平。对于符合条件的贫困患者，要按照有关规定，资助其参加基本医疗保险并对其难以负担的基本医疗费用给予补助。对于无法查明身份患者所发生的急救费用和身份明确但无力缴费患者所拖欠的急救费用，要按照有关规定，先由责任人、工伤保险和基本医疗保险等各类保险，以及医疗救助基金、道路交通事故社会救助基金等渠道支付；上述渠道或上述渠道费用支付有缺口时，由疾病应急救助基金给予补助。对于因医保统筹地区没有符合条件的精神卫生专业机构而转诊到异地就医的患者，医保报销比例应当按照参保地政策执行。民政、卫生计生、人力资源社会保障、财政等部门要研究完善符合精神障碍诊疗特点的社会救助制度，做好贫困患者的社会救助工作。对于符合最低生活保障条件的，各级民政部门要及时纳入低保；对于不符合低保条件但确有困难的，或获得最低生活保障后生活仍有困难的，应当通过临时救助等措施帮助其解决基本生活困难。

二、医疗保险对临床思维的影响

医疗保障制度的完善对于提高社会保障能力、解决人民群众看病难、看病贵起到了不可估量的积极意义。但是从医疗角度而言，医保体系对于医疗费用的控制与医院的医疗活动形成一种利益博弈。

1. 单病种限价付费　20世纪80年代，美国政府为了遏制医疗费用的不合理增长，提高卫生资源的利用率，正式采用以诊断相关分类（diagnosis related groups system，DRGs）为付款基础的定额预付款制，即同一病种的患者在接受医疗服务时均按同一标准支付医疗费用，与实际服务成本无关。这样，医院只有在所提供的服务成本低于DRGs的定额预付款标准费用时才能盈利。

按病种付费（即单病种限价付费）是20世纪70年代美国耶鲁大学卫生研究中心研究出来的，美国政府于1982年开始在老年人的住院医疗保险中推行，以后有十余个国家（大部分为欧洲国家）中进行研究和推行。我国20世纪80年代末90年代初也进行了研究，指出单病种付费模式是指通过统一的疾病诊断分类，科学地制定出每一种疾病的定额偿付标准（这个标准接近合情、合理、合法的医疗成本消耗），社保机构按照该标准与住院人次向定点医疗机构支付住院费用，使得医疗资源利用标准化，即医疗机构资源消耗与所治疗的住院患者的数量、疾病复杂程度和服务强度呈正比。按病种付费的特点是，医疗机构的收入仅与每个病例及其诊断有关，而与医疗机构治疗该病例所花费的实际成本无关。就是明确规定某一种疾病该花多少钱，从而既避免了医疗单位滥用医疗服务项目、重复项目和分解项目，防止医院小病大治，又保证了医疗服务质量，而且操作十分简便。

2009年3月中共中央国务院发布的《关于深化医药卫生体制改革的意见》中明确提出：“强化医疗保障对医疗服务的监控作用，完善支付制度，积极探索实行按人头付费、按病种付费、总额预付等方式。”因此，按病种付费和总额预付的支付方式将是大势所趋，它将促使医院节约医疗服务成本,缩短住院天数,降低医疗费用。

2. 限价付费对临床诊疗思维的影响　精神疾病的医疗活动必须考虑合理控制医疗费用,主动配合医疗保险制度。医疗保险制度对于医疗费用的控制势必对于医生的临床诊疗活动有所制约,因而临床思维也必须遵循医疗保险的制约。目前医疗保险对费用控制采用的方式有:按实付费、单病种付费、人头付费(平均付费)等方式。

按实付费是医疗保险目前采用得最多的结算方式,医保部门对于可以报销的医疗检测与治疗手段的使用、医疗保险的药物目录都进行了详细的规定,已达到控制医疗费用的目的。因此医务人员的临床思维及诊疗决策都应该首先在医疗保险的支付范围内进行考虑。相对而言,单病种付费方式较受推崇。单病种是指患者所患疾病没有其他的伴发与并发疾病的情况。采用单病种付费管理方式下医院相应的诊疗活动必须注意成本的控制。如果医院能使提供的实际服务费用低于单病种的标准费用,医院就能从中获得盈利,否则就会亏损。

不同的付费方式对临床诊疗思维是存在一定的影响的。如在国外,在限价付费情况下,同一病种不同等级如精神疾病的急性期或维持期、风险级别、有无并发症等有不同的付费标准,为了患者能得到更好的医疗服务,诊疗时可能会提高病种等级(即把轻病说成是重病),可能给患者及家属增加心理负担。临床上,医务人员为了减少费用支出,会尽快让患者出院,若患者的服药依从性差的话,便将更多的费用转嫁给门诊及其他医院,而多数精神疾病治疗上是需要一定病程的,常见治疗失败的原因一是治疗疗程不够,二是治疗的剂量不够。这样可能影响疾病的治疗疗效,但需强调的是,此处并非鼓励患者长期住院。比如对于精神疾病住院,有一个很重要的指标——平均住院日,以便患者住院期间得到规范的治疗,提高自知力的恢复率,增加出院后服药依从性,减低复发率,同时促进患者有效地回归社会。

再之,在诊疗过程中的限价付费促使医院管理者及医务人员探索低于单病种标准费用的服务方法和模式,精神疾病诊断临床路径的医疗行为就是在此背景下诞生的,甚至成为主导精神疾病治疗思维的标准化方案。

第三节　医学模式与临床思维

医学模式(medical model)是人们考虑和研究医学问题时所遵循的原则和出发点,即人们从总体上认识健康和疾病以及相互转化的哲学观点,包括健康观、疾病观、诊断观、治疗观等,影响着某一时期整个医学工作的思维及行为方式,从而使医学带有一定的倾向性、习惯化了的风格和特征。由于医学包括认识和实践两个方面,所以医学模式也就包括医学认知模型(medical model)和医学行为模式(medical pattern)。前者是指一定历史时期人们对医学自身的认识,又被称为医学认识论;后者是指一定历史时期人们的医药实践活动的行为范式,又被称为医学方法论。医学模式是从实践中抽象出来的理论概念,常用语言文字或图像表示。医学模式一经形成,便会成为医学实践的指导。

精神病学是临床医学的一个重要组成分支,研究精神障碍的病因、发病机制、临床表现及预防、诊断、治疗和康复等有关问题。随着对精神病学的认识,目前精神病学不单涉及各种精神病性障碍、神经症，还涉及适应障碍、人格障碍、性心理偏异，以及诸多类别的儿童智力、能力或品行障碍的防治、矫正。

对精神疾病的认识是一个发展的过程，从历史角度来看，对精神疾病的认识主要经历了神灵主义医学模式、自然哲学医学模式、机械论医学模式、生物医学模式、生物-心理-社会医学模式等几种医学模式。不同的医学模式，对精神疾病的诊断和治疗均存在重要的影响。

1. 神灵主义医学模式　在古代，在生产力水平低、科技水平低的情况下，人们尚不能对疾病、死亡予以解释，人们认为人的生命与健康是上天所赐、神灵所赐，是天之造化，而精神疾病和灾祸均是天谴神罚。在此医学认知的模式下，人们认为精神疾病是神鬼附体，甚至认为精神病患者是妖魔鬼怪的化身，当时采用求神拜佛或将头颅上钻洞、竹签将舌上打洞等方法使得体内的鬼怪脱离患者体内，来治疗精神疾病，有些精神疾病患者遭受精神和躯体双重的折磨；而有些精神疾病患者可被作为神灵供奉，作为与上天沟通的媒介。

2. 自然哲学医学模式　大约在公元前5至3世纪，有了朴素唯物主义的萌芽，古希腊的Hippocrates(460—377 B. C.)是科学医学的奠基人，也被尊崇为精神病学之父。将哲学思想与医疗实践直接相连，从而产生了自然哲学医学模式。比如Hippocrates认为，脑是思维活动的器官，提出了精神病的体液病理学说。认为生命是由土、气、火、水四种元素组成，四元素与冷、热、干、湿四种物质配合成四种体液，即血液、黄胆汁、黑胆汁和痰。四种体液的协调与平衡决定人体的体质和健康。中医学的天合一观点认为世间万物都是由金、木、水、火、土五种元素构成。人体各器官又与这五种元素相对应，它们相生相克，相互制约，相互协调，保证人体健康。

3. 机械论医学模式　15世纪以后，欧洲文艺复兴推动了自然科学技术的进步，带来了工业革命的高潮和实验科学的兴起，机械论有了长足发展，出现了机械论医学模式，“生命活动是机械运动”是主要的生命观点，从而将人看成是一部机器。主要代表著作有笛卡尔的《动物是机器》和拉．美特利的《人是机器》，这种模式促进了解剖学的发展，是现代医学的初级阶段。在此种医学模式下，认为“思维犹如身体上胃这一器官分泌的胃液一样”。值得欣慰的是，18世纪西方工业革命的兴起，科学有了很大的进步，医学也逐渐摆脱了宗教和神学的束缚。精神病被看作是一种需要治疗的疾病。法国大革命后，Pinel(1745—1826)是第一个被任命当“疯人院”院长的医生。他去掉了精神患者身上的铁链和枷锁，把他们从终生囚禁的监狱生活中解放出来，把“疯人院”变成了医院。从而使医生有可能观察、研究精神疾病的症状及变化，使当时法国的精神病学有了显著发展。随着基础医学，如大脑解剖学、生理和病理学的发展以及临床资料的积累，德国的Griesinger(1817—1868)在1845年所发表的专著中，得出了精神失常是一种脑病的结论，被后人尊称为现代精神病学的创始人。

4. 生物医学模式　机械论的发展促进了实验的思潮，这一思潮影响了生物学的实验，使得人们对于正常与异常的人体组织及病变组织有了形态学与功能学上的认识。同时巴斯德等科学家证实了致病细菌的存在，认为每一个疾病总是由特异的病原微生物所引起的。科技的进步促使生物医学模式诞生。生物医学模式(biomedical model)是指建立在经典的西方医学基础之上尤其是细菌论基础之上的医学模式，其重视疾病的生物学因素，并用该理论来解释、诊断、治疗和预防疾病以及制定健康保健制度。

生物医学模式对于人类的健康起到了历史性的进步作用。目前的医学模式主要是建立在生物医学模式之上的,认为任何疾病(包括精神疾病)均能用生物机制的紊乱来解释,都可以在器官、组织和生物大分子上找到形态、结构和生物指标的特定变化。它的基本特征是把人看作单纯的生物或是一种生物机器,从生物学的角度和还原方法分析研究人,容易将人的心理、社会因素抛弃;关心患者、了解患者的伦理观念也淡漠了,容易导致患者与疾病分离;为了探求发病因素,找出病原体及关键的生物学因素,往往关注患者的排泄物、分泌物、病理组织等标本,作为整体的人完全消失了,患者的社会、心理因素被忽略了;即注重人的生物学指标的测量,忽视患者的心理、行为和社会性。

近 300 年来,生物医学模式已经深入医务人员的思维习惯,在医疗实践活动中,习惯从人的自然属性——生物学特性上进行思考、认识健康、认识疾病、进行防治;习惯地、不自觉地撇开心理、社会因素。如果一个医务工作者的头脑里"生物医学模式"概念根深蒂固,则在诊治疾病时,总是试图在器官、细胞或生物大分子上寻找形态上、生物化学上的变化,以确定精神疾病诊断,总试图用手术、药物、理疗等方法改变病理变化。临床诊疗过程中注重生物医学方面的诊治,在其结构内没有给心理的、社会的及行为方面留下诊治、思维空间,这是主要缺陷。

5. 生物-心理-社会医学模式　随着社会发展和医学研究的深入,生物医学模式的局限性和消极影响也逐步暴露出来,它不仅已不能充分地解释现代卫生保健实践中的一系列问题,而且还束缚着医学研究的进一步发展。美国医学家恩格尔首先指出生物医学模式的缺陷是"疾病完全可以用偏离正常的可测量生物(躯体)变量来说明,在它的框架内没有给患者的社会、心理和行为方面留下余地"。因为许多疾病更多的决定于人们的生活方式和行为以及经济条件、人文习俗、道德标准、文化水平等社会因素。因此 1977 年恩格尔教授首先提出,应该用生物-心理-社会医学模式取代生物医学模式。他指出:"为了理解疾病的决定因素以及达到合理的治疗和卫生保健模式,医学模式必须考虑到患者、患者生活在其中的环境以及由社会设计来对付疾病的破坏作用的补充系统,即医生的作用和卫生保健制度"。该医学模式认为,人们对健康和疾病的了解不仅仅包括对疾病的生理(生物医学)解释,还包括了解患者(心理因素)、患者所处的环境(自然和社会因素)和帮助治疗疾病的医疗保健体系(社会体系)。

由于生物医学模式向生物-心理-社会医学模式的转变,医学和以生命科学学科群为核心的自然科学之间相互渗透,医患关系也逐步从传统的医方主导、患者盲从的模式向医患平等、相互尊重的新型模式转变。这些都对医生的知识能力、综合素质提出了更高的要求。同时,医德规范也发生了新的变化,并促使广大医务工作者对医德规范进行再认识,进一步提高伦理道德修养,适应社会的发展和需要。这些都深刻影响着医生的临床思维活动。

新的医学模式要求医务人员必须高度重视患者的思想情感、受教育程度、职业等社会因素,并要关心患者、了解患者、加强医患沟通。因此,医生的临床思维活动必须以患者为中心,诊疗决策必须充分注重患者的意见与选择,患者是临床思维的客体,没有患者的依从与配合,临床医疗思维及相应的医疗行为是无法有效地完成。

随着医学模式的逐渐深入,对医务人员的专业知识水平提高的同时,也对社会人文知识提出更高的要求,从而带来思维的质量的飞跃与突变,否则将可能不被患者接受、降低治疗的依从性，进而影响疗效。因此，在临床诊疗活动中需要对患者全方位、综合地考虑，方可制订出符合社会背景的诊疗方案，在精神疾病的诊疗活动中显得更为重要。

第四节 医患关系与临床思维

医患关系是医务人员与患者在医疗过程中产生的特定诊疗关系。医患关系首先是一种法律关系，所以医务人员在医疗活动及沟通时，必须要有法律意识，遵守现行的法律法规。患者是临床思维的客体与对象，是医疗活动的重要的参与部分。临床思维的完成必须在患者的身体上实现。医学模式的转变与循证医学方法学的建立，也高度提醒医务人员必须注意医患关系对临床活动的影响。因此医患关系是影响临床思维的最重要的因素。正确认识医患关系、全面了解医患关系、构建良好的医患关系是临床工作者搞好临床工作的重要前提与必要保证。临床工作中采用合适的医患关系模式，可使临床医生在充分考虑医患关系的前提下进行的临床诊疗获得最好的诊疗效果。

医患关系有多种模式，根据美国医生萨斯（Szase）分类法，最常见的有三种：①主动-被动模式（activity-passivity model）；②指导-合作模式（guidance-cooperation model）；③共同参与模式（mutual participation model）。

一、主动-被动模式与临床思维

主动-被动模式是传统的医患关系模式，适用于休克昏迷患者、精神病患者、急性创伤者或难以表述主观意识的患者的一种模式。其特征是医生对患者单向作用，“为患者做什么”。医疗中，医生把握了医疗的主动权、决策权，即怎样医疗主要靠医生决策，患者不主动参与医疗，在这种模式中，医方是主动的，患方是被动的。它有利于充分发挥医方的主导作用和能动性，较好地履行医嘱。但是，却不利于了解患者的疾苦和感受，不利于患者对医疗过程的监督，易导致误诊、漏诊。它典型地反映了医患之间不平等的地位和作用。萨斯和霍伦德把这种情况下的医患关系视为父母与无助婴儿之间的关系。该模式也适用于那些毫无医学知识、参与意识淡薄、消极被动的患者。在精神科诊疗过程中监护人对精神疾病知识缺乏，精神障碍患者又符合《中华人民共和国精神卫生法》中规定的：①已经发生伤害自身的行为，或者有伤害自身的危险的；②已经发生危害他人安全的行为，或者有危害他人安全的危险的，应当对其实施住院治疗。这样的临床诊疗思维，不仅仅符合国家法律规定，同时也保护患者、监护人以及社会的公共合法权益。

二、指导-合作模式与临床思维

指导-合作模式属于现代医学实践中医患关系的基础模型。这种模式中，医生仍占有主导地位，而患者能有条件、有限度地表达自己的意志，但必须接受医生的解释并执行医生的治疗方案，患者“被要求与医生合作”。它的特征是：“告诉患者做什么”。该模式的进步意义是显而易见的，它因为有互动的成分，能较好地发挥医患双方的积极性，提高疗效、减少差错，有利于建立信任合作的医患关系。但它的不足是医患双方权利的不平等性仍较大。这种医患关系类似父母与青少年（子女）的关系。此种模式在精神病患者中求知欲望强烈的神经症性障碍较为适合,比如诊断"恐惧症"的患者,医生准备给患者进行系统脱敏治疗,医生主要为患者介绍系统脱敏的操作:一是放松训练以及具体的做法。二是建立恐怖的等级层次,包括找出所有使求治者感到恐怖的事件。再之,将求治者报告出的恐怖或焦虑事件按等级程度由小到大的顺序排列。采用五等和百分制来划分主观焦虑程度,每一等级刺激因素所引起的焦虑或恐怖应小到足以被全身松弛所抵消的程度。三是系统脱敏的步骤:①进入放松状态;②想象脱敏训练;③现实训练。患者需要配合医生的指导,进行此行为疗法,起到治疗恐惧症的目的。

三、共同参与模式与临床思维

共同参与模式是萨斯根据慢性疾病的特征设计的一种技术模式,需要患者共同参与。在精神障碍中大部分疾病属于反复发作性、迁延性病程的疾患,在疾病诊疗过程中医患双方逐渐平等,在诊治过程中医患共同参与积极配合、共同商讨、参与治疗目标,制订治疗计划,患者将计划付诸实施。

在该种模式中,患者不仅主动配合协调,还要进一步参与,而医生则是"帮助患者自助"。尤其是在一定人格基础上出现的神经症性障碍,比如采用心理治疗来治疗焦虑性神经症,首先,通过倾听,总结患者的性格特征,往往焦虑性神经症患者具有做事情小心谨慎、过度担心、谨小慎微等特征。精神科医生即可根据患者的此类性格特征予以心理治疗,最终使得患者得到"助人自助"之效果。"助人自助"是精神科医师通过采用心理治疗对患者心理的一种支持,帮助患者"自救自助、自主人生"的过程,精神科医生坚信焦虑症患者具有领悟力、自决力和创造性,发挥患者自身主导作用的一个过程。而是减少患者的依赖性,增强他们的独立性和自主性,提高患者的意志,自主决策使患者从"由他助"转向"自助自主",认识自己的性格特征、应对方式及归因方式等规律,继而运用规律、掌握规律,促进患者早日康复。需要说明的是,不同理论对同一疾病可能解释发病机制不一,因此对精神疾病的心理治理治疗往往可能是多模式的,医者可以为患者提供不同的治疗方案,告知每一种方案的利弊,但最终的选择权掌握在患者手里,医生只能帮助患者执行和实施患者所选择的方案。有助于建立真诚和相互信任的医患关系,减少认知冲突,提高治疗依从性。

第五节 循证医学与临床思维

循证医学(evidence-based medicine,EBM)意为"遵循证据的医学",又称实证医学。其核心是应在现有的最好的临床研究依据基础上作出医疗决策,同时也重视结合个人的临床经验。对循证医学的认识是一个动态的、逐渐发展的过程。循证医学创始人之一 David Sackett 教授在2000年新版"怎样实践和讲授循证医学"中,再次定义循证医学为"慎重、准确和明智地应用当前所能获得的最好的研究依据,同时结合医生的个人专业技能和多年临床经验,考虑患者的价值和愿望,将三者完美地结合制订出患者的治疗措施"。循证医学的发展进一步推进临床上医患共同决策的诊疗模式的进展,医患共同决策是指医生告知患者治疗方案的疗效、益处以及风险;而患者告知医生他对疾病以及相关风险的看法和疑虑;最后医生启发患者对医疗过程中的诊治等相关问题作出正确合理的选择。医患共同决策的实质是加强医患合作，让患者参与到自己的医疗决策中，增加患者的遵医行为，提高患者的依从性，使患者在疾病的治疗过程中具有积极配合的态度，主动配合医生进行治疗，使患者的就医行为能发挥更大的作用。

临床上就诊的精神障碍患者或者家属可能在就诊前已经在网上查阅大量的信息。有的信息是符合医学科学描述的，有些信息的描述是不妥的，甚至是错误的。但患者及家属并不能区分。这就涉及信息分析与利用问题。循证医学对临床医学有如下影响：①促进临床医疗决策科学化与临床医学发展；②促进临床医生业务素质的提高，紧跟科学发展水平；③发展临床难题，促进临床与临床流行病学科学研究；④促进临床教学培训水平的提高，培训素质良好的人才；⑤提供可靠的科学信息，有利于卫生政策决策科学化；⑥有利于患者本身的信息检索，监督医疗、保障自身权益。

循证医学的发展对医务人员知识更新有很好的推进作用，同时就诊的患者也可能通过网络查询获得一些就诊疾病的信息。医务人员通过继续教育或培训进一步甄别证据的等级，就诊者可能根据自己掌握的信息，套在自己的病情上，甚至有的患者来了就要求医务人员给予什么样的治疗方案，为临床医疗就诊提供一些难题。就前面提到的"有利于患者本身的信息检索，监督医疗、保障自身权益"而言，患者检索或掌握的信息可能不全面、信息的评价可能不科学，患者坚信此"信息"的话，可能会诱发新的诊疗思维分歧。因此，需要医务人员更加谨慎、全面掌握科学的信息，并且需要更多的耐心，以备解释。

值得注意的是，循证医学不同于传统医学。传统医学是以经验医学为主，即根据非实验性的临床经验、临床资料和对疾病基础知识的理解来诊治患者。循证医学并非要取代临床技能、临床经验、临床资料和医学专业知识，它只是强调任何医疗决策应建立在最佳科学研究证据基础上。

医务人员获取最佳证据有利于临床恰当的诊疗决策，提高诊断的正确程度及治疗效果，也是患者就诊的目的。循证医学的发展促使制订诊疗方案过程中患者的积极参与，对临床医生的临床思维及决策模式带来新的变革，常见有以下几种方式：

1. 患者自主决策模式　患者自己作出选择，医务人员仅提供各种方案的优点与风险等信息，患者根据自身获取的信息或经验体会与理解作出选择，患者是主要的决策者。对于这种决策方式，医务人员须掌握了真正最佳证据。其次，将所有的诊疗措施的利弊完全与患者阐明，而不能诱导或是隐瞒信息。另外，医生对所有的证据中的诊疗措施有实施能力。此模式看起来充分尊重了患者的知情同意选择权，但在这种模式中，医生似乎没有与患者充分互动。在诊疗效果不满意的情况下，医生仍将肩负无法解脱的诊疗责任。

2. 医生做主模式　以医生为主导，信息的交流量由医生决定，医生根据自己掌握的临床证据替患者做出选择。这种形式多在紧急情况下，病情有一定的时限性，为了挽救生命或紧急状态，为避免贻误治疗或危机干预的时机而采用。这种模式必须建立在医生知道何种方案是最适宜患者使用的方案。这种模式医生承担的法律责任最大，一般情况下不主张使用，必要时向医院医务管理部门申请并办理报备手续。

3. 医患共同决策模式　这无疑是一种最佳模式。医生向患者（或患方）提供病情的完整的相关信息，必须包括各种检查、可能最佳证据方案以及其他方案的利弊与损益，患者则提供自身的情况、生活方式及其取向，双方再就诊疗方案进行研讨，结合实际情况（社会、家庭、医院的条件、医生的技术因素等）选择最佳实施方案。在该模式中，医患互动合作、医患关系和谐、患者的当事人的地位得到了充分的尊重，医生与医院的实际情况也得到了充分的考虑。共同决策经常被倡导为作出医疗决定的理想目标。但是至今为止，对于共同决策治疗情况的依据，还没有得到系统的研究。再之，对于患者参与共同决策的效果，患者期望的效用很大程度上取决于医疗决策中很多具体因素。

第三章　精神疾病的诊断思维

第一节　临床诊疗思维

临床诊疗思维是临床医生将疾病的一般规律运用到判断特定个体所患疾病的思维过程，是医生认识疾病、判断疾病和治疗疾病等临床实践过程中所采用的一种逻辑推理方法。诊断疾病过程中的临床思维就是将疾病的一般规律应用到判断特定个体所患疾病的思维过程。从认识疾病到治疗疾病的全部过程中，都贯穿着医生的思维活动。

一、临床诊疗思维的特点

1. 诊疗思维的复杂性　对危重、急诊、发展迅速、预后恶劣的疾病，因时间紧迫、资料不完备，临床上不允许无限期观察，不可能进行各种检查，只能有目的地进行重点检查，在临床资料很不完善或相对完善的基础上做出诊疗。要根据患者病情的轻、重、缓、急，快速、准确、综合处理，这就是诊疗思维的复杂性表现。

2. 临床诊疗的个体化　医学已从单一个体的生物医学模式转向生物-心理-社会医学模式，需要医生从更广阔的范围来研究和提高临床诊疗水平。临床诊疗思维的对象是千差万别的活生生的具体患者，疾病固然有其共同的特征和规律，但在每一个患者具体表现上却有特殊性、个体性。有位著名医学家讲过“从没有见过两个表现完全相同的伤寒患者”，这也与从没发现两片树叶完全相同有一样的道理。每一个患者都是一个独特的个体，对每一例患者的诊疗过程均是一次独特的科学研究过程，要求临床医生在诊疗中对患者的局部表现与整体因素、一般特征与个别特点，有机地综合思考，才能保证诊疗的准确性。一个考虑不全面的医生往往对局部与整体、一般特征与个别特点联想分析不够。医生只知道“头痛医头、脚痛医脚”，是忽视了局部与整体的关系。

3. 逻辑和非逻辑的统一　临床诊疗是一个逻辑思维的过程，同时也包括一些很重要的非逻辑因素。医学是一门科学，也是一门艺术，在科学方面是逻辑的，在艺术方面是非逻辑的。非逻辑因素表现主要有两个方面：一方面医生作为诊疗的主体，除有逻辑推理外，还有“意会、直觉”以及尚未或难以用明确的概念表达出来的“个体经验”等非逻辑的成分；另一方面，患者作为诊疗对象即客体，具有社会心理性。临床诊疗不仅为逻辑所决定，还要考虑患者的经济情况、人际关系、伦理学、法学等方面因素，同时各种各样的感情因素和价值因素都可进一步影响医生对疾病的认识和诊疗。正因为临床诊疗中大量非逻辑性因素的存在，所以要求医生不仅在生物医学模式的范围内考虑临床诊疗，还要在心理医学、社会医学模式的更广阔范围内来研究和提高临床诊疗思维水平。同时,还要具备有良好的职业道德,并有与不同患者沟通思想的能力与艺术,这样才能把诊疗这门科学与艺术完美地结合起来,达到正确认识和诊疗疾病的目的。

4. 临床诊疗的动态性　医生对一个患者做出的诊疗正确与否,还需要临床验证,随病程发展和疗效的观察,可能会随时改变诊疗或修正诊疗,有时会因并发症而增加诊疗。但有些医生对某些疾病的诊疗或治疗采取绝对肯定或绝对否定的态度,即诊疗思维凝固,其是导致误诊的一个重要原因。临床诊疗思维不是一次完成的,而是反复观察、反复思考、反复验证、反复改进的动态过程。

二、诊断思维的方法

1. 推理　是医生获取临床资料或诊断信息之后到形成结论的中间思维过程。推理有前提和结论两个部分。推理不仅是一种思维形式,也是一种认识各种疾病的方法和表达诊断依据的手段。推理可帮助医生认识诊断依据之间的关系,正确认识疾病、提高医生的思维能力。常分为归纳、演绎和类比推理。

(1) 归纳推理:即从个别和特殊的临床表现导出一般性或普遍性结论的推理方法。医生所搜集的每个诊断依据都是个别的,根据这些诊断依据而提出的临床初步诊断,就是由个别上升到一般、由特殊性上升到普遍性的过程和结果。

(2) 演绎推理:这是从带有共性或普遍性的原理出发,来推论对个别事物的认识并导出新的结论。结论是否正确,取决于临床资料的真实性。演绎推理所推导出的临床初步诊断常常是不全面的,因此有其局限性。

(3) 类比推理:是医生认识疾病的重要方法之一。类比推理是根据两个或两个以上疾病在临床表现上有某些相同或相似,但也有不同之处,经过比较、鉴别、推论而确定其中一个疾病的推理方法。临床上常常应用鉴别诊断来认识疾病的方法就属此例。

2. 根据所发现的诊断线索和信息去寻找更多的诊断依据。当医生获得临床资料中有价值的诊断信息后,经过较短时间的分析产生一种较为可能的临床印象,根据这一印象再进一步去分析、评价和搜集临床资料,可获取更多的有助于证实诊断的依据。

3. 根据患者的临床表现去对照疾病的诊断标准和诊断条件。将患者典型的、特异的临床表现逐一与疾病诊断标准对照,这也是形成临床诊断的一种方法。

4. 经验再现　医生在临床实践过程中积累的知识和技能称为临床经验。它在临床诊断疾病的各个环节中都起着重要作用。在临床诊断疾病的过程中,经验再现的例子很多,但应注意"同病异症"和"同症异病"的现象。经验再现只有与其他诊断疾病的临床思维方法结合起来,才能更好地避免诊断失误。广博的医学知识、丰富的临床经验、敏锐细致的病情观察、符合逻辑的临床思维程序、灵活正确的分析评价,是正确诊断疾病必要的条件。

三、治疗思维的方法

(一) 病因治疗

病因治疗(etiological treatment)主要是针对引起疾病的主要原因进行治疗的方法。在精神科的治疗中,能够找到明确病因的疾病主要集中在脑器质性精神障碍和躯体疾病伴发的精神障碍。比如对于由于脑部肿瘤所导致的精神障碍,首先考虑针对脑肿瘤的治疗。梅毒所致的精神障碍主要针对驱梅治疗。对于服用某种药物所引起的精神障碍，要考虑更换该药物作为治疗方案的首要措施。对中毒的患者引起精神障碍使用解毒药消除体内的毒物，都属于对因治疗。对因治疗可解除病因使症状消除，而对症治疗也可防止疾病的进一步发展，是临床上医生及患者均期望的一种医疗方案。

（二）对症治疗

对症治疗（symptomatic treatment）即针对疾病外在表现的主要症状进行治疗，是消除或改善疾病的症状。中医不主张对症治疗，因为有时症状并不是疾病本质的反映，若疾病早期就进行对症处理，容易导致误治。但在诊断未明或症状紧急的情况下，对症治疗是必须的。现代医学认为，对症治疗目的在于减轻患者的痛苦，控制病情发展，为治愈病患赢得时间。在某些重危急症如休克、惊厥、心力衰竭、高热、剧痛时，对症治疗可能是解决主要矛盾的首要做法。目前临床上大多数精神障碍的病因还不清楚，这时对症治疗就成为重要的治疗措施了。比如，急性的精神运动兴奋状态，在病因不明的情况下，由于患者一直处于此状态的话，会消耗大量的能量或者肇事肇祸，需要保护性约束或予以抗精神病药物对症处理。主要用于精神障碍患者急性期的治疗。

（三）心理治疗

心理治疗（psychotherapy）是一种以助人为目的的专业性人际互动（interaction）过程。心理治疗与心理咨询（psychological counseling）在一定程度上互相重叠、相通，助人的目的、机制大同小异。两者区别主要在于对象各有侧重——心理治疗主要针对临床患者，而心理咨询主要针对普通咨客，一般咨询的问题是发展咨询。心理治疗是一种专业性的助人活动。首先实施这种帮助的是受过专门训练、精通人格形成和发展的理论以及行为改变理论和技能的治疗师。其次，这种帮助是在专业的架构下进行的。这包括此种专业活动为法律或法规所认可，活动的场所和程序有一定之规，并受行业规范的监管等。心理治疗的主要适应证包括神经症性障碍、人格障碍、行为障碍、心身疾病、性心理异常，以及缓解期或康复期的精神障碍。针对缓解期或康复期的精神障碍患者进行心理治疗，提高对精神疾病的认识，提高治疗依从性，降低精神疾病的复发率。对于精神病性障碍，主要用于该类患者维持期的治疗。

（四）综合治疗

综合治疗（multimodality therapy）指针对某一种精神疾病采取两种或两种以上的治疗方法。临床实践证明，任何单一的治疗方法或手段都有其局限性。综合治疗常可以发挥最大治疗效应，且最大限度降低不良反应或者提高治疗的依从性，进而提高疗效。可采取病因疗法、对症疗法、心理疗法等两种或两种以上方法相结合的综合治疗方法。需要注意的是，医生应该熟悉各种疗法的优缺点、适应证与禁忌证，灵活运用多种疗法进行治疗。主要用于精神障碍患者维持期或者康复期的治疗。

四、诊疗过程的临床思维

临床思维是一项多学科综合性的学问，人们在医疗实践中常不自觉地、逐渐地体会到正确的临床思维方法，临床思维贯穿整个诊疗行为及诊疗过程中。

1. 资料搜集过程中的临床思维　在临床资料搜集过程中，一定要做到真实性、系统性和全面性。医生不能任意根据自己的知识范围和经验，取舍客观表现，以牵强附会地纳入自己理解的框架之中。在日常生活中,人们往往只能留心到他们想留心的事物;在搜集临床资料的过程中,医生也往往只注意到他们关心的临床表现。鉴于这种实际情况,医生应力求在搜集资料的全过程中,注意临床思维的严密性和认识方法的科学性,努力减少主观随意性和思维惰性。病史的采集是诊疗的最重要、最关键的第一步。一份高质量的病史,应当客观、真实,能反映出患者的真实情况。医生必须始终抱着客观、寻求真实的态度向患者提问,而不能先有一种肯定的主观判断后,再向患者寻求符合自己诊疗的有利依据。暗示性提问往往引导患者沿着医生所期望的方向答问,而偏离了真实性。患者对自己的病症有亲身的感觉和体会,应当是比较真实的,但是,患者也可能受到某些主观判断的影响,把原本互不相干的事物联系起来作为因果关系加以陈述,此时医生应对其加以分析、思考,判断其可信程度。从病史中形成的诊疗印象,如能从体检中得到符合该印象的发现,诊疗即前进一步。体格检查要全面而系统,从头到脚、左右对比,仅仅听心肺、扪腹部是不够的。某些有重要意义的体征要反复查,这些体征只有通过反复检查方能发现。正确地分析和判断化验、检查的结果是取得正确诊疗的关键之一。每个住院患者都应有血、尿、粪常规检查,其他检查根据具体情况选择。临床医生应当掌握每种检查的特异性和敏感性,没有一种实验室检查或器械检查是百分之百正确的,都存在假阴性和假阳性的可能。因此,在检查结果与预期的结果相矛盾时,一方面要考虑是否修正原有的诊疗,但另一方面还要对试验本身提出质疑,必要时重做或加做另一些试验,以排除由于技术性的或其他偏差所引起的失误。对某项检查得出的数据用以判断它的临床意义时,要根据它所可能提供的价值来判断,而不能任意延伸或夸大其价值。对于检验的“参考值”也应当有正确的看法,机械地守住“参考值”的界线,往往会得出错误的结论。

2. 综合分析、提出诊疗中的临床思维　对疾病做出诊疗是从现象到本质的认识过程。对于资料齐全而典型且证据确凿者,可直接诊疗。对于资料齐全而典型、唯独缺乏特异性证据者,或者临床怀疑某病又经特异诊疗性治疗而获得成功者,也可确立诊疗。当病情比较复杂,经过分析、比较,怀疑为某病但需排除某些疾病时,则是诊疗、鉴别诊疗的过程。在综合分析、提出诊疗过程中,注意处理好以下几种关系:

(1) 有病与无病:首先要把就诊者视为患者,才能做到给予其最大的关心和认真周到的检查。但是,在精神科一定要认真收集病史,进行精神状况检查、详实的辅助检查等,在识别有病与无病方面下功夫。既往曾经“被精神病”现象就是在这一关系典型表现,尤其对涉及司法鉴定者,如通常被认为可能诈病者如犯人,更应予以慎重考虑。

(2) 现象与本质:患者的症状、体征及各项检查结果都是疾病的临床表现,所有这些临床表现都是现象。各种临床表现都有一定的临床意义,这一定的临床意义就是该临床表现的本质。熟练掌握各种临床表现的临床意义是我们诊疗疾病的基础。

(3) 主要表现与次要表现:在各种临床表现和实验室检查的资料中,真正对诊疗起决定性作用的不过少数几个,分清材料的主次真假,至关重要。因为临床诊疗往往是从主要表现出发来诊疗的。根据主要表现提出的诊疗应能解释全部临床表现;如不能解释全部临床现象,则可能是诊疗有误而应重新寻求主要表现以便提出新的诊疗,也可能是同时存在两种或两种以上的疾病。如果有两种疾病同时存在,应辨明疾病的主次关系,辨明哪些资料归属于主要疾病,哪些资料归属于次要疾病。

(4) 局部与整体:局部和全身是统一而不可分割的。局部的病变虽然在局部,但是,无论是病因、发病机制、病理生理改变以及治疗,整个机体在不同程度上都要参与这些过程。局部的病变形成以后又反过来要影响全身。因此,在对某一疾病做出诊疗时,不能忽视疾病对整体所带来的影响,在考虑治疗方案时更不能忽视对整体的治疗。应当指出,当前在诊疗上或处理上都仍然存在忽视整体的倾向,这是临床医生在思想方法上急待提高之处。

(5) 共性与个性:不同的疾病有相同的征象,即这些疾病的共性。而同一征象在不同疾病中又各有其独特的临床特点,即该病的个性。抓共性,可以就某些临床表现进行全面考虑而不致漏诊。抓个性有利于详细鉴别、减少误诊。

(6) 典型与不典型:临床上,典型病例并不多见,大多数患者的临床表现都不典型。这是因为患者接受过预防接种使症状变轻,或因接受某种药物治疗使疾病的本来面目受到干扰所致。典型病例的诊疗并不困难,而不典型病例的诊疗有一定的难度。首先应当熟记典型表现,然后才可能对不典型病例有较高的警惕。

(7) 器质与功能:当鉴别器质性病变与功能性病变困难时,应多考虑器质性病变,在没有充分根据可以排除器质性病变以前,不要轻易下神经官能症的诊断,以免延误诊疗。精神科疾病又有其相对诊断思路,即“梯级诊断”的原则,将于下一节予以单独介绍。

(8) 常见与少见:对主要症状或体征进行分析做出诊疗时,首先应考虑产生该症状或体征的常见病、多发病。

(9) 对因与对症:在疾病的治疗方面,能够针对病因治疗,实施标本兼治是最理想的治疗方案。但是临床上,一般在对待急危重患者时,由于疾病处理的紧急性,应首先对症处理,维持生命体征,确保生命安全为首要任务,以赢得宝贵时间。但对慢性病症患者或急危重症患者有条件时,应给予对因治疗,如长时间服用含利血平的药物来治疗高血压后引起的抑郁症,要更换药物控制血压。

(10) 病原性与医源性:除通常所指的病原性疾病外,还有一些病是因为医生或患者滥用抗生素、激素、镇静剂等所致。这些药物不仅能掩盖或改变病情,还能引起药物热、皮炎等过敏反应,引起感染加剧、二重感染等,故在询问病情时需了解用药情况及疾病的治疗史。

五、临床诊断的原则

诊断是一种基本的医疗思维活动,包括晤谈-形成初步诊断-通过临床观察与修正-再次判断等多个环节。对疾病的诊断过程是一个严谨的思维论证过程,常涉及一系列的诊断行为。所谓诊断行为是指医生在对疾病认识、判断、决策和验证等过程中所采取的一些活动。在诊断过程中常采用的原则有:

1. 一元论与多元论诊断　最好能用一个诊断来解释全部临床现象。如有两种或几种疾病同时存在,则不应受此限制,但需将所患疾病分清主次,先后排列。要实事求是,如实反映客观存在的疾病。只有当无法用一元论解释时,再考虑多元论(即若干个疾病的共存或共病)。

2. 常见病、多发病原则　诊疗疾病时应首先考虑常见病、多发病或流行病,再考虑少见病、罕见病。当然也不能忽略少见病、罕见病。

3. 先器质、后功能原则　当器质性疾病与功能性疾病鉴别有困难时,应首先考虑器质性疾病,在未能完全排除器质性疾病以前,不可轻易做出神经官能性疾病的诊断,以免造成误诊或漏诊。

4. 横向与纵向思维　疾病的发生、发展有其规律，在不同的阶段、不同的时机可能有不同的表现，因而观察疾病一定要认真细致，通过横断面的精神状况检查以及纵向的精神疾病病史相结合予以诊断。精神疾病的表现和生命一样是不断变化的，从而决定了诊断的正确与否是相对的、有条件的。临床上，不能满足于某一阶段对精神疾病作出的诊断，而应动态、纵向地观察，根据病情变化及时补充检查，修正诊断。

第二节　临床诊断步骤

正确的诊断是治疗疾病的基础。对疾病的临床诊断通常包括以下 3 个步骤：

1. 收集资料　是临床诊断的第 1 步，它又分为 3 个方面：一是收集完整准确的病史；二是系统的体格检查及精神状况检查；三是实验室检查以及其他特殊辅助检查。

2. 分析资料　通过分析资料作出初步诊断，是指对所收集到的各类临床资料进行归纳、整理，去伪存真，抓住主要矛盾，加以综合、分析和推理。通过现象来探讨其本质，从而得出初步诊断印象。

3. 在实践中验证诊断　是根据疾病的发展规律及病理特征对初步诊断进行修正的过程。疾病是一个不断演变、发展的过程，一些症状可能在初步诊断时尚未充分表现出来，而另一些症状可能迅速消失了，或由于客观技术条件所限，还可能由于临床医生的主观性和片面性，使得初步诊断可能不够完善，需在临床实践中不断补充或更正。

在诊断过程中，注意临床表现的现象和症状的本质。现象和本质的关系反映了人们对事物认识的深度和认识的过程。就精神疾病而言，临床疾病的症状、体征、辅助检查的阳性发现属于疾病的现象，是疾病本质的外部表现。临床医生要通过这些外部表现分析和总结疾病的复杂现象，去认识疾病内部的、本质的变化，把握疾病的发展规律。

例如：某女，16 岁，汉族。因拒绝上学、闭门不出 2 个月余前来就诊。经家属反映，患者 2 个月来不愿意上学，整天呆在家里看电视。父母劝说让其上学无效，前来就诊。患者既往史、个人史、家族史无特殊。精神状况检查示意识清，接触交谈被动，数问一答，谈话中引出评论性幻听，凭空听到同学们说她长得丑陋无比。存在明显的关系妄想，坚信同学们三五成群地议论她，学校里许多同学都含沙射影地批评她。认为老师在路边吐痰是针对她的。出门后认为邻居大妈背后给她使坏，认为卖豆腐的喊叫声是针对她的，不怀好意。为回避同学及邻居不愿意上学，不愿意出门。情感反应欠协调，意志减退，对将来无明确打算，无自知力。

就此病例而言，拒绝上学、闭门不出是现象，而真正的症状本质是患者存在对己不利的幻听和关系妄想。因此注重从外在的现象来揭露症状的本质。

第三节　精神疾病诊断的“梯级诊断”

精神科诊断行为的基本方法包括采集病史、精神状况检查、体格检查、实验室检查、特殊检查。由于精神疾病存在“同病异症”、“异病同症”的情况，临床表现复杂、多样，对精神疾病作出诊断是一个复杂的过程。在临床实际工作中，并不是每个患者的临床表现都如书本上描述的那样典型，并非所有的临床表现均完全符合诊断标准，可有不吻合甚至矛盾之处。

需认真甄别,缜密思考,才能作出正确的诊断。到目前为止,精神科的诊断主要依赖于病史采集和精神状况检查所收集到的信息,经过对这些信息进行加工整理、梳理整合、去伪存真、综合分析,建立正确诊断。因此,精神科的诊断思维过程对疾病的诊断非常重要。

精神障碍的诊断遵循“梯级诊断”的原则。对于精神疾病的诊断,一定要形成良好的诊断思路,一般可以分为三步。第一步确定是否患病,第二步确定是否为其他科的疾病,第三步确定患哪种精神科疾病。临床上要避免来一个就诊者就考虑是精神科的什么疾病的思维方式。

根据上述的三步,应该首先考虑是否有病,而这一步骤的工作常常被知情人所“代劳”或认定识别的,因为当就诊者初始出现异常现象或症状时,医生很少有机会在现场,因此很少能够给予精神科的诊断。只有被家属或知情人初步认定或筛查认为有病时,才会就诊,若家属不能很好地识别,就不能及时地给予诊疗。

有一个不容忽视的现实,临床上经常遇到罹患精神疾病的患者长期多次就诊于综合医院的现象,最后带着大量的辅助检查结果就诊于精神疾病专科医院,该过程就是典型的排除器质性疾病的过程。大量而详实的佐证资料为精神科疾病的诊断提供依据。但须注意的是,临床上也有因家庭夫妻在发生矛盾时,其中一方拨打精神病医院的急诊电话诉说对方有精神病而被强迫带到精神病医院的,此时诊断需更加谨慎,病史采集需综合分析,认真对待,避免误诊。现实生活中由于其他复杂的社会动机将正常人强迫送入精神病医院的案例偶见报端,应引起精神卫生以及社会各界的关注,避免精神病院走上被告席。

就精神障碍的患者而言,要给其做出一个确切的诊断,首先考虑是否为“器质性精神障碍”,包括脑器质性精神障碍,如:颅内感染所致的精神障碍、阿尔茨海默病、血管性痴呆、脑外伤所致精神障碍、颅内肿瘤所致的精神障碍、癫痫所致的精神障碍等;躯体疾病所致的精神障碍,如:躯体感染所致的精神障碍、内脏器官疾病所致的精神障碍、内分泌疾病所致的精神障碍、结缔组织疾病所致的精神障碍等;有无精神活性物质以及其他治疗性药物所致精神障碍,如药物酒精的滥用、激素的长期应用、高血压治疗过程中是否采用钙离子拮抗剂(盐酸氟桂嗪)以及去甲肾上腺素耗竭剂(利血平)等。当以上明确原因所致的精神障碍被排除后,再考虑“功能性精神障碍”,如精神分裂症、心境障碍、神经症等。在诊断功能性精神障碍的过程中,首先要考虑精神病性(有幻觉、妄想、现实检验能力丧失等)的精神分裂症、心境障碍,再考虑非精神病性的,如神经症。

精神科的诊断过程强调“选择推理”的思维方法,即强调按照等级进行“排除法”的诊断。可供作出诊断的实验室检查指标很少,正确的逻辑思维显得尤其重要。

例如,“神经衰弱”的诊断过程,诊断思维如下:

首先,需首先排除神经科常以神经衰弱症状首发的疾病,如脑外伤后遗症、慢性酒精中毒、一氧化碳中毒后遗症、颅内肿瘤、脑动脉硬化等。这些疾病可通过详细的病史询问、体格检查等发现有无相应的证据,尤其需注意伴发的症状。如颅内肿瘤常有恶性头痛,伴有喷射性呕吐,检查可以发现视盘水肿、神经系统定位体征等,CT 扫描也常有阳性发现。脑动脉硬化患者则常可有血压高、眼底动脉硬化征象等,心理测验和必要的实验室检查可提供进一步的鉴别诊断资料。

再之,躯体疾病所致的精神障碍中常出现类似神经衰弱的症状,如甲状腺功能亢进、病毒性肝炎、高血压病、消化道溃疡、结核病、贫血等许多疾病在病程的早期或恢复期常表现为疲乏无力，这些疾病通过详细询问病史、体格检查及必要的实验室检查往往可发现相应的诊断依据。

另外，在“重型精神疾病”中，精神分裂症早期也可有头痛、失眠、头昏、易疲劳及工作效率下降等神经衰弱样症状。但这类患者常有性格改变、孤僻退缩、接触被动、懒散、不讲卫生、缺乏自知力等表现，并能发现某些思维方面的异常，患者对其症状缺乏应有的主诉，亦不主动就医。这些特点均能帮助鉴别。

抑郁症的排除及鉴别：神经衰弱可有自信心不足、自我评价偏低、情绪低沉等抑郁表现，但一般无早醒、悲观厌世、体重下降、食欲减退及精神运动性迟缓等重性抑郁的特点，且抑郁情绪在整个病程中占主导地位，可资鉴别。

焦虑症：焦虑症与神经衰弱同属神经症的范畴，神经衰弱患者可有急躁、心悸、易激惹、心慌、多汗等焦虑症状，有时难以鉴别。关键是焦虑症（广泛性焦虑）的临床表现以原因不清、浮游的或广泛性的焦虑为主要特点，伴随的自主神经功能紊乱症状突出，肌肉震颤和运动性不安也很明显。而神经衰弱则以精神易兴奋与易疲劳为主，焦虑情绪不明显或仅持续很短一段时间。两者在临床上难以鉴别时，按梯级诊断原则应优先诊断焦虑症。

因此，鉴别诊断在“神经衰弱”的诊断中占有极其重要的地位，因为许多脑器质性疾病、躯体疾病可以出现神经衰弱症状，一些精神分裂症、心境障碍的临床表现也可以出现历时长短不一的神经衰弱症状。与此同时，神经衰弱的许多症状也可以是其他神经症的共有症状，在我国“梯级诊断”原则中，神经衰弱在神经症中的等级最低。只有完全排除了其他疾患的神经衰弱症状群后，才能作出神经衰弱的诊断。

总而言之，大脑损害的范围越广、程度越重的状况下较大脑损害的范围小；程度轻所产生的症状等级要高，越高等级的症状越具有特异性；相反越是低等级的症状越具有普遍性，特异性越差。

正确分析病史，注重疾病临床表现及病情演变，不断提高专业知识水平，掌握正确的逻辑推理，加强临床诊断思维的培训，是提高临床诊断正确率，减少误诊率的重要途径。

第四章　精神科诊断思维能力的培养

第一节　培养诊断思维能力的重要性

临床医生的诊治水平不仅取决于专业知识和临床经验,同时还取决于是否具有良好的临床思维。临床思维是指医生在疾病诊治过程中,将所获得的感性资料,如病史、体征、辅助检查等,结合专业理论知识与临床经验,用一定的思维方法来分析、综合,最终达到正确诊治疾病的理性过程。

由于精神疾病诊断的特殊性,更显得正确诊断思维的重要性。精神科诊断思维是医生依据患者的临床表现和各项检查指标,结合已掌握的精神病学理论知识,经过大脑加工,得出精神疾病诊断的过程。精神疾病临床思维的核心是如何分析、比较、综合、判断、处理精神疾病。精神科医师诊治疾病能力的强弱,取决于其临床诊断思维能力。

第二节　医生临床思维存在的问题

临床思维(clinical thinking)是临床医生由医学生成长为一个合格医师所具备的理论联系实际,根据患者情况进行正确决策的能力,是在临床实践中通过不断积累而得来的。在临床过程中,医生的临床思维常存在如下几方面的问题:

一、缺乏规范的分析与综合

一些医生不能运用临床医学知识对各种现象进行全面分析,不能透过现象看本质,使临床症状、体征表面化,缺乏综合判断的能力,或者只凭直观印象,先入为主,对符合自己印象的病史、体征或辅助检查资料感兴趣,对资料进行任意取舍,凭感觉诊断。思维的过程包括分析、综合、比较、分类、概括及系统化等。分析与综合是思维过程的基本环节,一切思维活动从简单到复杂,从概念形成到创造性思维,都离不开分析与综合。通过分析,可以进一步认识事物的基本特征,区分事物的表面特性和本质特性,使认识得到深化。通过综合,可以完整、全面地认识事物间的联系和规律,整体地把握事物。分析与综合在同一思维过程中紧密联系,是相互依赖、互为条件的,对事物只有分析而没有综合,只能形成片面的、支离破碎的认识。分析与综合是辩证统一的,只有把分析与综合有机地结合在一起,才能发现事物之间的联系,才能更全面客观地认识事物。例如,针对某一患者的病史,经过分析可以了解患者的基本情况及特点,经过综合可以对患者的总体特征有所认识,有助于进一步对疾病进行诊断与鉴别诊断。医生在接触患者后，习惯于简单地对照教科书中相关章节的内容，片面地确定诊断，而忽略了分析与综合的基本思维过程，不能正确综合患者的病史、体格检查及辅助检查结果，因而不能正确确立诊断。忽视临床实践，没有将所学的知识融会贯通，也不能将理论知识与患者的具体情况有机地结合起来。再之，任何事物都是变化发展的，疾病的演变也是一个发展变化的过程，而一些医生面对复杂多变的病情难免思维机械，停滞不前，只根据首次收集的资料，不进行动态观察，坚持已制订的诊疗方案。

二、临床诊断凭主观决策

临床诊断是对某一疾病的认识过程，只有通过详细的病史询问和全面的体格检查才能充分掌握第一手资料，这是形成正确诊断的前提和保证。患者资料收集得不全面、不详细，就无法在此基础上进行综合及分析以确立正确的诊断。医生在问诊过程中，在与患者短时间的接触并捕捉到一些信息后，很快确定诊断，并依据自己的诊断诱导患者，或问诊中具有较强的提示性，最终导致获取的信息不可靠、诊断不准确。有些医生问诊时只注重询问该病的主要症状，而忽略次要症状、伴随症状及需要与之鉴别的疾病的症状，仅凭患者的某一症状就先入为主，对患者的主诉进行随意取舍，而忽略了重要的临床信息。例如，一位家属反映“我爱人近2个月以来，敏感多疑，行为异常”，医生听到此信息后，就习惯性地认为是“精神分裂症”，从而收集片面的信息，没有去验证或者让家属举出“敏感多疑”和“行为异常”的具体事例，殊不知，患者的“敏感多疑”是到大街上认为拉水泥的车从身边过后，觉得水泥弄到自己身上了，觉得背药壶打药的邻居所背的药壶中的农药沾到身上了。所谓的“行为异常”是到家不停地、反复地洗刚在外面穿过的衣服。经过“澄清”，患者为此很痛苦，其实初步诊断考虑“强迫性神经症”。

三、临床诊断思维片面性

人体是一个复杂的多系统、多器官的整体，任何一种疾病又是一个复杂的病理生理变化过程，完全局限于某一系统或器官的疾病比较少见。在临床诊断中，医生只有对这些复杂的症状、体征进行认真、全面的分析，才有可能揭示出疾病的本质，做出正确的诊断，如果把疾病的某一表现夸大，以点代面、片面思维将会导致误诊。由于综合性医院分科较细，各专科的医生在疾病诊治过程中容易将思维局限于自己所熟悉的专业领域的疾病，而作为医生，更容易将患者的诊断定位于患者所就诊科室的疾病。长时间从事某一专业的医生，往往见一个患者就诊，常会进入一个误区，即来一个患者就会想，这是我们科的什么病呢？例如，一个患者因“急起胡言乱语，行为异常2天”手中拎着矿泉水于中午12点到精神科病房住院，行心电图未显示异常，血常规检查结果显示白细胞总数达 $11\times10^9/L$，中性粒细胞为75%。门诊诊断“分裂样精神病”，到傍晚6点开始出现大吵大闹、乱叫，想咬医务人员，2个小时后，病情骤然加重，叫声如“犬吠”，乱吐唾沫，尽快追问病史，患者家属诉2个月前从井中打捞出一只死狗，剥离狗肉时被狗的股骨断面划伤，随即考虑“狂犬病所致精神障碍”，于次日凌晨5点，患者死去。经荧光抗体法在唾液沉渣中检出狂犬病毒抗原。

随着医学诊疗技术的不断发展，辅助检查手段不断提高，加之医疗环境复杂化，患者维权和医生自我保护意识不断增强，临床上出现了重辅助检查、轻临床思维的倾向，过度依赖检查结果，不利于医生临床思维的培养。医生往往希望直接通过某一项辅助检查得到有关疾病的诊断依据。然而辅助检查只能反映患者局部的、某阶段的变化情况，往往会导致误诊及漏诊，只有密切结合临床，进行全面的病史收集、综合分析，才能对疾病做出正确的诊断。

第三节　精神科诊断思维能力的培养

临床诊断思维能力的培养除了临床实践经验的积累外，掌握诊断思维的一些基本知识尤为重要。掌握临床思维的基本程序和方法对提高思维能力具有重要的意义，是形成良好思维的重要基石。因此，必须加强对临床诊断思维基本知识的学习和应用。

临床思维的核心是如何认识患者的疾病，任何疾病都有现象和本质两方面，现象是疾病的外部表现，如精神病患者的言谈举止、书写信件等症状、体征以及辅助检查发现的异常改变等。疾病的本质是人体各组织和器官发生病变的原因、病理生理机制和演进过程以及可能的预后，并通过临床现象表现出来，精神科诊疗思维重点就是要学会建立疾病的现象即症状学与本质之间的联系，根据自身掌握的精神医学知识，通过收集病史、临床表现、体征和辅助检查结果等资料，对患者作出科学决策的诊疗方案。

精神科诊断思维能力的培养可以通过由简单到复杂、由典型到不典型、由单一到综合的病例，紧密结合临床，通过对临床问题的识别、分析、解决，反复总结、梳理，培养临床思维的灵活性，经综合分析，发散性思维，由同一病例的信息源产生不同联想，也可以从不同病例的信息源产生相同联想，并能对每种联想进行合理的思维推理，多方向、多角度、多途径，提高判断问题和解决问题的能力。临床上可以通过以下几种途径培养精神科诊断思维能力：

1. 教学查房　教学查房是培养医生临床思维能力的途径之一。对于年轻医生而言，在面对一个真实而复杂的病例时可能无从下手，那么选择一些典型的病例，逐步培养从表象到实质识别的逻辑思维，通过这种方式可以有不同的侧重方向，无论是侧重一个具体病例的诊治思路，还是侧重系统讲解系列相关疾病的诊断、鉴别诊断或治疗进展都可以促使诊断思维能力的培养和提高。在精神科查房的过程中，要有意识地培养从病史采集、晤谈技术、精神状况检查等环节中识别精神症状的能力。根据已掌握的基础理论知识，培养由此及彼、由表及里的分析病情，发现哪些症状是原发的，哪些症状是继发的，更好地将理论知识同实际病例相结合，加深对疾病的认识，在诊治患者的过程中，培养分析问题和解决问题的能力。

2. 病例讨论　通过临床病例讨论，可以理论指导实践，对临床实际问题进行综合分析，进一步剖析，从识别单个症状到综合征的识别，阐述各自发现的症状以及诊断思路，巩固和验证理论知识，进一步归纳自己的诊断思路，多次反复，有利于诊疗思路的明晰，识别疾病，提高诊疗水平。通过病例讨论，可以加深对疾病的病因、病理、临床表现的认识，从更深层次上了解、认识疾病发生、发展、预后的过程。通过病例讨论，还可从有经验的老专家、老教授身上学到许多有益的思维方式和更多的临床经验，吸取教训，开阔眼界，提高对疾病的诊治能力。

3. 专题讲座　专业理论的学习，常常为纵向联系，而疾病的诊治过程，首先接触的常是症状的描述，如患者出现情绪低落、易激惹等情绪不稳的表现，就需要学生从具有这些症状的几种或几十种疾病中最后确诊一种，这就必须具备横向的临床知识和思维方法。经常选择地安排系列专题讲座，有助于沟通知识的内在联系，使理论知识更好地转化为解决临床实际问题的能力。

4. 教学活动　医学是一个日新月异、不断进展的科学，医学培养从基础医学到临床医学，从见习到实习，有作为医学生到临床医生的培养环节，不同的环节在诊断思维能力的培养方面均有重要的作用，同时也是循序渐进、不断提升的过程。比如，实习过程不能仅停留在医学教材中，让医学生有机会参与各科室专业学术活动和教学活动中，接触学术新进展、新思路，对医学生的成长和创新思维的培养很有益处。例如循证医学概念的学习和体会，循证医学的出现使临床医学研究及临床实践的概念发生巨大转变，提出任何医疗决策都应基于客观的临床科学证据，即医师开处方、专家制定治疗指南、政府制定医疗卫生政策都应根据现有的最可靠的科学证据进行，学习循证医学有助于转变临床思维，使医疗实践从经验医学向循证医学转变，有助于引导学生科学客观地通过真实证据来解决临床问题和发现新问题、分析、判断和指导诊疗，从而拓宽了临床思维的思路。

5. 专业学术活动　参加工作以后，不仅要积极通过临床实践总结经验，同时要积极参加专业的学术会议、学术交流，阅读精神领域的专业期刊，通过学术交流以及期刊论文交流罕见精神疾病的误诊误治等经验，进一步总结、提高专业知识的同时，拓宽思维，提高精神疾病的诊疗水平。

需要注意的是，由于精神疾病的发病与心理、社会文化关系密切。精神科临床诊断思维是一个综合判断、分析的过程，要形成正确的临床诊断、提高临床思维能力，除掌握精神医学专业知识、收集详细的临床病史等信息外，还须加强人文社会科学知识的学习，拓宽知识面，反复结合临床实践，在实践中提高分析解决问题的能力。

第五章 精神科误诊

由于各种主客观的原因，临床诊断往往与疾病本质发生偏离而造成诊断失误，表现为误诊、漏诊、病因判断错误、疾病性质判断错误以及延误诊断等。有学者统计，20 世纪 40 年代至 50 年代，临床误诊率约为 30%，80 年代至 90 年代临床误诊率为 25% ~30%。还有学者对临床各种疾病死亡者作病理检查，发现生前误诊率达 48% 左右。误诊的原因是多方面的，其中因诊断者的思维不当所致的误诊比例较大。就精神疾病而言，由于不能为诊断提供特异的、客观的实验室检查依据，加之临床症状复杂、医生自身因素等原因，往往容易造成误诊或诊断的分歧，给治疗带来困难。

第一节 医生的因素

误诊的原因是多方面的，但有研究表明 85% 的误诊与医生有关。精神科临床上某些病例的误诊与医生的主观因素、医德品质和责任心有着明显的关系，因此，应当从医生的医疗行为中寻找误诊的原因。就医生的基本素质而言，医生的仪表、性格、言语、表情均与精神科的误诊存在密切的关系。

医生的仪表包括其身材、长相、发型、衣着、风度、神态和姿势等。有研究表明，仪表在一定程度上反映着一个人的内心境界，是医疗活动中重要的吸引因素，仪表具有第一印象的作用。诊断工作的第一步是医生与患者的接触，当精神科医生接触到患者及其知情人，并开始了解其精神疾病的发生、发展过程时，患者及家属对医生的第一印象会直接影响到整个医疗过程。如果医生不修边幅或服装不整，患者会产生“这个医生治病可能不认真”的印象，并由此在心理上产生不信任感甚至失望感。这种不信任的心理一旦形成，在提供病史时，可能不愿把埋藏在心底的话全部倾吐出来，特别是某些难言之隐，如果患者隐瞒的正好是有重要意义的关键性病史，就可能导致误诊。因此，医生的仪表带有特殊的职业技术性质，它与临床过程中的每个环节都有直接关系，精神科医生尤为重要。

人们无论从事什么职业，性格总是贯穿于个人的全部行为活动之中。对于一个在性格上十分傲慢、主观武断的医生，当他面对着文化素养较低、语言理解能力较差的患者时，常会对患者缺乏主题的病史陈述流露出轻蔑的态度，可能会在尚未对病情作深入细致的了解时便武断地作出诊断结论，有时甚至对同行的合理建议及不同见解也不能虚心听取。主观武断、固执己见都是可能导致误诊的原因。性格急躁的人办事缺乏耐心，对事物的分析不容易做到深思熟虑，往往强调速度而粗心大意。因此，为了避免误诊，医生应当自觉地进行个人性格的修养，要养成稳重、老练、踏实、热诚、有涵养的良好性格，克服急躁、冲动、傲慢、主观武断的不良性格。良好的性格是一个优秀医生应当具备的基本素质。精神科医生的言语、表情在诊疗过程中尤为重要。言语与误诊的关系主要表现在医生与患者在语言交流中存在的误差。如医生口齿不清，言语含混，患者没有真正理解而盲目作答或答非所问。另外，医生习惯运用自己的医学专业用语而患者常用自己的方言，有些术语和方言含义不同，如"妄想"。有些是音同意不同，如"自知力"与"自制力"，均可引起误解，可能成为病史资料不准确、不真实的原因。如依据这些不准确的资料作诊断，必然会导致误诊。另外，由于对精神疾病的偏见与歧视以及精神病患者的病耻感，许多精神病患者及家属是怀着复杂思绪步入精神科的。因此，精神科医生的言谈举止对患者而言会有重要的影响。精神科医生的表情也是一个不容忽视的误诊原因。在临床工作中，医生应当以和蔼而不失严肃、庄重而又很热心的表情来对待患者。另外，医生的不良心理状态本身就是服务不好的客观原因。因此，医生在诊断过程中的心理状态既影响着自身对病情的感知，又影响着工作的责任心和服务态度，所以不良的心理状态也是导致误诊的因素之一。

诊断思维方面的偏差是精神科误诊的重要因素之一。因此，培养正确的临床诊断思维方法是减少和避免误诊的重要途径。先入为主和主观臆断妨碍了客观而全面地搜集、分析和评价临床资料。某些个案的经验或错误的印象占据了思维的主导地位，致使判断偏离了疾病的本质。精神疾病的诊断与医生的晤谈技术、沟通技巧等有密切的关系。作为一个精神科医生，应客观地、认真地进行病史收集、精神状况检查和发掘症状，千万不要先下诊断、然后再找证据，这样就有可能造成误诊。如某些初学者，在接触患者初始就草率形成某一诊断假设，随后的所有工作都是按此假设的框架搜集"证据"。例如，医生在精神状况检查之前就先入为主地在心里有了"精神分裂症"的框框，于是在检查时"发现"了实际上并不存在的"情感平淡"或"思维散漫"，作出了错误的诊断。另外，随着医学的不断发展，临床医学逐步被分为许多独立的专业体系，并且越分越细。临床各专科的形成有利于医生从专科局部去把握疾病的性质和规律，深入对疾病本质的认识，提高医生对疾病诊断和治疗的能力；但是从另一方面而论，由于专科医生长期地研究某一领域或某系统的疾病，容易在认识疾病的思维方法上形成一种惯性，忽视整体各系统之间的相互联系。当医生接触到具体的患者时，特别当患者具有专科疾病的症状和体征时，医生就很容易把自己的思维局限于专科局部，习惯于用本学科的见解去解释所面临的疾病现象。这种思维倾向一旦形成，就会成为正确认识疾病的障碍。有研究表明，长时间从事某一专业的医务人员易形成思维定势已成为临床误诊的重要原因之一。如有些医生从学校毕业就一直在精神科病房工作，病房见到高比例的"精神分裂症""心境障碍"，于是在其思想意识中遇到精神不正常的，首先就考虑是精神分裂症，诊疗思路的狭窄，易造成误诊。

另外，精神疾病是一组病因不明的疾病，迄今为止还没有肯定的生物学指标和特有的体征。长时间从事精神疾病工作将会使得精神科医生养成忽略了必要的体格检查和实验室检查的习惯，想当然地认为正常，这样常将某些以精神症状为首发的脑器质性精神障碍误诊为功能性精神障碍，如将病毒性脑炎、脑梗死、多发性硬化、颅内肿瘤、脑炎、癫痫等误诊为精神分裂症。

再之，临床医生对精神疾病概念的认识变化。二十余年来，我国的精神疾病的分类与诊断标准在不断地变化，不断地与国际接轨。事实证明，并非每一位医生都能适应这种变化，例如新老诊断名词交叉使用或同时并用的现象在临床上并不少见。因此，精神科医生应熟悉和掌握当代以及既往诊断学概念的变迁，及时掌握最新动态，提高临床诊疗技能。

除了以上原因外，由于医生的专业知识不足、临床经验的缺乏，以及对一些病因复杂、临床罕见疾病的知识匮乏和经验不足，未能及时有效地学习各种知识，是构成误诊的另一种常见原因。

对于有些误诊的病例，既不属于医疗技术原因，也不是受设备条件的限制，患者表现出明显的症状体征，有的甚至是患者本人或其家属已经明确地告诉了医生，医生却视而不见、充耳不闻，导致了误诊的发生。

第二节　病史的因素

病史是指患者所患疾病发生、发展及演变的全过程，就精神科而言，通常由医生从患者及知情人那里获得。如果病史资料不完整、不确切，未能反映疾病进程和动态以及个体的特征，则难以作为诊断的依据。亦可能由于资料失实，分析取舍不当，导致误诊、漏诊。全面、准确、系统的病史是正确诊断的基础，鉴于精神科诊断的特殊性，病史的收集显得格外重要，病史的准确性可直接影响疾病的诊断，失真的病史是误诊的根源。目前精神科病史的采集是多途径、多渠道的。详细的、有技巧的问诊是精神科获取病史的主要途径之一，通常由患者或知情人以口述的方式提供。无论是谁来诉说病史，均带有一定的主观性。知情人提供的病史是从旁观者的身份得到的印象，难免会带有明显的主观判断的成分。知情人提供的患者临床表现及演变过程的资料信息，往往是经过知情人对信息加工、处理、判断后的，不能排除供史者对某些信息（如自己认为的发病诱因）的选择性重视与详细阐述，而某些重要的信息被忽视，如抑郁症患者一味强调自己的失眠问题或焦虑心情，却只字不提抑郁的情绪，难以准确提供重要的信息。对于同一患者的同一表现，不同的供史者有可能给予不同的信息，除特殊动机外（如由于某种原因隐瞒病史，甚至伪造病史，这样的信息就有造成误诊的可能），大多数情况下知情人均会真实、客观地提供患者的病情。

精神病患者介绍的内容是自己的主观感觉。重性精神病患者通常情况不知道自己所患什么病，不能了解哪些是异常的精神表现，他们有的能够将最突出、最明显的、印象最深刻的感受作为重点提供出来。有的或许在症状的支配下，如命令性幻听“闭口，闭口，这是秘密，不能说，不能说”不暴露所存在的精神症状，这样有些突出、有重要临床价值的症状将会被患者掩盖，影响医生对疾病的认识。而知情人在叙述病史时，就可能自觉或不自觉地把一些突出表现加以渲染和夸大，而对一些不明显的表现则一带而过或弃之不说。另外，知情人以及患者的受教育程度或言语表达能力也会影响病史的准确性，如某女性“担心”自己的衣服会被眼泪、灰尘弄脏，故而反复洗衣服。然而就诊时，其丈夫说：我爱人总是很“多疑”。若不继续深究，很容易被知情人提供的信息所误导，此知情人不能正确表达“担心”与“多疑”。因此，当患者提出不同词汇时，需进一步让其描述具体的表现，以便准确判断病史。

第三节　精神疾病因素

精神疾病误诊的原因很多，其中精神疾病“真实面目”难以识别，也是造成误诊的重要原因。现根据诊断过程中的几个环节分析精神疾病误诊的临床原因。第一,大多数精神疾病的病因复杂,并非单一的因素所致。同时疾病发生、发展、演变的影响因素亦较多。第二,就同一精神疾病诊断,临床表现可以存在很大的差异,尚缺乏特异的生物学指标。比如在精神科常见的精神分裂症,它是一组疾病,根据临床表现又可以分为偏执型、单纯型、紧张型、青春型等。影响其临床表现、发展和预后的因素较多,如发病的初始年龄、起病的缓急、病程、病前性格、发病前是否存在诱因、家族史、治疗干预情况等。一项针对精神科门诊误诊的研究显示:病程较短,早期症状不典型可以导致误诊。该研究包含精神分裂症被误诊者 24 例,其中 16 例被误诊为神经症。典型的精神分裂症诊断并不难,但约有 15% 的精神分裂症患者不易及早作出正确诊断。主要是由于早期症状未充分发展时,有的仅表现类神经衰弱综合征,常被误诊为神经症。精神分裂症患者的"潜伏期"是难以诊断的。加之,精神病患者常常存在自知力受损,不会像内外科患者那样清清楚楚地表明自己的问题和感受。如精神分裂症的患者有幻听,却不一定会告诉你,当他正沉浸在幻听之中,表情上显示出对周围不闻不问、爱理不理的模样,这就会使人误认为是"情感淡漠"。因此在疾病的不同时期有可能表现悬殊,引起诊断的困难。第三,精神疾病不同于躯体疾病,诊断指标的特异性较差。如,妄想既可见于精神分裂症,也可以见于心境障碍。第四,精神疾病中慢性起病者较多,疾病潜隐且表现复杂,同时表现出两种或多种精神疾病的症状混合存在,这就增加对疾病的识别、诊断难度。

另外,精神疾病的表现与患者的生活经历、文化背景、风俗习惯密切相关。加之,信息交流的加快以及文化传播途径的迅速和多样化,"地球村"现象的出现可能使得病情表现不典型,诊断条件不具备以及存在其他复杂的社会原因,均可能是导致诊断失误的因素。上述因素促使精神疾病表现的多样性、复杂性及不典型性,如与文化相关的"恐缩症",既往常出现在我国的广东海南一带,而目前可能出现在其他地区。以上因素可以影响疾病自身表现的变异,增加诊断的难度,也影响诊断的稳定性。

第四节　对待误诊的态度

在精神疾病诊疗过程中正视误诊的存在、承认其客观普遍性,是为了研究精神疾病误诊发生的原因及规律,从而减少误诊、提高诊断率,使得患者早日得到恰当的医疗干预,早日促进精神健康。有的医生不能正确面对误诊,认为"误诊意味着诊断的失败和诊疗水平的浅显",这种观点不全面、不恰当。因为人类认识精神疾病是一个渐进的过程。世界上没有常胜的将军,也不存在未发生过误诊的医生。总结过去的成功可以使人获得经验,回顾以往的失败同样可以使人获得经验,这两方面的经验有机地结合就会使人聪明起来。

医学是一种不确定的科学和什么都可能的艺术,因为任何一种疾病的临床表现都各不相同。我们从实践中积累知识、从误诊中得到教益。只要我们遵照诊断疾病的基本原则,运用正确的临床思维方法就会减少诊断失误的发生。因此,我们要正视误诊存在的客观性、普遍性,一味地否认或回避误诊是不妥的,要学会"吃一堑,长一智",当然,无论"堑"是自己亲自"吃"的,还是总结别人"吃"的,只要"长一智",就有利于提高我们精神科医生的诊疗水平、减少误诊的发生。

第六章　循证精神病学及临床决策

第一节　循证精神病学概述

循证精神病学(evidence-based psychiatry,EBP)属于循证医学在临床学科应用中的一个分支学科,它是由加拿大学者 Elliot Goldner 和 Dan Bilsker 于 1995 年提出的。尽管当时 Goldner 和 Bilsker 并未对循证精神病学的概念进行明确的界定,但是却指出精神病学的临床决策也应像其他临床专业的决策一样,要有科学的证据作为支撑。强调系统的观察及科学的证据对于循证医学的方法在精神病学应用中的重要性;并强调通过循证医学的应用,精神科医生可以为患者提供更优的服务。循证精神病学实际上是将循证医学的方法应用于并服务于精神病学的过程。从这一意义上来说,循证精神病学就是循证医学与精神病学结合且融会贯通的一门新的分支学科,其关注的主要是如何应用循证医学的方法帮助解决精神病学的临床决策问题。从学科属性上来说,循证精神病学属于精神病学与循证医学的交叉学科。首先,从精神病学的角度来看,已产生了包括临床精神病学、生物精神病学、社会精神病学、文化精神病学等分支学科,但随着科学的发展和技术的进步,尤其是随着循证医学的不断发展成熟,循证医学与精神病学实现融合并产生循证精神病学这一分支学科也就成了必然。其次,从循证医学的角度来看,循证医学的发展已使其渗透并融入到临床医学的各个学科领域,并帮助解决了许多的临床实际问题,精神病学属于临床医学的分支,因此,不可避免地会受到循证医学的影响并应用循证医学的方法解决其实际问题。

随着循证医学的快速发展,循证精神病学近年来的发展也十分迅速,以“evidence-based psychiatry”为关键词在 PubMed 数据库中进行检索后发现,自 1980 年开始出现第一篇研究论文后,研究数量逐渐增加至 2016 年的 660 篇(图 6-1)。正因为此,希腊学者 Evangelos C. Dimitriou(2005)在回顾循证精神病学发展历程时指出,循证精神病学发展迅速,它在迅速发展的同时也增加了精神科医生帮助患者选择最优且多数情况下费用较为便宜的干预措施的自信心。系统而明断地应用循证医学的方法可以使大部分的实验室检查和昂贵的治疗方法变得无用武之地。但他同时也指出,掌握循证精神病学的方法对于许多精神科医生来说是有一定难度的,但没有付出就没有收获,只要掌握了该方法,将会使其受益无穷。

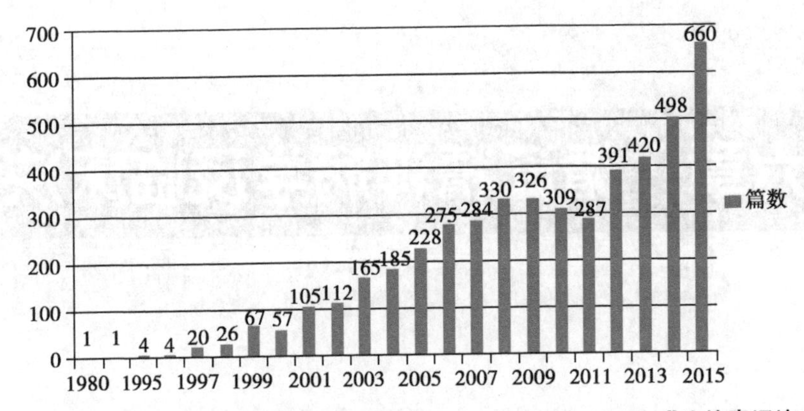

图 6-1　1980—2016 年 PubMed 收录的以“Evidence-Based Psychiatry”为检索词论文数

第二节　循证精神病学的产生基础

循证医学的理论和实践目前已经渗透到精神病学的许多领域，但在精神科医学的临床实践中上对于循证医学方法的使用尚不普及。但随着精神病学、循证医学及相关学科的发展，循证精神病学的产生与发展已成为必然，这主要是由精神病学的以下特点所决定的。

一、临床医学属性

精神病学作为临床医学的一个重要分支，无疑遵循着临床医学发展的基本规律，循证医学在对临床医学产生冲击的同时，必然会对其各个分支学科的临床与科研工作造成影响，这种影响也是循证精神病学发展的前提之一。循证精神病学的产生与发展不仅是精神病学对于循证医学理念与方法的接受，同时，精神病学的学科特点也决定了其发展需要循证医学的支持，甚至这种需要较其他医学学科更为迫切。帮助精神病学领域的医务人员树立循证医学的观念，学会使用循证医学的研究成果，通过循证医学方法指导精神障碍的临床诊疗、康复、科研、卫生决策等工作，有利于精神卫生领域的卫生决策及临床医疗、科研水平的提高。

二、精神障碍的特点与复杂性

精神病学的主要任务是研究精神障碍的病因、发病机制、临床表现、发展规律以及治疗和预防。但由于精神障碍本身的特点和复杂性，在相关研究的数量化和科学性上往往还面临种种挑战。首先，在病因层面，大多数精神障碍的病因与发病机制尚不明确，多是生物、心理、社会因素交互作用的结果，尚缺乏有效的诊断性生物学指标。其次，在症状学层面，精神症状主要通过人的外显言行表现出来，通常没有明显的体征和实验室指标异常，且其表现也要受到性别、年龄、文化程度、躯体状况等个体因素和生活经历、社会地位、文化背景的环境因素的影响，而症状学评价又是进行精神障碍诊断、疗效判读的重要依据，因此在精神症状判断分析上就更为复杂和有挑战性。再者，在治疗层面，随着近年来新型精神药物层出不穷，在丰富了医患双方的治疗方案选择余地的同时，也对医生治疗决策的制订提出了很大的挑战。总之，精神病学与其他临床医学的学科相比，其临床决策和临床评价更多地是参照一些软指标,这种"软"的特点就对医务人员提出了更高的要求,要求其采用更为接近事实的方法来评定病情、诊疗方法和诊疗效果。而现实却是许多精神病学领域的工作者还是采用的传统经验医学的方法,更倾向于依据主观判断和个人经验来进行临床决策。这一现状也就决定了精神病学应尽快接受循证医学的理念与方法,形成循证精神病学的学科体系,使传统经验医学与循证精神病学取长补短,共同提高精神障碍的诊断、治疗与康复水平。

三、精神病学的其他特殊性

精神病学存在的数理性、可测量性、模糊性和可诊断性等特征也决定了循证精神病学发展的必要性。

1. 数理性　精神障碍的特点决定了其可以广泛吸收数理方法用于精神障碍的病因、治疗、预防方面的决策和研究,现代医学、心理学等学科的数量化也是科学发展的必然,精神医学亦然。精神医学的数理性特点可以体现在精神症状的量化评价、因果、相关等数理关系中,也可以体现在精神药物的代谢过程中,其多方面符合数理原则的特点,也为循证医学的介入提供了可能。

2. 可测量性　数量化及可测量性已成为各领域科学发展的一个必然,精神病学的可测量性的一个直观体现就是精神病学领域的专业量表的应用,这种量表是精神医学不同于其他医学学科的特点之一,通过这种数量化评价,不仅有助于判断某些症状是否存在,还有助于评定症状的严重程度。这在说明了精神症状的可测量性的同时,也为循证精神病学的发展提供了可能。

3. 模糊性　模糊性是指事件处于过渡阶段的基本特征的不确定性及其类属的不清晰性,由于精神障碍是高级中枢神经系统或心理现象的异常或偏离常态,而偏离常态的心理现象的基本特征不确定性及类属边界更不清晰,与常态心理相比,其模糊性更明显,如神经症样症状在诊断意义上的模糊性。可见模糊性是精神病学的一个重要特征,引入循证医学的理念与方法也有助于减少或克服模糊性对于精神病学决策不良影响,提高决策的效率与准确性。

4. 可诊断性　一些特定精神症状的集合可以构成特定的临床相,并为临床诊断提供了最基本的诊断单元,也就是说某种精神障碍总是有相对固定的症状群以一定的结构组成的,如精神分裂症的知情意不协调、心境障碍的情感障碍为核心、神经症的神经症样症状群等。这种规律性的症状结构既是精神障碍自身的表现特征,又是对精神障碍分类的重要依据,也是精神障碍数理诊断的重要基础,这也为循证医学方法的应用提供了可能。

第三节　循证临床决策条件与步骤

一、循证临床决策的条件

1. 最佳的临床科研证据　循证医学必须占有当前最佳的临床科研成果(证据)。最佳临床研究证据是指对临床研究文献,应用临床流行病学的原则和方法以及有关质量评价的标准,经过认真分析与评价所获得的新近、真实、可靠且有临床重要应用价值的成果或称证据。

收集最新最好的科学研究依据，一般是通过基础医学研究和以患者为中心的随机化双盲临床试验，找到更敏感、更准确的疾病诊断方法和更有效、更安全的治疗手段，以及更方便、更价廉的疾病防治办法。

最佳证据主要来源于设计合理、方法严谨的随机对照试验（random conical tilt reconstruction，RCT）研究，及对这些研究所做的 Meta 分析和系统评价。经专家严格筛选和评价的最佳证据可以从 Cochrane library 等途径获得，应用这些证据指导临床医疗实践，将会取得更好的临床效果。

2. 素质过硬的临床医生　临床医生是实践循证医学的主体，对疾病的诊治和任何处理都是通过医生去实施的，医生所拥有的医学理论知识、临床经验和循证医学方法在临床实践中具有重要意义。因此，实践循证医学要求临床医生具备上述能力，并不断学习更新。医生要正确诊疗患者，除了自身的临床经验和已掌握的医学理论知识之外，要卓有成效地解决患者的若干疑难问题，还必须运用循证医学的方法，迅速地对就诊患者的健康状况作出综合评价，提出可能的诊断以及拟采用的治疗方案。

3. 临床流行病学方法基础　临床流行病学是产生循证决策所需证据的研究方法，又是决策者正确理解和利用证据所需要的基本知识工具。临床流行病学的基本理论和临床研究的方法学是实践循证医学的方法基础。

研究的设计，文献质量的评价、分析，指标的评价、分析，文献研究真实性的分析，以及证据的卫生经济学分析与评价等，都必须应用流行病学的基本理论、基本知识和基本方法。因为要想去筛选最佳的证据，必然要看其研究的设计是否科学合理；要严格地评价文献的质量，务必要掌握严格评价的学术标准；要分析医学文献所报道的研究结果的真实性，就务必要分析在研究中和文献里是否存在有关偏倚和混杂因素的影响及其可被接受的程度；要想评价医学文献的临床重要意义，也必然会涉及其终点指标的意义，定量测试指标的准确程度及其临床价值和相应的统计学分析与评价都源自于流行病学的思想。此外，临床流行病学的方法还可以用于涉及研究的证据（成果）卫生经济学的分析与评价以及被采用或推广等诸多方面。

4. 患者的参与　患者是医疗实践的主要参与者之一，是医疗活动的中心，只有通过患者的接受与合作，才能取得相应疗效。循证医学强调尊重患者的正当权益，与患者友好合作。医生在进行诊疗决策时应充分考虑患者的康复期望和要求、是否了解治疗决策的利弊、经济承受能力等相关因素，因为医患之间平等友好的合作关系也是实践循证医学的关键之一。

5. 其他外部条件　创造和应用临床最佳的研究证据，必然要涉及相应的硬件设施和一系列物质条件等，如网络信息资源的获取就需要有计算机网络和专业数据库的支持，实施高质量的诊疗手段离不开必要的医疗设备和专业的医护团队等软硬件条件。

二、循证临床决策的步骤

循证医学实践就是结合临床经验与最好证据对患者进行处理的过程，一般过程包括 5 个步骤，有人用“FIREE”来概括，即 F＝提出问题（formulate an answerable question）；I＝寻找证据（information search）；R＝评价证据（review of information and critical appraisal）；E＝应用证据（employ the result in clinical practice）；E＝效果评价（evaluate your performance）。现通过

一个具体治疗性的临床病例阐述这 5 个步骤：

患者女性，21 岁，某大学在读学生，临床主要表现出情感淡漠、被动退缩、生活懒散等症状，诊断为精神分裂症，表现以阴性症状为主。在讨论该患者的治疗方案时，有医生认为在治疗以阴性症状为主的精神分裂症时，与单纯使用抗精神病药治疗相比，抗抑郁剂合并抗精神病药的治疗效果更佳；也有医生不同意此观点。针对这一病例，应该如何制订临床治疗决策。

（一）提出问题

提出问题是循证医学实践的第一步，也是最为关键的一步。因为检索证据的前提是提出问题，从患者存在的问题提出临床要解决的问题，弄清问题的疑难、重要、发展和提高等方面的属性。虽然提出问题似乎并不是一个复杂的过程，但这一过程可帮助检索者获得一个贴切的答案，起到事半功倍的作用。

临床医疗实践过程中，经常会遇到一些问题，如一些精神障碍的病因是什么、临床表现的个体差异有多大、各种诊断标准的优劣、治疗方法的利弊、如何评价预后等，这些问题不仅临床医生关心，患者也关心。临床的问题主要来自医疗实践，包括病因学、发病机制、形态学、功能、临床症状与体征、诊断、治疗、预后、预防等方面。一个理想的临床问题应包括下列几个要素：患者或人群、干预措施或暴露因素、结局与对比。发现和提出临床问题要求医生应具备对患者的高度责任心、丰富的专业知识和技能、较强的临床思维判断能力、相关的医学科研方法及心理社会学知识。针对具体的临床实践中遇到传统理论知识和经验不易解决的问题，但又必须弄清楚，否则有碍于对患者的正确处理。这时强调临床医生必须准确地采集病史、查体及收集有关实验结果，占有可靠的一手资料，经过仔细分析论证后，方可准确地找出临床存在而需解决的疑难问题，通过循证医学实践加以解决。这种问题的解决，既有利于针对患者制订科学的诊治决策，也有利于临床医生专业水平的提高。

构建临床问题一般包括 5 个因素，又称为 PICOS 原则，分别为 P＝患者或临床问题（patient/problem）；I＝干预措施或暴露因素（intervention/exposure）；C＝对照或另一种干预措施（control/comparison）；O＝结局（outcome）；S＝研究类型或具体情境（study/setting）。以上述病例为例，针对该病例的临床问题如表 6-1 所示。

表 6-1　PICOS 原则问题举例

问题类型	临床问题	PICOS	可回答的问题
治疗	抗抑郁剂能否与抗精神病药合并用于治疗阴性症状为主的精神分裂症？	P：阴性症状为主的精神分裂症患者 I：抗抑郁剂+抗精神病药 C：单纯使用抗精神病药 O：能否临床痊愈或起效 S：RCT 或系统评价	抗抑郁剂合并抗精神病药治疗阴性症状为主的精神分裂症的疗效是否更佳？

（二）寻找证据

通过期刊检索系统和电子检索系统等方式来获得有关证据，也就是收集有关问题的资料。检索并收集研究证据是循证医学实践一个不可缺少的重要组成部分，其目的是通过系统检索最全面地得到证据，为循证医学实践获取最佳证据奠定坚实的基础。目前有大量可供医学研究证据查询的来源，包括数据库（互联网在线数据库、公开发行的 CD、循证医学中心数据库等）、杂志、指南等。检索证据的基本过程包括：

1. 确定问题的关键词　即最能反映问题的有关词汇，检索时是依据提供的关键词收集相关信息。使用 PICOS 原则对临床问题进行结构化，有助于确定关键词并厘清关键词的组合方式。不同的数据库会有不同的关键词选取规则，使用者可根据所用数据库的不同来针对性地确定关键词。

2. 选择数据库　目前临床医生常用的数据库大致可以分为两大类：一类是传统型数据库，即原始文献数据库，如 PubMed、Embase、Cochrane library-CENTRAL 等。使用这类数据库要求临床医生自己检索相关文献、评价文献的质量、分析整合得出结论。它的优点为时效性强、免费检索，能获得最新最前沿的临床研究证据，缺点是需要医生有较强的临床流行病学知识进行文献的评价分析，比较费时费力。另一类是现代模式的数据库，也称为二次分析数据库，如 UpToDate、Best Evidence、EBM guidelines、MD consult、Cochrane library-CDSR 等。它的优点是由专家进行原始文献的筛选、评价和分析，临床医生检索到证据后可直接应用，方便省时。缺点是部分文献不是免费的，且为保证时效性需要定时更新。

当前，国际上经过专家严格筛选和评价的最佳最新的证据主要有四大来源：①内科年鉴（annals of internal medicine）出版的 ACPJC 附刊，主要提供临床科研最佳研究成果的二次摘要并加以专家简评；②循证医学杂志（evidence-based medicine），主要提供临床医学研究的最佳证据，为二次发表的摘要文献加专家评述；③Cochrane Library，当前主要提供有关临床治疗性 RCT 及系统评价的研究证据；④BMJ Clinical Evidence，由美国内科学会和英国医学杂志联合主编的最佳研究证据集，每年出两集的综合性资料，所收集的资料涉及临床有关学科和某些严重危害人类健康的疾病的研究成果，对指导循证医学的临床实践有十分重要的应用价值。

3. 制订检索策略，进行检索　根据检索目的和所选数据库的逻辑运算法则，进行关键词的词汇组合制定检索式，必要时可以限定检索年限、语种等。为了方便临床医生使用，包括 Cochrane 协作网在内的许多机构也专门制定了检索干预性、诊断性研究的建议检索式，使用者可参照修改使用。同时也可通过 Clinical Queries、PubMed 的 Manage Filters 等过滤器辅助进行检索。根据设计好的检索方案即可进行检索。

4. 检索效果评价　检索的目的是为了获取所有有价值的信息，如果条件定得太宽，检索到的文献量过多，增加研究者的工作量；如果条件定得太窄，检索到的文献量过少，会丧失部分信息。因此，检索完后应进行效果评价，如有必要，可根据检索文献的多少，提出不同的组合方案，进行再次检索。如针对上述案例，以“精神分裂症（schizophrenia）”和“阴性症状（negative symptoms）”和“抗抑郁剂（antidepressant）”作为关键词检索 PubMed，共得到 317 篇文献，逐一阅读的话工作量会比较大，这时使用者就可根据需求进一步限定检索策略来筛选系统评价和（或）RCT。

（三）评价证据

循证医学的核心思想是：任何医疗决策都应建立在新近最佳临床科学研究证据基础上，以保证决策的科学化，证据的评价对于分析和决策都有着至关重要的意义。通过检索得到证据后，应采用临床流行病学以及循证医学研究质量评价标准对证据真实性、可靠性和实用性进行评价，得出确切结论以指导临床决策。如果收集的合格文献有多篇，则可作系统评价和Meta分析，这样的评价结论更为可靠。

循证医学对证据评价的要求是得到最佳的证据，根据循证医学专家的证据分级理念，依据研究问题不同（治疗、诊断、预后、病因研究），按质量和可靠程度可分为4级（表6-2）。在证据评价时，循证医学并不排斥证据级别较低的研究，如果当前没有更高级别的研究证据，可依次使用其他证据，在以后出现更好的证据时应该及时运用这些证据，这也符合循证医学“依据当前可得到的最佳证据”的理念。

表6-2　不同研究问题的证据分级

分级	治疗	诊断	预后	病因
Ⅰ级		Ⅱ级研究的系统评价		
Ⅱ级	RCT	横断面研究（随机患者或疾病各阶段的患者）	起始队列研究	前瞻性队列研究
Ⅲ级	非随机对照试验、队列研究、病例-对照研究	非随机患者的横断面研究或病例对照研究	回顾性队列研究或病例对照研究	回顾性队列研究或病例对照研究
Ⅳ级	病例系列报告	病例系列报告	病例系列报告	横断面研究

得到最佳证据还需要评价判断证据研究的真实性。真实性包括内部真实性（即严格的研究设计）和外部真实性（即推广性）。评价真实性必须询问3个基本问题：①研究结果的真实性如何？②结果是什么（临床意义和统计学意义）？③结果有助于医师处理患者吗？

如针对上述案例，检索所得的证据有多篇RCT研究，但针对是否可以合用抗抑郁剂，不同研究的结果并不一致。Surendra P. Singh（2010）等人的一篇系统评价对23项RCT研究进行了合并，结果发现与合用安慰剂相比，抗精神病药合用抗抑郁剂更能有效缓解精神分裂症的阴性症状。

（四）应用证据

单凭证据绝不可能作出临床决策。临床决策常受社会经济、卫生政策、患者意愿、文化背景、可利用资源等多方面因素的制约。另外，每例患者除了有很多与同类患者相似的共性，还有各自的特性。使用证据为个体患者作出临床决策时需将证据、临床经验及患者的价值观结合起来综合考虑，并让患者理解权衡诊疗利弊的重要性，通过沟通和解释与患者共同作出最佳决策。如决定对上例患者合用抗抑郁剂，应将治疗证据、可能风险、医疗费用等详细告知患者及家属，获得其理解和支持后再进行合并用药治疗。

（五）效果评价

最后需了解应用证据进行临床实践后的效果，进一步指导今后的实践。临床医生需随诊患者，进行效果评价，好则推而广之，不好则分析原因，找出问题，并针对问题进行新的循证和实践。通过循证实践，对于成功或不成功的经验和教训，临床医生应进行具体分析和评价，以便提高认识，促进学术水平和医疗质量的提高，这也是对自身进行继续教育的过程。

第四节　循证精神病学的应用

循证精神病学的理念与方法已渗透到精神病学的各个领域,并得以如下应用。

一、指导临床实践

循证医学要求临床医疗日益科学化、规范化。医务工作者应根据科研结果制订诊疗决策,把有效而经济的治疗方法应用于临床。循证精神病学研究的发展和高质量的研究证据不断地更新,为精神病学的临床实践提供了科学依据。临床决策者可以对某一感兴趣的治疗问题查阅研究证据,使治疗有章可循、科学合理。

1. 精神障碍的病因学研究　循证医学是在现代临床流行病学的基础上发展而来的,而临床流行病学的原理主要是在对病因的探索中发展起来的,关于病因学的研究始终是循证医学的一个重要方向,对循证精神病学同样如此,如能充分认清精神障碍发生的病因,在疾病发生前能够改善和治疗可能的病因而阻止疾病的发生比进行疾病的治疗更为重要,也符合我国传统医学"治未病"的理念。目前关于精神障碍病因学的循证研究主要围绕着精神障碍的致病因素、危险因素、病因的治病效应等方面进行。如 Raymond L. Ownby(2006)通过对 20 项队列研究进行系统评价后发现既往有过抑郁发作是迟发性阿尔茨海默病的独立危险因素,Elizabeth Cantor-Graae(2005)在其系统评价中发现个人或家庭的移民是罹患精神分裂症的一个重要的危险因素等。

2. 精神障碍的诊断学研究　临床工作中对疾病的正确诊断十分重要,精神障碍的诊断则是一个复杂且不确定的过程。关于精神障碍的诊断学研究主要是通过诊断性试验等方法建立诊断的金标准(如 ICD-10、DSM-Ⅴ、CCMD-3),或进行不同诊断方法的优劣比较及鉴别以排除诊断的方法研究。如 Lena Palaniyappan(2015)在其 Cochrane 系统评价中发现,尽管基于体素的形态学分析这一磁共振(MRI)分析方法可用于某些精神障碍的辅助诊断,但在精神分裂症中却不适用,这就有助于避免这一方法在精神分裂症的诊断和鉴别中被滥用。

3. 精神障碍的治疗学研究　在当前的疾病治疗中,临床医生越来越重视循证医学证据,尤其是随着新的精神药物的层出不穷,可供选择的治疗方案也就越来越多,在此背景下获得符合循证医学要求的最佳证据,有助于指导治疗决策的制订。如 Marigson(2003)等人从循证医学的角度对精神分裂症的心理治疗证据进行探讨,认为精神分裂症的心理治疗应该注重最高水平的证据:即来自 RCT 的证据;同时也要注重来自最低水平的证据及定性和定量研究,并结合患者的具体情况,制订出具体治疗方案。Geddes(2004)等人采用系统评价的方法探讨锂盐在预防双相障碍复发中的疗效,结果发现,锂盐预防双相障碍复发效果显著优于安慰剂,预防躁狂复发优于预防抑郁复发,从而得出结论,锂盐治疗可降低双相障碍复发的危险度,尽管预防抑郁发作的疗效尚不确定,但对躁狂发作的功效是确切的。

4. 精神药物的不良反应研究　临床实践中任何医疗干预措施在使患者受益的同时也可能带来一定的危害,由于多数精神科药物常伴有明显的副作用,因此关于精神药物的不良反应的循证研究证据对于指导精神科临床医生综合利弊地去制订治疗决策具有重要的作用。如金卫东(2010)等人通过比较利培酮与非利培酮抗精神病药的不良反应后发现,利培酮在导致锥体外系不良反应和失眠焦虑方面较其他药物的风险要高,而在便秘、心动过速、白细胞下降等8类不良反应方面较其他药物要低,这对指导利培酮的临床应用具有重要的参考意义。

5. 预后与生存质量的研究　疾病的预后是指对于疾病未来病程和结局的预测或估计;生存质量则是全面评价生活优劣的一个概念。目前疾病预后及生存质量的研究已受到医学界的高度关注,已成为医学科学的重要研究领域。影响精神障碍患者预后与生存质量的常见因素包括患者的一般情况、躯体情况、病变的类型、治疗措施、医疗依从性等指标。通过对精神障碍预后的判断,临床医生可以个体化制订最适合患者的治疗方案和治疗目标,尽可能提高其生存质量。如收治一例起病年龄19岁,以阴性症状为主的女性精神分裂症患者,针对患者父母提出的“应该如何治疗,能彻底治愈吗,对以后生活影响大不大?”等问题,就可以基于循证医学的方法去寻找相关的研究证据帮助进行预后的判断及治疗方案的制订。

二、为精神卫生领域卫生决策和临床指南的提供科学依据

从循证医学的观点来看,医疗卫生决策应该有科学的研究结果作支持,这样才能促进有限的卫生资源合理配置和高效使用,特别是对于我国这样一个人均国民生产总值较低,精神卫生服务资源不足的国家尤其重要。精神卫生领域的研究证据可作为制定卫生决策、治疗指南和医疗保险政策制定的依据之一,通过政策或指南的制定,有利于规范治疗、合理用药、医疗服务质量监督、医保制度的改革与实施等。如国外的美国精神病学会(APA)的系列指南、世界生物精神病学学会联合会(WFSBP)指南、加拿大焦虑与心境障碍治疗网络/国际双相障碍学会(CANMAT/ISBD)指南、英国国家卫生与临床优化研究所(NICE)指南、MIMS神经与精神疾病用药指南等,国内的如中国精神障碍防治指南系列、中国痴呆与认知障碍诊治指南、精神障碍者服刑能力评定指南等。

三、对精神病学临床科研工作的影响

很多研究机构,如美国国立卫生研究院、英国国家医学研究会等,都把循证医学资源,如Cochrane图书馆作为文献检索源,利用系统评价的结果,了解研究趋势和发展方向,为科研人员和药厂制订新的研究方向和新药的研制提供证据。循证医学的发展也给精神病学临床科研带来革命性的改变,其基于证据决策的理念有助于提高临床工作者发现问题、求证用证的能力,从而提高其科研思维,弥补传统临床科研的缺陷,提高精神科临床工作者的科研设计能力和临床研究的质量。

四、循证精神病学的发展方向

随着循证精神病学的不断发展,其未来的发展方向包括以下几个方面。

1. 在精神病学临床领域的应用范围进一步扩大　由于循证医学临床循证决策的先进理念和科学方法,应该对所有从事精神卫生服务的医务人员进行循证医学重要意义的认识教育和方法学培训。通过教育和培训,提高对循证医学重要性的认识,推进方法与知识的普及,在推进循证精神病学的应用和发展的同时,提高整体的精神卫生服务水平。

2. 促进精神病学临床科研的规范化　循证医学注重研究证据，对证据的要求十分严格规范，尤其是研究过程的科学规范性，并注重研究的创新与实用性。循证医学的这些特点完全契合当前科学研究的原则和理念，通过循证精神病学的应用，有利于推进相关从业人员对科研的科学、规范、严谨性的认识，进而促进精神病学临床科研的规范化。

3. 推进精神病学网络资源库的建设　循证精神病学是伴随着网络与信息化发展的步伐应运而生的，Cochrane Library 中也有关于精神病学专业的协作组，随着循证精神病学的进一步发展，更多、更专业规范和使用更便捷的循证精神病网络资源库的建设也会成为必然。

4. 成立循证精神病学学会或学组　国内外已有不少的专业在循证医学的方法应用方面取得了不菲的成绩，甚至已在相应的专业学会下设立循证医学相关的分会或学组。近年来，中华医学会精神病学分会的年会上都会设立专门的循证精神病学讨论板块，国内第一部《循证精神病学》专著也已出版。因此，随着循证精神病学的进一步发展，其专业学会或学组的成立也就具备了可能性。

第七章　脑器质性精神疾病所致精神障碍

第一节　阿尔茨海默病

一、临床病例及诊疗思路

【病例摘要】

王某,女性,57岁,教师,中专文化,已婚。半年来渐出现说话啰嗦,爱发牢骚,称记忆不好。有时发脾气骂人,有时对着电视机骂,骂电视里的一男一女不要脸,有时自言自语、自笑,自述耳旁有人在唱歌,晚上经常不眠,在屋子里来回翻东西。半个月来,有数次把自己的衣服用火烧,在家里管理困难送来医院就诊。既往无精神病史。

提问1:作为首诊医生,你应该询问哪些病史?

1. 生长发育史;
2. 既往史;
3. 家族史;
4. 工作、学习及生活史;
5. 性格史;
6. 性病史;
7. 服药史;
8. 病前重大精神刺激及应激事件史;
9. 家庭经济状况。

提问2:患者入院后,在临床上应该首先考虑进行哪些检查?

1. 心电图;
2. 脑电图;
3. 精神状况的检查;
4. 神经系统的检查;
5. 简易精神状况检查(MMSE);
6. 简明精神病评定量表(BPRS);
7. 颅脑CT或MRI;
8. 血常规;
9. 肝功能。

提示：

精神状况检查，患者讲不出所在城市市长的名字，倒数四位数的能力很差；有幻听、认为邻居会害死自己，勉强承认自己记忆力有缺陷，否认有精神病。神经系统检查未发现明显阳性体征。脑电图示：波幅降低，α 节律减慢。MMSE 为 15 分。CT 示：弥散性脑萎缩。

提问 3：初步诊断应该考虑哪种疾病的可能？

1. 精神分裂症——偏执型；
2. 精神分裂症——单纯型；
3. 抑郁症；
4. Pick 病；
5. Alzheimer 病；
6. 老年期痴呆；
7. 肝豆状核变性所致的精神障碍；
8. 散发性脑炎所致的精神障碍；
9. 脑血管病所致的精神障碍。

提问 4：关于 Alzheimer 病的描述，哪些是正确的？

1. 青壮年起病；
2. 病程为进行性；
3. 病程起伏不定；
4. 多以定向障碍为首发症状；
5. 多以嫉妒妄想为首发症状；
6. 多以记忆障碍为首发症状；
7. 起病常常伴有震颤、运动迟缓；
8. 哈奇斯基(Hachinski)量表评分大于 7 分；
9. 血清康-华反应阳性即可诊断。

提问 5：关于 Alzheimer 病的病理改变，下列的描述哪些是正确的？

1. 弥漫性脑萎缩、以颞、顶和前额叶最为明显；
2. 局限性脑萎缩、以额或额颞最为明显；
3. 老年斑的形成；
4. 有老年斑的形成就可以确诊；
5. 大量的神经元脱失、皮质突触显著减少；
6. 神经原纤维缠结；
7. 颗粒样空泡变性；
8. Pick 小体是确定诊断的依据；
9. 脂肪细胞退行性变化。

提问 6：Alzheimer 病如何与抑郁性假性痴呆相鉴别？

1. 抑郁性假性痴呆起病较急；

2. Alzheimer 病起病较急；
3. 抑郁性假性痴呆有比较明确起病时间；
4. Alzheimer 病抑郁情绪突出；
5. 抑郁性假性痴呆抗抑郁疗效显著；
6. Alzheimer 病病前多无明显诱因；
7. Alzheimer 病患者智能测验回答较努力；
8. Alzheimer 病患者在测验智能时一般不努力；
9. Alzheimer 病患者在测验智能时常常答“不知道”。

提示:

该患者经过使用小剂量的奋乃静治疗后，症状好转出院。3～4 个月后因为与女儿吵架后症状再次加重，常白天困倦，晚上不眠，胡言乱语，恐惧害怕，不认识自己的亲人。再次就诊。

提问 7：对该患者的精神症状，治疗选用下列哪些措施较为合适？

1. 氟马西尼；
2. 小剂量的奋乃静；
3. 氯丙嗪；
4. 米氮平；
5. 氟哌啶醇；
6. 氯氮平；
7. 碳酸锂；
8. 精神外科治疗；
9. 异丙嗪；
10. 利培酮。

提问 8：对该患者的躯体治疗选用下列哪些措施较为合适？

1. 吡乙酰胺；
2. 大剂量抗生素；
3. 拉莫三嗪；
4. 多奈哌齐；
5. 苯妥英钠；
6. 吡硫醇；
7. 纳洛酮；
8. 水杨酸；
9. 5-氟尿嘧啶。

【诊疗及解题思路】

病情回顾：该病例女性，57 岁，教师，中专文化，已婚。半年来渐出现说话啰嗦，爱发牢骚，有时称记忆不好，有时发脾气骂人，有时对着电视机骂，骂电视里的一男一女不要脸，有时自言自语、自笑，诉耳旁有人在唱歌，晚上经常不眠，在屋子里来回翻东西，半个月来有数次把自己的衣服用火烧,因为在家里管理困难送来医院就诊。既往无精神病史。

作为首诊医生,对一名中老年女性,以精神障碍为主要临床表现者,要作出精神疾病的诊断,主要依据可靠的病史、仔细的物理检查(包括神经系统),尤其是现场的精神状况的检查,必要的实验室辅助检查来确立诊断。因此作为首诊医生,应该详细询问患者的既往史、个人史、家族史,包括患者的生长发育史、工作、学习及生活史、性格史、性病史、服药史、病前重大精神刺激及应激事件史、家庭经济状况等。因此问题1的有效答案应该包括生长发育史、工作、学习及生活史、性格史、性病史、服药史、病前重大精神刺激及应激事件史、家庭经济状况。

从患者的病史及临床表现来看,可能存在幻觉、妄想及记忆缺陷等。因此,围绕主要临床表现相关的疾病进行检查。这些疾病首先要考虑脑器质性疾病所致的精神障碍,如果能排除,再考虑功能性精神障碍。对于该例患者,需排除脑部器质性疾病所致精神障碍,所以进行颅脑CT或MRI也是必要的。MMSE为简易精神状况检查(mini-mental state examination,MMSE),本量表用于精神科患者的认知障碍检查时,具有简便、易行、易接受的特点,可以作为中度及中度以上痴呆患者的检查与评定。简明精神病评定量表(brief psychiatric rating scale,BPRS)用于功能性精神病,尤其适用于精神分裂症患者疗效的评定。因此问题2的有效答案为进行精神状况的检查、MMSE、CT、神经系统的检查、脑电图。临床上对患者进行心电图、血常规、肝功能、简明精神病评定量表是可以的,但结合本病例的临床表现,并非首先考虑的,故为无效答案。

对该患者进行临床检查,结果显示:患者讲不出所在城市市长的名字,倒数四位数的能力很差;有幻听、认为邻居会害死自己,勉强承认自己记忆力有缺陷,否认有精神病。神经系统检查未发现明显阳性体征。脑电图示:波幅降低,α节律减慢。MMSE为15分。CT示:弥散性脑萎缩。从诊断上要考虑能引起精神障碍、记忆力智能障碍的、在中老年缓慢起病的脑器质性疾病或躯体疾病所致的精神障碍等。精神分裂症——偏执型、精神分裂症——单纯型、抑郁症均为功能性精神障碍,临床特点与此患者均不符合,故予以排除。肝豆状核变性所致的精神障碍是一种常染色体单基因隐性遗传病,由铜代谢障碍导致肝、脑、角膜等组织铜沉积引起病变。临床表现震颤、肌强直、言语不清、强制性哭笑,可存在肝硬化等,角膜可出现K-F(Kayer-Fleischer)环。精神障碍以智能减退、情绪激动或淡漠等较多见,少数患者有幻觉、妄想或人格改变,此病好发于儿童和青年人,男性较女性多见,常有阳性家族史。早期精神症状有人格和情感改变,精神症状与神经症状多同时发生,可出现精神分裂症或情感障碍的症状,晚期则以痴呆较为常见。CT多显示基底节密度减低。老年期痴呆是老年期各种疾病导致痴呆综合征的统称,如Alzheimer病、帕金森病、血管性痴呆、Pick病、肝豆状核变性性痴呆等,题干询问考虑哪种疾病,因此若考虑此诊断过于宽泛。脑血管病所致的精神障碍临床表现常有急性脑血管病的病史,有神经系统损害的定位体征,颅脑CT或MRI检查有特定部位的病灶。散发性脑炎所致的精神障碍为中枢神经系统病毒感染所致的精神障碍,有以下特点:急性或亚急性起病,有感染症状或明确的病前感染史;在精神运动性兴奋或抑制的同时,常有不同程度的意识障碍,可以随疾病的进展而渐渐加深;不同病期的精神症状及神经系统体征,特别是肌张力增高等锥体外系体征及多汗、小便失禁的出现;脑脊液压力及白细胞和蛋白质轻度升高或正常;脑电图多有弥散性异常;血清抗体滴度明显增高(特别是恢复期较急性期高4倍以上);脑脊液查到病毒抗原或特异性抗体。Pick病可以在成人任何阶段起病，但多发生于50～60岁，女性比男性多见，临床特点为显著的人格和行为改变较记忆障碍出现的更早、更为常见，其行为幼稚、无自制力、说谎、嗜酒、懒惰、无礼貌、喜好恶作剧。有的患者首发症状为社交退缩、缺乏主动性或情绪抑郁等；典型的CT显示前额叶、颞叶明显萎缩，额角扩大，故此患者不符合。Alzheimer病是一组原因未明的原发性脑变性疾病，常起病于老年或老年前期，多缓慢发病，逐渐进展，以痴呆为主要表现。病理改变以大脑弥散性萎缩和神经细胞变性为主。以往按起病年龄早晚，分为早老性痴呆及老年性痴呆。近代研究倾向于将两者合并为一个疾病单元，通称Alzheimer病。在发达国家老年人群中，痴呆患病率为4%～6%。随着年龄增长，比例不断上升。一般认为，年龄每增加5岁，患病率将增加1倍。其中半数以上为Alzheimer病，女性较男性多见。我国部分地区调查资料亦与此相接近。随着我国人民的平均寿命延长，本病将成为老年病学中的一个重要课题。临床上多隐袭起病，记忆障碍常为本病的首发症状，如经常失落物品、遗忘已许诺的事情、言语啰嗦而重复等。随后，智能衰退日益严重，进食不知饥饱，外出后找不到自己家门，叫不出家人的名字，甚至不能正确回答自己的姓名、年龄、是否已经结婚等。有时因记忆减退而出现错构和虚构；或因找不到自己放置的物品，而怀疑被他人偷窃；或因强烈的嫉妒心而怀疑配偶对自己不忠。有的患者早期表现为躁狂、抑郁或精神分裂症样症状，而被误诊为功能性精神病，随着病情逐渐加重，痴呆症状日益明显才被确诊；患者尚可有性格改变，缺乏羞耻及道德感，不注意个人卫生，不能料理自己的生活，常收集废纸杂物视作珍宝，及至后期，终日卧床不起，大小便失禁，口齿含糊不清，言语杂乱无章。部分患者在其病程中，精神症状急剧恶化，发生意识模糊或谵妄状态，伴有错觉及幻觉等；在躯体方面，外貌苍老，皮肤干燥多皱，色素沉着，毛发苍白，牙齿脱落，肌肉萎缩，痛觉反应消失，其他神经系统检查常无明显阳性体征，晚期可出现震颤、痉挛、偏瘫及肌强直等。脑电图检查早期仅呈现α节律减慢，晚期为弥漫性慢波，CT检查可显示弥散性脑皮质萎缩和第三脑室扩大。病程进行性发展，平均经历5～10年，很少有自愈的可能，最后发展至严重的痴呆，常因褥疮、骨折、肺炎等继发性躯体疾患或衰竭而死亡。因此问题3的有效答案为Alzheimer病。

记忆障碍常为Alzheimer病的首发症状，可出现片段的妄想，妄想常随着痴呆的加重而逐渐消退，患者的视空定向能力常在早期受损。不能临摹较简单的立体图形，可从神经心理测验时检出。有的患者不能正确使用词汇，不能认识镜中自己的形象，尚可有失语、失认、失用及自体部位觉缺失及强握，以及吸吮等原始反射。患者尚可有性格改变，缺乏羞耻及道德感，不注意个人卫生，不能料理自己的生活，至后期逐渐严重。部分患者精神症状急剧恶化，发生意识模糊或谵妄状态，伴有错觉及幻觉等，常因急性精神创伤、更换环境或各种躯体疾患所促发，例如无症状性肺炎、尿路感染、骨折外伤，但仍遗留不同程度的人格改变与智能缺损。起病常常伴有震颤、运动迟缓是帕金森病的主要临床特点。血清华-康反应阳性是诊断梅毒螺旋体感染和麻痹性痴呆的重要依据。因此问题4的有效答案为病程为进行性、多以记忆障碍为首发症状。

关于Alzheimer病的病理改变正确的描述是这样的：Alzheimer病的病理检查可见大脑半球皮质弥漫性萎缩、重量减轻、脑回变平皱缩、脑沟增宽，以颞、顶、前额叶和海马区最为明显，枕叶、运动和感觉皮质受累较少。大脑切面皮质厚度减少、脑室扩大，尤以侧室颞角明显。以早期起病者表现更加显著。组织学检查结果显示，皮质深层大量的神经细胞神经元脱失、皮质突触显著减少、颗粒样空泡变性，染色质溶解，核仁缩小，树状突减少，星状胶质细胞增生。尚可见特征性的老年斑(senile plaque,SP)和神经原纤维缠结(neurofibrillary tangles,NFTs)改变。老年斑是一种嗜银性组织变化斑,呈圆形或不规则,中心由淀粉样蛋白沉积所造成,周围为变性星状胶质细胞,皮质老年斑的数目与临床症状有关。很多研究发现老年斑中有异常轴索及树状突。神经原纤维缠结是由配对状螺旋形神经丝(paired helical filament,PHF)或神经管(neurotubules)所组成,均属神经组织的淀粉样变性,多见于皮质深层的大神经细胞中。有一部分老年人可见一定数量的老年斑而仅少量神经原纤维缠结,所以老年斑与神经原纤维缠结的存在并不是 Alzheimer 病诊断的最可靠的证据,但是其分布部位和密度是 Alzheimer 病病理诊断的重要依据。有学者通过研究报道,正常老年人 60 倍镜下海马老年斑平均为 3.3 个,而痴呆老人患者老年斑为 14.7 个。日本有学者报道,海马 $H_1 \sim H_3$ 区神经原纤维缠结随年龄的增加而增多,平均在 150 个以上具有诊断意义。海马角的神经原纤维缠结与痴呆的有关,该处的老年斑与痴呆无明显的关系。大脑皮质的老年斑数目与临床症状严重程度有关。而局限性脑萎缩、以额或额颞最为明显,组织学检查发现 Pick 小体是诊断 Pick 的重要依据。因此问题 5 的有效答案为:弥漫性脑萎缩、以颞、顶和前额叶最为明显、老年斑的形成、大量的神经元脱失、皮质突触显著减少、神经原纤维缠结、颗粒样空泡变性。

对于临床上部分老年性抑郁患者,当病情严重时,处于抑郁状态,表现为思维迟缓、内容贫乏、言语减少、行为动作反应迟钝、表情呆滞、患者自感记忆减退、联想困难、难以完成心算,进行精神状况检查时所测得的智力商数也较低,给人以“痴呆”的假象,容易与“真性痴呆”相混淆,有人称其为“抑郁性假性痴呆”。需要与 Alzheimer 病加以鉴别,两者的区别如表 7-1 所示。因此,问题 6 的有效答案为抑郁性假性痴呆起病较急、有比较明确起病时间、抗抑郁疗效显著、Alzheimer 病病前多无明显诱因、Alzheimer 病智能测验回答较努力。

表 7-1 抑郁性假性痴呆与真性痴呆的鉴别

内 容	抑郁性假性痴呆	真 性 痴 呆
起病	相对较急	多缓慢
幻觉	无	常有
妄想	被害、被窃妄想	罪恶妄想
情感	忧郁	淡漠
自杀行为	多有	多无
病诉	强调自我“记忆差”	否认并试图掩盖智能、记忆缺陷症状
行为	缓慢,但能准确执行	笨拙,与智能损害程度一致
智测态度	不积极应答,常诉“不知道”	想答好或做好,未能完成时沮丧
智测结果	有的项目好,有的项目差	普遍不好
神经系统体征	多无	多有
阿密妥钠分析	智能情况改善	智能情况加重

该患者为女性,57 岁,临床诊断为 Alzheimer 病,目前因为合并有精神症状,表现为幻听、

认为邻居会害死自己，否认有精神病，晚上不眠，行为紊乱，难以管理。对于该类患者的精神症状临床上应该选用副作用较轻的药物（对心血管系统影响小、抗胆碱作用弱等），利培酮、奋乃静、氟哌啶醇比较符合，而氯丙嗪、氯氮平的这些副作用是较为明显的；米氮平为新型的抗抑郁药物，碳酸锂为典型的情感稳定剂，氟马西尼为特异性苯二氮䓬类受体拮抗剂；异丙嗪为非抗精神病药物，而且抗胆碱作用较强。精神外科治疗的患者选择从总体看主要是针对慢性的、难治性精神疾病患者，即那些经过有经验的精神科医生给予充分而足够的心理、药物、行为、精神分析及电休克等治疗仍未能很好改善功能性精神障碍，如果没有外科治疗介入则预后可能极差的严重难治性精神病患者，包括难治性强迫性神经症、焦虑症、抑郁症、精神分裂症均是精神外科治疗的适应证。因此问题 7 的有效答案为小剂量的奋乃静、氟哌啶醇、利培酮。

Alzheimer 病的治疗主要包括：促智力或改善认知功能的药物，增加脑内胆碱能神经系统功能，主要为胆碱酯酶抑制剂和 M-胆碱受体激动剂。作用于神经传递系统的细胞保护剂，以延缓脑神经元变性过程，从理论上讲，阻断 β-淀粉样蛋白（ABP）形成，抑制 ABP 的神经毒性和保护或修复神经元，达到防治 Alzheimer 病的目的。其他：①铝螯合剂可减少铝的吸收及脑组织铝浓度，耐受性好，已有一些临床及实验证据。②非固醇类（NSAIDS）和固醇类抗炎药。③性激素的应用，支持者认为老年女性停经后，用雌激素替补疗法，对老年女性痴呆有一定的保护作用。④改善脑代谢药：如银杏叶提取物可改善神经元代谢，对神经递质有阳性影响；吡拉西坦可延缓 AD 患者的病情发展，对命名和远近记忆有改善。⑤钙离子拮抗剂：如尼莫地平等，近年有研究表明，各种原因造成的细胞钙超载、钙稳态失衡是造成细胞死亡的最后总通路。⑥基因治疗：利用重组技术将正常基因替换有缺陷的基因，以达到根治基因缺陷的目的，目前尚不能实现。输入外源性神经生长因子，可有效地防止中枢胆碱能神经系统损害，改善记忆；已有首例用神经生长因子治疗 AD 的报道；脑内注射后 1 个月，系列词语记忆改善，但其他认知功能无变化。⑦中医中药治疗等。吡乙酰胺、吡硫醇为促进脑代谢改善脑循环类药物；多奈哌齐为第二代可逆性胆碱酯酶抑制剂，是美国 FDA 批准的治疗 Alzheimer 病的药物，它的作用是对中枢胆碱酯酶或特异性胆碱酯酶有高度抑制性，因而肝、血液、神经系统及全身的毒副作用较小，而且作用时间长。水杨酸为抗炎类药物，临床研究表明其不仅能降低 Alzheimer 病的发病，而且能通过抑制与老年斑形成有关的炎症反应，干扰老年斑的形成，从而影响 Alzheimer 病的疾病进展。拉莫三嗪、苯妥英钠为抗癫痫类药物；5-氟尿嘧啶为抗癌类药物；纳洛酮为特异性的阿片类药物受体阻断剂，可以解救阿片类药物中毒的患者等；至于该患者，目前还没有需要使用大剂量抗生素的适应证。因此问题 8 的有效答案为吡乙酰胺、多奈哌齐、吡硫醇、水杨酸等的应用。

二、病例相关理论知识

（一）阿尔茨海默病

阿尔茨海默病是一组原因未明的原发性脑变性疾病。常起病于老年或老年前期，多缓慢发病，逐渐进展，以痴呆为主要表现。病理改变以大脑弥散性萎缩和神经细胞变性为主。以往按起病年龄早晚，分为早老性痴呆及老年性痴呆。近年来研究倾向于将两者合并为一个疾病单元，通称阿尔茨海默病。起病于老年前期者，多有同病家族史，病情发展较快。在发达国家老年人群中，痴呆患病率为 4% ~6%。随着年龄增长，比例不断上升。一般认为，年龄每增加5岁，患病率将增加1倍。其中半数以上为阿尔茨海默病，女性较男性多见。我国部分地区调查资料亦与此相接近。

1. 病因 近年来应用分子遗传学和连锁分析方法对本病病因的研究发现，本病是一种家族性遗传性疾病，在某些患者的家庭成员中，患同样疾病的危险性高于一般人群。此外，尚发现先天愚型(Down综合征)的患病危险性也增加，存在着潜在家族性联系。两种病的脑部显示了相同的神经病理学改变。老年斑的主要成分β-淀粉样蛋白的沉积，与位于21号染色体长臂淀粉样前体蛋白基因相连锁。对于晚发的病例，发现与位于19号染色体载脂蛋白E-4(APOE4)遗传基因相关联。而14号染色体上某些基因，亦认为与其发生过程有关。其他有关病因的假说有：正常衰老过程的加速，铝或硅等神经毒素在脑内蓄积；免疫系统的进行性衰竭；机体解毒功能减弱以及慢性病毒感染等，可能与本病的发生有关。高龄、丧偶、低教育、独居、经济窘迫和生活颠沛者患病的机会较多。心理社会因素亦可能是本组疾病的发病诱因。

2. 病理改变 病理检查所见大脑皮质萎缩，脑回变平，脑沟增宽，脑室扩大，重量减轻。萎缩于颞、顶前额和海马区最明显，以早期起病者表现更加显著。组织学检查结果显示，皮质深层大神经细胞广泛消失或变性，染色质溶解，核仁缩小，树状突减少，星状胶质细胞增生。尚可见特征性的老年斑(senile plaque)和神经原纤维缠结(neurlfibrillary tangles)改变。老年斑是一种嗜银性组织变化斑，呈圆形或不规则，中心由淀粉样蛋白沉积所造成，周围为变性星状胶质细胞，皮质老年斑的数目与临床症状有关。学者们通过很多研究发现老年斑中有异常轴索及树状突。神经原纤维缠结是由配对状螺旋形神经丝(paired helical filament，PHF)或神经管(neurotubules)所组成，均属神经组织的淀粉样变性，多见于皮质深层的大神经细胞中。老年斑与神经原纤维缠结的存在并不一致，有的老年患者可见较多老年斑而仅少量神经原纤维缠结。生化检查大部分神经肽类物质如：胆囊收缩素、促甲状腺素释放因子及P物质等均在正常范围内，乙酰胆碱、5-羟色胺及去甲肾上腺素均下降，乙酰胆碱的下降以海马部位最为明显，而生长激素水平有上升。

3. 临床表现 多隐袭起病，少数患者在躯体疾病、骨折或精神受刺激的情况下症状很快出现。记忆障碍常为本病的首发症状，如经常失落物品、遗忘已许诺的事情、言语啰嗦而重复等。随后，智能衰退日益严重，进食不知饥饱，外出后找不到自己家门，叫不出家人的名字，甚至不能正确回答自己的姓名、年龄、是否已经结婚等。有时因找不到自己放置的物品，而怀疑被他人偷窃；或因强烈的嫉妒心而怀疑配偶不贞。此类片段的妄想，可随着痴呆的加重而逐渐消退，患者的视空定向能力也常在早期受损。不能临摹较简单的立体图形，可从神经心理测验时检出。有的患者不能正确使用词汇，不能认识镜中自己的形象，尚可有失语、失认、失用及自体部位觉缺失及吸吮、强握等原始反射。有的患者早期以情感障碍为主，表现为躁狂或抑郁症状，有被误诊为功能性精神病的可能，随着病情逐渐加重，痴呆症状日益明显才被确诊。患者尚可有性格改变，缺乏羞耻及道德感，不能料理自己的生活，不注意个人卫生，常收集废纸杂物视作珍宝，及至后期，终日卧床不起，大小便失禁，口齿含糊不清，言语杂乱无章。部分患者在其病程中，精神症状急剧恶化，发生意识模糊或谵妄状态，伴有错觉及幻觉等，常因急性精神创伤、更换环境或各种躯体疾患所促发，例如无症状性肺炎、骨折外伤、尿路感染，但仍遗留不同程度的人格改变与智能缺损。

躯体方面，外貌苍老，毛发苍白，色素沉着，牙齿脱落，肌肉萎缩，痛觉反应减退甚至消失，其他神经系统检查常无明显阳性体征，晚期可出现震颤、痉挛、偏瘫及肌强直等。脑电图检查早期仅呈现 α 节律减慢，随着病情进展，可出现慢波增加，晚期为弥漫性慢波或 δ 波。CT 检查可显示皮质萎缩和第三脑室扩大。病程进行性发展，平均经历 5～10 年，很少有自愈的可能，最后发展至严重的痴呆，常因褥疮、骨折、坠积性肺炎等躯体疾患或衰竭而死亡。

4. 治疗　目前尚缺乏特殊的病因治疗措施，一般生活上的照顾和护理极为重要。注意患者的饮食、营养和日常的清洁卫生，督促患者自己料理生活，鼓励患者参加适当活动，以减缓其精神衰退。避免让患者单独从事有可能发生危险的活动。对卧床的患者要严防发生褥疮、合并感染和骨折等。用于改善认知功能和促进脑部代谢的药物有：γ-氨酪酸、甲氯芬酯、吡硫醇、氧化麦角碱、核糖核酸、石杉碱甲、多奈哌齐，以及钙离子拮抗剂尼莫地平等可有帮助。一般患者不需要用抗精神病药物。对于有精神症状的患者，可以对症处理。对于兴奋、行为紊乱、难以管理者，可给少量抗精神病药物或抗焦虑药物，但需注意不良反应，症状改善后，及时停药。

5. 鉴别诊断　起病缓慢，以逐渐加重的痴呆为主要临床症状，病情发展虽可暂时停顿，但不可逆转。根据病史、体检和实验室检查排除其他导致痴呆可能的原因外，需与下列疾病相鉴别。

（1）老年期的其他精神病：老年期初发的抑郁症状不少见，患者记忆减退、思维困难、反应迟钝、动作减少，易给人以“痴呆”的假象。但抑郁症状起病较急，多有明确的起始时间，病前智能和人格相对完好，临床症状以情绪忧郁为主，若仔细检查可发现应答内容切题，自知力存在，对抗抑郁药的疗效良好，并无后遗人格或智能缺损。对于老年期发生的中毒性、症状性、应激相关障碍和精神分裂症，可根据详细病史、仔细的体检和精神状况检查加以鉴别。

（2）其他表现为痴呆的疾病：有许多疾病可以引起痴呆的征象，如神经梅素、恶性贫血、额叶肿瘤、正常压力脑积水以及其他脑原发性退行性病变所引起的痴呆，如亨廷顿病、匹克病、帕金森病等。其中多数疾病如能早期诊断和治疗，是可以恢复的。临床上需结合病史、体格检查和实验室检查，以资鉴别。

（3）与多发梗死性痴呆：本病多在中老年起病，男性略多于女性。病程多呈阶梯式发展，常可伴有局限性神经系统体征。本病由于脑动脉硬化影响大脑血液供应，特别是反复发作的脑血管意外所致的痴呆综合征。脑外部动脉硬化斑的微栓子或缺血引起大脑白质中心散在性多个小梗死灶，因而称为多发梗死性痴呆。多数患者伴有高血压及高血脂，有的尚可有脑血管意外发作。早期患者诉述头晕、头痛、失眠或嗜睡、易疲乏、精神难以集中，同时患者原有的个性特征也变得更为突出，易于激动或神经过敏，逐渐出现近事记忆障碍，远期记忆相对完好，智能损害有时只涉及某些特定的、局限的认知功能，如计算、命名等困难。而一般推理、判断力在相当一段时期内仍保持完好，常能察觉自身的这些障碍而主动求医或努力加以弥补，故有“网眼样痴呆”之称。患者的情绪不稳，激惹性增高，可因微不足道的诱因而引发哭泣或大笑，称为情感失禁。偶可出现焦虑、抑郁、猜疑及妄想等。晚期自控能力丧失，对个人生活不能自理，有时难以与阿尔茨海默病相区别。急性起病者常在脑血管意外发作后出现，可呈现意识模糊状态，伴有行为紊乱及幻觉妄想，发作过后出现人格及智能障碍。根据血管梗死部位不同而有不同的神经系统体征，如偏瘫、失认、失用、眼球震颤、共济失调及锥体束征等。以阶梯性加剧和不完全性缓解相交替的所谓阶梯病程为特点。可长达数年甚至十年以上，死因以心、肾功能衰竭为多。脑电图常呈明显异常；CT 扫描可见低密度区及局限性脑室扩大;磁共振成像则可显示腔隙梗死灶。治疗:按内科对症处理。对于有急性缺血发作者,可注射川穹、丹参等注射液。符合指征者可手术治疗。为改善认知功能,可服用吡拉西坦、吡硫醇及核糖核酸等。精神症状较明显时,可采用少量抗精神病药予以治疗,症状一旦控制,即可停药。

(二) 谵妄综合征

谵妄综合征(delirium syndrome)是一组表现为急性、短暂性、广泛性的认知障碍,以意识障碍为主要特征的综合征。常因脑部中毒、感染、代谢紊乱或弥漫损伤、内分泌紊乱、营养及维生素缺乏等所引起。因为它往往发生于急性起病、病程短暂、病变发展迅速的中毒、感染、脑外伤等病变,故又称急性脑病综合征(acute brain syndrome)或急性错乱状态(acute confusional state)。谵妄综合征是在综合性医院中常见的一种精神障碍,占内、外科患者的5%~15%,多数可以恢复。流行病学研究发现70岁及70岁以上的老年人中出现谵妄迹象者,分别为30%及50%。

1. 病因机制　谵妄是多种因素导致的广泛性脑功能障碍。关于谵妄的发生、病理生理,从病因、易感因素及诱发因素三个方面来认识。

生物学因素是谵妄得以发生的必要条件和前提,它包括:①原发于脑部的疾病,如感染、外伤、肿瘤、癫痫及脑卒中等;②影响脑部功能的躯体疾病,尤其是代谢与内分泌疾病,全身性感染,心血管病及胶原性疾病;③外源性物质中毒,如药物、工业用品、植物或动物毒素的中毒等。

个体的易感因素,以下人群比较易发生谵妄:老年、儿童、心脏手术后、烧伤、脑部有损害、药物依赖者。

诱发因素是指促使谵妄得以提前出现的因素,如:①心理上的恐惧、紧张及严重的焦虑;②疲劳、睡眠不足;③外界刺激过多或过少;④环境过于恐怖、陌生或单调。

老年期谵妄:老年期谵妄的病因同年轻患者多具有相同的病因,但是在相同的病因下,老年人更易发生,可能与下列因素有关:老年人常伴发的脑器质病变,视觉与听觉障碍,神经递质合成减少(尤以乙酰胆碱最著),与年龄有关的药物动力学和药效学的改变,慢性躯体疾病的高患病率和对急性疾患的易罹性,下视丘-垂体-肾上腺轴所形成的内稳态调节机制的减弱,睡眠或感觉剥夺,肢体活动不灵活以及心理社会应激(如亲人丧亡或迁移新的环境等)。由于老年人对药物的耐受性降低,药物中毒为老年谵妄的常见原因,甚至可发生于常用药物的治疗剂量时,如地高辛、利尿药、抗精神病药、抗抑郁药、抗帕金森病药和镇静催眠药等。另外,具有抗胆碱能活动的药物,都容易导致老年谵妄。老年期谵妄的常见病因包括:肺炎、脱水、低血钾、钠耗竭、脑梗死、泌尿道感染以及充血性心力衰竭等。某些非脑部的躯体疾病,如髋关节骨折、局部麻醉下进行小手术、轻度呼吸道感染及严重便秘亦可诱发谵妄。

2. 临床表现　谵妄常急骤起病,有时部分患者可见某些前驱症状,如焦虑、恐惧、对声光敏感、失眠、激惹等。当谵妄充分发展时有以下表现:

(1) 意识障碍:主要是意识清晰水平的下降,程度轻重不一。轻度时可以感知迟钝、理解困难,严重时意识模糊、直至昏迷。谵妄早期多有注意力涣散与构思困难,随之出现推理逻辑障碍,思维零乱、联想减少、理解和回忆减退。通常以时间及地点定向最易受损。轻度谵妄时往往只有时间定向的丧失,除严重谵妄外,一般尚保持对人物的定向。感知障碍以视觉性错觉和幻觉为常见,内容多呈恐怖性,场面生动逼真,与此同时,结合患者病前性格,可出现历时短暂、片断的被害妄想和相应的情绪和行为反应,患者可表现为恐惧、外逃及伤人行为。意识障碍是谵妄诸多症状中最根本、最重要的，也可以说没有意识障碍便不宜下谵妄的诊断。

（2）注意障碍：表现为不能持久地对环境刺激引起注意，不能专心地与检查者谈话，不能从事有目的的指向性思维和运动。

（3）知觉障碍：表现有幻觉、错觉及定向力障碍。其中幻觉最为常见，主要是幻视，其次为幻视与幻听兼而有之，再之为幻听。错觉以错视、错听最为常见，谵妄较轻的患者有时可以自我纠正，但是程度较重时往往对错觉深信不疑，甚至继发妄想。谵妄患者还常常有定向力障碍，轻时可以只有时间定向障碍或地点定向障碍，重时可以出现人物定向力障碍，更进一步发展为自我定向障碍。谵妄的定向障碍常常是将陌生人或事误认为熟悉的人或事，如将护士、医生误认为是自己的亲人，将病房认为是自己的家等。这一点与精神分裂症常常将熟悉的人或事物视同陌生恰好相反。

（4）思维障碍：思维过程变慢，不能有条不紊地进行思维活动。思维结构松散，甚至凌乱，推理过程与解决问题的能力受损。此时常常伴有妄想，但妄想的内容不系统、不持久。

（5）情绪与记忆障碍：最常见的是焦虑、抑郁及情绪不稳，易受错觉、幻觉或妄想的影响而发生相应的情绪变化。记忆障碍多为近记忆障碍。谵妄过后对病中常只有零星片段的记忆，或甚至全部遗忘。

（6）精神运动障碍：谵妄的精神运动障碍大多属于严重的不协调性兴奋状态。过去临床医生对谵妄时精神运动性障碍的认识偏重于精神运动性兴奋的一面，即认为谵妄时必定有兴奋、躁动。事实上，谵妄也可表现为精神运动性抑制，甚至可能处于嗜睡、呆滞、少语、动作减少，甚至静卧不动陷入昏睡或昏迷状态。如谵妄患者由兴奋躁动状态转为精神运动性抑制，往往预示病情加重，甚至是陷入昏迷的先兆。

（7）不自主运动：常见的形式有震颤、扑翼样运动以及多发性肌肉阵挛。震颤以戒酒性谵妄最为典型，震颤性谵妄由此而得名。

（8）自主神经功能障碍：谵妄时自主神经功能障碍其表现形式因原发病因而异。因此各式各样的自主神经功能症状都可以出现，如皮肤潮红或苍白、多汗或无汗、瞳孔扩大或缩小、心跳加快或减慢、血压升高或降低、体温增高或下降等。

（9）睡眠-醒觉节律变化：典型的表现是白天嗜睡而夜间失眠兴奋不安。谵妄的各种症状多在一天之内常有起伏波动，通常是白天轻，晚上重，呈昼轻夜重的节律变化，有的学者称之为“日落效应”。

谵妄状态一般常在数小时、数天内缓解，极少超过一个月者。如基本病情继续发展，未予控制，则可继以昏迷、死亡或残留遗忘-痴呆综合征等。

3. 诊断　关于谵妄的概念过去曾使用过急性脑病综合征（acute brain syndrome）等许多诊断术语。在DSM-Ⅲ出版以前，谵妄的概念不是很清晰明了，也没有制定统一的诊断标准和描述性定义。新出版的诊断分类系统，如ICD-10和DSM-Ⅳ中对谵妄的诊断标准进行了修改和完善，标准强调意识障碍、注意和认知功能改变，至于精神运动性障碍，可表现为活动增多或活动减少。即接受所谓广义性谵妄的概念。在DSM-Ⅳ中，谵妄分为精神运动增多型和精神运动减少型。少数患者兼有这两类症状，可称为混合型。活动过少型表现为淡漠迟钝、安静、思睡，很容易被误诊或漏诊。根据急性起病，意识障碍及伴随的全面认知功能障碍、症状的节律变化等典型的临床症状群，一般可以作出诊断。但在有些意识障碍程度较轻的病例，意识障碍不是最明显和最突出的症状，则可能要通过病情缓解后患者对病情的回忆来确诊。脑电图检查对谵妄的诊断有参考价值,谵妄时随着意识清晰度或觉醒程度的下降,通常会出现脑电基本节律的变化,α 节律减少,θ 波、δ 波等慢波节律增加。

谵妄的诊断确立后,重要的是要查找病因,因为这决定着患者治疗方案的制订,从某种意义上说也与患者的预后有关。主要通过病史、体格检查及实验室检查来获得诊断依据。在病史方面,要特别注意躯体疾病史、药物治疗史、有无酒瘾或药瘾等;体格检查主要是寻找躯体疾病的体征;实验室检查项目取决于患者的具体需要,按需检查。有时可能会发现一种以上可能的病因,应分清主次,也可能是多种因素相互作用的结果。对少数患者,虽经努力查找仍不能找出病因。DSM-Ⅳ将谵妄的原因归纳为四类:单一的疾病、多种病因、精神活性物质所致和原因不明。在查找病因时可作为参考。ICD-10 和 DSM-Ⅳ都制定了详细的谵妄的诊断标准。

4. 鉴别诊断　谵妄应与短暂性精神病性障碍、精神分裂样障碍、精神分裂症及其他精神病性障碍鉴别,特别是当谵妄的幻觉、妄想症状明显时,易与这类精神障碍混淆。谵妄时,幻觉、妄想等精神病性症状的波动性大,幻觉、妄想的内容多为是片断性和无系统性。谵妄时以视错觉和视幻觉为主,而精神分裂症等常以听幻觉为主。精神分裂症等通常无意识障碍,一般无记忆、定向等认知功能损害,而且谵妄一般有潜在的器质性的致病原因,通常有脑电图异常。

谵妄需与痴呆相鉴别。谵妄和痴呆都有记忆障碍和定向障碍,但痴呆患者觉醒状态正常,前者起病急,后者通常起病缓慢或亚急性起病。从病史、患者既往的医疗记录及家属提供的患者的既往认知功能情况及治疗反应有助于确定谵妄和痴呆是否并存或重叠。

5. 治疗　关于谵妄综合征的处理要点,应首先治疗原发病。老年人应避免多种药物的合并应用,如正在服用多种药物,特别是抗胆碱能药物,则应予停药或减量。如患者原先维持脑代谢的氧供能力已很低,应迅速解除他们原有的心力衰竭或呼吸道感染等因素,一旦脑缺氧减轻,急性谵妄便可取得迅速改善。为了防止心力衰竭和减轻心肺功能负荷,保证睡眠与控制兴奋不安显得颇为重要。地西泮有可能加重老人的意识混浊,相反地,应用小剂量氟哌啶醇或奋乃静却可有效地控制兴奋骚动,一旦精神症状被控制,即应停药。对酒精戒断者发生的谵妄,可以选用苯二氮䓬类药物。为了达到催眠目的可选用三唑仑或水合氯醛。

其他对症性和支持性治疗,如输液和电解质平衡、营养及适当维生素供给,均颇为重要。患者应置于安静、光线充足、陈设简单的卧室中,最好有亲人陪伴,以减少其焦虑、激动。良好的护理是治疗中的重要环节,应给予安慰、解释,保证和防止意外发生。护理人员应接受识别谵妄早期症状的训练。夜间医护人员对患者的观察尤为重要。

(三)痴呆综合征

痴呆综合征(dementia syndrome)是慢性全面性的精神功能紊乱,以缓慢出现的智能减退为主要临床特征,包括记忆、思维、理解、判断、计算等功能的减退和不同程度的人格改变,而没有意识障碍。多见于起病缓慢、病程较长的脑器质性疾病,故又称为慢性脑病综合征(chronic brain syndrome)。痴呆综合征与精神发育迟滞的概念不同,精神发育迟滞者是在大脑生长发育成熟以前(一般为 18 岁前),由于各种致病因素造成智能发育受阻,使智能停留在低下水平。痴呆指智能发育正常后,由于各种原因导致大脑器质性或功能性损害,使得本来正常的智能又退行到低下水平。痴呆是脑器质性精神障碍的常见表现。痴呆综合征可发病于各年龄阶段,但以老年阶段最为常见。据国外资料显示,在 65 岁以上老人中,明显痴呆占2%～5%，80岁以上者增加到15%～20%，如以轻中度痴呆合并估计，则要超过上述数字2～3倍之多，其中半数为Alzheimer病及其他尚无有效治疗的原发退行性痴呆。一般来说，女性寿命长，罹患痴呆的机会更多，但发现80岁以上的老人中痴呆患病率女高于男，而在80岁以下者，似乎男多于女。许多流行病学资料显示，各国老年期痴呆患病数大致相等，与种族和文化因素关系不大。近年来我国人民平均寿命明显延长，老年人在人口构成中所占比例增高，痴呆的发生率有增高的趋势。

1. 病因病理　多数痴呆病例迄今尚未发现特殊病因，如Alzheimer病这种最常见的痴呆（约占所有病例的65%），其确切病因未明。而血管性痴呆为第二位常见痴呆（约占所有病例的10%），病因与血管性病变有关。约有15%的痴呆病例，如能早期找出病因和及时治疗，有可能获得不同程度的缓解和避免严重痴呆结局。因此，明确痴呆综合征的病因，寻求其中某些可治疗因素，对痴呆综合征的预后将有重要的意义。

2. 临床表现　痴呆大多缓慢起病。早期表现常以兴趣和工作效率减退，近事遗忘，思维迟钝，或注意力难以集中。当碰到生疏或较复杂的作业时，易感疲乏、沮丧、易怒和焦虑，此时常可出现消极意念。人格障碍出现较早，表现为人格改变，如变得不爱清洁、不修边幅、暴躁易怒、自私多疑等。随着病情进展，逻辑思维及概括综合分析能力进一步减退，思维内容贫乏，联想减少，言语单调，语词贫乏，可出现刻板或重复言语，计算能力亦明显下降。由于记忆障碍、领悟困难和病前人格特点，可引起暂时、多变、片断的妄想观念，如被盗窃、损失、嫉妒和被迫害妄想等。推理、判断和自制力的下降，以及高级情感活动如羞耻和道德感受累，可导致愚蠢性违纪行为。记忆力和判断力受损可导致定向障碍，患者常昼夜不分，外出不知归途。后期患者则呈现情感淡漠、幼稚、愚蠢性欣快、哭笑无常，完全失去言语对答能力，个人日常生活不能自理，饮食起居均需人料理，大小便失禁，肢体挛缩等，随即进入严重痴呆状态。

3. 鉴别诊断　首先要考虑是否存在痴呆综合征，主要依据：①详细询问病史，了解患者以往智能情况，包括工作、学习和记忆能力等，何时开始智能减退；②耐心细致地进行精神状况检查，特别是记忆、计算、理解、常识和判断等智能检查。短程记忆损害（即不能学习新知识）的表现为患者不能在5分钟后复述三件物体；长程记忆损害（即不能回忆过去已掌握的知识）的表现为患者不能回忆本人过去的经历（如昨天发生的事、出生地、职业）或一些常识（如现在或过去国家元首、众所周知的重大节日）。然后根据痴呆诊断标准作出诊断。其次要明确病因，即其原发疾病。可引起痴呆的疾病种类繁多，病因诊断必须结合病史、体格及神经系统检查，实验室检查和各种辅助诊断技术，全面考虑这些病因，避免漏诊。

痴呆的鉴别诊断包括两个方面：①痴呆与其他器质性脑病综合征（谵妄、遗忘）及非器质性精神疾患（重症抑郁）的鉴别；②病因学鉴别诊断。

（1）与谵妄综合征的鉴别：一般不难，但在老年患者中有时鉴别不易。谵妄起病急骤，病程较短，一日间的认知障碍呈昼轻夜重的波动，注意感知障碍明显，幻视及短暂妄想较痴呆多见。

（2）与遗忘综合征的鉴别：遗忘综合征的患者意识清晰，智能相对完好，突出临床表现为近事记忆障碍和言谈虚构倾向。患者对新近发生的事，特别是人名、地点与数字最易遗忘，为了补偿这些记忆缺陷，常产生错构（确有其事，但与时间和地点不符）和虚构（所述内容全属杜撰）。患者呈易暗示性，如给患者以新的提示，可引致编造出新的虚构内容。

（3）与重症抑郁的鉴别：严重抑郁症可突出表现对环境反应的冷淡，注意减退，意志丧失，迟钝呆滞，领悟与铭记困难，思维缓慢。在疏忽检查下，可被误诊为痴呆。但从病史中发现患者经常早醒，情绪呈昼重夜轻或上午重下午轻波动规律，这些均提示抑郁症可能。必要时可给予抗抑郁药物进行试验性治疗。

4. 临床常见痴呆综合征

（1）Alzheimer 病（或称 Alzheimer 痴呆，AD）：本病为慢性进行性中枢神经系统变性所致的痴呆，近年来在西方国家，本病占所有痴呆患者约半数以上，而且是死亡原因的第四位。确切病因未明。显微镜下神经病理学特点为老年斑、Alzheimer 神经原纤维缠结及颗粒空泡样变性。痴呆严重程度与老年斑及神经原纤维缠结数目多寡有关。（临床特点详见病例相关理论知识——阿尔茨海默病）。

（2）血管性痴呆（vascular dementia）：血管性痴呆过去多称为脑动脉硬化性痴呆。发病年龄多为 50～70 岁，男略多于女。Hachinski（1974）根据临床与病理研究，发现本病不单由于脑内硬化小动脉可有血栓形成，而来自颅外动脉的栓子往往是多发梗死的主要原因。其次任何造成低血压发作的原因，如心肌梗死、手术时出血等均可导致脑组织缺血和软化灶，因此首次使用多发梗死性痴呆一词，现分类学上采用更为广泛的血管性痴呆。脑梗死患者是否导致痴呆还与脑组织的破坏容积大小有关。如梗死容积小于 50ml，一般不会发生痴呆。本症患病率占老年人痴呆的第二位（15%～20%）。血管性痴呆合并有 Alzheimer 型病理改变者又占 10%～15%。血管性痴呆除较多见神经系统体征外，本症临床表现与 Alzheimer 型老年痴呆（AD）很难区分。诊断根据有以下临床特点：①常伴高血压和其他部位的动脉硬化；②有反复发作的卒中或脑供血不足史；③情绪不稳和近记忆障碍为起病症状；④人格和自知力较长期保持完好；⑤智能衰退出现较晚；⑥病程呈跳跃性加剧和不完全性缓解相交替的阶梯型进行性发展；⑦常有脑局灶性损害所致神经系统阳性体征。存活期略高于 AD，一般于起病 5～6 年内，因缺血性心脏病、严重心血管意外、肾衰竭、败血症而死亡。预防血管性痴呆比治疗更为重要，有效地控制高血压，治疗糖尿病、高脂血症及血液高血凝状态十分必要，治疗愈早愈好。

（3）Pick 病：本病为一种罕见的原发性退行性痴呆。多发病于 45～60 岁，以女性较多。病理改变为在轻度全面脑萎缩基础上，伴有区域性、不对称性额叶或颞叶萎缩。神经病理学特征为额颞叶皮层的反应性神经胶质增生、神经元气球样肿胀、染色质溶解、不规则状的嗜银颗粒（Pick 细胞）。常以性格改变和行为异常开始，逐渐导致痴呆。少有神经系统症状。临床表现难与 AD 相鉴别。CT 或 MRI 扫描可见脑室扩大和额颞部叶性萎缩，有助诊断。本病预后不良，无特殊治疗。

（4）Huntington 病：本病常起病于 30～40 岁，是一种迟延发病的常染色体显性遗传疾病。现已能在本病发病前作出疾病基因标记诊断。舞蹈样动作常首先出现，精神症状呈进行性，通常呈现复发性精神分裂样精神障碍。自杀与严重痴呆的发生率颇高。少数患者可不产生舞蹈样动作，则从症状与病程方面颇难与 AD 相鉴别，有舞蹈样动作和阳性家族史的典型病例则诊断不难。其他皮层下疾病（如 Parkinson 病、Wilson 病、核上性麻痹）也可产生痴呆。皮层下痴呆患者一般不会产生失语、失用、失认。

（5）麻痹性痴呆：麻痹性痴呆是由于梅毒螺旋体侵入人脑所致的一种慢性脑膜脑炎。本症从感染梅毒后的潜伏期平均为 6～12 年。发病年龄多为 30～50 岁，男多于女。如不及时治疗，在3～5年后进入严重痴呆状态。神经系统检查可见唇、舌、眼睑和手指的粗大震颤，构音不清，共济失调，腱反射亢进，眼部出现阿-罗瞳孔，表现为瞳孔缩小、边缘不整和两侧大小不等、对光反应消失而调节反应存在等体征，具有诊断意义。实验室检查：脑脊液细胞数增多，蛋白质含量增高。血清及脑脊液梅毒血清学检查均呈阳性，现临床常用的为荧光梅毒螺旋体抗体吸附试验，对神经梅毒的脑脊液检查更具特异性。治疗以青霉素为主，如能早期治疗，1/3患者可恢复，1/3患者可获不同程度进步。

（6）常压脑积水：正常压脑积水主要临床表现为进行性痴呆、步态不稳与小便失禁三联症。其病因为中枢神经系统感染、蛛网膜下腔出血、脑外伤或其他不明原因造成的脑脊液循环阻塞。CT、MRI扫描显示脑室扩大，而无明显皮层萎缩。早期施行短路分流手术，精神神经症状可获不同程度的缓解。

（7）颅内肿瘤：发展迅速的颅内肿瘤，如星形细胞瘤，易致明显的意识障碍；缓慢生长的颅内肿瘤如脑膜瘤较少发生精神障碍，仅于后期发生人格障碍和痴呆综合征。临床诊断以局灶性神经体征及颅内压增高征象为主要依据。痴呆患者经检查（包括CT或MRI扫描）可除外颅内肿瘤及其他颅内占位性病变。没有明显神经系统体征及症状的痴呆，可能系额叶或前颞叶肿瘤或脑实质外占位性病变，如脑膜瘤或硬膜下血肿，后者经手术治疗可使痴呆获得缓解。

（8）Jakob-Creutzfeldt病：本病为一种罕见的由特殊慢病毒所致的痴呆，病理解剖特征为海绵状脑病变。临床表现为缓慢起病、含糊的神经症样症状，继以进行性痴呆。起病年龄为40～50岁，病程发展迅速，常在一年左右进入严重痴呆，因并发症而死亡。确切诊断有赖于病理解剖。

（9）艾滋病（AIDS）：多数人感染艾滋病病毒后并不一定产生症状。艾滋病病毒（HIV）具有亲神经性，故出现神经系统症状较多，可有颅内肿瘤症状、脑炎症状、周围神经症状等。艾滋病引起的精神症状有两类，一类是脑组织受损所致的器质性症状，主要表现为认知障碍；一类是因患此不治之症所致的心因性症状，主要表现为焦虑和抑郁。艾滋病引起的痴呆可由HIV病毒对中枢神经的直接感染，或由于免疫功能障碍引起的颅内病变及感染（如弓形体病、淋巴瘤）以及系统疾病所致的间接影响，如败血症、低氧血症、电解质不平衡等所造成。此病在感染早期所呈现的一种皮层下性痴呆，与许多功能性障碍颇难区别。

（10）一氧化碳中毒性痴呆：约10%的严重一氧化碳中毒患者，从昏迷状态复苏后，经2天至2个月精神正常的清晰期（假愈期）后，突然出现严重的意识模糊-痴呆综合征。患者定向丧失，行为怪异，言语杂乱，在短期内发展为丧失工作和生活能力，领悟困难，大小便失禁，最后进入痴呆状态。神经系统检查可有步态不稳、共济失调、肌张力呈齿轮样增高或呈去大脑样强直、腱反射亢进及锥体束征阳性。

（11）其他：如甲状腺功能减退，在儿童会产生克汀病，常伴精神发育迟缓；成人患者为黏液性水肿，可呈现呆滞淡漠、动作缓慢、思考困难、记忆减退和嗜睡。早期给予甲状腺素治疗，常可使病情恢复。但亦偶可导致痴呆。垂体功能不足、肾上腺功能不足（Addison病）及肾上腺功能亢进（Cushing病）通常导致抑郁或其他情感障碍，较少发生痴呆，但在鉴别中亦应予考虑。

（四）遗忘综合征

遗忘综合征又名柯萨可夫综合征（或遗忘-虚构综合征）。是一种选择性或局灶性认知功能障碍,患者意识清晰,智能相对完好。突出的临床表现为近事记忆障碍和言谈虚构倾向。患者对新近发生的事情,特别是新近接触过的人名、地名和数字,最易遗忘,为了弥补这些记忆缺陷,常产生错构(确有其事,但时间、地点不符)和虚构(患者所述全属杜撰)。患者呈易暗示性,如给患者以新的提示,可引致编造出新的虚构内容。这一综合征原先被认为只是慢性酒中毒的特征性症状,曾定名为柯萨可夫综合征(Korsakov syndrome),其病理改变位于乳头体、海马、视丘内背侧核群等间脑-颞叶结构。慢性酒中毒伴发硫胺缺乏为较多见的病因,但胃癌以严重营养不足伴发硫胺缺乏亦常致本症。其他病因如血管性病变(海马区梗死)、一氧化碳中毒、第三脑室肿瘤,以及心脏骤停及自缢后遗所致的脑缺氧,这些并不通过硫胺缺乏因素的病因,亦可产生本综合征。非硫胺缺乏所致者,较少出现虚构现象,且记忆障碍常保持一定的自知力。

1. 临床表现　临床上主要表现为遗忘症,包括顺逆行性遗忘、错构症和虚构症、定向障碍,特别是时间定向障碍,一般无人物定向障碍。患者在认知功能有很多方面表现异常,学习能力明显下降,从一种思维转移到另一种思维困难。感性认识功能也常受影响,最突出的症状是遗忘,患者往往记不清自己的门牌号、自己的床位等,不能学习任何新的事物,除简单的任务外,往往不能胜任任何工作。患者由于记忆障碍,不能正确地叙述事件发生的过程,或弄不清前后发生的次序,为了填补这方面的空白,而进行杜撰,产生虚构或错构,并坚信不疑,予以相应的情感反应,患者的感知思维内容、警惕性、注意和行为往往相对保持完整。另外可有轻微的知觉功能减退,自发性言语和动作减少,自知力通常亦受损。

2. 诊断与治疗　由于本征所特有的临床相,一般诊断并不困难。一旦诊断确定,便应认真查找病因,明确病因诊断。确定是否有如慢性酒精中毒、脑外伤、高血压史及脑血管意外、脑部肿瘤、癫痫等,治疗上应针对病因进行,治疗原发性疾病,对任何疑有硫胺缺乏者,应该迅速大量补充,必要时静脉或肌内注射。

第二节　病毒性脑炎所致精神障碍

一、临床病例及诊疗思路

【病例摘要】

患者吕某,男,17 岁,学生。发热、头疼伴意识不清,发作性抽搐 2 次,精神萎靡 1 天。2009 年 5 月患者中午放学,自述借同桌的橡皮,同桌不让用,心情不佳,其母发现其精神萎靡,自述“头痛、乏力”;进餐时突然抽搐发作,发作后不能回忆,少言寡语,不理家人,行为显得幼稚。急送当地医院,再次出现抽搐发作,给予静脉推注地西泮注射液 10mg 后于当天下午转入院。

提问 1:本病临床特点包括:

1. 起病亚急性,发展迅速;
2. 头痛;
3. 精神症状突出;
4. 癫痫数次发作;
5. 神经系统检查阳性发现;

6. 实验室检查阳性发现；
7. 偏瘫；
8. 发热；
9. 记忆、理解判断力减退。

提示：

追问病史，2周前曾患重感冒1次，未曾正规治疗。入院体查：急性病容，意识清晰度降低，T 39℃，P 100次/分，R 20次/分，BP 110/76mmHg。双侧Babinski征及Gordon征阳性，Kernig征可疑。精神状况检查：意识不清，目光呆滞，面无表情，缄默不语，对亲人和同学呼唤无动于衷，双上肢及下肢肌张力呈齿轮样增高，存在主动和被动性违拗。未见不自主活动。

提问2：根据以上信息，临床上诊断时可以排除哪些疾病？

1. 颅脑肿瘤伴发精神障碍；
2. 癫痫所致精神障碍；
3. 病毒性脑炎所致精神障碍；
4. 癔症；
5. 急性心因性反应；
6. 脑血管病所致精神障碍；
7. 精神活性物质所致精神障碍。

提问3：急需做哪些辅助检查？

1. 血常规；
2. 脑电图；
3. 颅脑CT；
4. 颅脑MRI；
5. 脑脊液检查；
6. 胸部正侧位片；
7. 生化全套；
8. 肝功能。

提示：

入院后检查示：血常规：Hb 11.3g，WBC $6800/mm^3$，N 77%，L 23%。脑脊液：压力$200mmH_2O$，无色，透明，无薄膜，潘迪试验弱阳性，白细胞总数$56/mm^3$，其中单核$52/mm^3$，多核$7/mm^3$，蛋白69.5mg%，葡萄糖58.5mg%，氯化物692.8mg%。脑电图：高度异常，基本波幅中波幅(40～50毫伏)9～9.5秒节律，调节可，各导联大脑前半球出现中-特高波幅(50～180毫伏)1.5～3秒的δ波，部分呈中波幅5～6秒θ，以双额区波幅最高，部分波幅左侧高于右侧约30%。

提问4:该患者应该考虑诊断为

1. 癫痫所致精神障碍;
2. 病毒性脑炎所致精神障碍;
3. 脑血管病所致精神障碍;
4. 躯体疾病所致精神障碍;
5. 精神活性物质所致精神障碍。

提示:

入院后处于昏睡状态,每天有2~3次局灶及肌痉挛样抽搐发作,不能进食,营养基本靠鼻饲流质及静脉营养维持,并给予抗感染,抗病毒,支持对症治疗,病情加重,意识障碍呈进行性波动,出现一会儿认识父母及亲人同学,一会儿又不认识,发作后先躁动不安,双上肢可见怪异动作,不言不语。双侧肢体肌张力增高,肌力下降,Babinski征和Gordon征及Kernig征阳性。因呼吸困难行气管切开。病情加重,医治无效死亡。

提问5:如果该例以精神症状为首发症状,当患者出现下列哪些症状时应考虑是病毒性脑炎

1. 发热、头痛;
2. 抽搐发作;
3. 意识障碍;
4. 精神异常;
5. 出汗;
6. 神经系统体征。

提问6:本病例反映病毒性脑炎后锥体外系最突出的体征是(选一项)

1. 双侧Babinski征阳性;
2. 双侧Gordon征阳性;
3. 四肢腱反射活动略亢进;
4. 肌张力增高的易变性;
5. Kernig征可疑;
6. 双上肢不自主运动。

提问7:进一步明确诊断需要做的检查是

1. 血清学检查;
2. 头颅CT及MRI;
3. 脑地形图;
4. 脑组织活体检查;
5. 肌电图;
6. 脑脊液病毒分离;
7. 脑超声检查。

提问8:引起病毒性脑炎最严重的病毒是(选一项)

1. 腮腺炎病毒;

2. 脊髓灰质炎病毒；
3. 科萨奇病毒；
4. 单纯疱疹病毒；
5. 流感病毒；
6. 埃可病毒；
7. 淋巴脉络膜病毒。

提问 9：本病例死亡的可能原因是

1. 心力衰竭；
2. 脑疝；
3. 肾衰竭；
4. 肝功能衰竭；
5. 造血系统衰竭；
6. 呼吸功能衰竭。

提问 10：本病例治疗原则是

1. 抗病毒及对症、营养支持治疗；
2. 抗感染及对症、营养支持治疗；
3. 类固醇激素及对症、营养支持治疗；
4. 免疫抑制剂及对症、营养支持治疗；
5. 免疫增强剂及对症、营养支持治疗。

【诊疗及解题思路】

病情回顾：患者吕某，男，17 岁，学生。因发热、头疼伴意识不清，发作性抽搐 2 次，精神萎靡 1 天。2009 年 5 月患者中午放学，自述借同桌的橡皮，同桌不让用心情不佳，其母发现其精神萎靡，自述“头痛、乏力”；吃饭时突然抽搐发作，发作后不能回忆，少言寡语，不理家人，行为显得幼稚。急送当地医院，再次出现抽搐发作，给予静脉推注地西泮注射液 10mg 后于当天下午转入院。

该例患者临床特点，急性起病，而非亚急性；由于该患者起病后，在 24 小时内有数次癫痫发作，并有头痛、发热等前驱症状，精神症状突出，进一步出现抽搐发作，具体体格检查未提供是否有病理征。故提问 1 的有效答案为头痛、精神症状突出、癫痫数次发作、发热、记忆、理解判断力减退。

经过进一步完善病史，该患者 2 周前曾患重感冒 1 次，未曾正规治疗。入院体查：急性病容，意识清晰度降低，T 39℃，P 100 次/分，R 20 次/分，BP 110/76mmHg。双侧 Babinski 征及 Gordon 征阳性，Kernig 征可疑。精神状况检查：意识不清，目光呆滞，面无表情，缄默不语，对亲人和同学呼唤无动于衷，双上肢及下肢肌张力呈齿轮样增高，存在主动和被动性违拗。未见不自主活动。根据以上信息，临床上诊断病毒性脑炎所致精神障碍的可能性较大，但需要与颅脑肿瘤伴发精神障碍、癫痫所致精神障碍、癔症、急性心因性反应、脑血管病所致精神障碍以及精神活性物质所致精神障碍相鉴别。因病史中未提及是否存在癫痫病史，故不能完全排除。急性起病，但无颅压逐渐升高等迹象，故颅脑肿瘤伴发精神障碍可以排除；尽管病史中存在一定的心理因素，但远构不成心因性反应的应激事件的性质。故提问 2 的有效答案为：颅脑肿瘤伴发精神障碍，癔症，急性心因性反应，脑血管病所致精神障碍，精神活性物质所致精神障碍。

在首诊时，急需做检查的目的是为了尽快明确诊断，制订合理的、恰当的治疗过方案。结合该患者的病史急需检查有血常规、床旁脑电图、脑脊液检查。而其他检查患者可能因不能配合而不能做，或者不急需做。故提问3的有效答案为血常规、床旁脑电图、脑脊液检查。

根据该患者临床特点，患者既往体健，无癫痫发作史，本病起病急，发作前有发热和头痛等前驱症状，病情呈进行性加重，且发作间歇期呈现越来越短特点，间歇期精神障碍持续时间短暂，且脑脊液压力增高，白细胞和蛋白均增加，神经系统检查发现右侧肢体呈上运动神经元不完全瘫痪；脑电图呈高波幅慢波，虽经早期抗病毒及对症支持治疗，但病情却呈进行性加重，因此可以排除癫痫所致精神障碍、躯体疾病所致精神障碍及脑血管病所致精神障碍；本病例既往无脑血管病史，病情急，来势凶猛，意识障碍程度较深，因此可排除脑血管病所致精神障碍，故提问4的有效答案可考虑诊断病毒性脑炎所致精神障碍。

在临床上，有些病毒性脑炎早期出现的突出表现是精神症状，如幻觉、妄想、抑郁、轻躁狂等，通常被送往精神科诊治，直到出现发热、头痛、意识障碍、抽搐发作和神经系统体征才考虑为病毒性脑炎。所以提问5的有效答案为发热、头痛、抽搐发作、意识障碍、神经系统体征。

神经系统检查中Kernig征是反映脑膜刺激征，Babinski征、Gordon征、四肢腱反射活动亢进、肌张力增高、双上肢不自主运动均为锥体外系体征。病毒性脑炎由于病毒逐渐侵犯大脑、脑干和小脑，所以可以出现上述所有体征。肌张力增高的易变性，时隐时现，时而上肢，时而下肢是本病例最突出的体征，而病毒性脑炎肌张力改变具有此特征，进一步支持病毒性脑炎诊断，所以提问6的有效答案为肌张力增高的易变性。

临床上实验室及辅助检查中CT和MRI对于脱髓鞘脑炎检查有一定价值；脑超声检查对于急性期发生一侧脑病变或较重脑水肿者，可见中线移位；血清学抗病毒抗体检查和脑脊液病毒分离能够进一步明确脑炎病毒类型，多数情况下血清免疫学检查和病毒检查并不能够有阳性发现，如果有阳性发现就可以进一步确诊，但是该例根据临床特点、实验室检查及脑电图检查比较符合病毒性脑炎诊断。提问7的有效答案为血清学检查、头颅CT及MRI、脑组织活体检查、脑脊液病毒分离、脑超声检查。

在常见的病毒性脑炎中，单纯疱疹病毒多侵犯颞叶和额叶，大脑皮层受损体征出现早而且严重，且精神症状和失语也较为严重，严重者可呈现深昏迷去皮层状态。所以提问8的有效答案为单纯疱疹病毒。

该患者病情来势凶猛，转科至神经内科后第2天就进行气管切开，可能是脑组织炎症水肿已经影响呼吸功能，考虑可能是脑疝影响了呼吸中枢和心血管中枢所致。所以提问9的有效答案为心力衰竭、脑疝、呼吸功能衰竭。

提问10的有效答案为针对病毒性脑炎的治疗主要采用抗病毒及对症、营养支持治疗。

二、病例相关理论知识

病毒性脑炎又称病毒性脑膜脑炎，是病毒所致脑实质和脑膜炎症。本病一年四季均有发生，故又有散发性脑炎之称。由于病毒侵犯的部位和范围不同，病情可轻重不一，形式亦多样。临床上主要表现为脑实质损害的症状和颅内高压症状，如发热、头痛、呕吐、抽搐，严重者出现昏迷。该病多属自限性疾病，但部分病例可有后遗症。

1. 病因　很多病毒都可以引起脑炎，其中最为常见的病毒，即柯萨奇病毒和埃可病毒，其他有单纯疱疹病毒、水痘病毒、腮腺炎病毒、风疹病毒、麻疹病毒、EB病毒等。巨细胞病毒感染多数为胎内感染。

2. 临床分型　可分急性病毒性脑炎、慢病毒脑炎和传染后脑炎3类：①急性病毒性脑炎：是各种病毒侵入脑组织引起的急性炎症。常见的有疱疹病毒性脑炎、肠道病毒性脑炎和其他病毒所致的脑炎（流行性腮腺炎脑炎、艾滋病脑炎、腺病毒脑炎等）。②慢病毒脑炎：是由慢病毒引起，病变呈慢性、进行性。最后，患者因丧失脑功能而致残或死亡，如库鲁病（寒战样震颤病）和克罗伊茨费尔特-雅各布病。③传染后脑炎：是感染病毒或接种疫苗后，当时不出现脑炎症状，经过一段时间后才出现脑炎的临床表现。

3. 临床表现

（1）一般表现：儿童多见，成人也可罹患。多为急性起病，出现病毒感染全身中毒症状如发热、畏光、肌痛、食欲减退、腹泻和全身乏力等；以及脑膜刺激征如头痛、呕吐、轻度颈强和Kernig征等。患儿病程常超过1周，成年患者持续2周或更长。患者可表现为精神改变，如整天想睡，精神差，或乱吵乱叫，或不省人事；有的则出现手、脚瘫痪。对于轻型患者，甚至危重患者，只要及时治疗，预后将是良好的；若病情危重又不及时来医院抢救，后果将是严重的，可导致死亡或留有严重的后遗症，如瘫痪、智力低下、继发癫痫等。

（2）特殊表现：临床表现可因患者年龄、免疫状态和病毒种类及亚型的不同而异，也由于感染的病毒的种类不同，临床表现亦有轻有重，预后也各异。如幼儿可出现发热、呕吐、皮疹等，颈强较轻甚至缺如。不同病毒种类及亚型的临床表现差异主要有：①弥漫型脑炎常先有全身不适，很快即出现昏迷、惊厥，同时伴有发热；②脑干型脑炎常有面神经瘫痪、呛咳、吞咽困难、肢体麻木、无力和（或）动眼神经麻痹、假性延髓性麻痹等表现；③疱疹性病毒脑炎皮肤有疱疹；柯萨基病毒和埃可病毒脑炎时可有皮疹、心肌炎、手足口病等，如病变累及脑膜（脑膜脑炎），出现脑膜刺激征阳性。④肠道疾病71型脑膜炎可见手-足-口综合征；⑤埃可病毒9型脑膜炎可出现非特异性皮疹；⑥假肿瘤型脑炎常有头痛、呕吐、肢体活动差或瘫痪、失语、精神症状，以及颅内高压等。同时注意原发病症状，如腮腺炎病毒脑炎伴有腮腺肿大。

4. 诊断

（1）病史询问：有无发热、头痛、呕吐、意识障碍、各类型癫痫发作或瘫痪。注意有无精神失常、智力减退，以及定向力、记忆力、理解判断等障碍。起病缓急，病程长短，有无缓解。病前有无咳嗽、腹痛、腹泻。

（2）神经检查：注意有无视力障碍、视神经盘水肿、眼肌瘫痪、听力减退、吞咽困难、肢体瘫痪、病理反射、肌张力改变、共济失调、不自主动作（震颤、舞蹈样动作、手足徐动）、感觉障碍、大小便潴留、失禁及脑膜刺激征等。

（3）精神状况检查：注意有无兴奋、缄默、违拗、木僵、情绪不稳、错觉、幻觉、言语及思维障碍、痴呆，意识状态如何。

（4）辅助检查

1）一般检查：血、尿常规，血沉，脑脊液压力、常规、生化、细胞学、免疫急性病毒性脑炎球蛋白（IgG、IgA、IgM）测定。

2）脊椎（腰椎）穿刺：取10～20ml的脑脊液去做检验，了解是否存在炎症现象，并且做细菌或病毒培养，做病原学检测。

3）影像学检查：脑CT或MRI检查。做脑部的电脑断层扫描可以检查看出脑部发炎部位和情形，以及可看出是否是因为脑出血、水肿或肿瘤等其他因素而引起头痛和颅内压升高

(导致恶心、呕吐)的状况,可先做初步判别;而主要仍需施行脊椎(腰椎)穿刺,做脑脊髓液的化验,以确认炎症的反应和病原的种类。

4)电生理检查:脑电图、脑诱发(视觉、听觉、体感)电位。

5)病毒感染的免疫学检查:用ELISA或PCR方法检测血及脑脊液中单疱病毒。取双份血清作流行性乙型脑炎、腺病毒、麻疹病毒、脊髓灰质炎、流行性感冒病毒等的补体结合试验、血凝抑制试验以及腺病毒免疫荧光检查、脊髓灰质炎中和试验、流行性感冒病毒感染简易快速诊断。

6)作脑活体组织检查(免疫荧光检查、分离病毒、病理组织学检查)。

5. 治疗　治疗原则:主要是对症治疗、支持疗法和防治合并症。

(1)一般治疗:卧床休息,保持呼吸道通畅,必要时吸氧、吸痰,注意保暖,供给一定的水分、营养及电解质。肾上腺皮质激素,常用地塞米松,0.25~0.5mg/(kg·d),静脉滴注,急性病毒性脑炎患者使用7~14天可减轻症状,降低颅内压力。疱疹病毒脑炎则禁用。

(2)对症治疗:①糖皮质激素:氢化可的松200~400mg或地塞米松10~20mg,加于5%葡萄糖液500ml内静脉滴注,5~7天为1个疗程;②脱水利尿:20%甘露醇250ml静脉滴注,2~4次/天,疗程视病情而定;或用甘油果糖500ml静脉滴注,2次/天;③降温:以物理降温为主;④抗癫痫治疗;⑤抗精神病药:对精神运动性兴奋,可给奥氮平、阿立哌唑或喹硫平等,剂量应个别化;⑥必要时,减压手术。

(3)抗病毒治疗:①单疱病毒脑炎须及早用药,应使用阿昔洛韦;②阿糖腺苷应早期应用,适用于带状疱疹脑炎,副作用有骨髓抑制、厌食、呕吐、口炎、脱发和腹泻等;③干扰素,疗程视病情而定,早期应用;④转移因子。

(4)中药治疗:①疏风清热解毒方;②清开灵注射液;③单味中药板蓝根等。

6. 预防　平时加强身体锻炼,提高抗病能力,预防感冒与肠道感染,一旦患病,应及时有效地治疗,防止其恶化。按时接种麻疹、风疹、腮腺炎等疫苗;灭蚊、防蚊、预防接种乙型脑炎疫苗。出现下列情况:高热,严重的头痛、呕吐、脖子痛,特别是向前低头时,感到脖子僵硬,皮肤上出现红色不规则瘀点或紫疹、惧光、嗜睡和妄想、婴儿囟门突出。婴儿突然爆发尖锐哭叫等,应及时就诊,以免贻误病情。

第三节　克罗伊茨费尔特-雅各布病

一、临床病例及诊疗思路

【病例摘要】

患者,男,65岁。出现肌肉抽动、记忆力丧失、不认识家人3个月来院就诊。3个月前,患者自诉头疼、头晕,乏力。病情逐渐加重,神经检查体征有复视、眼震、轮替试验指鼻试验不能,共济失调。脑电图检查显示:α波减少,出现Q波和δ波。脑脊液常规无色、透明,凝固性:12~24小时内不凝固。头颅CT可见脑萎缩,脑池宽、脑回小。

提问1:该患者目前最可能的诊断为?

1. 抽动障碍;
2. 阿尔茨海默病;

3. 病毒性脑炎；
4. 帕金森病；
5. 克罗伊茨费尔特-雅各布病；
6. 脑出血。

提问2：该患者诊断克罗伊茨费尔特-雅各布病的依据是？

1. 连续观察脑电图出现三相波和周期性同步发放；
2. 脑组织活检见典型海绵状改变；
3. 进行性痴呆；
4. 无动性缄默；
5. 病程短于2年；
6. 脑脊液14-3-s蛋白阳性；
7. 具有典型临床症状和体征(锥体束征和锥体外束征)。

提问3：临床上该病需与哪些疾病相鉴别？

1. 阿尔茨海默病；
2. 匹克病；
3. 亨廷顿舞蹈病；
4. 帕金森病痴呆；
5. 脑血管性痴呆；
6. 病毒性脑炎；
7. 急性一氧化碳中毒。

提问4：对于该患者有效的治疗措施为？

1. 抗精神病治疗；
2. 心理治疗；
3. 支持对症治疗；
4. 抗感染治疗；
5. 饮食治疗；
6. 运动疗法。

提问5：下列关于本病的预后描述正确的是？

1. 预后不良，多在发病后3～12个月死亡，绝大多数2年内死亡；
2. 预后不良，常因营养不良、肺炎等并发症或衰竭死亡；
3. 如能及时治疗，多数患者可得缓解，或在相当长时期内痴呆进展不明显；
4. 合理用药可延缓病程；
5. 病程持续，多由于并发感染而死亡；
6. 有效缓解症状，部分患者可达临床痊愈。

【诊疗及解题思路】

病情回顾：患者，男，65岁。出现肌肉抽动、记忆力丧失、不认识家人3个月来院就诊。3个月前，患者自诉头疼、头晕，乏力。病情逐渐加重，神经检查体征有复视、眼震、轮替试验指鼻试验不能，共济失调。脑电图检查显示：α波减少，出现Q波和δ波。脑脊液常规无色、透明，凝固性：12～24小时内不凝固。头颅CT可见脑萎缩，脑池宽、脑回小。

根据临床表现，该患者65岁起病，前驱症状类似感冒，头疼头晕，疲倦乏力，逐渐出现神经系统症状。辅助检查脑电图检查α波减少，相继出现α波减少消失，出现θ波和δ波，对诊断对经典型克雅病具有重要辅助价值。头颅CT早期无异常改变，该患者目前可见脑萎缩，脑池宽、脑回小均支持克雅病的诊断。故提问1的有效答案为克雅病。

克雅病诊断标准分肯定诊断、可能诊断和可疑诊断。肯定诊断为：①具有典型临床症状和体征（锥体束征和锥体外束征）；②具有连续观察脑电图出现三相波和周期性同步发放；③脑组织活检：典型的海绵状改变，淀粉样蛋白斑沉积。可能诊断为：①进行性痴呆；②典型脑电图三相波和PSD；③脑脊液14-3-s蛋白阳性，临床病程<2年；④具有以下临床症状4项中2项者：肌阵挛抽动；视觉或小脑障碍；锥体束征/锥体外束征；无动性缄默。可疑诊断为与可能诊断临床表现相似，但无典型脑电图所见或有不典型脑电图改变，病程短于2年。该例患者存在具有典型临床症状和体征（锥体束征和锥体外束征）、进行性痴呆、脑脊液14-3-s蛋白阳性、病程短于2年。

阿尔茨海默病起病缓慢进展性痴呆，病程常为5～10年以上。匹克病老年前期起病缓慢，多有家族史，脑叶萎缩为特点。亨廷顿舞蹈病中年起病，有明显家族史。帕金森病并发痴呆者少见，起病缓慢，以动作缓慢、肌强直、静止性震颤三联症在先，痴呆出现在后。他们均属于中枢神经系统变性病痴呆。脑血管性痴呆为脑血管疾病的转归。该患者诊断过程中，需与阿尔茨海默病、匹克病、亨廷顿舞蹈病、帕金森病痴呆相鉴别。

目前针对克雅病尚无特异性有效的治疗方法。但仍需给予良好的护理和有效的对症治疗及支持疗法。故提问4的有效答案为支持对症治疗。

克雅病85%为散发，预后不良，多数发病后3～12个月死亡。绝大多数在2年内死亡。故提问5的有效答案为预后不良，多在发病后3～12个月死亡，绝大多数2年内死亡。

二、病例相关理论知识

克罗伊茨费尔特-雅各布病（克雅病）是一种罕见的、主要发生于50～70岁人群的可传播的脑病。受感染的人可以有睡眠紊乱、个性改变、共济失调、失语症、视觉丧失、肌肉萎缩、肌阵挛、进行性痴呆等症状，并且会在发病的一年内死亡。该病常有染色体家族遗传倾向。并且目前已有一个新的关于克雅病的报道，证明该病与牛海绵状脑病有潜在的联系。此病的病理学特征包括以小脑和大脑皮层为主的海绵样变性和朊病毒的出现。

1. 流行病学　克雅病潜伏期为1.5～10年，甚至长达40年以上。典型临床表现为进行性发展的痴呆、肌痉挛、小脑共济失调、运动性失语，并迅速发展为半瘫、癫痫，甚至昏迷。患者最终于一年内死于感染或中枢神经系统衰竭。海绵状脑病的病理学特征是该病重要诊断依据之一。自英国1986年确认第一例疯牛病以来，仅英国在1987—1999年间证实的疯牛病就达到17万头以上，而迄今为止有包括亚洲国家日本在内的24个国家已经发现了疯牛病。目前众多证据显示该病是由于牛吃了被TSE感染因子污染的肉骨粉饲料（MBM）引起的。而感染的牛脑、脊髓和视网膜具有高度的感染性。实验感染动物的远端回肠、背根神经节和骨髓也具有一定的感染性。尽管BSE的暴发是由于污染TSE因子的饲料所引起，但并不能完全排除潜在的其他的感染途径，如母牛到小牛的垂直传播、粪便传播等。1996年在英国和法国出现了独特的累及年轻人的新型变异型vCJD患者。vCJD无论在发病年龄、临床表现及病程等方面都明显不同于传统的CJD。而且流行病学和实验室研究方面都高度提示vCJD的出现和BSE高度相关。值得一提的是，vCJD的出现提示了动物源性的TSE因子极有可能突破种属屏障传播给人类，并且大量的资料也显示了疯牛病因子可以通过消化道进入人体，在人体局部消化道的淋巴组织中增殖，并最终定位于中枢神经系统。截至2005年初，全球vCJD患者已经超过180人，主要分布在欧洲，在亚洲的日本、沙特等国家及中国香港地区也出现vCJD患者。最近的资料证明，vCJD可通过输血造成人群之间的传播并导致发病死亡，已经对人类的公共卫生形成了威胁。

2. 病因　病原体被认为是一种独特的不含有核酸的Prion蛋白，以目前还未被认识的机制进行复制，即蛋白本身就储存了生命活动必需的遗传信息。术语“蛋白感染素(prion)”可能是比较合适的名词，而被广泛地接受。人类具有4种蛋白感染素疾病(prion disease，国内曾译为朊病毒或锯蛋白，但这种蛋白质粒子缺乏核酸，称为病毒并不妥当，故现在称为朊毒体)，分别为：克雅病(Creutzfeldt-Jakob disease，CJD)、Gerstmann-Staussler-Scheinker综合征(GSS)、库鲁病、致死性家族性失眠症；动物有5种此类疾病，分别为：绵羊和山羊的瘙痒病、传染性水貂脑病、北美长耳鹿和驼鹿的慢性消耗性疾病、感染家猫的猫科动物海绵样脑病、牛海绵样脑病(BSE，也称疯牛病)。在20世纪90年代后期，一种新型的克雅病——变异克雅病(nvCJD)出现了，并认为与牛海绵样脑病有关。在进入人类脑内后可以保持静止状态长达15年，可一旦朊病毒受到刺激了，疾病便会发作，并在短短的12~18个月内导致死亡。

3. 发病机制　迄今为止，医学界对克雅病的发病机制还没有定论，也未找到有效的治疗方法。但专家们普遍认为，克雅病或变异性克雅病的传播方式主要为家族遗传、手术时接触受朊病毒污染的器械(朊病毒可以幸存于通常为外科器械消毒的高压灭菌器)、注射直接来源于人类脑下垂体的生长激素而感染，以及食用被污染了的牛肉或牛脊髓等。医学界目前还不能在患者活着时确诊变异型克雅病，主要办法是在患者死后进行活组织解剖，分析患者大脑中是否存在朊病毒。需要注意的是，朊病毒并非真正的病毒，因为其本质上是一种蛋白质，而不含有病毒所具备的核酸物质。因此有学者认为朊病毒并不是一个好的翻译，一般目前常见的翻译为普里阮或者普里昂蛋白。

4. 临床表现　出现的症状包括消沉、协调问题、失忆、情绪不稳、四肢有针刺痛感觉、剧烈头痛、重感冒、脚疼痛、皮肤红肿和短暂失忆。

5. 诊断

(1) 诊断原则

1) 根据进行性痴呆、肌阵挛、锥体/锥体外系功能异常视觉障碍等临床症状和体征，以及脑电图、脑脊液、神经病理学以及病原学等结果，予以诊断。

2) 克雅病患者中枢神经系统组织、眼球组织具有高度感染性，其他组织如扁桃体、脾脏、淋巴结等也具有感染性。在接触上述组织时应注意防护。

3) 尚无任何资料显示克雅病可通过接触传染。

(2) 诊断标准

1) 散发型克雅病：①确诊诊断：具有典型/标准的神经病理学改变，和(或)免疫细胞化学和(或)Western印迹法确定为蛋白酶耐受性PrP，和(或)存在瘙痒病相关纤维；②临床诊断：具有进行性痴呆，在病程中出现典型的脑电图改变，和(或)脑脊液14-3-3蛋白阳性，以及至少具有以下4种临床表现中的两种：a. 肌阵挛；b. 视觉或小脑障碍；c. 锥体/锥体外系功能异常；d. 无动性缄默，以及临床病程短于2年；③疑似诊断：具有进行性痴呆，以及至少具有以下4种临床表现中的两种：a. 肌阵挛；b. 视觉或小脑障碍；c. 锥体/锥体外系功能异常;d. 无动性缄默以及临床病程短于2年;④所有诊断应排除其他痴呆相关疾病。

2）医源型克雅病:在散发型克雅病诊断的基础上具有:①接受由人脑提取的垂体激素治疗的患者出现进行性小脑综合征;或②确定的暴露危险,例如曾接受过硬脑膜移植、角膜移植等手术。

3）家族遗传型克雅病:①家族遗传型克雅病包括家族型克雅病、吉斯特曼-施特劳斯综合征、家族型致死性失眠症;②确诊诊断或临床诊断克雅病患者,具有本病特异的 *PrP* 基因突变,和(或)一级亲属中具有确诊诊断或临床诊断的克雅病病例。

4）变异型克雅病:①病史:a. 进行性神经精神障碍;b. 病程≥6个月;c. 常规检查不提示其他疾病;d. 无医源性接触史;②临床表现:a. 早期精神症状(抑郁、焦虑、情感淡漠、退缩、妄想);b. 持续性疼痛感[疼痛和(或)感觉异常];c. 共济失调;d. 肌阵挛、舞蹈症、肌张力紊乱;e. 痴呆。③临床检测:a. 脑电图无典型的散发型克雅病波型(约每秒出现1次的三相周期性复合波),或未进行脑电图检测;b. MRI 质子密度相出现双侧丘脑后结节部高信号;④扁桃体活检阳性(扁桃体活检不应作为常规检查,在脑电图出现典型的散发型克雅病样波型后不应进行。对临床表现与克雅病相似,而 MRI 未出现双侧丘脑后结节高信号病例的诊断有意义);⑤诊断:确诊诊断:具有①a 和克雅病神经病理学诊断(大脑和小脑广泛的空泡样变及"花瓣样"的 PrP 斑块沉积);临床诊断:具有①和②中的任意4项,和③或①和④c;疑似诊断:具有①和②中的任意4项,和③a。

6. 防治　目前由于常规的消毒方法对致病因子(朊毒体)无效,感染后血清学无法检出,在潜伏期时组织已具有传染性,所以 BSE(疯牛病)和变异型克雅病的防治已受到国际社会的极大关注。美国规定凡是20世纪80年代至90年代期间去过英国或在英国居住超过6个月的人严禁献血。对克雅类病,既无疫苗进行有效免疫预防,也无有效药物治疗。

目前主要针对该病的可能传播途径采取措施进行预防:①医源性克雅病的预防:一方面要防止经献血或捐献器官而传播,另一方面要防止在外科手术特别是神经外科和眼科等手术时因污染的手术器械和用具消毒灭菌不彻底而引起医源性感染。对患者的血液等体液及手术器械等污染物必须彻底灭菌,对含病原因子的动物尸体、组织块或注射器等用品必须彻底销毁。手术器械须用1mol/L NAOH 处理1小时,清洗后再行高压灭菌(134℃)1小时;对带有 PrPsc 的提取液、血液等要用10%漂白粉溶液或5%次氯酸钠处理2小时以上,使其失去传染性。严禁医源性克雅病患者捐献组织器官;医护人员及实验室研究人员应严格遵守安全操作规程,加强防范意识,注意自我保护;②疯牛病和变异型克雅病的预防:禁止用牛羊等反刍动物的内脏骨肉粉作为饲料添加剂喂养牛等反刍动物,以防止病原因子进入食物链。对从有疯牛病发生的国家进口的活牛(包括胚胎)及其制品,必须严格地进行特殊检疫及全面追踪调查,以加强监测工作,防止输入性感染。

第四节　脑血管病所致精神障碍

一、临床病例及诊疗思路

【病例摘要】

孔某,女,76岁。因急起兴奋,易激惹,乱语20个小时入院。患者于20个小时前无明显诱因突然兴奋、话多，自语、自笑，整夜不眠，长时间不停说话，内容多为死去人的事，有时自称为“主席的夫人”，拒绝饮食饮水。大小便未见异常。平素体健，否认高血压、心脏病、糖尿病等病史。体格检查：神志清，T 36.0℃，P 81 次/分，R 20 次/分，BP 96/70mmHg。发育正常，营养中等，自行步入病房，查体合作，心肺检查无异常。伸舌稍左偏，余脑神经无异常。眼底检查：A∶V=1∶2，角膜上缘有老年环。四肢肌力、肌张力正常。四肢腱反射减退，未引出病理反射及脑膜刺激征。

提问1：对于此次就诊的患者，你应该首先考虑诊断为哪些疾病？

1. 癔症；
2. 急性脑血管病所致精神障碍；
3. 高血压脑病；
4. 抑郁症；
5. 脑梗死；
6. 躁狂症；
7. 创伤后应激障碍。

提问2：住院后，患者应该进行下列哪些检查？

1. 详细的神经系统检查；
2. 肝、肾功能；
3. 腰穿；
4. HAMD、HAMA；
5. SCL-90；
6. 血脂、血糖；
7. 脑电图；
8. 颅脑 CT 或 MRI；
9. 心电图。

提示：

精神状况检查：意识清，接触主动，答话切题。情绪不稳，易激惹，指责“小护士”态度不好，辱骂儿媳。兴奋、话多，有夸大妄想，自称为“主席的夫人”。虽然未引出幻觉，但常在床上蒙着被子自言自语。近记忆力尚可，计算力、理解判断力稍差，智能尚可，无自知力。头颅 CT：双侧基底节区及右侧脑室后角区显示多处小片状低密度影，双侧脑室前后角周围呈对称性低密度影。EEG：基本节律，10～12Hz 低中幅 α 节律，多分布于枕顶部，左侧 α 波幅低于右侧，调幅欠齐。常规：左侧半球 α 波少于右侧，左侧半球可见稍多 4～7Hz 低中幅 θ 波散在。HV：基本同背景。脑脊液检查：无色透明，蛋白定性(-)，白细胞数 2 个/视野，氯化物 121mmol/L，蛋白 0.26g/L，葡萄糖 3.22mmol/L。

提问3：根据患者表现及辅助检查等，现在基本上可以确诊哪一种疾病？

1. 多发梗死性痴呆；
2. 急性脑血管病所致精神障碍；

3. 晚发性精神分裂症；
4. 老年期躁狂症。

提问4：脑血管病所致精神障碍有哪些临床特点？

1. 有脑血管病的证据；
2. 病程为进行性加重；
3. 病程为阶梯性加重；
4. 有神经系统损害的体征；
5. Hachinski量表评分一般小于4分；
6. Hachinski量表评分一般大于7分；
7. 早期多发生人格改变；
8. 精神症状与脑血管病疾病相关；
9. 一般无智能损害。

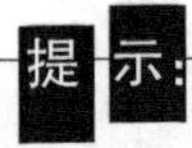

该患者的诊断为急性脑血管病所致精神障碍。

提问5：对于脑血管病所致精神障碍，可以进行哪些治疗？

1. 氯丙嗪75mg/次，3次/天；
2. 氯氮平25mg/次，3次/天；
3. 米安色林30mg/次，1次/天；
4. 舍曲林50mg/次，1次/天；
5. 利培酮0.5mg/次，2次/天；
6. 抗凝治疗　如阿司匹林50mg/天；
7. 改善脑循环等药物的应用；
8. 支持对症治疗。

【诊疗及解题思路】

病情回顾：孔某，女，76岁。因急起兴奋，易激惹，乱语20个小时入院。患者于20个小时前无明显诱因突然兴奋、话多，自语、自笑，整夜不眠，长时间不停说话，内容多为死去人的事，有时自称为“主席的夫人”，拒绝饮食饮水。大小便未见异常。平素体健，否认高血压、心脏病、糖尿病等病史。体格检查：神志清，T 36.0℃，P 81次/分，R 20次/分，BP 96/70mmHg。发育正常，营养中等，自行步入病房，查体合作，心肺检查无异常。伸舌稍左偏，余脑神经无异常。眼底检查：A∶V=1∶2，角膜上缘有老年环。四肢肌力、肌张力正常。四肢腱反射减退。感觉无异常，未引出病理反射。无脑膜刺激征。

此时就诊应该首先考虑诊断为哪些疾病的可能，就该患者的病史特点及所提供的备选答案，分析如下：①该患者为女性，76岁，首次急性起病，起病无明显的精神刺激，所以可以排除急性创伤应激障碍；②该患者过去无“癔症”病史，现在76岁首发“癔症”的可能性较小；③起病来无明显心境障碍，如情感障碍的“三高”或“三低”的表现；故可以排除躁狂症、抑郁症；④高血压脑病：主要表现为急性起病，发病时血压显著升高，舒张压通常在120mmHg以上，表现为剧烈的头痛、抽搐、昏迷、意识障碍、偏瘫、失语等；该患者发病当时测血压 96/70mmHg，故高血压脑病基本也可以排除；⑤该患者 76 岁首次急性起病，起病无明显的精神刺激，精神症状较为突出（如兴奋、话多、自语、自笑、整夜不眠、不停说话等），但是在体格检查时有一定的体征，如伸舌稍左偏，眼底检查：A∶V＝1∶2等，这些结果不能排除有脑部发生急性病变引起精神症状的可能。因此对于此次就诊的该患者，应该首先考虑诊断为（提问 1 的有效答案）急性脑血管病所致精神障碍的可能。

该患者为女性，76 岁，首发精神异常，现在诊断首先考虑有急性脑血管病所致精神障碍的可能。入院后为进一步明确诊断进行治疗详细的神经系统检查，肝、肾功能、血脂、血糖、心电图、脑电图、颅脑 CT（或 MRI）、腰穿及脑脊液等实验室检查，对于明确急性脑血管病所致精神障碍的诊断、鉴别诊断以及治疗前要掌握患者身体的基本情况等这些都是所必需的。心理测验 HAMD、HAMA 分别是汉密尔顿抑郁量表、汉密尔顿焦虑量表，能敏感地反映患者的抑郁、焦虑症状，主要用于观察以抑郁、焦虑为主要表现精神疾病疗效的评定等。SCL-90 又名 90 项症状自评量表，共包括 7 个因子，通过 SCL-90 检查，虽然对于多种精神障碍的诊断与鉴别诊断是有帮助的，但由于患者目前精神症状较为突出（如兴奋、话多、自语、自笑、整夜不眠、不停说话等），不服从管理，所以进行这项检查是难以完成的。因此此次住院后应该进行的检查包括（提问 2 的有效答案）详细的神经系统检查、肝功能、肾功能、腰穿、血脂、血糖、脑电图、心电图、颅脑 CT 或 MRI 等检查。

该例为老年患者，此为缺血性脑血管病的高发年龄，急性起病，以精神病性症状为主要临床相，意识和智能无明显障碍。眼底 A∶V＝1∶2，除伸舌稍左偏及四肢腱反射减退外，神经系统无其他明显体征。生命体征稳定。CT 示多发脑梗死灶，EEG 异常，脑脊液基本正常。上述特点符合急性缺血性脑血管病所致精神障碍：①患者有脑血管病的证据，眼底 A∶V＝1∶2，CT 示多发脑梗死灶；②以精神病性症状为主要临床相，意识和智能无明显障碍。CT 示多发脑梗死灶，应注意与多发梗死性痴呆鉴别，该例脑梗死为非腔隙性梗死，无智能阶梯性或进行性恶化的病程特点，起病急骤，既往无缺血性卒中发作史，故不符合多发梗死性痴呆。该患者尽管起病年龄较晚，表现有分裂症和躁狂症的症状，但是晚发性精神分裂症、老年期躁狂症一般没有明显脑部病变（如脑梗死），因此可以排除。因此根据患者表现及辅助检查等，现在基本上可以确诊（提问 3 的有效答案）为急性脑血管病所致精神障碍。

脑血管病所致精神障碍在脑血管壁病变基础上，加上血液成分或血流动力学改变，可造成脑出血或缺血，导致精神障碍。一般发病急，进展缓慢，常因卒中引起病情急性加剧，代偿良好时症状可缓解，多数患者因反复出现急性脑血管病发作，病程波动呈阶梯样，临床表现多种多样，但最终常发展为痴呆。脑血管病所致精神障碍可有记忆、智能障碍和局限性神经症状体征。多数患者的病程呈阶梯性、波动性变化，有的因脑卒中而恶化，仅少数患者病情可缓解。部分患者伴有高血压病、冠心病、糖尿病、高脂血症等。起病早期人格相对保持完整，但也可出现明显的人格改变，如淡漠、缺乏自控能力，或原有人格特点更突出，如自我中心、偏执或易激惹。Hachinski 量表评分一般大于 7 分。因此，脑血管病所致精神障碍临床特点（提问 4 的有效答案）包括有脑血管病的证据、有神经系统损害的体征，病程为阶梯性加重，Hachinski 量表评分一般大于 7 分，精神症状与脑血管病疾病相关。

脑血管病所致精神障碍的治疗原则包括：改善脑循环、预防脑梗死、促进脑代谢，达到阻止病情恶化、改善及缓解症状的目的。具体治疗方法有：①改善脑循环，增加脑血流量，提高氧利用度的药物，如双麦角碱、氟桂利嗪、烟酸以及中药等。②抗血小板聚集的药物阿司匹林等。③脑代谢赋活剂,能促进脑细胞对氨基酸、磷脂及葡萄糖的利用,增强反应性和记忆力,如吡拉西坦、胞二磷胆碱、ATP、辅酶 A 等。④脑保护药物,如兴奋性氨基酸拮抗剂硫酸镁,自由基清除剂如维生素 E、维生素 C 等。⑤治疗躯体合并症如高血压、糖尿病、高脂血症等。⑥精神药物的应用:有幻觉妄想等精神病性症状,可以应用副作用少(对心血管系统)的小剂量的抗精神病药物。结合本病例,应用利培酮 0.5mg/次,2 次/天较为适合,而该患者年龄大,基础血压偏低(96/70mmHg),如应用氯丙嗪(75mg/次,3 次/天)或氯氮平(25mg/次,3 次/天),均为不妥。如有躁狂或抑郁症状可以对症给予抗躁狂或抗抑郁治疗:抗躁狂可以给予小剂量的碳酸锂或卡马西平。抗抑郁治疗选用新型的抗抑郁剂,如帕罗西汀、舍曲林等。该患者目前没有抑郁症状,故没必要选用抗抑郁药物。因此,脑血管病所致精神障碍可以选用的治疗(提问 5 的有效答案)包括利培酮(0.5mg/次,2 次/天)应用,抗凝治疗(如阿司匹林 50mg/d 等),改善脑循环等药物的应用,对症支持治疗等。

二、病例相关理论知识

脑血管病所致精神障碍是在脑血管壁病变基础上,加上血液成分或血流动力学改变,可造成脑出血或缺血,导致精神障碍。一般进展较缓慢,病程波动多呈阶梯样,常因卒中引起病情急性加剧,代偿良好时症状可缓解,因此,临床表现多种多样,但最终常发展为痴呆。根据起病形式、病变损害部位以及临床表现等特点可以分为急性脑血管病所致精神障碍、皮层性血管病所致精神障碍(多梗死血管性痴呆,以皮层病变为主)、皮层下血管病所致精神障碍以及皮层和皮层下血管病所致精神障碍等。脑血管病所致精神障碍临床上以血管性痴呆(vascular dementia,VD)最为常见,现在详述如下:

1. 病因机制和危险因素

(1) 病因:①动脉粥样硬化;②动脉炎,包括感染性、结缔组织病性脉管炎等;③血液系统疾病和血液流变学异常:如高脂血症、高蛋白血症、红细胞增多症、血小板减少性紫癜等;④血流动力学改变:如高血压、低血压、心力衰竭、冠心病以及心房纤颤等;⑤其他:如颈椎病等导致的脑供血不足等。

(2) 病理改变:对于 VD 患者,肉眼可见大脑有局限性或广泛性萎缩,伴脑膜肥厚粘连等。神经影像学和尸体解剖发现 VD 有多种病理形态学改变:①多发性脑梗死型痴呆是双侧大脑中动脉、大脑后动脉等供血范围内的皮质和皮质下白质及基底节散在多发大梗死灶;②关键部位梗死型痴呆,是丘脑、海马、角回及额叶底面、双侧大脑半球或主侧半球等中、小梗死或缺血灶;③小血管梗死型痴呆,如宾斯旺格病(Binswanger’s disease)伴有多腔隙状态以及多发皮质-皮质下小梗死灶、多发小出血灶或梗死瘢痕引起皮质颗粒萎缩症。

(3) 病理机制:脑血管病所致精神障碍的病因是脑血管的病变,其发病机制非常复杂,是多种脑血管疾病的结果。主要病理过程是在脑血管壁病变基础上,加上血液成分或血流动力学改变,导致脑缺血性或出血性病变。有人认为多发小梗死灶对痴呆发生有重要作用,小梗死灶越多,出现痴呆的机会越多;也有人认为痴呆的发生与脑梗死的容积有关,当容积超过 50ml 时常发生痴呆。

(4) 危险因素:一类是无法干预的因素,如年龄、遗传等。另一类是可以干预的因素:如①血压异常:主要是血压增高,它是脑血管病变最重要的危险因素之一,不论年龄大小以及任何一种类型的脑血管病与血压增高等密切相关；②心脏病：如风湿性心脏病、急性细菌性心内膜炎和心律失常等均增加脑血管病的发病机会；③糖尿病：如糖尿病患者发生脑血管病的危险性比血糖正常者高一倍；④吸烟、酗酒等。

2. 临床表现　血管性痴呆的早期症状表现为头痛，头晕、肢体麻木、失眠、乏力、耳鸣等较为常见。此外患者可有注意力不集中、记忆力下降、情绪不稳、易于激动、自我控制能力减弱、情感脆弱以及轻度抑郁等。血管性痴呆的认知功能损害常有波动性，开始可能仅出现近记忆障碍，但在相当长的时间内自知力存在，能知道自己有记忆力下降等，患者常试图努力弥补，如准备备忘录等，有的为此产生焦虑或抑郁等。患者的智能损害（痴呆）：早期多为局限性认知功能损害，如计算、命名困难等；而一般的推理、判断以及人格等可能相对保持较好。智能损害进一步发展，即可以进入典型的痴呆状态，有明显的情绪不稳、激惹性增高，可以因为微不足道的事而哭泣或大笑，称为“情感失禁”。晚期可以出现强制性哭笑，或情感淡漠及严重的痴呆状态。部分患者可出现感知觉障碍及思维障碍，产生各种妄想，如关系、被害、疑病、嫉妒、被窃妄想等。在疾病不同时期，患者常常可以有局限性神经系统症状体征：如假性延髓性麻痹、构音困难、吞咽困难、中枢性面瘫、程度不同的偏瘫、偏盲、失语、失用或失认、癫痫发作、尿失禁、共济失调及锥体束征等。病程呈跳跃性加剧和不完全缓解相交替的所谓阶梯式进行为特点。可以长达数年甚至更久。最终多数患者因反复出现急性脑血管病发作或冠心病发作或继发感染死亡。

3. 诊断与鉴别诊断　诊断要点：①有高血压和脑动脉硬化的证据；②有短暂脑供血不足或卒中发作史；③起病相对较急；④波动性病程阶梯性进展；⑤早期临床表现以情绪不稳和近记忆障碍为主，人格在较长时间内保持完整；⑥常伴有脑局灶性损害体征；⑦神经影像学有特殊异常发现；⑧可以排除其他病变造成的结果，如阿尔茨海默病等。

4. 治疗

（1）针对脑血管病治疗（可参考其他书籍神经病学有关章节）。

（2）针对动脉粥样硬化、高血压等躯体合并症治疗（可参考其他书籍内科学有关章节）。

（3）针对精神障碍的治疗：对兴奋躁动、幻觉、妄想常选用抗精神药物治疗，躁动者可对症给予以利培酮、奥氮平、喹硫平等新型抗精神病药物。严重兴奋者也可以给予小剂量的氟哌啶醇等肌内注射，但不宜用药过久。抑郁、焦虑症状明显时可以给予抗抑郁或抗焦虑剂，抗抑郁应选用新型的抗抑郁剂，以免加重对认知功能的损害等。

第五节　癫痫所致精神障碍

一、临床病例及诊疗思路

【病例摘要】

李某，男，24 岁，初中学历，未婚。3 个月来发作性不认识家人，焦虑不安，发脾气、冲动、打人、乱跑，在当地医院就诊，具体诊疗不详，病情好转。1 个月前因为劳累病情再次加重，间断出现胡言乱语，诉感觉到地球要爆炸了，电视上演的节目内容都是在演他自己，恐惧、心烦、冲动、打人、毁物，有时说不想活了，有时还连续数小时神志不清，不认识家里的人，清醒时基本如病前,在当地医院按“精神分裂症”,服氯丙嗪、氯氮平等治疗10余天(剂量不详),症状不见好转,今来就诊。

提问1:根据患者目前情况,首诊医生在接诊时应该重点询问哪些相关病史?

1. 疫区的生活史;
2. 病前有无脑外伤的历史;
3. 起病前、后人格变化情况;
4. 既往有无类似发作史;
5. 职业史;
6. 家族中有无类似病史;
7. 病前有无颅内感染史;
8. 智能发育情况。

提问2:进行精神状况检查的目的是什么?

1. 获取必要的医疗信息,以便确立正确的诊断;
2. 从完整的人的角度全面了解患者;
3. 了解患者所处的环境,以便侧面了解患者的隐私;
4. 形成良好的医患关系;
5. 向患者进行初步的精神卫生知识宣教,让患者了解自己的病情;
6. 发现患者的违纪行为;
7. 注意提高患者的依从性。

提问3:造成精神疾病诊断不一致的原因有哪些?

1. 患者自身差异;
2. 观察差异;
3. 地域差异;
4. 信息差异;
5. 表达差异;
6. 治疗差异;
7. 标准差异;
8. 时间差异;
9. 机会差异。

提问4:在国际上常用的诊断标准系统中,关于多轴系统诊断正确的是:

1. 采用不同层面或纬度来进行诊断的一种诊断方式;
2. 将器质性精神疾病与功能性疾病分开诊断;
3. 在DSM系统是五轴诊断,但是以轴Ⅰ和轴Ⅱ诊断为主;
4. 轴Ⅰ:临床症状群;
5. 轴Ⅱ:个性障碍及发育障碍;
6. CCMD-3采用五轴诊断;
7. 轴Ⅲ:躯体疾病或状况;
8. 多轴诊断系统就是等级诊断;
9. DSM-Ⅳ中关于精神分裂症的亚型分类保留了传统的单纯型的诊断。

提示:

在对患者进行入院体检时,患者突然双目凝视,呼之不应,四肢抽搐,历时1分钟。

提问5:作为现场医生,对此急症应该立即作何处理?

1. 防止坠床损伤;
2. 立即肌内注射利血平;
3. 将毛巾或手帕等物塞入齿间;
4. 扣好衣领、腰带;
5. 保持呼吸道通畅;
6. 保护下颌、四肢,防止关节脱臼;
7. 解开衣领、腰带;
8. 立即吸氧。

提问6:关于癫痫及癫痫所致的精神障碍,临床描述正确的是?

1. 反复发作性的昏迷;
2. 反复发作性的精神障碍;
3. 指反复发作脑神经原异常放电而引起的一过性、发作性的临床综合征;
4. 大部分有遗传史;
5. 脑电图有棘波、棘慢波的发放是诊断的重要依据;
6. 原发性癫痫发作间期神经系统无阳性体征;
7. 临床上对智能、人格无特殊影响。

提问7:关于癫痫所致的精神障碍临床发作类型,描述正确的是?

1. 发作前精神障碍;
2. 癫痫性智能障碍;
3. 发作间期精神障碍;
4. 癫痫人格改变;
5. 精神分裂症样障碍;
6. 发作时精神障碍;
7. 发作后精神障碍;
8. 自动症;
9. 朦胧状态;
10. 其他。

提问8:关于癫痫发作的国际分类,正确描述是?

1. 部分性发作;
2. 全面性发作;
3. 简单部分性发作可以没有意识丧失;
4. 全面性发作大部分伴有意识丧失;
5. 精神运动性发作属于癫痫的持续状态;

6. 复杂部分发作可以存在意识障碍；
7. 发作后持续伴有高热就是癫痫的持续状态。

提问9:关于癫痫发作的治疗正确描述是?

1. 治疗的目标是控制发作；
2. 使获得最佳的生活质量；
3. 单一用药；
4. 联合用药比单一用药能迅速控制症状；
5. 症状控制后一年就可以停药；
6. 密切观察药物的不良反应；
7. 开始剂量要足够大；
8. 症状控制后脑电图正常是停药的依据；
9. 由于药物的副作用大,所以不能长期用一种药,要定期更换。

【诊疗及解题思路】

病情回顾:李某,男,24岁,初中学历,未婚。3个月来发作性不认识家人,焦虑不安,发脾气、冲动、打人、乱跑,在当地医院就诊,诊断治疗不详,病情好转。1个月前因为劳累病情再次加重,间断出现胡言乱语,诉感觉到地球要爆炸了,电视上演的节目内容都是在演他自己,恐惧、心烦、冲动、打人、毁物,有时说不想活了,有时还连续数小时神志不清,不认识家里的人,清醒时基本如病前,在当地医院按"精神分裂症",服氯丙嗪、氯氮平等治疗10余天(剂量不详),症状不见好转,今来就诊。

精神疾病的诊断主要参照病史及现场精神状况检查,根据该题所提供的病史资料,该患者有以下特点:①病情阵发加重,病程为阶段性;②患者的精神症状表现有神志不清,不认识家里的人,因此它有可能伴有意识障碍;③自动发作,自动终止;④精神症状以恶劣的情绪障碍及多疑为主,如严重的恐惧、心烦及冲动、打人、毁物的行为障碍等;⑤单纯的抗精神病药物(如氯丙嗪、氯氮平等)治疗基本无效。因此根据患者目前情况要对该患者作出明确的诊断,首诊医生要详细询问有无对患者的大脑生理功能直接或间接损伤各种病因,所以疫区的生活史、病前有无脑外伤的历史、起病前后人格变化情况、既往有无类似发作史、职业病史、家族中有无类似病史、病前有无颅内感染史、智能发育情况等病史,所有这些对医生能否作出正确的诊断都是必要的。因此接诊时应该重点询问患者的(问题1的有效答案为)疫区的生活史、病前有无脑外伤的历史、起病前后人格变化情况、既往有无类似发作史、职业史、家族中有无类似病史、病前有无颅内感染史,以及智能发育情况。

该问题主要考察精神科医生的基本功,要了解作为专业医生最基本的检查常识。精神状况检查的主要目的是:①获取必要的医疗信息以便确立正确的诊断;②从完整的人的角度全面了解患者;③了解患者所处的环境;④形成良好的医患关系;⑤向患者进行初步的精神卫生知识宣教,让患者了解自己的病情。因此精神科医生进行精神状况检查的目的(问题2的有效答案)是获取必要的医疗信息以便确立正确的诊断,从完整的人的角度全面了解患者,形成良好的医患关系,向患者进行初步的精神卫生知识宣教,让患者了解自己的病情。

根据大量的临床研究及专家分析认为:造成精神疾病诊断分歧不一致的原因在临床上归纳为五个方面:①患者自身差异:由于患者在不同的时间出现不同的病情而导致的诊断不一致。如某患者在入院是急性酒精中毒,几天后因为酒精的戒断转变为震颤性谵妄等。

②机会差异：由于患者在不同时间处于同一疾病的不同阶段而导致的不一致，如双相性情感障碍的患者在某一阶段为抑郁相，而在另一阶段为躁狂相。③信息差异：当医生收集患者的资料时，由于信息的来源不同或者收集资料的方式和侧重点不同而导致的诊断不一致。如有的医生获得的患者信息来源于患者不同的家属等，有的则是他人，或有的医生通常注重询问患者的功能和症状方面的情况，而有的医生则注重其他方面。④观察差异：由于医生对存在的某一现象观察和判断的不一致而导致的诊断不一致，如对患者的表情、反应迟钝或某些幻觉体验能否观察到并给予正确的判断。⑤标准差异：由于缺乏严格、系统并具有明确操作性定义的诊断标准或者是由于诊断标准的内涵标准和排除标准的差异而导致的诊断不一致。因此，造成精神疾病诊断不一致的原因（问题3的有效答案）为：患者自身差异、观察差异、信息差异、标准差异，以及机会差异。

多轴诊断是采用不同层面或纬度来进行诊断的一种形式，它由瑞士精神病学家Essen Moller于1947年提出，把症状学同病因学分开进行分类来解决这个问题。他认为，这样不仅能辨认出有相同的病因（如感染）所引起不同症状的病例，还可以辨认出有不同病因引起相同症状（如谵妄）的病例，而且还可以减少由于不同病因学概念所造成不一致性，也能增加诊断的信息量。DSM-Ⅳ诊断系统中共有五个轴，分别为：①轴Ⅰ：临床症状群；②轴Ⅱ：个性障碍及发育障碍（包括精神发育迟滞、广泛发育障碍、特殊发育障碍等）；③轴Ⅲ：躯体疾病或状况；④轴Ⅳ：社会心理刺激（7分法，0～6分）；⑤轴Ⅴ：一年前最高适应功能水平（7分法，0～6分）。轴Ⅰ和轴Ⅱ与临床密切有关，轴Ⅲ的存在使临床医生注意到躯体状况，它与认识和处理轴Ⅰ的疾病可能有关。轴Ⅳ与轴Ⅴ为特殊临床科研等所设置，以便于制订治疗计划和预测疾病的转归等。DSM-Ⅳ中关于精神分裂症的亚型分类取消了传统的单纯型的诊断。因此，在国际上常用的诊断标准系统中，关于多轴诊断系统正确的包括（问题4的有效答案）有：采用不同层面或纬度来进行诊断的一种诊断方式，在DSM系统是五轴诊断，但是以轴Ⅰ和轴Ⅱ诊断为主，即轴Ⅰ（临床症状群）、轴Ⅱ（个性障碍及发育障碍）、轴Ⅲ（躯体疾病或状况）。

在对患者进行体检时，患者突然表现为双目凝视，呼之不应，四肢抽搐，历时1分钟，应该考虑为“癫痫大发作”的可能。对于“癫痫大发作”的现场急救应该是：防止坠床损伤；将毛巾或手帕等物塞入齿间；解开衣领、腰带等保持呼吸道通畅；保护下颌、四肢，防止关节脱。该问题中所提供的利血平为抗高血压类药物，对癫痫大发作立即肌内注射利血平是没有必要的。癫痫大发作，四肢抽搐，历时1分钟后发作终止，恢复正常，所以吸氧也是没有必要的。因此，作为现场医生，应该立即进行如下急救措施（问题5的有效答案为）：防止坠床损伤，将毛巾或手帕等物塞入齿间，解开衣领、腰带，保持呼吸道通畅，保护下颌、四肢及防止关节脱臼。

癫痫是指反复发作脑神经原异常放电而引起的一过性、发作性的临床综合征。由于累及的部位和病理生理改变不同，导致的精神症状也不尽相同。关于癫痫的遗传学研究结果差异悬殊，大规模的家庭调研结果亦支持遗传因素的观点，但不是大部分有遗传史。在诊断癫痫时大部分通过仔细而详尽的病史便可以由当时的临床表现与经过，作出诊断及其发作的类型，而且临床上可以说现在仍然还没有一种特异性的检查即可以作为诊断癫痫的依据。虽然说脑电图检查有助于诊断，但是在首次检查时有近一半的患者并没有预期的异常发现。不是脑电图必须有棘波、棘慢波的发放。癫痫发作间期神经系统可伴有阳性体征。癫痫性精神障碍大致分为发作性和非发作性精神障碍两种，发作性的精神障碍是一组反复脑电异常放电所致的精神障碍，可以表现为感觉、知觉、记忆、思维、精神运动性发作、情绪变化及短暂的精神分裂症样发作。非发作性精神障碍则表现为慢性精神分裂症样精神病、神经症、人格改变和智能障碍等。癫痫的反复发作临床上可以引起人格改变和智能障碍等。因此，关于癫痫及癫痫所致的精神障碍临床描述正确的（问题6的有效答案）包括：癫痫指反复发作脑神经原异常放电而引起的一过性、发作性的临床综合征，脑电图有棘波、棘慢波的发放是诊断的重要依据。

根据癫痫所致的精神障碍与癫痫发作的时间关系将其分为：发作前精神障碍、发作时精神障碍、发作后精神障碍、发作间期精神障碍。主要特点包括：①发作前精神障碍指部分患者在发作前出现的焦虑、紧张、易激惹、行为冲动、抑郁或一段时间的自主神经功能紊乱等症状。②发作时精神障碍主要包括精神运动性发作、发作性情感障碍及短暂的精神分裂症样发作等。③发作后精神障碍可以发生于任何年龄的患者，但是常见于30～40岁。癫痫发作后的朦胧状态常常发生于全身强直-阵挛性发作及部分癫痫发作后，尤其是强直-阵挛性发作持续状态后。在发作后可以出现意识模糊、定向力障碍、幻觉、妄想及兴奋等症状。④发作间期精神障碍指一组无明显意识障碍，但是精神症状的病期具有迁延性，可以持续数月至数年之久。包括慢性精神病状态：如精神分裂症样精神病、躁狂抑郁症样精神病、神经症样症状、人格改变、职能缺陷及性功能障碍等。因此关于癫痫所致的精神障碍临床发作类型描述正确的类型（问题7的有效答案）包括：发作前精神障碍、发作时精神障碍、发作后精神障碍、发作间期精神障碍。

根据癫痫的国际分类标准将癫痫分为部分性发作、全面性发作和不能分类的发作。部分性发作包括：①简单部分性发作：没有意识丧失；②复杂部分性发作：伴有意识丧失，可以先有意识丧失，也可以有单纯部分性发作转化而来，可以伴有或不伴有自动症，如咀嚼无目的地走动，事后不能回忆；③部分发作继发全面性发作：伴有强直、强直-阵挛或阵挛症状。全面性发作包括：①失神发作：持续数秒，可以伴有或不伴有自动症；②肌阵挛发作：单侧或多个肢体抽动，多为上肢；③强直性发作；④阵挛性发作；⑤强直-阵挛性发作；⑥失张力发作：表现为头部、肢体或（和）身体突然的下垂或跌倒。因此，关于癫痫发作的国际分类正确描述（问题8的有效答案）包括：部分性发作，全面性发作，简单部分性发作没有意识丧失，全面性发作大部分伴有意识丧失，复杂部分发作可以存在意识障碍。

关于癫痫治疗的目标是：完全控制发作，尽量降低药物的不良反应，使患者获得最佳的生活质量。治疗的原则是：①及早用药：一经确诊原则上应及早用药；②一般主张单一药物治疗，但是当一种药物在足够剂量、足够疗程仍不能控制发作，应该换用另外一种抗癫痫药物治疗，如果仍然治疗无效或出现明显的毒副作用，或有两种以上的发作类型时，可以考虑两种药物的联合使用。关于换用药物的原则是：当某一种药物使用至极量，血药浓度亦超出正常的范围仍然不能控制发作，或有严重的毒副作用时，需考虑换药；原则是先加用欲换用的药物，同时两种药物合并使用一段时间（至少超过欲换用药物的5个半衰期时间），然后逐渐停用原来的药物，停用过程需要数周至数月；换药宜至少1周以上的交替时间。停药：应根据发作的类型、既往发作的情况、颅内有无持久性病灶和脑电图异常等来决定；一般原发性癫痫患者完全控制3～5年后，脑电图正常或癫痫波消失方可以考虑停药；停药宜逐渐减量，最好在3～6个月内完成；对于继发性癫痫，有些患者停药困难，个别患者可能要终身服用药物。因此,关于癫痫发作的治疗正确描述包括:治疗的目标是控制发作,使患者获得最佳的生活质量,单一用药,密切观察药物的不良反应。

【拓展思维病例】

张某,男,35岁,未婚,汉族,农民。主因"发作性抽搐25年余,乱语,乱跑1周"入院。患者于25年前首次无明显诱因突然发病,表现发作性跌倒,呼之不应,伴有四肢抽搐、口吐白沫、双眼上翻,每次2~5分钟后自行清醒,醒后对发病时情况不能够回忆。每个月发作1~2次,每次发作情况基本相同。25年来,曾5次住院治疗,均诊断"癫痫"。使用"丙戊酸钠片0.2g,2次/天;拉莫三嗪,50mg/d及苯巴比妥片150mg/d"控制癫痫,"好转"出院。由于患者感觉服药后头晕不适,自行减药,1周来病情加重,表现为发作性跌倒,伴有四肢、口吐白沫、双眼上翻,每次1~3分钟后自行清醒,醒后对于发病时情况不能回忆。每天发作约1次,癫痫发作后患者出现乱语,称有人害他,认为家人对自己不好;情绪低落、烦躁不安,无目的外出乱走。近日,病情加重,称自己全身不舒服,反复要求到医院就诊。肝功能检查:ALT 820.00U/L,AST 618.00U/L,BILD 213.90μmol/L,TBIL 24.70μmol/L,TBA 21.80μmol/L。门诊以"①癫痫所致精神障碍;②癫痫;③肝功能损害"收住,病后饮食、二便正常,体重未见明显改变。

既往史,个人史,家族史:无特殊。

体格检查:生命征正常。面色灰暗,表情僵硬,面唇部多处皮肤擦伤,多处已结痂,上唇部有一处仍稍有发红,少许渗液。

精神状况检查:一般情况:衣着适时,年貌相符,更衣检查合作,意识清楚,定向力准确,接触被动,问话有时不答;生活及治疗在督促下完成。未检查出幻听、幻嗅、幻触、味幻觉、内脏幻觉、运动幻觉、思维鸣响等幻觉。未查出视物变形、空间知觉障碍、非真实感、躯体改变等感知综合障碍。被动接触,问话对答有时不切题,东拉西扯,无中心内容(思维散漫),有时突然心慌害怕,说有人害他,到处都是传销的人来找他算账(被害妄想),未发现其他思维障碍。患者注意狭窄,不关心周围的环境,未发现注意增强、注意减弱、注意缓慢、注意涣散、随境转移等注意力障碍。粗测远近记忆力尚可,未查出记忆增强、记忆减退、遗忘、错构、虚构、潜隐记忆、似曾相识症。一般常识、专业知识、计算力、理解判断和抽象思维能力正常,未发现有智力低下、痴呆等智能障碍。表情呆滞,有时突然乱发脾气。未发现情感高涨、欣快、情感低落、焦虑、情感脆弱、情感爆发、情感迟钝、表情倒错、恐惧症、病理性激情、强制性哭笑、矛盾情感、病理性恶劣心境等情感活动障碍。生活需人督促协助,未检查出意志增强、意志缺乏、意向倒错、矛盾意向等常见的意志障碍。未检查出兴奋状态、木僵状态、违拗、被动服从、刻板动作、模仿动作、作态、古怪行为、持续动作、强制性动作、强迫性动作等行为异常。否认自己有病,对病中症状无批判力(无自知力)。

辅助检查:血尿常规:正常。血液生化:Bun 8.10mmol/L,GLOB 41.80g/L,GGT 200.00U/L,ALB 34.70g/L,ALT 48.00U/L,IBIL 10.90μmol/L,AST 53.00U/L,BILD2 9.80μmol/L,TBIL 20.70μmol/L,TBA 12.80μmol/L。头颅CT脑萎缩,脑电图示轻度异常。

针对此患者,假如您是经治医生,

1. 诊断癫痫的最可靠的诊断依据是什么?
2. 依据临床表现,癫痫分哪些类型?
3. 癫痫可引起精神障碍,癫痫性精神障碍分哪些类型?

4. 癫痫治疗的基本原则有哪些?

5. 抗精神病药物均有诱发癫痫的可能机制是什么?

6. 治疗癫痫伴发精神障碍时使用抗精神病药物需注意什么? 服药期间需要监测哪些指标?

7. 在患者出院时,您作为经治医生,需要向家属交代哪些注意事项?

二、病例相关理论知识

(一) 癫痫性精神障碍

癫痫是一种常见的神经系统疾病,各种癫痫均可引起精神障碍。癫痫患者所伴发的精神障碍可发生在癫痫发作前、发作时和发作后,亦可在发作间歇期内呈现持续性的精神障碍。有学者按精神障碍发作的特点分为:①体验性精神性发作;②发作性精神障碍;③慢性精神障碍等三类。癫痫伴发的精神障碍的治疗比较困难,很多情况下,需要精神科、神经内科共同合作,才能达到理想效果。

1. 临床表现

(1) 发作前精神障碍:主要是指癫痫发作的先兆和前驱症状。"先兆"是指癫痫在强直-阵挛发作(大发作)前数秒钟内患者出现的幻觉、错觉、自动症或局部肌肉阵挛抽动等症状,大发作后,常能回忆昏迷前所出现的症状。这些症状的出现常常预示癫痫发作即将到来。如患者可出现全身不适、易激惹、常挑剔或抱怨他人、烦躁不安、情绪忧郁、心境恶劣等,亦可表现为历时短暂的各种异常体验,如各种简单到复杂的幻视、视物变形或躯体感觉性错觉和幻觉,继而有癫痫发作。故又称为精神性先兆。

(2) 发作时或发作后精神障碍:有学者通过研究认为其发作多为颞叶病变引起,故又称颞叶癫痫。包括大发作和小发作时的意识丧失,发作前后出现的精神症状以及各种发作性或非发作性、短暂或持久、意识清醒或不清醒的精神障碍。

1) 自动症:突然发作,目光呆滞,做出一些无目的的自动性动作,如伸舌、咀嚼、走动、奔跑、脱衣服、搬动物件、喃喃自语等,发作持续数秒、数分或10余分钟,发作过后不能回忆。

2) 朦胧状态:是最常见的发作性精神障碍之一,发作突然,有不同程度的意识障碍,患者对环境的认识能力减低,有一定程度的神志模糊,如处梦境,心不在焉以及对过去遭遇的体验。动作缓慢,表情呆滞,理解力及反应迟钝,有时经过很长时间才能理解别人的问话,并伴有持续言语及重复言语。常有丰富而生动的幻觉,主要为幻视。患者有时可能丧失定向能力,对环境完全不能理解,呈谵妄状态。可有情感爆发,惊恐发作或爆发性冲动。朦胧状态持续数小时至数天,有的达数周后突然意识清醒,对发作过程可能完全不能回忆。但是,有时刚刚清醒时对发作过程尚能模糊地、片断地回忆,经过一段时间则完全不能回忆。

3) 神游症:患者突然离开所处的环境,步行或乘车到处漫游,但其行为常常发生紊乱,不注意个人财物,表现呆滞和心不在焉,持续数小时至数天后意识清醒,对发作过程不能回忆。

4) 睡行症:患者从睡眠中突然起床活动,甚至离开住处漫游,呼之不应,不能唤醒。发作通常可持续数分钟,偶可数十分钟,然后自行入睡,醒后完全不能回忆。

(3) 发作间歇期持续性精神障碍

1) 病理性心境恶劣:无明显原因突然出现的情绪低沉、苦闷、焦躁、挑剔、抱怨、易激惹。

有时激动、狂怒，伴有失去理智的攻击行为，这些情绪改变经过数小时至数天即可消失。

2）精神分裂症样发作：部分癫痫患者可以出现幻觉、妄想、躁动不安、动作增多，通常持续数天至数周或更长的时间。主要症状为妄想，如关系妄想、被害妄想等，常伴有幻听以及精神分裂症样的思维障碍，情绪易激惹、抑郁、恐惧、焦虑等，有意志减退、攻击行为或紧张症症状，病程持续数月至数年，无自发缓解倾向。

3）癫痫性人格改变：少数患者经过长期、反复的癫痫发作以后，可引起进行性人格改变。这种改变具有黏滞性和爆发性两类不同表现。思维黏滞，言语啰嗦，行为刻板，难以适应新环境。由于智能方面的狭隘，只注意与自己直接有关的事物，变得以自我中心。情感的变化为容易情感爆发、固执的坏脾气、敏感、多疑、怨恨、搬弄是非、说谎、诽谤，为小事而怀恨且难以消失，可伴有自我辩护，常进行残酷的报复。

4）癫痫性痴呆：癫痫反复多年发作之后出现的慢性精神改变，表现认知功能障碍和智能障碍或痴呆状态。痴呆者并不多见，常与性格改变同时存在，CT、MRI 检查发现弥散性脑萎缩。一般认为癫痫发作频度和智能障碍有关。癫痫的各种发作类型中以频繁大发作患者的智能损害最为严重。有学者报道癫痫发作 20 年以上的 1/2 患者出现痴呆，30 年以上有 3/4 患者出现痴呆。初发年龄愈小，对智能影响愈大。原有的知识逐渐丧失，记忆、注意、理解、判断皆发生障碍，思维贫乏。

5）其他：癫痫患者也常出现焦虑、抑郁以及癔症样表现等。

2. 诊断　本病诊断主要依据既往有癫痫发作史，临床精神症状呈发作性，每次发作的表现基本相同，发作时伴有不同程度的意识障碍。躯体和神经系统与脑电图检查十分重要，必要时可做脑部 CT、MRI 及 SPECT 等检查。脑电图检查对癫痫的诊断有重要的价值，90%的癫痫患者有脑电图的异常。对于病程长而症状不典型的患者则需要多次重复进行脑电图的检查，必要时可给予抗癫痫药物作诊断性治疗，若精神症状及脑电图在用药后均有改善，则可以作为诊断癫痫的重要依据。

3. 治疗　对于癫痫性精神障碍的治疗，首先治疗癫痫。一般根据发作类型用药，如大发作和局限性发作，选用抗癫痫药物的顺序为苯妥英钠、苯巴比妥、卡马西平、扑痫酮或丙戊酸钠；小发作则常用丙戊酸钠、乙琥胺、地西泮或苯巴比妥；精神运动发作则首选卡马西平，其次为苯妥英钠、苯巴比妥、扑痫酮、丙戊酸钠或地西泮；肌阵挛发作则宜选用地西泮、硝基地西泮或氯硝基地西泮。治疗原则：①及早用药，一经确诊原则上应及早用药；②一般主张单一药物治疗，并行血药浓度监测，控制癫痫发作，维持不发作 2～3 年，再根据情况逐步缓慢减药，若达到完全停药后仍无发作，则可视为临床治愈；③但是当一种药物在最大剂量及足够的疗程不能控制发作，应该换用另外一种抗癫痫药物治疗，如果仍然治疗无效或出现明显的毒副作用，或有两种以上的发作类型时，可考虑两种药物的联合使用；④对少数晚期难治性癫痫经系统的药物治疗无效时，可行手术治疗。在脑皮质电图监测下将脑瘢痕及癫痫灶切除，约有半数以上的患者可获得良好效果。换用药物的原则是：①当某一种药物使用至最大治疗量，血药浓度亦超出正常的范围仍然不能控制发作，或有严重的毒副作用时，需考虑换药；原则是先加用欲换用的药物，同时两种药物合并使用一段时间（至少超过欲换用药物的 5 个半衰期时间），然后逐渐停用原来的药物，停用过程需要数周至数月；②换药宜至少 1 周以上的交替时间。停药：①应根据发作的类型、既往发作的情况、颅内有无持久性病灶和脑电图异常等来决定；②一般原发性癫痫患者完全控制 3～5 年后，脑电图正常或癫痫波消失方可以考虑停药;③停药宜逐渐减量,最好在3~6个月内完成;④对于继发性癫痫,有些患者停药困难,个别患者可能要终身服用药物。

癫痫所致精神障碍的治疗,对发作间的精神障碍则采用抗精神病药物进行治疗。应注意的是许多抗精神病药物如氯氮平、氯丙嗪等及抗抑郁药物如三环类、四环类等均会诱发癫痫的发作。对于有智能障碍和性格改变的患者,应加强教育和管理,进行康复治疗。

(二) 癫痫发作的国际分类

目前常采用的癫痫分类(classification of epilepsy)是由国际抗癫痫联盟(International league Against Epilepsy,ILAE)在1981年所提议通过的,现将癫痫发作的国际分类分述如下。

1. 部分性发作 部分性发作(partial seizures)是指临床发作表现为局灶性或部分性的症状,脑电图提示脑的一个局部或一侧半球起源的癫痫放电。

(1) 单纯部分性发作:发作时患者的意识存在。单纯部分性发作包括:①运动型;②感觉或特殊感觉型;③自主神经型;④精神或情绪改变。目前认为,在其他发作之前出现的所谓"先兆",即是一种单纯部分性发作。

(2) 复杂部分发作:也称颞叶发作,精神运动性发作。为局部起源的发作,发作时患者伴意识障碍。这种意识障碍可以发生在起病的一开始,也可以由单纯部分性发作发展而来。复杂部分发作时表现为意识的障碍并伴感知、情感、记忆、错觉、幻觉等,同时有愣神、咂嘴及双手的不自主摸索动作称为自动症。

(3) 部分性继发全面化:上述两种部分发作也可能演变为全面性强直阵挛发作或俗称大发作(grand mal),有时和全面性发作不易鉴别。实际上是一种由局部起始的继发性全面性强直阵挛发作(secondarily generalized tonic-clonic seizure)。

2. 全面性发作 全面性发作(generalized seizures)是指临床和脑电图变化从发作一开始就同时累及两侧大脑半球,临床症状是双侧对称的,大部分均有意识丧失或意识障碍。

(1) 失神发作(absence seizure):分为典型失神发作和非典型失神发作,前者儿童期发病,青春期停止发作,一般不伴智能损害,预后较好。临床表现为突然短暂的失神,此时呼之不应,两眼发直,有时伴眨眼或轻度自动症动作。一般持续几秒或十几秒,一天多时发作十余次或几十次。脑电图在发作时为双侧对称同步每秒三次的棘慢波综合节律,长程爆发出现,在发作期有同样或较短的阵发脑电活动,背景活动正常。非典型失神发作表现意识障碍的发生及终止较缓慢,界限不清晰,多见于弥漫性脑损害患儿,脑电图在发作期表现为较慢的不规则棘慢波或尖-慢波。

(2) 肌阵挛发作(myoclonic seizure):是突发、短促的震颤样肌肉收缩,可累及双侧大面积肌群,表现为全身闪电样抖动,也可累及面部、某一肢体或个别肌群肉跳。脑电图在发作期可出现多棘慢波综合。

(3) 强直发作(tonic seizure):表现为全身或部分肌肉强烈持续的强直性收缩,不伴阵挛,伴意识丧失,若发作处于站立位可突然摔倒,常常同时突然尖叫,多见于弥漫性脑损害儿童,睡眠时较多。典型发作期脑电图为爆发性多棘波。

(4) 阵挛发作(clonic seizure):几乎均见于婴幼儿。临床上常被忽视,表现为双侧对称或某一肢体为主的阵挛样抽搐,幅度、频率及分布多变,常合并意识障碍,符合婴儿发作的特征。脑电图变化无特异性,可见慢波、快活动及不规则的棘-慢波。

(5) 强直阵挛发作(tonic-clonic seizure):就是一般所谓的大发作,其临床表现为突然意识的丧失并全身抽搐,典型的包括一开始的强直期及随后出现的阵挛期,持续 1～2 分钟后患者全身松弛无力、昏睡。醒后有头痛、全身乏力、酸痛等症状。

(6) 失张力发作(atonic seizure):经常表现为部分或全身肌张力突然降低后的摔倒,典型的为突然的猝倒。发作时的脑电图有些仅仅表现为单发的棘慢波综合,在很多情况下经常看不到明确的特异性放电或仅见动作伪差。

3. 不能分类的发作(unclassified seizures)

(三) 癫痫及癫痫综合征的分类

国际抗癫痫联盟(ZLAE)于 1989 年发表了癫痫及癫痫综合征的国际分类法。与过去的分类相比虽然有很大的不同,但基本原则是相同的,按病因分为特发性(idiopathic)、症状性(symptomatic)及隐源性(cryptogenic)。按部位分为全面性(generalized)及部分性(localization-related)。

1. 病因分类

(1) 特发性癫痫(idiopathic epilepsy):为一大组癫痫综合征,其主要特点为:①发病与年龄相关性强,儿童及青少年期发病;②发作相对稀少;③脑电图检查背景活动正常;④一般无神经系统阳性体征,精神运动发育及智力正常;⑤神经影像学检查无异常;⑥有自愈的倾向,一般于青春期前后痊愈。

(2) 症状性癫痫(symptomatic epilepsy):临床上有如下特点:①年龄相关性不如原发性强;②较为明确的病因;③发作相对较多,甚至癫痫连续状态;④脑电图检查背景活动欠正常;⑤可有神经系统阳性体征及影像学异常;⑥部分患者有精神运动障碍及智力异常;⑦部分患者难治。

(3) 隐源性癫痫是指一组原因未明的症状性癫痫。

2. 部位分类

(1) 全身性癫痫(generalized epilepsy):是指脑电图具有普遍的、两侧对称性的癫痫样放电,临床发作为全身性发作(generalized seizure)即发作自一开始就是两侧对称的,如失神、肌阵挛、全身强直阵挛发作等。

(2) 部分性癫痫(localization-related epilepsy):是指由大脑某一局灶起源的癫痫放电以及临床部分性发作(partial seizure)组成的癫痫。各种不同的部分性癫痫临床表现多种多样。

在确定为癫痫发作后,且已知道癫痫发作的类型,然后又能确认病因,还必须再加上患者癫痫发作的初发年龄、神经系统检查、神经影像检查、引起癫痫发作的诱因,以及病程等而进行癫痫或癫痫综合征的分类。1989 年的分类中共有 34 种癫痫综合征,主要分为以下几类:①特发性全面型癫痫(idiopathic generalized epilepsy);②症状性全面型癫痫(cryptogenic generalized epilepsy);③特发性部分型癫痫(idiopathic partial epilepsy);④症状性部分型癫痫(symptomatic partial epilepsy);⑤隐源性部分型癫痫(cryptogenic partial epilepsy);⑥不能确定的癫痫(undetermined epilepsy);⑦特殊癫痫综合征(special syndromes)。

(四) 脑电图检查与精神疾病

在安静、无任何外界刺激的状态下,大脑皮层产生持续的、节律性的电位变化,称为自发性脑电。自发的节律性脑电活动,是大脑皮层锥体细胞及其顶树突动作电位及顶树突突触后电位同步综合波,并有丘脑中线部位非特异性核团(包括中央内侧核、中线核等)起调节作用,而丘脑、脑干网状结构与大脑皮层各部间的兴奋或抑制刺激和反馈作用,决定着脑电活动节律性同步活动。脑电图(electroencephalogram,EEG)是将脑的自发性生物电活动,通过电子放大器放大并记录下来。

1. 脑电活动的主要内容　由于EEG波是代表大脑皮质某一区域神经细胞群同步的电位差,它除具有其他电波或光波的特征,如波率、波幅、波形及时相外,还具有出现方式及在各皮质相应区域的分布和对各种刺激的反应性等特征。

(1) 波率(frequencies)

1) 定义:是指某种波在1秒内重复的次数。

2) 单位:次/秒、C/S、CPS、Hz。

3) 波率的划分:

δ频带(Delta band)　0.5~3Hz;

θ频带(Thet band)　4~7Hz

α频带(Alpha band)　8~13Hz

ε频带(Sigma band)　14~17Hz

β频带(Beta band)　18~30Hz

γ频带(gamma band)　>30Hz

4) 决定波率的主要因素:①神经元回路的物理性:回路的长短及神经纤维的粗细,以及神经冲动经过的突触的数目;②神经元的不应期:约100毫秒;③神经元物质代谢的速度:突触后电位是在物质代谢过程中形成的,代谢越慢则有长周期的慢波,如老年人;④皮层神经元同步化和去同步化的程度。

(2) 波幅

1) 定义:波幅(amplitudes)是电位差的大小,也即电压的高低,单位为微伏(μV)。

2) 波幅的划分:低幅<25微伏;中幅25~75微伏;高幅>75微伏;极高幅>150微伏。

3) 波幅变化的方式:①非常快的突然变化;②几秒至几分钟的短时变化;③几天至几年的慢的变化。波幅的决定因素:①皮层神经元同步化和去同步化的程度;②皮层神经元数量及大小:如枕叶皮层的颗粒细胞体积虽小但数目众多,中央区的细胞数不多但又大又长;③神经元排列的一致性:皮层表面排列一致有规则;第六层(梭形或多形细胞层)神经元多,但排列方向不一致,故波幅前者高后者低;④记录电极与皮层间的距离;⑤神经元兴奋性:兴奋性高波幅高频率快,多见于树突持续性去极化或轴突侧枝抑制系统被破坏后。

(3) 位相(phase relation)

1) 定义:是指在一个或多个导联中,脑波的同步性与极性的关系。

2) 同时相(inphase):在不同的导联,它们的波峰和波谷发生在同一时间。

3) 异时相(out of phase)):在不同的导联,它们的波峰和波谷未发生在同一时间。

4) 时相倒置(phase reversal):两个波峰方向完全相反,呈180°的异时相。

(4) 波形

1) 定义:波形(wave form)是两个电极间电位差变化的形式。

2) 常见的波形:①正弦波(sinusoidal wave)波的上行及下降支清楚圆滑;②单时相和双时相波(monophasic and diphasic wave):单时相是一种自基线向上或向下的单一方向的偏转,而双时相波则包括基线上与基线下二成分;③三相波(triphasic waves):是基线上、下交替的三个成分,第一相为较小的负相波,第二相为正相波,第三相为高于第一相的负相波,常见于代谢性脑病，特别是肝性脑病，也可见于癫痫、颅脑外伤及阮病毒感染性疾病；④棘波（spike waves）：棘波是一过性明显区分于背景活动的尖峰样波，其时限为20～70毫秒，是多时相的，其主要成分是负性，在负相波之前后有较小的正相波；⑤尖波（sharp wave）：波形与棘波相似，唯一不同的是周期70～200毫秒；⑥复合波（complexs）：棘慢复合波、多棘波复合波、多棘慢复合波；⑦精神运动性变异型波（psychomotor variant）：是一种带有切迹，波幅5～7微伏，4～7Hz的节律性电活动，有2个负相波组成，当中有一正相偏转，呈短至长程出现，多见于中颞区；⑧14Hz及6Hz正性棘波（14 and 6Hz positive spike）：见于思睡期，后颞区最著，双侧不一定对称。

（5）出现方式

1）波（wave）：以单个形式出现。

2）活动（activity）：数个相邻的波在频率、波形及位相上有相似之处。

3）节律（rhythm）：三个以上频率、波形及位相均相同的波连续出现，波幅可有周期性变化。

4）散在（random）：以单个波的形式无规律出现。

5）偶见（episode）：在全部描记中仅出现1～2次。

6）周期性（period cycle）：某种脑电现象呈有规律的时间间隔反复出现。

7）同步性（synchronous）：两半球相应区或同半球各区内，脑电活动的出现与消失在时间上完全一致。

8）非同步性（asynchronous）：两半球相应区或同半球各区内，脑电活动的出现与消失无固定的时间关系而且不一致。

9）爆发（burst）：某种脑电现象突然出现、突然消失并突出背景。

10）高度失律（hyperdysrrhythmia）：杂乱出现于两半球的不规则不同步高幅慢波、尖波、棘波爆发。

（6）分布与广度

1）普遍性或弥散性分布：在同一时间在脑的各个区域或大部分区域出现的电活动，可能在它的分布范围内某个区域的波幅更高。

2）一侧性分布：出现在大脑半球的一侧或以某一侧为主，大脑的异常位于异常活动存在或正常活动缺乏的一侧。

3）局灶分布：电活动只出现于头的某个区域，若波及邻近区域则波幅相对较低。

（7）反应性：

1）定义：反应性是指通过各种方法诱致的正常和异常的EEG改变。

2）方法：①睁闭眼试验；②过度换气；③光或其他感觉刺激；④警醒水平的变化。

2. 正常脑电波形

（1）安静、闭目和觉醒状态下所见的波形

1）正弦波或类正弦波。

2）半弧状波。

3）锯齿状波：亦为α波的一种类型，可分为三种：①双峰或切迹型α波；②变异型慢α波；③青年性后头部慢波。

4）后头部孤立性慢波：为出现于一侧或双侧后头部的呈三角形的大慢波，常左右不对称,多见于儿童和青年,若和α波混在一起样子像尖慢波,易被误诊。

5）复形波与多形波:前者指在某种较慢的波上重叠有较快的波,后者是指波形不规则的波。

6）双相波与多相波:一个波具有相连两个不同相位的偏转成分者称为双相波,两个以上者称为多相波。

（2）睡眠时所见的波形

1）驼峰波:是正常人浅睡期顶区出现的3～8Hz的双驼峰样的高幅波,又称为顶尖波。

2）睡眠纺锤波:多见于正常人中睡期的12～14Hz的波,呈纺锤状,枕部较明显,左右对称。

3）K-综合波:系在浅睡晚期或中度睡眠期,给于某一刺激,经过一定的潜伏期(50～100毫秒),出现双相或三相孤立性大慢波后,接着出现的12～14Hz的σ节律,称觉醒反应。

（3）外界刺激及精神活动时所见的波形

1）中央μ节律(rolandic Mu rhythm):是出现在中央或中央顶区的7～13/s的弓形节律,是频率和波幅与后部α节律相似的节律,但其分布及反应性则与α不同,多数是双侧性的,也可双侧交替出现;μ节律睁眼时不受抑制,在感觉刺激和随意运动时抑制,在运动或刺激的对侧半球抑制更为明显。

2）Kappa节律:是位于前颞的α频率范围的节律,首先由Laugier和Liberson(1937)报道,后来一些学者的研究认为此种节律不是真正的大脑节律,而可能是眼球向侧方的震荡所致的眼动伪差。

3）λ波:是在观看复杂图形或图片时,出现在枕区的以正极性为主的双相或三相的三角形波,或锯齿状波。又称枕部功能性棘波,与视觉诱发电位有明显的相关性。

4）功能性棘波:中央区功能性棘波和顶区功能性棘波,前者是受光线刺激后在中央区的左右不对称的正相棘波,为中央区受刺激后兴奋性增高的一种表现;后者系受听、触、视觉刺激后在顶区出现的一种负相棘波,刺激强度越大越明显,并伴有α波的抑制。

3. 异常脑电波形

（1）棘波(spike)对于棘波的解释应考虑如下因素:

1）波形:不应根据棘波大小来判断癫痫的严重程度。

2）空间分布:对儿童患者,枕部棘波一般是良性的。

3）年龄:要区分一些与年龄相关的棘波的临床意义。

4）精神状态:散在性棘波可见于睡眠清醒周期的任何阶段。

5）与相似的生理波区分:4岁以后的儿童在Ⅰ～Ⅱ期睡眠中顶尖波可表现为棘样。

6）与伪差的鉴别:真正的棘波具有重复性,因此只出现一次的棘样波不能被确认。

（2）尖波(sharp waves):尖波也是一种一过性明显区别于背景活动的尖峰样波,其主波通常也是负性的。其与棘波不同之处在于它的时限大于70毫秒,为70～200毫秒,其上升支一般较陡,而下降支较缓慢。

棘波和尖波在神经生理上是密切相关的现象,两者均为爆发放电,它们的出现高度提示癫痫,然而两者均可发生于无癫痫发作病史的人,但尖波很少以普遍同步爆发形式出现,而棘波、棘慢复合波、多棘慢复合波常以普遍爆发形式出现。

（3）棘(尖)慢复合波:由一个棘(尖)波及一个2～5Hz的慢波组成,波幅100～200μV,

最高可达500μV,不同频率的棘慢复合波有完全不同的临床意义。

（4）三相波:此波三次通过基线。第一相为较小的负相波,常为尖波,第二相为正相波、波幅常较高,第三相为负相波,波幅高于第一相。在三相波中第二相波幅最高;频率为2～3Hz;三相波最常见于代谢性脑病,如肝、肾功能衰竭以及各种原因的缺氧,均出现于意识障碍时以及背景活动异常时。

（5）高幅失律:杂乱出现于两半球的不规则不同步高幅慢波、尖波、棘波爆发,主要见于婴儿痉挛。

（6）慢波爆发。

（7）两指手套波:系在睡眠中出现的一种异常波形,由一快波和一慢波构成,其形状如两指手套。

4. 正常脑电图

（1）正常成人清醒期EEG。

1）α型脑电图:占80%。

2）β型脑电图:占6%,低幅快波为主。

3）不规则型脑电图:占4%,α波不规则,波形欠一致,波幅低,调节调幅不好。

4）低幅脑电图:占10%,α波、β波及慢波均为低幅,整个导联波幅均<20μV。

（2）正常成人睡眠期EEG。

1）按脑电图的变化分期:①抑制期:主要为a波抑制;②涟波期:18～22Hz的低幅节律和4～7Hz低幅θ节律的混合出现;③峰波期:在中央区及顶区出现3～8Hz的双驼峰样的高幅波,又称为顶尖波;④峰锤混合期:在峰波后出现的一种12～14Hz且有规律的纺锤波,见于顶中央区及其他部位;⑤锤波期:峰波逐渐消失而被锤波代替;⑥丘波期:锤波消失,慢波增多。

2）按睡眠深度分期:①思睡期:又称入睡期,受检者似睡非睡或刚刚入睡,相当于抑制期;②非常浅睡期:受检者已入睡,相当于涟波期和峰波期;③浅睡期:相当于峰锤混合期及锤波期;④中睡期:相当于锤丘混合期;⑤深睡期:相当于丘波期。

3）按眼球运动及睡眠深度分期:①非快速眼球运动睡眠(non-rapid eye movement sleep,Nrem):又称正相睡眠(OS)、慢波睡眠(SWS)、同步睡眠(SS)、安静睡眠(CS)和无梦睡眠(NDS)等,又分S1～S4期;②快速眼球运动睡眠(REM):又称异相睡眠(PS)、快波睡眠(FWS)、去同步睡眠(DS)、活跃睡眠(AS)和有梦睡眠(DS)等。

4）正常成人的睡眠程序及分配:开始睡眠时先出NREM睡眠,有一个较短的S1、S2期,然后有一个较长的S3、S4期睡眠。经45～90分钟NREM睡眠后第一次进入REM睡眠,持续10～30分钟。以后每隔90分钟左右按上述程序重复1次,但持续时间可逐渐延长。正常成人的夜眠时间一般7～8小时,故上述循环5次左右,即NREM睡眠约占睡眠时间的80%(其中S1约占10%、S2约占50%、S3+S4约占20%),而REM睡眠则占20%左右。

5）睡眠的功能:①NREM睡眠的功能:此期睡眠有利于机体消除疲劳,恢复体力。该期睡眠时精神活动不完全停止,如唤醒大多不能回忆,有少数声称正在思考日间所想问题,梦话发生在此时,内容大多是与白天活动有关事物。与NREM睡眠有关的睡眠障碍如夜尿症、梦游、夜惊,几乎都发生在NREM睡眠,由第三、四期向第一个REM睡眠移行时,此时垂体的各种促激素分泌较多,特别是生长激素的分泌在三、四期达最高峰,故儿童应早睡才有利于生长。②REM 睡眠的功能：是比较特殊的睡眠状态，大脑的活化程度和清醒状态相似，脑代谢与氧血流量增加，大部分脑区神经元活动增加，EEG 表现与觉醒时类似，REM 期除眼肌和中耳肌，其他肌肉张力极低，眼睑闭合后出现双眼球往返快速的眼动。自主神经功能不稳定，呼吸浅快不规则，心率增快，血压波动，瞳孔时大时小，体温调节功能丧失。REM 睡眠期阴茎或阴蒂勃起，各种感觉功能显著减退。

（3）影响脑电波的因素：影响脑电波的因素很多，但引起的改变与因素之间并无特定的关系。脑电图随年龄、意识状态、体内生理改变、精神活动、外界刺激和脑组织的病理变化等因素而改变。正常婴儿、儿童、成人、老年人脑电波各不相同。清醒、睡眠、昏迷时脑电图也各异。能引起神经细胞代谢过程降低的因素，如缺氧、体温降低、血糖减少、睡眠状态、甲状腺功能减退等都可导致脑生物电出现慢节律；相反，能引起神经细胞代谢过程增强的因素，如体温升高、甲状腺功能亢进等则引起脑电节律加快，脑部病变如缺血、水肿等可出现慢节律，肿瘤、血肿等可无电活动；刺激性病变可引起异常癫痫放电。此外精神活动（思维、计算……）及外界刺激、用药等均可起脑电生理及病理反应（如抗精神病药物可使脑电 α 活动减少，快波、慢波增多）。

（4）脑电图视觉分析的诊断：在全面分析脑电图后，提出结论意见（或作诊断）时，必须结合临床特征加以判断。对复查的患者，应与以前的脑电图进行比较，作出是否好转、恶化或无变化的结论。若难以作出结论时，可提出作进一步检查。

1）正常成人清醒时脑电图诊断标准：在正常记录下，以下标准可作为诊断成人（20～60岁）正常脑电图的参考：①以 α 波及 β 波为主，分布正常（α 波主要分布于枕、顶区，β 波主要分布于额、颞区）；②左右对称，α 波幅差枕区一般不超过 50%，其他部位一般不超过 30%；频率差一般不超过 2Hz；③α 波在睁眼、感觉刺激、精神活动时有衰减反应；④波幅：α 波幅一般不超过 150μV；β 波幅一般不超过 30μV；⑤慢波：只有少量、散在 θ 波（指数占 10% 以下），波幅 20～40Hz 主要见于颞部，δ 指数<5%，波幅<20μV，无连续性高幅 δ 或 θ 波；⑥不出现棘波、锐波、棘慢综合波等病理性发作波。

2）成人异常脑电图的诊断标准：表现为普遍性或弥漫性异常的脑电图称为广泛异常。按异常轻重可分为轻度、中度、重度异常。凡具有下述标准的任何一项者，即可作相应的诊断。

A. 广泛轻度异常脑电图：①α 波不规则、不稳定，调波调幅欠佳，频率变化大于 2Hz；两侧 α 波频率不对称；8Hz 波稍多；α 波幅两侧差超过 30%；生理反应不明显；②β 波增多，波幅增高，达 50～100μV；③θ 波增多，以阵发出现，波幅增高，达 50～100μV；④δ 波稍多，散在出现；⑤出现少量棘波、尖波、棘慢综合波。

B. 广泛中度异常脑电图：①α 波变慢，以 8Hz 波为主，或 α 波消失；②两侧 α 波频率、波幅明显不对称；③α 波泛化或前移；④以中波幅的 θ 波占优势；⑤中波幅 δ 波成节律出现；⑥较多的异常波。

C. 广泛重度异常脑电图：①α 波消失或有少量 8Hz α 波；②广泛中高波幅的 θ 或 δ 节律，或其间伴有高波幅 β；③异常波呈节律出现或反复爆发；④出现周期现象、爆发抑制或呈低平脑电图。

脑电图异常仅限于大脑半球的一侧或某一局部时称之为局限性异常。常见的病灶性异常波有慢波、棘波、棘慢综合波及平坦波。对脑部病变的定位有较大意义。

5. 脑电图在精神科的应用　多年来，许多学者研究了精神障碍患者的脑电图，发现精神障碍患者的异常 EEG 比率明显高于正常人。Gibbs（1977）检查了1000例精神障碍患者的脑电图，总异常率为39.6%。如果不计那些未肯定异常的波型，其肯定异常的比率仍有25%，而对照组619名正常人的异常率则只有6%。Struve（1977）检查了547例精神障碍患者的脑电图，其中有肯定异常的占20.4%。Gibbs 所报道的精神障碍患者中的异常脑电波形如下：①14 和 6 波/秒正相棘波（13.5%）；②6 波/秒的棘波和其他波的综合（1.5%）；③小尖波（9.4%）；④各部位的棘波（8.3%）；⑤手套型波（mittens，4.4%）；⑥棘波样活动（1.8%）；⑦阵发性慢波（1.8%）；⑧局部慢波（4.4%）；⑨快波（3.3%）；⑩弥漫性慢波（0.9%）等。但这些异常多为非特异性异常的脑电图，因此，EEG 检查对诊断精神病的意义是有限的。

20世纪60年代，随着电子计算机技术的发展，许多学者对脑电波的各种成分进行定量分析，这对研究精神疾病脑电图的方法上是个飞跃，如脑电图频谱分析、振幅积分分析、周期分析、相干相关函数分析以及脑电地形图等，并且研究了精神障碍患者在不同状态时的脑电变化，如睡眠脑电、各种心理活动时，病态思维时及精神药物治疗前后的目测及定量脑电图。

近20余年来，国内外学者对精神疾病的自发脑电、诱发脑电、药物定量脑电、脑电地形图等都做了研究，得出了一些可靠的结果，可作为临床诊断及鉴别诊断的参考。

（1）精神分裂症（schizophrenia）：是以基本个性改变，思维情感意志行为明显失调和思维情感行为间的分裂，精神活动和现实环境的不协调为主要临床特征的一种最常见的精神病，病因尚未阐明。

在早期脑电图的研究中异常的发生串差别较大，报道内容也不一致。有学者经过研究报道，精神分裂症脑电图无任何不正常，或在部分患者中仅发现 α 波减少，快节律占优势，有的发现节律失调，有的发现慢波增多及爆发慢波等。20世纪60年代，我国学者观察到精神分裂症脑电图 α 波减少及 α 波幅低、散在性慢波、节律不整、左右半球不对称等，未发现特异性变化。

随着计算机的发展，许多学者研究了精神分裂症脑电图的定量分析，最有影响的是美国 Itil（1972）等，他们考虑到既往研究中的缺点，如精神分裂症诊断标准不一致问题、患者治疗用药干扰问题、缺乏相匹配的对照组、对脑电图评价的标准问题，以及缺乏对脑电图定量分析等。他们改进了以上的缺点，对成年精神分裂症、儿童精神分裂症及高危儿童（其父或母患有精神分裂症者）3组与之相匹配的3组正常对照组进行了目测及定量脑电图分析，发现两组患者及高危儿童组与对照组都有明显差异，均表现为较多的 β 活动、较少的 α 活动及较多的 δ 活动，并认为去同步化的高频脑电图可能是精神分裂症的脑电生物学的表现，设想成年及儿童精神分裂症者和高危儿童可能处于一种过度觉醒（hyper-vigilant）状态。日本学者 Toshiro Miyauehi 等（1990）也报道了类似结果。

20世纪70年代后，我国学者对精神分裂症患者定量脑电图做了许多研究，发现患者也表现为 β 频段功率增多、α 频段功率减少及 δ 频段功率增加，认为精神分裂症患者因各种内外因素作用使大脑皮质功能受损，慢波增加、α 波减少，大脑皮质对皮质下抑制减弱，失去对皮质的控制，皮质下兴奋传导增多产生低电压高频快波，进而产生精神分裂症过度觉醒状态。同时患者 α 频段相干性降低，说明患者 α 频率同步性不良。α 频段信息流左侧 α 活动方向从头后部流向前头部，正常人左右侧 α 活动均由前头部流向后头部，反映患者大脑半球功能不对称，左半球有功能损害。以上结果对深入探讨精神分裂症脑电病理生理及临床有重要意义。

（2）情感性精神病（affective psychosis）：既往又称躁狂抑郁性精神病，是以显著而持久的情绪改变、情绪的高涨和低落为基本临床相，伴有相应的思维和行为的改变，以反复发作的倾向，间歇期正常，临床可分为躁狂症及抑郁症（内源性抑郁），病因不明。

从 Berger 起，研究者们曾报道情感性精神障碍患者的脑电图无特殊异常。以后若干研究报道有非特异性异常，并提出有 20% ~40% 不正常范围的脑电图，大多数患者的 α 节律频率为 10Hz 或更低，而躁狂症则倾向于较高，由躁狂转为抑郁或相反时，脑电图未随临床相的变化而改变仍出现 α 节律。与精神分裂症相比有较多的 α 节律，但频率较慢。

我国对内源性抑郁患者脑电图研究发现，为 δ 频段功率增加，α 频段功率减少，治疗好转后 β 活动增加可能与情绪改善有关，故脑电图表现为觉醒不足，或激活性降低。睡眠脑电图表现为 NREM 睡眠障碍，REM 睡眠潜伏期缩短以及第一个 REM 周期中 REM 密度增加，但认为 NREM 睡眠异常也可发生在其他精神病中，而后者可能为内源性抑郁患者睡眠脑电的特征表现。

（3）神经症（neurosis）：又称神经官能症，主要表现为精神活动能力降低，如注意力不集中、记忆力减退、思维与工作效率降低，及情绪波动与烦恼，体感性不适增加，体格检查无器质性基础。病前有一定素质与人格基础，起病与工作学习负担过重或精神应激因素有关。临床分类有神经衰弱、焦虑性神经症、抑郁性神经症、癔症、强迫性神经症等。

神经衰弱的脑电图表现为脑电活动 α 节律少、慢 α 节律较多、波幅较低，如患者有焦虑、恐惧、紧张情绪时，可出现较高波幅 β 于额、顶部，或重叠在 α 波或低幅 θ 波上，对光刺激可无反应、延缓反应或反应不稳定。

癔症的脑电图大多数正常，α 节律出现稳定，β 活动稍多。癔症性失明患者睁眼时 α 出现抑制，感觉障碍者当给以针刺激时多可见 α 抑制，癔症性耳聋者觉醒时对声刺激有反应，在轻睡眠时对声刺激可出现觉醒反应的 K 综合波，癔症性瘫痪、抽搐发作或癔症性意识障碍时的脑电图一般不出现异常波。以上脑电图的表现可作为与器质性疾病的区别。但也有作者报道癔症脑电图 α 频率较慢，有时在枕部出现 θ 波，对光戊四氮诱发阈值较低，显示癔症患者脑生物电发育过程的不成熟及功能的脆弱。另外也由作者报道不同临床相的癔症也各有不同异常的脑电图。

强迫性神经症的脑电图异常率较高，异常波可见发作波、6Hz 及 14Hz 正相棘波、慢波等。也有报道为正常脑电图的。

焦虑性神经症的脑电图与焦虑很有关系，在焦虑状态时脑电图 α 节律减少及快活动占优势，特别在脑中央明显，平时记录的脑电图波幅也稍低，也有记录到慢波的。

（4）注意缺陷与多动障碍：注意缺陷与多动障碍又称儿童多动综合征（hyperkinetic syndrome）：是指发生于儿童时期，表现为与其年龄不相称的明显注意力不能集中，活动过多，任性冲动和学习困难为主要特征的一组综合征。

近年来国内外学者对儿童多动综合征的脑电图进行了较多研究。目测所见除非特异性异常外，还出现局限性或散在各脑区的棘波、棘慢波、尖慢波，但经兴奋剂哌甲酯治疗后减少或消失，并发现非正常分娩组异常的脑电图多。定量脑电图分析，儿童多动综合征较正常儿童有较高波幅的δ和θ活动，较少α活动及β活动，即异常波主要为与年龄不符的慢波增多，故认为儿童多动综合征脑电图是一种非特异性的慢活动增多，α波及快波减少，表现为大脑皮质觉醒不足及大脑神经系统发育迟缓。经随访观察，大多数儿童多动综合征随年龄的增长，脑电图有不同程度的改善，临床表现也有了改进。

第六节　脑外伤所致精神障碍

一、临床病例及诊疗思路

【病例摘要1】

患者王某，男，22岁，战士。1个月前，因在劳动时不幸被一个从3米高处落下的铁架撞击头额部，昏迷约半小时，苏醒后诉头痛、头昏、恶心、欲吐，送入医院就诊。体格检查：未见明显异常发现，颅骨X线平片未发现有骨折，诊断为“脑震荡”，治疗2周，症状缓解后出院。一个月后突然头痛、失眠、记忆减退，有时话多兴奋、爱管闲事，遇事易激怒，不服从管理而再次入院。体格检查：未见明显异常。精神状况检查：神志清，话多，时而歌唱，自称为大首长，聪明过人，能呼风唤雨，能为民造福，情感欣快，无自知力。

提问1：患者入院后应该做哪些检查？

1. 血、尿、粪三大常规；
2. 肝、肾功能；
3. 腰穿；
4. 心电图；
5. 胸部透视；
6. WAIS MMPI；
7. 脑电图；
8. 地塞米松抑制试验；
9. 肥达反应；
10. 颅骨平片。

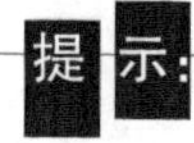

神经系统常规检查未发现阳性体征，颅骨平片正常，脑电图：θ波增多，轻度广泛性异常。

提问2：对于患者入院后初步诊断，应该考虑哪种疾病？

1. 精神分裂症；
2. 躁狂症；
3. 脑损伤所致的精神障碍；
4. 反应性精神障碍；
5. 颞叶癫痫所致的精神障碍；

6. 癔症性精神障碍；
7. 颅内肿瘤所致精神障碍。

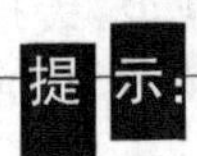

患者经过各种检查后诊断为脑部损伤所致的精神障碍。

提问3：颅脑损伤所致的精神障碍应该与哪些疾病相互鉴别？

1. 癔症性精神障碍；
2. 中毒性精神障碍；
3. 精神分裂症；
4. 躁狂症；
5. 神经症；
6. 癫痫所致的精神障碍；
7. 内分泌疾病所致的精神障碍；
8. 营养代谢性所致的精神障碍；
9. 脑水肿。

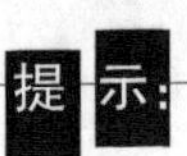

患者经过各种检查后诊断为颅脑损伤所致的精神障碍，目前病程已经1个月。

提问4：本患者当前应该进行哪些治疗措施？

1. 一级护理；
2. 支持治疗；
3. 小剂量的氯丙嗪治疗；
4. 内分泌制剂治疗；
5. 抗生素治疗；
6. 电抽搐治疗；
7. 谷氨酸口服；
8. ATP口服。

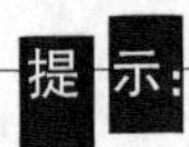

患者经过各种检查后诊断为颅脑损伤所致的精神障碍。

提问5：脑损伤所致的精神障碍临床上可能有哪些类型？

1. 脑损伤所致的意识障碍；
2. 脑损伤所致的精神分裂症；
3. 脑损伤所致的综合征；

4. 脑损伤所致的人格障碍；
5. 脑损伤所致的反应性精神障碍；
6. 脑损伤所致的痴呆；
7. 脑损伤所致的情感性精神障碍；
8. 脑损伤所致的精神障碍。

提问6：脑损伤可以出现哪些病变？

1. 脑出血；
2. 颅内血肿；
3. 蛛网膜下腔出血；
4. 脑疝；
5. 颅内肿瘤；
6. 脑部转移瘤；
7. 脑挫伤；
8. 癫痫发作。

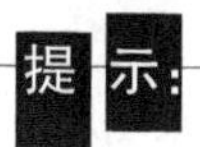

经过两周的治疗，精神症状明显减轻，但是患者自诉头痛加重，并且出现呕吐，口齿不清，左侧肢体肌力3级。

提问7：患者目前可能发生了何种病情变化？

1. 颅内肿瘤；
2. 癫痫发作；
3. 颅内血肿；
4. 脑出血；
5. 脑部转移瘤；
6. 蛛网膜下腔出血。

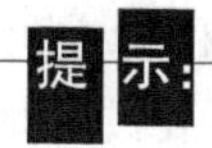

根据患者的表现初步考虑诊断为颅内血肿。

提问8：颅内血肿可以有哪些症状与体征？

1. 颅内压增高症状：如头痛、呕吐；
2. 内分泌障碍的症状；
3. 局灶性神经症状：如失语、失认、偏瘫、癫痫发作等；
4. 脑疝症状；如瞳孔散大、意识变化；
5. 变性症状；
6. 生命体征的改变；
7. 脑部血管痉挛或供血不足的症状。

提 示:

患者病情加剧,头痛欲裂,呕吐为喷射性。眼底视盘边缘模糊不清,已经确定为颅内血肿、颅内压增高。

提问9:临床上,此时应该如何处理该例颅内压增高的患者?

1. 每天生理盐水1000ml静脉滴注;
2. 每天5%的葡萄糖注射液1000ml静脉滴注;
3. 20%的甘露醇注射液快速静脉滴注;
4. 25%的山梨醇注射液快速静脉滴注;
5. 氯丙嗪静脉滴注治疗;
6. 30%的尿素转化糖快速静脉滴注;
7. 地塞米松10~15mg静脉滴注;
8. 给氧;
9. 冬眠疗法。

【诊疗及解题思路】

病情回顾:患者王某,男,22岁,战士。1个月前,因在劳动时不幸被一个从3米高处落下的铁架撞击头额部,昏迷约半小时,苏醒后诉头痛、头昏、恶心、欲吐,送入医院就诊。体格检查:未见明显异常发现,颅骨X线平片未发现有骨折,诊断为"脑震荡",治疗2周,症状缓解后出院。一个月后突然头痛、失眠、记忆减退,有时话多兴奋、爱管闲事,遇事易激怒,不服从管理而再次入院。体格检查:未见明显异常。精神状况检查:神志清,话多,时而歌唱,自称为大首长,聪明过人,能呼风唤雨,能为民造福,情感欣快,无自知力。

从诊断上应该初步考虑为脑外伤所致精神障碍,因此进行的辅助检查应该与脑外伤所致精神障碍的诊断、鉴别诊断及要进行的治疗密切相关的项目。血、尿、粪三大常规,以及心电图、胸部透视、肝、肾功能检查对于开展脑外伤所致精神障碍治疗前要了解患者身体的基本情况是必需的,而脑电图、腰穿对于脑外伤所致精神障碍的诊断与鉴别诊断是密切相关的;心理测验:WAIS和MMPI,它们分别是对智能及人格特点的测查,这些项目虽然在对于多种精神障碍的诊断与鉴别诊断是有帮助的,但是由于患者目前话多兴奋、爱管闲事,遇事爱激怒,不服从管理,无自知力,所以目前要开展这些检查是难以进行或是没有必要的。地塞米松是人工合成的糖皮质激素中生物作用最强的激素之一,仅需要很小的量即能达到与天然皮质醇相似的作用,因其量小,分布在血中浓度很低,难以用常规放射免疫定量测定法测出,故对测定自身皮质醇分泌量无影响;地塞米松抑制试验是利用地塞米松这一特性,通过其对垂体、下丘脑分泌的促肾上腺皮质激素和促肾上腺皮质激素释放激素的抑制作用,及由此引起肾上腺皮质激素分泌减少的程度,来了解下丘脑-垂体-肾上腺轴功能是否高于正常,以及其可能的病变在哪个器官。对于精神科患者进行地塞米松抑制试验的研究,研究显示抑郁症患者出现地塞米松抑制试验异常,主要是地塞米松不能抑制皮质醇分泌较高,其灵敏度为67%,特异性为96%;但是该患者没有情感低落、整日忧心忡忡、愁眉不展、悲观绝望、感到自己一无是处、自责自罪、企图自杀的表现。肥达反应和外斐反应是检测患者血清中有无伤寒、副伤寒杆菌抗体的一种方法。临床意义:抗体产生需一定时间,伤寒杆菌感染后第1

周时仅10%为阳性,第2周上升为60%~70%,第4周时可达90%阳性。应注意动态变化,定期检查患者血清凝集价,如患者O与H凝集价同时上升超过参考值以上,则结合临床表现可诊断伤寒病,如试验为阴性反应,临床上表现为伤寒病时,应注意分析有无早期已进行药物治疗或者应用免疫抑制剂等。如果在临床上还需要与流行性斑疹伤寒、地方性斑疹伤寒、蜱媒立克次体病、恙虫病、Q热、立克次体痘和战壕热等相鉴别,结合外斐反应应该更有诊断意义。因此该例患者入院后应该做(提问1的有效答案包括)血、尿、粪三大常规、肝、肾功能、腰穿、心电图、胸部透视、脑电图的检查。

该患者病前为22岁男性士兵,既往身体健康,铁架撞击头额部,曾经昏迷约半小时,颅骨X线平片未发现有骨折,神经系统常规检查未发现阳性体征,苏醒一个月后出现精神障碍,表现为话多兴奋、爱管闲事,遇事爱激怒,不服从管理而再次入院,精神症状突出。体格检查:未见明显异常,精神状况检查:神志清,话多,时而歌唱,自称为大首长,聪明过人,能呼风唤雨,能为民造福,情感欣快,无自知力,今再次进行检查颅骨平片正常,脑电图:θ波增多,轻度广泛性异常。精神分裂症、躁狂症为功能性精神障碍。脑外伤所致的反应性精神障碍(CCMD-3称为创伤后应激障碍)是指轻度的颅脑外伤后1个月内发生的创伤后应激障碍,其颅脑外伤事件作为应激源,临床症状特点仍然符合创伤后应激障碍。颞叶癫痫所致的精神障碍:该患者临床表现及脑电图均不支持。癔症性精神障碍(CCMD-3称为分离性障碍或转换性障碍):脑外伤后可以发生脑外伤后癔症性精神障碍,主要表现为在颅脑外伤后发生的转换性症状,如瘫痪、失明、失语、失聪等,或阵发性情感爆发等分离性症状。颅内肿瘤所致精神障碍是颅内肿瘤侵犯脑实质,压迫邻近脑组织或脑血管,造成脑实质的破坏或颅内压增高,以致出现的一系列精神障碍,其中一小部分患者的精神障碍为首发症状,但是该患者起病前有明显的脑外伤病史,因此颅内肿瘤所致精神障碍的可能性较小,而且该题是要回答该例患者入院后初步诊断应该考虑哪一种疾病。故初步诊断应该考虑脑外伤所致精神障碍。因此该例患者入院后初步诊断应该(提问2的有效答案)为脑损伤所致的精神障碍。

根据颅脑损伤后精神障碍发生的速度可以将颅脑损伤所致的精神障碍分成两大类:一类是指在颅脑损伤后立即或短时间内迅速发生的精神障碍,称为急性精神障碍;另一类多发生在1个月后,称为慢性精神障碍。它们包括颅脑损伤后意识障碍、颅脑损伤所致的精神病(如类精神分裂症、偏执状态、躁狂状态、抑郁状态等)、颅脑损伤所致的人格障碍、颅脑损伤所致的神经症、颅脑损伤所致的智能(痴呆)障碍,以及颅脑损伤所致的癫痫等。因此颅脑损伤所致的精神障碍应该与可能发生以上有关的各种脑部、躯体疾病所致的精神障碍及功能性的精神障碍相鉴别:如脑水肿、中毒性精神障碍、癫痫所致的精神障碍、内分泌疾病所致的精神障碍、营养代谢性所致的精神障碍、癔症性精神障碍、精神分裂症、躁狂症、神经症等。因此脑部损伤所致的精神障碍应该与(提问3的有效答案为)癔症性精神障碍、中毒性精神障碍、精神分裂症、躁狂症、神经症、癫痫所致的精神障碍、内分泌疾病所致的精神障碍、营养代谢性所致的精神障碍、脑水肿等疾病表现相鉴别。

根据提示患者经过各种检查后诊断为脑部损伤所致的精神障碍,病程已经一个月,说明目前患者脑部损伤后所致的慢性精神障碍。所以临床进行的治疗护理措施应该积极抗精神病药物以及颅脑损伤的支持治疗,而且因为是脑器质性的精神障碍,所以使用抗精神病药物剂量要适当的减少。临床上没有哪些证据支持要使用内分泌制剂治疗和抗生素治疗。电休克治疗也称为电抽搐(或无抽搐)休克治疗,系指以一定量电流通过患者头部,导致全身抽搐

(或无抽搐),而达到治疗疾病的目的,是一种有效治疗精神疾病的手段,有其明确的适应证,主要包括:①严重兴奋躁动、冲动、伤人损物者,需尽快控制精神症状者;②有严重抑郁,有强烈自责自罪、自伤、自杀行为者;③拒食、违拗和紧张木僵者;④药物治疗无效或对药物不能耐受者。对于脑部损伤所致的精神障碍,因为目前还没有进行抗精神病药物的治疗,脑部损伤后仅仅一个月,要首先选择此治疗(特别是有抽搐症状的)是不妥当的。因此本患者当前应该进行的治疗措施应该(提问4的有效答案)包括一级护理、支持治疗、小剂量的氯丙嗪治疗、谷氨酸口服、ATP口服。

根据颅脑损伤后精神障碍精神障碍发生时间及临床特点可以将颅脑损伤所致的精神障碍分成急、慢性两大类:它们包括颅脑损伤后意识障碍,颅脑损伤所致的精神病(如类精神分裂症、偏执状态、躁狂状态、抑郁状态等)、颅脑损伤所致的人格障碍、颅脑损伤所致的神经症、颅脑损伤所致的智能(痴呆)障碍,以及颅脑损伤所致的癫痫等。因此脑损伤所致的精神障碍临床上(提问5的有效答案)包括脑损伤所致的意识障碍、脑损伤所致的精神分裂症、脑损伤所致的综合征、脑损伤所致的反应性精神障碍、脑损伤所致的痴呆、脑损伤所致的情感性精神障碍、脑损伤所致的精神障碍等。

大量的临床实践表明,脑损伤可以引起脑出血、颅内血肿、蛛网膜下腔出血、脑疝、脑挫伤、癫痫发作等病变。没有证据表明可以引起颅内肿瘤及脑部转移瘤。因此脑损伤可以出现的病变(提问6的有效答案)包括脑出血、颅内血肿、蛛网膜下腔出血、脑疝、脑挫伤、癫痫发作。

经过两周的治疗,精神症状明显减轻,但是患者自诉头痛加重,并且出现呕吐,口齿不清,左侧肢体肌力3级。这提示患者目前有局灶性中枢神经系统损害的证据,可能是由于脑损伤引起脑出血、颅内血肿、蛛网膜下腔出血、脑疝等病变,还待进一步检查明确诊断,但是其中颅内血肿的可能性最大。因为脑疝当颅腔内任何某一部分有占位性病变引起颅腔内压力不均分布时,都可以引起,它是多种颅腔内疾病症状表现之一。颅腔内出血(导致颅内血肿)是急性颅脑损伤中最常见的继发性病变之一,可以发生在硬脑膜外、硬脑膜下、脑实质内,当积血达到一定的体积时,将引起急性脑受压、颅内压增高及脑疝。而且该题询问的是患者目前可能发生了何种病情变化。因此患者目前可能发生了(提问7的有效答案为)颅内血肿这种病情变化。

根据患者的表现初步考虑诊断为颅内血肿,现在要求回答颅内血肿可以有哪些症状与体征。根据颅脑损伤后颅内血肿发生部位可以分为硬脑膜外血肿、硬脑膜下血肿、脑实质内血肿。主要临床表现如下:①意识的变化:患者的意识障碍与脑损伤的程度和血肿发展的速度有直接的关系,若原发脑损伤轻,血肿发展的速度慢,则可以出现典型的意识改变,即中间清醒期的出现。这是因为患者原发昏迷短暂,在血肿未形成之前,意识就已经恢复。以后由于血肿发展使颅内压增高而出现再次昏迷,亦即在两次昏迷之间有段意识是清醒的。这一过程可以概括为:原发昏迷-中间清醒期(意识好转)-继发性昏迷。若原发脑损伤较重或出血的速度快,则可以不出现中间清醒期,而由原发昏迷直接进入继发性昏迷。还有少数患者因为原发脑损伤极为轻微,伤后并没有出现明显的意识改变,后来由于血肿的形成而陷入昏迷,对于这一类型的血肿容易误诊,必须特别注意。②头痛、呕吐:是颅脑损伤后的共有症状,但是出现颅内血肿时,由于颅内压增高,头痛更为剧烈,呕吐也更为频繁。③神经系统体征:根据颅脑损伤的程度及颅内血肿发展的快慢,其神经系统体征轻重不一。若颅脑损伤的程度不太严重,开始神经系统可以无明显改变。以后随着颅内血肿的逐渐扩大,压迫脑组织可以出现偏瘫、肌张力改变及锥体束征等。④瞳孔变化：颅脑损伤后颅内血肿形成变化过程是：血肿侧瞳孔先是轻微缩小，光反应迟钝，进而迅速扩大，光反应消失，最后两侧瞳孔散大、固定。⑤生命体征的功能紊乱：随着血肿的扩大，颅内压逐渐增高，脉搏减慢，血压升高，呼吸加深。当代偿性作用趋于衰竭时，呼吸变为浅而不规则，乃至呼吸停止；血压逐渐下降，脉搏弱而速，直至心脏停搏。因此颅内血肿可以有的症状与体征包括（提问 8 的有效答案为）：颅内压增高症状（如头痛、呕吐）、局灶性神经症状（如失语、失认、偏瘫、癫痫发作等）、脑疝症状（如瞳孔散大、意识变化）、生命体征的改变为有效答案。第 2、5、7 项为无效答案。

颅内压增高是许多疾病，特别是颅脑疾病中所共有的综合征。最根本的处理原则是去病因治疗。应首先用非手术治疗，包括给氧、抗生素、高渗降压药物等。但是由于占位性病变所引起者应采用手术治疗切除病变。颅内血肿是脑损伤中最常见最严重的继发性病变。当脑损伤后颅内出血聚集在颅腔的一定部位而且达到相当的体积后，造成颅内压增高，脑组织受压而引起相应的临床症状，称为颅内血肿。发生率约占闭合性颅脑损伤的 10% 和重型颅脑损伤的 40% ~50% 。在正常状态下，颅腔容积等于颅内血容量、颅内脑脊液量和脑组织体积三者的总和。由于颅骨缺乏伸缩性和脑组织缺乏压缩性，故维持正常颅内压时，只有颅内血容量和脑脊液量的增减能起到代偿作用。在颅腔内血肿形成的早期，机体可借颅内血管反射性收缩使颅内血容量减少、脑脊液产生速度减慢、脑室和脑池排空、脑脊液经蛛网膜下腔加快吸收等作用，以代偿颅内血肿所占的体积。但颅腔可供代偿的容积仅为 8% ~10%，当血肿进一步增大，超过代偿限度，即引起颅内压增高。颅内血肿的分类如下：按血肿在颅内结构的解剖层次不同分类：①硬脑膜外血肿：系指血肿形成于颅骨与硬脑膜之间者；②硬脑膜下血肿：系指血肿形成于硬脑膜与蛛网膜之间者；③脑内（包括脑室内）血肿：系指血肿形成于脑实质内或脑室内者。按症状出现时间的不同分类：①急性型：伤后 3 天内出现者，其中大多数发生在 24 小时以内；②亚急性型：伤后 4 ~21 天出现者；③慢性型：伤后 3 周以后出现者。症状与体征有：头痛、恶心、呕吐；意识障碍；瞳孔改变；生命体征变化；神经系统体征伤后立即出现的局灶症状和体征。辅助检查：头部 X 线、CT、MRI 扫描不仅可以直接显示血肿大小和部位，还可以了解脑室受压和中线结构移位的程度及并存的脑挫裂伤、脑水肿等情况，应及早应用于疑有颅内血肿患者的检查。

颅内血肿治疗：①手术治疗：可根据 CT 等所见采用骨瓣或骨窗开颅，清除血肿，妥善止血。血肿清除后，如硬脑膜张力高或疑有硬膜下血肿时，应切开硬膜探查。对少数病情危急，来不及做 CT 等检查者，应直接手术钻孔探查，再扩大成骨窗清除血肿。对少数脑深部血肿，如颅内压增高显著，病情进行性加重，也应考虑手术，根据具体情况选用开颅血肿清除或钻孔引流术。②非手术治疗：凡伤后无明显意识障碍，病情稳定，CT 所示血肿量少于 30 毫升，中线结构移位小于 1.0cm 者，可在密切观察病情的前提下，采用非手术治疗，要患者卧床头部抬高 15°~30°。脱水降颅压治疗，包括各种脱水药物的应用、激素治疗、冬眠降温降压治疗等，但是要密切注意患者意识、瞳孔、血压、脉搏、呼吸、体温等的改变。一般每天给予液体量为 24 小时尿量（600 ~800ml）+500ml（包括生理盐水 500ml），液体以平衡液辅以胶体液为主，输液不宜过多，以免增加脑水肿加重颅内压增高。脱水剂有：20% 甘露醇溶液每公斤体重 1 ~2ml，每 4 ~6 小时 1 次静脉滴注，亦可同山梨醇交替使用；呋塞米 20 ~40mg 静脉注射，每天 1 ~2 次；30% 的尿素转化糖 200ml，每天 2 ~4 次；20 ~25% 白蛋白注射液 20 ~40mg（或者浓缩 2 倍血浆 100 ~200ml）静脉滴注，每天 1 ~2 次，以提高血液胶体渗透压减轻脑水肿;50%甘油盐水口服液,1~2ml/(kg·次),每天3~4次,可用于缓慢降低颅压。激素有地塞米松静脉滴注等。因此在临床上应对该颅内压增高的患者进行(提问8的有效答案为)20%的甘露醇注射液快速静脉滴注、25%的山梨醇注射液快速静脉滴注、30%的尿素转化糖快速静脉滴注、地塞米松10~15mg静脉滴注、给氧、冬眠疗法等处理。

【病例摘要2】

某男,15岁,未婚,学生。2小时前因劝架被殴,伤及头部后昏迷,约十分钟后自行苏醒。醒后诉头痛,头晕,恶心呕吐,反应迟钝,记不清与何人打架,发作性的哭闹,易激惹,骂人,喊道:"打死你,打死你!"。夜眠差,恐惧,怕有人来打他,不让母亲离开身边半步,协助送来急诊。既往体健,无过敏史,病前性格内向、做事认真、为人随和,依赖性强,无精神病家族史。

提问1:为明确患者的诊断,必须立即让患者做的检查有?

1. 头颅CT或MRI检查;
2. 血常规;
3. 血生化检查;
4. 肝、胆、脾超声检查;
5. 脑电图;
6. 心电图;
7. 电解质。

提问2:头颅CT和脑电图均正常。神经系统检查无阳性发现。目前患者最可能的诊断是?

1. 癔症;
2. 躁狂发作;
3. 应激障碍;
4. 脑外伤所致精神障碍;
5. 分裂样精神病;
6. 外伤所致昏迷。

提问3:针对该病合理的治疗方案是?

1. 充分休息;
2. 使用保护大脑功能的药物;
3. 可使用小剂量氟哌啶醇;
4. 可使用小剂量奋乃静;
5. 使用氯氮平;
6. 使用氯丙嗪;
7. 暗示治疗。

提示:

经治疗,20多天后病情明显好转,问话能答,对答切题,生活可自理,记忆力恢复正常。痊愈出院。半年后夜眠仍差,常失眠多梦,有时在梦中惊醒,醒后感到心慌恐惧,白天不愿意上学,担心有人会打他,看到电视中演的打斗场面,即吓得惊慌失措。

提问4：此时患者为？

1. 精神分裂症；
2. 广泛性焦虑障碍；
3. 惊恐发作；
4. 创伤后应激障碍；
5. 急性应激障碍；
6. 适应障碍。

提 示：

患者在受伤后出现了创伤后应激障碍，失眠多梦，总担心别人还要打他，头脑中反复出现被打的情景，上课注意力不集中，学习成绩下降，情绪低落。

提问5：为此需采取的主要治疗措施是？

1. 抗强迫治疗；
2. 抗焦虑治疗；
3. 抗精神病治疗；
4. 抗抑郁治疗；
5. 情感稳定剂的应用；
6. 心理治疗。

提问6：你认为下列具体的治疗措施哪些不正确？

1. 对显著回避性的患者进行行为治疗；
2. 对创伤性闯入的患者进行EMDR治疗；
3. 对有耻感的患者进行支持性心理治疗；
4. 抗抑郁剂的使用剂量及疗程应小于抑郁症；
5. 药物治疗待精神症状缓解后应立即停用，小剂量短疗程为宜；
6. 不能在患者面前反复提起创伤性事件，以免情绪不稳定；
7. 药物治疗应是常规的一线治疗，治疗有效后再辅以心理治疗。

【诊疗及解题思路】

病情回顾：某男，15岁，未婚，学生。2小时前因劝架被殴伤及头部后昏迷，约十分钟后自行苏醒。醒后诉头痛，头晕，恶心呕吐，反应迟钝，记不清与何人打架，发作性的哭闹，易激惹，骂人，喊道："打死你，打死你！"。夜眠差，恐惧，怕有人来打他，不让母亲离开身边半步，协助送来急诊。既往体健，无过敏史，病前性格内向、做事认真、为人随和，依赖性强，无精神病家族史。

该患者有明确的头颅外伤史，继而出现躯体不适及精神症状，从临床表现可以判断患者伤后出现意识障碍、近事遗忘及神经精神症状，需做脑电图、头颅CI或MRI检查，以明确颅脑外伤的严重程度、预后及转归。故提问1的有效答案为脑电图、头颅CI或MRI检查。

患者明确的外伤史、受伤后短暂的意识障碍、近事遗忘，头颅CT和脑电图均正常。神经系统检查无阳性发现。根据临床表现及辅助检查结果可以判断患者为脑震荡。在精神方面出现及伤后出现的头痛、情绪不稳及癔症样发作的表现。综上所述，提问2的有效答案为脑外伤所致精神障碍。

脑外伤后需要充分的休息，早期使用脑细胞保护剂，若伴随精神症状可使用小剂量的高效价抗精神药物。而暗示治疗为癔症的主要治疗方法。故提问3的有效答案为充分休息、使用保护大脑功能的药物、可使用小剂量氟哌啶醇或小剂量奋乃静。

该患者精神症状出现在被打后20多天，持续约半年，故排除急性应激障碍、适应障碍；无精神分裂症的精神病理性症状，故排除精神分裂症；惊恐发作和广泛性焦虑为焦虑症，以焦虑情绪为主，焦虑症状为原发的，而本症有强烈的精神刺激，故可排除广泛性焦虑障碍、惊恐发作。临床表现，经过20多天后病情明显好转，问话能答，对答切题，生活可自理，记忆力恢复正常。痊愈出院。半年后夜眠仍差，常失眠多梦，有时在梦中惊醒，醒后感到心慌恐惧，白天不愿意上学，担心有人会打他，看到电视中演的打斗场面，即吓得惊慌失措。这些表现说明精神创伤性情境在患者的思维与记忆中反复地、不由自主地涌现，闯入意识中萦绕不去，梦境中亦经常出现；或者因面临与刺激相似或有关的境遇，而感到痛苦和不由自主地反复回想。就符合创伤后应激障碍的诊断。因此，提问4的有效答案为创伤后应激障碍。

患者在受伤后出现了创伤后应激障碍，失眠多梦，总担心别人还要打他，头脑中反复出现被打的情景，上课注意力不集中，学习成绩下降，情绪低落。根据以上症状，结合创伤后应激障碍的治疗原则，以心理治疗为主，依据临床可辅以小剂量抗焦虑、抗抑郁药物治疗，必要时可酌情使用情感稳定剂，抗精神药物少用。故提问5的有效答案为心理治疗、抗焦虑治疗、抗抑郁治疗、情感稳定剂的应用。

对于创伤后应激障碍的患者通常认为药物治疗不应作为常规的一线治疗，对于心理治疗无反应没有办法参加心理治疗的时候可以使用。药物治疗持续时间不少于12个月，缓慢减量。抗抑郁剂的使用剂量及疗程应与抗抑郁治疗相同。心理治疗为主要治疗手段应熟练掌握适应证。因此，提问6中不正确治疗措施有抗抑郁剂的使用剂量及疗程应小于抑郁症；药物治疗待精神症状缓解后应立即停用，小剂量短疗程为宜；不能在患者面前反复提起创伤性事件，以免情绪不稳定；药物治疗应是常规的一线治疗，治疗有效后再辅以心理治疗。

【拓展思维病例】

王某，男，汉族，28岁，大专文化，未婚。主因“脑外伤后性格改变、懒散5年”入院。患者于2010年10月6日工作期间发生车祸，当时患者出现昏迷、全身多处外伤，被送往医院给予纠正休克治疗(具体不详)，次日患者清醒，但患者出现嗜睡、偶胡言乱语，于2010年10月住院进行手术“对症治疗”后出院，于2011年4月在康复科住院，进行康复治疗，期间患者一直出现情绪不稳、烦躁、易激惹、睡眠差等症状，精神科会诊诊断“脑外伤后神经样反应”，给予“盐酸帕罗西汀片，30mg，1次/天”后“好转”出院，出院后患者逐渐出现烦躁、易激惹、拒绝服药、不愿意康复训练、不说话、睡眠差，入睡困难。于2011年7月12日就诊精神科，完善相关检查后诊断“①脑震荡后综合征；②右侧肢体偏瘫，右侧中枢性面瘫；③骶1椎体骨折、腰5椎体右侧椎弓根骨折术后；④耻骨联合分离内固定术后；⑤右侧肩锁关节脱位内固定术后”。建议行康复训练，并给予“舍曲林片，50mg，1次/天；奥氮平片，10mg，每晚1次；丙戊酸钠缓释片，0.5g，3次/天”。此后间断调整治疗。期间情绪改善不明显，仍然表现脾气大，不愿理人，生活无规律，白天睡觉，晚上都在看书或上网，不与外界交流，生活懒散。体重增加明显，达到200斤。于2012年8月开始将奥氮平片换成利培酮片，最大量达5mg，1次/

天。2013 年 7 月因为脾气大，冲动，症状改善不明显，前来就诊。

既往史：患者既往健康状况一般，有糖尿病史，给予胰岛素 16 单位治疗，血糖控制可。否认传染病及其他慢性病史。

个人史：兄妹 2 人，出生及母孕期正常，高中毕业后参加工作，无特殊爱好，无烟酒嗜好。病前性格外向、开朗。车祸前有一女友，患病后分手，目前也不谈恋爱。

精神状况检查：患者神志清，定向力准，接触差，问话不愿回答，脾气暴躁，幻觉妄想均阴性，思维连贯，思维内容及逻辑正常，智能同常人，睡眠颠倒，情感波动性大，自知力存在，依从性差，意志活动减退明显。

辅助检查结果：脑 MRI 示：①左颞叶条片状软化灶；②脑室略扩大，部分脑沟增宽。X 线片示：第 2 腰椎体楔形改变，右锁骨远端骨折内固定取出时候改变。

针对此患者，假如您是经治医生。

1. 你觉得病史中增加哪些信息会更好？如从受伤后昏迷到清醒的具体时长等，还有哪些？

2. 假如患者颅脑外伤后主要情绪控制障碍，您觉得患者颅脑哪些部位受损的可能性大？

3. 请描述“额叶受伤综合征”的临床表现，该患者符合吗？

4. 由病史描述，您觉得患者颅脑哪些部位受损的可能性大？

5. 假如患者受伤后颅脑 CT 或 MRI 显示颅脑结构未见异常，能诊断“脑震荡”吗？为什么？

6. 若患者因：体重增加明显，达到 200 斤，于 2012 年 8 月开始将奥氮平片换成利培酮片，最大量达 5mg，1 次/天。通过此方案以期改变“体重增加”这一副作用，您觉得效果如何？有何建议？

7. 什么是人格障碍和人格改变？简述该患者符合哪一种？

二、病例相关理论知识

（一）脑外伤所致精神障碍

脑外伤性精神障碍是指颅脑受到外力的直接或间接作用，引起脑器质性或功能性障碍时出现的精神障碍。闭合性与开放性颅脑损伤是发病主要因素，个体的素质特征及外伤后的心理社会因素有一定作用。闭合性颅脑外伤所致精神障碍尤为常见，开放性颅脑损伤则与远期或慢性精神障碍关系密切。颅脑外伤越重，发生精神障碍的机会越大，持续的时间也越长。意识障碍与间脑和脑干网状激活系统受损密切相关，额叶和颞叶损害易致人格改变和精神病样症状。

1. 临床表现

（1）急性期精神障碍

1）意识障碍：脑震荡意识障碍程度较轻，可在伤后即发生，持续时间多在半小时以内。脑挫伤患者意识障碍程度较重，持续时间可为数小时至数天不等，在清醒的过程中可发生定向不良。若出现紧张、恐惧、兴奋不安、丰富的错觉与幻觉，称为外伤性谵妄。如脑外伤时的初期昏迷清醒后，经过数小时到数天的中间清醒期，再次出现意识障碍时，应考虑硬脑膜下血肿。

2）遗忘症：当患者意识恢复后常有记忆障碍。外伤后遗忘症的时间是指从受伤时起到正常记忆的恢复。可出现逆行性遗忘，即指对受伤前的一段经历的遗忘，多在数周内恢复。

部分患者可发生持久的近事遗忘、虚构和错构，称外伤后遗忘综合征。

（2）慢性期精神障碍

1）脑外伤后综合征：多表现为头痛、头昏、恶心、易疲乏、浑浑噩噩、注意不易集中、记忆减退、情绪不稳、睡眠障碍等，通常称脑震荡后综合征。症状一般可持续数月，有的可能有器质性基础，若长期迁延不愈，往往与心理社会因素和易患素质有关。

2）脑外伤后神经症：可表现为疑病、焦虑、癔症等表现，如痉挛发生、聋哑症、偏瘫、截瘫等，起病可能与外伤时心理因素有关。

3）脑外伤性精神病性症状：较少见。可有精神分裂症样状态，以幻觉妄想为主症，被害内容居多。也可呈现躁狂、抑郁症样状态。

4）脑外伤性痴呆：部分严重脑外伤昏迷时间较久的患者，可后遗痴呆状态，表现近记忆力、理解力和判断力明显减退，思维迟钝。常伴有人格改变，表现主动性缺乏、情感不稳定、易激惹、表情欣快、道德感、羞耻感丧失等。

5）外伤性癫痫：外伤性癫痫临床表现除小发作及双侧严重的肌阵挛之外，任何类型的癫痫均可出现，多数患者的发作类型相对固定，少数可有改变。早期及中期癫痫随着时间的推移约有25%的患者在2年或稍长的时间内自行缓解而停止，但晚期癫痫常有加重的趋势，可由局部性发作而演变为全身性发作，严重时可出现记忆力减退、人格障碍、智力低下等表现。外伤累及不同部位所引起的癫痫发作常存在一定的特征。额叶脑瘢痕常引起无先兆的大发作；中央-顶区的病灶多为肢体的运动性或感觉性发作；颞叶损害表现为精神运动性癫痫；枕叶则常有视觉先兆。外伤后早期癫痫常在首次发作之后有一间歇期，数周或数月不等，发作逐渐频繁，在3~5年内半数患者可能有所好转，或趋于停止。有少数人癫痫发作频繁，甚为顽固，预后较差。

6）外伤后人格障碍：多发生于严重的颅脑外伤，尤其是额叶损伤时，常与痴呆并存。临床上常见情绪不稳、易激惹、粗暴残酷、固执、自私吝啬、自我控制能力降低和进取心丧失。

2. 治疗原则

（1）急性期的精神障碍：包括脑震荡及脑挫伤所致精神障碍。急性期处理，对于有明显的兴奋躁动患者，在生命体征平稳的情况下，可选用氟哌啶醇或地西泮5~10mg肌内注射。对于有幻觉妄想者可选用利培酮、奋乃静等抗精神病药物。意识障碍者应卧床休息1~2周，以防止脑震荡综合征的发生。因为家庭纠纷和关注赔偿问题可使症状持续不退，从头颅外伤后到出现脑震荡后综合征常有一段时间，其间可通过预防性心理治疗加以预防。

（2）慢性缺陷患者的治疗与康复：脑外伤后神经症、应激障碍，脑外伤性精神病性症状均可以参照各种功能性精神障碍的治疗进行。外伤性癫痫可以选用抗癫痫药物。对于外伤后人格障碍患者，可以给予药物、行为治疗和教育训练。对于外伤后各种慢性精神障碍患者，根据具体表现形式可以对症予以抗焦虑药、抗抑郁药、抗精神病药及情感稳定剂等治疗。慢性缺陷患者康复较为困难，除安排参加工娱治疗、体育活动外，最主要的是恢复患者的自信心，对存在的情绪问题应给以心理治疗。

（二）颅内压增高症

1. 病因　各种致病因素引起颅内容积增加，侧卧位腰椎穿刺所测得的脑脊液压力超过2kPa（200mmH$_2$O），即为颅内压增高（increased intracranial pressure）。若出现头痛、呕吐、视力障碍及视盘水肿等一系列临床表现时，称为颅内压增高综合征（intracranial hypertensive

syndrome）。

（1）颅腔狭小：多见于颅骨先天性病变和畸形可引起颅腔变小，使脑组织受压，影响脑的正常发育和生理功能，产生一系列的症状和不同程度的颅内压增高。

（2）颅内各种血管性疾病：如脑动静脉畸形、血管瘤、脑毛细血管扩张症及丘脑下部、鞍区或脑干等处血管运动中枢附近受到刺激后所导致的急性脑血管扩张（急性脑肿胀），以及各种类型的严重高血压病等，均可致脑血容量的增加而引起颅内压增高。

（3）颅内占位性病变：增加颅内容积，导致颅内压增高的常见原因，颅内血肿和颅内肿瘤是最常见因素，颅内脓肿、颅内肉芽肿及脑寄生虫病亦不少见。

（4）脑脊液在脑室系统和蛛网膜下腔循环通路发生阻塞，使脑脊液不能发生置换以缓冲颅内病变造成颅内压增高，脑脊液生成过多或脑脊液吸收减少，都会使脑脊液积聚起来，结果引起颅内压增高，如脑积水等。

2. 症状与体征

（1）头痛、恶心、呕吐：头部外伤后出现剧烈头痛、恶心、呕吐频繁时，应当考虑有颅内血肿的可能。

（2）意识障碍：进行性意识障碍为颅内血肿主要症状之一。颅内血肿出现的意识变化过程，与原发性脑损伤的轻重有密切关系。若原发性脑损伤较轻时，伤后无原发昏迷，待血肿形成后始出现意识障碍（清醒-昏迷）。原发性脑损伤略重时，则常能见到典型的“中间清醒期”（昏迷-清醒-再昏迷）。若原发性脑损伤严重，则常表现为昏迷程度进行性加重（浅昏迷-深昏迷），或一度稍有好转以后又很快恶化（昏迷-好转-昏迷）。总之，原发性昏迷的长短取决于原发性脑损伤的轻重，而继发性昏迷的迟早主要取决于血肿形成的速度。

（3）瞳孔改变：颅内血肿所致的颅内压增高达到一定程度，便可形成脑疝。一侧瞳孔进行性散大，光反应消失，是小脑幕切迹疝的征象之一，系脑疝挤压脑干时，动眼神经受大脑后动脉压迫所致。单侧瞳孔散大多出现在血肿的同侧，若继续发展，脑干受压更加严重，中脑动眼神经核受损，则两侧瞳孔均散大，说明病情已进入垂危阶段。

（4）生命体征变化：血肿引起颅内压增高时，血压随之出现代偿性增高，脉搏徐缓、充实有力，呼吸减慢、加深，血压升高和脉搏减慢常较早出现，颅后窝血肿时，则呼吸减慢较多见。

（5）神经系统体征：系原发性脑损伤的表现。如单纯硬脑膜外血肿，除非压迫脑功能区，早期较少出现体征；硬脑膜下血肿和脑内血肿立即出现偏瘫等征象，是因脑挫裂伤所致。当血肿增大引起小脑幕切迹疝时，则可出现对侧锥体束征。脑疝发展，脑干受压严重时导致去脑强直。

3. 辅助检查

（1）头部X线检查：注意观察有无骨折线通过脑膜中动脉和静脉窦沟，一般可以帮助早期诊断。

（2）CT扫描：可以直接显示肿瘤、血肿等占位性病变大小部位和性质。如硬脑膜外血肿CT表现为颅骨内板与硬脑膜之间的双凸镜形或弓形高密度影；急性或亚急性硬脑膜下血肿CT表现为脑表面新月形高密度、混杂密度影，多伴有脑挫裂伤和脑受压；脑内血肿表现为脑挫裂伤区附近或脑深部白质内类圆形或不规则高密度影。

4. 处理原则　颅内压增高是许多疾病，特别是颅脑疾病中共有的综合征。最根本的处理原则是去病因治疗。对于外伤、炎症、脑缺血缺氧等原因引起的脑水肿，应首先用非手术治疗，包括给氧、抗生素、高渗性降颅压药物等。由于占位性病变所引起者应采用手术治疗切除病变。由于脑脊液通路受阻而形成脑积水者，可做脑脊液分流手术等。但颅内压增高患者往往情况紧急，有时对确定病因诊断的各种检查来不及进行而患者已处于较严重的紧急状态，此时应先做暂时性的症状处理，以争取时机利用一切可能的检查手段，确定病因后再给予去病因治疗。

（1）一般对症处理原则：一旦确诊为颅内压增高的患者，应收留住院观察治疗，床头部略抬高（15°～30°），以利于颅内静脉回流。密切注意患者意识、瞳孔、血压、脉搏、呼吸、体温等的改变，由此判断病情的变化，以便进行及时的处理。重症患者应做颅内压监护。颅内压监护可直接测量到颅内压的动态变化，根据测量到的颅内压变化的信息，来指导降颅压的治疗。清醒患者给予普通饮食。频繁呕吐者应暂禁饮食，以防引起吸入性肺炎；每天给予静脉输液，其量应根据病情需要而定。一般每天给予液体量不超过1500ml（包括生理盐水500ml），尿量应维持在600ml以上。输液不宜过多，以免增加脑水肿加重颅内压增高。禁饮食超过3天者应给予补钾。昏迷时间长或不能由口进食者应给予鼻饲流质饮食，以防治水电解质平衡失调。如呼吸道不通畅、痰多难以咳出者，应做气管切开，经常吸痰，保持呼吸道通畅，预防呼吸道感染，减少肺炎的发生。对于有尿潴留者，及时导尿。大便秘结者可用开塞露肛门灌注或用缓泻剂等。

（2）颅内压增高的病因治疗：处理颅内压增高的主要目的是为了减轻脑水肿，降低颅内压争取时间进行病因治疗。要使颅内压控制在适当的水平，保证正常的脑灌注压和能量供应，防止或减轻脑移位和脑疝的发生。病因治疗包括非手术和手术治疗两个方面。

1）非手术治疗：颅内压增高的非手术治疗主要是脱水降颅压治疗，包括各种脱水药物的应用（以下药物均为成人剂量，儿童按公斤体重计算）：20%甘露醇250ml，根据病情每天可静脉快速滴注2～4次；甘油果糖250ml缓慢静脉滴注，于2小时滴完，每天2～4次；呋塞米20～40mg，每天静脉注射2～3次，常和甘露醇交替使用；如颅内压增高不严重，也可口服50%甘油盐水。在使用脱水剂过程中应注意水电解质的变化，预防低钾、低钠等电解质紊乱的发生。肾上腺皮质激素：主要在于改善血-脑脊液屏障功能及降低毛细血管通透性，常用地塞米松静脉滴注。有关其副作用应加以注意。脑保护剂：脑水肿及颅内压增高时，神经细胞能量代谢障碍，自由基和兴奋性氨基酸的大量生成可直接损伤脑细胞，因此应给予ATP、辅酶A、维生素C、尼莫地平等药物，在应用中可能有一定疗效。可给与冬眠降温降压治疗等；另外对颅内肿瘤术前或术后的放射治疗和化学药物的治疗、免疫治疗、抗感染治疗、高压氧治疗、抗癫痫治疗以及康复治疗等。

2）手术治疗：其目的是尽可能进行病灶全切除，争取手术后应能解除或至少部分解除病变对主要功能结构的压迫，为其他种治疗创造条件，如恶性肿瘤的放射治疗和化学治疗等。解除颅内压增高的手术方法，视颅内压增高的性质不同分为两类：①颅内占位性病变：对颅内占位性病变引起的颅内压增高，在脱水降颅内压的基础上，首先应考虑开颅病灶清除术。如颅内肿瘤，应根据其所在的位置和性质，可选用肿瘤全切除术、大部切除术、部分切除术。②脑积水的治疗：不论何种原因引起的阻塞性或交通性脑积水，凡不能除去病因者均可行脑脊液分流术。根据阻塞的不同部位，可使脑脊液绕过阻塞处到达大脑表面，再经由蛛网膜颗粒吸收，以达到降低颅内压的目的。或将脑脊液引流到右心房或腹腔等部位而被吸收。若分流术成功，效果是比较肯定的。常用的脑脊液分流方法有：①侧脑室-枕大池分流术；

②侧脑室-右心房分流术；③侧脑室-腹腔引流术；④腰椎蛛网膜下腔-腹腔分流术。

第七节　颅内肿瘤所致精神障碍

一、临床病例及诊疗思路

【病例摘要】

吕某，男性，20岁，中专文化。2002年2月初出现头痛，服止疼药后可以减轻，常无故旷工，话多，乱购物，声称要办一个大工厂，有十万元存款，要当皇帝，有很多女友，要周游世界，2002年4月份入院。入院查体未发现异常。精神状况检查：意识清，主动交谈，欣快话多，有音联意联，夸大妄想和被控制感，无自知力。初步诊断为"躁狂症"，用碳酸锂治疗，症状明显缓解，一个月后头痛明显，右侧肌张力增高，巴宾斯基征可疑。

提问1：作为主管医生，根据以上病情应该作哪些检查？

1. 头颅平片；
2. 地塞米松抑制试验；
3. 眼底检查；
4. 腰穿；
5. CT；
6. 心电图；
7. 脑电图；
8. 头颅超声。

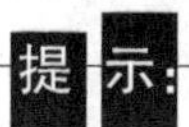

患者住院2天后，小便解在会客室，视盘边缘模糊，右侧肌张力仍然增高，巴巴宾斯基征阳性。意识清，说话少，情感淡漠，不关心外界事物，未发现幻觉妄想。

提问2：该例患者初步诊断应该考虑哪种病变？

1. 精神分裂症；
2. 躁狂抑郁症；
3. 脑器质性精神病；
4. 颅内肿瘤所致精神障碍；
5. 偏执性精神病；
6. 散发性脑炎所致的精神障碍；
7. 脑血管病所致的精神障碍。

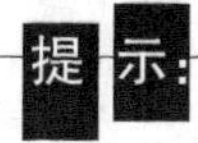

患者头痛继续加重，腰穿脑脊液压力250mmH_2O。

提问3:根据上述情况应该进行什么处理?

1. 氯丙嗪50mg,3次/天,逐渐增至300mg/天;
2. 止痛药内服;
3. 碳酸锂继续内服;
4. 左旋四氢巴马汀30mg,3次/天;
5. 地西泮10mg,3次/天;
6. 甘露醇静脉滴注减颅压;
7. 氟哌啶醇5mg,肌内注射2次/天。

提示:

患者经过甘露醇静脉滴注后头痛减轻,但是出现发作性意识丧失,四肢抽搐,脑电图提示,中度异常,有大量的高波幅θ波,左侧较多。

提问4:根据以上检查,你应该考虑系何种并发症?

1. 癔症性痉挛发作;
2. 颅内脓肿并发抽搐;
3. 颅内出血;
4. 颅内感染;
5. 颅内肿瘤并发癫痫样发作;
6. 蛛网膜下腔出血。

提示:

发作性意识丧失,四肢抽搐,每次约持续1分钟,自然终止,已经确诊为癫痫样发作。

提问5:癫痫样发作你应该如何治疗?

1. 左旋四氢巴马汀30mg,3次/天;
2. 苯妥英钠100mg,3次/天;
3. 输液;
4. 止痛片内服;
5. 甘露醇静脉滴注;
6. 舒必利100mg,3次/天;
7. 扑痫酮250mg,3次/天。

提示:

患者经CT检查发现患者第三脑室有3cm×4cm大小的阴影。

提问6:肿瘤长人第三脑室有什么征候?

1. 第四脑室阻塞;
2. 蛛网膜下腔阻塞;
3. 室间孔阻塞;
4. 侧脑室阻塞;
5. 脑血管阻塞;
6. 颅内压增高。

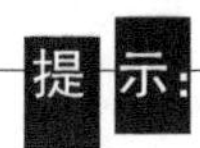

患者经CT检查诊断为颅内肿瘤。

提问7:诊断颅内肿瘤,你应该如何治疗?

1. 仍然用甘露醇静脉滴注降低颅压;
2. 搭桥减压;
3. 手术摘除肿瘤;
4. 抗癫痫治疗;
5. 止痛;
6. 支持治疗;
7. 放射治疗。

提问8:关于颅内肿瘤的描述下列哪些是正确的?

1. 间颅内肿瘤可以出现贪食、记忆障碍;
2. 患者出现遗忘综合征时常提示颅内肿瘤在第三脑室;
3. 间颅内肿瘤可以出现智能障碍;
4. 颞叶肿瘤的精神症状可出现沟回发作;
5. 额叶肿瘤的精神症状常可表现为人格改变;
6. 额叶肿瘤的精神症状常可表现为同侧偏盲;
7. 顶叶肿瘤可以较早出现运动或感觉障碍;
8. 运动性幻觉常见于颞叶。

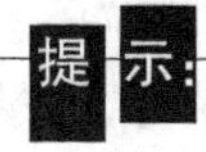

摘除的肿瘤的病理诊断为颅咽管瘤。

提问9:颅咽管瘤是如何形成的?

1. 神经外胚叶组织形成的;
2. 由原始口腔的外胚叶形成的颅咽管上皮细胞发生的;
3. 由神经元发生的;
4. 由神经胶质细胞发生的;
5. 由脑膜组织发生的;
6. 由神经鞘发生的;

7. 由他处转移的。

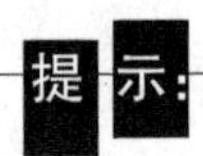

患者的病理诊断为颅咽管瘤。

提问 10:颅咽管瘤的多发年龄?

1. 多发于 10 岁以下;
2. 多发于 20 岁以下;
3. 多发于 40 岁以下;
4. 多发于更年期;
5. 多发于老年期;
6. 多发于老年前期。

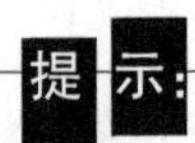

诊断为颅咽管瘤。

【诊疗及解题思路】

病情回顾:吕某,男性,20 岁,中专文化。2002 年 2 月初出现头痛,服止疼药后可以减轻,常无故旷工,话多,乱购物,声称要办一个大工厂,有十万元存款,要当皇帝,有很多女友,要周游世界,2002 年 4 月份入院。入院查体未发现异常。精神状况检查:意识清,主动交谈,欣快话多,有音联意联,夸大妄想和被控制感,无自知力。初步诊断为“躁狂症”,用碳酸锂治疗,症状明显缓解,1 个月后头痛明显,右侧肌张力增高,巴宾斯基征可疑。

临床表现提示患者有局灶性中枢神经系统损害及颅内压增高的可能,要针对中枢神经系统损害及颅内压增高的病因进行检查。眼底检查:视盘水肿是中枢神经系统损害及颅内压增高的重要客观体征,多数患者由于出现该体征得以明确诊断。腰穿:可以采取脑脊液标本作实验室检验,同时也可以测量脑脊液的压力,对确定有无颅内压增高及判断颅内病变有一定的帮助,但是对于颅内压增高很显著的患者,应该慎用,因为有促使脑疝形成的可能。头颅平片:通过对头颅不同位置的摄片,可以把颅骨各部分的结构清楚地显示出来,可以获得有诊断价值的征象,如颅内压增高时,可以有颅骨缝裂开、脑回压迹加深、蛛网膜粒压迹增大加深、蝶鞍扩大以及鞍背及前后床突的吸收和破坏等。头颅超声检查:简便易行,通过检查可以判断颅内占位性病变存在与否,特别适用于幕上病变的定位诊断。脑电图检查:根据脑生物电活动的改变,记录到的波幅、波形和节律的改变,可以判断病变的位置并推算其性质。它对于大脑半球浅表部位的病变有较明确的意义。颅脑 CT 检查:没有痛苦,可以比较准确、全面地显示脑部占位性病变的立体形象,是一种比较理想的检查方法。地塞米松抑制试验、心电图检查对于中枢神经系统损害及颅内压增高尚无肯定的意义。因此根据以上病情应该做(问题 1 的有效答案为)头颅平片、眼底检查、腰穿、CT、心电图、脑电图、头颅超声等检查。

紧接上题,加上检查提示分析,该患者现今精神症状缓解后,出现右侧肌张力增高,巴宾斯基征阳性。这些进一步提示患者有局灶性中枢神经系统损害及颅内压增高的症状加重,现在要考虑该例患者的初步诊断是什么病，那么必须找到可靠的诊断依据。根据检查提示分析如下：小便解在会客室，是否患者有短暂的意识障碍；右侧肌张力仍然增高，巴宾斯基征阳性，是否说明患者有脑部一定部位的局灶性损害；眼底检查有视盘边缘模糊，即提示视盘水肿，这是中枢神经系统损害后颅内压增高的重要客观体征；总之现有的这些证据表明可能有某些的颅内疾病，且有局限性病灶存在的可能性较大。因此，精神分裂症、躁狂抑郁症、偏执性精神病这些功能性疾病在诊断的时候暂不予考虑。脑器质性精神病这个诊断过于宽泛，它包括所有的脑部病变所致的精神障碍。“散发性脑炎”又名散发性病毒脑炎、非特异性脑炎及非典型性脑炎等，起病前一个月内有感染史，以感冒、腹泻多见，急性或亚急性起病，呈弥漫性脑损害的临床表现，少数患者也可呈局限性脑损害的症状和体征，但或多或少仍有弥漫性脑损害的背景，脑脊液正常或白细胞、蛋白轻至中度增加。该患者起病前一个月内无常有感染史。脑血管病又称脑血管意外、脑卒中，其主要致病因素为高血压、动脉硬化，故多见于中老年人，是由脑部血液循环障碍，导致以局部神经功能缺失为特征的一组疾病，为出血性和缺血性脑血管病两大类，常见的类型有蛛网膜下腔出血、脑血栓形成、脑出血、脑梗死、腔隙性梗死等；本病例为20岁，结合临床表现，所以此诊断的可能性也较小。颅内肿瘤是一种缓慢起病逐渐加重的脑部疾病，临床表现有：其一，头痛是颅内肿瘤最常见的症状，早期常间歇性发作，进一步发展为持久性、进行性疼痛，性质可为搏动性钝痛、胀痛或压迫痛、裂开样痛，头痛部位多在前额部、双颞部或后枕部，疼痛的部位与肿瘤的部位并不一致；其二，呕吐，多因迷走神经受刺激，加上占位性病变使颅内压增高而引起，呕吐常在早晨发生，或在头痛剧烈时发生，呕吐呈喷射性，无恶心感，与饮食无关；其三，视盘水肿。脑部特定部位的局灶性损害症状：由于颅内肿瘤侵犯脑实质，压迫邻近脑组织从而造成脑实质破坏的各种症状，如视力下降、复视、偏盲、失明、偏瘫或抽搐。颅内肿瘤伴发的精神障碍，患者的精神症状的产生与肿瘤的性质、部位、及范围有关，也与肿瘤的生长速度有关，可以出现记忆力减退、意识障碍、情绪障碍、幻觉、妄想等精神障碍，严重者出现痴呆、嗜睡甚至昏迷。因此问题2的有效答案为颅内肿瘤伴发的精神障碍。

该患者初步诊断为颅内肿瘤伴发的精神障碍，加上本题检查提示分析，患者头痛继续加重，腰穿脑脊液压力250mmH$_2$O，明显高于正常。现在要回答的情况应该是对脑内肿瘤、颅内压增高而引起症状（头痛继续加重等）的处理。所以碳酸锂继续口服已经没有必要；使用氯丙嗪50mg/d，3次/天，逐渐增至300mg/d，使用氟哌啶醇5mg/d，肌内注射，2次/天，它们适应于精神运动性兴奋，幻觉妄想状态，各种思维障碍，情感、意志及行为障碍。主要用于精神分裂症、躁狂症等疾病的治疗；止痛药（也包括左旋四氢巴马汀）、地西泮的使用只能短暂时地掩盖症状，如果使用上述治疗手段还有可能使患者陷入意识障碍加重昏迷等危险境况。只有在甘露醇静脉滴注减颅压对症处理的基础上，尽快地明确肿瘤的性质、部位等，做好手术等根除肿瘤的准备。因此问题3的有效答案为甘露醇静脉滴注减颅压治疗。根据患者初步诊断考虑为颅内肿瘤伴发的精神障碍，检查提示：患者经过甘露醇静脉滴注后头痛减轻，但是出现发作性意识丧失，四肢抽搐，脑电图提示，中度异常，有大量的高波幅θ波，左侧较多。另外癔症性痉挛发作一般没有发作性意识丧失及脑电图的异常改变等。颅内脓肿、颅内出血、颅内感染、蛛网膜下腔出血这些诊断根据病史及上述病情变化特点均能排除。因此问题4的有效答案为颅内肿瘤并发癫痫样发作。

根据患者初步诊断考虑为颅内肿瘤伴发癫痫样发作，其病因是脑内肿瘤、颅内压增高，在没有手术根除肿瘤前对此癫痫样发作要进行的对症处理，一方面要继续降低颅内压，甘露醇静脉滴注；另一方面就是控制癫痫样发作，苯妥英钠100mg，3次/天，或扑痫酮250mg，3次/天。舒必利为抗精神病药物，常用于精神分裂症紧张型、偏执型的治疗，对木僵、幻觉、妄想、情绪抑郁、淡漠孤僻、懒散被动等症状有较好的疗效，无明显的镇静和抗兴奋、躁动作用。如果给患者过多的输液尚有可能加重颅内压的症状，导致病情加重等。因此癫痫样发作应该进行（问题5的有效答案为）甘露醇静脉滴注，苯妥英钠100mg，3次/天或扑痫酮250mg，3次/天。

由于第三脑室位于两侧丘脑之间，为一个前后较长的纵行裂隙，其顶部有脉络丛和大脑内静脉，底部为视交叉、漏斗、灰结节、乳头体及丘脑下部。第三脑室以室间孔与左右侧脑室相通，并通过中脑导水管与第四脑室相连。第三脑室接受了侧脑室流来的脑脊液，加入由第三脑室脉络膜所产生的脑脊液后通过中脑导水管流向第四脑室。第三脑室肿瘤系指原发于第三脑室内或由第三脑室外突入第三脑室内生长的肿瘤两部分。原发于第三脑室内的肿瘤有胶质瘤、畸胎瘤、胆脂瘤和胶样囊肿。其发病率约占颅内肿瘤的3%，多见于儿童及青年人，男多于女。肿瘤长入第三脑室后，由于此处的肿瘤多较易阻塞脑脊液循环通路造成颅内压增高外，还具有其原发部位脑组织受侵犯所产生的局灶症状和体征以及其所特有的X线征象。因此肿瘤长入第三脑室有（问题6的有效答案为）室间孔阻塞、侧脑室阻塞、颅内压增高。

关于颅内肿瘤的治疗包括：病因治疗：①主要是手术切除肿瘤，手术包括全切除术、部分切除术、减压术、脑脊液分流搭桥术等。手术的原则是：良性肿瘤应力争全部切除以达到治愈的效果。恶性肿瘤或位于重要功能区的良性肿瘤，应根据患者情况和技术条件予以大部切除或部分切除，以达到减压为目的。②对于恶性肿瘤或未能全切除而对放射线敏感的良性肿瘤，术后均应进行放射治疗。③恶性肿瘤，特别是胶质瘤和转移瘤，术后除放射治疗外，尚可通过不同途径和方式给予化学药物治疗（简称化疗）。为提高恶性颅内肿瘤手术后的效果和延长患者生存期，应用放疗、化疗、免疫治疗，统称为颅内肿瘤的综合性治疗。对症治疗主要针对肿瘤本身及颅内压增高进行止痛对症支持治疗，如应用脱水药物降低颅压，对癫痫发作者应用抗癫痫药物等。中药治疗可作为综合治疗的措施之一，适用于一些不适合手术和放、化疗或手术后复发的患者。因此问题7的有效答案为仍然用甘露醇静脉滴注减轻颅压、搭桥减压、手术摘除肿瘤、抗癫痫治疗、止痛、放射治疗、支持治疗等。

根据颅内肿瘤的局灶性症状表现：如①额叶肿瘤可以表现为随意运动，言语表达和精神活动异常。随意运动障碍，如额叶背外侧面肿瘤可引起对侧肢体共济失调症状，中央前回运动区肿瘤可引起局灶性运动性癫痫，发作时可无意识丧失，而面肌或手指出现阵挛性抽搐。语言表达障碍：左侧额下回岛盖区的肿瘤病变可产生运动性或表达性失语。精神活动异常：额叶肿瘤可引起显著的人格改变，患者变得淡漠、迟钝、漠不关心自己和周围事物，理解力和记忆力减退，行为放纵和笨拙，情绪欣快，幼稚，不负责任，易激惹和缺乏自控能力。额叶肿瘤生长迅速时可以出现器质性木僵的表现，患者在长时间内不活动，缄默不食等。②颞叶肿瘤：由于颞叶和额叶邻近而且有密切的神经纤维联系，因此，此处的肿瘤也可以出现额叶肿瘤的一系列精神症状。局限性颞叶肿瘤的精神障碍主要包括有沟回发作和发作间歇期的行为情绪改变。沟回发作往往以幻味和幻嗅开始，部分患者伴有眩晕，继之呈迷惘和梦样状态。也可以沟回发作为先兆，伴有精神自动症等。发作间歇可有情绪不稳及强暴攻击行为等。③顶叶肿瘤：顶叶肿瘤常较早可引起运动和感觉方面的体征，可发生高级感觉综合功能和复杂认知活动的障碍。它引起的精神症状较额叶或颞叶肿瘤少。顶叶肿瘤可有抑郁的表现，但人格障碍则较少见。这类患者对自体和周围事物（如衣服）的左右都不能恰当地注意，患者可以出现穿衣踌躇和困难，称为穿衣失用症，有时可能会误诊为痴呆或癔症等。④枕叶肿瘤：枕叶肿瘤比较少见，临床上可见同侧偏盲，对颜色的视觉丧失。如为刺激性病灶，可见原始性视幻觉。若枕叶肿瘤累及顶叶和颞叶时可发生复杂的视幻形象。⑤间颅内肿瘤：肿瘤发生于间脑的深部（如丘脑、丘脑下部和第三脑室附近部位），可出现较为突出的精神症状。如记忆障碍、智能障碍、人格改变、嗜睡、贪食及周期性的精神障碍等。枕叶肿瘤常可表现为同侧偏盲，运动性幻觉常见于顶叶。因此问题8的有效答案为间颅内肿瘤可以出现贪食、记忆障碍、智能障碍，颞叶肿瘤的精神症状可出现沟回发作，额叶肿瘤的精神症状常可表现为人格改变，顶叶肿瘤可以较早出现运动或感觉障碍。

根据研究发现，颅咽管瘤是发生于原始口腔外胚层形成的颅咽管残余上皮细胞的肿瘤，是儿童最常见的先天性颅内肿瘤。因此颅咽管瘤是发生于（问题9的有效答案为）原始口腔外胚层形成的颅咽管残余上皮细胞的肿瘤原始口腔外胚层形成。

根据颅内肿瘤颅咽管瘤的临床研究发现其好发于20岁以下的人群，30～60岁为第二发病高峰。因此颅咽管瘤的多发年龄（问题10的有效答案为）多发于20岁以下。

【拓展思维病例】

患者，男，51岁，工人。主因“夜眠差，食欲缺乏，阵发性头晕，烦躁不安3个月”入院。患者于3个月前无明显诱因出现阵发性头晕、头胀，恶心（干呕），发作时烦躁不安，夜眠差，入睡困难，严重时觉得活着没有意思，当时尚能进行日常工作，头晕、头胀症状渐加重，日常工作受影响。2个月前到医院消化内科住院半个月，曾查胃镜，发现“糜烂性胃炎”，肠镜未见明显异常，头颅MRI发现“腔隙性脑梗死，双侧小脑萎缩”。治疗后症状无好转。行颈椎MRI发现有“颈椎病”，于“经络医院”住院治疗半月余，具体不详，无效。半个月前到精神疾病专科医院门诊治疗，诊断“焦虑障碍”，使用“艾司西酞普兰片10mg/d，丁螺环酮片15mg/d，阿普唑仑片0.8mg/d，舒必利片0.2g/d”治疗，睡眠有改善，仍然食欲缺乏，每天进食少量流食，食用少量水果，头晕、头胀仍有存在，时常卧床，头晕、头胀时烦躁不安，严重时有消极念头，为进一步治疗，门诊以“抑郁状态”非自愿入院收入精神科。自起病以来，进食差，体重减轻20公斤左右，反应较前迟钝。

既往史：4岁时发现“癫痫”，表现为发作性咂嘴、咀嚼，数秒缓解，近2年服用“托吡酯每天2次，每次150mg”，每1～2个月发作1次。

诊疗经过：患者入院后给予米氮平、劳拉西泮及丁螺环酮抗焦虑、抑郁、助睡眠等治疗，给予补液对症处理。完善辅助检查。经积极治疗，患者进食较前有改善，睡眠有好转，仍然头晕，头胀，行走不稳。近2天出现阵发性剧烈头痛，难以忍受，2～3分钟缓解，每天发作多次。为协助诊疗，特请神经科会诊，考虑器质性脑病，性质待定，当时患者头痛明显，急查头颅CT结果示：①脑白质脱髓鞘；②脑萎缩；③大枕大池；④左侧颞叶片状高密度影，建议行头颅MRI检查。建议转科。与家属沟通后转入神经内科治疗。

转入神经内科后体格检查:T 36.9℃,BP 123/89mmHg,患者消瘦,意识清,言语清,问答切题,反应稍迟钝。心肺呼吸音清,心率110次/分,律齐,腹软,无压痛及反跳痛。双侧瞳孔等大等圆,直径约为3.0mm,光反应灵敏。双侧鼻唇沟对称,伸舌偏右。四肢肌张力正常,肌力5级。行走不稳。双侧Chaddock征、Babinski征均为阳性。感觉检查无异常。颈强直,克氏征(+)。

给予继续应用米氮平、劳拉西泮及丁螺环酮抗焦虑、抑郁、助睡眠等治疗,并给予硫必利片止痛、吡拉西坦氯化钠注射液促脑代谢及补液等治疗。当天晚上仍然阵发性头痛,夜眠不佳。次日查房时患者头痛3分钟左右,表情痛苦,给予甘露醇250ml静脉滴注,直至下午18:00未出现明显头痛,18:30左右出现头痛,饮食模糊,谵妄状态,治疗护理不合作,17:15左右出现抽搐发作,表现为双眼上翻,四肢抽搐,呼之不应,双侧瞳孔散大,直径约为5.0mm,光反应消失,持续3分钟左右缓解,考虑为癫痫发作,给予甘露醇脱水及注射用苯巴比妥钠肌内注射治疗,患者意识渐清晰,睡眠可。

辅助检查:入院时血常规、肝肾功能、血糖、血脂、心肌酶均正常,电解质:K 3.13mmol/L,低于正常;甲功五项:T_3 1.04nmol/L,稍低于正常(参考值1.3~3.1),余结果正常。转科后复查肝功能结果正常。电解质:K^+ 3.16mmol/L、Na^+ 134mmol/L,稍低于正常;血常规结果回示:WBC 11.1×10^9/L,N 9.2×10^9/L,高于正常。头颅MRI检查,结果示:①双侧额叶及枕叶多发脑缺血灶;②脑白质脱髓鞘改变;③脑髓质萎缩;④小脑萎缩;⑤大枕大池。左侧颞叶未见异常。胸部CT结果回示:①右上肺占位性病变,考虑球形肺炎、肺结核瘤或周围型肺癌等,建议进一步检查。②右肺叶间胸膜局限性增厚。腰穿脑脊液检查:压力350mmH_2O;脑脊液常规:白细胞3×10^6/L,为透明无凝块的淡黄色液体,蛋白定性阳性;脑脊液生化:总蛋白达1793mg/L,明显高于正常,氯113mmol/L,葡萄糖1.73mmol/L,均低于正常;脑脊液三项染色:墨汁染色、革兰染色及抗酸染色均为阴性;为了解有无结核性脑膜炎,将脑脊液送往结核防治所检查结果回示:结核特异性外膜抗原抗体(TB-DOT)、结核特异性分泌抗原抗体(TB-SD)、结核分枝杆菌IgG(TBIgG)均为阴性。头颅增强MRI结果示:①脑内软脑膜强化,考虑脑膜炎;②脑内多发缺血灶,合并脑白质脱髓鞘;③脑髓质萎缩;④小脑萎缩;⑤大枕大池。

据患者目前病情发展及辅助检查结果,考虑脑膜炎可能,但结核、肿瘤、真菌感染均不能排除。患者病情逐渐加重,头痛明显,将脱水剂加量,甘露醇250ml,8小时1次,甘油果糖250ml,12小时1次,交替应用脱水降颅压治疗。住院第2天发作癫痫一次,发作后不自主摸索,意识不清,呼之不应,患者病情危重,应家属要求,转其他医院进行治疗。转院后进行肿瘤筛查,结果示:癌胚抗原85.33ng/ml(参考值0~5ng/ml),癌胚抗原153为120.16U/ml(参考值0~31.3U/ml),明显高于正常,请肿瘤科会诊考虑:肺癌脑转移。

针对此患者,假如您是经治医生,

1. 病史哪些属于症状?哪些属于体征?
2. 如何看待体格检查在疾病诊断中的作用?
3. 通过病历信息,该患者需要与哪些疾病相鉴别?
4. 该患者3个月体重减轻20kg左右,需要考虑哪些原因?
5. 一般情况下,躯体疾病伴发精神障碍中精神障碍的表现有何特征?

6. 该患者对你而言有何启示？

二、病例相关理论知识

（一）颅内肿瘤所致精神障碍

颅内肿瘤亦称颅脑肿瘤，病因不明，肿瘤可发生自脑实质、脑膜、脑垂体、脑神经、脑血管和胚胎残余组织者，称为原发性颅内肿瘤。由身体其他器官、组织的恶性肿瘤转移至颅内者，称为继发性颅内肿瘤。颅内肿瘤的症状归纳为颅内压增高和神经定位症状两方面，有时尚可出现内分泌与全身症状。颅内肿瘤发病多缓慢，首发症状可为颅内压增高如头痛、恶心、呕吐，或为神经定位症状如肌力减退、癫痫等。数周、数月或数年之后，症状明朗，病情加重。也有起病较急的，患者于数小时或数天内突然恶化，陷入瘫痪、昏迷。急性发作者多见于肿瘤囊性变、瘤体出血、高度恶性的肿瘤或转移并发弥漫性急性脑水肿，或因瘤体突然阻塞脑脊液循环通路，致颅内压急剧增高，发生脑疝。

1. 临床表现

（1）躯体症状：颅内压增高症状：当颅内肿瘤体积超过颅内压调节代偿能力时，肿瘤周围可出现反应性脑水肿，脑脊液循环通路梗阻，或静脉回流受阻，出现颅内压增高症状，头痛、呕吐、视盘水肿被称为颅内压增高的“三主症”，也是颅内肿瘤的主要临床症状。

1）头痛：80%的肿瘤患者可出现头痛，是最常见的早期症状。因能加重颅内压增高的因素，均可使头痛加剧，故头痛不是诊断颅内肿瘤的主要依据。若临床上出现渐进性加重的头痛，应予以警惕。

2）呕吐：呕吐常与剧烈头痛相伴随，有时可呈喷射性，但非喷射性呕吐也不少见。呕吐与饮食无关，清晨多见。

3）视盘水肿：早期无视力障碍，随着时间的延长，病情的发展，出现视野向心性缩小，晚期视神经继发性萎缩则视力迅速下降。视盘水肿是“三主症”中诊断颅内肿瘤的重要客观依据。

（2）精神症状：颅内肿瘤侵犯脑实质，压迫邻近脑组织或脑血管，造成脑实质破坏或颅内压增高，可出现一系列的精神障碍，其中部分患者的精神障碍为首发症状。精神症状的产生与肿瘤的性质、部位以及累及范围有关，也与肿瘤的生长速度有关。精神障碍多见于星形细胞瘤，胶质细胞瘤次之，脑膜瘤常于后期颅内压增高时出现精神障碍。幕上肿瘤比幕下肿瘤较多出现精神障碍，以额叶、颞叶最常见。

精神症状包括急性脑病综合征、遗忘综合征、痴呆、类分裂样症状、类心境障碍及神经症样表现。但不同部位的颅内肿瘤有其不同局灶性症状。

1）额叶肿瘤：可以表现为随意运动，言语表达和精神活动异常。随意运动障碍，如额叶背外侧面肿瘤可引起对侧肢体共济失调症状；中央前回运动区肿瘤可引起局灶性运动性癫痫，发作时可无意识丧失，而面肌或手指出现阵挛性抽搐。语言表达障碍：左侧额下回岛盖区的肿瘤病变可产生运动性或表达性失语。精神活动异常：额叶肿瘤可引起显著的人格改变，淡漠、迟钝、不关心自己和周围事物，理解力和记忆力减退，道德感丧失，行为放纵和笨拙，表情欣快，幼稚，不负责任，易激惹和缺乏自控能力。额叶肿瘤生长迅速时可以出现器质性木僵的表现，患者在长时间内不活动、缄默不语等。

2）颞叶肿瘤：由于颞叶和额叶邻近且有密切的神经纤维联系，因此此处的肿瘤也可以出现额叶肿瘤的一系列精神症状。局限性颞叶肿瘤的精神障碍主要包括有沟回发作和发作间歇期的行为情绪改变。沟回发作往往以幻味和幻嗅开始，部分患者伴有眩晕，继之呈迷惘和梦样状态。也可以沟回发作为先兆，伴有精神自动症等。发作间歇可有情绪不稳及强暴攻击行为等。

3）顶叶肿瘤：顶叶肿瘤常较早可引起运动和感觉方面的体征，可发生高级感觉综合功能和复杂认知活动的障碍。它引起的精神症状较额叶或颞叶肿瘤少。顶叶肿瘤可有抑郁的表现，但人格障碍则较少见。这类患者对自体和周围事物（如衣服）的左右都不能恰当地注意，患者可以出现穿衣动作缓慢，称为穿衣失用症，有时可能会误诊为痴呆或癔症等。

4）枕叶肿瘤：枕叶肿瘤比较少见，临床上可见同侧偏盲，对颜色的视觉丧失。如为刺激性病灶，可见原始性视幻觉。若枕叶肿瘤累及顶叶和颞叶时可发生复杂的视幻形象。

5）间颅内肿瘤：肿瘤发生于间脑的深部（如丘脑、丘脑下部和第三脑室附近部位），可出现较为突出的精神症状。如记忆障碍、智能障碍、人格改变、嗜睡、贪食及周期性的精神障碍等，患者的情绪波动性大，时而情绪高涨，或情绪控制能力减低。局限于间脑的肿瘤可见无目的兴奋和停滞发呆相交替的精神病性发作，每一周期可持续1～2周。第三脑室胶样囊肿患者可有突然开始和突然停止的头痛，谵妄或意识模糊发作。

2. 定位症状与诊断

（1）定位诊断：主要依靠病史和体格检查，如一侧肢体的局限性运动性癫痫发作，则说明病变在局限性抽搐对侧的皮层运动区；如以运动性失语为主，说明肿瘤在左侧半球额下回后部；如以感觉性失语为主，肿瘤可能在左侧半球的颞上回后部；如无癫痫发作，是以进行性偏身瘫痪为主，肿瘤可能在近内囊区的脑实质内；如患者表现内分泌障碍和双颞侧偏盲，肿瘤常为鞍内肿瘤；一侧肢体共济失调为主，则病变在该侧小脑半球；躯干性共济失调为主，则可能为小脑蚓部肿瘤。

（2）定性诊断：即肿瘤性质的诊断，这与定位诊断密切相关，如定位诊断在蝶鞍内，则定性诊断垂体腺瘤可能性最大；如小脑蚓部肿瘤则以髓母细胞最常见；如桥小脑角肿瘤，则以听神经瘤最多见。必须指出，某些部位如大脑前1/3，颞叶前部或枕叶的肿瘤可以长期、甚至始终不出现定位症状，而仅表现颅内压增高。单靠临床表现不仅无法定性，也难以定位，这些不容易显示定位症状的区域被称为脑的“哑区”或“静区”，这就必须借助辅助检查来确诊。

3. 实验室检查　X线平片、脑血管造影、脑室造影、气脑造影等均各有其诊断价值。目前诊断颅内肿瘤理想的辅助检查是CT和MRI，它们不仅能清晰地显示肿瘤位置，也为定性诊断提供重要的信息。

4. 治疗措施

（1）病因治疗：①主要是手术切除肿瘤，手术切除的原则是：良性肿瘤应力争全切除以达到治愈的效果；恶性肿瘤或位于重要功能区的良性肿瘤，应根据患者情况和技术条件予以大部切除或部分切除，以达到减压为目的；②对于恶性肿瘤或未能全切除而对放射线敏感的良性肿瘤，术后均应进行放射治疗；③恶性肿瘤，特别是胶质瘤和转移瘤，术后除放射治疗外,尚可通过不同途径和方式给予化学药物治疗,即手术后辅以化疗。为提高恶性颅内肿瘤手术后的效果和延长患者生存期,应用放疗、化疗、免疫治疗,统称为颅内肿瘤的综合性治疗。

(2)对症治疗:主要针对颅内压增高,如应用脱水药物降低颅压;对癫痫发作者应用抗癫痫药物等。因肿瘤位于要害部位,无法施行手术切除,而药物治疗效果不好时,可行脑脊液分流术、颞肌下减压术、枕肌下减压术或去骨瓣减压术等姑息性手术。

(3)中药治疗:可作为综合治疗的措施之一,适用于一些不适合手术和放、化疗或手术后复发的患者。

(4)对于肿瘤引起的各种精神症状,在针对病因学治疗的基础上进行对症处理,以免掩盖症状、延误治疗。如精神症状突出,可予以小剂量抗精神病药物治疗。

(二)影像学检查与精神疾病

1. 精神分裂症的影像诊断　影像诊断不仅在分裂症患者的诊治方面有用,而且在其他精神疾病的鉴别诊断中也有重要作用。分裂症患者多见左侧脑室下角扩大,这间接说明它周围脑实质的萎缩。

(1)脑的形态改变:精神分裂是精神疾病中发病率最高的一类疾病。自首次报告精神分裂症患者的脑室扩大以来,许多相同的结果已被揭示。然而,脑室的扩大究竟是从哪一时期开始的,这还是未知的问题。近年来的CT影像研究结果都支持脑室的扩大是在患者的初期,与患病期限无关,大部分临床研究的资料也支持精神分裂症的发育假说,即CT上的侧脑室下角的扩大、前纵裂池及侧裂池的扩大在发病的早期可被发现。但是在病程迁延中,这种形态变化是静止的还是进行性的尚难定论。特别是右脑的额叶、侧裂池的大小与患病时间及严重程度的关系还需作进一步的探讨。

(2)精神功能的单侧性:Crow提出精神分裂症的脑变化主要表现在左侧颞回。颞叶内部构造研究表明分裂症组的两侧脑室下角均有扩大,也有左侧海马、扁桃体、海马旁回体积小的报道。Saddath揭示单卵孪生的患儿两侧脑室、第三脑室扩大,左侧海马及扁桃体体积显著减小。精神分裂症患者脑CT、MRI检查左侧颞叶内构造的改变是确实的,死后脑病理研究也表明了海马旁回神经元的脱落。

Crow单侧化假说的要点是:①分裂症的脑病变是在左半球;②与其说是左侧易感,不如说是左侧发育的提早停止;③左侧大脑半球的控制基因与精神分裂症发病基因可能相同。但也存在疑义,如:左半球的变化是相对的;Pick病也有左侧相对选择的倾向;分裂症的左侧半球的损害对言语的获得和右利手的的功能无影响。

(3)临床症状与影像学的关系:Crow将复杂的精神症状概括为阳性、阴性两大类,并且也从病理学的角度也将分裂症的症状归为两类,即以构造变化为主的阴性症状和以多巴胺受体变化为主的阳性症状。Crow认为:阴性症状的难治状态可能是脑的不可逆性病变的结果。

1)阴性症状与影像:①形态影像:无论是Crow还是其他研究者都发现分裂症患者的CT呈现侧脑室的扩大,但这种变化与阴性症状无关,而与病前的不适应状态有关。情感平淡及思维贫乏等阴性症状与侧裂池、纵裂池的扩大相关。②功能影像:Liddle等的PET研究表明阴性症状越重,前额叶背外侧脑血流量越低,左顶叶联合区的血流也低,而两侧尾状核的局部脑血流增高。SPECT 研究表明，精神运动缺乏综合征患者两侧额叶局部脑血流减少。右侧基底节与左侧丘脑脑血流增加。认为阴性症状与额叶和基底节核区的神经回路密切相关。③生物化学影像：Martinot 等用 PET 对四个月未服药的精神障碍患者进行调查表明：分裂症与健康人之间无差异，阴性症状群者纹状体多巴胺 D_2受体密度低。未服药或服药终止的分裂患者的额叶皮层多巴胺受体结合能减低的变化与 BPRS 量表的高得分呈正相关，这种现象可能说明纹状体及额叶的多巴胺神经功能亢进，最终导致了多巴按 D_2受体向下调节状态。额叶的 D_1受体较 D_2受体为多，也许在额叶 D_1受体与精神功能的关系更为密切。

2）阳性症状与影像诊断：①形态影像：CT 研究表明思维内容异常与左侧的额叶密切相关。MRI 研究揭示：两侧海马越小，BPRS 阳性症状的得分越高。以阳性症状为主，非一致发病的单卵孪生儿可见到两侧海马的体积差。也有学者报道颞上回越小，幻听越严重，思维障碍也越明显，左侧扣带回越小，幻觉越重。②功能影像：阳性症状中幻听与左侧的颞叶局部脑血流相关，幻听出现时将标记物注入静脉，用 SPECT 测定脑血流，结果表明幻听与 Broca 区血流的增加相关，与左侧扣带回和颞叶血流的增加也有相关。用 PET 进行幻听时局部脑血流测定表明：两侧的颞叶、左侧的海马、海马旁回及右侧的纹状体呈高活性。McGuire 等认为幻听是内部言语的监视功能发生了故障。Liddle 把分裂症的诸多症状分为三群，即思维贫乏、现实歪曲或解体。有学者通过研究认为：知觉障碍与妄想是有区别的，精神分裂症的疏远感可能与右半球顶叶及额下回的血流增加有关。

（4）严重程度与形态影像：CT 发现侧脑室扩大多见于重症组。学者通过应用 PET 的研究报道认为，慢性分裂症患者疾病的严重程度与左海马旁回、苍白球的局部脑血流量增多有关。

（5）抗精神病药物治疗与影像诊断：①形态影像：根据 MRI 的测定，典型抗精神病药物诱发了尾状核的增大，非典型的抗精神病药物可以使这种扩大得以恢复；②功能影像：氟哌啶醇（HPD）治疗前后的脑中葡萄糖代谢变化除纹状体、颞叶内部增高外，其他部位均低于正常，停服 HPD 治疗也揭示纹状体和丘脑糖代谢增加，额叶及扣带回减少。

2. 抑郁症的功能影像学表现　功能影像学对抑郁症的研究较多，但结果却不一致，主要原因是对病例来源样本的选择或影像学方法的不一致。另外，患者的服药与否、年龄大小、有无脑血管病或脑变性疾病、抑郁症的表现形式、基础代谢情况以及神经内分泌等都是影响结果的因素。影像学研究主要有如下异常：

（1）额叶异常：额叶占整个脑容积的 40% ~ 50%，它可根据不同的标准划分为许多部分。在正常情况下，认知和情绪活动可使额叶多处功能区血流增加，血流增加的区域可因活动的不同而不同，而在兴奋以外的区域，上述活动则使该区域血流量下降，而被认为是在进行认知或情绪活动时被抑制的作为活动背景的区域。许多研究发现，抑郁患者额叶背外侧和背外侧的脑血流和代谢较正常人降低，并且会随着有效的抗抑郁治疗而恢复正常。在单相或双相抑郁患者中，额叶还有一个区域血流减少，代谢降低，即前扣带回腹侧至胼胝体膝部区域。而代谢降低的可能原因是该处皮质减少。同时，该处的代谢并不随着治疗而变化。在未经治疗的原发性单相抑郁患者中，额叶腹外侧、外侧眶回、眶回后中部以及胼胝体膝部前的扣带回前部区域表现为神经生理活动亢进，在进行抗抑郁治疗后，额叶腹外侧部、眶回的活动可恢复正常，而膝前扣带回的活动在治疗后的表现却不同；有 SPECT 研究报道前扣带回的血流量治疗后比治疗前增加了。

（2）相关皮质下和边缘结构异常：前额叶的腹外侧、腹内侧及眶回区域同杏仁核、丘脑中间背核、腹侧纹状体有广泛的联系。上述结构在情感活动中都被涉及。对于抑郁症患者，左杏仁核及中间丘脑的脑血流及代谢有异常增高，而尾状核血流及代谢异常减低。

（3）其他脑区的异常：其他脑区的异常结果不很稳定，学者们通过一些研究发现，在外侧颞叶和顶叶存在脑血流和代谢的降低。此外有学者报道发现抑郁症患者小脑蚓部的脑血流有异常上升。正常人处于焦虑和悲伤时小脑蚓部血流也上升。焦虑患者也有同样现象。局部脑区的血流和代谢可反映局部突触活动。血流和代谢的上升标志着局部突触的递质传递增多，而血流和代谢的降低则反映了递质传递的减少。

影像学研究发现，抑郁的异常部位可涉及部分额叶和颞叶，以及与其相联系的纹状体、皮层和丘脑。目前发现，背外侧额叶、眶回、杏仁核、丘脑中部的血流增多，而中部尾状核的血流降低，这提示抑郁症中两个神经通路存在病理障碍：边缘-丘脑-皮层通路，包括杏仁核、丘脑中外侧核及腹侧额叶；边缘-纹状体-皮质-丘脑通路，涉及杏仁核、皮质腹侧以及前一个通路的部分结构。

前额叶和杏仁核之间有兴奋性突触，并且它们分别还与丘脑的中间外侧核相连。这些结构的代谢增高可能反映边缘-丘脑-皮质的通路的递质传递增多。与其一致的是，用外科手术切断这个通路的某些连接而使难治性抑郁症得到改善时，额叶腹侧、杏仁核、丘脑中部的血流和代谢减低了，而抗抑郁药物治疗有效时也可见此情形。然而，这个通路在不同的抑郁亚型中被累及的递质传递过程可能不同。如前额叶的损伤及基底核受损时均可出现抑郁，但两者是不同部位受损，影响递质传递的方式显然也不同。

3. 继发性抑郁及神经症的功能影像学研究　继发性抑郁的影像研究结果与原发性抑郁不同，帕金森病、亨廷顿病或基底核缺血性疾病的患者中，有抑郁症状的患者和无症状的患者相比，眶回血流和代谢没有区别或降低，前额叶背外侧部在两种患者之间没有明显差别。

在神经症及其他轻性精神障碍患者中研究代谢与抑郁表现的关系，结果与情感障碍患者的结果类似；在神经性贪食症患者中发现前额叶背外侧代谢出现减弱，并与抑郁出现频率成负相关；在眶回，代谢出现异常增高，并与强迫症状的出现率负相关。这样的关系还见于强迫症患者眶回后部代谢与强迫症状出现率之间以及抑郁症患者的眶回代谢与抑郁观念出现率之间。

另外，可卡因依赖的患者在他们戒药一周时，可同时表现出抑郁症状和戒断症状，此时患者的眶回中部和基底核的糖代谢较正常组增强，这与原发性抑郁相比，眶回代谢异常的方向与原发性抑郁相同，而基底核处代谢异常则与其相反。

原发性抑郁和继发性抑郁可能累及的是同样的结构，尽管某些报道显示原发性抑郁与继发性抑郁的这些结构的功能异常方向相反。这些结构进一步支持了通路模式，即情感障碍累及多个结构而非单个结构。

其他与抑郁症状联系紧密的神经精神症状可能也涉及相同的神经通路。例如，眶回-纹状体-皮质-丘脑通路可能与强迫性神经症的病理生理有关，提示抑郁症状与强迫症状有内在联系。另外,原发性强迫症的前额叶腹侧代谢上升,而继发性强迫症的前额叶腹侧代谢下降或无变化,这一点和原发性抑郁与继发性抑郁的关系是一致的。

4. 孤独症的脑影像学表现　对于孤独症的结构性脑影像学研究主要集中在评估大脑的不对称性以及测定脑室、脑干和后颅窝的大小等方面。在20世纪70年代初期,Hauser等用气脑造影技术研究孤独症患者的大脑结构,发现患者的左侧脑室颞侧角有扩大现象。提示由于海马变平,导致了左侧大脑半球脑实质的缩小,人们推测颞中叶功能障碍可能是本病的一个重要发病因素。随后的CT研究发现侧脑室及第三脑室的扩大,而另一些学者的研究表明孤独症患者的脑室体积与对照组之间没有差异。学者们对孤独症的早期尸解和CT研究发现第四脑室扩大,Gaffney用MRI研究也得到证实。研究者认为,这种病理现象可能是围绕该脑室的小脑或脑干的形态学改变所造成的,并对患者的脑干结构进行了对照研究,发现孤独症组的脑干总面积和脑桥面积都小于对照组。这一研究为脑干与孤独症之间的相关性提供了形态学方面的佐证。

MRI研究表明,孤独症患者小脑蚓叶的正中矢状面面积比正常对照组平均小19%,这一现象与尸解报道互相支持,提示小脑发育不良与某些孤独症的发生可能有关。有学者对孤独症患者的脑结构进行MRI研究,发现部分孤独症患者存在大脑皮质的发育畸形,这些畸形分别见之于左右大脑半球,且并不局限在某个皮质分叶中。大脑皮质的发育异常提示在妊娠六个月前神经元向皮层移行过程中存在某种缺损,畸形的分散则表明它们不可能是疾病发生的直接原因,而可能与潜在的发病机制有关。

三、临床相关误诊病例

颅内肿瘤误诊1例

【病例摘要】

患者男性,21岁,大学生,2006年4月16日首次以“头颈部发胀、不适,话少、自卑、不愿出门2个月”为主诉就诊,2个月来常常感到头颈部发胀、不适,自卑、话少,不愿出门,伴学习成绩下降,有时急躁对父母发脾气,病来有时失眠,饮食及大小便自理,虽然认为自己可能有病,口头答应愿意服药配合治疗,但是不能持久。既往健康,家族史阴性。体检心肺听诊未发现异常、神经系统未见明显的病理体征。精神状况检查:意识清,问话能答,情绪偏低,多问少答,自诉不高兴,常常头颈部不适、心烦焦虑不安、容易激动,常常不能控制发脾气,交谈不能继续深入进行,未引出明显的幻觉、妄想,自知力部分存在。

提问1:初步诊断应该考虑哪些疾病?

1. 精神分裂症;
2. 抑郁发作;
3. 躁狂发作;
4. 躯体形式障碍;
5. 强迫症;
6. 惊恐发作;
7. 人格障碍;
8. 脑器质性精神障碍。

提问2:患者入院后在临床上应该首先考虑进行哪些检查?

1. 血、尿、粪三大常规;
2. 心电图;
3. 脑电图;
4. 肝功能、肾功能;
5. 电解质;
6. 90项症状清单;
7. 明尼苏达多项人格调查表(Minnesota multiphasic personality inventory,MMPI);
8. Beck抑郁问卷(BDI);
9. 颅脑CT或MRI。

提示:

该患者住院后进行了血、尿、粪三大常规、心电图、肝功能、肾功能、电解质、脑电图检查结果正常。90项症状清单:中度的抑郁症状,轻度强迫、敌对、恐怖症状;Beck抑郁问卷:中度抑郁;MMPI:效度量表L分升高,图形呈V形,测图相对无效。入院初步诊断为:抑郁症,先后给予氟西汀10~40mg/d治疗4周、帕罗西汀10~40mg/d治疗4~6周、舍曲林50~150mg/d治疗6周、文拉法辛75~225mg/d等治疗8周以上,住院近半年"好转"出院。出院后症状疾病同前,常常不高兴、烦躁、发脾气,怨父母让他住院,诉不但药物无效而且药物副作用较大,因此有时拒绝吃药,父母为了给患者治疗疾病,又多次到太原、北京、上海、南京等地多家精神病专科医院以及心理咨询门诊就诊,又作过多种神经心理检查,数次请多名精神以及心理科专家会诊,先后诊断过"抑郁症"、"精神分裂症"、"躯体形式障碍"、"双相性情感障碍"等,使用过米氮平、舒必利、利培酮、喹硫平、奥氮平、丙戊酸钠、拉莫三嗪等多种药物(具体剂量不详)治疗3年均无效,病情时轻时重,2009年7月6日再次就诊。精神状况检查:意识清,对答切题,仍诉头颈部发胀不适,不高兴,情绪不稳定,烦躁不安,易冲动,很短时间就对于医师的问话显得不耐烦,未引出幻觉妄想,愿配合检查治疗。

提问3:应该首先考虑排除什么疾病?

1. 精神分裂症;
2. 抑郁发作;
3. 躁狂发作;
4. 躯体形式障碍;
5. 双相情感障碍;
6. 偏执性精神障碍;
7. 脑器质性精神障碍。

提示:

患者住院后经颅多普勒检查:双侧流速不对称,右侧中动脉大于左侧中动脉流速值相差20%以上;颅脑MRI的检查:左侧额颞顶叶可见大小14cm×6cm×10cm囊性信号,信号均匀,边界清晰,脑组织受压变形、移位,中线结构明显右移,垂体、脑干及小脑未见明显异常(如图1所示)。

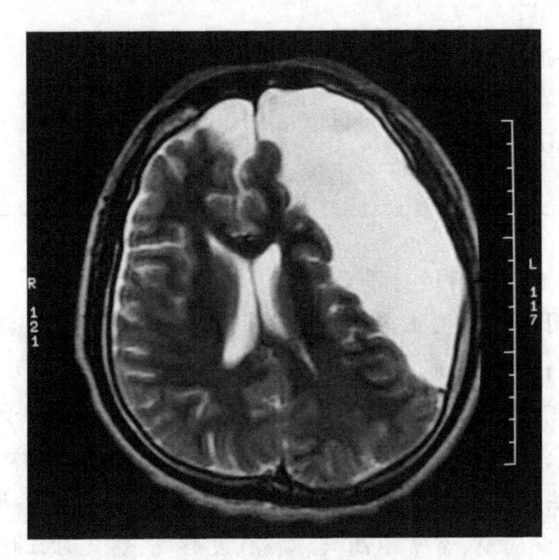

图1 患者颅脑MRI

提问4:此时,应该首先考虑什么疾病?

1. 胶质瘤所致的精神障碍;
2. 神经鞘瘤所致的精神障碍;
3. 颅内转移癌所致的精神障碍;
4. 颅内蛛网膜囊肿所致的精神障碍;
5. 颅内垂体区肿瘤所致的精神障碍;
6. 脑膜瘤所致的精神障碍。

提问5:关于颅内肿瘤引起精神症状的描述,下列哪些是正确的

1. 头痛;
2. 呕吐;
3. 视盘水肿;
4. 遗忘综合征;
5. 意识障碍;
6. 情感症状;
7. 精神分裂症样精神病。

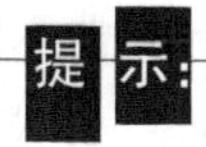

该患者临床诊断为颅内蛛网膜囊肿所致的精神障碍。

提问 6：关于颅内肿瘤的治疗措施描述正确的有哪些？

1. 手术摘除为主；
2. 一旦发现，全部立即手术；
3. 胰岛素治疗；
4. 部分患者可以化疗；
5. 对症治疗；
6. 人文关怀；
7. 电休克治疗；
8. 部分患者可以放射治疗。

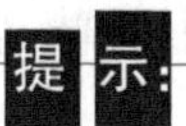

该患者临床诊断为颅内蛛网膜囊肿所致的精神障碍。于2010年7月18日部分切除术、减压术、脑脊液分流搭桥术等。手术后1个月回访各种精神症状消失，除偶尔诉有轻微的头痛外无其他不适；一年后回访工作生活如常人。

提问 7：结合本病例体会，在临床实践中造成精神疾病错误诊断的原因有哪些？

1. 医生的因素；
2. 病史因素；
3. 精神疾病因素；
4. 该患者不应该到精神科就诊；
5. 没有遵循“梯级诊断”原则；
6. 没有进行严格的体检；
7. 没有进行必要的实验室检查；
8. 纯属偶然。

【诊疗及解题思路】

病情回顾： 患者男性，21岁，大学生，2006年4月16日首次以“头颈部发胀、不适，话少、自卑、不愿出门2个月”为主诉就诊，2个月来常常感到头颈部发胀、不适，自卑、话少，不愿出门，伴学习成绩下降，有时急躁对父母发脾气，病来有时失眠、饮食大小便自理，虽然认为自己可能有病，口头答应愿意服药配合治疗，但是不能持久。既往健康，家族史阴性。体检未发现异常。体检心肺听诊未发现异常、神经系统未见明显的病理体征。精神状况检查：意识清，问话能答，情绪偏低，多问少答，自诉不高兴，常常头颈部不适、心烦焦虑不安、容易激动，常常不能控制发脾气，交谈不能继续深入进行，未引出明显的幻觉、妄想，自知力部分存在。

精神疾病的诊断主要参照病史及现场精神状况检查，根据该题所提供的病史资料，该患者有以下特点：①起病两个月有多种躯体不适症状；②有明显的情感症状：如自诉心情不好、不高兴、易激动、而不能控制；③无明显的幻觉妄想存在；④自幼无明显的人格偏离症状，无明显的强迫症状以及惊恐发作（阵发性强烈的恐惧、焦虑以及明显的自主神经症状，常常伴有濒死感、失控感、人格解体等痛苦体验）症状；⑤综上所述，基本可以排除精神分裂症、强迫症、惊恐发作、人格障碍等。临床上抑郁症患者常常有情绪低落、不高兴的体验，但是个别躁狂症患者在进行精神状况检查时也常常有高兴不起来、烦躁的倾诉。因此，对于抑郁发作、躁狂发作、躯体形式障碍、脑器质性精神障碍等诊断依据目前资料均还难以排除。因此问题1的有效答案为抑郁发作、躁狂发作、躯体形式障碍、脑器质性精神障碍。

该患者初步诊断考虑抑郁发作、躁狂发作、躯体形式障碍、脑器质性精神障碍等，临床住院患者除进行必要的常规检查如血、尿、粪三大常规、心电图、脑电图、肝功能、肾功能、电解质的实验室检查外，还要进行必要的心理评估，如90项症状清单、明尼苏达多项人格调查表（MMPI）、Beck抑郁问卷（BDI）等；另外为了排除脑器质性疾病所致的精神障碍，进行颅脑CT或MRI也是必要的。因此问题1的有效答案为抑郁发作、躁狂发作、躯体形式障碍、脑器质性精神障碍。因此问题2的有效答案为血、尿、粪三大常规、心电图、脑电图、肝功能、肾功能、电解质、90项症状清单、MMPI、Beck抑郁问卷、颅脑CT或MRI。

该患者3年多来症状时轻时重，常常不高兴、烦躁、发脾气，怨父母让他住院，诉不但药物无效而且药物副作用较大，有时拒绝吃药，多方就诊，先后诊断过"抑郁症"、"精神分裂症"、"躯体形式障碍"、"双相性情感障碍"等，使用过米氮平、舒必利、利培酮、丙戊酸钠、拉莫三嗪等多种药物治疗3年均无效，病情时轻时重，2009年7月6日再次就诊。精神状况检查：意识清，对答切题，仍诉头颈部发胀不适，不高兴，情绪不稳定，烦躁不安，易冲动，很短时间就对于医师的问话显得不耐烦，未引出幻觉妄想，愿配合检查治疗。患者无幻觉妄想，以躯体不适症状以及情感症状为主，故基本上可以排除精神分裂症、偏执性精神障碍；另外尽管患者3年多来多方就诊检查，但是查看各种病历资料，未进行过颅脑CT或MRI的检查，所以脑部器质性疾病仍然不能排除。因此问题3的有效答案为脑器质性精神障碍。

脑膜瘤系良性肿瘤，生长缓慢，有包膜形成，为纤维结构生长很大，可无任何临床症状。颅内蛛网膜囊肿是脑膜瘤的一种，是蛛网膜包围着脑脊液所形成的囊腔，属良性病变。蛛网膜囊肿常见于外侧裂、大脑纵裂、大脑表面或底部、小脑等处，亦可见于鞍区、视神经、四叠体区、斜坡、桥小脑角等处。临床上有两种类型，一种是先天性蛛网膜内囊肿，系胚胎蛛网膜发育异常所致，占大多数；一种是因创伤、炎症等引起蛛网膜广泛粘连的结果，又称为继发性蛛网膜囊肿，颅脑CT或MRI多显示为囊性信号，信号均匀，边界清晰，相邻脑组织受压变形等；而胶质瘤、转移癌等多为非囊性信号。本病例颅脑MRI的检查显示：左侧额颞顶叶可见大小14cm×6cm×10cm囊性信号，信号均匀，边界清晰，脑组织受压变形、移位，中线结构明显右移，垂体、脑干及小脑未见明显异常，与颅内蛛网膜囊肿比较符合。因此问题4的有效答案为颅内蛛网膜囊肿所致的精神障碍。

颅内肿瘤侵犯脑实质，压迫邻近脑组织或脑血管，造成脑实质破坏或颅内压增高，以致于出现一系列的精神障碍，其中一小部分患者的精神障碍为首发症状。患者精神症状的产生与肿瘤的性质、部位及范围有关，也与肿瘤的生长速度有关。精神障碍多见于星形细胞瘤，胶质细胞瘤次之，脑膜瘤仅仅于后期颅内压增高时出现精神障碍。幕上肿瘤比幕下肿瘤较多出现精神障碍，以额叶、颞叶最常见。精神症状包括不同程度的意识障碍、遗忘综合征、痴呆、类分裂样症状、类情感性障碍及神经症样表现等。但是不同部位的颅内肿瘤有其不同局灶性症状，如额叶肿瘤：可以表现为三方面的障碍，即随意运动、言语表达和精神活动异常。随意运动障碍，如额叶背外侧面肿瘤可引起对侧肢体共济失调症状，中央前回运动区肿瘤可引起局灶性运动性癫痫，发作时可无意识丧失，而面肌或手指出现阵挛性抽搐。而头痛、呕吐、视盘水肿为颅内肿瘤引起颅内压增高的躯体症状。因此，问题 6 的有效答案为意识障碍、情感症状、精神分裂症样精神病、遗忘综合征。

颅内肿瘤的治疗以手术治疗为主，一旦确诊，如果符合手术的适应证应该尽早手术，手术可以改善躯体的神经精神症状。对于部分不适应手术治疗的患者可以进行放射治疗或化学药物治疗，无论肿瘤的类型或预后如何，医生均应该给予患者和家属对症治疗、情感支持和人文关怀。因此问题 5 的有效答案为手术摘除为主、部分患者可以化疗、部分患者可以放射治疗、对症治疗、人文关怀。

学者们通过临床研究发现，造成疾病错误诊断的原因可以归纳为以下几个方面：①医生因素，包括医生的仪表、性格、言语、心理状态、责任心、专业技能、诊疗思维等；②病史因素：全面、正确、系统地收集病史资料是正确诊断的基础好前提；③疾病因素：由于精神疾病临床症状的复杂性，同一精神疾病临床表现存在极大的差异，同一精神疾病在不同时间有不同的临床表现，同一种精神症状可以表现在多种精神疾病的不同阶段，而且大多数疾病目前尚缺乏特异性的生物学标准；④其他方面因素：如不同患者不同的信仰、文化背景、生活经历、风俗习惯也会给正确的诊断带来不同的影响等。结合本题内容，在诊断过程中没有严格遵循“梯级诊断”原则、没有进行严格的体检应该属于医生在专业技能以及诊疗思维方面的原因。因此问题 7 的有效答案为医生的因素、病史因素、精神疾病因素以及医生没有遵循“梯级诊断”原则进行严格的体检、没有进行必要的实验室检查。

第八章　躯体疾病所致精神障碍

第一节　甲亢所致精神障碍

一、临床病例及诊疗思路

【病例摘要】

患者，女性，24 岁，农民。2 周前因家里养的一头猪病死，十分痛惜，当天晚上不眠，反复计算造成的损失，次日起兴奋、话多，逢人便说死猪之事，情绪激动，烦躁不安，对家里的人稍不满意就又吵又骂，甚至打人摔东西，否认有精神病，拒绝就诊。今被家属骗到医院就诊。

提问 1：初诊时应考虑哪些疾病？

1. 神经衰弱；
2. 癔症性障碍；
3. 心境障碍；
4. 甲状腺功能亢进所致精神障碍；
5. 精神分裂症；
6. 急性创伤后应激精神病；
7. 中毒性精神障碍；
8. 疑病症；
9. 惊恐障碍。

提示：

提示：该患者入院后进行体检：神志清晰，体温 38.2°C，脉搏 132 次/分，呼吸 25 次/分，血压 120/70mmHg。皮肤弹性差，甲状腺双侧对称性Ⅱ°肿大，质地柔软，无结节，心脏听诊二尖瓣区可闻及收缩期二级吹风样杂音，四肢腱反射活跃，无其他异常发现。

提问 2：根据该患者的病史及体格检查，你应该首先考虑诊断哪种疾病？

1. 急性创伤后应激障碍；
2. 偏执性精神障碍；

3. 精神分裂症；
4. 甲状腺功能亢进所致的精神障碍；
5. 周期性精神病；
6. 心因性反应；
7. 躁狂症；
8. 分裂样精神病。

提问3:关于甲状腺功能亢进的临床表现,哪些说法是不正确的?

1. 多食发胖；
2. 手舌震颤；
3. 心率增快,休息及睡眠时仍然增快；
4. 大便次数增多；
5. 白细胞总数增加；
6. 突眼；
7. 第一心音减弱；
8. 胫前黏液性水肿；
9. 脉压变小。

提问4:关于甲状腺功能亢进症发生机制描述正确的是哪些?

1. 发病机制与自身免疫有关；
2. 属于特异性自身免疫病；
3. 甲状腺功能亢进可与2型糖尿病伴发；
4. 甲状腺功能亢进可与1型糖尿病伴发；
5. 甲状腺功能亢进可与系统性红斑狼疮伴发；
6. 伴发精神障碍与病前心理因素无关；
7. 与遗传无关；
8. 伴发精神障碍与病前性格有关；
9. 伴发精神障碍与病前心理因素有关。

提问5:关于淡漠性甲状腺功能亢进的发生哪些描述正确的?

1. 多见于儿童；
2. 多见于老年患者；
3. 多起病急骤；
4. 起病缓慢隐袭；
5. 临床常常表现为情感淡漠、反应迟钝、嗜睡乏力；
6. 消瘦明显；
7. 多有典型的甲状腺功能亢进症状；
8. 多没有典型的甲状腺功能亢进症状；
9. 常常伴有体温升高。

提问6:对于甲状腺危象的描述正确的是?

1. 与感染、劳累有关；
2. 与感染、劳累无关；

3. 心理因素有关；
4. 与外科手术有关；
5. 与外科手术无关；
6. 口服大量的甲氧苄胺嘧啶；
7. 口服大量的丙硫氧嘧啶；
8. 禁用普萘洛尔或利血平；
9. 使用肾上腺皮质激素。

【诊疗及解题思路】

病情回顾：患者，女性，24 岁，农民。2 周前因家里养的一头猪病死，十分痛惜，当天晚上不眠，反复计算造成的损失，次日起兴奋、话多，逢人便说死猪之事，情绪激动，烦躁不安，对家里的人稍不满意就又吵又骂，甚至打人摔东西，否认有精神病，今被家属骗到医院就诊。

初诊时作为接诊医生应该把这一系列表现进行总结、概括、归纳，其特点为：该患者无明显的意识障碍、幻觉、妄想及逻辑推理障碍，意识清晰，主要表现为情绪不稳、言语增多、兴奋、易激惹、睡眠需要减少、无自知力等。所以在诊断上一般应考虑为以情感障碍为主的重精神病，如心境障碍以及某些躯体疾病、脑部疾病所致的精神障碍等，基本可排除神经衰弱、惊恐症、疑病症、精神分裂症。关于急性创伤后应激精神病，由于无重大应激事件，所以也不应该考虑。基于目前还没有提供患者的详细病史、体格检查以及必要的辅助检查，不了解患者既往有无类似发作史及病前性格、文化信仰特点，所以不能排除甲状腺功能亢进所致精神障碍、中毒性精神障碍等。癔症性障碍表现形式多种多样，并且有时精神障碍也可持续一段时间，所以也应该考虑。因此，本病例初诊时应考虑（提问 1 有效答案为）癔症性障碍、心境障碍、甲状腺功能亢进所致精神障碍、中毒性精神障碍。

该患者为青年女性农民，急性起病，起病前有一定的精神刺激（十分痛惜家里养的一头猪病死），主要临床表现为情绪兴奋、烦躁不安，容易激惹，与事稍不满意就又吵又骂，甚至打人摔东西。体检：意识清，体温升高为 38.2℃，脉搏、呼吸增快（分别为 132 次/分、25 次/分），脉压增大（50mmHg），甲状腺双侧对称性Ⅱ°肿大，质地柔软，无结节，心脏听诊二尖瓣区可闻及收缩期二级吹风样杂音，四肢腱反射活跃。甲状腺功能亢进症多见于青年女性，可表现为甲状腺弥散性肿大，也可呈结节性或甲状腺腺瘤。某些应激事件在甲状腺功能亢进的发生上可能起着一定的促发作用。病前的情绪不稳定可能是甲状腺功能亢进的易感因素。甲状腺功能亢进的临床表现：①躯体症状和体征：高代谢综合征，由于甲状腺素分泌增多导致交感神经兴奋性增高和新陈代谢加速，患者常常有疲乏无力、怕热、多汗、多食、皮肤潮湿、体重下降等。体检结果可显示甲状腺肿大或伴有血管杂音及震颤，不少患者还出现不同程度的突眼以及甲状腺功能亢进在心血管、消化、生殖系统等方面的表现。②精神症状：甲状腺功能亢进常伴有精神兴奋性增高，表现为过敏、情绪兴奋、话多、失眠、易激惹、活动增多、注意力不集中、对挫折的耐受性差等。由于甲状腺功能亢进患者情绪紧张度增高，常常处于一种焦虑或兴奋心境之中，整日忙忙碌碌，情绪不稳定。该例患者无论从症状和体征等方面都比较符合甲状腺功能亢进的临床特点，因此，应该首先考虑甲状腺功能亢进所致的精神障碍的诊断。但是也应该对所提供的其他答案进行鉴别与排除，如①急性创伤后应激障碍（包括心因性反应）：该患者虽然起病有一定的精神刺激，虽然十分痛惜家里养的一头猪病死，其精神刺激的强度不够，不是突如其来超乎寻常的威胁性生活事件和灾难，不能对个体造成难以承受的创伤体验或对生命安全具有严重的威胁性;②偏执性精神障碍:是一组以系统妄想为主要症状,内容比较固定,并且有一定的现实性,有时不经过认真鉴别,难辨真伪,在不涉及妄想的情况下,无明显的其他精神活动方面的异常,主要表现为被害、疑病、夸大、嫉妒或钟情等内容;③精神分裂症(也包括分裂样精神病):是一组起病于青壮年,具有思维、情感、意志行为等多方面障碍及精神活动不协调;④周期性精神病:是一组急性起病,反复发作,每一次症状相仿,以内分泌失调与自主神经症状,以及思维、情感、行为紊乱为主的精神障碍,病程短暂,多见于青少年女性,抗精神病药物疗效不显著,如果与月经周期密切联系,则称为月经周期性精神病;⑤躁狂症是以心境高涨或易激惹为主要临床特征。这几种精神疾病而且均无明显躯体症状与体征。因此,根据该患者的病史及体格检查,应该首先考虑诊断(问题 2 的有效答案为)甲状腺功能亢进所致的精神障碍。

甲状腺功能亢进临床表现如下:消化系统方面主要表现为食欲增加,多食善饥,大便稀溏,排便次数增加,体重显著下降等;心血管系统方面表现为心动过速,休息和睡眠时心率仍然增快,第一心音亢进,收缩压升高,舒张压降低,脉压增大,严重时可以合并甲状腺功能亢进性心脏病等;神经系统方面表现为腱反射的活跃,舌、手的细微震颤等;造血系统方面表现为周围血液淋巴细胞比例增加,单核细胞增加,但是白细胞总数减低。另外还常常有眼部及其他症状,如突眼、胫前黏液性水肿。黏液性水肿多发生在胫骨下 1/3 部位,也可见于足背、踝关节、肩部、手部等,皮损多为对称性,早期皮肤增厚、变粗,有广泛大小不等的棕红色或红褐色或暗紫色的斑块或结节,边界清楚,直径 5 ~ 30mm 不等,连片时更大,皮损周围的表皮稍发亮,薄而紧张,病变表面及周围可有毳毛增生、变粗、毛囊角化,可以伴有感觉过敏或减退,或伴痒感,后期皮肤粗厚,如树皮样,皮损融合,覆盖以灰色或黑色疣状物,下肢粗大似“象皮腿”。因此,甲状腺功能亢进的临床表现通常没有(提问 3 有效答案为)多食发胖,白细胞总数增加,第一心音减弱,脉压变小。

关于甲状腺功能亢进症发生的机制尚不真正清楚。目前认为本病与自身免疫有关,它与慢性淋巴细胞甲状腺炎和产后甲状腺炎等症同属于自身免疫性甲状腺疾病。按照自身免疫性疾病的器官特异性和器官非特异性的分类,本病属于器官特异性自身免疫病,它可与 1 型糖尿病、慢性特发性肾上腺皮质功能减退症、恶性贫血、萎缩性胃炎、特发性血小板减少性紫癜等器官特异性自身免疫病伴发,也可与系统性红斑狼疮、类风湿关节炎、重症肌无力等非器官特异性自身免疫性疾病相伴发;而且它有显著的遗传倾向,同一家族中常有多位患者,学者们通过研究显示单卵双生者同病率为 30% ~60% ,双卵双生者同病率仅为 3% ~ 9% 。另外,学者们通过许多研究都说明患者个性内向、情绪不稳,临床上表现为急躁、易怒、紧张、多疑、易焦虑、抑郁等。患者在发生精神障碍前常常有精神紧张、抑郁、过度悲伤等诱发因素。因此,关于甲状腺功能亢进症(提问 4 的有效答案)发生机制为与自身免疫有关,属于特异性自身免疫病,可与 1 型糖尿病、系统性红斑狼疮伴发,发生精神障碍与病前性格有关、心理因素有关。

临床上有一种较为少见的甲状腺功能亢进类型被称为淡漠性甲状腺功能亢进症,患者以中老年为多,女性多于男性,起病缓慢隐袭,临床上常常表现为身体消瘦、心悸、乏力、表情淡漠、对周围事物漠不关心,有时呈抑郁状态、精神活动迟钝,无明显的情感起伏,动作减少。缺乏眼球突出、高代谢状态和甲状腺肿大。相反有眼球凹陷,眼睑下垂,眼光无神。很容易被误诊为精神分裂症或抑郁症,也有被误诊为甲状腺功能减退。若发生本病症状时应与甲状腺功能亢进危象相鉴别，但是该病症往往体温不高，脉搏不快，也无兴奋躁动症状，常发展为木僵或昏迷状态，最终安静地死去。因此淡漠性甲状腺功能亢进（问题5的有效答案为）多起病缓慢隐袭，常见于老年患者，临床常常表现为情感淡漠、反应迟钝、嗜睡乏力，明显消瘦，多没有典型的甲状腺功能亢进症状。

甲状腺危象是甲状腺功能亢进症的一种特殊临床表现类型，它的发生可能与血液内的游离三碘甲状腺原氨酸（FT_3）水平增高、心脏和神经系统的儿茶酚胺受体数目增加、敏感性增强有关。本征的主要诱因包括感染、手术、放射碘治疗、创伤、严重的药物反应、心肌梗死等。甲状腺危象的治疗包括：①针对诱因的治疗；②抑制甲状腺素的合成：首选丙硫氧嘧啶600mg口服或胃管内注入，以后每6小时1次给予250mg口服，待症状缓解后减至一般治疗剂量；③抑制甲状腺素的释放：服丙硫氧嘧啶1小时后再加用复方碘口服溶液5滴、每8小时1次，或碘化钠1.0g加入10%葡萄糖盐水溶液中静脉滴注24小时，以后视病情减量，一般使用3～7天；④普萘洛尔有抑制外周组织四碘甲状腺原氨酸（T_4）转换为三碘甲状腺原氨酸（T_3）的作用，每次可以选用20～40mg，每6～8小时口服1次，或1mg稀释后缓慢静脉注射；⑤肾上腺糖皮质的应用，如氢化可的松50～100mg加入5%～10%葡萄糖溶液静脉滴注，每6～8小时1次；⑥降低和清除血浆内甲状腺素：在上述常规治疗效果不满意时，可以选用腹膜透析、血液透析或血浆置换等措施迅速降低血浆甲状腺素浓度；⑦物理降温及其他对症支持治疗。甲氧苄胺嘧啶为磺胺类抗生素，在甲状腺危象的治疗中一般不使用，这里主要是让学生、临床医生准确地记忆哪些是常用的抗甲状腺药物。因此，甲状腺危象（问题6的有效答案）的发生与感染、劳累、心理因素、外科手术有关，可以使用肾上腺皮质激素及口服大量的丙硫氧嘧啶进行治疗等。

【拓展思维病例】

患者，女，41岁，离婚，农民。主因“反复洗手，行为异常20年，怕冷2年，加重3个月”为主诉入院。20年前和家人生气后，开始练气功，渐出现一直控制不住想关于气功的事，后出现常因一件事或别人无意中一句话反复思考，难以控制。一直吐口水，怕脏，反复洗手，夜眠差。心烦急躁，坐立不安，认为控制不住想事破坏自己身体，不能坚持正常劳动，不能和人正常相处。多次在当地精神病医院住院治疗，均诊断“强迫症”，服用“氯米帕明片、舍曲林片（日量均不详）”等药物及“电休克”治疗，疗效欠佳。病情逐步加重，不能维持正常生活。7年前首次住入精神病医院，诊断“强迫症”，服用“氯米帕明片，175mg，每天1次；舍曲林片，150mg，每天1次；坦度螺酮胶囊15mg，每天1次；利培酮片2mg，每天1次；氯硝西泮片，4mg，每晚1次”等治疗，共住院16天，“好转”出院。病情仍时轻时重，始终未完全缓解。4年前自行停药，2年前冬天觉自己动不了，不能自己加盖被子，也不会说让别人帮忙买被子的话，后渐出现觉自己全身冻坏了，穿很多衣服，出汗多，仍觉怕冷，1天内能换十几套内衣，夏天仍需穿棉衣、棉鞋，且用电暖气。有时反复做一个动作，如反复撕纸。1年前再次住精神病医院，诊断“强迫症”，予“氟伏沙明片，150mg，每天1次；阿立哌唑片，5mg，每天1次”治疗20天，“好转”出院，出院后未坚持服药。病情逐步加重，近半年不出门，多卧于床，不洗漱，不愿料理个人卫生。诉怕冷，穿很多衣服，大量出汗，1天换30套衣服。诉因控制不住想事情觉痛苦，哭泣，打自己，看家人不顺眼，发脾气，摔东西，诉不想活，让家人把自己扔到水池里冻死。3个月前自行服用“80片阿普唑仑片、一盒舍曲林片（14片）”，出现嗜睡，予输液对症治疗，抢救2天后“清醒”。自觉胃、脑子坏掉了，称不能吃东西、不能想事了。饮食差，体重下降明显,夜眠差,拒绝服药。家中难以管理再次求治。门诊以“强迫综合征”收入院。

既往史:8年前曾有CO中毒昏迷,未治疗,自行苏醒,未遗留不适症状。

个人史:无特殊;无阳性家族史。

入院查体:消瘦,躯干部散在很多红色疹子,余无异常体征。

精神状况检查:意识清,蓬头垢面,穿着棉衣、棉裤等8套衣物,全身散发难闻气味。接触交谈基本合作,问话对答切题,存在强迫性思维,诉反复控制不住想事,如看见脏东西控制不住想会塞到自己嘴里,自觉痛苦。情绪不稳,焦虑不安,消极悲观,有想死念头,情感反应基本协调,自知力不全,对自身疾病认识不全,对服药治疗抵触,称“我过量服药把胃和脑子吃坏了,现在不能再吃药了。”

入院后辅助检查:血常规示:血红蛋白96g/L;血生化回示:总蛋白58.1g/L,球蛋白18.5g/L,血钾2.63mmol/L,血钠134mmol/L,血氯91mmol/L;肝功能、肾功能、血糖、血脂、心肌酶、肌钙肌红蛋白、尿常规、性激素六项、胸片、特殊脑电图+地形图均无明显异常,甲功五项:TSH:2.19mU/L(0.27~4.2),T3:1.47nmol/L(1.3~3.1),T4:75.74nmol/L(66~181),FT3:4.56pmol/L(3.1~6.8),FT4:10.65pmol/L(12~22)。

针对此患者,假如您是经治医生,

1. 当您看到患者在夏天穿着棉袄来就诊时,您会考虑患者存在哪些症状?考虑哪些原因?

2. 患者若出现消极观念及行为,同时情绪低落,强迫观念,从诊断等级上,您觉得该诊断哪种疾病较为合适?为什么?

3. 病史中描述“近半年不出门,多卧于床,不洗漱,不愿料理个人卫生。诉怕冷,穿很多衣服”,假如患者诊断“抑郁障碍”的话,您觉得可能由于哪种神经递质减少引起?采用哪些种类的抗抑郁药物较为合适?

4. 有学者认为,对于难治性抑郁的治疗,加服甲状腺素片可能会有效,该患者能否加服该药物?增加的话,需要注意事项有哪些?

5. 患者辅助检查显示:血红蛋白96g/L;血生化回示:总蛋白58.1g/L,球蛋白18.5g/L,血钾2.63mmol/L,血钠134mmol/L,血氯91mmol/L。需要作出哪些处理?

6. 你觉得该患者尚需与哪些疾病相鉴别?需要收集哪方面的病史或做哪些辅助检查?

7. 该患者若进行心理治疗的话,可以采取哪些心理治疗?

二、病例相关理论知识

(一) 甲状腺功能亢进所致精神障碍

甲状腺功能亢进(简称甲亢)是由多种因素引起的甲状腺激素分泌过多或血液中甲状腺素水平增高所致的一种常见内分泌病。主要临床表现为多食、消瘦、畏热、多汗、心悸、易激动等高代谢综合征,以及不同程度的甲状腺肿大和突眼等特征。本病多见于女性。

1. 病因及机制　病因和发病机制尚未完全阐明。近代研究证明本病是在遗传基础上,因感染、精神刺激等应激因素而诱发属于抑制性T淋巴细胞功能缺陷所导致的一种特异性自身免疫性疾病。与自身免疫性甲状腺炎、特发性黏液性水肿等同属自身免疫性甲状腺疾病(autoimmune thyroiditis disease,AITD)。

2. 临床表现

(1) 躯体症状:临床上本病多见于女性,20～40岁多发,男女之比为1 :(4～6),人群总发病率为0.5%左右,起病缓慢,可在精神刺激、外伤、感染等因素下急性发病,多于发病后半年到一年就诊。典型病例常有以下表现:①高代谢综合征:主要是代谢亢进,产热过多的症状。患者惧热喜凉,皮肤温暖、红润多汗,手掌面、颈、腋下皮肤红润汗出,常有低热,发生危象可出现高热,体重下降,痿软无力。②甲状腺肿大:甲状腺常呈弥漫性对称性肿大,少数患者甲状腺肿大明显,而不对称。结节型甲亢患者可触及结节,质硬,不对称。③突眼症:本病约有半数人有不同程度的眼球突出,多为对称性也有单侧性。患者常有惊恐的表情,眼裂增宽,瞬眼减少,构成甲状腺亢进病面容。④神经系统:微闭眼时眼睑及伸舌和双手指分开平举前臂时震颤,甚至有时全身颤抖,可有不同程度的肌乏力,肌萎缩尤以下肢较常见,自感抬腿、坐位站起无力,严重患者可发展为甲亢性肌病;肌萎缩、肌无力呈进行性加重、以肩胛带、骨盆带肌群受累明显。⑤心血管系统:患者常有心跳加快,自感心悸、气短、胸闷,活动时加剧,重者常有心律不齐、心脏杂音、心脏肥大、心力衰竭、血压增高等严重表现。⑥消化系统:食欲多亢进,不足以抵抗巨大的能量消耗,故体重明显下降,过多的甲状腺激素还可以刺激肠蠕动以致大便次数增多,有时因脂肪吸收不良而发展为脂肪痢。⑦血液系统:患者周围血中白细胞总数偏低,淋巴细胞的百分比和绝对值升高,血小板寿命减短,易出现紫癜,由于消耗增加,营养不良以及铁利用障碍可出现贫血。⑧运动系统:患者肌肉软弱无力,容易疲乏,少数可伴发周期性瘫痪,诱发因素多为劳累、精神紧张、寒冷或高碳水化合物饮食等。⑨皮肤及肢端症状表现:皮肤潮红、多汗,手掌温热潮湿为特征,少数有典型的对称性胫前黏液性水肿,多见于小腿胫前下段。

(2) 精神症状:①神经症样表现:患者常表现为失眠、焦虑、紧张、易急躁、易激动、精神过敏、坐立不安、疲劳、适应能力差、工作能力减退等症状,易被误诊为神经衰弱或焦虑症等。②性格改变:冲动、攻击、抑郁、紧张、情绪不稳定、多猜疑等。其中紧张、情绪不稳、敏感是甲状腺功能亢进所致的精神障碍的三个主征。③类躁狂或抑郁状态:部分患者可以出现情感高涨、兴奋、活动增多等类躁狂状态,或有抑郁、焦虑、恐惧、悲观等抑郁状态。在少数老年患者中,起病缓慢,常常表现为身体消瘦、心悸、乏力、表情淡漠、对周围事物漠不关心,精神活动迟钝,无明显的情感起伏,动作减少。相反有的患者眼球凹陷,眼睑下垂,眼光无神,缺乏眼球突出、高代谢状态和甲状腺肿大,被称为淡漠性甲状腺功能亢进症,应警惕误诊。④幻觉、妄想状态,意识障碍,长期严重的患者也可以出现记忆和智能障碍等。

(3) 甲亢危象:为甲亢最严重的并发症,可危及生命。危象的临床表现除原有的甲亢表现急剧加重外,还有一些与一般甲亢不同的临床表现:患者体温升高,可达39℃以上,大汗,心动过速,心率每分钟160次以上,恶心、呕吐、腹泻,导致水和电解质紊乱,脉压增大,血压升高,谵妄甚至昏迷。

3. 实验室检查

(1) 甲亢时基础代谢率(BMR)增高:超出正常值15%以上,与甲亢病情呈明显相关性。计算方法为BMR(%)=脉率+脉压-111。

(2) 血常规:甲亢时可出现红细胞、白细胞或血小板减少。值得注意的是血白细胞在4×10^9/L以上,中性粒细胞在50%以上,方使用抗甲状腺药物治疗,使用过程中注意监测血常规。

(3) 肝功能:部分患者可出现谷丙转氨酶、胆红质、A/G蛋白异常,甚至黄疸,血浆蛋白结合碘增高。

(4) 血中甲状腺激素水平,较常见的为血清游离三碘甲状腺原氨酸(FT_3)和游离甲状腺素(FT_4)升高。

(5) TSH免疫放射测定分析,有很高的灵敏度。甲亢时TSH明显降低。

4. 治疗

(1) 抗甲状腺药物治疗:主要药理作用在于阻止甲状腺过氧化酶,抑制碘离子有机化,阻碍激素的合成,常用的药物有硫氧嘧啶类(甲基硫氧嘧啶、丙基硫氧嘧啶)和咪唑类(甲巯咪唑)。一般患者用药后见效较快,服药期间应定期观察血常规及肝功能(特别是在联合使用抗精神病药物或抗抑郁药物时),以免出现粒细胞减少和肝功能损害,疗程一般为半年到2年。

(2) 心理治疗:对所有的患者均应该给予精神上的安抚,做好耐心的安慰、解释、疏导、鼓励等,以消除顾虑、紧张、敏感或抑郁。

(3) 精神障碍的治疗:可以针对不同的精神症状给予抗焦虑剂、抗抑郁剂及抗精神病药物等。

(4) 手术治疗适应证:甲状腺显著肿大,压迫邻近器官;甲亢药物治疗无效或停药后复发;结节性甲状腺肿伴甲亢;异位甲状腺;自主性高功能结节或腺瘤。

(5) 一般支持对症治疗。

(二) 甲状腺功能减退所致精神障碍

甲状腺功能减退是由于甲状腺素不足或缺乏引起的全身性疾病。精神障碍是甲状腺功能减退的常见征象,随发病的年龄不同,临床上一般分为三种类型:克汀病(cretinism)(呆小病)、幼年甲状腺功能减退症及成人甲状腺功能减退症。成人型多见于中年女性,男女之比为1∶5。

1. 病因　常见的原因主要有:①慢性淋巴细胞性甲状腺炎(桥本甲状腺炎)演变而来的;②先天性甲状腺激素合成缺陷或甲状腺组织发育不全;③医源性的原因:如治疗甲亢时过多地切除甲状腺组织或应用^{131}I超量,服抗甲状腺药物剂量过大等;④因严重缺碘而引起地方性甲状腺肿导致甲状腺功能减退;⑤继发性垂体前叶功能减退和下丘脑病变等,如炎症、肿瘤、出血、放疗及产后垂体出血、坏死等。

2. 临床表现

(1) 躯体表现:由于甲状腺激素影响脑和骨骼的发育,因此儿童患者尤其是克汀病者智力障碍、痴呆、身体矮小,呈侏儒症。轻者乏力、怕冷、腹胀、便秘、嗜睡、月经过多,血T3、T4水平降低,其症状轻重程度常与甲状腺激素缺乏程度及病程长短成比例。患者常有胃酸缺乏、贫血。重度甲减又称黏液性水肿,可有特殊黏液水肿面容,眼睑水肿、眼裂变窄、睁眼费力、鼻翼及唇厚、舌大、毛发稀疏而干脆、眉毛外1/3脱落、声音粗哑、皮肤干燥,含黏蛋白的液体在皮肤、心肌、骨骼肌等组织内浸润,表皮萎缩、角化,形成黏液性水肿,用手压局部时为不可凹性。

(2) 精神障碍:甲状腺功能减退伴发精神症状并不少见,其症状表现多种多样,但精神活动的反应性、兴奋性和警觉性降低。

1) 呆小病精神障碍:以智力障碍发育不良、情感反应迟钝或淡漠、对周围不关心、精神运动性抑制等为主要表现。

2）成人甲状腺功能减退所致精神障碍：可以表现为智力障碍，注意力不集中，记忆减退，思维贫乏，也可以出现幻觉妄想状态或意识障碍，好发于冬季，轻者嗜睡、定向障碍；重者昏迷，甚至死亡。

3）老年甲状腺功能减退所致精神障碍：除有甲减的典型症状外，如疲乏、怕冷、表情淡漠、健忘、抑郁、反应迟钝、智力减退等，易与老年性痴呆、脑动脉硬化相混淆，需予以鉴别。

3. 预防与治疗　提高对本病症的认识，注意寻找原发病因，努力消除各种诱发因素，预防本病的发生。

（1）对疑有本病症者应避免诱发意识障碍的各种因素，如寒冷、感染、麻醉、手术等，冬季更要小心。

（2）甲状腺激素替代疗法：甲状腺素应用开始剂量宜小，缓慢增加剂量。甲状腺素的治疗不仅能使躯体症状明显改善，对精神症状也有良好的效果。

（3）精神障碍治疗时，应慎用抗精神病药物及镇静催眠药，因患者对药物敏感易诱发昏迷。氯丙嗪禁用，因可能导致低体温性昏迷。对于严重的焦虑、抑郁患者，可以给予抗抑郁、抗焦虑药。少数伴幻觉妄想者可以慎用小剂量的奋乃静或氟哌啶醇等。

（4）黏液性水肿昏迷者应注意保暖、给氧、保持呼吸道通畅、注意水电解质及酸碱平衡。

（三）脑垂体前叶功能减退所致精神障碍

脑垂体前叶功能减退症（即希恩综合征），指脑垂体前叶分泌的各种促激素不足所引起的综合征。临床表现与垂体前叶分泌催乳素（PRL）、促性腺激素（Gn）、促甲状腺激素（TSH）、促肾上腺激素（ACTH）和生长激素（GH）的不足而发生的性腺、甲状腺和肾上腺的功能减退相对应，出现无乳、闭经、性欲减退、毛发及牙齿脱落、畏寒、皮肤干燥、疲倦乏力等症状。垂体前叶功能减退时，可出现神经系统损害的症状，这些神经症状可以是本病病程中的特征，也可以是垂体前叶分泌的各种促激素不足所致的代谢障碍或水电解质平衡紊乱所致。

1. 病因　垂体的腺体具有一定的代偿能力。研究表明50%以上的垂体组织破坏后才有精神症状，75%破坏才有明显的临床症状，95%的破坏可能有严重的垂体功能减退。任何引起垂体前叶或下丘脑的损伤均可能引起垂体前叶功能减退症。可分为原发性垂体病变和继发于下丘脑垂体释放激素分泌受损两类。当垂体的全部或绝大部分被毁坏后，可产生一系列的内分泌腺功能减退的表现，主要累及的腺体有性腺、甲状腺及肾上腺皮质。本病多见于女性，多与产后出血所致垂体缺血性坏死有关。产后垂体坏死（希恩综合征，Sheehan syndrome）是本症最常见的原因。由于腺垂体在妊娠后期增生肥大，当分娩中或分娩后发生大出血，引起低血压，使垂体腺小动脉痉挛，垂体前叶发生缺血性坏死。另一个常见的病因是垂体及垂体周围的肿瘤，特别是嫌色细胞瘤和颅咽管瘤。再之，医源性的垂体前叶功能低下也较常见，常由外科手术或放射治疗损伤垂体与下丘脑所致。孤立性的个别垂体激素缺乏常是由于下丘脑的缺陷，使释放激素的分泌缺乏，其中以促性腺激素（Gn）或生长激素（GH）最为常见。

2. 临床表现　垂体前叶功能减退由于不同激素的缺乏可引起该激素功能缺乏的症状。临床表现有：①促性腺激素（Gn或LH和FSH）缺乏：青春期前发病者表现为青春期延迟，生殖器不发育，缺乏胡须、阴毛和腋毛，睾丸小而软，原发性闭经。青春期后发病则表现为继发性性腺功能低下。患者阴毛、腋毛脱落，皮肤出现细皱纹，性欲减退，睾丸萎缩，少精或无精，停经、阳萎不育。②生长激素(GH)缺乏:在儿童与青春期常致骨骼生长迟缓、身材矮小。在成人无明显特征,但患者可出现皮肤变细腻,内脏变小,偶而可有空腹低血糖。③泌乳素(PRL)缺乏:产后无乳,乳房萎缩,常为产后垂体坏死的首发症状。④促甲状激素素(TSH)缺乏:可导致不伴甲状腺肿大的甲状腺功能减退症,患者可有倦怠、怕冷、皮肤干燥以及跟腱反射延迟,但黏液性水肿不一定明显。如发生于儿童期,则生长发育迟缓,骨骺闭合延迟。⑤促肾上腺皮质激素(ACTH)缺乏:ACTH 缺乏常常是部分性的,常见于垂体切除手术或垂体放疗后。起病隐匿,如乏力、恶心、呕吐、低血糖、乳晕浅淡,皮肤苍白、位置性低血压、衰弱和昏迷。⑥垂体危象:由于垂体前叶功能减退症对于各种应激因素的反应能力低下,故感染、腹泻、呕吐、脱水、寒冷、饥饿、创伤、麻醉、手术、镇静安眠剂、降糖药物等均可诱使原有症状加重,出现危象。垂体危象的临床表现为高热型(体温可大于40℃)、低热型(体温可低于30℃)、低血压型、低血糖型、水中毒型及混合型。各种类型可以伴有相应的症状,突出表现为消化系统、循环系统和神经精神方面的症状,如高热、抽搐、头痛、恶心、呕吐、休克、谵妄、昏迷、循环衰竭等严重的垂危症状。

垂体前叶功能减退引起的精神症状有:①类神经衰弱症状;②焦虑抑郁状态;③类精神分裂症样症状;④意识障碍,如谵妄或意识朦胧状态,甚至昏迷;⑤慢性器质性脑病,如表情淡漠、懒散、人格改变等症状。

3. 实验室及辅助检查　血清 T3、T4、TSH、LH、FSH、ACTH 及 GH 可低于正常值。颅脑 CT、MRI 或蝶鞍 X 线照片可显示下丘脑-垂体有关器质性病变、蝶鞍大小与骨质破坏情况。

4. 诊断　根据病史、临床表现及垂体与靶腺的激素测定等,可确定本病的诊断。本病需与原发性性腺、甲状腺、肾上腺皮质功能减退症、精神性厌食和营养不良等疾病相鉴别。诊断本病应力求查明病因。

5. 治疗　主要针对垂体功能减退的原因予以治疗。若为垂体肿瘤导致的垂体前叶功能低下,应根据病情考虑外科手术治疗或放射治疗。

(1) 一般性治疗:可以给予高热量、高蛋白、较丰富的维生素饮食,避免各种诱发精神障碍和昏迷的因素,如劳累、感染、脱水、创伤、饥饿、低血糖、精神刺激、生活不规律等。禁用或慎用镇静剂、麻醉剂、降糖药物及中枢神经系统抑制剂等。

(2) 激素替代治疗:为主要疗法。本病缺乏垂体激素,理应补充垂体激素,但是由于垂体激素的来源、价格、易产生抗体以及用药途径不便等原因,目前以补充靶激素为主。如肾上腺皮质激素、甲状腺素及性激素等。

(3) 精神障碍的处理:上述激素治疗可以改善精神症状,如患者意识清楚而精神症状持续时,可以慎用小剂量的地西泮或奋乃静等,禁用氯丙嗪,以防止发生休克或昏迷。

(四) 烟酸缺乏症

烟酸缺乏症是由于烟酸或其前身色氨酸缺乏所致的皮肤和内脏器官疾病,该缺乏症主要表现为癞皮病症状,烟酸又称为抗癞皮病维生素。患者症状早期症状不典型,而以精神症状为主要表现,常被诊断为精神疾病进行治疗,当病情进展时,可以出现较典型症状,表现为夏秋季日光照射时发作,有时也可因辐射及皮肤物理性损伤而诱发。

1. 流行病学　流行于以玉米为主食的国家或地区。目前烟酸缺乏病在发达国家已很少见,但在一些发展中国家仍十分流行,特别是非洲。中国新疆地区由于居民受偏食的影响,也有流行,但近年来采取了预防措施,发病率已明显下降。

2. 病因

(1) 偏食:摄入不足。烟酸的主要食物来源是肝、肾、瘦肉、家禽、鱼、花生、豆类等。当这些食物摄入不足,缺乏维生素 B_1 和维生素 B_2 均可引起烟酸缺乏症。见于以玉米为主食者,由于玉米所含的烟酸大部分为结合型,不经分解是不能为机体利用的,加之玉米蛋白质中缺乏色氨酸,故容易发生烟酸缺乏症。

(2) 酗酒:酗酒时膳食摄入不足,进食不规律,当存在其他营养素摄入不足时,易影响烟酸的吸收和代谢。

(3) 药物:一些药物可干扰烟酸的代谢,如异烟肼有干扰吡哆醇的作用,而吡哆醇是色氨酸、烟酰胺代谢途径中的重要辅酶。某些抗癌药物,特别是巯嘌呤长期服用可导致烟酸缺乏。

(4) 胃肠道疾患:包括各种原因引起的长期腹泻、幽门梗阻、慢性肠梗阻、肠结核等可引起烟酸的吸收不良。

(5) 先天性缺陷:如 Hartnup 病,由于小肠和肾小管对色氨酸和其他几种氨基酸的转运缺陷引起。

(6) 类癌综合征:由于大量色氨酸转变为5-羟色胺而不转化为烟酸引起。

3. 临床表现　患者在早期表现可不明显,往往有食欲减退、倦怠乏力、体重下降、腹痛不适、消化不良、容易兴奋、注意力不集中、失眠等非特异性病症。当病情进展时,可以出现较典型症状,表现为夏秋季日光照射时发作,有时也可因辐射及皮肤物理性损伤而诱发。

(1) 皮肤皮炎:为本病最典型症状,常在肢体暴露部位对称出现,以手背、足背、腕、前臂、手指、踝部等最多,其次则为肢体受摩擦处。急性者皮损初起时颜色绯红发痒,甚似晒斑,但与周围皮肤有清晰界线,边缘略高起,中心部病损较著;其后肤色迅速转变为红褐色,有明显水肿,可伴有疱疹及表皮破裂,形成渗出创面,易诱发继发性感染。病情好转时水肿及红色可渐退,痊愈时有大块脱皮,其后出现新生的粉红色皮肤增厚;也可变薄呈萎缩状,边缘有色素沉着。慢性病例水肿较轻或不显著,但色素沉着更深,在易受磨损处如肘、指节、膝等部位的皮肤往往增厚,呈角化过度,肤色棕黑,与其周围不同,并有干燥、脱屑现象。另一表现为小腿前部及外侧有鱼鳞样皮肤变化,病变部位常有色素沉着。

(2) 消化系统:以舌炎及腹泻最为显著。

1) 舌炎:早期舌尖及边缘充血发红,并有蕈状乳头增大。其后全舌、口腔黏膜、咽部及食管均可呈红肿,上皮脱落,并有表浅溃疡,引起舌痛及进食下咽困难,唾液分泌增多。患病较久时舌乳头萎缩、全舌光滑干燥,常伴维生素 B_2 缺乏的口角炎。

2) 腹泻:早期多患便秘,其后因肠壁、消化腺体、肠壁及黏膜、绒毛的萎缩和肠炎的发生常有腹泻,大便呈水样或糊状,量多而有恶臭,也可带血,如病变接近肛门可出现里急后重。腹泻往往严重和难治,可合并吸收障碍。

(3) 神经精神系统:早期症状较轻,可有头昏、眼花、烦躁、焦虑、抑郁、健忘、失眠及感觉异常等表现。但本病与脚气病有所不同,本病多影响中枢神经系统,而后者以周围神经为主。其他症状包括女性可有阴道炎及月经失调、闭经;男性排尿时有烧灼感,有时性欲减退。本病常与脚气病、维生素 B_2 缺乏症及其他营养缺乏症同时存在。

综上所述，烟酸缺乏的临床表现可用4个英文字母D来描述：即皮炎（dermatitis）、腹泻（diarrhea）、痴呆（dementia）和死亡（death）。

4. 诊断

（1）病史膳食史：极为重要，本病易发生在以玉米为主食，而副食（特别是动物性食物）又不足的地区。有偏食习惯的小儿，拒食肉类，食品单调，孕妇、乳母因需要量增加、补充不足等，均可导致烟酸缺乏。

（2）临床表现：本病的典型症状有腹泻（diarrhea）、皮炎（dermatitis）和痴呆（dementia），通常称为“三D症”。

1）早期症状：可出现消化不良、食欲缺乏、腹泻便秘、淡漠困倦、眩晕及失眠，四肢有烧灼及麻木感。

2）皮肤损害：由红斑开始，很像日晒斑，有烧灼和瘙痒感。随之有渗液，形成疱疹及大疱，然后结痂，色素沉着，皮肤变得粗糙并有鳞屑。

3）消化系统症状：有口角炎，口腔黏膜、舌黏膜及齿龈肿胀，伴有溃疡和继发感染。有食欲缺乏、恶心、呕吐、腹泻等。

4）神经系统症状：开始有头痛、头晕、烦躁、睡眠不安等，如病情进展可出现精神忧郁、幻视、幻听、精神错乱、谵妄及昏迷等，检查有感觉异常、肢体麻木、全身疼痛，腱反射早期亢进，晚期消失。

（3）实验室检查

1）胃液分析：胃酸减少，甚至缺如。

2）尿中烟酸代谢产物：N-甲基烟酰胺与α-吡啶酮-N’-甲基烟酰胺测定，明显降低（正常人排泄量均>5mg/d）。

3）血浆色氨酸含量降低（正常）。

4）负荷试验：清晨患者排尿后，进入标准餐，其中含烟酸10mg，色氨酸100mg，收集24小时的尿，测定其中的N-甲基烟酰胺和α-吡啶酮-N’-甲基烟酰胺。正常时这两种代谢产物的量为7.0～37.0mg，烟酸缺乏者往往低于3.0mg。

5）其他辅助检查：必要时可做心电图、B超及皮肤局部活检，排除其他疾病。

5. 治疗　治疗原则为去除和治疗各种病因。

（1）饮食治疗：膳食中增加肝脏、瘦肉、家禽、乳类、蛋类及豆制品类。此外，要多摄入花生、酵母、绿叶蔬菜等食品。

（2）烟酸：治疗烟酸150mg/d或烟酰胺30～75mg/d，分3次口服，2～4周为1个疗程。临床症状改善后，逐步减量至15～20mg/d，同时调整膳食。严重者可肌内注射烟酰胺。

（3）治疗原发病：烟酸缺乏若为其他疾病所引起，应同时治疗原发性疾病。

（4）对症治疗：对皮肤损伤部位，应加强护理，避免日光照射，注意口腔卫生，补充B族维生素。腹泻者止泻，给易消化的食物，有精神症状者对症治疗。

6. 预防

（1）促进烟酸的吸收和利用：如以玉米为主食的地区可在玉米粉中加入0.6%的碳酸氢钠，烹煮后结合型的烟酸可转化为游离型，易为人体利用。在玉米中加入10%黄豆可使其氨基酸比例改善，也可达到预防烟酸缺乏的目的。

（2）食用富含烟酸和色氨酸的食物：富含烟酸的食物有肝、肾、牛、羊、猪肉、鱼、花生、黄豆、麦麸、米糠、小米等;含量中等的有豆类、硬果类、大米、小麦等,而玉米、蔬菜、水果、蛋、奶中含量较低。由于大多数蛋白质均含有1%的色氨酸,因此能保持丰富优质蛋白质的膳食就有可能维持良好的烟酸营养。

(3) 避免酗酒。

第二节　肝豆状核变性致精神障碍

一、临床病例及诊疗思路

【病例摘要】

患者王某,男性,27岁,未婚,工人。主诉失眠、话多、易激惹、爱管闲事1个月,加重半个月。1个月前患者无明显诱因出现精神失常,表现行动迟缓,拒饮食,觉得活着没意思,睡眠差,服用地西泮(安定)治疗,睡眠有所改善。半个月前出现话多,言语吹嘘,要买汽车、楼房,要包工程,乱花钱,不给钱就毁物,不能正常工作。给予碳酸锂750mg/d,氯丙嗪300mg/d治疗,病情未见明显缓解而入院。既往史:身体健康。家族史不详。入院躯体检查:除四肢肌张力齿轮状增高外,余正常。精神状况检查:意识清,言语夸大,情感高涨,动作多,爱管闲事,生活自理差。入院诊断"躁狂状态"。

提问1:患者存在哪些症状?

1. 思维速度加快;
2. 失眠;
3. 消极观念;
4. 锥体外系阳性症状;
5. 锥体束症;
6. 易激惹;
7. 活动增多。

提问2:支持诊断"躁狂发作"的症状有哪些?

1. 思维速度加快;
2. 失眠;
3. 消极观念;
4. 锥体外系阳性症状;
5. 锥体束症;
6. 易激惹;
7. 活动增多。

提问3:不支持诊断"躁狂发作"的症状有哪些?

1. 思维速度加快;
2. 失眠;
3. 消极观念;
4. 锥体外系阳性症状;
5. 锥体束症;

6. 易激惹；
7. 活动增多。

提问4：根据不支持诊断“躁狂发作”的症状，需要加强哪方面的资料收集或检查？

1. 心电图；
2. 脑电图；
3. 颅脑CT检查；
4. 肝脏B超；
5. 向家属进一步核实家族史；
6. 心脏B超；
7. 精神状况检查。

提示：

辅助检查：心电图，脑电图及颅脑CT检查均未见异常，血、尿常规，肝功能检查正常。给予碳酸锂750～1500mg/d合并喹硫平100～400mg/d治疗两周，症状未见改善，仍兴奋话多，不听医务人员规劝，且患者震颤加重。碳酸锂浓度测定锂0.6mmol/L。

提问5：此时考虑如何处理？

1. 碳酸锂中毒，降低其剂量；
2. 抗精神病药物所致锥体外系副作用，给予苯海索对症处理；
3. 加大抗精神病药物及碳酸锂剂量，快速对症治疗；
4. 给予抗焦虑药物；
5. 适当降低抗精神病药物剂量；
6. 必要时采用保护带，给予约束；
7. 请上级医生会诊，指导治疗方案。

提示：

入院第15天家属探视，补充病史称患者哥哥曾患“肝豆状核变性”已故，时年40岁。

提问6：此时考虑需做什么检测？

1. 血清铜氧化酶测定；
2. 眼科裂隙灯检查；
3. 血清铜蓝蛋白测定；
4. 24小时尿铜排泄量；
5. 血清总铜量；
6. 24小时尿钠排泄量；
7. 肝脏活检。

提 示:

眼科进行眼裂隙灯检查,发现 K-F 环阳性。结合病史及体征,诊断:肝豆状核变性致精神障碍。

提问 7:就此患者而言,此时考虑需如何治疗?

1. 青霉胺;
2. 低铜饮食;
3. 低钠饮食;
4. 锌制剂;
5. 肝移植;
6. 多种维生素、能量合剂等;
7. 苯海索。

【诊疗及解题思路】

病情回顾:患者王某,男性,27 岁,未婚,工人。主诉失眠、话多、易激惹、爱管闲事 1 个月,加重半个月。1 个月前患者无明显诱因出现精神失常,表现行动迟缓,拒饮食,觉得活着没意思,睡眠差,服用地西泮治疗,睡眠有所改善。半个月前出现话多,言语吹嘘,要买汽车、楼房,要包工程,乱花钱,不给钱就毁物,不能正常工作。给予碳酸锂 750mg/d,氯丙嗪 300mg/d 治疗,病情未见明显缓解而入院。既往史:身体健康。家族史不详。入院躯体检查:除四肢肌张力齿轮状增高外,余正常。精神状况检查:意识清,言语夸大,情感高涨,动作多,爱管闲事,生活自理差。入院诊断“躁狂状态”。

根据患者 1 个月来的临床表现患者主要存在如下症状,思维速度加快、失眠、锥体外系阳性症状(四肢肌张力齿轮状增高)、易激惹、活动增多。无锥体束症。所谓锥体束症,指当锥体束病损时,失去了对脑干和脊髓的抑制功能而释放出踝和踇趾背伸的反射作用。1 岁半以内婴幼儿由于锥体束尚未发育完善,可出现上述反射现象。成年患者若出现则为病理反射。包括:①Babinski 征;②Oppenheim 征;③Gorden 征;④Chaddock 征;⑤Gonda 征;⑥Hoffmann征。另外,锥体束病损时肌张力改变为痉挛性折刀样肌张力增高。故提问 1 的有效答案为思维速度加快、失眠、锥体外系阳性症状(四肢肌张力齿轮状增高)、易激惹、活动增多。

此患者入院诊断“躁狂状态”,支持此诊断的症状有思维速度加快、易激惹、活动增多(即提问 2 的有效答案)、失眠。值得一提的是该例患者的接诊医生给予一个状态性的诊断“躁狂状态”而不是“躁狂症”,为住院部的接诊医生诊疗方面留下很好的思考空间。该例患者尚存消极观念,最不让医生放心的是患者存在有不支持“躁狂发作”诊断的锥体外系阳性症状——四肢肌张力齿轮状增高,因此诊断“躁狂发作”需谨慎。因此提问 3 的有效答案为消极观念、锥体外系阳性症状。

锥体外系疾病是一种不为人的意志控制的不自主运动和肌张力改变,情绪激动、紧张时加重,安静时减轻,睡眠时消失。这一类现象疾病称锥体外系疾病。它主要包括:①帕金森病及各类帕金森综合征;②小舞蹈病;③慢性进行性舞蹈病或称 Huntington;④肝豆状核变性,又称 Wilson 病;⑤肌紧张异常;⑥秽语抽动综合征;⑦迟发性运动障碍;⑧投掷样舞动;

⑨阵发性手足徐动征或阵发性运动源性舞蹈手足徐动征、扭转痉挛等。鉴于该患者存在有锥体外系的阳性体征，因此需进一步在此范围内进行诊断与鉴别，结合上述的几个疾病需要以下资料收集或检查，即提问4的有效答案为心电图、脑电图、颅脑CT检查、肝脏B超、向家属进一步核实家族史、心脏B超。需说明的是心脏方面检查主要是否有诊断小舞蹈病的证据，因常小舞蹈病常有窦性心动过速及血压轻度波动，约半数以上可能发现风湿性心瓣膜病或心内膜炎的表现。

依据病情提示，辅助检查：心电图，脑电图及颅脑CT检查均未见异常，血、尿常规，肝功能检查正常。经过两周的治疗给予碳酸锂750～1500mg/d合并喹硫平100～400mg/d治疗两周，症状未见改善，仍兴奋话多，不听医务人员规劝，且患者震颤加重。碳酸锂浓度测定锂0.6mmol/L。碳酸锂浓度在治疗浓度范围低限，发生碳酸锂中毒可能性较小。此提示是为了判断在临床上一旦我们遇到此类情况时是如何考虑的，继而影响我们的治疗措施，比如，认为是药物所致的锥体外系不良反应，即会采用相应的处理措施。就目前掌握的信息资料，很可能会考虑成药物不良反应，故提问5的有效答案抗精神病药物所致锥体外系副作用，给予苯海索对症处理、给予抗焦虑药物、适当降低抗精神病药物剂量、必要时采用保护带，给予约束、请上级医生会诊，指导治疗方案。

根据病情提示提示：入院第15天家属探视，补充病史称患者哥哥曾患“肝豆状核变性”已故，时年40岁。由于肝豆状核变性是一种常染色体隐性遗传性疾病，加之患者存在明显的锥体外系阳性症状，故应高度怀疑患者患此病的可能性大。因此，提问6的有效答案为血清铜氧化酶测定、眼科裂隙灯检查、血清铜蓝蛋白测定、24小时尿铜排泄量、血清总铜量。肝脏活检目前到不需要考虑。

经眼科进行眼裂隙灯检查，发现K-F环阳性。结合病史及体征，诊断：肝豆状核变性致精神障碍。既然诊断明确了，紧接着考虑患者的治疗方案，即提问7的有效答案为青霉胺、低铜饮食、锌制剂、苯海索、多种维生素及能量合剂等。对有明显肝硬化或肝功能衰竭患者，原位肝移植可延长存活期，就此患者目前肝功能正常，尚不需采用肝移植。

二、病例相关理论知识

肝豆状核变性是一种常染色体隐性遗传性疾病，引起铜代谢障碍。其特点为肝硬化、大脑基底节软化和变性、角膜色素环（Kayser-Fleischer环），伴有血浆铜蓝蛋白缺少和氨基酸尿症，又名Wilson病。对于儿童和青年的慢性活动性肝炎、急性重症肝炎或肝硬化患者，需考虑排除该病。K-F环、血铜蓝蛋白、尿铜测定是必要的诊断步骤。肝组织活检一是观察组织变化，二是测铜含量，因而多有确诊价值，必要时作64Cu结合试验。另外，应用DNA限制性长度多态性连锁分析对研究和发现杂合子、诊断Wilson病都有帮助。

需要引起注意的是，肝豆状核变性在精神科临床上遇到的概率相对较高，有的患者可能在就诊近20年后才被明确诊断，使得对疾病治疗效果大打折扣。在这里有理由大胆地推测，有可能有些此类患者到死亡仍未能明确其真正的病因。望遇到相关患者，我们对该类疾病有识别的慧眼，尽早地惠及患者。

1. 临床表现　虽在婴儿期肝脏就已有铜的蓄积，但6岁前罕有肝病症状发生，而50%在15岁前发病，偶有60岁才发病者，初起症状42%为肝病表现，34%为神经系统，10%为精神症状，12%为继发于肝病的内分泌或血液系症状，1%为肾损害表现，约25%患者同时出现两个以上系统受累表现。

(1) 肝脏:以肝病为初起发病者年龄往往较小。其临床表现差异很大,可表现为急性或慢性肝炎、暴发性肝功能衰竭或肝硬化,因而,Wilson病肝脏病变所致临床表现没有特异性。在无症状期或肝硬化早期,肝功能可正常,或仅有轻微的转氨酶增高,多起病隐匿,呈现一慢性病程。开始有乏力、疲劳、厌食、黄疸、蜘蛛痣、脾肿大和脾功能亢进,最终导致门脉高压、腹水、曲张静脉出血以及肝功能衰竭。Wilson病患者肝脏常缩小或正常大小,有坏死后肝硬化特点,可以腹水、食管静脉曲张破裂出血为初发表现。另外临床表现、生化检查、组织学检查酷似慢性活动性肝炎者也较多见。有些患者偶尔发现K-F环或出现神经精神症状后才想到本病而得到诊断。所以,对35岁以下、HBsAg阴性的慢性肝病患者,应想到本病,并做化验检查以确立诊断。

(2) 神经系统:神经系统表现一般出现在12~30岁患者,几乎都同时伴有K-F环。开始起病轻,但如得不到及时治疗则很快向严重程度发展。早期有腕部震颤、扮鬼脸、口吃和书写困难等,同时有步态僵直、吞咽困难,四肢呈波动性强直,表情贫乏和固定,不断流涎,智力尚可。脑电图为非特异性慢波,无助于诊断。另外,此时CT检查,脑诱发电位都无特异性表现。MRI对衡量大脑、小脑及脑干病变较CT敏感,但无症状者常正常,肝功能检查多正常。

(3) 精神症状:表现为行为异常,躁狂抑郁或精神分裂症、痴呆。至少有四方面精神障碍:情感异常、行为异常、精神病性症状和认知障碍。有以上几方面表现时,治疗往往只能部分得到缓解。

(4) 眼:K-F环位于角膜周围缘的膜后弹力层,呈棕色、绿色或金黄色,宽可达2mm,用斜照灯或肉眼即可看到。此色素环与铜颗粒的分布、密度及大小有关。K-F环几乎总与神经系统症状相伴行,但在无症状儿童或肝脏受损,特别是伴慢性活动性肝炎者,可无K-F环。K-F环的出现有助于诊断,但并不是Wilson病的特征性表现。如儿童时期长期肝内胆汁淤积、慢性活动性肝炎伴肝硬化和隐原性肝硬化都会由于胆汁排泄铜障碍而导致角膜及其他器官铜淤积。葵花状白内障也是Wilson病少见的一个眼部表现,常与K-F环并存,此特征在应用D-青霉胺治疗时常较K-F环消失快。

(5) 血液系统:Wilson病程中常出现急性血管内溶血,至少15%的患者溶血表现明显。溶血常是短暂性的和自限性的,常较肝病表现超前数年,溶血发生时常无K-F环发生。因而,对于20岁以下的溶血患者,应从生化检查上排除其他原因导致的溶血。对于Wilson病溶血患者,血Coombs试验阴性,属非球形红细胞性溶血。偶有急性溶血与急性肝功能衰竭同时出现者,预示病情重,常在数周内死于肝或肾功能衰竭。导致溶血的原因不明,有人认为是由于肝脏在短期内大量释放铜入血,红细胞大量摄取铜,导致对细胞膜和血红蛋白的氧化损伤,也有人认为铜的毒性作用是对细胞膜磷脂的氧化作用。另外,对于以肝脏损伤为主的患者,可有急性肝功能衰竭、严重失代偿性肝硬化、凝血因子合成减少、血小板质量差,脾大可致血小板减少和白细胞减少,这些Wilson病患者存有出血倾向。

(6) 肾脏:Wilson病肾功能受损程度不一,包括肾小球滤过率降低、肾血流量减少和肾小管病变。其中近曲小管受累可有氨基酸尿、糖尿、尿酸增高(伴血清尿酸低)、高尿磷、高尿钙、蛋白尿,后者包括低分子球蛋白和胶原分解产生的羟脯氨酸多肽;远曲小管受累pH降至5.2以下,这也是肾结石形成的原因,青霉胺可明显改善肾功能,但偶见青霉胺致肾病综合征和 Goodpasture 综合征（肺出血-肾炎综合征）样的严重副作用。

（7）骨骼：可有脱钙、骨质软化、佝偻病、自发性骨折、关节下囊肿、骨关节痛、分离性骨软骨炎和软化钙化症，临床症状常不明显，患者可有膝关节或其他大关节疼痛和僵硬。

（8）其他：心脏可有心律失常、心肌病和自主神经功能异常，继发于肝病的内分泌变化，年轻女性有闭经，男性发育迟缓、乳房发育，胰腺受损有胰功能不全和糖尿病，指甲弧呈蓝色，含铜量增加。

2. 临床分期　关于本病自然病程，理论上分四期：①Ⅰ期：铜在肝细胞质原始聚积直至达饱和状态，临床上无症状。②Ⅱ期：铜从胞质转入溶酶体，部分释放入血。大多数（60%）患者铜的再分布是逐渐发生的，临床表现不明显，但是，如果此过程进展快，血铜突然升高可致溶血，肝内快速再分布可致肝坏死或慢性活动性肝炎，可能发生肝功能衰竭。③Ⅲ期：肝外组织铜贮积，出现肝硬化、神经、角膜和肾损害，临床有相应表现，可出现溶血，可死于肝功能衰竭，也可以再度缓解为无症状；本期表现多样，如肝硬化进展慢、肝外铜贮积慢，患者可多年无症状，但进展快则临床经过凶险。④Ⅳ期：即络合物长期治疗后的缓解期。

3. 诊断

（1）主要诊断条件：①K-F 角膜色素环；②血清铜蓝蛋白（CP）<200mg/L 或血清铜氧化酶<0.2 活力单位；③肝铜含量>250μg/g（干重）；④24 小时尿铜排泄量>100μg；⑤Cu64 与血清铜蓝蛋白结合缺乏二次高峰。

（2）主要参考条件

1）临床表现：①神经系统症状与体征：早期肌僵直引起的构语不清、流涎、进行性震颤、精神异常等；②肝症状：急、慢性和急性重症肝炎、肝硬化、门静脉高压症等。

2）血清总铜量低于正常值的 1/2 以下（4.7～141μmol/L）。

3）血清直接反应铜增高（正常值 0～31μmol/L）。

4）消化道吸收铜增加（正常值 9.4～251.8μmol/24h）。

5）胆汁铜排泄显著减少（正常值 31.5～78.7μmol/24h）。肌肉含铜量轻度增高（正常值：干重 5～10μg/g；湿重 0.8～1.3μg/g）。

4. 治疗措施

（1）青霉胺：为首选药，成功的关键是早期诊断早期治疗。初始剂量为每天 1～2g，分 4 次餐前服用，可逆转或减轻肝、神经和精神病变。病变缓解快慢个体差异很大，可数星期迅速康复，也可数年不见好转，有时甚至出现神经症状加重，后者可加大青霉胺用量至每天 4g，数年后，症状明显改善，病情稳定后可减至每天 1g，终身服药。不良反应有过敏反应、白细胞和血小板减少、再生障碍性贫血、蛋白尿和红斑狼疮样综合征。如遇过敏反应可脱敏后再用。

（2）低铜饮食：低铜高蛋白饮食。避免食用含铜量高的食物，如甲壳鱼类、坚果类、巧克力、瘦肉、猪肝、羊肉等。禁用龟板、鳖甲、珍珠、牡蛎、僵蚕、地龙等高铜药物。含铜高的食物如贝壳类海产品、动物肝脏、硬果类、可可和巧克力等应限制，使每天铜摄入低于 1.5mg，饮用水应软化。

（3）锌制剂：可抑制铜在肠道内的吸收，锌可促使肠道产生铜结合蛋白，使铜与肠黏膜隔离，用硫酸锌或醋酸锌制剂每次 50mg，每天 3 次，餐间服。

（4）肝移植：对有明显肝硬化或肝功能衰竭患者，原位肝移植可延长存活期。

（5）对症治疗：保肝治疗。给予多种维生素、能量合剂等。针对锥体外系症状，可选用苯海索或东莨菪碱。如有溶血发作时,可用肾上腺皮质激素或血浆替换疗法。若存在骨骼脱钙者,补充维生素D、钙剂。对于上消化道出血、食管胃底静脉曲张、腹水等患者,治疗同其他原因所致的相同病变。

第三节 低血糖症所致精神障碍

一、临床病例及诊疗思路

【病例摘要】

患者女性,62岁,农民。由家属陪同自行步入病室,家属诉患者半月来几乎每天晨起后出现胡言乱语,不认识家人,无目的摸索,每次持续1小时左右,早饭后缓解。查体:体温36.8℃,脉搏100次/分,呼吸22次/分,血压120/75mmHg。心肺听诊无异常,神经系统无阳性体征。精神状况检查:患者诉自己不记得是怎么回事,目前精神状况检查未发现精神病性症状,愿意求治。

提问1:采集病史时还应重点询问哪些?

1. 起病前有无精神应激;
2. 患者有无糖尿病、脑血管病史;
3. 病前性格;
4. 既往有无类似发作史;
5. 职业史;
6. 家族中有无类似病史;
7. 病前有无感染史;
8. 智能发育情况。

提问2:根据患者目前情况,应重点考虑哪些疾病?

1. 癔症;
2. 精神分裂症;
3. 心境障碍;
4. 躯体疾病所致精神障碍;
5. 脑血管病所致精神障碍;
6. 反应性精神病;
7. 中毒性精神障碍;
8. 与文化有关精神障碍;
9. 恐怖症;
10. 癫痫所致精神障碍。

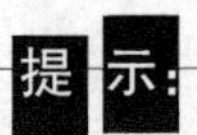

经详细询问病史,患者性格内向,既往无精神病史,一直在家带孙子,1个月前被诊断为糖尿病,正服格列本脲治疗。

提问3:根据患者目前情况,明确诊断,应首选哪些检查项目?

1. 详细的神经系统检查;
2. 脑电图;
3. 头颅CT;
4. 脑脊液;
5. 智力测验;
6. 血糖;
7. 血常规;
8. 心电图;
9. 肝功能;
10. 肾功能。

提示:

脑电图未发现异常,肾功能无异常,血常规:WBC 7.8×10^{9}/L,L 23%,N 72%,RBC 4.2×10^{12}/L,血糖:5.22mmol/L,头颅CT未见异常。

提问4:根据以上检查结果,下一步的诊疗计划应如何进行?

1. 给以小剂量抗精神病药物治疗;
2. 进行24小时脑电监测;
3. 查晨起空腹血糖;
4. 给以暗示治疗;
5. 给以抗焦虑药治疗;
6. 降糖药加量。

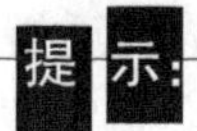

第二天发病期间查空腹血糖2.2mmol/L,进食后症状缓解再次来院。

提问5:此时患者诊断为低血糖所致精神障碍,应如何处理?

1. 立即静脉注射葡萄糖;
2. 给以抗精神病药物治疗;
3. 调整口服降糖药剂量;
4. 停用降糖药;
5. 改用胰岛素治疗;
6. 监测空腹血糖;
7. 出现精神症状后立即服用含糖食物。

提问6:空腹低血糖症的病因有哪些?

1. 胰岛素分泌过多;
2. 垂体前叶功能低下;

3. 甲状腺功能减退；
4. 肾上腺皮质功能低下；
5. 剧烈运动；
6. 厌食、严重呕吐、腹泻；
7. 糖尿病早期，大量饮酒；
8. 胃肠运动功能异常综合征。

提问7：低血糖所致的精神症状早期表现有哪些？

1. 乏力、出汗；
2. 喊叫、哭笑；
3. 有病理反射；
4. 意识完全丧失；
5. 兴奋躁动；
6. 饥饿、心悸、气促；
7. 痛觉反应消失。

提问8：本症主要应与哪些疾病相鉴别？

1. 癫痫；
2. 晕厥；
3. 脑瘤；
4. 脑血管意外；
5. 无痛性心肌梗死；
6. 癔症；
7. 精神分裂症。

【诊疗及解题思路】

病情回顾：患者女性，62岁，农民。由其老伴陪同自行步入病室，家人诉患者半月来几乎每天晨起后出现胡言乱语，不认识家人，无目的摸索，每次持续1小时左右，早饭后缓解。查体：体温36.8℃，脉搏100次/分，呼吸22次/分，血压120/75mmHg。心肺听诊无异常，神经系统无阳性体征。精神状况检查：患者诉自己不记得是怎么回事，目前精神状况检查未发现精神病性症状，愿意求治。

精神科病史采集是很重要的，因为精神障碍患者大多没有自知力，他们对自己的病情不能客观评价，再加上患者精神状况检查不配合，所以精神障碍的诊断大多是靠可靠的病史。此患者为老年女性，首次发病，呈发作性病程且有一定规律，晨起发病，有意识朦胧情况（发作后不能回忆），所以应着重查询器质性情况。在农村中女性患者癔症也不少见，也应询问这方面情况。当然，智能情况和家族史也应问到，但对于该病例不是重点，所以本病例提问1应重点询问起病前有无精神应激、患者有无糖尿病、脑血管病史、病前性格、既往有无类似发作史、病前有无感染史。诊断思路上重点考虑器质性精神障碍和癔症，迷信的农村女性较多，所以文化相关的精神障碍也应考虑，因此提问2中除精神分裂症、心境障碍、恐怖症外，都应该考虑在内。

经详细询问病史，患者性格内向，既往无精神病史，一直在家带孙子，1个月前被诊断为糖尿病，正服格列本脲治疗。根据以上信息，患者癔症可能性不大，且无机会接触毒物，有糖尿病史是一个很重要的信息，因为糖尿病会诱发很多疾病，比如脑血管病、肾功能不全等，所以首选的检查应是针对器质性疾病的检查，当然，发作性症状一定不要忘了癫痫性精神障碍，那么提问3答案应是详细的神经系统检查、脑电图、头颅CT、血糖、血常规、肾功能。

辅助检查结果似乎帮助不大，脑电图、肾功能、血常规、血糖、头颅CT都没发现明显异常。是否走进了死胡同，诊断功能性精神障碍吗？用抗精神病药吗？且慢，别忘了，患者为发作性病程，现在是缓解期，此时诊断尚不明确，千万不要用抗精神病药，应该进一步检查，也就是发作时检查，下面要做的是进行24小时脑电监测和查晨起空腹血糖，也就是观察发作时情况，此为提问4的答案。

正如我们猜想，发作时血糖低，诊断为低血糖所致精神障碍，进食后缓解，符合低血糖的规律，对于低血糖的治疗分紧急治疗和缓解期治疗。紧急治疗时患者确认出现低血糖的症状，应立即进食含20～30g糖类的食物或口服糖水，或去附近医院急诊。若患者低血糖严重而不能自救时，应由亲友帮助进服糖或富糖食物，丧失吞咽功能而备有高血糖素者可由亲友注射1mg高血糖素。若自救未能好转，或低血糖严重，有神志不清、抽搐、胸痛、低血压等症状，均应送医院急诊救治。缓解期治疗主要是调整胰岛素或口服降糖药剂量。去除诱因，防止低血糖再发。目前患者症状缓解，提问5应为调整口服降糖药剂量、监测空腹血糖和出现精神症状后立即服用含糖食物，尚没指征需改用胰岛素。

低血糖分为空腹低血糖症和餐后低血糖症、药源性低血糖。胰岛素分泌过多、垂体前叶功能低下、甲状腺功能减退、肾上腺皮质功能低下、剧烈运动、厌食、严重呕吐、腹泻是空腹低血糖症的病因。糖尿病早期大量饮酒、胃肠运动功能异常综合征是餐后低血糖症的病因。

对于低血糖所致的精神症状，精神科医师把它归纳为四期：①朦胧前期：无意识障碍，主观感觉乏力、出汗、饥饿、心悸、嗜睡、气促；②朦胧期：意识开始模糊至意识浑浊阶段，反应迟钝，言语含糊，可执行简单的命令，如张口、伸舌，可有情绪释放、喊叫、哭笑、兴奋躁动或昏睡，不语、少动；③浑浊期：意识障碍加深、第二信号系统抑制，呼之不应，或对各种刺激都以同样一单调回答，可出现原始动作，如舔唇、伸舌和原始反射，肌张力增加、面肌抽搐、肌体阵挛，但痛觉反射存在；④昏迷期：意识完全丧失、痛觉反应消失，对外界无反应，全身肌肉松弛，对光、角膜反射存在，呼吸深慢，可有病理反射。提问7中低血糖所致的精神症状早期表现不包括病理反射、意识丧失和痛觉消失。

低血糖所致的精神症状应主要与器质性精神障碍鉴别，主要应与癫痫、晕厥、脑瘤、脑血管意外、无痛性心肌梗死、癔症及其他引起精神症状或昏迷的原因作鉴别诊断。

二、病例相关理论知识

成年人空腹血糖浓度低于2.8mmol/L称为低血糖，但血糖低于更低的水平才会导致一些症状的出现，叫低血糖症。正常人血糖受多因素调控，如中枢神经系统、内分泌腺、肝脏、胃肠、营养以及运动等因素等。升糖激素有胰高糖素、肾上腺素、肾上腺皮质激素、生长激素、甲状腺素及一些胃肠激素等。降糖激素仅有胰岛素及C肽。血糖升降还可受很多生理因素的影响，如禁食48～72小时、剧烈运动、饮酒、哺乳可致低血糖，新生儿及老年人血糖往往偏低等。需说明的是，低血糖症不是疾病诊断的本质，它是糖代谢紊乱的一个标志。凡确系血糖水平低于正常范围内者，可诊断为低血糖症。低血糖症对患者会造成很多危害，如：

①引起记忆力减退、反应迟钝、痴呆，严重者昏迷，甚至危及生命；②可诱发脑血管意外、心律失常及心肌梗死；③一过性低血糖反应引起血糖波动，增加了治疗的难度；④反复发生低血糖会动摇患者对治疗的信心，需医务人员、患者及其家属高度重视。

1. 病因

可分为器质性低血糖和功能性低血糖。前者是指胰岛和胰外原发病变，造成胰岛素、C肽或胰岛素样物质分泌过多所致；后者指患者无原发性病变，而是由于营养和药物因素等所致或因患者存在自主神经功能紊乱，迷走神经兴奋，使得胰岛素分泌相应增多，造成临床有低血糖表现。

常见的低血糖症分为：空腹低血糖症；餐后低血糖症；药物诱导性低血糖症。

（1）空腹低血糖症：

1）内分泌代谢性低血糖：

胰岛素或胰岛素样因子过剩：器质性胰岛素分泌增多引起，如胰岛素瘤、腺瘤、微腺瘤、微腺癌、异位胰岛素瘤；胰岛B细胞增生；胰岛细胞弥漫性增生症；多发性内分泌腺瘤Ⅰ型伴胰岛素瘤；胰管细胞新生胰岛。

相对性胰岛素增多：胰岛A细胞分泌的胰高糖素减少；糖尿病肾病和（或）非糖尿病肾功能不全的晚期；糖尿病分娩的新生儿；活动过度和（或）食量骤减。

非胰岛B细胞肿瘤性低血糖症：①癌性低血糖症，如肺癌、胃癌、乳癌、胰腺癌、肝细胞癌、胆管细胞癌、盲肠癌、结肠癌、肾上腺皮质癌、类癌等；②瘤性低血糖症，如间质细胞瘤、平滑肌肉瘤、神经纤维瘤、网状细胞肉瘤、梭形细胞纤维肉瘤、脂肪肉瘤、横纹肌肉瘤、间质瘤、嗜铬细胞瘤、神经母细胞瘤、高恶神经节旁瘤等。

抗胰岛素激素缺乏：常见脑垂体功能低下，垂体瘤术后、垂体瘤放疗后或垂体外伤后；单一ACTH或生长激素不足；甲状腺功能减退或黏液性水肿；原发性或继发性、急性或慢性肾上腺皮质功能低下；多腺体功能低下。

2）糖类摄入不足：①进食量过低、吸收合成障碍；②长期饥饿或过度控制饮食；③小肠吸收不良、长期腹泻；④热量丢失过多，如妊娠早期、哺乳期；剧烈活动、长期发热；反复透析。

3）肝脏疾病性低血糖症：①肝实质细胞广泛受损；②肝酶系糖代谢障碍；③肝糖原消耗过度。

（2）餐后低血糖症：包括①1型糖尿病早期；②胃大部切除术后，又称饱餐后低血糖症；③胃肠功能异常综合征；④儿童、婴幼儿特发性低血糖症（含先天性代谢紊乱）；⑤特发性（即原因不明性）功能性低血糖症及自身免疫性低血糖。

（3）药物诱导性低血糖症：

1）降血糖药诱导性低血糖症：①胰岛素用量过大或相对过大或不稳定性糖尿病；②磺脲类降血糖药，尤其是格列苯脲（优降糖）较多见；③双胍类和α-糖苷酶抑制剂降血糖药较少见。

2）非降血糖类药诱导性低血糖症：常见有柳酸盐类、抗组胺类、富马酸铁、乙酰氨基酚、四环素类、异烟肼、酚妥拉明、利舍平、甲巯咪唑、甲基多巴、单胺氧化酶抑制剂、酒精性低血糖症等。

2. 临床表现

（1）肾上腺素能症状：包括出汗、神经质、颤抖、无力、眩晕、心悸、饥饿感，归因于交感神经活动增强和肾上腺素释放增多(可发生于肾上腺切除患者)。

(2) 中枢神经系统的表现:包括意识混乱、行为异常、视力障碍、木僵、昏迷和癫痫。对于低血糖所致的精神症状,可分为四期:①朦胧前期:无意识障碍,主观感觉乏力、出汗、饥饿、心悸、嗜睡、气促;②朦胧期:意识开始模糊至意识浑浊阶段,反应迟钝,言语含糊,可执行简单的命令,如张口、伸舌,可有情绪释放、喊叫、哭笑、兴奋躁动或昏睡,不语、少动;③浑浊期:意识障碍加深、第二信号系统抑制,呼之不应,或对各种刺激都以同样一单调回答,可出现原始动作,如舔唇、伸舌和原始反射,肌张力增加、面肌抽搐、肌体阵挛,但痛觉反射存在;④昏迷期:意识完全丧失、痛觉反应消失,对外界无反应,全身肌肉松弛,对光、角膜反射存在,呼吸深慢,可有病理反射。需要说明的是,并非所有的低血糖患者都有明显的这四期表现,有些患者(特别是老人)可无明显的第①、②期表现,而是很快进入浑浊期、昏迷期。如不及时救治,常易导致患者死亡。

(3) 体温降低:低血糖昏迷常有体温降低。引起交感神经症状的血糖降低速率较引起中枢神经症状的为快,但低血糖程度轻,无论哪一种类型,血糖水平都有明显个体差异。

3. 诊断

(1) 无论患者出现不能解释的中枢神经系统症状,还是不能解释的交感神经症状,确诊时需要证据表明这些症状与低血糖异常有关,且血糖升高后症状好转。

(2) 异常低血糖诊断标准通常为:男性<2.78mmol/L,女性<2.5mmol/L(饥饿72小时后正常男性、女性最低值),婴儿和儿童<2.22mmol/L。

(3) 大多数低血糖见于胰岛素或磺脲类药治疗患者或新近饮酒者。

4. 鉴别诊断

本症是由多种原因所引起的,故应及时深入检查,特别是鉴别胰岛β细胞瘤或增生与功能性原因不明性低血糖症。一般而言,后者大都较轻,仅有明显的交感神经或肾上腺素过多综合征;而前者则大脑神经、精神症状明显。可结合实验室及其他特殊检查以明确诊断。

(1) 对发作性,特别是在空腹时出现精神-神经异常,如惊厥、行为异常、意识障碍或昏迷者,尤其是对用胰岛素或口服降糖药治疗的糖尿病患者,应考虑到低血糖症的可能,及时查验血糖。值得注意的是,有些低血糖患者在就诊时血糖正常,并无低血糖症状,往往仅表现为慢性低血糖的后遗症,如偏瘫、痴呆、癫痫、精神失常、儿童智商明显低下等。以致临床常误诊为精神病、癫痫或其他器质性脑病(如脑炎等)。因此,应与其他中枢神经系统器质性病变的疾病相鉴别,如脑炎、多发性硬化、脑血管意外、癫痫、糖尿病酮症酸中毒昏迷、糖尿病非酮症高渗性昏迷、精神病、药物中毒等。

(2) 空腹、餐后数小时或体力活动后出现交感神经兴奋为主要表现的低血糖症,应与具有交感神经兴奋表现的疾病,如甲状腺功能亢进症、嗜铬细胞瘤、自主神经功能紊乱、糖尿病自主神经病变、更年期综合征等相鉴别。

(3) 酗酒后出现的低血糖症应与酒醉相鉴别。乙醇不仅可引起低血糖,也可引起酮症,有时乙醇引起的低血糖及酮症可被误认为糖尿病酮症酸中毒,这是诊断时需注意的。

5. 治疗

(1) 一般治疗:通常急性肾上腺素能症状和早期中枢神经系统症状时,绝对卧床休息,迅速补充葡萄糖是决定预后的关键,及时补糖将使症状完全缓解;而延误治疗则出现不可逆的脑损害。因此,应强调在低血糖发作的当时,立即给予任何含糖较高的物质,如给予口服葡萄糖或含葡萄糖食物饼干、果汁等能够缓解。胰岛素或磺脲药治疗患者若突然出现意识混乱、行为异常，建议饮用一杯果汁，应告诉患者家属这些处理办法。建议胰岛素治疗患者随时携带糖果或葡萄糖片。对于磺脲药治疗患者，尤其是长效药和氯磺丙脲，若饮食不足，可在数小时或数天内反复低血糖发作。当口服葡萄糖不足以缓解低血糖时，可静脉推注葡萄糖或胰高血糖素。能自己进食的低血糖患者，饮食应低糖、高蛋白、高脂肪，少食多餐，必要时午夜加饮糖料1次。重症者应注意，勿使食物吸入肺中呛入气管引起吸入性肺炎或肺不张。

（2）静脉推注：当症状严重或患者不能口服葡萄糖时，应静脉推注50%葡萄糖50～100ml，继而10%葡萄糖持续静脉滴注（可能需要20%或30%葡萄糖）。开始10%葡萄糖静脉滴注几分钟后应用血糖仪监测血糖，以后要反复多次测血糖，调整静脉滴注速率以维持正常血糖水平。对有中枢神经系统症状的儿童，开始治疗用10%葡萄糖，以每分钟3～5mg/kg速率静脉滴注，根据血糖水平调整滴速，保持血糖水平正常。一般而言，儿科医生不主张对婴儿或儿童用50%葡萄糖静脉推注或用>10%葡萄糖静脉滴注，因为这样可引起渗透压改变，在某些患者中可诱发明显高血糖症及强烈兴奋胰岛素分泌。

（3）手术治疗：对于非胰岛素分泌间质瘤，手术切除疗效好。当肿瘤大部分切除有困难或肿瘤重新长大至一定体积时，出现低血糖症，这时可能需要胃造口术，需24小时不断给予大量碳水化合物。

第四节　胰岛B细胞腺瘤伴发精神障碍

一、临床病例及诊疗思路

【病例摘要】

患者，女，54岁，农民。因行为异常、神志恍惚，反复发作2年，加重1个月就诊。2年来无明显诱因反复发作精神异常，于清晨出现紧张焦虑、四肢发凉、软弱无力等症状，继而胡言乱语，看到墙上挂的一根绳子，说是一条蛇，凭空听一男性的声音说："玉皇大帝将派人来害你"，表情恐惧，烦躁不安，进食后症状好转或消失。未曾正规治疗，1个月来，发作较前频繁，为明确诊治，前来就诊。入院体格检查，意识清，双肺及神经系统未见阳性体征。

提问1：患者存在哪些精神症状？

1. 错觉；
2. 幻听；
3. 被害妄想；
4. 关系妄想；
5. 焦虑；
6. 恐惧；
7. 发作性意识障碍；
8. 抑郁；
9. 木僵。

提问2：初诊时应考虑哪些疾病？

1. 神经衰弱；

2. 癔症性障碍；
3. 心境障碍；
4. 躯体疾病伴发精神障碍；
5. 精神分裂症；
6. 中毒性精神障碍；
7. 惊恐障碍。

提示：

次日凌晨6点，病情发作。意识清晰度下降，烦躁不安，血压120/80mmHg，脉搏80次/分，急查血糖：1.2mmol/L，电解质 K^+ 4.5mmol/L；Na^+ 145mmol/L；Cl^- 100mmol/L。

提问3：急需采取哪些治疗措施？

1. 静脉补液，补充钾、钠等电解质；
2. 静脉推注地西泮，10mg，立即；
3. 肌内注射氟哌啶醇5mg，立即；
4. 5%葡萄糖500ml，静脉滴注；
5. 50%葡萄糖注射液20～40ml静脉推注；
6. 立即给予林格液，静脉滴注。

提示：

50%葡萄糖注射液40ml静脉推注后，患者很快好转。

提问4：此时，应考虑哪些疾病？

1. 神经衰弱；
2. 癔症性障碍；
3. 心境障碍；
4. 躯体疾病伴发精神障碍（低血糖）；
5. 精神分裂症；
6. 中毒性精神障碍；
7. 惊恐障碍。

提示：

胰腺CT检查，发现胰头部肿大，1cm×0.8cm，低密度影，"胰腺肿瘤"可能性大；手术切除，病理诊断为"胰岛B细胞腺瘤"，术后病情痊愈。此患者最终诊断：胰岛B细胞腺瘤伴发精神障碍。

【诊疗及解题思路】

病情回顾：患者，女，54 岁，农民。因行为异常、神志恍惚，反复发作 2 年，加重 1 个月就诊。2 年来无明显诱因反复发作精神异常，于清晨出现紧张焦虑、四肢发凉、软弱无力等症状，继而胡言乱语，看到墙上挂的一根绳子，说是一条蛇，凭空听一男性的声音说："玉皇大帝将派人来害你"，表情恐惧，烦躁不安，进食后症状好转或消失。未曾正规治疗，1 个月来发作较前频繁，为明确诊治，前来就诊。入院体格检查，意识清，双肺及神经系统未见阳性体征。

该患者临床表现特征是，经常在清晨出现发作性意识障碍，可以出现知觉方面的障碍，如错觉，将墙上挂的一根绳子，看成一条蛇；存在幻听，凭空听一男性的声音说："玉皇大帝将派人来害你"；情绪方面有继发性的恐惧、焦虑。未提及被害妄想、关系妄想、抑郁及木僵的症状。故提问 1 的有效答案为发作性意识障碍、错觉、幻听、焦虑、恐惧。

初诊时作为接诊医生应该把这一系列表现进行总结、概括、归纳，有待进一步完善病史及相关检查，但就目前而言，根据病史及临床表现初步诊断需考虑心境障碍、躯体疾病伴发精神障碍、精神分裂症。

次日凌晨 6 点，病情发作。意识清晰度下降，烦躁不安，血压 120/80mmHg，脉搏 80 次/分，急查血糖：1.2mmol/L，电解质 K^+ 4.5mmol/L；Na^+ 145mmol/L；Cl^- 100mmol/L。患者主要表现与低血糖密切相关，电解质均在正常范围。林格液也称复方氯化钠，除了含有氯化钠成分，还含钠离子、钾离子、钙离子、镁离子、氯离子及乳酸根离子。林格液比生理盐水成分完全，可代替生理盐水使用，以调节体液、电解质及酸碱平衡，乳酸钠林格则适用于酸中毒或有酸中毒倾向的脱水病例，所以手术室经常使用。该患者意识清晰度下降，故很难配合口服葡萄糖，因此，急需采用 50% 葡萄糖注射液 20～40ml 静脉推注，继而 10% 葡萄糖持续静脉滴注。故提问 3 的有效答案为 50% 葡萄糖注射液 20～40ml 静脉推注。

根据临床表现及辅助检查，应考虑诊断躯体疾病伴发精神障碍（低血糖），但需进一步查明造成低血糖的病因，以便针对病因进行治疗。

二、病例相关理论知识

（一）血糖的体内调节机制

1. 内源性调节　机体自身的激素调节和神经-体液调节。血糖平衡的调节是生命活动调节的一部分，是保持内环境稳态的重要条件，血糖平衡的调节途径有激素调节和神经-体液调节。激素的调节主要是胰岛素对血糖含量的调节。胰岛素是由胰岛 B 细胞分泌。胰岛素的作用是促进糖、脂肪、蛋白质三大营养物质的合成代谢，它的最主要功能是调节糖代谢，促进全身组织对糖的摄取、储存和利用，从而使血糖浓度降低。胰岛素是体内唯一能降低血糖浓度的一类激素，它不能直接发挥作用，必须和所要结合的细胞膜上的胰岛素受体紧密结合后，才能产生生理效应。当血液中的血糖浓度升高时，会刺激胰岛素释放；当血糖浓度降低时，则会引起使血糖升高的另一类激素（胰高血糖素或肾上腺素）的释放。由于它们之间的微妙关系，使得人体血糖含量总能保持在正常范围内。

2. 外源性物质对血糖的影响　正常人的糖代谢通过神经、激素等的调控，处于相对的动态稳定状态。但先天性的某些酶缺陷、神经系统紊乱及内分泌失调，均可引起糖代谢障碍，使血糖发生波动。在采取饮食控制和适当运动仍不能控制血糖时，就需用药物进行调节。但临床上一些常用的药物也对降糖药有影响，作为临床医生，必须对此有所了解。

(1) 降压药：血管紧张素转换酶抑制剂(angiotension convening enzyme inhibitor，ACEI)。高血压患者常出现胰岛素利用障碍，ACEI 对改善胰岛素利用有效。如依那普利降低血糖的效果比卡托普利好。西拉普利可在血糖升高时使胰岛素分泌增加，但对改善胰岛素利用效果不明显。就卡托普利、依那普利、喹那普利、雷米普利、赖诺普利 5 种 ACEI 对改善胰岛素的利用效果而言，其中赖诺普利的作用最为明显。

(2) 钙离子拮抗剂：该类药能提高胰岛素的敏感性。以氨氯地平进行双盲对照研究，结果显示，氨氯地平能增加胰岛素介导的葡萄糖摄取，可能通过降低细胞钙离子的水平来恢复胰岛素介导的血管扩张作用，进而增加肌肉组织的血流灌注，改善葡萄糖的利用。

(3) 拟肾上腺素药：多数拟肾上腺素药可致高血糖，如肾上腺素是 α 及 β 受体激动剂，能促进糖原及脂肪分解，使血糖升高，禁用于糖尿病患者。大剂量应用去甲肾上腺素时，能促进糖原分解及干扰胰岛素的分泌，从而导致高血糖。β_2受体激动剂临床常用于哮喘患者，但对于糖尿病患者，由于 β_2受体激动剂有升高血糖的作用，故糖尿病患者应慎用此类药物。

(4) β 受体阻断剂：该类药物虽然能抑制糖原分解，但并不直接影响正常人静息时的血糖及胰岛素水平，也不影响胰岛素的降血糖作用，而使得由胰岛素引起低血糖后的血糖恢复速度减慢。但发生高血糖时，该类药物又可抑制胰岛素分泌，使高血糖持续时间延长，从而迫使应用胰岛素的剂量增大。应用非选择性 β 受体阻滞剂，如普萘洛尔，可阻止肾上腺素升高血糖，干扰机体调节血糖的功能，使血糖恢复正常水平的时间延迟。当它与降糖药合用时，能增强降血糖作用，还可掩盖某些低血糖症状，如心动过速，致使低血糖时间延长。

(5) 激素类药物：糖皮质激素类如泼尼松、可的松、地塞米松等，这些药物能增加肝糖原的合成，减少组织对糖原的利用和分解，使血糖升高。雄激素可明显影响葡萄糖和胰岛素的内环境稳定性，引起糖耐量降低和高胰岛素血症，使胰岛素的降糖作用减弱，从而也削弱了口服磺脲类降糖药的降血糖作用，故两者不宜合用。口服避孕药可减少周围组织对葡萄糖的利用使血糖升高；大剂量应用孕激素也能升高血糖。如炔雌醇可使糖耐量降低，对隐性糖尿病者，可诱发糖尿病，这可能是因为雌激素能增强生长激素的活力，引起尿糖、血糖升高的缘故。而生长激素有拮抗胰岛素的作用，能影响糖代谢，使糖耐量减弱，甚至会引起糖尿病。生长抑素可抑制胰高血糖素和胰岛素的分泌，长期应用可致高血糖。甲状腺素可升高血糖浓度，促皮质激素能促进糖皮质激素的分泌。

(6) 抗感染药：①磺胺类：该类药可与胰岛素竞争血浆蛋白，从而使血液中游离的胰岛素增多。同时，磺胺类药与磺脲类降糖药特别是甲苯磺丁脲等药合用时，可致磺脲类降糖药的游离部分浓度增高。此外，它还可减少磺脲类药的肾排泄，使其作用时间延长，应用时要注意调整降糖药的药量。②氯霉素：氯霉素可抑制肝药酶，减少磺脲类降糖药的肝脏代谢，从而使其降血糖作用增强，如与甲苯磺丁脲等降糖药物合用可引起低血糖。③青霉素：青霉素能减弱磺脲类降糖药与血浆蛋白结合力，从而使其降血糖作用增强。④喹诺酮类：应用该类药可导致低血糖，特别是对于高龄患者和肾功能障碍者。如糖尿病患者大剂量应用左旋氧氟沙星，可导致低血糖。

(7) 抗结核药：异烟肼、利福平等能促进肝脏分泌较多的药酶加速甲苯磺丁脲的代谢与排泄，从而缩短甲苯磺丁脲的半衰期，影响降血糖作用，降低降糖药的疗效，使血糖升高。另外，其他抗结核药如吡嗪酰胺、乙胺丁醇也可使血糖难以控制。

（8）咪唑类抗真菌药：如氟康唑、咪康唑，与磺脲类降糖药合用，能抑制磺脲类降糖药的代谢，从而使磺脲类降糖药的半衰期延长，但也可能发生低血糖。

（9）利尿剂等药物：噻嗪类利尿剂可抑制胰岛素释放和外周组织对葡萄糖的利用，使血糖升高。呋塞米、丁尿胺、乙酰唑胺、氨苯蝶啶也可引起血糖升高，故糖尿病患者应慎用。二氮嗪可使血糖升高，它可抑制胰岛素的释放，减少葡萄糖的利用，同时促使内源性儿茶酚胺释出增多，使血糖升高。哌唑嗪能改善胰岛素的敏感性，使血糖降低。

（10）非甾体消炎镇痛药：吲哚美辛、水杨酸盐可减弱磺脲类降糖药与血浆蛋白结合力，从而使血液中游离磺脲类降糖药增多，大剂量服用此类药物可增强磺脲类降糖药的降血糖作用。此外，水杨酸盐还可减少磺脲类降糖药的肾排泄，使磺脲类降糖药作用增强，胰岛素的分泌增多，也可增加周围组织对葡萄糖的吸收。另外，阿司匹林用于糖尿病患儿，易出现低血糖，故对糖尿病患儿应慎用。其他如对乙酰氨基酚也可致低血糖。

（11）其他：酶诱导剂如卡马西平、苯巴比妥、苯妥英钠、灰黄霉素等，能激活肝微粒体酶，增加肝脏对磺脲类降糖药的代谢而减弱降血糖作用。单胺氧化酶抑制剂如异烟肼等，能抑制肝药酶，影响降糖药物的代谢而增强降血糖作用。

（二）低血糖症导致精神障碍的机制

1. 中枢神经系统对低血糖最为敏感　系因神经细胞本身无贮备，其所需能量几乎完全依赖于血糖提供，即使在1型糖尿病亦不例外。这是因为脑细胞对葡萄糖的利用无需外周胰岛素参与。中枢神经每小时约消耗6g葡萄糖，低血糖症时脑细胞能量来源减少，很快出现神经症状或称神经低血糖（neuroglycopenia）。最初表现为心智、精神活动轻度受损，继之出现大脑皮质受抑制症状，随后皮质下中枢和脑干相儿子受累。最终累及延髓而致呼吸循环功能改变。若低血糖不能逆转常致死亡。提示中枢神经系统受损顺序与脑部发育进化过程有关，细胞愈进化则对低血糖愈敏感。当补充葡萄糖后中枢神经系统功能的恢复按上次序逆行恢复。

2. 交感神经系统兴奋　低血糖除直接影响中枢神经系统功能外，尚通过中枢神经系统影响交感-嗜铬系统功能活动，引发交感神经兴奋的一系列症状，如心悸、震颤、苍白、出汗等。该组症状由β_2肾上腺能受体受刺激而介导，无察觉性低血糖患者往往伴有β_2肾上腺能信号通路功能异常。可出现一系列交感神经兴奋和中枢神经系统功能紊乱的症状，如虚弱、多汗、心悸、震颤、饥饿感、注意力不集中、视力障碍、意识模糊，甚至抽搐、昏迷。持续性严重低血糖将导致不可逆性脑损害，甚至致死。

（三）低血糖症常见的并发症

1. 脑部并发症　低血糖的最初改变是导致脑组织血流量的不对称性增加，灰质部分和右半球血流量增加更多。继之出现脑组织水肿，此时可出现严重的神经低血糖症群。低血糖纠正后上述变化可以恢复，不留有永久性损害。若低血糖持续或反复发作，可致灰质部分的脑细胞变性和点状坏死。若低血糖十分严重且长时间未得到纠正，可造成大片脑组织坏死软化，致脑萎缩和痴呆。动物实验提示：猴血糖降至1.1mmol/L（20mg/dl）以下则可造成持续性的神经系统损害。低血糖最严重的后果是去皮质状态，导致死亡，侥幸存活者亦成“植物人”。低血糖对脑组织的损害与低血糖程度、持续时间和脑动脉粥样硬化病变程度有关。

2. 心脏并发症　低血糖发作时，因交感-嗜铬系统兴奋，导致心率加快或窦性心动过速。

但极少数患者反而合并窦性心动过缓。其他多种心律失常如房性期前收缩、室上性心动过速、室性期前收缩、短阵室速等亦可发生。伴冠心病者常因低血糖发作而诱发心绞痛甚至心肌梗死,但常因为有糖尿病神经病变或年老对疼痛反应减弱而属无痛性心肌梗死,易被忽视,这可能是糖尿病患者猝死的重要原因之一。

3. 其他并发症　反复发作的低血糖可减少低血糖发作的警觉症状,促发无察觉性低血糖产生。低血糖昏迷分泌物或异物误吸入气管易继发肺脓肿或其他肺部感染,甚至诱发急性呼吸窘迫综合征。

第五节　系统性红斑狼疮所致精神障碍

一、临床病例及诊疗思路

【病例摘要】

患者,女性,20 岁,工人。2 周前无明显诱因开始出现失眠、焦虑、抑郁、不高兴,自言自语,但是有时突然打开窗户向外窥视或谩骂,问其为什么,她说要看清楚是谁经常在窗户外面讲她的坏话,如说她有男女关系问题等,家里的人诉根本就没有任何声音,患者也不相信,为此常常发脾气、毁东西,不承认有精神病。既往史:12 岁时患过"急性肾炎",经中西医结合治疗痊愈。家族中无精神病患者。就诊当天为被动就诊。精神状况检查:患者对答切题,自诉经常听到窗户外面有几个人讲她的坏话,说她有男女关系问题,脑子里有时也有一种听不到的讲话声,虽然耳朵听不到,但也表达了一样的意思,意思让她现在向右走。还说经常有人用一张无形的网罩住她,控制她的行动,因此她经常很害怕,难以忍受,不高兴,想自杀,否认有精神病。

提问 1:患者存在哪些精神症状?

1. 假性幻觉;
2. 真性幻觉;
3. 评议性幻听;
4. 非血统妄想;
5. 焦虑抑郁;
6. 被控制体验;
7. 被洞悉感;
8. 思维化声;
9. 内感性不适。

提问 2:根据患者的症状表现,此时不能排除哪些病种诊断?

1. 心境障碍;
2. 偏执性精神障碍;
3. 分裂样精神病;
4. 脑炎所致的精神障碍;
5. 创伤后应激障碍;
6. 躯体疾病所致的精神障碍;

7. 脑器质性精神障碍；
8. 物质依赖；
9. 惊恐障碍。

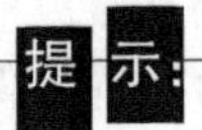

该患者入院后临床上诊断为“分裂样精神病”，选用了氯丙嗪、奋乃静等治疗精神症状逐渐好转，住院40天，“痊愈”出院，院外服奋乃静8～16mg/d巩固治疗1个月后停药。半年后无明显诱因病情突然加重，1周来多疑，诉有人说她有男女关系问题等，败坏她的名誉，发脾气、毁东西，兴奋不眠、骂人等，无法管理而再次就诊。本次病来伴发热、头痛，四肢及颜面部有红斑。体检：T 38.2°C，P 88次/分，BP 110/84mmHg，面部、四肢经常有红斑，双手雷诺现象阳性。血沉：60mm/h，尿常规：尿蛋白(++)。

提问3：对于此例患者，此次住院应该首先考虑诊断哪种疾病？

1. 抗精神病药物过敏；
2. 散发性脑炎伴发的精神障碍；
3. 精神分裂症；
4. 肾炎伴发的精神障碍；
5. 系统性红斑狼疮伴发的精神障碍；
6. 偏执性的精神障碍；
7. 分裂样精神病。

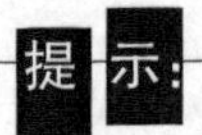

该患者入院后临床上确诊为“系统性红斑狼疮伴发的精神障碍”。

提问4：关于系统性红斑狼疮的描述哪些是正确的？

1. 红斑狼疮的病因与狼携带的一种病毒感染有关；
2. 病因明确；
3. 一般认为是一种自身免疫性疾病；
4. 病因与遗传有关；
5. 病因与遗传无关；
6. 目前已经有根治的办法；
7. 目前没有任何有效的治疗措施；
8. 合理的治疗可以缓解；
9. 糖皮质激素禁用。

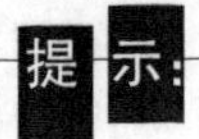

该患者入院后临床上确诊为“系统性红斑狼疮伴发的精神障碍”。

提问5:关于系统性红斑狼疮实验室检查的说法,哪些是正确的?

1. 血沉增快表示病情没有达到满意的控制;
2. 血沉检查对病情判断及预后没有意义;
3. 患者血清中可以查检到多种自身抗体;
4. 抗核抗体阳性是鉴别系统性红斑狼疮与其他结缔组织疾病主要的依据;
5. 慢性活动性肝炎也可以出现抗核抗体阳性;
6. 狼疮带试验阳性代表系统性红斑狼疮有活动性;
7. 狼疮细胞的发现对诊断有高度的特异性;
8. X线检查对于系统性红斑狼疮的诊断几乎没有价值。

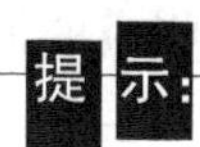

该患者入院后临床上确诊为"系统性红斑狼疮伴发的精神障碍"。

提问6:CCMD-3关于躯体疾病所致的精神障碍包括有下列哪些疾病?

1. 人类免疫缺陷病毒所致的精神障碍;
2. 内分泌疾病所致的精神障碍;
3. 系统性红斑狼疮所致精神障碍;
4. 染色体异常疾病所致的精神障碍;
5. 酒精所致的精神障碍所致的精神障碍;
6. 躯体形式障碍;
7. 肺部疾病所致的精神障碍。

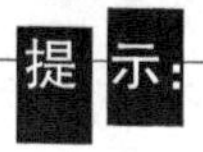

该患者入院后临床上确诊为"系统性红斑狼疮伴发的精神障碍"。

提问7:躯体疾病所致的精神障碍有哪些临床特点?

1. 不同的病因可以出现相似的精神障碍;
2. 相同的病因可以出现不同的精神障碍;
3. 精神障碍与原发性躯体疾病在病程和严重程度上常呈平行关系;
4. 躯体疾病的急性起病者伴发的精神障碍多为类精神分裂症样表现;
5. 躯体疾病的急性起病者伴发的精神障碍多为类躁狂症样表现;
6. 精神障碍在躯体疾病的病程中常常有多变、易波动的特点;
7. 躯体疾病所致的精神障碍在临床上无规律可循;
8. 严重的躯体疾病之后,特别是昏迷时间较长者常出现幻觉妄想状态。

【诊疗及解题思路】

病情回顾:患者,女性,20岁,工人。2周前无明显诱因开始出现失眠、焦虑、抑郁、不高兴,自言自语,但是有时突然打开窗户向外窥视或漫骂,问其为什么,她说要看清楚是谁经常在窗户外面讲她的坏话,如说她有男女关系问题等,家里的人诉根本就没有任何声音,患者也不相信,为此常常发脾气、毁东西,不承认有精神病。既往史:12岁时患过"急性肾炎",经中西医结合治疗痊愈。家族中无精神病患者。就诊当天为被动就诊。精神状况检查:患者对答切题,自诉经常听到窗户外面有几个人讲她的坏话,说她有男女关系问题,脑子里有时也有一种听不到的讲话声,虽然耳朵听不到,但也表达了一样的意思,意思让她现在向右走。还说经常有人还用一张无形的网罩住她,控制她的行动,因此她经常很害怕,不高兴,想自杀,否认有精神病。

根据患者以上的表现、精神状况检查及提问所备选的答案现分析如下:幻觉是一种虚幻的知觉,是在客观现实中并不存在某种事物的情况下,患者却能感知有它的存在。按幻觉的体验、来源等性质可以将幻觉分为真性幻觉和假性幻觉。①真性幻觉:患者体验到的幻觉形象鲜明,如同外界客观事物形象一样,存在于客观空间,是通过感觉器官而获得的,患者常叙述这是他亲眼看到的或亲耳听到的等。因而患者常常坚信不疑,并对幻觉作出相应的情感(焦虑抑郁)与行为反应。②假性幻觉:幻觉形象不够鲜明生动,产生于患者的主观空间。幻觉不是通过感觉器官而获得。虽然幻觉的形象与一般知觉不同,但是患者却往往非常肯定地认为他的确是“听到了或看到了什么”,因而常对此坚信不疑。

从该患者的精神状况检查就可以发现她不但存在真性幻觉(评论性幻听:常听到窗户外面有几个人讲她的坏话,说她有男女关系问题),也存在假性幻觉(也有一种听不到的讲话声,虽然耳朵听不到,但也表达了一样的意思)。患者认为是自己的思想变成了声音。患者还说经常有人还用一张无形的网罩住她,控制她的行动,这也反映了其存在被控制体验。

思维化声也是一种特殊的幻觉:患者当想到某件事时,自己就能听到所想的内容。

内感性不适(也称为体感异常)指躯体内部产生各种不舒适的或难以忍受的感觉,患者往往不能明确指出部位、难以表达的异样感觉,可为牵位、挤压、转动、流动、游走或虫爬等感觉,常是构成疑病观念或疑病妄想的基础。

非血统妄想:患者坚信父母不是自己的亲生父母。

被洞悉感(也称为内心被揭露感或读心症):患者认为他所想的事已经被人知道,虽然患者说不出是怎样被人探知的,但是确信已经人人尽知,甚至搞得满城风雨,所有的人都在议论他等。

目前该患者并没有涉及相关的内容。因此该患者存在有(提问 1 的有效答案为)假性幻觉、真性幻觉、评议性幻听、焦虑抑郁及被控制体验。

现在仅仅根据患者存在的精神症状特点,要考虑患者的诊断与鉴别。患者有以下临床特点:①起病无明显诱因,无物质滥用史;②病期 2 周;③既往患过“急性肾炎”,现在已经治疗痊愈;④临床精神症状以幻觉(评议性幻听)、妄想(被控制体验)等为主要表现,无明显的情感高涨或突出的情感低落,但是对幻觉妄想有相应的情绪反应。该患者虽然目前有较为典型的“分裂症样”症状,但是因未提供体格检查及必要辅助检查的结果等,所以在诊断上首先要考虑能引起“幻觉妄想状态”的各种躯体疾病或脑部器质性疾病所致的精神障碍,在排除以上疾病后,才可以考虑功能性精神障碍诊断的可能。因此,根据患者的症状表现,可以排除心境障碍、偏执性精神障碍、创伤后应激障碍、物质依赖、惊恐障碍,但是不能完全排除(问题 2 的有效答案为)分裂样精神病、脑炎所致的精神障碍、躯体疾病所致的精神障碍、脑器质性精神障碍等诊断的可能。

患者半年前有精神病史,医生给氯丙嗪、奋乃静等治疗“痊愈”出院,院外服奋乃静 8 ~ 16mg/d 巩固治疗 1 个月后停药,社会功能恢复良好。近一周来病情再次加重,多疑,诉有人说她有男女关系问题等，败坏她的名誉，发脾气、毁东西，兴奋不眠、骂人等，本次病伴发热、头痛，四肢及颜面部有红斑。体检：T 38.2℃，P 88 次/分，BP 110/84mmHg，面部、四肢经常有红斑，双手雷诺现象阳性。血沉：60mm/h，尿常规：尿蛋白（++）。根据患者以上表现，应该概括为以下特点：①四肢及颜面部皮肤出现红斑，双手雷诺现象阳性；②有发热、头痛及肾脏功能等的损害；③一般性实验室检查结果的异常：如血沉：60mm/h，尿常规：尿蛋白（++）；④在以上异常的同时伴有精神病性症状。关于抗精神病药物过敏，因为患者近 5 个月来一直未服用任何抗精神病药物，所以此诊断的可能性几乎不存在。脑炎伴发的精神障碍多有神经系统损害的体征、软体征或自主神经功能紊乱的，精神症状以幻视等较为常见，但是一般没有四肢及颜面部皮肤、肾脏（尿蛋白阳性）及肢端血管炎症性损害（双手雷诺现象阳性）。肾炎伴发的精神障碍：其精神症状多发生于严重的急慢性肾衰竭，该患者尽管既往有肾炎的病史，现在仍然有肾脏损害的依据，但是一般也没有皮肤和末梢循环的障碍。系统性红斑狼疮是一种累及多系统、多器官，具有多种自身抗体的自身免疫性疾病，多见于青年女性。该患者的临床症状表现、体格检查及现有的实验室检查等与此诊断比较符合。因此，此次住院应该首先考虑诊断（提问 3 的有效答案）为系统性红斑狼疮伴发的精神障碍。

系统性红斑狼疮多数起病缓慢，呈亚急性和慢性经过，少数为急性，缓解与复发交替出现。其病因不明，目前认为与遗传、病毒或细菌感染、物理因素、内分泌因素、精神因素等诸多因素有关；某些药物（如抗癫痫药物、抗精神病药物、普鲁卡因酰胺等）、阳光和紫外线、妊娠与分娩等可诱发。本病血清中存在许多自身抗体，但最重要的是红斑狼疮细胞。常见症状包括：①全身症状：发热、乏力、体重减轻等；②面部红斑及各种皮疹、日晒后皮肤过敏，脱发，口腔反复溃疡；③关节痛、肌痛、肌无力、肢端循环障碍，如雷诺现象阳性等；④中枢神经和周围神经系统的损害：可以表现为癫痫发作、偏瘫或各种精神障碍等。治疗原则包括：①要防止各种加重或诱发的因素；②激素的应用：一般用于急性期，大多可以治疗好转，一旦确诊应该尽早治疗，目前仍然主张大剂量短期给药（激素冲击疗法），间歇或小剂量维持；③免疫抑制剂的应用；④控制合并症及对症治疗；⑤对于伴发精神症状使用抗精神病药物时要慎重，因有酚噻嗪药物诱发本病的报道，故不宜使用酚噻嗪药物等，必要时可以使用非典型的抗精神病药物等。因此，关于系统性红斑狼疮的描述正确的包括（提问 4 的有效答案）一般认为是一种自身免疫性疾病、与遗传有关，以及合理的治疗可以缓解症状。

关于系统性红斑狼疮的实验室及其他辅助检查包括：①血、尿常规检查结果的异常多提示有血液系统和肾脏的受损。如不同程度贫血、人白细胞减少、淋巴细胞计数降低、血小板减少等；尿液检查可以有血尿和蛋白尿的增加，反映活动性狼疮性肾炎的存在。②约 90% 以上的患者血沉的活动期系统性红斑狼疮患者的血沉增快，并随病情好转与恶化而减慢或增快，因此血沉检查可作为观察病情变化的指标之一。③狼疮带试验：系统性红斑狼疮患者的阳性率约为 50%，狼疮带试验阳性预示着系统性红斑狼疮患者的病情有活动性。④自身抗体：本病患者血清中可以查到多种自身抗体，它们的临床意义很重要，对系统性红斑狼疮诊断的标记、疾病活动性的指标及临床亚型的判断提供可靠的帮助。最常见的而且有用的自身抗体依次为抗核抗体谱、抗磷脂抗体和抗组织细胞抗体。抗核抗体是筛选结缔组织病的主要试验，见于几乎所有的系统性红斑狼疮患者；抗核抗体阳性还可见于其他自身免疫性疾病，如类风湿关节炎等，也可以见于慢性活动性肝炎等疾病，因此，它的阳性不能作为系统性红斑狼疮患者与其他结缔组织疾病的鉴别依据，常常需要其他自身抗体的检查来进行帮助。

⑤狼疮细胞:60%左右的系统性红斑狼疮患者呈阳性。它并非高度特异,不仅出现在系统性红斑狼疮患者,还可见于其他自身免疫性疾病,如系统性硬皮病、结节性多动脉炎等。⑥X线及影响学检查:这些检查有助于发现系统性红斑狼疮患者其他器官的损害,如脑部、肾脏等损害。因此,关于系统性红斑狼疮的实验室检查的说法正确的包括(提问5的有效答案)血沉增快表示病情没有达到满意的控制、患者血清中可以查检到多种自身抗体、慢性活动性肝炎也可以出现抗核抗体阳性,以及狼疮带试验阳性代表系统性红斑狼疮有活动性等。

中国精神障碍分类与诊断标准(CCMD-3)有关躯体疾病所致的精神障碍的诊断与分类包括:①躯体感染所致的精神障碍:指由病毒、细菌、螺旋体、真菌、原虫或其他病原体所致的全身感染(人类免疫缺陷病毒感染、败血症、血吸虫病)所致的精神障碍。②内脏器官疾病所致的精神障碍:指由心、肝、肺、肾等器官疾病引起脑供血、供氧不足、代谢产物积累,或水与电解质紊乱,继发脑功能紊乱导致的精神障碍。精神症状随原发疾病的严重程度变动。如能明确内脏器官疾病,则命名为该病所致的精神障碍。③内分泌疾病所致的精神障碍:指由内分泌疾病引起内分泌亢进或低下导致的精神障碍。④营养代谢疾病所致的精神障碍。⑤结缔组织疾病所致的精神障碍:常见的有系统性红斑狼疮、结节性动脉周围炎、皮肌炎、多发性皮肌炎、硬皮症及白塞病等所致的精神障碍。⑥染色体异常疾病所致的精神障碍。⑦以上未分类的其他躯体疾病所致的精神障碍等。躯体形式障碍:躯体形式障碍是一种持久地担心或相信躯体症状的优势观念为特征的神经症。患者因为这些症状常常反复就医,不断要求给予医学检查,无视反复检查的阴性结果,不管医生关于其症状并无躯体疾病基础的再三保证,均不能打消其疑虑。即使有时存在某种躯体障碍,也不能解释所述症状的性质、程度,或其痛苦与优势观念。经常伴有焦虑抑郁情绪。尽管症状的发生和持续与不愉快的生活事件、困难或冲突密切有关,患者时常否认心理因素的存在。本症主要包括躯体化障碍、疑病性神经症(疑病症)、躯体形式的自主神经功能失调和持续的躯体形式的疼痛等。因此,CCMD-3关躯体疾病所致的精神障碍包括(提问6的有效答案)有:人类免疫缺陷病毒所致的精神障碍、内分泌疾病所致的精神障碍、系统性红斑狼疮所致精神障碍、染色体异常疾病所致的精神障碍,以及肺部疾病所致的精神障碍等。

躯体疾病所致的精神障碍是指除脑以外的躯体疾病直接导致脑功能的紊乱而产生的一类精神障碍。其病因及发病机制主要是由于毒素作用、能量供应不足、神经递质改变、酸碱平衡紊乱等影响了脑功能,从而产生包括意识障碍、认知障碍、人格改变、精神病性症状、情感症状、神经症症状或以上症状的混合状态在内的一系列精神症状。躯体疾病所致的精神障碍虽然原发疾病的不同,精神症状有所差异,但是有以下共同特点:①精神症状的非特异性,即不同的病因可以出现相似的精神障碍,而相同的病因可以出现不同的精神障碍。②一般起病较急者,以急性脑器质性精神障碍(意识障碍综合征)为主,多发生在躯体疾病的高峰期;慢性起病及疾病的早期及恢复期往往以脑衰弱综合征为主;在疾病的晚期即可以出现慢性脑器质性精神障碍,以人格改变或智能障碍为其特征。③精神障碍与原发躯体疾病在严重上常呈平行关系,其临床表现也随躯体疾病的严重变化而转变,可有一种状态转变为另一种状态。各类精神障碍常常反复,交织出现,错综复杂。症状多具有昼轻夜重的特点。④程度和预后取决于躯体疾病的病程和严重程度,预后一般是可逆的,恢复后大多不遗留精神缺陷。少数长期陷入昏迷者,偶可遗留人格改变或智能减退。⑤治疗原则:以病因和对症治疗并重。由于精神障碍往往会影响躯体疾病的严重程度和治疗,因此对于精神障碍的对症治疗也是一种必要的措施。但是应用精神药物要慎重,要注意避免对有关脏器的进一步损害,加重意识障碍,或损害其他脏器的功能。⑥患者都具有躯体疾病的临床表现、客观体征及阳性实验室检查结果等。因此,有关躯体疾病所致的精神障碍临床特点包括(提问7的有效答案)有:不同的病因可以出现相似的精神障碍,相同的病因可以出现不同的精神障碍,精神障碍与原发性躯体疾病在病程和严重程度上常呈平行关系,精神障碍在躯体疾病的病程中常常有多变、易波动的特点。

二、病例相关理论知识

系统性红斑狼疮(systemic lupus erythematosus,SLE)是一种累及多系统、多器官损害的慢性系统性自身免疫疾病。确切病因不明,病程以病情缓解和急性发作交替为特点。有内脏(肾、中枢神经)损害者预后较差。本病以青年女性多见,尤其是20~40岁的育龄女性。

1. 病因　包括:①遗传因素:学者们通过流行病学及家系调查研究表明SLE的发病有家族倾向,SLE患者第一代亲属中患SLE者8倍于无SLE患者的家庭;单卵双生患SLE者5~10倍于异卵双生的发病率。②感染:一般认为可能与C形病毒感染有关,患者血清内有多种抗病毒抗体,也有人认为与链球菌或结核分枝杆菌感染有关。③激素:本病多发于女性,而且多在生育期,故认为其发生可能与雌激素有关。当口服避孕药时可以促进本病的发生。④环境:40%患者日光过敏,日光和紫外光照射能使SLE全身和皮肤症状加重。寒冷、创伤或精神紧张亦可诱发或加重本病。⑤诱发因素:全身感染、服用某些药物(如普鲁卡因酰胺、肼苯哒嗪、磺胺类、抗癫痫类、及酚噻嗪类抗精神病药物等)可引起药物性狼疮或使原来的SLE病情加重。

2. 发病机制　关于SLE的发病机制研究颇多,多数学者认为与免疫调节障碍有关。一个具有遗传素质的人在上述一种或多种因素的作用下使机体的免疫功能发生紊乱,从而导致免疫调节功能失调。本病伴发精神障碍甚多,引起精神障碍的原因现在尚不真正清楚,但是有以下一些学说:①免疫复合体说:在本病伴发精神障碍的病例中,有学者通过研究发现大脑内脉络丛有免疫球蛋白IgM沉积;脑脊液中免疫球蛋白IgG增高;②脑血管病变说:有学者从本病的部分病例的病理解剖上发现有脑血管壁细胞的浸润、肿胀、增生和坏死等;③淋巴细胞毒性说:有学者通过研究报道本病血清淋巴细胞毒抗体对神经精神障碍的发生起着重要作用。

3. 临床表现

(1) 躯体症状:①全身症状:起病可急可缓,多数早期表现为非特异的全身症状,如发热(尤以低热常见)、全身不适、乏力、体重减轻等。感染、日晒、药物、精神创伤、手术等均可诱发或加重。②皮肤和黏膜:约40%患者有面部典型红斑称为蝶形红斑。急性期有水肿、色鲜红,略有毛细血管扩张及鳞片状脱屑,严重者出现水疱、溃疡、皮肤萎缩和色素沉着。也可以出现其他皮肤黏膜损害,如毛发易断裂、斑秃、口腔黏膜出现水泡、溃疡等。15%~20%患者有雷诺现象。③关节、肌肉:多数患者有关节肿痛,且往往是就诊的首发症状,最易受累的是手近端指间关节,膝、足、髁、腕关节均可累及。④肾脏:约一半患者有肾脏疾病临床表现,如蛋白尿、血尿、管型尿、白细胞尿、低比重尿、水肿、血压增高、血尿素氮和肌酐增高等,少部分患者还可发生狼疮性肾炎。⑤心脏:部分患者可以出现心脏病变,包括心包炎、心肌炎、心内膜及瓣膜等病变的症状,如有胸闷、胸痛、心悸、心脏扩大、充血性心力衰竭,少数患者死于冠状动脉梗死。⑥肺:部分患者可以出现狼疮性肺炎、胸膜炎和胸腔积液等。⑦神经系统:神经系统损害约占20%,可以表现为癫痫样发作、偏瘫及蜘蛛膜下腔出血等,一旦出现,多提示病情危重。⑧血液系统:几乎全部患者在某一阶段发生一项或几项血液系统异常,依次有贫血、白细胞减少、血小板减少、血中抗凝物质引起出血现象等。⑨其他:部分患者在病变活动时出现淋巴结、腮腺肿大。眼部受累较普遍,如结膜炎和视网膜病变,少数视力障碍。患者可有月经紊乱和闭经。

(2) 精神障碍:精神障碍是SLE最常见的症状之一,其发生率为17% ~50%。精神症状颇为多种复杂,但是无特异性,大致归纳为以下四类:①类神经症症状:如失眠、头痛、焦虑、抑郁、情绪不稳定及强迫观念等;②类精神分裂症症状;③类心境障碍症状:可以表现为类躁狂状态或类抑郁状态;④器质性精神障碍:部分急性期严重患者可以出现意识障碍、定向障碍及谵妄、昏迷等。后期可以出现慢性脑器质性精神障碍,如记忆障碍、人格改变、及智能障碍(痴呆)等。

4. 实验室检查

(1) 一般检查:患者常有贫血、白细胞和血小板减少,或表现为全血细胞减少。血沉常增快、血胆固醇增高。肾损害者有程度不等的尿检查异常,如蛋白尿、血尿等。

(2) 免疫学检查:血中存在多种自身抗体是其特点,抗核抗体在病情活动时几乎100%阳性。抗双链DNA抗体对诊断的特异性较高,但阳性率较低。狼疮细胞阳性:患者血中白细胞破坏后释放出核物质,与抗核抗体结合后在补体参与下,形成大块包涵体,为中性粒细胞吞噬而形成的细胞。活动性病例血清补体C4、C3、CH50有明显下降,当合并狼疮肾炎时尤甚。除上述自身抗体外,SLE患者血中还可检到多种其他自身抗体。

(3) 狼疮带试验:即应用免疫荧光法在患者皮肤的真皮和表皮结合部位,见到免疫球蛋白和IgG、IgM和补体沉积,呈粒状、球状或线状排列成黄绿色荧光带。

(4) 免疫病理学检查:肾穿刺之活体组织切片免疫荧光研究提示,免疫球蛋白主要是IgG、IgM伴补体沉积于SLE肾炎的肾中。

(5) 其他检查:部分SLE患者类风湿因子阳性。部分患者梅毒血清反应呈假阳性。

(6) X线及影像学检查:有助于早期发现器官的损害。如头颅MRI、CT对脑部病变的发现和治疗可以提供帮助。超声心动图对于心包积液、心瓣膜病变、肺动脉高压等有较高的敏感性,而有利于早期确定诊断。

5. 诊断

(1) 临床表现:如:①蝶形或盘形红斑、脱发、雷诺现象或血管炎;②无畸形的关节炎或关节痛;③口腔黏膜溃疡、浆膜炎等;④神经精神症状等。

(2) 实验室检查:①血沉增快、白细胞降低、血小板降低、贫血等;②蛋白尿或管型尿等;③狼疮细胞阳性(每片至少2个或至少两次阳性);④抗核抗体阳性等。

6. 治疗原则

(1) 一般治疗:要防止诱发和加重精神障碍的各种因素(如停止使用抗结核药、磺胺类抗生素等)。急性活动期应卧床休息,慢性期或病情已稳定者可适当参加工作,避免精神刺激、皮肤直接暴露于阳光,生育期女性应严格避孕等。

（2）药物治疗：肾上腺皮质激素一般应用于急性期，一旦确诊后应该尽早治疗，目前仍然主张大剂量短期给药（激素冲击疗法），间歇或小剂量维持。

（3）免疫抑制剂的应用：如环磷酰胺等。

（4）抗精神药物：抗精神药物的应用是本病的一个难点，因为酚噻嗪类抗精神病药物有诱发本病的报道，不宜使用，必要时可以慎用小剂量的非典型抗精神病药物。

（5）对症处理与支持治疗：辅助使用维生素 C、E 及 B_1 等，同时注重开展心理治疗等。

7. 预后　预后与个体的临床经过有关，急性型起病急重，多种脏器受累，发展迅速，预后差。亚急性型起病缓慢，虽也有多种脏器受损，但病程反复迁延，时轻时重，慢性型起病隐袭。病变多只局限于皮肤，内脏累及少，进程缓慢，预后良好。死亡病例中，与 SLE 本身的多种并发症有关，如继发性感染肺炎、败血症为多，肾上腺皮质激素治疗引起的上消化道出血、胃肠道穿孔也是死亡原因之一。

第六节　狂犬病所致精神障碍

一、临床病例及诊疗思路

【病例摘要】

患者，男，36 岁。因“急起发热，周身不适 3 天，兴奋、吵闹、疑被害 5 小时”入院。入院后出现不停喘气、吐口水、打手势，紧张、害怕、惊恐。要求把窗帘拉上，不住地喝水，称有人在矿泉水瓶内下了毒药，要害他。患者曾呕吐咖啡样物。既往体健，家族史阴性。查体：体温 39.2℃，心率 130 次/分，呼吸 26 次/分，血压 160/90mmHg，咽部充血，双肺呼吸音粗，其他无阳性发现。白细胞 200×10^9/L，中性粒细胞 0.86，血钾 2.9mmol/L，二氧化碳结合力 49mmol/L。精神状况检查：意识清晰，定向准确，接触差，对检查欠合作，在房间内来回走动，不停地吐口水，无自知力。

提问 1：该患者存在哪些精神症状？

1. 恐惧；
2. 错觉；
3. 幻觉；
4. 感觉过敏；
5. 情感不协调；
6. 可疑被害妄想；
7. 可疑关系妄想；
8. 病理性象征性思维。

提问 2：该患者存在哪些躯体症状？

1. 发热；
2. 呕吐；
3. 焦虑；
4. 呼吸急促；
5. 心慌；

6. 头疼；
7. 不协调性兴奋。

提问3：依据目前的症状、体征及辅助检查，急需如何处理？

1. 降温；
2. 抗炎；
3. 降压；
4. 输血；
5. 立即肌内注射氟哌啶醇10mg，控制兴奋状态；
6. 放松训练；
7. 大量补液；
8. 纠正电解质紊乱；
9. 系统抗抑郁焦虑治疗。

提问4：此时应考虑下列哪些诊断？

1. 惊恐发作；
2. 心境障碍；
3. 急性脑病综合征；
4. 感染所致精神障碍；
5. 精神分裂症；
6. 躁狂发作；
7. 广泛性焦虑；
8. 恐惧症。

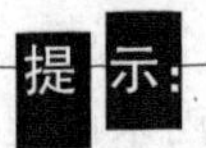

入院第2天上午9时，患者出现明显的恐水、怕光、畏声等症状。

提问5：此时，应该如何处理？

1. 继续加大抗精神病药物剂量；
2. 进一步追问病史；
3. 认知治疗；
4. 隔离；
5. 尽量保持患者安静，减少光、声的刺激；
6. 请感染科会诊；
7. 厌恶治疗；
8. 暴露疗法。

提示：

进一步追问病史，其爱人提供2个月前患者在剥一只死狗时手臂曾被狗的骨头划破过。

提问6:此时应考虑下列诊断哪种疾病?

1. 惊恐发作;
2. 心境障碍;
3. 急性脑病综合征;
4. 狂犬病所致精神障碍;
5. 精神分裂症;
6. 躁狂发作;
7. 广泛性焦虑;
8. 恐惧症。

提问7:此患者的预后如何?

1. 预后凶险,一旦发病,病死率几乎为100%;
2. 最后常死于呼吸肌麻痹;
3. 立即接种疫苗,有25%的存活率;
4. 血清联合疫苗,有50%的存活率;
5. 肌内注射高效价免疫球蛋白联合狂犬疫苗,有50%的存活率。

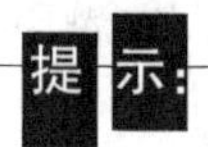

经隔离治疗,下午3时,该患者死于呼吸、循环衰竭。

【诊疗及解题思路】

病情回顾:患者,男,36岁。因"急起发热,周身不适3天,兴奋、吵闹、疑被害5小时"入院。入院后出现不停喘气、吐口水、打手势,紧张、害怕、惊恐。要求把窗帘拉上,不住地喝水,称有人在矿泉水瓶内下了毒药,要害他。患者有呕吐咖啡样物。既往体健,家族史阴性。查体:体温39.2℃,心率130次/分,呼吸26次/分,血压160/90mmHg,咽部充血,双肺呼吸音粗,其他无阳性发现。白细胞200×10^9/L,中性粒细胞0.86,血钾2.9mmol/L,二氧化碳结合力49mmol/L。精神状况检查:意识清晰,定向准确,接触差,对检查欠合作,在房间内来回走动,不停地吐口水,无自知力。

根据临床表现提问1关于本患者的精神症状的有效答案为恐惧、感觉过敏、情感不协调、可疑被害妄想。提问2关于本患者的躯体症状的有效答案为发热、呕吐、呼吸急促、心慌。

依据患者目前的症状、体征及辅助检查,急需支持对症,确保生命体征平稳,因此急需的处理方案有降温、抗炎、纠正电解质紊乱,而患者的降压并非急需处理的症状,因患者存在不协调性精神运动性兴奋,血压一定程度升高是机体的一种反应,尽管控制兴奋状态是必须的,但切记从小剂量开始,不宜从10mg的氟哌啶醇肌内注射,故立即肌内注射氟哌啶醇10mg控制兴奋状态欠妥,即便采用从氟哌啶醇5mg肌内注射开始,若控制效果差,8小时后可以再次应用,逐渐加量。关于放松训练,目前患者难以配合,且并非急需。系统抗抑郁焦虑治疗亦非急需。

结合患者临床表现,此时患者意识清晰,故不考虑急性脑病综合征,同时患者存在一定的精神症状及躯体症状,综合分析,提问4的有效答案为感染所致精神障碍、精神分裂症、躁狂发作。需要说明的是临床上存在伴有体温升高的精神分裂症一种形式，此种往往预后较差，需要警惕。

该例患者以精神症状首诊收治于精神科，后逐渐出现恐水、怕风、怕光等症状，因此，在诊断思维上需高度怀疑患者可能患狂犬病，所以，在完善病史方面进一步追问病史，是否有被犬科动物咬伤史，同时进行隔离患者，尽量保持患者安静，以减少光、声的刺激。根据会诊制度方面，尽快请感染科会诊。

经进一步追问病史，其爱人提供2个月前患者在剥一只死狗时手臂曾被狗的骨头划破过的经历，结合目前患者的临床表现，基本上可以确诊狂犬病所致精神障碍。故提问6的有效答案为狂犬病所致精神障碍。若需完全确诊尚需病毒学检查。

鉴于该患者狂犬病已经发作，此患者的预后病死率达100%，临床上常见的死亡原因是呼吸肌麻痹导致呼吸衰竭。其他的抢救措施均不能挽救已经发作的狂犬病患者。故提问7的有效答案为预后凶险，一旦发病病死率达100%，最后常死于呼吸肌麻痹。

二、病例相关理论知识

狂犬病是由狂犬病毒所致的自然疫源性人畜共患急性传染病。流行性广，致死率极高。人狂犬病通常由病兽以咬伤的方式传给人体而受到感染。临床主要特征为恐水、恐声、怕风、恐惧不安、咽肌痉挛、进行性瘫痪等。

1. 发病原因及机制　狂犬病主要是感染了狂犬病毒所致，狂犬病毒含5种主要蛋白，即糖蛋白(G)、核蛋白(N)、聚合酶(L)、磷蛋白(NS)及膜蛋白(M)等。糖蛋白能与乙酰胆碱结合，决定了狂犬病毒的噬神经性，能刺激抗体产生保护性免疫性反应。N蛋白导致的抗体不具中和力，检测浆内包涵体有助于临床诊断。狂犬病的致病过程可分为三个阶段：

(1) 局部组织内繁殖期：病毒自咬伤部位侵入后，于伤口附近肌细胞内小量增殖，再侵入近处的末梢神经。

(2) 侵入中枢神经期：病毒沿周围神经的轴索浆向中枢神经作向心性扩散，其速度约每小时3mm。到达脊髓的背根神经节后，病毒即在其内大量繁殖，然后侵入脊髓，很快到达脑部，主要侵犯脑干和小脑等处的神经元。

(3) 向各器官扩散期：病毒自中枢神经系统向周围神经离心性扩散，侵入各组织与器官尤以涎腺、舌部味蕾、嗅神经上皮等处病毒最多。由于迷走神经核、吞咽神经核及舌下神经核的受损，可发生呼吸肌和吞咽肌痉挛，临床上患者出现恐水、呼吸困难、吞咽困难等症状；交感神经受刺激，使唾液分泌和出汗增多；迷走神经节、交感神经节和心脏神经节受损可引起患者心血管系统功能紊乱，甚至突然死亡。

2. 临床表现

(1) 临床表现可分为四期。

1) 潜伏期：潜伏期长短不一，最短3天，最长19年，一般平均为20～90天。在潜伏期中，感染者没有任何症状。

2) 前驱期：感染者开始出现全身不适、低热、头疼、恶心、疲倦，继而恐惧不安、烦躁失眠，对声、光、风等刺激敏感而有喉头紧缩感。在愈合的伤口及其神经支配区有痒、痛、麻及蚁走等感觉异常等症状。本期持续2～4天。

3) 兴奋期：表现为高度兴奋，突出为极度的恐怖表情、恐水、怕风。体温升高(38～

40℃）、恐水为本病的特征，但是不是每一例都有。典型患者虽极渴而不敢饮，见水、闻水声、饮水或仅提及饮水时也可以引起咽喉肌严重痉挛。外界刺激如风、光、声也可引起咽肌痉挛，可有声音嘶哑、说话吐词不清，呼吸肌痉挛可出现呼吸困难和发绀。交感神经功能亢进可表现为大量流涎、大汗淋漓，心率加快，血压升高。但患者神志多清楚，可有精神失常及幻觉出现等。本期为1～3天。

4）麻痹期：如果患者能够度过兴奋期而侥幸活下来，就会进入昏迷期，本期患者深度昏迷，但狂犬病的各种症状均不再明显，大多数进入此期的患者最终衰竭而死。患者常常因为咽喉部的痉挛而窒息身亡。

（2）临床症状可分为两型。

1）狂躁型：最常见。前驱期持续1～4天，兴奋期一般1～3天，麻痹期持续时间较短，一般为6～18小时。整个病程平均4天，一般不超过6天，超过10天者极少见。

2）麻痹型：较少见。以脊髓或延髓受损为主，该型患者无兴奋期和典型的恐水表现，常以高热、头痛、呕吐腱反射消失、肢体软弱无力、共济失调和大、小便失禁，继之出现各种瘫痪，如肢体截瘫、上行性脊髓瘫痪等，最后常死于呼吸肌麻痹，本型病程可较长，为7～10天。

3. 诊断

（1）临床诊断：根据患者过去被病兽或可疑病兽咬伤、抓伤史及典型的临床症状，即可作出临床诊断。但在疾病早期，儿童及咬伤不明确者易误诊。确诊有赖于病原学检测或尸检发现脑组织内基小体。

（2）实验室检查

1）血常规：白细胞总数$(12\sim30)\times10^9/L$不等，中性粒细胞多在80%以上。

2）免疫学试验：①荧光抗体检查法：取患者唾液、咽部或气管分泌物、尿沉渣、角膜印片及有神经原纤维的皮肤切片，用荧光抗体染色检查狂犬病毒抗原。②酶联免疫技术检测狂犬病毒抗原：可供快速诊断及流行病学之用。如患者能存活1周以上，则中和试验可见效价上升。对于曾经接种狂犬疫苗的患者，中和抗体须超过1∶5000，方可诊断为本病。③病毒分离：患者唾液、脑脊液或死后脑组织混悬液可接种动物，分离病毒，经中和试验鉴定可以确诊，但阳性率较低。④内基小体检查：从死者脑组织印压涂片或作病理切片，用染色镜检及直接免疫荧光法检查内基小体，阳性率为70%～80%。

4. 鉴别诊断　需与狂犬病癔症、破伤风、病毒性脑膜脑炎、脊髓灰质炎等鉴别。

（1）狂犬病癔症：国外称癔症性假性狂犬病。由于狂犬病是一种非常恐怖的疾病，一些癔症患者在暴露后想象自己患有此病。通过暗示，他们常表现为恐水、狂躁。假性恐水是一种夸张的表现，明显缺乏咽肌痉挛的特点，也常无发热等特殊的前驱症状和特异性的实验室检查。患者的病情不再发展。

（2）破伤风：破伤风的早期症状是牙关紧闭，以后出现苦笑面容及角弓反张。破伤风患者试图吞咽可引起痛苦的肌痉挛，但不恐水。破伤风受累的肌群在痉挛的间歇期仍保持较高的肌张力，而狂犬病患者的这些肌群在间歇期却是完全松弛的。破伤风通过适当的精心治疗，一般能够恢复。

（3）病毒性脑膜脑炎：有明显的颅内高压和脑膜刺激征，早期可出现意识障碍，常见的病毒有乙脑病毒、麻疹病毒、腮腺炎病毒、肠道病毒、单纯疱疹病毒。除了狂犬病脑炎外，这些病毒中任何一种引起的脑部感染都不会引起恐水表现。

（4）脊髓灰质炎：脊髓灰质炎通过免疫预防，目前发病已经很少。麻痹型脊髓灰质炎易与麻痹型狂犬病混淆。此病有一个双向热型起病，在双侧肢体出现不对称弛缓性瘫痪外，常常伴有感觉过敏，脑脊液呈细胞蛋白分离现象，其分类以多核粒细胞为主，而狂犬病的整个病程中以淋巴细胞为主。更主要的是脊髓灰质炎病毒可以从脑脊液、咽部和大便中分离出。补体结合抗体阳性、特异性 IgM 抗体阳性均可作出确诊。

5. 治疗及预后

（1）急救措施

1）立即清洗伤口：被病狗咬伤后，应立即冲洗伤口，关键是洗的方法。伤口较小，较表浅，无大活动性出血时，可自行先用自来水或肥皂水直接冲洗伤口，至少冲洗 30 分钟，尽量把可能进入伤口的病毒冲洗掉，冲洗之后要用干净的纱布把伤口盖上。对于严重咬伤，应立即前往医院处理。

2）全程预防接种：被疯狗咬伤后，即使是再小的伤口，也有感染狂犬病的可能，同时可感染破伤风，伤口易化脓。患者应按照要求注射狂犬病疫苗和（或）破伤风抗毒素预防针。

综上所述，及时正确处理伤口、及时全程预防接种可以预防狂犬病和降低发病率。

（2）综合治疗：狂犬病发病后以对症综合治疗为主，没有特效的治疗方法，包括：①单室严格隔离患者，尽量保持患者安静，减少光、风、声的刺激，狂躁时用镇静剂；②加强监护治疗，维持水电解质及酸碱平衡等。

（3）预后：凶险，一旦发病，病死率几乎为 100%，对人类的生命构成极大的威胁。

第七节　肺 性 脑 病

一、临床病例及诊疗思路

【病例摘要】

患者，男性，67 岁，农民。反复咳嗽、咳痰 25 年，活动后气短 6 年；近 7 天因受凉病情加重，出现呼吸困难，并出现夜眠差，大声喊死去人的名字，恐惧害怕，不认识家人而入院。既往 40 年前患过气胸；5 年前患结核性胸膜炎，正规抗结核治疗 1 年已愈；2 年前曾患肺炎已愈；吸烟 30 年，20 支/天；家族中其父死于“肺癌”，其一个哥哥患“精神分裂症”已去世。

提问 1：病史中对诊断意义较大的是？

1. 反复咳嗽、咳痰 25 年，活动后气短 6 年；
2. 受凉病情加重出现呼吸困难；
3. 夜眠差，大声喊死去人的名字，恐惧害怕；
4. 不认识家人；
5. 40 年前患过气胸；
6. 5 年前患结核性胸膜炎；
7. 2 年前曾患肺炎；
8. 吸烟 30 年，20 支/天；
9. 其父死于“肺癌”；
10. 其一个哥哥患“精神分裂症”。

提问 2：根据患者目前情况，入院后应作哪些检查？

1. 肺功能；
2. 痰细菌培养；
3. 纤维支气管镜；
4. 血气分析；
5. 胸片；
6. 心电图；
7. 头颅 CT；
8. 脑脊液检查；
9. 电解质；
10. 血常规。

提示：

入院体查：体温 36.6℃，脉搏 112 次/分，呼吸 40 次/分，血压 120/90mmHg。端坐位，慢性重病容，呼吸急促，间断呻吟。口唇发绀，颈软，颈静脉稍充盈，胸廓呈桶状，呼吸运动减弱，叩诊呈过度清音，双肺哮鸣音，双肺底啰音。心界略向左下方扩大，心尖区未触及震颤，心率 112 次/分，律齐，心音钝，三尖瓣区心音较二尖瓣区增强。肝在锁骨中线肋下 3cm，质中等，双肾区无叩痛，双踝以下呈凹陷性水肿，神经系统检查无异常发现。精神状况检查欠合作，有时自语，呼之不应，分不清时间、地点，对家人和医生均不认识。

实验室检查：血钾 2.42mmol/L，血钠 119.2mmol/L，CO_2 结合力 82.9ml%，血红蛋白 13.9g。

动脉血气分析：$PaCO_2$：95.5mmHg；PaO_2：68.5mmHg；pH：7.338。

心电图示：①窦性心动过速；②肺型 P 波；③显著顺时针转位；④房性期前收缩；⑤T 波普遍低平；⑥QRS 波降低。

胸透：透光度增强，除纹理增粗外，未见块质性病变。

提问 3：根据患者以上检查结果，患者应有哪些诊断？

1. 慢性支气管炎急性发作；
2. 阻塞性肺气肿；
3. 肺源性心脏病；
4. 呼吸衰竭；
5. 酸碱度及电解质平衡失调；
6. 肺性脑病；
7. 精神分裂症；
8. 阿尔茨海默病；
9. 躯体感染所致精神障碍；
10. 心源性脑病。

提问4:对此患者所采取的治疗措施中,哪些是不恰当的?

1. 积极抗感染;
2. 持续低流量吸氧;
3. 止痰祛痰;
4. 大剂量利尿剂;
5. 雾化吸入支气管扩张剂;
6. 高效价抗精神病药物;
7. 低效价抗精神病药物;
8. 地西泮。

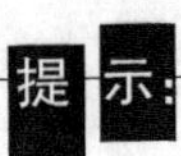

在治疗过程中,患者出现头疼、烦躁不安,有时嗜睡。

提问5:首先应进行的检查是?

1. 脑脊液检查;
2. 血气分析;
3. 血电解质检查;
4. 心电图;
5. 头颅 CT;
6. 肌电图;
7. 心理测验。

提问6:对于此患者慢性阻塞性肺气肿的诊断,下列哪个最有价值?

1. PaO_2低于正常;
2. 用力肺活量减低;
3. 潮气量低于正常;
4. 残气量与肺总量比大于40%;
5. $PaCO_2$降低;
6. 两肺哮鸣音;
7. 呼吸运动减弱。

提问7:对于此患者肺性脑病的诊断,下列哪个精神症状最有价值?

1. 幻听;
2. 幻视;
3. 焦虑;
4. 夜不眠;
5. 定向力差;
6. 恐惧害怕;
7. 烦躁;
8. 被害妄想。

提示：

住院后经抗炎、吸氧、纠正酸碱度失衡及电解质紊乱等处理，2天后神志清醒，通气情况用所改善，患者又出现整夜不眠，不时大声喊叫死去人的名字，凭空和人对话，有时又诉有人害自己，行为过多，易激惹。

提问8：此时，针对精神症状，可选用哪些药物治疗？

1. 地西泮；
2. 氯氮平；
3. 奋乃静；
4. 氯丙嗪；
5. 利醅酮；
6. 氟哌啶醇；
7. 水合氯醛；
8. 阿普唑仑；
9. 阿米替林；

【诊疗及解题思路】

病情回顾：患者男性，67岁，农民。反复咳嗽、咳痰25年，活动后气短6年；近7天因受凉病情加重出现呼吸困难，并出现夜眠差，大声喊死去人的名字，恐惧害怕，不认识家人而入院。既往40年前患过气胸；5年前患结核性胸膜炎，正规抗结核治疗1年已愈；2年前曾患肺炎已愈；吸烟30年，20支/天；家族中其父死于"肺癌"，其一个哥哥患"精神分裂症"已去世。

从以上病史中，我们根据"反复咳嗽、咳痰25年，"应考虑到这是慢性支气管炎的典型表现，患者还有活动后气短、因感染病情加重出现呼吸困难，这应想到有阻塞性肺气肿的可能，而出现的精神症状尤其是定向力差，提示有意识障碍的发生，所以"反复咳嗽、咳痰25年，活动后气短6年；受凉病情加重出现呼吸困难"对诊断有直接意义，不认识家人表明定向力差，是诊断的间接证据，值得注意的是长期抽烟史，这对慢性支气管炎的诊断是有力的证据。而40年前患过气胸、5年前患结核性胸膜炎、2年前曾患肺炎这些疾病都已治愈，和本次疾病没有直接关系，其父死于"肺癌"、其一个哥哥患"精神分裂症"这些也和本病没有关系，它们只说明有此类病的高发家系。提问1答案：反复咳嗽、咳痰25年，活动后气短6年、受凉病情加重出现呼吸困难、不认识家人、吸烟30年，20支/天。

既然考虑有慢性支气管炎、阻塞性肺气肿以及感染的诊断，肺功能检查、血气分析、电解质检查是必不可少的，而慢支合并肺部感染是较难控制的，血常规检查和胸片可确定感染情况，痰细菌培养可指导应用抗生素，慢支合并肺部感染很容易出现肺源性心脏病，所以应作检查心电图。而由于目前纤维支气管镜、头颅CT、脑脊液检查对诊断帮助不大，暂不考虑作。提问2答案：肺功能、痰细菌培养、血气分析、胸片、心电图、电解质、血常规。

根据患者长年存在的咳嗽、咳痰、心悸、气促、呼吸困难等呼吸系统症状，现进而出现神志模糊，定向障碍。提示中查体及实验室检查发现有血氧分压明显降低，二氧化碳分压明显增高，血液偏碱性，CO_2结合力增加，血清钾及钠含量减少。心电图符合肺性心脏病改变，可作出如下临床诊断:①慢性支气管炎急性发作;②阻塞性肺气肿;③肺源性心脏病;④呼吸衰竭;⑤酸碱度及电解质平衡失调;⑥肺性脑病。精神分裂症的诊断因有明显器质性基础可以直接排除;阿尔兹海默病是缓慢起病,表现形式与此患者不同,也不考虑;对于躯体感染所致精神障碍和心源性脑病这两个病,精神症状和肺性脑病的类似,但此患者呼吸系统疾病是首发疾病,也是病因,可不考虑它们的诊断。提问3答案是慢性支气管炎急性发作、阻塞性肺气肿、肺源性心脏病、呼吸衰竭、酸碱度及电解质平衡失调、肺性脑病。

因慢性阻塞性肺气肿急剧加重时,感染加重气流阻塞,导致呼吸衰竭,缺氧是肺动脉高压、肺心病加重的主要原因。所以积极抗感染、持续低流量吸氧、止痰祛痰和雾化吸入支气管扩张剂都是恰当的治疗措施。而大剂量利尿剂易导致电解质紊乱(低钾、低钠、代谢性碱重度),同时由于过度利尿导致体内水分丢失,痰液黏稠、排痰不畅,加重气道阻塞。至于精神障碍的处理,一般原则是不使用镇静、安眠和麻醉药品,以免加深意识障碍,促使昏迷发生,同时也避免加重对呼吸的抑制,加重缺氧和二氧化碳潴留,使病情恶化。所以除非严重兴奋躁动,否则不提倡用这些药品。提问4答案:大剂量利尿剂、高效价抗精神病药物、低效价抗精神病药物、地西泮。

在治疗过程中,患者出现头疼、烦躁不安、嗜睡等,很可能出现了呼吸衰竭影响到中枢神经系统,此时应监测血气分析明确有无呼吸衰竭及其严重程度。除非考虑中枢神经系统的感染或其他病变,否则对于这类患者不常规做脑脊液检查。电解质紊乱也可出现中枢神经系统症状,但此类患者最多见的还是由呼吸衰竭引起。对于这类患者,心电图对于明确这些中枢神经系统症状的病因并无帮助。所以首先要做的是血气分析。提问5答案:血气分析。

慢性阻塞性肺气肿的基本病理改变为呼吸性细支气管和肺泡的扩张和破坏,这样就会造成肺泡残气量的增加。虽然肺总量也增加,但不如残气量明显,因此会出现残气量/肺总量增加,如果超过40%则表明有肺气肿的存在。PaO_2降低、用力肺活量减低、潮气量低于正常均可见于阻塞性肺气肿,但并不是特征性的表现。不合并其他疾病的阻塞性肺气肿不出现$PaCO_2$降低。提问6答案:残气量与肺总量比大于40%。

对于肺性脑病的诊断,精神症状主要为意识障碍基础上出现的一系列精神症状,也只有意识障碍是最有诊断意义的,而意识障碍的最早表现就为定向力障碍,其他的诸如幻听、幻视、焦虑、恐惧害怕、被害妄想等没有特异性,在功能性精神障碍中都会出现。提问7答案:定向力差。

至于肺性脑病的治疗,以上提到一般原则是不使用镇静、安眠和麻醉药品以及抗精神病药品,但是,如患者有抽搐发作和严重兴奋躁动,可一方面使脑缺氧加重,能量大量消耗加重病情;另一方面患者可能不合作使病房管理困难,这就不得不使用镇静药。对于抽搐发作,可选用小量苯妥英钠或地西泮,口服或肌内注射。对于兴奋躁动明显,尤其是出现谵妄状态或幻觉妄想等明显精神症状的患者,须使用抗精神病药物,可选用小剂量苯二氮䓬类以及小剂量高效价抗精神病药,水合氯醛镇静作用较强,一般不用,阿米替林是抗抑郁剂也不选用。提问8答案:地西泮、奋乃静、利醅酮、氟哌啶醇、阿普唑仑。

二、病例相关理论知识

肺性脑病又称呼吸性脑病、肺脑综合征,是由慢性肺部疾病引起的重度肺功能不全或呼吸衰竭时的一种精神、神经综合征。肺性脑病是慢性支气管炎和肺源性心脏病的主要死亡原因。除呼吸系统疾病外，神经系统疾病如急性感染性多发性神经炎、重症肌无力等神经肌肉接头疾病所致呼吸肌麻痹；颅内病变如脑干肿瘤、脑干脑炎等所致呼吸中枢抑制亦可引起肺功能衰竭而引起肺性脑病。该病以意识障碍最为常见，其次为神经衰弱症状群，精神症状包括错觉和幻觉、思维障碍、情感障碍和行为障碍。

1. 病因和发病机制　引起本病的原因众多，除肺部慢性疾病外（慢性肺气肿、慢性气管炎、肺纤维症、肺结核等），其他影响呼吸功能的疾病如侧索硬化、肌萎缩、脊髓灰质炎、重症肌无力、脊椎侧弯症、心力衰竭、颅压增高症和特发性肺泡换气症等也可引发。感染是重要的促发因素。

基本的病理生理改变是CO_2潴留和脑缺氧。一般称为CO_2中毒、CO_2麻醉和呼吸性酸中毒。慢性呼吸功能障碍如换气不足等即可出现肺泡PaO_2减低、$PaCO_2$增高，由于动脉血$PaCO_2$增高pH降低出现高碳酸反应，发生呼吸性酸中毒，进而陷入CO_2麻醉，多数学者认为pH降低是肺性脑病发生的主要机制。

2. 临床表现

（1）精神症状

1）早期的脑功能衰弱症状：慢性肺功能不全患者在出现意识障碍之前常有头昏、头疼、疲乏无力、精神萎靡、记忆力差、注意集中困难以及情绪不稳等脑功能衰弱症状。

2）意识障碍：最多见，发生率为90%以上。开始为嗜睡，常在吃饭、谈话中发生，呈间歇性，当嗜睡向清醒恢复过程中可出现朦胧状态。如病情进一步加剧，可发展至昏睡、昏迷，在意识障碍过程中，一些患者可出现谵妄状态，表现为定向力障碍，伴幻觉和错觉常以视幻觉为主，内容常恐怖，患者表情紧张，焦虑不安，兴奋躁动，继而可进入昏迷。

3）其他精神病性症状：①躁狂状态：表现欣快、话多，常伴有轻度意识障碍；②焦虑抑郁状态：类同焦虑症、抑郁症，要认真加以鉴别；③幻觉妄想状态：仅可出现短暂、片段幻视、幻听和被害妄想。对于高龄或有动脉硬化者，当意识障碍消除后可能发生欣快、多言、近事遗忘、虚构、错构等Korsakoff综合征或痴呆状态。

（2）神经症状：①颅内压增高表现：颅内压增高原因主要与肺心功能衰竭时静脉压增高、脑缺氧和高碳酸血症有关。当血中二氧化碳浓度升高时，脑血管扩张、脑淤血，因而导致颅内压升高。有的颅内压升高者可伴有视盘水肿。此外，头痛也是肺性脑病的常见症状，大都以前额、枕部以及额部为主，常常夜间及早晨加重，这可能与睡眠时换气减退，加重了高碳酸血症有关。②运动障碍：可出现不自主运动，较常见的有扑翼样震颤、痉挛发作、肌阵挛、椎体束征、眼球运动障碍、暂时性肌无力等。这些症状的产生与低氧血症、高碳酸血症和脑水肿有关。③自主神经障碍在肺性脑病亦不少见，如多汗、周围血管扩张等，但这类症状的临床意义不大。

3. 诊断　根据慢性肺部疾病史、肺气肿、呼吸困难、发绀和上述神经精神症状等，诊断不难。必要时结合实验室检查、血氧分压下降、二氧化碳分压升高、脑电波呈弥漫性高幅慢波等有助于诊断。

一般说来，肺性脑病的脑电图几乎都有不同程度的改变，主要是弥漫性慢波，但不具有特异性，在肝性脑病、尿毒症及其他有意识障碍的疾病可能都会出现此类变化。并且，肺性脑病的精神症状也不具有特异性，在肝性脑病、尿毒症、酒中毒性脑病甚至癔症也会出现类似的精神症状，因此在对肺性脑病作诊断或鉴别诊断时，必须充分认识这一点，认真调查病史和体格检查及相应的实验室检查，以作出正确地诊断。

4. 治疗

(1) 首先要避免诱发的各种因素，如禁用或慎用麻醉药、催眠药、抗精神病药物，预防呼吸道感染、充血性心力衰竭、气胸、血压下降等的发生。

(2) 加强通气功能，加速二氧化碳排出，但不可吸入高浓度氧，否则会引起意识障碍。改善脑缺氧，降低颅内压，维持电解质及酸碱平衡和控制感染。

(3) 可用促进脑代谢药如 ATP、辅酶 A、胞二磷胆碱等。

(4) 精神障碍的处理：一般原则是不使用镇静、安眠和麻醉药品，以免加深意识障碍，促使昏迷发生，同时也避免加重对呼吸的抑制，加重缺氧和二氧化碳潴留，使病情恶化。但是，如患者有抽搐发作和严重兴奋躁动，可一方面使脑缺氧加重，能量大量消耗加重病情；另一方面患者可能不合作使病房管理困难，这就不得不使用镇静药。对于抽搐发作的可选用小量苯妥英钠或地西泮，口服或肌内注射。对于兴奋躁动明显，尤其是出现谵妄状态或幻觉妄想等明显精神症状的患者，须使用抗精神病药物，可选用氟哌啶醇或奋乃静口服，但剂量要小。

第八节 肝性脑病

一、临床病例及诊疗思路

【病例摘要】

患者男性，35 岁，工人。因“腹胀、腹泻、食欲缺乏、恶心 1 年余，呕血 3 天”为主诉入消化内科，给以对症治疗后未再出现呕血，近 2 天出现夜不眠，恐惧害怕，诉有鬼在床边，双手挥舞，大声喊叫，并乱拿别人东西，烦躁不安，有时无端骂人，到处走动，拒绝饮食，白天可小憩片刻，生活需人照顾。在病房管理困难，遂请精神科会诊。

提问 1：以下病史中哪些对本病的诊断有帮助？

1. 患者有无高血压、梗死史；
2. 家族中有无类似病史；
3. 智能发育情况；
4. 起病前有无精神应激；
5. 饮酒史；
6. 血吸虫病史；
7. 职业史；
8. 乙型肝炎病史；
9. 有无癫痫病史。

提问 2：精神状况检查中，哪些症状对该患者的诊断较有意义？

1. 幻听；
2. 妄想；
3. 易激惹；
4. 意识障碍；

5. 性格改变；
6. 智能障碍；
7. 焦虑；
8. 动作过多；
9. 被控制体验。

提示：

病史提供患者有大量饮酒史20年，无接触有毒药物史及阳性家族史。

入院时体查：体温37℃，脉搏74次/分，呼吸24次/分，血压90/70mmHg。全身消瘦，营养状况不佳，心肺无异常。腹部隆胀，腹壁静脉怒张，腹水征阳性，肝未扪及，脾在肋下4指，双膝以下轻度凹陷性水肿。

神经系统检查：脑神经正常，眼底无特殊，角膜周边无K-F环，四肢运动自如，双臂伸展时有轻微震颤，感觉无异常，腱反射存在，无病理征。

精神状况：自行慢步入室，衣着尚整齐，表情淡漠，白天常独坐一隅，昏昏欲睡，夜间频频起床，在走廊上走动。问话可答，但言语单调，多问即不耐烦。能简述躯体不适，自称病情难愈，心情悲观抑郁，说家人都希望他早死，诉能看到死去的人。估计时间欠准确，地点、人物定向一般，近记忆及保持力差，一般理解及判断力尚可。

提问3：为明确诊断，该患者应作哪些辅助检查？

1. 肝功能；
2. 心电图；
3. B超；
4. 脑电图；
5. 诱发电位；
6. 智力测验；
7. 胸片；
8. BPRS量表测定；
9. 血氨测定。

提示：

血红蛋白90g/L，白细胞3.5×10^9/L，血小板95×10^9/L。肝功能：ALT 280U/L，AST 341U/L，血清总蛋白54g/L，白蛋白/球蛋白=1.8/1.9。血清非蛋白氮35mg%，肌酐1.2mg%，乙型肝炎表面抗原及C抗原阴性。

B型超声检查：肝脏体积缩小，表面不平，肝内回声增强，增粗、不均匀，脾影增大，脾静脉增粗、弯曲、门脉增粗。

提问4:诊断为肝硬化并发肝性脑病,下列哪些支持该诊断?

1. B型超声检查发现肝脏体积缩小;
2. 扑翼样震颤;
3. 幻听幻视;
4. 被害妄想;
5. 行为冲动;
6. 意识障碍;
7. 脑电图示两侧前额及顶部同时出现对称性高波幅慢波;
8. 血氨升高;
9. 肝功能异常。

提问5:诊断为肝性脑病,下列哪些是该病的常见诱因?

1. 上消化道出血;
2. 强利尿剂;
3. 外科手术;
4. 高血钾;
5. 便秘;
6. 高蛋白饮食;
7. 感染;
8. 安眠镇静药的应用。

提问6:肝性脑病的发病机制有哪些?

1. 血氨升高;
2. 氨基丁酸、苯二氮䓬复合体学说;
3. 胺、硫醇和短链脂肪酸的协同毒性作用;
4. 氨基酸代谢不平衡学说;
5. 假神经递质学说;
6. 血清淀粉酶升高;
7. 血清胆红素升高。

提问7:对于肝性脑病的治疗,下列哪些是不恰当的?

1. 神志清楚可给予植物蛋白;
2. 谷氨酸钾;
3. 左旋多巴;
4. 氯丙嗪;
5. 小剂量地西泮;
6. 甲硝唑;
7. 支链氨基酸。

提示:

患者入院后给予利尿剂、护肝等治疗,效果不佳,腹水日增,并出现尿少,血尿素氮、肌酐升高,尿比重>1.020,尿肌酐浓度大于血肌酐浓度。

提问8:此时有关该病的叙述正确的是?

1. 肾动脉造影示肾血管收缩,肾脏病理无明显异常;
2. 尿沉渣红细胞大于50/高倍镜视野;
3. 肝移植治疗有效;
4. 严格控制输液量;
5. 持续扩容治疗效果好;
6. 其肾脏可移植给慢性肾衰竭的患者;
7. 预后好。

【诊疗及解题思路】

病情回顾:患者男性,35岁,工人。因"腹胀、腹泻、食欲缺乏、恶心1年余,呕血3天"为主诉入消化内科,经给以对症治疗未再出现呕血,近2天出现夜不眠,恐惧害怕,诉有鬼在床边,双手挥舞,大声喊叫,并乱拿别人东西,烦躁不安,有时无端骂人,到处走动,拒绝饮食,白天可小憩片刻,生活需人照顾。在病房管理困难,请精神科会诊。

该患者因"腹胀、腹泻、食欲缺乏、恶心1年余,呕血3天"为主诉入消化内科,因肝脏疾病最容易出现腹胀、腹泻、食欲缺乏、恶心等消化道症状,所以我们首先要想到肝脏疾病,出现呕血应考虑到最可能是肝硬化并发的上消化道出血,后又出现夜不眠、恐惧害怕、诉有鬼在床边、双手挥舞、大声喊叫、乱拿别人东西、烦躁不安、有时无端骂人,以及到处走动等精神症状,精神症状继发于躯体疾病后并且有昼轻夜重的特点,对于诊断应基于肝脏疾病和脑部疾病来考虑,最好归于一种疾病。肝性脑病是首先要考虑的,另外还应想到肝豆状核变性。大部分肝性脑病是由各型肝硬化引起的,而乙型肝炎、长期大量饮酒、血吸虫病、工业中毒引起的中毒性肝炎等都能引起肝硬化,如有这些病史可对本诊断有帮助。肝豆状核变性是常染色体隐性遗传,家族中有类似病史也可提供参考。而高血压、脑梗死史、智能发育情况、精神应激、癫痫对于本病诊断意义不大。提问1答案:家族中有无类似病史、饮酒史、血吸虫病史、职业史、乙型病毒性肝炎病史。

关于肝脏疾病伴发的精神障碍,其临床表现常不一致,一般将肝性脑病分为前驱期、昏迷前期及昏迷期三个阶段。精神科所见到肝性脑病多由肝硬化引起,由于其病情发展较为缓慢,有的患者甚至因精神症状而首次就诊于医院,忽略了肝病的存在,因此需提高警惕。

肝病时的主要精神症状是意识障碍、性格改变和智能障碍。意识障碍开始时常表现为睡眠障碍,白天沉沉嗜睡,晚上则失眠或梦魇,严重者彻夜兴奋不眠,甚至大声吵闹,呈现所谓睡眠颠倒现象。亦有表现为动作减少,对周围漠不关心,呈一种无欲状态。人格改变可以很明显,表现很像额叶损害时的症状,如情感迟钝、进取性和主动性丧失,不恰当的幽默、诙谐欣快,行为不检点,内省力缺乏,对自己的病情过于乐观轻视,有的甚至认为自己完全健康无恙。定向力常发生障碍,特别是时间、地点定向力缺陷。患者常有近记忆障碍,也可发生虚构。理解力及判断力减退,以致难以完成一些简单的指令。

情绪突然波动十分常见,时而抑郁,时而欣快,焦虑发作及强迫行为亦可见到。偶有学者报道出现急性精神分裂症症状或轻躁狂发作者,但总伴有其他肝性脑病体征。

意识障碍加深时可出现幻觉或谵妄状态,以至昏迷。扑翼性震颤和病理反射的出现表明患者已进入昏迷前期。少数病例有锥体外系损害,在成人表现为齿轮样肌张力增高,小儿表现为舞蹈样手足徐动样运动。偶有发生视神经损害、面肌及眼肌麻痹、脑膜刺激征,以及末梢神经病变等。一旦进入完全昏迷,扑翼样震颤可以消失。随着昏迷的加深,腱反射从亢进而渐转为消失,肌张力降低,病理反射消失,呈松弛性瘫痪。在昏迷期恢复后常有严重的逆行性遗忘。

所以,意识障碍、性格改变和智能障碍这三个症状应该是对诊断最有意义,其他症状更多见于功能性精神障碍。提问2答案:意识障碍、性格改变、智能障碍。

患者有大量饮酒史20年,全身消瘦,营养状况不佳,腹部隆胀,腹壁静脉怒张,腹水征阳性,肝未扪及,脾在肋下4指,双膝以下轻度凹陷性水肿。根据以上信息,我们应想到该患者酒精性肝硬化的可能性很大,以后神经系统检查角膜周边无K-F环,可基本排除肝豆状核变性的可能,有轻微震颤,定向力差提示有意识障碍的发生,应考虑肝性脑病的可能,所做的辅助检查应围绕肝硬化并发肝性脑病来进行。

肝功能可体现肝脏的损害程度,B超可直观看到肝硬化的情况,这对肝硬化患者是必须的辅助检查。正常人空腹静脉血氨为40~70mg/L,慢性肝性脑病患者多有血氨增高,急性肝衰竭所致脑病的血氨多正常。脑电图不仅有诊断价值,且有一定的预后意义。典型的改变为节律变慢,主要出现普遍性每秒4~7次的θ波,有时也出现1~3次的δ波。昏迷时两侧同时出现对称的高波幅δ波。诱发电位是体外可记录的电位,认为VEP视觉诱发电位可对不同程度的肝性昏迷包括亚临床脑病作出客观准确的诊断,其敏感性超过其他方法。简易智力测验对于早期肝性脑病包括亚临床脑病最有用,测验内容包括书写、构词、画图、搭积木等,最常用的是数字连接试验。而心电图和胸片主要是检查心肺等脏器的,对于该患者来说,对诊断的帮助不大。而BPRS量表测定主要是针对精神分裂症来评定的,对于器质性精神障碍的诊断意义不大。提问3答案:肝功能、B超、脑电图、诱发电位、智力测验、血氨测定。

本病例临床上的躯体表现以消化系统症状为主,如食欲缺乏、恶心、食后上腹不适、腹胀、腹泻等。体查发现腹部隆胀、腹壁静脉怒张、脾脏肿大,并有腹水,B型超声检查发现肝脏体积缩小,肝表面不平,肝内回声增强。实验室检查发现肝功能损害。以上资料表明患者有肝硬化并门脉高压症,患者出现以情绪不稳、睡眠颠倒、意识障碍为主的精神症状,随后又出现扑翼样震颤及锥体束征。整个临床相指向肝硬化并发肝性脑病的诊断。血氨升高和脑电图示两侧前额及顶部同时出现对称性高波幅慢波是肝性脑病的有力证据。而幻听幻视、被害妄想、行为冲动这些精神症状在很多精神障碍中都能见到,对肝性脑病的诊断不具特异性。提问4答案:B型超声检查发现肝脏体积缩小、扑翼样震颤、意识障碍、脑电图示两侧前额及顶部同时出现对称性高波幅慢波、血氨升高、肝功能异常。

肝性脑病特别是门体分流性脑病常有明显的诱因,常见的有上消化道出血、大量排钾利尿、放腹水、高蛋白饮食、催眠镇静药、麻醉药、便秘、尿毒症、外科手术、感染等。提问5答案:上消化道出血、强利尿剂、外科手术、便秘、高蛋白饮食、感染、安眠镇静药的应用。

肝性脑病是由于肝功能失代偿,在代谢紊乱基础上引起的中枢神经系统功能失调的综合征。血氨升高是肝性脑病的发病学说之一。其他学说有氨基丁酸、苯二氮䓬复合体学说,氨、硫醇和短链脂肪酸的协同毒性作用,假神经递质学说,氨基酸代谢不平衡学说。而血清淀粉酶升高是诊断急性胰腺炎的重要指标。血清胆红素升高可能是结果而非原因。提问6答案:血氨升高、氨基丁酸、苯二氮䓬复合体学说、氨、硫醇和短链脂肪酸的协同毒性作用、氨基酸代谢不平衡学说、假神经递质学说。

肝性脑病的治疗原则为消除诱因、减少肠内毒物的生成和吸收、促进有毒物质的代谢和清除,纠正氨基酸代谢紊乱以及对症治疗。开始应禁食蛋白质,可给以必需氨基酸和葡萄糖维持营养。对于神志清楚的患者,可给以植物蛋白,因植物蛋白含蛋氨酸、芳香组氨基酸较少,含支链氨基酸较多,且能增加粪氮排泄。谷氨酸钾主要用于降低血氨。兴奋性递质多巴胺不能透过血-脑脊液屏障,而其前体左旋多巴却能透过血-脑脊液屏障进入脑组织,大剂量左旋多巴可补充正常神经递质,竞争地排斥假神经递质。甲硝唑可抑制细菌生长。支链氨基酸在理论上可纠正氨基酸代谢的不平衡,抑制大脑假神经递质的形成。这些药物都可用于肝性脑病的治疗。至于抗精神病药物的应用,由于肝功能减退,对药物的廓清减少,药物在体内的半衰期延长,加之这类患者大脑的敏感性增加,因而大多数患者都不能耐受镇静和安眠类药物,如使用不恰当,可加速患者昏迷。因此,应尽可能避免使用上述药物。对于精神症状明显的、具有兴奋躁动、行为紊乱、幻觉妄想等症状的患者或治疗护理不合作、给病房管理带来困难不得不使用抗精神病药物时,可选用苯二氮䓬类药物,一般不选用氯丙嗪。且从小剂量开始,一旦兴奋躁动控制,精神症状缓解应立即停药,以防药物积蓄加重肝脏负担。提问7答案:氯丙嗪。

肝硬化失代偿期出现大量腹水时,由于有效循环血容量不足及肾内血液重分布等因素,可发生肝肾综合征,又称功能性肾衰竭。其特征为自发性少尿或无尿、蛋质血症、稀释性低血钠或低尿钠,但肾却无重要病理改变。此时,患者尿常规多正常或有少量的红、白细胞,但达不到尿沉渣红细胞大于50/高倍镜视野。引起肝肾综合征的关键环节是肾血管收缩,导致肾皮质血流量和肾小球滤过率持续降低。目前无有效治疗。在积极改善肝功能的前提下,可采取控制诱发因素、严格控制输液量、在扩容的基础上应用利尿剂、适当应用血管活性药物等措施。对晚期肝硬化患者进行肝移植可提高患者的生存率。肝硬化的死亡原因常为肝性脑病、上消化道出血、继发感染和肝肾综合征。提问8答案:肾动脉造影示肾血管收缩,肾脏病理无明显异常、尿沉渣红细胞大于50/高倍镜视野、严格控制输液量、其肾脏可移植给慢性肾衰竭的患者。

二、病例相关理论知识

肝性脑病又称肝脑综合征,是由严重的肝病引起的,以代谢紊乱为基础的中枢神经系统的综合征,临床上以意识障碍和昏迷为主要表现。本病是多种肝脏疾病晚期的严重并发症和导致死亡的重要原因,根据发病原因、起病缓急、肝功能损害程度和发病诱因不同临床可以分为急性、慢性、持续三种类型。

1. 病因和发病机制　迄今未完全阐明,大多认为有以下几种原因:

(1) 循环障碍说:肝功能衰竭和门腔静脉之间有手术分流或自然形成的侧支循环为其病理基础。肝功能衰竭,解毒能力下降,由肝脏生成的维持脑功能所必需的物质减少,门静脉中有毒物质可绕过肝脏进入人体循环至脑,引起大脑功能紊乱。

(2) 神经递质说:肝功能不全或门-体侧支循环的存在使来自肠道的某些芳香胺类物质,如羟苯乙醇胺或去甲去氧肾上腺素等不能被排出,这些物质与去甲肾上腺素和多巴胺相似,产生竞争性作用,神经突触传递发生障碍,影响脑干网状结构上行激活系统的活动,以致引起昏迷。

氨中毒学说:认为肝性脑病是由血氨浓度增高引起的,有人指出肝性昏迷时脑脊液中氨浓度比血液中的更高,氨可引起酸中毒,缺氧可使氨的毒素增加。有人观察肝性昏迷时脑电波异常与氨的水平是平行的。但肝性脑病的发病机制仅用氨浓度增高来解释显然是不够的,因为肝性脑病血氨增高者只占80%。

(3) 氨代谢障碍:氨代谢障碍与意识障碍有关,5-HT增加可诱发昏迷,5-HT减少可引起脑代谢障碍,肝性昏迷时可注射5-HT,脑电图由慢波转为快波,5-HT减少时可出现慢波。

(4) 电解质代谢障碍:肝性昏迷前由于各种原因引起的血钾降低可使患者迅速陷入昏迷,低镁也可出现精神障碍。另外,也有人提出如氨基酸和硫醇代谢障碍对肝性昏迷的影响。

肝性昏迷的诱发因素有消化道出血、感染、发热、麻醉药、抗精神病药的应用、流产、饮酒。

2. 临床表现　肝性脑病时可出现多种躯体和神经系统症状,但精神症状是最主要的表现,并且于疾病的各个时期都可见到。现分述如下:

(1) 前驱期:该期以情绪和行为改变为主。患者表情淡漠或茫然,精神萎靡不振,疲乏无力或自诉抑郁,兴趣减退,思维迟钝,反应缓慢。思睡,尤其是时白日思睡较明显。患者行为活动明显减少,生活懒散,衣饰不整。情绪的波动常很明显,有时抑郁,有时欣快,伴有烦躁不安,易激惹。此期的神经症状常不明显,偶见吐词不清或扑翼样震颤。脑电图检查亦多属正常。此期的早期诊断很重要,因为及时而积极的治疗可控制肝性脑病的发展。

(2) 昏迷前期:此时是精神、神经症状最为突出的时期,主要表现为意识的改变,另可出现错觉和幻觉及明显的行为异常。随着睡眠过多现象的进一步加重,患者定向力障碍和理解能力减退,对时间、地点、人物的概念混乱,不能进行简单的计算和智力作业,记忆力明显减退,尤以近记忆障碍突出。情绪改变也更明显,患者烦躁不安或与旁人争吵,出现失礼行为。随着意识水平的改变常可出现谵妄状态,此时患者言语杂乱呈现思维不连贯,伴有错觉和幻觉,以视幻觉为主。神经系统症状和体征可有言语不清、书写障碍、腱反射亢进、肌张力增高、踝痉挛及Babinski征阳性。扑翼样震颤是肝性脑病患者在此期的一种主要体征,往往为对称性,亦可为一侧性。脑电图在此期常表现异常,表现为θ活动,额、额颞及枕部导联显示三相波。肝性昏迷前期如无积极治疗,则可在数天后进入昏睡期或昏迷期。

(3) 昏睡期:以昏睡为主,间或出现幻觉、言语及行为紊乱等精神错乱表现。患者大部分时间呈嗜睡状态,但仍能唤醒,醒后虽可进行极简单的应答问话,但很快又深沉入睡。在醒转时偶可出现幻觉或无目的样动作。此期中仍可出现扑翼样震颤,阳性锥体束征,四肢肌张力常增高,脑电图异常。

(4) 昏迷期:在此期之初,患者不能被唤醒,对痛刺激反应极为迟钝,瞳孔对光反射存在但迟钝,腱反射和肌张力亢进,踝阵挛和Babinski征阳性,偶可见抽搐发作,当进入深昏迷时,瞳孔散大,肌张力降低,各种反射消失,出现呼吸改变如抽泣样呼吸和换气过度。

需要指出的是,在临床上,以上各期不是截然分开的,临床表现既可重叠出现,也可随着意识的加深或变浅,症状时而加重或减轻乃至消失。在一些病例中,症状的急性恶化和缓解常是疾病的特征。对于一些慢性肝性脑病患者,智能障碍常很明显,记忆力、理解力、判断力均差。人格改变突出,患者变得主动性丧失、态度粗暴、行为不检,以及内省力不全。如病前人格不良,则可出现重性精神病表现,如抑郁发作或轻躁狂反应,偶可出现类偏狂反应。类似急性精神分裂症的患者也曾有报道,此时常伴有其他肝性脑病体征,但有时可无意识障碍。

3. 诊断与鉴别诊断　肝性脑病的诊断主要根据严重肝病病史。如果有这方面的重要资料，患者临床表现为精神神经症状如意识障碍、精神紊乱、扑翼样震颤等，实验室检查有明显肝功能损害或血氨增高应高度怀疑肝性脑病，如能排除其他导致昏迷的可能原因则诊断可确立。脑电图的检查和某些神经心理测验对诊断有帮助，脑电图的明显异常出现于昏迷前期和昏迷期，但波形变化并非特异性，在其他脑器质性疾病也可见到。如果肝病患者未出现明显意识障碍时脑电图异常，则对诊断和预后有帮助，常预示昏迷将要临近，如晚期见到特征性的三相波，提示预后不佳。一些用于检查注意、记忆和思维能力的神经心理测验如划字测验、连线测验、绘图测验和记忆测验等对于了解患者意识情况和帮助确定昏迷前期的到来是比较有帮助的。

4. 治疗　对于肝性脑病，目前尚无特效疗法，需采用综合措施。治疗要点为去除诱因，降低血氨，保肝和支持疗法。

消除诱因：要防止消化道出血、感染、外伤，严禁饮酒和慎用麻醉药、镇静、安眠药等。

减少肠内毒素的生成和吸收：排除肠道积血和积食，抑制肠道细菌的繁殖，酸化肠道和降低血氨等。促进有毒物质的代谢清除，纠正氨基酸代谢的紊乱：用谷氨酸钾或谷氨酸钠降低血氨，口服支链氨基酸纠正氨基酸代谢的不平衡。其他对症支持治疗，如继发感染、出血、脑水肿的治疗等。

精神障碍的处理：肝脏疾病特别是肝硬化时，肝功能减退，对药物的廓清减少，药物在体内的半衰期延长，加之这类患者大脑的敏感性增加，因而大多数患者都不能耐受止疼、镇静和安眠类药物，如使用不恰当，可加速患者昏迷。因此，应尽可能避免使用上述药物，特别应禁忌吗啡、水合氯醛、盐酸哌替啶（杜冷丁）等药物。对于精神症状明显的、具有兴奋躁动、行为紊乱、幻觉妄想等症状的患者或治疗护理不合作、给病房管理带来困难不得不使用抗精神病药物时，可选用苯二氮䓬类药物，幻觉妄想明显可试用氟哌啶醇、利醅酮等。上述药物均须非常谨慎，从小剂量开始，一旦兴奋躁动控制，精神症状缓解应立即停药，以防药物积蓄加重肝脏负担，导致昏迷。

第九章 中毒所致精神障碍

第一节 一氧化碳中毒所致精神障碍

一、临床病例及诊疗思路

【病例摘要】

患者,男性,34 岁,干部。2005 年 1 月初因下乡居住在老乡家中,因天气寒冷,老乡为其室内生炭火,次日发现昏迷在床上,急送当地医院就诊。既往身体健康,无脑外伤及抽搐病史,无高血压史,无烟酒嗜好,无精神失常史等。体检:意识丧失,无自主运动,对外界刺激无反应,呼之不应;口唇及面颊部呈樱桃红色;T 36.5℃,P 116 次/分,R 21 次/分,BP 90/60mmHg,瞳孔 4.50mm,对光反射迟钝。

提问 1:应该首先考虑诊断为哪些疾病?

1. 癫痫;
2. 急性酒精中毒;
3. 食物中毒;
4. 急性有机磷中毒;
5. 急性一氧化碳中毒;
6. 急性安眠药物中毒。

提问 2:急性一氧化碳中毒常有哪些临床表现?

1. 大量明显的幻觉、错觉;
2. 轻度中毒头晕、头痛、恶心、呕吐;
3. 情绪兴奋、易激惹;
4. 面色潮红,口唇呈樱红色;
5. 重度中毒,此时可发生脑水肿、肺水肿、休克、应激性溃疡、大脑局灶性损害;
6. 中度中毒脉搏增快;
7. 瞳孔缩小、腺体分泌增加;
8. 可有瞳孔对光反射、角膜反射及腱反射迟钝;
9. 严重者死亡。

提问3：关于急性一氧化碳中毒的机制，哪些说法是正确的？

1. 一氧化碳与血红蛋白的解离速度较氧气快数千倍；
2. 一氧化碳与血红蛋白的亲和力较氧气与血红蛋白的亲和力大数百倍；
3. 心肌细胞对氧气的缺乏最为敏感；
4. 中枢神经系统对氧气的缺乏最为敏感；
5. 体内停止一氧化碳的吸入后，一氧化碳血红蛋白一般要经过24～72小时才能完全解离；
6. 体内停止一氧化碳的吸入后，一氧化碳血红蛋白一般要经过7～24小时才能完全解离；
7. 一氧化碳中毒严重时有脑水肿、脑组织点状出血、坏死；
8. 临床表现和中毒轻重与空气中一氧化碳浓度有关；
9. 临床表现和中毒轻重与血液中一氧化碳饱和量有关。

提示：

该患者立即给高压氧等治疗，2天后症状好转，无特殊不适而出院，回家约30天后因为与邻居吵架后突然多疑，说有人要害他，发脾气，骂人，常常叫错自己子女的名字，走路不稳，要人搀扶，有时大小便不能自理，现在已经持续1周不见好转，前来就诊。体格检查：双瞳孔等大，对光反射存在，四肢肌张力增高。精神状况检查：问话不答，喃喃自语，大小便于床上，有时有摸索动作。脑电图及脑脊液检查均未见异常。

提问4：患者目前最有可能为哪一种疾病？

1. 癫痫所致的精神障碍；
2. 急性酒精中毒；
3. 精神分裂症；
4. 躁狂症；
5. 急性一氧化碳中毒后迟发性脑病；
6. 急性脑栓塞；
7. 蛛网膜下腔出血；
8. 急性创伤后应激障碍；
9. 脑出血。

提问5：当发现或怀疑有人为一氧化碳中毒时，应立即采取下述措施救护？

1. 立即打开门窗通风或迅速将患者转移至空气新鲜流通处；
2. 人工呼吸；
3. 确保呼吸道通畅；
4. 重度中毒者哌醋甲酯治疗有特殊效果；
5. 迅速送往有高压氧治疗条件的医院；
6. 卧床休息，保持安静并注意保暖；
7. 重度中毒者没有有效的治疗方法；

8. 有条件者可以头置冰袋以减轻脑水肿。

提问 6:一氧化碳严重中毒昏迷时,有哪些治疗措施?

1. 持续加压给氧;
2. 放血充氧或输血;
3. 脱水疗法以减轻脑水肿;
4. 使用纳曲酮或纳洛酮解毒;
5. 解除脑血管痉挛;
6. 改善脑细胞代谢药物的应用;
7. 冬眠疗法;
8. 氟马西尼。

【诊疗及解题思路】

病情回顾: 患者,男性,34 岁,干部。2005 年元月初因下乡居住在老乡家中,因天气寒冷,老乡为其室内生炭火,次日发现昏迷在床上,急送当地医院就诊。既往身体健康,无脑外伤及抽搐病史,无高血压史,无烟酒嗜好,无精神失常史等。体检:意识丧失,无自主运动,对外界刺激无反应,呼之不应;口唇及面颊部呈樱桃红色;T 36.5℃,P 116 次/分,R 21 次/分,BP 90/60mmHg,瞳孔 4.50mm,对光反射迟钝。

仔细阅读病例后有这样的特点:①该患者为青壮年男性,既往健康,外出下乡在老乡家中留宿时突然急性起病;②严重的意识障碍,意识丧失,无自主运动,对外界刺激无反应,呼之不应;③病前居住在老乡家中,因天气寒冷,老乡为其室内生炭火,有极大发生一氧化碳急性中毒的可能;④体检:口唇及面颊部呈樱桃红色,体温正常,呼吸、脉搏增快,血压(90/60mmHg)降低,瞳孔稍稍扩大,对光反射迟钝,符合一氧化碳急性中毒的临床特点。这样综合起来应该首先考虑急性一氧化碳中毒临床诊断的可能。其他诊断虽然也有可能发生,但是结合病史对此例患者来说发生的可能性相对较小,如:①癫痫:虽然也有意识丧失,但常常为短暂、阵发、伴有抽搐等;②急性酒精中毒有饮酒史,有饮酒、醉酒等典型的临床过程;③食物中毒多有食用不洁史,往往共同进食者共患的特点;④急性有机磷中毒、急性安眠药物中毒的临床表现与此患者均有较大的差异。因此作为接诊医生,应该首先考虑诊断(问题 1 的有效答案为)急性一氧化碳中毒。

急性一氧化碳中毒的临床表现:①轻度中毒:最初的症状可为头晕、头痛、恶心、呕吐、心悸、乏力、嗜睡等。②中度中毒:轻度中毒如不能及时脱离中毒环境,中毒进一步加重,则表现为反应迟钝、昏睡、昏迷,脉搏增快,瞳孔对光反射、角膜反射及腱反射迟钝,呼吸、血压可发生改变,面色潮红,口唇呈樱红色。此时如能及时抢救,亦可恢复。③重度中毒:出现深昏迷,可发生脑水肿、肺水肿、休克、应激性溃疡、大脑局灶性损害、皮肤受压部位的红肿、水疱的并发症。各种反射减弱或消失,肌张力增高,大小便失禁,甚至呼吸、心跳停止死亡。急性一氧化碳中毒一般没有大量明显的幻觉、错觉、情绪兴奋、易激惹的表现,而瞳孔缩小、腺体分泌增加是急性有机磷中毒的常见临床表现。因此急性一氧化碳中毒的临床表现包含(问题 2 的有效答案)有轻度中毒头晕、头痛、恶心、呕吐,面色潮红,口唇呈樱红色,重度中毒,此时可发生脑水肿、肺水肿、休克、应激性溃疡、大脑局灶性损害、中度中毒脉搏增快,可有瞳孔对光反射、角膜反射及腱反射迟钝,严重者可引起死亡。

关于急性一氧化碳中毒临床表现和机制是这样的:由于一氧化碳与血红蛋白的亲和力

较氧气与血红蛋白的亲和力大数百倍,但是其解离速度较氧气慢数千倍,当一氧化碳进入血液后很快与血液中的血红蛋白结合成一氧化碳血红蛋白,造成缺氧血症,而且停止吸入一氧化碳的后,血液中的一氧化碳血红蛋白一般要经过 7～24 小时才能完全解离。中枢神经系统对氧气的缺乏最为敏感,故常常首先出现症状。主要引起脑组织血管壁细胞变性与血管运动神经的麻痹,致使血管发生痉挛,后有扩张,渗透性增加,导致血液循环障碍、组织缺氧。严重时,可以有脑水肿,特别是在皮质下纹状体及黑质的血管,可有血栓形成、点状出血,甚至坏死和继发性软化。临床表现和中毒轻重与空气中一氧化碳浓度及血液中一氧化碳饱和量密切有关。因此关于急性一氧化碳中毒的机制的正确说法(问题 3 的有效答案)包含一氧化碳与血红蛋白的亲和力较氧气与血红蛋白的亲和力大数百倍,中枢神经系统对氧气的缺乏最为敏感,一氧化碳血红蛋白一般要经过 7～24 小时才能完全解离,一氧化碳中毒严重时可以有脑水肿、脑组织点状出血、坏死,临床表现和中毒轻重与空气中一氧化碳的浓度及饱和量有关。

对于该患者,立即给予高压氧等治疗,两天后症状好转,无特殊不适而出院,回家约 30 天后因为与邻居吵架后突然多疑,说有人要害他,发脾气,骂人,常常叫错自己子女的名字,走路不稳,要人搀扶,有时大小便不能自理,现在已经持续一周不见好转,体检结果显示双瞳孔等大,对光反射存在,四肢肌张力增高。精神状况检查:问话不答,喃喃自语,大小便于床上,有时有摸索动作。脑电图及脑脊液检查均未见异常。该患者目前有以下特点:①有急性一氧化碳中毒史,急性中毒昏迷经过抢救后好转,基本恢复正常。②经过大约 1 个月后再次出现脑功能损害的症状,表现为多疑、记忆力障碍,共济运动失调,言语行为紊乱等,应该首先考虑急性一氧化碳中毒后迟发性脑病的可能。一氧化碳对于人体的危害:一氧化碳与血红蛋白的亲和力较氧气大 240 倍,但是其解离速度较氧气慢 3600 倍,当一氧化碳进入血液后很快与血液中的血红蛋白结合成一氧化碳血红蛋白,形成缺氧血症,并且与含铁的组织呼吸酶结合,直接抑制组织呼吸。急性期最重要的是大脑的损害,有脑水肿、毛细血管的扩张、出血性坏死,以及神经细胞和胶质细胞发生改变,较迟可出现大脑白质脱髓鞘改变。急性一氧化碳中毒后迟发性脑病的发病机制至今仍然不十分清楚。其诊断主要依据:①有一氧化碳中毒史;②急性中毒"痊愈"好转后有一段清醒期,也称为"假愈期";③临床表现为一种或多种脑损害的症状;④可以排除其他可能的器质性原因。鉴于本病例无高血压病史,近期无饮酒史,临床上以弥漫性脑损害为主,无明显的神经系统定位体征,脑电图及脑脊液检查未见异常,起病虽然有一定的精神因素,但只是与邻居吵架,其强度不能构成急性创伤后应激障碍,因此可以初步排除癫痫所致的精神障碍、急性酒精中毒、精神分裂症、躁狂症、急性脑栓塞、蛛网膜下腔出血、急性创伤后应激障碍、脑出血等疾病的诊断。故问题 4 的有效答案为急性一氧化碳中毒后迟发性脑病。

当发现或怀疑有人一氧化碳中毒时,应立即采取下述措施:①立即打开门窗通风,迅速将患者转移至空气新鲜流通处,卧床休息,保持安静并注意保暖。②确保呼吸道通畅,对神志不清或昏迷者应将头部偏向一侧,以防呕吐物吸入呼吸道引直窒息,必要时人工呼吸。③对有昏迷或抽搐者,可在头部置冰袋,以减轻脑水肿。④因为一氧化碳与血红蛋白的结合力很强,所以一氧化碳很快与血红蛋白结合成碳氧血红蛋白,不能携带氧,使组织发生缺氧,出现中枢神经系统、呼吸系统、循环系统等中毒症状,故重症应迅速送往有高压氧治疗条件的医院。因为高压氧不仅可以降低碳氧血红蛋白的半衰期,增加一氧化碳排出和清除组织中残留的一氧化碳外，并能增加氧的溶解量，降低脑水肿和解除细胞色素化酶的抑制。⑤观察患者变化：对轻度中毒者，经数小时的通风观察后即可恢复，对中、重度中毒应尽快向急救中心呼救。在转送医院的途中，一定要严密监测中毒者的神志、面色、呼吸、心率、血压等病情变化。因此，当发现或怀疑患者为一氧化碳中毒时，应立即采取下述措施救护措施（问题5的有效答案）包括：立即打开门窗通风或迅速将患有转移至空气新鲜流通处，卧床休息，保持安静并注意保暖，确保呼吸道通畅，必要时行人工呼吸，迅速送往有高压氧治疗条件的医院，有条件者可以头置冰袋以减轻脑水肿等。

对于急性一氧化碳严重中毒昏迷者应该采取以下措施：①持续加压给氧；②放血充氧或输血；③脱水疗法以减轻脑水肿，如高张葡萄糖、甘露醇等；④解除脑血管痉挛；⑤改善脑细胞代谢药物的应用，可以给细胞色素C、辅酶A、ATP及大量维生素等；⑥对于昏迷不醒者，可用苏醒剂，如甲氯芬酯等；⑦冬眠疗法有助于使患者安静，降低机体的耗氧量，降低血管渗透性，减轻脑水肿；⑧预防褥疮、坠积性肺炎等并发症；⑨对于有兴奋、躁动、抽搐、震颤等神经精神症状的患者，可以使用镇静、止痉剂，也可应用抗胆碱剂及多巴胺等。纳曲酮（或纳洛酮）为阿片类特异性受体拮抗剂；氟马西尼某些镇静药物特异性受体拮抗剂。因此对于急性一氧化碳严重中毒昏迷者应该采取以下措施（问题6的有效答案）包括：持续加压给氧，解除脑血管痉挛，应用改善脑细胞代谢药物的应用，冬眠疗法，放血充氧或输血疗法，脱水剂的应用以减轻脑水肿等。

二、病例相关理论知识

一氧化碳中毒性精神障碍：一氧化碳（CO）为一切含碳物质燃烧不完全时的产物，其广泛存在于工业生产过程和人们生活之中，因而一氧化碳中毒在临床上比较常见，若不能尽早明确诊断，尽早干预，死亡率很高。

1. 发病机制　一氧化碳与血红蛋白的亲和力较氧气与血红蛋白的亲和力高240倍，一氧化碳与血红蛋白解离速度却较其慢3600倍。当一氧化碳经呼吸道进入人体血液后很快与血红蛋白结合成一氧化碳血红蛋白，使血红蛋白丧失运载氧的能力，造成低氧血症。正常情况下血液中一氧化碳血红蛋白经过7～24小时才能完全解离。另外，高浓度一氧化碳可与细胞色素氧化酶中的铁结合而直接抑制组织的呼吸过程，可导致组织缺氧。中枢神经系统对缺氧最为敏感，缺氧使脑组织发生水肿，脑循环障碍形成血栓、点状出血、坏死和继发性脑软化。以后形成修补现象，出现神经胶质细胞增生。由于这些血管病理变化发展到组织的病理改变需要一定的时间，因此患者在急性中毒后经抢救苏醒后，可有一段表现正常的时间，即“假性痊愈期”，待病理改变形成后再度出现神经精神障碍。

2. 临床表现　一氧化碳中毒的轻重取决于空气中一氧化碳的浓度和吸入的持续时间，以及血液一氧化碳血红蛋白的含量及中毒后昏迷时间的长短和深度等。在急性一氧化碳中毒时，开始先感觉头痛、头昏、耳鸣、恶心和呕吐，如未及时脱离中毒环境则出现意识障碍，甚至很快进入昏迷或死亡。急性期患者表现为颜面部呈樱桃红色，初期血压升高，其后下降，可以有心律不齐，S-T段升高或下降，T波倒置或平坦。血液中白细胞增加，红细胞及血红蛋白增加。血液中一氧化碳定性测定呈阳性。此时若测定碳氧血红蛋白在50%以下，一般脱离中毒环境1～2个小时即可以转为阴性。昏迷患者经抢救后可恢复正常，严重者可以死亡；有的在昏迷苏醒后即出现精神症状。有不少患者在苏醒后经过数天、数周或达两个月的

"清醒期"后才出现神经或精神症状，临床称为"一氧化碳中毒后迟发性脑病"。表现为突然发病，出现定向障碍、表情茫然、反应迟钝、动作行为古怪、自语，逐渐言语减少、构音不清、大小便失禁、生活难以自理，呈痴呆状态及人格改变。清醒后患者的神经系统症状和体征表现多种多样，主要有：①大脑局灶性损害，如肌强直、帕金森病、舞蹈症、轻偏瘫、癫痫发作、失语、失认及共济失调；②周围神经损害，如单神经炎，多神经炎；③自主神经系统症状，内耳性眩晕、间脑病综合征等；④其他神经损害，如视力缩小，视物模糊及视神经萎缩等。

3. 预防及治疗　加强宣传教育，普及相关知识及防护措施。及时发现的急性或慢性中毒的患者应立即脱离中毒环境。对于严重昏迷者可采取：①高压氧舱治疗或持续加压给氧，高压氧舱治疗一氧化碳中毒可迅速提高血氧浓度，廓清血液中的碳氧血红蛋白，达到治疗低氧血症的目的，使脑组织的低氧程度得到改善；②放血充氧或输血疗法；③脱水疗法以减轻脑水肿，如高张葡萄糖、甘露醇等静脉注射；④解除脑血管痉挛；⑤改善脑细胞代谢药物的应用，可以给细胞色素 C、辅酶 A、ATP 及大量维生素等；⑥对于昏迷不醒者，可用苏醒剂，如甲氯芬酯等；⑦冬眠疗法有助于使患者安静，降低机体的耗氧量，降低血管渗透性，减轻脑水肿；⑧预防褥疮、坠积性肺炎等并发症；⑨对于有兴奋、躁动、抽搐、震颤等神经精神症状的患者，可以使用镇静、止痉剂，必要时可采用抗精神病药物等。

第二节　有机磷中毒所致精神障碍

一、临床病例及诊疗思路

【病例摘要】

患者男性，52 岁，农民。两天前突然出现说胡话，行为乱，夜不眠，有时大喊大叫，不知主动进食，家人让其喝水则诉有尿味，哭笑无常。在当地医院住院 1 天，给以输液治疗（具体不详），疗效差，且不配合治疗，遂转入如需要，请补充医院全名。查体：体温 37.8℃，脉搏 100 次/分，呼吸 22 次/分，血压 120/75mmHg。心肺听诊无异常，腹软无压疼，出汗，流涎，双手有轻微颤抖。精神状况检查不合作，问话不答，有时大声喊叫。

提问 1：初诊时应考虑哪些疾病？

1. 癔症；
2. 精神分裂症；
3. 心境障碍；
4. 病毒性脑炎所致精神障碍；
5. 脑血管病所致精神障碍；
6. 应激相关障碍；
7. 中毒性精神障碍；
8. 与文化有关精神障碍；
9. 恐惧症；
10. 癫痫所致精神障碍。

提问 2：根据患者目前情况，入院后病史询问要点是哪些？

1. 起病前有无精神应激；

2. 患者有无高血压,脑梗死史;
3. 病前性格;
4. 既往有无类似发作史;
5. 职业史;
6. 家族中有无类似病史;
7. 病前有无感染史;
8. 智能发育情况。

提问3:根据患者目前情况,入院后应急查哪些项目?

1. 详细的神经系统检查;
2. 脑电图;
3. 头颅CT;
4. 脑脊液;
5. 智力测验;
6. MMPI测验;
7. 血常规;
8. 心电图;
9. 肝功能;
10. 肾功能。

提示:

患者在病房整夜不睡,精神状况检查不合作,生活不能自理,大小便不知如厕。脑神经检查不合作,四肢有肌束震颤,未发现明显病理症。脑电图示中度广泛异常。脑脊液:蛋白0.25g/L,葡萄糖4.1mmol/L,氯化物119mmol/L,白细胞3×10^9/L,未发现红细胞。血常规:WBC 9.8$\times10^9$/L,L 23%,N 72%,RBC 4.2$\times10^{12}$/L。头颅CT未发现异常。

提问4:根据以上检查,可排除哪些疾病?

1. 癔症;
2. 精神分裂症;
3. 心境障碍;
4. 病毒性脑炎所致精神障碍;
5. 脑血管病所致精神障碍;
6. 应激相关障碍;
7. 中毒性精神障碍;
8. 与文化有关精神障碍;
9. 恐惧症;
10. 癫痫所致精神障碍。

提示:

经详细询问病史,家属提供患者发病前一天去给棉花打农药,当天天气较热,打后患者没有洗澡,吃过饭就睡了,第二天出现精神失常。

提问5:此时应补充做哪些检查?

1. 询问农药具体成分;
2. 24小时脑电监测;
3. 胆碱酯酶活力测定;
4. 大便常规;
5. 尿代谢产物;
6. 肌电图;
7. 心理测验。

提问6:若考虑有机磷农药中毒,则有机磷农药中毒的M样症状包括哪些?

1. 多汗流涎;
2. 肌肉纤颤;
3. 视物模糊;
4. 共济失调;
5. 瞳孔缩小;
6. 两肺干性啰音;
7. 心率减慢;
8. 惊厥;
9. 心动过速。

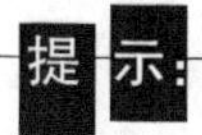

实验室检查胆碱酯酶活性30%。

提问7:针对目前病情,治疗方案应包括哪些?

1. 让患者彻底洗澡;
2. 皮下注射阿托品;
3. 应用氨茶碱;
4. 反复洗胃;
5. 胆碱酯酶复活剂的应用;
6. 大剂量维生素的应用;
7. 大剂量抗精神病药物的应用;
8. 小剂量抗精神病药物的应用;
9. 利尿剂的应用。

提问8:"阿托品化"的指征有哪些?

1. 瞳孔明显扩大;

2. 瞳孔较前扩大；
3. 心率增快；
4. 颜面发红；
5. 皮肤黏膜干燥；
6. 肺湿性啰音消失；
7. 烦躁；
8. 尿潴留。

提问9：阿托品属于抗胆碱能药物，下面哪些属于这一类药物？

1. 颠茄；
2. 东莨菪碱；
3. 654-2；
4. 洋金花；
5. 曼陀罗花；
6. 毒扁豆碱；
7. 新斯的明；
8. 苯海索；
9. 毛果芸香碱；
10. 丙环定。

提问10：若过量应用阿托品，出现阿托品中毒所致的精神障碍，可用哪些药物？

1. 氯丙嗪；
2. 利培酮；
3. 地西泮；
4. 阿普唑仑；
5. 氯氮平；
6. 苯巴比妥；
7. 氟西汀；
8. 氯氮䓬。

【诊疗及解题思路】

病情回顾：患者男性，52岁，农民。两天前突然出现说胡话，行为乱，夜不眠，有时大喊大叫，不知主动进食，家人让其喝水则诉有尿味，哭笑无常。在当地医院住院1天，给以输液治疗（具体不详），疗效差，且不配合治疗，遂转入其他医院。查体：体温37.8℃，脉搏100次/分，呼吸22次/分，血压120/75mmHg。心肺听诊无异常，腹软无压疼，出汗，流涎，双手有轻微颤抖。精神状况检查不合作，问话不答，有时大声喊叫。

初诊时，根据患者的临床表现：说胡话，行为乱，夜不眠，有时大喊大叫，不知主动进食，哭笑无常，一般应考虑为重性精神病，如器质性精神障碍、精神分裂症以及心境障碍。可以排除神经症（癔症除外）以及与文化有关精神障碍。癔症是与个性密切相关，其表现形式多种多样，有的可持续很长时间。首次发作的年龄在疾病的诊断中具有重要的意义。若本患者是在52岁第一次发作，诊断癔症需要慎之又慎。从病例摘要中未提供患者既往有无类似发作史及病前性格。所以需进一步补充完善病史。鉴于病史欠详细，尚不能排除癔症、癫痫所致精神障碍、应激相关障碍、中毒性精神障碍。故本病例初诊时(提问1)应考虑癔症、精神分裂症、心境障碍、病毒性脑炎所致精神障碍、脑血管病所致精神障碍、应激相关障碍、中毒性精神障碍、癫痫所致精神障碍。

精神科病史采集是很重要的,因为精神障碍患者大多没有自知力,他们对自己的病情不能客观评价,再加上患者精神状况检查不配合,所以精神障碍的诊断大多是靠可靠的病史。由于该患者精神状况检查不能配合,且临床表现不是很典型,只有依靠全面详细的病史,才能明确诊断,提问2所述资料均需认真收集,如起病前有无精神应激、患者有无高血压,脑梗死史、病前性格、既往有无类似发作史、职业史、家族中有无类似病史、病前有无感染史、智能发育情况等均对诊断提供必要信息。

由于患者急性起病,并有一定的躯体症状。首先我们应先考虑器质性精神障碍,只有排除器质性精神障碍,才能考虑功能性精神疾病,如精神分裂症,所以首先要做关于脑器质性方面的检查,应急查脑电图、头颅CT、脑脊液、血常规以及详细的神经系统检查。心电图、肝功能、肾功能也应该检查项目,但不如这些紧急和必要,待明确诊断或病情稳定后再检查,故作为无效答案较合适。至于智力测验和MMPI测验,只有在患者合作情况下才能检查,是错误答案。故提问3的正确答案应为详细的神经系统检查、脑电图、头颅CT、脑脊液、血常规。

患者在病房整夜不睡,精神状况检查不合作,生活不能自理,大小便不知如厕。脑神经检查不合作,四肢有肌束震颤,未发现明显病理症。脑电图示中度广泛异常。脑脊液:蛋白0.25g/L,葡萄糖4.1mmol/L,氯化物119mmol/L,白细胞3×10^9/L,未发现红细胞。血常规:WBC 9.8×10^9/L,L 23%,N 72%,RBC 4.2×10^{12}/L。头颅CT未发现异常。一般情况下,心境障碍、神经症、癔症不会出现这些情况。精神分裂症和应激相关障碍很少出现,为无效答案。头颅CT未发现脑血管病的证据,基本可排除脑血管病所致精神障碍,脑脊液报告未发现异常,也不符合病毒性脑炎所致精神障碍的诊断。脑电图提示中度广泛异常,未发现典型的癫痫波,且临床表现不符合癫痫所致精神障碍的诊断。结合病史及临床表现,目前尚不能排除中毒性精神障碍。故提问4的答案为癔症、心境障碍、病毒性脑炎所致精神障碍、脑血管病所致精神障碍、与文化相关精神障碍、恐惧症、癫痫所致精神障碍的诊断可以排除。精神分裂症和应激相关障碍为无效答案。

入院后经详细追问病史,家属提供患者发病前一天去给棉花打农药,当天天气较热,打后患者没有洗澡,吃过饭就睡了,第二天出现精神失常。此时我们应该高度怀疑是否为农药中毒所致精神障碍,此时应补充检查这方面的内容。目前农药大部分为有机磷类的,所以询问农药具体成分、病史、临床表现和胆碱酯酶活力测定是有机磷农药中毒的诊断依据。有机磷农药中毒患者的血浆和红细胞胆碱酯酶活力降低50%以上是诊断的具备条件。另外,有机磷代谢产物经尿排出,通过尿代谢产物测定也可间接提供依据。故提问5的正确答案应为询问农药具体成分、胆碱酯酶活力测定、尿代谢产物。

因乙酰胆碱分布及作用较广泛,有机磷农药中毒表现多样化。轻者以M样症状为主,中度表现M和N症状,重度者可出现M、N样症状和中枢神经系统症状。M样症状出现最早,主要因副交感神经引起平滑肌痉挛、外分泌腺分泌增加引起。表现多汗、流涎、口吐白沫、恶心、呕吐、大小便失禁、流泪流涕、视物模糊、瞳孔缩小、心率减慢、咳嗽、气急、呼吸道分泌物增加、支气管痉挛、双肺干性啰音、严重者发生肺水肿或呼吸衰竭死亡。N症状表现全身压迫感、肌肉纤颤、继而发生肌力减退和瘫痪。交感神经接受刺激后引起心动过速、血压增高，随后血压下降。中枢神经系统症状包括头晕、头疼、烦躁不安、谵妄、共济失调、惊厥和昏迷，另外还可出现一些精神症状。故提问6的正确答案应为多汗流涎、视物模糊、瞳孔缩小、两肺干性啰音、心率减慢。

实验室检查胆碱酯酶活性30%，基本确诊为有机磷农药中毒，它的治疗包括：消除毒物，防止毒物继续进入体内，并促进入体内的毒物排出，可给以输液、洗胃、给予利尿剂等。该例考虑是由皮肤进入而中毒，所以应彻底清洗皮肤，以防继续进入而吸收，不用进行洗胃。特效解毒剂治疗：阿托品为抗乙酰胆碱药物，可消除或减轻毒蕈碱样症状及中枢神经系统症状。肺水肿时，可静脉应用阿托品，不能应用氨茶碱和吗啡。胆碱酯酶复活剂进入体内，能夺取磷酸化胆碱酯酶分子中的磷酸基，使体内被抑制的胆碱酯酶恢复活性，可解除烟碱样症状。一般对症治疗：给以10%葡萄糖及大量维生素C静脉滴注，口服维生素B族药物。对有精神症状的患者，可根据不同情况给以地西泮2.5～5mg，奋乃静2～4mg，氯丙嗪25～50mg口服，每天2～3次。故提问7的正确答案应为让患者彻底洗澡、皮下注射阿托品、胆碱酯酶复活剂的应用、大剂量维生素的应用、小剂量抗精神病药物的应用、利尿剂的应用。

"阿托品化"的指征有瞳孔较前扩大（对光反射存在）、心率增快、颜面发红、皮肤黏膜干燥、肺湿性啰音消失。患者出现瞳孔明显扩大、神志模糊、烦躁、谵妄、惊厥、昏迷和尿潴留等，提示阿托品中毒。故提问8的正确答案应为瞳孔较前扩大、心率增快、颜面发红、皮肤黏膜干燥、肺湿性啰音消失。

抗胆碱药包括阿托品、颠茄、东莨菪碱、山莨菪碱、654-2、丙环定等。民间治疗风湿热、支气管哮喘、关节病等用的洋金花或称风茄花、曼陀罗花也属于这类药物。引起中毒的原因为多服或误服。毒扁豆碱、新斯的明、毛果芸香碱为其拮抗剂。故提问9的正确答案为颠茄、东莨菪碱、654-2、洋金花、曼陀罗花、苯海索、丙环定。

对抗胆碱药中毒引起的精神症状可给以抗焦虑药物如地西泮、氯氮䓬以及巴比妥类药，一般不宜用抗精神病药物。故提问10的正确答案为地西泮、阿普唑仑、苯巴比妥、氯氮䓬。

二、病例相关理论知识

有机磷中毒所致精神障碍：有机磷化合物是一类常用的杀虫剂农药，品种多，杀虫力强，杀虫谱广。农业生产上已广泛应用，但对人畜毒性较大。按其对人及哺乳动物的毒性，可分三类：①剧毒类，如对硫磷（1605）、内吸磷（1059）、甲拌磷（3911）、甲基对硫磷、八甲磷；②次毒类，如敌敌畏；③低毒类，如曲膦酯、乐果、马拉硫磷。

1. 病因及发病机制　有机磷引起中毒的原因是在使用时不遵守操作规程，生产防护设备不完善。侵入人体的途径主要是经过呼吸道及皮肤，由消化道进入者多是误服或自杀。有机磷进入体内后，与胆碱酯酶迅速结合，形成磷酰化胆碱酯酶。使体内胆碱酯酶的活性受抑制而丧失了分解乙酰胆碱的作用，造成大量乙酰胆碱在体内蓄积，引起了胆碱能神经的过度兴奋，导致神经系统功能紊乱，临床上产生一系列症状及体征。

2. 临床表现

（1）精神症状：有机磷中毒的精神症状复杂而多变，多发生于急性中毒后数天至几十天中，表现有以下症状：①脑衰弱综合征：轻度或慢性中毒时，主要表现为头痛、头晕，以前额为主的头胀，注意力不能集中，记忆力减退，失眠多梦，有的乏力嗜睡；②癔症样发作及其他癔症样症状：在急性中毒后，癔症发作一般数天发作1次，有的一天发作1次，个别患者有定时性发作，每次发作可持续数分钟至数小时，可表现为情感爆发、朦胧状态、痉挛发作或癔症性失语，以及感觉障碍如黑蒙、耳聋等；③兴奋状态：患者喊叫，哭笑无常，言语增多，到处乱跑，有的患者伴有意识障碍，出现幻觉，事后遗忘；④癫痫样全身性大发作后躁动不安。其他，如抑郁状态或幻觉妄想综合征等。有学者随访观察部分患者可出现疑病综合征。

（2）神经系统症状及体征：急性中毒时可见：①毒蕈碱样症状，如食欲减退、恶心呕吐、腹痛腹泻、多汗流涎、胸闷、心悸心慌、视力模糊；②烟碱样症状，如肌肉跳、肌肉痉挛、抽搐、癔症样发作、肢端发麻、肢端痛觉、触觉减退等。早期鉴别诊断上较为重要的是瞳孔缩小、腺体分泌增加及肌肉纤维挛缩。

3. 防治

（1）预防：有机磷中毒是完全可以预防的。只要认真遵守生产制度及使用规定，作好预防工作就可以避免中毒。

（2）消除毒物：防止毒物继续进入体内，并促进人体内的毒物排出，可给以输液、洗胃、给予利尿剂等。

（3）特效解毒剂治疗：①阿托品为抗乙酰胆碱药物，可消除或减轻毒蕈碱样症状及中枢神经系统症状。阿托品 1～2mg 肌内注射或静脉注射，以后每 30 分钟或 1～2 小时注射 1 次，根据病情逐渐延长注射间隔时间，减少剂量，严重中毒时，阿托品可用较大剂量；②胆碱酯酶复活剂进入体内，能夺取磷酸化胆碱酯酶分子中的磷酸基，使体内被抑制的胆碱酯酶恢复活性，可解除烟碱样症状。这种复活剂种类很多，常用者有解磷定（P_2AM）、氯解磷定（2PAM-Cl）两种。双复磷（DMO_4）能透过血-脑脊液屏障，对中枢神经系统症状疗效较好，早期应用效果更好。

（4）对有精神症状的患者，可根据不同情况给以地西泮 2.5～5mg，奋乃静 2～4mg，氯丙嗪 25～50mg 口服，每天 2～3 次。

（5）对症治疗：给以 10% 葡萄糖及大量维生素 C 静脉滴注，或口服维生素 B 族药物等。

第三节　工业毒物中毒所致精神障碍

一、临床病例及诊疗思路

【病例摘要】

患者，男，20 岁，某电池厂工人。半个月前渐出现头疼、头晕，当时家人未在意，继而出现有时走路不稳、胡言乱语，说某某偷东西了，说自己也偷了，让派出所来抓他，一直喊某个人的名字，冲动打人，摔东西。有时整夜不睡觉，孤僻，懒散，个人卫生不知料理，家人协助下来诊。入院体检：T 36.8℃，P 87 次/分，R 20 次/分，BP 110/80mmHg，心、肺、腹部查体无明显阳性体征，精神状况检查不合作，问话不答，自言自语，喊派出所来抓他，说有鬼，指着医护人员说"就是你杀人了，是你偷电池了"，无明显的情感反应，表情发呆，走路不稳。

提问 1：根据患者目前情况，入院后病史询问要点是哪些？

1. 起病前有无精神应激；
2. 是否有宗教信仰；
3. 病前性格；

4. 既往有无类似发作史；
5. 职业史；
6. 家族中有无精神病史；
7. 病前有无感染史；
8. 智能发育情况。

提问2：初步诊断应考虑哪些疾病？

1. 分裂样精神病；
2. 急性应激障碍；
3. 脑炎所致精神障碍；
4. 工业中毒所致精神障碍；
5. 适应障碍；
6. 癔症；
7. 心境障碍；
8. 与文化相关精神障碍；
9. 创伤后应激障碍；
10. 肝豆状核变性伴发的精神障碍。

提问3：根据患者目前情况，入院后应查哪些项目？

1. 详细的神经系统检查；
2. 脑电图；
3. 头颅CT；
4. 脑脊液；
5. 智力测验；
6. MMPI测验；
7. 血常规；
8. 肝功能；
9. 血清铜蓝蛋白测定；
10. 重金属含量测定。

提示：

患者家属补充说患者无宗教信仰，在此之前一切生活工作如常人，性格外向。所在单位制造干电池，2个月前单位的电池被偷。2周前轻微感冒，不严重。家族中无精神病史。患者脑神经检查不合作，右侧肌力较左侧差，走路不稳，向前冲或后退步态，有时站立不稳几乎要摔倒，但知道寻找支撑物，未发现明显病理征。脑电图示无异常。脑脊液、血常规、肝功能及头颅CT未发现异常，血清铜蓝蛋白增高。

提问4：根据以上检查，可排除哪些疾病？

1. 分裂样精神病；
2. 急性应激障碍；

3. 脑炎所致精神障碍;
4. 工业中毒所致精神障碍;
5. 适应障碍;
6. 癔症;
7. 心境障碍;
8. 与文化相关精神障碍;
9. 创伤后应激障碍;
10. 肝豆状核变性伴发的精神障碍。

提示:

入院两天给予对症治疗后,在职业病防治中心测得患者体内的锰高于正常值,患者表情呆滞,无明显的情感反应,对时间和地点定向不准,对人物定向尚准确,记忆力减退,有时仍喊偷电池了,喊某个人的名字,但此症状较前好转,流涎,出汗,夜眠差,食欲增加,言语含糊不清,肌力减弱,表情呆滞,走路仍不稳,步伐小而急促,向前冲和后退步态,双腿轮替动作不灵活。

提问5:此时可基本确诊哪种疾病?

1. 分裂样精神病;
2. 急性应激障碍;
3. 脑炎所致精神障碍;
4. 工业中毒所致精神障碍;
5. 适应障碍;
6. 癔症;
7. 心境障碍;
8. 与文化相关精神障碍;
9. 创伤后应激障碍;
10. 肝豆状核变性伴发的精神障碍。

提问6:哪些症状支持该诊断?

1. 头痛、头晕、失眠、记忆力减退;
2. 孤僻、懒散、被动;
3. 肌力减弱;
4. 易激惹、冲动、打人毁物;
5. 胡言乱语、自言自语;
6. 表情呆滞、无明显的情感反应;
7. 步态不稳、动作不灵活;
8. 出汗、流涎;
9. 感染史;
10. 食欲增加;
11. 行为紊乱。

提问7:若考虑锰中毒所致精神障碍,应采取哪些治疗?

1. 维生素 B_1 和维生素 C;
2. 苯二氮䓬类;
3. 抗胆碱药;
4. 抗精神病药物;
5. 钙剂;
6. 保肝药;
7. 改善睡眠如氯氮䓬;
8. 抗病毒药;
9. 依地酸钠钙;
10. 情绪稳定剂。

【诊疗及解题思路】

病情回顾: 患者,男,20岁,某电池厂工人。半个月前渐出现头疼,头晕,当时家人未在意,继而出现有时走路不稳,胡言乱语,说某某偷东西了,说自己也偷了,让派出所来抓他,一直喊某个人的名字,冲动打人,摔东西。有时整夜不睡觉,孤僻,懒散,个人卫生不知料理,家人协助下来诊。入院体检:T 36.8℃,P 87次/分,R 20次/分,BP 110/80mmHg,心、肺、腹部查体无明显阳性体征,精神状况检查不合作,问话不答,自言自语,喊派出所来抓他,说有鬼,指着医护人员说"就是你杀人了,是你偷电池了",无明显的情感反应,表情发呆,走路不稳。

此患者以躯体不适、胡言乱语、易激惹、行为紊乱为主,诊断时应首先排除器质性病变所致精神障碍,采集病史时除了让家属交待病史外,还应积极询问一切可能导致患者精神障碍的其他因素。特别是对症状不典型的患者,应尽量客观地、全面地采集病史,包括信仰、习惯、爱好、智能发育情况等,然后客观评价病史和挖掘症状,才能得出确切的诊断。问题1的正确答案为起病前有无精神应激、是否有宗教信仰、病前性格、既往有无类似发作史、职业史、家族中有无精神病史、病前有无感染史、智能发育情况。

患者为20岁男性,急性起病,病前有头疼、头晕症状,发病后有躯体症状即走路不稳;有精神症状,表现为胡言乱语、夜不眠、孤僻懒散、表情发呆及冲动打人。首先我们应考虑分裂样精神病,因其精神症状较符合,但是由于患者起病前有头疼、头晕表现,且有走路不稳的临床表现,此时我们要高度怀疑有无器质性精神障碍的可能,排除器质性精神障碍后,才能诊断功能性精神障碍,所以有关器质性精神障碍的诊断需考虑。由于癔症的表现形式多种多样,能否排除要进一步检查和详细问病史。至于应激相关障碍,由于该患者发病形式和临床表现不很符合,基本可以排除。至于与文化相关精神障碍,患者有说神道鬼的症状,应进一步询问患者有无迷信等表现,也应考虑这一诊断。故问题2的正确答案为分裂样精神病、脑炎所致精神障碍、工业中毒所致精神障碍、癔症、与文化相关精神障碍、肝豆状核变性伴发的精神障碍。

关于问题3,首先要排除器质性精神障碍的诊断,详细的神经系统检查是必要的。大脑受损害后,脑电波会有一定的反映,所以脑电图检查可以提供参考。头颅CT可以直观地反映颅内病变。血常规和脑脊液对脑炎的诊断有特异性意义。肝功能和血清铜蓝蛋白测定对诊断肝豆状核变性有重要价值。重金属含量测定对工业中毒所致精神障碍的诊断有重要意义。智力测验和MMPI测验需要患者的合作才能进行,目前患者状况暂不适合。故问题3

的正确答案应为详细的神经系统检查、脑电图、头颅CT、脑脊液、血常规、肝功能、血清铜蓝蛋白测定、重金属含量测定。

经过进一步的收集病史，患者家属补充说患者无宗教信仰，在此之前一切生活工作如常人，性格外向，所在单位制造干电池，两个月前单位的电池被偷，两周前轻微感冒，不严重，家族中无精神病史，患者脑神经检查不合作，右侧肌力较左侧差，走路不稳，向前冲或后退步态，有时站立不稳几乎要摔倒，但知道寻找支撑物，未发现明显病理征。脑电图示无异常。脑脊液、血常规、肝功能以及头颅CT未发现异常，血清铜蓝蛋白增高。该患者虽然有应激史，但这种应激事件对每个人来说并不是异乎寻常的创伤性事件或处境。应激事件发生于两个月前，排除急性应激障碍，患者并没有持续的警觉性增高和对刺激或有关情景的回避，可排除创伤后应激障碍。患者没有长期存在的应激源或困难处境，患者没有人格缺陷，症状不是以情感障碍为主，也没有适应不良的行为障碍可排除适应障碍。两周前有感冒病史，脑CT和脑脊液无异常，结合患者的工作种类及临床表现，可排除脑炎所致精神障碍。患者虽说有鬼存在，首先判断为幻视且患者精神障碍的内容与鬼神联系不紧密，不是疾病的主要症状，排除与文化相关精神障碍。患者存在易激惹，但情感不是症状的主要问题，且没有情绪的变化，并伴有躯体症状和意识障碍，排除情感障碍。患者没有癔症性人格基础，没有解离症状和转换症状，排除癔症。以行走不稳和精神障碍存在，虽然肝豆状核变性伴发的精神障碍发生率低，也应考虑该病的可能，实验室检查铜蓝蛋白测定增高可排除此病。根据以上分析，(问题4)可排除适应障碍、心境障碍、与文化相关精神障碍、肝豆状核变性伴发的精神障碍。

根据在职业病防治中心测得患者体内的锰高于正常值，且临床上患者的表情呆滞，无明显的情感反应。对时间和地点定向不准，对人物定向准确，记忆力减退。有时仍喊偷电池了，喊某个人的名字，但此症状较前好转，流涎，出汗，夜眠差，食欲增加，言语含糊不清，肌力减弱，表情呆滞，走路仍不稳，步伐小急促，向前冲和后退步态，双腿轮替动作不灵活。依据患者的发病年龄，临床表现为阴性症状和行为紊乱及情感反应淡漠很可能会引导我们诊断分裂样精神病，但患者伴有躯体症状(锥体外系症状)和自主神经紊乱症状及脑衰弱综合征，这些症状不能够用分裂样精神病来解释，结合患者的职业史及相应的实验室检查，锰中毒所致精神障碍可以完全解释患者所有的症状，因此问题5的正确答案为确诊为工业中毒所致精神障碍。

关于锰中毒后的临床精神症状，如头晕、失眠、记忆力减退、易激惹、冲动、打人毁物表情呆滞以及无明显的情感反应，均可见于锰中毒。步态不稳、动作不灵活、出汗、流涎以及食欲增加的症状属于躯体(包括神经系统)症状及体征。孤僻、懒散、被动、胡言乱语、自言自语以及行为紊乱的精神症状在大多数精神障碍中较为常见，对该病的诊断无重要价值，可作为无效答案。有感染史并不支持该诊断，属于错误答案。

锰中毒所致精神障碍的治疗以驱锰和支持对症为主，离开中毒环境，给以多钙质的含物。维生素B_1能促使锰停留在体内，故应禁用。可给予依地酸钠钙驱锰治疗，肌内注射或静脉滴注。对有精神症状的患者，可给以地西泮2.5～5mg，每天3次，或氯氮䓬10mg，每天3次。睡前可口服苯二氮䓬类药物。可考虑给予小剂量抗精神病药对症治疗。对症治疗药物有苯海索、东莨菪碱、丙环定等抗胆碱药以及左旋多巴等。故问题7的正确答案为苯二氮䓬类、抗胆碱药、钙剂、保肝药、改善睡眠如氯氮䓬、依地酸钠钙。

二、病例相关理论知识

中毒性精神障碍是指由某些有害物质进入体内引起机体中毒,导致脑功能失调而产生的一种精神障碍。临床上较为常见的有工业中毒、农药中毒、医用药物中毒、嗜好物中毒以及食物中毒等引起的精神障碍。

由于工农业迅速发展,人们与重金属及其化合物接触机会日益增多,因而造成中毒的可能性也随之增加,但由于对安全生产的重视,强调在工农业生产等方面加强防护措施,积极开展对这类中毒的防治,因此,严重的工业中毒已少见。由于中毒而引起精神障碍的发病率就更低,症状也较轻。近年来医疗用药品种不断增加,如抗焦虑药品的增多、激素的广泛应用等,产生的精神障碍比以前多见。嗜好物中毒如酒成瘾中毒、鸦片类成瘾中毒近几年来有所增加。食物中毒如蕈类中毒所致精神障碍也偶有发生。

临床上出现的症状可以有急性和慢性两类不同的表现。急性症状是由于短期内较大剂量的毒物进入机体而引起,临床表现较为严重急剧。慢性则是长期小量毒物进入机体而引起,发病缓慢,临床表现较轻,但较持久。不同的物质中毒导致精神障碍的发病机制有所差异。

虽然不同的毒物引起的精神障碍有其一定的特征,但是不同物质的急性中毒或慢性中毒的临床相还是具有一些共同表现。中毒性精神障碍除了伴随有多种躯体包括神经系统的症状外,急性中毒轻时表现为脑衰弱综合征,重时则表现为各种轻重不等的意识障碍,它们可以从轻度的意识模糊、谵妄,到严重的昏迷。慢性中毒时,在不同的阶段有不同的表现,早期往往呈现脑衰弱综合征。疾病发展时出现多种感知觉和情感障碍,有时也可出现思维障碍。在疾病充分发展期或后期,智能障碍和人格改变日益突出,出现慢性器质性脑病综合征。

(一)铅中毒所致精神障碍

铅中毒见于铅矿开采、冶炼、玻璃及蓄电池制造、油漆、颜料、橡胶、印刷、排字等工业部门,或误服、多服含铅的药物。

铅是一种嗜神经性及溶血性毒物。进入人体的途径主要是通过呼吸道,其次是消化道。铅进入人体主要存在长骨骨小梁中,少量在肝、脾、肾、脑、肌肉、血液中。铅存在骨中多无害,但在软组织及血中铅含量过高时,对机体有毒害作用可引起铅中毒。在骨内的铅与钙有相同的代谢过程,当食物中缺钙或血钙降低、排钙量增加时,骨内的铅即可转到血液,血液中铅浓度短期内大量增加,也可引起铅中毒。体内的铅主要经肾及粪便排泄,故尿铅含量的测定有诊断价值。

1. 临床表现　无机铅化合物引起的多为慢性中毒,急性中毒十分少见。主要表现为精神神经和躯体的综合症状。

(1)急性中毒

1)精神症状:主要为急性谵妄状态突然发生,出现感觉、知觉、情感等多方面的障碍。由于幻视,患者表现恐惧、不安、兴奋,也可以出现被害妄想等。

2)躯体包括神经系症状和体征:可出现四肢抽搐、癫痫样发作、恶心、呕吐、腹绞痛、中毒性肝病、肾病以及造血系统的障碍。

(2)慢性中毒

1）精神症状：①脑衰弱综合征：为慢性铅中毒的早期症状，主要为顽固性头痛、头沉、头紧、疲乏无力、全身肌肉关节酸痛、失眠、记忆力减退等；②中毒性脑病：见于较严重病例，患者表现精神迟钝、情感淡漠、智能减退及人格变化等。

2）躯体包括神经系症状和体征：①中毒性神经炎：可表现为运动性多发神经炎，如握力减退、手足伸肌无力、肌肉麻痹，可有腕下垂、足下垂等；也可见感觉性多发神经炎，如肢端麻木及四肢末端呈手套、袜套型感觉障碍；②手震颤、痉挛、癫痫样发作；③消化系统症状：食欲减退，口中有金属甜味，齿龈铅线，恶心，便秘，铅中毒性腹绞痛；④造血系统症状：慢性铅中毒时，由于骨髓中红细胞病理性增生，周围血液中可出现大量含嗜碱性物质的幼稚红细胞——网织红细胞、点彩红细胞及多染色红细胞。严重的患者可出现轻度的低色素性贫血，尿棕色素、尿粪卟啉的增高及尿铅的增高，为铅中毒的重要依据。

2. 防治　首先消除在劳动环境中造成中毒的因素，改善劳动条件，防止继续中毒，患者必须脱离现场，调整饮食，改进营养。

（1）病因治疗：急性和慢性铅中毒患者都必须进行驱铅。目前最广泛用的药是依地酸钠钙，它是一种络合剂，进入体内后其钙离子能将体内的铅离子所替代，形成更稳定的可溶性金属复合物而被排出。常用的方法是每天0.5g加2%普鲁卡因2ml，分1～2次肌内注射，连续3天为一疗程，两疗程之间间隔4天；或每隔1～2天注射1针，每周不超过3针，治疗时要休息；静脉注射每天1g溶于5%葡萄糖液或生理盐水100～200ml内缓慢滴注，1周内不超过3次，隔1～2天注射1次，或连续注射3天后休息4天。还应在上述驱铅药物期间，每天查尿常规，如有异常或有恶心、腰痛、尿频等副作用，应停药，因可能引起肾脏的损害。

另外一种驱铅药二巯基丁二酸钠，为我国创制的多种金属解毒剂，毒性较低，可每次0.5g加2%普鲁卡因2ml，每天2次肌内注射。或者每次1g溶于注射用水或生理盐水，或25%葡萄糖液10～20ml中，每天1次，在10～15分钟内缓慢静脉注射，用药三天，休息四天为一疗程。

（2）对症治疗：对各种精神症状可给以抗精神病药。如地西泮5～10mg，奋乃静5～10mg，盐酸氯丙嗪25～50mg肌内注射，根据病情每天1～2次。如患者合作，可口服给药。

（二）汞中毒所致精神障碍

汞中毒见于汞矿的开采和冶炼及一切使用汞的仪表制造业中。金属汞蒸气主要经呼吸道侵入人体，金属汞可由皮肤吸收。汞蒸气经呼吸道在肺内吸收，随血液到达各器官和组织，积留于中枢神经系统和肝、肾等器官而引起中毒。汞能抑制蛋白质的巯基，因而抑制酶系统的功能，导致细胞新陈代谢紊乱。工业上多为慢性中毒。

1. 临床表现

（1）精神症状：脑衰弱综合征是慢性汞中毒的早期症状。患者感头晕、头痛、全身无力、记忆力减退、多数患者睡眠差、不易入睡、多梦、易醒、少数患者嗜睡。以情感障碍为主者可表现，如易兴奋、情绪不安、脾气急躁、易怒、好哭、情感脆弱，有的患者表现为悲观、忧郁、胆怯、害羞等。有机汞中毒者还可出现记忆力下降、虚构、智力障碍，也可有思维联想障碍、多疑、幻听以及情绪不稳定等。

（2）神经系症状和体征：以汞毒性震颤多见。早期出现于眼睑、舌、手指，继之发展可至腕、上肢或下肢、头部，甚至全身。震颤呈对称性，细微间有粗大的动作，并出现手指书写震颤，常因紧张或被旁人注意而加重，睡眠时消失，重者可有肌肉震颤、共济失调，甚至四肢瘫痪、视力模糊、视野缩小等。严重时可产生昏迷、抽搐以致死亡。自主神经系紊乱,如多汗,血压脉搏不稳定,皮肤划纹征阳性。也可有消化道症状如腹痛、腹泻,部分患者可有肝大或尿频,如发展严重时,可出现神经系统器质性损伤,如周围神经炎、肢体瘫痪、共济失调、视野缩小等。口腔炎常为早期症状之一。口中有金属味,流涎增多,有时为口干。口唇、颊、舌部可发生肿胀及溃疡,齿龈肿胀,易出血,常有硫化汞沉着的暗蓝色汞线。血中淋巴细胞增多,蛋白尿及尿汞增高。

2. 防治

(1) 加强防护:脱离中毒环境以防继续中毒,改善劳动条件,加强防护。

(2) 病因治疗:驱汞治疗可肌内注射二巯基丙醇(BAL)或二巯基丙磺酸钠,这类解毒药分子中有活性巯基,能与血液及组织中的巯基毒物起反应,形成无毒化合物由尿排出,被毒物损害的酶系统功能恢复。

(3) 支持对症治疗:对精神症状可给以抗焦虑药物或小剂量的抗精神病药物,如地西泮2.5~5mg,每天3次;睡前可口服苯二氮䓬类药物助眠。对躯体症状可对症治疗。一般都给以大量维生素 B_1 及维生素 C。

(三) 锰中毒所致精神障碍

锰中毒常见于开采锰矿、冶炼金属锰及在陶瓷、玻璃、塑料、干电池等工业工作者。锰是以锰尘的形式经呼吸道进入血液的。锰是一种细胞毒性物质,选择作用于中枢神经系统纹状体、苍白球及视丘等部位。它能抑制多巴脱羧酶,使纹状体抑制性神经介质多巴胺含量减少。中毒早期有功能性的改变,停止接触后可完全恢复。也可发生神经细胞退行性变。锰中毒主要为慢性中毒。

1. 临床表现

(1) 精神症状:早期出现脑衰弱综合征,如头痛、头晕、记忆力减退,可失眠,也可出现嗜睡。可有性功能减退,全身无力尤以四肢为重。这些症状有时缓解有时加重。有的患者易激动,出现强制性哭笑,有的表现欣快,有的迟钝淡漠。

(2) 躯体症状及体征:锥体外系损害症状,帕金森病。严重时表情呆板,呈面具脸,步伐小而急促,出现前冲和后退步态、轮替动作不灵活、小书写症、言语困难、含糊不清等。锥体系统损害症状,如髓反射亢进、踝阵挛、腹壁反射减弱或消失、出现病理反射。自主神经功能紊乱。甲状腺功能轻度亢进,有的患者可引起肝、肾功能改变。锰中毒患者血锰、尿锰、粪锰可以增高。

2. 防治　离开中毒环境,给以多钙质的含物。维生素 B_1 能促使锰停留在体内,故禁用。可给以依地酸钠钙驱锰治疗,肌内注射或静脉滴注。出现精神症状者可给以地西泮2.5~5mg,每天3次,或氯氮䓬10mg,每天3次。对症治疗药物有苯海索、东莨菪碱、丙环定等抗胆碱药以及左旋多巴等。

(四) 苯中毒所致精神障碍

苯是工业上广泛应用的原料和溶剂之一,为易挥发液体,主要由呼吸道吸入机体,皮肤也可吸收少量。急性中毒时,其毒性作用主要为损伤中枢神经系统,慢性中毒时,骨髓及血液变化占主要地位。

1. 临床表现

(1) 急性苯中毒

1）精神症状：①酒醉状态，步态蹒跚，兴奋不安；②吸入高浓度的苯可出现意识障碍、谵妄或昏迷。

2）神经系统症状及体征：①多数患者有自主神经功能紊乱的表现，如脸红、手足发麻、多汗等；②严重时，出现抽搐、瞳孔散大、对光反应迟钝，腱反射亢进继而减弱，甚至可出现病理反射及脑膜刺激征；③可有黏膜刺激症状，如流泪、结膜充血、咳嗽等。可有暂时性的改变。

（2）慢性苯中毒：在早期可出现脑衰弱综合征。以后出现造血系统功能障碍，先出现血中白细胞数降低以及血小板减少。继而出现各种出血现象，如鼻出血、齿龈、皮下及黏膜出血，严重的有内脏出血，以后则表现为贫血症状。

2. 防治　首先脱离中毒环境。苯中毒无特效药物，主要依靠一般治疗和对症治疗。急性中毒给氧气，给以呼吸、循环兴奋剂。对慢性中毒主要是纠正血象的异常，如补充维生素C、B_4、B_6、B_{12}及核苷酸类，酶类如腺苷三磷酸、复合酶等。对脑衰弱综合征，可对症处理。

第四节　左旋多巴所致精神障碍

一、临床病例及诊疗思路

【病例摘要】

患者，刘××，男性，80岁，退役老兵。近3～4个月来突然变得易发脾气、失眠、多疑，认为有人要害他，有时自言自语。有时当屋里只有他和妻子两个人的时候，他好像在跟另外一个人谈论什么事情，多次诉听到了其他房间里有人在议论他。拒绝进食，坚信食物中有毒药，认为妻子和邻居有不正当的男女关系，并且认为其女儿偷了他的钱财。有时诉看到了他们家里已经死去了的狗和已经去世母亲，但是他知道那些都不是真的，对他没有产生任何影响。过去无精神病史，不认为自己有病，被动就诊。

提问1：你认为患者可能哪些精神症状？

1. 意识障碍；
2. 评议性幻听；
3. 命令性幻听；
4. 嫉妒妄想；
5. 恐怖性的视幻觉；
6. 视幻觉；
7. 无自知力；
8. 被害妄想；
9. 功能性幻听。

提问2：根据患者的表现，你应该考虑诊断哪种疾病？

1. 晚发性精神分裂症；
2. 偏执性精神障碍；
3. 脑炎所致的精神障碍；
4. 躯体疾病所致的精神障碍；

5. 抑郁症；
6. 躁狂症；
7. 心因性反应；
8. 精神活性物质所致的精神障碍；
9. 非依赖性物质所致的精神障碍。

提问3：为进一步明确诊断，应该首先进行下列哪些必要的措施？

1. 详细的神经系统检查；
2. 头颅CT或MRI检查；
3. WISC-R智力测验检查；
4. BPRS检查；
5. MMSE检查；
6. 补充必要的既往病史；
7. MMPI检查。

提示：

经过进一步询问病史，患者既往健康，无精神病史，无使用长期饮酒或使用成瘾药物史，无发热、抽搐及颅脑外伤史。但是患者6个月前患“腿不宁综合征”后，一直服用左旋多巴（或美多巴）治疗。神经系统未引出病理体征，头颅MRI检查未见异常。

提问4：对于该患者，此时应该考虑诊断为哪一种疾病较为合适？

1. 晚发性精神分裂症；
2. 偏执性精神障碍；
3. 脑血管病所致的精神障碍；
4. 内分泌疾病所致的精神障碍；
5. 左旋多巴所致精神障碍；
6. 颅内肿瘤所致精神障碍。

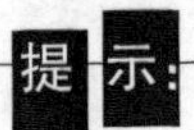

该患者在临床上诊断为“左旋多巴所致精神障碍”。

提问5：左旋多巴所致精神障碍常见的临床精神症状有哪些？

1. 幻听；
2. 幻视；
3. 意识障碍；
4. 情感淡漠；
5. 妄想；
6. 意志减退；
7. 记忆障碍；

8. 智能障碍；

9. 思维贫乏。

【诊疗及解题思路】

病情回顾：患者，男性，80 岁，退役老兵。近 3 ~ 4 个月来突然变得易发脾气、失眠、多疑，认为有人要害他，有时自言自语。有时当屋里只有他和妻子两个人的时候，他好像在跟另外一个人谈论什么事情，多次诉听到了其他房间里有人在议论他。拒绝进食，坚信食物中有毒药，认为妻子和邻居有不正当的男女关系，并且认为其女儿偷了他的钱财。有时诉看到了他们家里已经死去了的狗和已经去世母亲，但是他知道那些都不是真的，对他没有产生任何影响。过去无精神病史，由妻子带到医院就诊。

根据患者的表现，患者对自身及周围环境的判断无明显的障碍，所以不存在意识障碍。患者的特点可以概括为是在意识清晰的基础上出现的幻觉、妄想等精神病性症状。妄想的内容主要是坚信有人害他，认为妻子和邻居有正当的男女关系，认为女儿偷了他的钱财，对此没有自知力。幻觉为一般性的幻视，内容为看到了他们家里已经死去了的狗和已经去世母亲，而且对幻视有识别能力（知道不真的）。幻听最可能为言语性幻听，因为患者表现为自言自语，好像在跟另外一个人谈论什么事情，多次诉听到了其他房间里有人在议论他。命令性幻听：是凭空听到有人用言语命令他去做什么事，患者往往无条件去执行；功能性幻听：它的特点是幻听和现实刺激同时出现，共同存在而又共同消失，但是两者并不融合在一起；例如患者听到外界某个真实存在的声音的同时，又出现与此无关的言语性幻听。因此该患者存在有（提问 1 的有效答案为）评议性幻听，被害妄想，嫉妒妄想，视幻觉，无自知力等精神症状。

根据患者 3 ~ 4 个月来的表现，其精神症状特点可以概括为是在意识清晰的基础上出现的“幻觉妄想状态”，具体表现为幻视、评议性幻听、被害妄想、嫉妒妄想。精神疾病的诊断与鉴别诊断主要依靠病史、体格检查及必要的辅助检查等。目前因为没有提供患者的既往病史体检及必要的实验室检查等，所以现在仅仅要凭借这些症状来考虑诊断的范围，所以不管是哪一种疾病只要能出现连续 3 ~ 4 个月来以“幻觉妄想状态”的备选答案均应该在所选之列。偏执性精神障碍一般无幻觉，心因性反应、抑郁症及躁狂症它们一般没有持久的幻觉、妄想。因此，提问 2 的有效答案为晚发性精神分裂症，脑炎所致的精神障碍，躯体疾病所致的精神障碍，精神活性物质所致的精神障碍，非依赖性物质所致的精神障碍。

为明确疾病的诊断，要进行哪些检查对诊断是必要的呢？该患者为 80 岁的老人，首发精神疾病，现在补充必要的既往病史，进行详细的神经系统及头颅 CT 或 MRI 检查，这些对于诊断与鉴别诊断是非常必要的。MMSE 为简明精神状况检查，本量表主要用于精神科临床患者的认知功能检查，具有简单、易行、易于接受等特点，已广泛地应用于老年期痴呆的筛查。对于该患者进行此项检查可以很快明确有无智能的损害。MMPI 检查：于 1943 年有美国学者根据精神病临床需要设计并出版了明尼苏达个性调查表，多年来次调查表被许多国家不同领域的学者所关注，并广泛使用，凡是年满 16 岁、具有小学以上文化、没有影响测验结果生理缺陷者均可以接受，在精神科的临床上对神经症、躁郁症及精神分裂症有较高的符合率。BPRS 为简明精神病评定量表，本量表主要用于功能性精神病，特别是对于治疗精神分裂症患者疗效观察的评定。WISC-R 智力测验为全面较准确衡量一个人的智力水平，进行此项测验较耗时费力。因此对于该患者进行 BPRS、MMPI 检查、WISC-R 智力测验应该作为后续检查较为合适。所以，为明确疾病的诊断，要（提问3的有效答案为）补充必要的既往病史、详细的神经系统检查，以及头颅CT或MRI检查等，都是应首先进行的必要措施。

患者既往无精神病史，无使用长期饮酒或使用成瘾药物史，无发热、抽搐及颅脑外伤史。但是患者6个月前患"腿不宁综合征"后，一直服用左旋多巴（或美多巴）治疗。神经系统未引出病理体征，头颅MRI检查未见异常。根据这些提示及患者精神症状的特点，基本上可以排除颅内肿瘤所致精神障碍、脑血管病所致的精神障碍、偏执性精神障碍、内分泌疾病所致的精神障碍。关于晚发性精神分裂症，虽然患者的临床精神症状特点较为符合，但是只有在排除了左旋多巴所致精神障碍后才可以作出该病的诊断。关于左旋多巴可以引起精神障碍，多项研究均有显示：任何服用左旋多巴的患者都有可能增加发生精神症状的风险，精神症状大多为幻觉妄想状态。因此，对于该患者此时应该考虑诊断（提问4的有效答案）为"左旋多巴所致精神障碍"较为合适。

左旋多巴所致精神障碍临床上可以分为两类：一类为在意识清晰状态下出现的幻觉妄想状态；另一类为意识模糊状态，可能有许多因素，如合用某种药物、躯体感染、营养不良等。一般无明显的智能障碍、记忆障碍或情感淡漠等阴性精神症状。因此，左旋多巴所致精神障碍常见的临床精神症状包括（提问5的有效答案）幻听、幻视、妄想、意识障碍等。

二、病例相关理论知识

（一）左旋多巴所致精神障碍

左旋多巴是由多巴胺的前体，是治疗帕金森病的常用药物，精神障碍作为左旋多巴的一个不良反应很早就有报道，一般认为精神障碍的发生率为10%～15%，精神症状大多表现为幻觉妄想状态。

1. 发生机制　拟精神药物苯丙胺能使正常人引起与急性精神分裂症偏执型临床十分相似的症状，典型的抗精神病药物均对多巴胺神经功能有拮抗作用，可以治疗精神分裂症阳性精神症状。因此有关精神分裂症的多巴胺神经功能亢进假说正好可以解释左旋多巴引起的精神症状等。

2. 临床表现　左旋多巴所致精神障碍临床上可以分为两类：一类为在意识清晰状态下出现的幻觉妄想状态。幻觉可以为幻视、幻听，但是幻视较常见（精神分裂症患者幻听较为常见）。幻视开始多为非威胁性的如凭空看到已故的亲人或宠物，这种幻觉常在晚上发生，常常伴有生动的梦境。幻视可能是疾病早期的唯一表现，这个时期患者可能有较好的自知力。随着疾病的进展，幻觉可以越来越具有威胁性，而且可以出现妄想。妄想常见的是被害妄想、嫉妒妄想等，如坚信有人企图谋害他或偷他的钱财等，或认为自己的配偶对自己不忠诚等。另一类为意识模糊状态，一般单纯地使用左旋多巴不会出现。意识模糊状态的出现可能有许多因素，如合用某种药物、躯体感染、营养不良、脱水以及内分泌或代谢异常等。少数也可以有抑郁、焦虑的表现，一般无明显的智能障碍、记忆障碍或情感淡漠等阴性精神症状。

3. 诊断与鉴别诊断　根据患者既往左旋多巴的用药史、临床上特征性的幻觉妄想以及无明确的精神病史等可以确立诊断。需要与晚发性精神分裂症鉴别时也不困难，晚发性精神分裂症一般无左旋多巴用药史、无显明的幻视，以较系统的妄想等为主要临床表现。

4. 治疗与预后　左旋多巴所致精神障碍的病例中，一些患者尽管常常出现幻觉，未经药物治疗，其功能仍数年保持完好。当幻觉妄想等症状明显，自知力下降，存在伤人及自伤的危险，影响患者的工作或生活时，可以采取药物治疗，如选用非典型抗精神病药物。有研究者认为在使用抗精神病药物之前，应该尽可能减少左旋多巴的使用剂量或停止使用，观察患者精神症状是否减少或可能消失；但是也有人认为会使患者产生不必要的风险，并推荐立即采用非典型抗精神病药物治疗。

对于帕金森病患者治疗中出现的精神症状，减少甚至停止使用左旋多巴，或者使用抗精神病药物治疗，都存在使帕金森病患者运动障碍加重的风险，治疗变得比较复杂。目前有学者通过研究认为氯氮平能有效地控制精神症状且不加重运动障碍，但是存在其他副作用，如镇静、便秘、流口水等不良反应。另有研究显示，喹硫平也可以显著改善其精神症状，喹硫平与利培酮、奥氮平相比较，其锥体外系反应等均较小，可以考虑作为治疗帕金森病精神症状的一线药物，其耐受性也比氯氮平好。

（二）肾上腺皮质激素所致精神障碍

近年来临床上广泛应用肾上腺皮质激素。国外报道引起精神障碍的发生率为5%～10%，国内报道其副作用有如过敏反应、感染扩散、皮质功能衰竭之外，也有关于精神障碍的报道。在临床上可看到可的松、泼尼松龙、地塞米松等治疗疾病时发生精神障碍。

有文献报道，精神障碍常发生于治疗持续时间较短时，如数天之后或两个月之内，曾有报道在第一次注射后即发病者，大多数学者认为精神症状的严重程度与治疗总量及持续时间无关，而认为病前性格特点、既往精神病史和躯体功能状态等个体差异是重要的因素。

发病机制尚不明确，有人观察到此种精神病的症状与Cushing病引起的症状相类似，因此认为服用皮质激素可引起机体内皮质激素过量，致使脑功能改变而发生精神障碍。也有人认为与皮质激素引起电解质障碍或代谢障碍有关。根据实验室资料，服用ACTH或可的松的患者，有的出现5～7次/秒轻度慢波脑电活动，证明激素对大脑功能有一定影响。

1. 临床表现

（1）躯体症状：面部及躯干的向心性肥胖为本病特征性体型。包括满月脸、颈背部脂肪堆积、隆起、腹部膨出。四肢由于脂肪及肌肉萎缩显得相对细小，面色红润而有光泽，有皮脂溢出现象。皮肤变薄，易出现紫癜和瘀点，毛细血管脆性试验多呈阳性。面部及背部皮肤经常发生痤疮。体毛增多，增粗，色黑，部分患者有脱发现象。约80%高血压患者的收缩压和舒张压升高。有骨质疏松、脱钙，以支重骨为明显，如脊柱，骨盆可能发生病理性骨折。患者多自觉腰背痛，四肢乏力，伤口愈合困难。女性患者多有月经减少或闭经，乳腺萎缩，阴蒂增大。男性患者有阳萎、睾丸萎缩。

（2）精神症状：①情感障碍：是较突出的症状，如欣快、易激惹、紧张、情绪不稳等。患者主动叙述病理体验，情感反应鲜明，表现为轻躁狂状态。许多学者认为欣快是由于皮质激素直接作用的结果，也是本病的特征之一。临床表现抑郁状态者较少。②意识障碍：表现为轻度的意识障碍，患者对时间定向力不完整，对外界反应迟钝，有丰富的幻觉。有的患者在出现精神症状当时未发现意识障碍，待病情好转后有部分遗忘。③妄想状态或幻觉妄想状态，多为片段的妄想，内容多为迫害性质。有的患者并出现幻觉，以幻视为常见，如看见身上、床上有许多虫子。有的患者有幻触，如感到有人刺他的身体、吸他的血，表现恐惧不安。④兴奋状态：患者可表现为言语兴奋、内容零乱、吵闹不安、恐惧或激怒等。

精神症状常有如下特点：①症状波动性大：如有的患者很快出现关系妄想及被害妄想，

情绪激动，常有自伤行为，自知力丧失，数天之内症状可多次起伏，自知力时而恢复，时而丧失。②症状易变换：如患者由妄想状态转变为思维迟钝，后又表现欣快。有的患者开始有片断关系妄想转变为反应迟钝，后又表现丰富的幻觉妄想状态，并伴有言语兴奋。症状转变较迅速、突然，可与精神分裂症相鉴别。

2. 治疗

（1）逐渐减药或停药或改换他种激素：如因躯体疾病不能停用激素，可继续小量使用，或同时配合抗精神病药物治疗。

（2）对症处理：对有精神症状的患者，可根据不同情况给予地西泮 2.5～5mg，奋乃静 2～4mg，氯丙嗪 25～50mg，每天 3 次。

（三）抗胆碱药所致精神障碍

抗胆碱药如阿托品、颠茄、东莨菪碱、山莨菪碱、654-2 等。民间治疗风湿热、支气管哮喘、关节病等用的洋金花（或称风茄花、曼陀罗花）也属于这类药物。引起中毒的原因为多服或误服。

1. 临床表现　意识障碍最多见，可为嗜睡、谵妄、昏迷等不同程度的意识障碍。出现错觉幻觉如认错人，看到内容鲜明生动的物体。由于这类药物引起交感神经兴奋、副交感神经抑制，表现为抑制分泌、口干、口渴、瞳孔散大、视物模糊、头痛、颜面潮红、呼吸脉搏加速、血压升高、发热，严重者可出现惊厥、昏迷。

2. 防治

（1）本类药物应防滥用，治疗用药时剂量不宜过大。对野生药物应加强管理，普及药物知识，防止误服。

（2）急性中毒可按内科急救原则处理，洗胃输液，服用维生素等。

（3）在深度昏迷时可用拮抗药，如毒扁豆碱 2mg 加入 25% 葡萄糖溶液中缓慢静脉注射。15 分钟后可再重复。因为药在体内分解甚快，待症状消失后，仍应每小时静脉注射 1mg 或口服 2mg，连用 3 小时。或给以毛果芸香碱或新斯的明皮下注射。但这些药物不易透过血-脑脊液屏障，对中枢神经作用不明显。

（4）对精神症状可给以抗焦虑药物如地西泮、氯氮䓬以及巴比妥类药，不宜用抗精神病药物。

（四）抗结核药物所致精神障碍

在各种抗结核药中，异烟肼、环丝氨酸及乙硫异烟胺，都可引起中枢神经系统的毒性反应和显著的精神异常。

异烟肼为常用的抗结核药。国内外学者认为中枢神经系统中毒症状的发生似与剂量关系不大。也有人提出用较大剂量或进行椎管内注射时较易发生。一般认为有癫痫、精神病、人格明显不稳的、有遗传素质、慢性酒精中毒与高龄动脉硬化者，易发生严重的神经系统并发症，出现精神障碍。

异烟肼引起精神症状的原因，多数学者曾认为是“竞争抑制”的结果，而引起 B 族维生素，特别是烟草酸和维生素 B_6 缺乏所致。因为烟草酸是构成体内辅酶Ⅰ及Ⅱ的原料，而异烟肼在化学结构上与烟草酸相似，因此异烟肼在体内与烟草酸互相竞争。当异烟肼量增加，烟草酸量减少时，异烟肼就抑制烟草酸；并代替之而成为辅酶Ⅰ及Ⅱ的构成部分。这种辅酶Ⅰ及Ⅱ并不是真正的辅酶。不能辅助细胞完成氧化还原反应，因此便产生了烟草酸缺乏症，如神经炎、精神病等。同时也抑制烟草酸在体内完成细胞新陈代谢所必需的辅酶而引起精神症状。维生素 B_6的化学结构也与异烟肼相似,同样也产生了竞争性抑制。异烟肼抑制了维生素 B_6在体内正常代谢作用,引起维生素 B_6缺乏症,因而引起精神症状。另外有学者认为,与药物的单胺氧化酶抑制作用造成儿茶酚胺代谢障碍有关。

1. 临床表现

(1) 精神症状:①意识障碍较多见,可由轻度意识模糊、混浊、谵妄,甚至昏迷,并伴有丰富的恐怖性的幻觉,如看到毒蛇、猛兽、死人的形象,或听到威胁或污蔑性的幻听,患者为此恐惧不安;②幻觉妄想状态的患者意识清楚,有明显幻听、自罪妄想和被害妄想;③柯萨可夫综合征,出现记忆减退、虚构症、定向障碍,并有判断错误;④可产生木僵状态、躁狂状态,抑郁状态及脑衰弱状态。

(2) 神经系症状及体征:①周围神经改变,以感觉障碍为主。常表现在肢体末端,如过敏、麻木、足底烧灼感、感觉异常等。膝腱反射减退或消失。严重者则有肌麻痹、震颤以至肌萎缩。②癫痫发作多为大发作。③自主神经功能障碍,有口干、便秘、阳萎、排尿困难、皮肤变色、营养、体温与发汗等障碍。④维生素缺乏性皮炎,舌炎,毛细血管脆性增加,白细胞减少等。

2. 治疗

(1) 停服异烟肼,改用其他抗结核药。

(2) 给大量 B 族维生素:烟草酸 100~200mg,每天 3 次口服,或肌内注射,或静脉注射。维生素 B_6 10~20mg,每天 3 次口服,或 50~100mg,每天 1 次肌内注射或静脉注射,以及维生素 C、维生素 E 等。

(3) 精神药物治疗,可给以抗焦虑药,必要时可给以抗精神病药物如利培酮、氯丙嗪等。

第十章　精神活性物质与行为成瘾所致精神障碍

第一节　海洛因依赖

一、临床病例及诊疗思路

【病例摘要】

患者男性，34 岁，某餐饮业公司经理。一天晚上 8 点独自就诊，自诉不明原因严重腹痛，全身不适、发冷 4 小时，伴腹泻两次，无脓血便。体检：体温 36.5℃，脉搏 126 次/分，呼吸 20 次/分，血压 130/90mmHg，无腹部肌肉紧张、压痛及反跳痛，肠鸣音 10 次/分，体检中不停地流涕、流泪、打哈欠，神经系统未见病理反射。

提问 1：作为接诊医生，在采集病史时，应该特别注意询问哪些病史？

1. 癫痫病史；
2. 进食生冷或不洁食物的病史；
3. 平时睡眠情况史；
4. 有无头痛病史；
5. 长期持续大量饮酒史；
6. 药物滥用史；
7. 吸烟史；
8. 尿路、胆道结石病史。

提示：

在短暂询问病史过程中，患者急不可耐，烦躁不安，对医生询问有无药物滥用情况虽然给予否认，仍然诉自己非常疼痛，对医生说："你们不要管我是什么病，只要给我注射 2 支盐酸哌替啶止痛就行了……"

提问 2：此时患者要求注射盐酸哌替啶最主要的目的可能是什么？

1. 止痛；
2. 镇静；
3. 止泻；
4. 患者躯体疾病病痛严重，急于缓解症状；

5. 缓解物质依赖的戒断症状；
6. 患者比较娇气；
7. 以上都不是。

提问3：怎样才能快速准确地确定一个人是否有阿片类药物依赖？

1. 仔细询问病史；
2. 威胁要将其送到戒毒所；
3. 由公安人员审讯；
4. 尿（或血液）毒品检测；
5. 给予吗啡注射观测是否立即出现快感；
6. 注射阿片类受体阻断剂，观察有无戒断症状立即出现；
7. 作麻醉分析。

提示：

该患者尿吗啡试验阳性，在有效的证据支持下，患者承认自己在近2～3个月来经常吸食“黄皮”等，现在因为停止吸食15个小时后而且出现以上症状，今来医院要求给予其注射2支盐酸哌替啶。医生给予美沙酮口服后症状缓解，当即表示“重新做人”，不再吸食毒品。患者回家一周后晚上因家务事与妻子大吵一架后，扬言要自杀，随即外出，至凌晨2点左右回家卧床而睡，次日上午9点妻子唤其吃饭时呼之不应、推之不动，急送入医院，体查：体温35.8℃，脉搏56次/分，呼吸9次/分，血压86/56mmHg，听诊肺部呼吸音及肠鸣音均较弱，双侧瞳孔均为0.5mm，四肢肌肉松弛。

提问4：作为接诊医生，你考虑哪一种疾病的可能性最大？

1. 脑血管病；
2. 有机磷中毒；
3. 巴比妥药物急性中毒；
4. 阿片类药物中毒；
5. 心因性木僵；
6. 安眠药急性中毒；
7. 抑郁症。

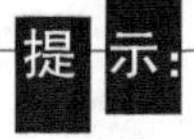

经过血、尿等毒理学检查，临床上确诊为阿片类药物吸食过量中毒。

提问5：阿片类药物急性中毒的临床表现有哪些？

1. 腹疼腹泻；
2. 呼吸减慢；
3. 体温升高；
4. 心跳减慢；

5. 体温降低；
6. 瞳孔扩大；
7. 瞳孔缩小；
8. 血压降低；
9. 肌肉松弛。

提问6:海洛因等阿片类药物依赖者常有哪些行为特征?

1. 从不考虑戒毒；
2. 以强制性用药为中心；
3. 说谎；
4. 放弃前途、放弃健康、放弃一切；
5. 放弃仕途迁升,但是不放弃妻子与父母；
6. 吸毒的同时而不贩毒；
7. 吸毒的同时而贩毒；
8. 常常主动戒毒；
9. 男盗女娼是吸食者的常见后果。

提问7:现代常用的海洛因等阿片类药物成瘾戒断疗法有哪些?

1. 纳洛酮脱瘾疗法；
2. 镇静安眠药脱瘾疗法；
3. 丁丙诺啡脱瘾疗法；
4. 纳曲酮脱瘾疗法；
5. 苯氨咪唑啉脱瘾疗法；
6. 美沙酮替代疗法；
7. 抗精神病药物脱瘾疗法；
8. 二氢埃脱啡脱瘾疗法；
9. 抗抑郁药物脱瘾疗法。

提问8:有关苯丙胺物质依赖的叙述正确的有哪些?

1. 苯丙胺是一种神经系统的兴奋剂,长期使用能导致幻觉、妄想；
2. 苯丙胺的使用可以增强体力,增加食欲；
3. 苯丙胺停止使用可以出现抑郁及自杀；
4. 滥用苯丙胺常常瞳孔缩小；
5. 苯丙胺临床上可用于减肥；
6. 苯丙胺临床上可用于脱瘾治疗；
7. 苯丙胺临床上可用于镇痛；
8. 苯丙胺临床上可用于多动症的治疗；
9. 苯丙胺临床上可用于抽动症的治疗。

【诊疗及解题思路】

病情回顾: 患者男性,34 岁,某餐饮业公司经理。一天晚上 8 点独自就诊,自诉不明原因严重腹痛,全身不适、发冷 4 小时,伴腹泻两次,无脓血便。体检:体温 36.5℃,脉搏 126 次/分,呼吸 20 次/分,血压 130/90mmHg,无腹部肌肉紧张、压痛及反跳痛,肠鸣音 10 次/分,体检中不停地流涕、流泪、打哈欠，神经系统未见病理反射。

仔细阅读该病例，有这样一些特点：①既然突然患了严重的躯体疾病，一人独自就诊，而没有家属、朋友和同事等伴诊；②以腹痛严重、全身不适为主诉，但是无腹部肌肉紧张、压痛及反跳痛等急腹症的客观体征；③腹泻两次、无脓血便，体检时伴有流涕、流泪、打哈欠；④体检：体温正常，脉搏、呼吸增快，血压偏高、肠鸣音 10 次/分。这样综合起来考虑诊断不太符合临床上一些以“急性腹痛”为主要表现常见的疾病，如①腹部器官的急性炎症：急性肠胃炎、急性阑尾炎、急性胰腺炎、急性胆囊炎、急性出血坏死性肠炎；②腹部空腔脏器阻塞或扩张：如肠套叠、肠梗阻、胆道结石、胆道蛔虫症、泌尿系结石梗阻等；③腹部脏器的扭转或破裂：如肠扭转、肠系膜或大网膜扭转、卵巢扭转、肝破裂、脾破裂、异位妊娠破裂等；④腹膜炎症：胃肠穿孔引起的急性腹膜炎等；⑤胸腔疾病所致的腹部牵涉性疼痛：如心绞痛、心肌梗死、急性心包炎、急性肺炎、肺梗死等。因为这些疾病的一般腹痛多发生在病变所在的部位，并且有不同的性质和程度，常常有诱发因素、伴随症状等，这些都可能成为诊断的线索。但是该患者的伴随症状有腹泻、流涕、流泪、打哈欠、脉搏、呼吸增快、血压偏高、肠鸣音（10 次/分）增快，这些特点似乎更符合某种物质（阿片类）依赖的戒断症状。在临床实践中常有个别物质依赖者，为了到医院“廉价”骗取自己依赖所需要的药品，故意伪造某种躯体疾病的一些症状，而到医院就诊，但是伪装毕竟是伪装，他的主诉、体征等和疾病的规律是不相符合的，因此要想真正明确诊断，医生在采集病史时，需要特别注意询问有无长期药物滥用史，即使他们自我完全否定，临床医生也要在认真做好应对可能发生其他躯体疾病的前提下，进行必要的临床观察。因此作为接诊医生在采集病史时，应该特别注意（问题 1 的有效答案为）询问有无药物滥用史以及进食生冷或不洁食物的病史。

在短暂询问病史过程中，患者急不可耐，烦躁不安，对医生询问有无药物滥用情况给予坚决否认，诉自己非常疼痛，对医生说：“你们不要管我是什么病，只要给我注射 2 支盐酸哌替啶止止痛就行了……”根据患者的一系列表现，虽然在诊断上不能十分明确，但是，该患者主要症状为自诉为严重腹痛伴随症状为腹泻、流涕、流泪、打哈欠、脉搏、呼吸增快、血压偏高、肠鸣音（10 次/分）增快，在短暂询问病史过程中，患者又急不可耐，虽然对医生询问有无药物滥用情况给予坚决否认，但是又强烈要求注射 2 支盐酸哌替啶止痛。这些特点比较符合阿片类物质依赖者的出现戒断症状、痛苦不堪、强烈觅药，缓解阿片类物质依赖的戒断症状而所采取的手段。如果是因为患者躯体疾病病痛严重，多有家属、朋友伴诊，往往多能配合医生进行检查观察，明确诊断，采取合理的治疗方案，即便是急于缓解症状，也不会直言不讳直接要求注射盐酸哌替啶，很有可能其既往有使用的历史，现也就可能是在药物依赖出现戒断症状时，强烈觅药而采取的一系列手段。因此，此时患者要求注射盐酸哌替啶最主要的目的可能是（问题 2 的有效答案为）缓解物质依赖的戒断症状。

在怀疑某个患者是否有阿片类药物依赖的时候，怎样才能快速准确地确定一个人是否有阿片类药物依赖。临床上简单、准确的方法就是对该人的体液（尿或血液）进行毒品检测，如果有阿片类药物或其代谢产物，在排除正常使用药物的前提下，基本上就可以确定诊断。由于成瘾者对于阿片类药物的使用是非法的，加上成瘾者有说谎的习惯，医生仔细询问病史对于快速准确地确定一个人是否有阿片类药物依赖，就显得苍白无力。在怀疑某个人是否有阿片类药物依赖的时候，威胁要将其送到戒毒所、由公安人员审讯、给予吗啡注射观测是否立即出现快感等都不是医务人员正常合法的权利。怀疑某个人是否有阿片类药物依赖而给该人注射阿片类受体阻断剂，观察有无戒断症状立即出现，这样会有可能给该患者造成极大的痛苦，引起其他不必要的纠纷。因此要快速准确地确定一个人是否有阿片类药物依赖的方法是（问题3的有效答案为）进行尿（或血液）毒品检测。

根据患者的病史提示及提问所备选的答案，现在分析如下：脑血管病常见的包括脑血栓形成、蛛网膜下腔出血、脑出血及脑梗死等，它们多发病于中老年人，有高血压、高脂血症、糖尿病等病史，病后有神经系统的损害的定位体征等，瞳孔的改变多为单侧扩大（或缩小），一般没有双侧同时缩小。有机磷中毒虽然有瞳孔缩小且对光反应消失，但同时往往有呼吸消化道腺体分泌增加、肌肉痉挛、抽搐、肌束震颤更明显等；病情进一步加重表现为二便失禁、呼吸困难、发绀，脑水肿而致呼吸、心跳停止而死亡。安眠药急性中毒中毒者多可查及有服用安眠药病史，出现昏睡不醒、肌肉痉挛、血压下降、呼吸变浅变慢、心跳缓慢、脉搏细弱，甚至出现深昏迷和反射消失；若被吸收的药量超过常用量的15倍，可因呼吸抑制而致死。巴比妥类药物中毒的临床表现为轻者头痛、眩晕、语言迟钝、恶心、呕吐等；重度中毒可出现兴奋、幻觉、四肢强直等症状，后进入昏迷，瞳孔扩大，有时缩小，全身发软，呼吸微弱甚至停止；实验室检查：采集患者血液、尿、胃内容物测定巴比妥盐有助于确诊。心因性木僵、抑郁症一般没有体温、脉搏、呼吸、血压及瞳孔等生命体征的改变，四肢肌张力多正常或增高。该患者既往有长期吸食海洛因的历史，就诊当天表现为昏迷，体温、血压降低，脉搏、呼吸减慢，听诊肺部呼吸音及肠鸣音均较弱，双侧瞳孔均为缩小（针尖样改变），四肢肌肉松弛，这些临床表现特点都比较符合典型的阿片类药物中毒。因此，现在接诊医生的诊断考虑为（问题4的有效答案为）阿片类药物中毒较为合适。

经过血、尿等毒理学检查，临床上确诊为阿片类药物吸食过量中毒。阿片类药物主要有吗啡、海洛因、鸦片、盐酸哌替啶、盐酸二氢埃托啡、美沙酮、阿弗替丁、可待因等，因具有产生较强烈的躯体（生理）依赖和精神（心理）依赖的潜力，常被吸毒者滥用而导致中毒。吗啡中毒量在成人为0.06g，致死量为0.25g；阿片的致死量为吗啡的10倍，其口服致死量为2～5g。可待因毒性为吗啡的1/4，其中毒剂量为0.2g，致死量为0.8g。阿片类药物中毒可以分为急、慢性中毒两种形式：慢性中毒（阿片或吗啡依赖）表现为食欲缺乏、便秘、消瘦、衰老及性功能减退。当减药或停药是会出现各种药物的戒断症状，如精神萎靡、呵欠、流泪、出冷汗、失眠、疼痛、恶心、呕吐、腹痛、腹泻等严重的躯体不适；也可见心跳加快、血压不稳定、焦虑、抑郁甚至冲动或攻击行为等。急性中毒时表现为昏迷、针尖样瞳孔和高度呼吸抑制三大特征；呼吸先变浅而慢，以后出现叹息样呼吸或潮式呼吸，血压下降，当缺氧严重时瞳孔可扩大，对光反射消失，伴有骨骼肌松弛，以下颌松弛最为明显，有时常发生舌后坠而阻塞气道，并发肺水肿、肺部感染，中毒严重者多在12小时内死于呼吸麻痹。血、尿或胃内容物检测毒物，有助于诊断。因此，阿片类药物急性中毒的临床表现有（问题5的有效答案为）呼吸减慢，心跳减慢，体温降低，瞳孔缩小，血压降低，肌肉松弛。

海洛因等阿片类药物依赖者的行为特征可以概括为：①一切以强制性用（觅）药为中心：用药成了他们生活中最重要的一部分，在经济开支中购药成为第一的需要，为了用药可以牺牲一切，可以放弃对家庭、社会的责任，放弃自尊、自爱，放弃健康、放弃一切。②贩毒：吸毒的同时而贩毒，长时间吸食价格昂贵的毒品，有再多积蓄也不够花费，加上吸毒后正常的收入减少，当合法的渠道搞不到购买毒品的钱款时，为筹集毒资转卖毒品是常见的手段。另外男盗女娼是吸食者的常见后果。③主动戒毒：几乎每个成瘾者他们常常都有过不只一次地主动戒毒，但是他们戒毒的动机可能很复杂，可能是由于目前无法获取吸毒所需要的高额钱款，也可能是用药量过大也没有过去吸食少量毒品的快感，想通过戒毒降低耐受性，以便重新能使用小剂量的毒品就能达到快感，也可能是由于目前自身的身体条件太差了，想通过戒毒而休养生息。④说谎：成瘾者的另一个行为特点就是说谎。吸毒是严重的违法行为，需要隐瞒，用非法手段获得钱更需要隐瞒，所以吸毒者说谎是必然的。由于成瘾者经常说谎，所以他们的谎言已经编得自然流利，天衣无缝，以至于他们说真话的习惯反而没有了。因此，海洛因等阿片类药物依赖者有哪些行为特征包括（问题6的有效答案为）以强制性用药为中心，说谎、放弃前途、放弃健康、放弃一切，吸毒的同时而贩毒，常常主动戒毒，男盗女娼是吸食者的常见后果。

对于海洛因等阿片类药物成瘾，现代常用的戒断疗法有：①美沙酮替代疗法；②苯氨咪唑啉脱瘾疗法；③丁丙诺啡脱瘾疗法；④二氢埃脱啡脱瘾疗法。其中以美沙酮替代疗法使用最多，经验较为成熟。自20世纪60年代美国首先试用美沙酮替代阿片类成瘾（主要是海洛因）治疗成功以来，大约有80%的海洛因成瘾者达到改善，停止了犯罪活动，减少了对黑市海洛因的需求，改善了就业状况。目前美沙酮的治疗和维持治疗在许多不同的社会、经济文化背景的地区和国家（包括中国）中使用，已取得了大量的临床经验。美沙酮属于强效阿片类药物，与其他阿片类药物可以产生交叉依赖性和耐受性，可以替代任何一种阿片类药物。但是，在阿片类药物成瘾的戒断过程中，抗精神病药物、抗抑郁药物、镇静安眠药等在一定阶段的应用是离不开的。纳曲酮治疗：目的在于阿片类药物成瘾的戒断成功后防止复吸，使成瘾者再次滥用毒品时不产生快感，从而减少和消除毒品的正性强化作用，达到巩固脱瘾后的疗效。因此，对于海洛因等阿片类药物成瘾，现代常用的戒断疗法有（问题7的有效答案为）丁丙诺啡脱瘾疗法、苯氨咪唑啉脱瘾疗法、美沙酮替代疗法，以及二氢埃脱啡脱瘾疗法。

苯丙胺类药物是一种中枢神经兴奋剂，属于精神药物。它包括三大类：①传统型苯丙胺类兴奋剂，主要代表药物为甲基苯丙胺和苯丙胺。②减肥型苯丙胺类兴奋剂，主要代表药物为芬氟拉明、苯丁胺和硫酸苯丙胺。③致幻性苯丙胺类兴奋剂，主要代表药物为替甲基苯丙胺、替苯丙胺、二甲基苯乙胺。苯丙胺可以促进神经细胞突触前膜肾上腺素和多巴胺的释放，阻断再摄取，增加突触间隙中肾上腺素和多巴胺的浓度，具有较强中枢神经系统兴奋作用，可以减少嗜睡和疲劳，临床上可用于发作性睡病、多动症、肥胖症等。长期使用能导致依赖或产生幻觉、妄想等精神症状。慢性中毒患者表现为颜面发红、瞳孔扩大、心率加快、血压上升、腱反射亢进，突然停止使用可以出现抑郁及自杀等。因此，有关苯丙胺物质依赖的叙述正确的有（问题8的有效答案为）苯丙胺是一种神经系统的兴奋剂，长期使用能导致幻觉、妄想，停止使用可以出现抑郁及自杀，临床上可用于减肥及多动症的治疗。

二、病例相关理论知识

精神活性物质又称为成瘾物质，是一类能作用于中枢神经系统，引起情绪、行为甚至意识状态等精神活动改变的一类物质。药物依赖是由于反复使用某种精神活性物质所引起的一种周期性或慢性中毒状态，具有以下特征：①强迫性觅药行为，常常不择手段地获取该药；②使用该药有加大剂量的趋势；③产生用药依赖，包括精神和躯体依赖；④对个人、家庭和社会产生危害。可产生依赖的精神活性物质很多，有的是天然的，有的是半合成的，有的是合法的,有的是非法的,它们有着不同的药理特性和毒性特点,包括酒精类、鸦片类、大麻类、镇静催眠剂、可卡因类、其他兴奋剂包括咖啡因、致幻剂类;烟草、挥发性溶剂;其他精神活性物质等。与精神活性物质相关的障碍分为两类,即精神活性物质使用障碍和精神活性物质所致的精神障碍。前者包括:①物质依赖状态:指一组认知、行为和生理症状群,明知道使用有害,但是继续使用,导致耐受性增加、戒断症状和强迫性觅药行为;②滥用:指一种适应不良方式,由于反复使用药物导致了明显的不良后果,如不能完成工作和学业,损害了身体、心理,导致法律上的问题等。精神活性物质所致的精神障碍包括急性中毒、戒断反应、人格改变、情绪障碍或精神病性障碍等。

1. 病因与机制

(1) 社会环境因素:引起药瘾的因素很多,如精神活性物质的可获得性及价格、社会对精神活性物质的管理、社会压力、社会阶层与文化等因素;家庭的破裂或不和睦;同伴的相互影响、模仿,以及个人接受的教育、种族、职业、经济、环境、生活习俗等因素。

(2) 个体素质因素:如遗传、代谢、心理状态和个性等因素。吸毒者常具有品行障碍(如学习成绩差、逃学、偷窃、违纪等)、好惹麻烦、行为粗鲁、爱说谎、诈骗、自行其是、好奇心强、易冲动、好冒险等性格特征。

(3) 药物依赖形成的机制:①代谢耐受性和细胞耐受性:代谢耐受性是指因药代谢过程加快,在组织内浓度降低、作用减弱、有效时间缩短而言。细胞耐受性是指因神经细胞有了某种适应性的改变而引起,使神经细胞只有血液中含有高浓度药物的情况下才能正常工作。②受体学说:脑内存在对吗啡类药物有特殊亲和力的吗啡受体以及内源性吗啡受体激动剂。因此推测药物依赖性的迅速形成可能与外源性吗啡与吗啡受体的特殊亲和力有关,后者被阻断后,造成耐受性的急剧增高。③戒断综合征的失用性增敏假说:吗啡受体长期被吗啡阻断后出现耐受性增高的同时,也可由于长期使用阿片类药物(瘾药状态)阻断了受体,出现失用性增敏,以致在停药过程中出现戒断综合征。

2. 临床类型及临床表现

(1) 阿片类依赖:阿片类物质包括鸦片以及阿片中提取的生物碱吗啡、吗啡的衍生物海洛因、人工合成的盐酸哌替啶,以及美沙酮和喷他佐辛。此类药物除镇痛外,可引起欣快,易成瘾。常用剂量连续使用2周即可成瘾,具有强烈的精神依赖、躯体依赖及耐受性。

1) 临床表现:海洛因依赖为常见类型。以中青年男性较多。初次吸食海洛因多为朋友怂恿,出于好奇。据报道,90%患者第一次吸食海洛因后感头晕、恶心,甚至呕吐。断续吸食3~6天后,全部病例体验到"快感",吸入方式最初为将海洛因加入香烟中抽吸,随后绝大多数吸毒者均改将海洛因粉末置于锡纸上加热后,用吸管将烟吸入,又称"追龙"。依赖形成的时间与患者吸食频率、用量大小和方式有关,大多数吸食1个月后形成依赖。海洛因依赖常见的临床表现包括:①精神症状:情绪低落、消沉、易激惹,失眠、睡眠质量差,工作与生活节律昼夜颠倒;性格改变极为明显:自私、说谎、诡辩,不关心他人,对社会家庭失去责任感;记忆力下降,注意力难以集中,创造能力和主动性减低。服用瘾药后情绪高、活跃。此时获得瘾药成为患者生活的中心,千方百计,通过各种非法途径获得所使用的药品。②躯体症状:一般营养状况差、体重下降、食欲丧失、多汗、便秘、皮肤干燥、性欲减退。男性患者出现阳萎,性欲丧失,女性月经紊乱、闭经。其他可有脸红、头晕、出冷汗、体温升高或降低、心悸、心动过速、白细胞升高、血糖降低等。③神经系统检查:可见震颤、步态不稳、瞳孔缩小、腱反射亢进，也可发现吸吮反射、掌颏反射、霍夫曼征阳性等。部分患者脑电图可有轻度异常，β 或 θ 活动增加。

2）戒断综合征：鸦片类戒断症状十分痛苦。一般在中断用药 6～8 小时后即出现打哈欠、流涕、流泪、寒战、出汗，身体不同部位疼痛、失眠，患者完全不能入睡，安眠药无效。患者痛苦呻吟，恶心呕吐，全身痛觉过敏，瞳孔扩大，发热出汗，焦虑不安、哀求给药，不给则进行威胁。此后症状加重也可出现程度不等的意识障碍，轻者表现为嗜睡，重者出现谵妄状态、精神运动性不安、躁动、鲜明生动的幻觉等。各种症状一般在停药 24～36 小时最为突出，或 2～3 天后便开始减轻。精神症状方面焦虑不安、失眠等症状持续 1～2 周或更久。在躯体戒断症状明显减轻后，精神依赖症状仍可十分明显，往往长期存在，甚至可达数年或数十年之久。

3）阿片类药物中毒：可以分为急、慢性中毒两种形式。急性中毒表现为意识障碍、瞳孔缩小呈针尖样、呼吸抑制等。昏迷、针尖样瞳孔和高度呼吸抑制为阿片类药物急性中毒的三大典型表现。呼吸先变浅而慢，随着病情的加深，渐出现叹息样呼吸或潮式呼吸，血压下降，体温下降。当缺氧严重时瞳孔可扩大，对光反射消失，伴有骨骼肌松弛，以下颌肌松弛为甚，有时常因舌后坠而阻塞气道，并发肺水肿、肺部感染，中毒严重者多在 12 小时内死于呼吸麻痹，超过 48 小时存活者，预后较好。慢性中毒表现为食欲缺乏、便秘、消瘦、衰老及性功能减退。

（2）巴比妥类及其他镇静安眠药依赖：随着安眠药、镇静剂的广泛应用，依赖者也不少见，其中以司可巴比妥钠（速可眠）、甲喹酮依赖者多见。巴比妥类药物可解除紧张，易产生精神依赖。由于耐药性的出现，剂量日趋加大，反复长期使用后可产生躯体依赖。

临床表现：长期大量服用安眠药的患者均可出现程度不等的慢性中毒症状。躯体症状方面可见消瘦、无力、食欲下降，胃肠功能不良，面色青灰，易出汗，皮肤划痕症阳性，性功能明显低下或消失。由于长期大量使用药物，故还常伴有药物中毒性肝炎。神经系统体征：可见舌、手震颤，腱反射亢进，掌颏反射、踝阵挛以及锥体束征阳性等。一次大剂量服用巴比妥类药物可引起意识障碍及轻躁狂状态，历时数小时至数天，伴有震颤、口齿不清、步态不稳等。长期大量服用可出现智能障碍，如记忆力、计算力、理解力明显下降，思考问题困难，工作学习能力有所下降。药物依赖形成后可出现人格改变，表现为不择手段偷药骗药，置家人生活于不顾，当面撒谎，直至戒断症状出现，无法忍受时才向家人和医生苦苦哀求给药。患者丧失进取心，对家庭和社会丧失责任感。戒断综合征：一般于停药 24～72 小时后出现，成瘾药物剂量愈大，药物镇静作用愈强，戒断症状愈重。轻者出现全身难受、不适、心慌、眩晕等类似神经症症状。重者出现全身肌肉抽搐、癫痫大发作或幻觉、类精神分裂症症状和意识障碍，如兴奋、冲动、言语零乱、多疑和幻视、幻听等。

（3）抗焦虑药物依赖：由于抗焦虑药物在临床上的使用不当、剂量过大、持续时间过长等原因，相继出现氯氮䓬、地西泮、阿普唑仑、氯硝西泮等依赖，其中以甲丙氨酯的耐药性和成瘾剂量最大，在不少国家已列为禁用的易成瘾药物。亦有学者报道有一般治疗量即出现成瘾者，可能与患者的素质有关。临床表现为抗焦虑药长期、大量服用后可出现消瘦、无力、面色苍白、皮肤无光泽和性功能低下。一般智能障碍不明显。神经系统症状有：肌张力低下，腱反射低或不能引出，步态不稳。依赖形成后可有一定程度的人格改变。易激惹、意志薄弱、说谎、极端自私、吝啬，隐瞒病情，不择手段至急诊室骗药偷药。戒断综合征：明显的精神症状多在停药后 1 ~3 天后出现一过性兴奋、欣快、不眠、幻觉。临床表现与巴比妥类安眠药戒断症状相似。严重时可出现抽搐或癫痫大发作等。

(4) 苯丙胺类药物依赖:近几年来苯丙胺类依赖与滥用在国外一些国家和地区已经超过海洛因的使用,有取代海洛因而成为主要的滥用毒品的趋势,我国也有迅速增高的趋势。公众对海洛因及其危害有所了解,但对苯丙胺类(冰毒、"摇头丸"等)毒品了解相对较少。苯丙胺为中枢神经兴奋剂,可减少嗜睡及疲劳感,提高精神及兴奋性。一般作用时间维持4小时。继之出现疲劳嗜睡。如连续每天小量服用,很快易产生耐受性。当前社会上滥用的"摇头丸",是多种致幻性苯丙胺类兴奋剂的混合物,且掺杂了大量的其他物质。由于苯丙胺类兴奋剂的药物类型不同,吸食后的生理、心理反应也不一样。吸食苯丙胺后,可出现高度兴奋、食欲减退、不知疲倦,可以数十小时连续工作。减肥型苯丙胺类兴奋剂能明显抑制脑干饱食中枢神经活动,从而使食欲减退,以达到减肥目的,但也让使用者精力充沛,不思睡眠。与甲基苯丙胺相比,致幻性苯丙胺类兴奋剂的中枢兴奋作用较弱而迷幻感觉作用较强,能使服用者情绪兴奋并产生明显的迷幻感。滥用者口服后约半小时出现幻觉,警惕性下降,性开放倾向增强,极易出现群宿乱交行为。吸食苯丙胺类兴奋剂会产生耐药性,吸食一段时间以后必须加大用量才能达到吸食的快感和致幻效。戒断综合征中以抑郁为最常见,症状多在停药 48 ~72 小时达最高峰,以后逐渐减轻。严重者精神症状持续数周之久。长期、大量服用苯丙胺,可出现苯丙胺性精神病,临床症状与精神分裂症偏执型十分相似,表现为在意识清晰情况下出现被害妄想、牵联观念、幻觉等,但持续时间短,停药数天或数周后自行消失。抗精神病药物如酚噻嗪类及丁酰苯类等药物治疗有效。

3. 诊断 物质依赖的诊断主要依据有长期、反复、定期、强制性的精神活性物质滥用史。对精神活性物质有强烈的渴求及耐受性;不能摆脱使用这种物质的欲望;对觅取这种物质的意志明显增强;为使用这种物质而经常放弃其他活动或爱好;明知这种物质有害,但仍继续使用,或为自己诡辩,或想不用或少用,但做不到或反复失败;使用时体验到快感;对这种物质耐受性增大,停用后出现戒断综合征。有理由能确定所出现的精神障碍是使用精神活性物质所引起的,同时也可以排除其他脑器质性疾病、心境障碍、精神分裂症和偏执性精神障碍等。

4. 治疗

(1) 一般原则:临床事实表明,一旦患者对药物产生依赖,戒断症状痛苦难耐,一般很难自动戒断。因此应住院进行治疗,即使自觉住院,患者往往不惜采取说谎、偷窃等手段骗取药物。故对入院患者必须详细检查其衣服、用品、书籍,杜绝一切获取瘾药可乘之机。这是确保治疗成败的关键。对于体质较好的成人,可在 1 周内撤完依赖所使用的药物。对于体弱、用药时间长久、药量大或老年患者,为避免断药过程中出现心血管意外、虚脱,可缓慢减药,宜在 10 天至 2 周内减完。

(2) 支持与对症治疗:可改善患者营养,减轻戒药时的痛苦及急性中毒症状。可用大量维生素 B 族、维生素 C、烟酸等。进行促大脑代谢药物的应用,如能量合剂、大量维生素 C、烟酸、谷氨酸钠等加入葡萄糖溶液静脉滴注。戒断过程中有失眠、焦虑等情绪反应。宜采用不成瘾镇静剂,如小量奋乃静、氯丙嗪或氯普噻吨等。焦虑反应明显时,可适当用抗焦虑药物,如地西泮等,氯硝西泮兼有抗癫痫作用,可以预防减药过程中出现癫痫大发作。

(3) 脱毒治疗:主要是针对成瘾性强、戒断症状重的依赖患者。脱毒可采用替代疗法,即用成瘾性较弱的药物替代之，特别在海洛因及其他阿片类成瘾的治疗中，如用美沙酮替代，开始以适宜的剂量控制戒断症状，一般在 2～3 周内逐渐减少乃至停止用药。如在非替代疗法治疗海洛因依赖的戒断过程中，易出现兴奋躁动甚至意识障碍，以戒药开始数天最为严重，须及时控制兴奋冲动并注意保护患者安全。一般可肌内注射或口服氟哌啶醇或氯丙嗪合并异丙嗪等。对于兴奋躁动严重者中心血管系统功能良好的成年患者，可用氯丙嗪、异丙嗪合剂，用生理盐水稀释后，缓慢静脉注射。当躯体依赖症状控制后，患者对药物渴求的心理依赖可在较长时间内存在。根据临床症状，可予以小剂量抗精神病药物或抗焦虑药物，继续巩固治疗至少 2～3 个月。

（4）心理治疗与康复：心理治疗十分重要。患者大多意志薄弱，对治疗缺乏信心，必须经常鼓励和支持患者坚持治疗，鼓励患者参加各项文体活动，转移其对瘾药的注意力。家庭社会的支持对患者出院后的巩固疗效十分关键。在康复阶段必须取得家庭和工作单位的支持和监督，切断瘾药的来源和与瘾药提供者的交往，否则即使在住院条件下戒断成功，出院后疗效不易巩固且有重染旧习的可能。出院后应坚持长期观察随访，预防复发。

（5）预防：毒品的滥用不仅仅是一个医学问题，亦是一个社会问题。预防药物依赖的发生，需要采取综合性措施，控制易成瘾物质的生产、销售、临床使用。在医务人员中普及有关知识，提高对安眠药、抗焦虑药、吗啡类成瘾的警惕和早期识别，以减少成瘾的产生。在已形成药物依赖流行的地区，需要在群众中广泛宣传其危害性，动员社会力量，协助合作，综合治理。

第二节　苯丙胺类药物所致精神障碍

一、临床病例及诊疗思路

【病例摘要】

患者男性，21 岁，无业。患者近 2 年睡眠不好，睡不实，早醒，情绪不好，不愿见人，经常哭泣，逐渐变得敏感多疑，说满大街都是警察跟踪他，自己的想法别人都知道了，认为周围的人故意针对他、讲究他、害他，看电视时认为电视机控制他，曾因怀疑一个朋友跟踪自己，而将其轿车砸坏。近半年症状加重，睡眠不好，烦躁，疑神疑鬼，总是躲避。近 20 天出现情绪差、不愿动、进食少，并常常听到外面有汽车报警器声音，吓得不敢出屋，家人感到其精神不正常，带其来医院就诊。体查、神经系统检查无异常。与医生交流时不愿说话，明显紧张、恐惧，问医生是不是警察装的。

提问 1：作为首诊医生，患者目前最可能存在哪些精神症状？

1. 情绪低落；
2. 关系妄想；
3. 意志活动减退；
4. 被害妄想；
5. 夸大妄想；
6. 被跟踪感；
7. 物理影响妄想；

8. 被洞悉感；
9. 思维迟缓；
10. 幻听。

提问2：根据患者目前的表现，哪些诊断的可能性大？

1. 偏执性精神病；
2. 抑郁症；
3. 偏执型精神分裂症；
4. 失眠症；
5. 恐惧症；
6. 紧张型精神分裂症。

提问3：作为接诊医生，采集病史时，还应特别询问哪些病史？

1. 药物滥用史；
2. 平时睡眠情况；
3. 既往有无抑郁发作史；
4. 吸烟史；
5. 长期持续饮酒史；
6. 器质性及躯体疾病病史；
7. 既往人格特点。

提示：

家属介绍患者一直身体健康，没患过什么病。近五年来，无正式工作，经常与一帮朋友去迪吧玩，常夜不归宿。询问患者后，承认在迪吧里开始用过摇头丸、后来间断吸食冰毒，用后精力旺盛，不用就疲倦，情绪低、发脾气。近20余天彻底停用冰毒后睡眠少，心情不好、恐惧。

提问4：对于该患者，诊断哪一种疾病的可能性最大？

1. 偏执性精神病；
2. 抑郁症；
3. 偏执型精神分裂症；
4. 失眠症；
5. 恐惧症；
6. 苯丙胺类药物所致精神障碍。

提示：

患者入院后确诊为："苯丙胺类药物所致精神障碍"，用奥氮平治疗20mg/d，疗效较好。痊愈出院。

提问5：ATS急性中毒的临床表现有哪些？

1. 心动过速；

2. 瞳孔扩大；
3. 血压增高；
4. 瞳孔缩小；
5. 惊厥昏迷；
6. 大汗；
7. 肌腱反射亢进；
8. 腹痛腹泻；
9. 幻觉妄想；
10. 情感愚蠢不协调。

提问6：ATS急性中毒的治理措施有哪些？

1. 置于安静环境，减少环境刺激；
2. 及时给予纳洛酮治疗；
3. 监测生命体征，保持呼吸道通畅、维持水电解质平衡；
4. 降压；
5. 多饮水、服药4小时内可行洗胃催吐；
6. 抗惊厥；
7. 酸化尿液、加快ATS排泄；
8. 物理降温；
9. 控制兴奋、激越行为。

提问7：ATS戒断综合征的治疗原则有哪些？

1. 用美沙酮或丁苯诺菲替代治疗；
2. 对抑郁、渴求重者可选择三环类抗抑郁药或选择性5-HT再摄取抑制剂治疗；
3. 若戒断中出现幻觉妄想可选用抗精神病药，如氟哌啶醇、利培酮等；
4. 在幻觉妄想消失后应继续服用抗精神病药1～2年，巩固治疗；
5. 对谵妄者应进行系统检查排除其他原因，如中枢神经系统感染、颅内出血等；
6. 可选用苯氨咪唑啉、洛非西丁作为辅助治疗。

【诊疗及解题思路】

病情回顾：患者男性，21岁，无业。患者近2年睡眠不好，睡不实，早醒，情绪不好，不愿见人，经常哭泣，逐渐变得敏感多疑，认为自己的想法别人都知道了，认为周围的人故意针对他、讲究他、害他，看电视时认为电视机控制他，曾因怀疑一个朋友跟踪自己，将其轿车砸坏。近半年症状加重，睡眠不好，烦躁，疑神疑鬼，总是躲避。近20天出现情绪差，不愿动，进食少，并常常听到外面有汽车报警器声音，吓得不敢出屋。体查、神经系统检查无异常。与医生交流时不愿说话，明显紧张、恐惧，问医生是不是警察装的。

从病例中我们不难看出患者系青壮年起病，症状以睡眠、情绪和思维障碍为主。从病史中我们可以看到患者存在如下症状：睡眠障碍（睡眠不好，早醒，睡不实），情趣低落（情绪不好，不愿见人，经常哭泣），思维障碍以各种妄想为主，如：被跟踪感（说满大街都是警察跟踪他）、被洞悉感（自己的想法别人都知道了）、关系妄想、被害妄想（认为周围的人故意针对他、究他、害他）、物理影响妄想（看电视时认为电视机控制他）、伴有幻听症状（如常常听到外面有汽车报警器声音）。夸大妄想是指患者自以为是非常人物、出身名门、有特殊才能、有巨大财富等夸大的妄想。思维迟缓是指思维联想缓慢，思考问题吃力，表现语量少，应答迟钝。结合本案例病史，可以看出患者无夸大妄想。虽然与医生交谈时话少，但这与其紧张情绪有关，并非联想缓慢所致，所以本案例也无思维迟缓症状。故问题1的有效答案为情绪低落、关系妄想、意志活动减退、被害妄想、被跟踪感、物理影响妄想、被洞悉感、幻听。

本案例症状特点以情绪低落和比较系统的妄想为主，伴有睡眠障碍和幻觉。起病年龄较早，无明显应激因素。而偏执性精神障碍是一种以持续的系统妄想为唯一或突出临床症状的精神障碍，多在30岁以后起病，缓慢起病，病程迁延，妄想系统，内容较固定，有一定的现实性，主要表现为被害、嫉妒、夸大、疑病、钟情等内容。妄想持久存在，有时持续终身。本案例的妄想内容荒谬、泛化、缺乏真实性，伴有幻觉和行为障碍，起病年龄早，无明显应激性生活事件，故可排除偏执性精神障碍。失眠症是一种以失眠为主的睡眠不满意状态，失眠可引起焦虑、抑郁或恐惧，导致精神活动效率下降，但不会出现幻觉妄想等精神病性症状，故本案例可排除失眠症。恐惧症是一种神经症，是对外界的处境、物体、或与人交往时产生恐惧和紧张不安，出现气促、出汗、心悸、血压变化，而出现回避反应。而本案例的恐惧和回避是继发于幻觉和妄想，尤其是关系妄想、被跟踪感、被害妄想，患者并不认为自己的回避是过分的，所以本案例也不可能是恐惧症。本案例特点系青壮年起病，症状表现有抑郁症状和各种妄想症状，同时伴幻觉和睡眠障碍，所以不能排除存在精神分裂症的可能，也不能排除伴有精神病性症状的抑郁的可能，患者虽有紧张症状，但精神分裂症的紧张型一般起病较急，临床症状以紧张性木僵和短暂的紧张性兴奋交替出现，可自动缓解，故本案例不符合紧张型精神分裂症的诊断，所以最可能的诊断是抑郁症和偏执型精神分裂症。故问题2的有效答案是抑郁症、偏执型精神分裂症。

患者症状虽然表现为抑郁症状群和精神分裂症症状群，但在临床上首先要考虑是否为脑器质性疾病、躯体疾病、某些药物和精神活性物质引起的。不少器质性疾病如癫痫、颅内感染、脑肿瘤和某些躯体疾病如系统性红斑狼疮以及药物中毒都可引起类精神分裂症的表现和心境障碍的症状，且器质性疾病与精神症状一般存在消长平行的关系。另外精神分裂症的病程多数为发作进展，而心境障碍是间歇发作病程，间歇期基本正常。所以在询问病史时特别注意询问药物滥用史、器质性和躯体疾病病史，既往有无抑郁发作史，故问题3的有效答案是药物滥用史、既往有无抑郁发作史。

家属介绍患者既往身体健康。近五年来，经常与一帮朋友去迪吧玩。患者也承认在迪吧里服用过摇头丸，后来开始间断吸食冰毒，用后精力旺盛，不用就疲倦，情绪低、发脾气。近20余天因彻底停用冰毒后出现睡眠少，心情不好、恐惧。家属的介绍给我们提供了一个新的线索，患者是一个ATS的滥用者。临床显示，一些长期大量滥用ATS者可出现躯体的多系统损害，情绪不稳、易激惹，而精神障碍常常在用药中逐渐出现，其症状表现与偏执型精神分裂症颇为相似。感知觉障碍表现为丰富的错觉或幻觉，思维障碍最初表现为敏感多疑，逐渐发展为牵连观念、偏执观念、被害妄想或夸大妄想，在妄想的支配下可出现自伤或伤人行为。一些滥用者在停药后出现严重的抑郁情绪，甚至可导致自杀行为。本案例的症状特点非常符合ATS慢性中毒和戒断综合征的表现。故本案例的诊断最可能是苯丙胺类药物所致精神障碍。故问题4的有效答案是苯丙胺类药物所致精神障碍。

ATS急性中毒的临床表现有：①躯体症状：主要有心动过速、心律失常、心悸、疲倦、血压增高、发热、瞳孔扩大、睡眠障碍。部分滥用者还出现咬牙、共济失调、头痛、恶心、呕吐等。

采用静脉注射者的中毒症状明显,包括瞳孔扩大、大汗、口渴、厌食、血压增高、脉搏增快,有些人还可出现吞咽困难、腱反射亢进、中毒重者可出现惊厥、昏迷、心律失常甚至死亡。②精神症状:初次使用苯丙胺有欣快感,精力旺盛、疲劳感减轻,行为上表现话多、易激惹、坐立不安。药量增加时,可出现焦虑情绪、情感愚蠢不协调,联想松弛、逻辑性差,并出现幻觉、偏执观念和妄想,语速快、言语含混不清或持续言语。行为上表现刻板动作、少数人出现冲动、伤人或自伤。所以问题 5 的有效答案是为心动过速、瞳孔扩大、血压增高、惊厥昏迷、大汗、肌腱反射亢进、幻觉妄想、情感愚蠢不协调。

ATS 急性中毒时应采取如下措施:①将患者置于安静的环境,减少环境刺激;②严密监测生命体征,保持呼吸道通畅,维持电解质平衡,必要时给氧;③鼓励多饮水,服药 4 小时内可行洗胃、催吐;④酸化尿液;⑤降低体温,可行物理降温;⑥抗惊厥;⑦控制高血压;⑧控制兴奋激越、行为紊乱;⑨控制谵妄。ATS 急性中毒时无特效拮抗剂,而纳洛酮是特异性的阿片受体拮抗药,用于阿片类药物急性过量中毒。故问题 6 的有效答案是除了给予纳洛酮治疗。

关于 ATS 的戒断综合征,目前还没有可以推荐的替代药物,如能保证足够的营养和睡眠,大部分患者几天后症状可逐渐消失。①对抑郁、渴求、无力等症状严重者可使用三环类抗抑郁药或选择性 5-HT 再摄取抑制剂;②对戒断过程中出现的幻觉妄想,建议使用抗精神病药物,但应在幻觉妄想消失后逐渐停止使用;③对谵妄者应注意进行系统检查,排除其他原因。美沙酮或丁苯诺啡的替代治疗、苯氨咪唑啉、洛非西丁的辅助治疗均用于阿片类药物戒断综合征的处理。故问题 7 的有效答案是对抑郁、渴求重者可选择三环类抗抑郁药或选择性 5-HT 再摄取抑制剂治疗;若戒断中出现幻觉妄想可选用抗精神病药,如氟哌啶醇、利培酮等;对谵妄者应进行系统检查排除其他原因,如中枢神经系统感染、颅内出血等。

【拓展思维病例】

患者,男,26 岁,未婚,汉族,待业。主因"反复吸食 K 粉、冰毒 5 年,乱语、疑人害 2 年,加重 1 天"入院。患者 5 年前开始吸食冰毒、K 粉等精神活性物质,间断服用,量不定。2 年前起出现精神异常:表现为乱语,诉称感到有人害他、监视跟踪他,电脑是监视器用来监视他等,时感紧张害怕;脾气暴躁,容易生气,曾在当地就诊,诊断"精神分裂症",予"氨磺必利片,0.2g/d"治疗,症状缓解,后反复吸食,表现基本同前。10 天前曾因吸食冰毒被拘留,1 天前患者再次吸食冰毒,后出现乱语,称有人控制自己的大脑,有人要害自己,自言、自语、自笑;行为乱,跪跪拜拜;脾气大,乱骂人,见到谁就骂谁;晚上不睡觉,东摸西搞,饮食尚可,睡眠差,个人生活自理差。在家人陪同下就诊,门诊以"精神活性物质所致精神障碍"收入院。病程中无自杀、出走等行为,无发热、昏迷、抽搐等症状。

既往史:平素体健。无肝炎结核等传染病史,无颅脑外伤、感染史;无抽搐、昏迷史。无重大外伤史,否认手术史或输血史,否认食物或药物过敏史,预防接种史不详。

个人史:出生、生长于原籍,排行第一,母孕及出生情况正常,初中文化,学习成绩一般,未到过流行病及传染病疫区,病前性格内向。否认重大精神创伤史,否认冶游史。

家族史:家族成员中无传染病及家族性遗传病史。父母二系三代均无类似疾病及其他精神病患者。家庭经济情况一般。

体查检查:T 36.9℃,P 84 次/分,R 20 次/分,BP 122/86mmHg。心、肺、腹检查未见异常;神经系统检查:生理反射存在,病理反射未引出。

精神状况检查：仪表整洁，衣着适时，年貌相符，更衣检查欠合作；入院时神志清晰，跛行，对时间、地点、人物及对其自身状况的定向力好；接触可，问话对答切题；饮食好，睡眠较差，日常生活能自理。称总听到耳朵边有人讲话的声音，有讲好话、有讲坏话（言语性幻听）。感觉有人监视、跟踪他，有人要整他、害他，紧张、害怕（被害妄想）。未发现注意增强、注意减弱、注意缓慢等注意力障碍。粗测远近记忆力尚可。未发现有智能明显智力低下、痴呆等智能障碍。情感反应适切，面部表情自然，内心体验与周围环境相符。行为乱，跪跪拜拜（古怪行为）。患者行为活动未见明显增多或减少。对疾病无认识，对病中症状无批判力，不愿意接受治疗（无自知力）。

针对此患者，假如您是经治医生：

1. 假如患者诊断“使用精神活性物质所致的精神和行为障碍”的话，该患者属于哪种精神活性物质？

2. 你觉得该患者的病历摘要需要补充哪些信息？

3. 精神活性物质所致的障碍包括哪些类型？

4. 什么是替代疗法？该患者可用哪些药物进行替代？

5. 针对此患者进行心理治疗的话，可采取哪些心理治疗？

6. 在该类患者的病史采集时，一般要询问吸毒史、吸食毒品种类、每天毒品剂量、每天吸毒次数、吸毒方式、有无耐药性、以往戒毒次数和戒毒方法、有无多种毒品滥用以及躯体疾病等，该患者可以补充哪方面的病史？

7. 精神活性物质滥用的相关因素有哪些？

二、病例相关理论知识

（一）中枢兴奋剂

中枢兴奋剂是能提高中枢神经系统功能活动的一类药物。

1. 分类　根据其主要作用部位可分为三类：①主要兴奋大脑皮层的药物，能提高大脑皮层神经细胞的兴奋性，促进脑细胞代谢，改善大脑功能，代表药物是咖啡因等。②主要兴奋延脑呼吸中枢的药物，能兴奋延髓呼吸中枢。直接或间接作用于该中枢，增加呼吸频率和呼吸深度，又称呼吸兴奋药，对血管运动中枢亦有不同程度的兴奋作用，代表药物是尼可刹米、二甲弗林、戊四氮等。③主要兴奋脊髓的药物，能选择性兴奋脊髓。它是另一类型的中枢兴奋药，因中枢兴奋的表现是阻止抑制性神经递质对神经元的抑制作用所致，代表药物为士的宁、印防己毒素。

需要说明的是，中枢兴奋药作用部位的选择性是相对的，随着药物剂量的提高，不但兴奋作用增强，而且对中枢的作用范围亦将扩大。达到中毒剂量时，上述药物均能导致中枢神经系统广泛而强烈的兴奋，发生惊厥。严重的惊厥可因能量耗竭而转入抑制，此时，不能再用中枢兴奋药来对抗，否则由于中枢过度抑制而致死。具体应用时，要严格掌握剂量及适应证，并须结合输液、给氧等措施。对因呼吸肌麻痹引起的外周性呼吸抑制，中枢兴奋药无效。对循环衰竭导致的呼吸功能减弱，中枢兴奋药能加重脑细胞缺氧，须慎用。

2. 中枢兴奋剂的药理作用　中枢兴奋剂药理作用广泛，除主要兴奋中枢神经系统以外，还对心血管系统有强烈的兴奋作用；抑制食欲和发热；可卡因还有强效局部麻痹和缩血管作用。一般小剂量兴奋剂可使人保持警觉状态、精力充沛和自信，所以小剂量苯丙胺、可卡因曾用于减轻疲劳感，改进简单的脑力工作效率，还可短期内提高运动成绩；大剂量时上述各效应增强，并导致烦躁、易冲动和情绪多变，有时"健谈"得令人讨厌。苯丙胺类减肥的原因主要是抑制食欲、减少摄食，另外增加体力活动也消耗体能，有降低体重作用。小剂量苯丙胺类可使收缩压、舒张压均升高，但因反射性心跳减慢，心输出量不变。使平滑肌收缩，兴奋脑呼吸中枢，减轻多种镇静催眠药对中枢神经系统的抑制。

中枢兴奋剂对多种神经递质系统有明显的影响，其中枢兴奋的机制也十分复杂，目前这类药物急性中枢兴奋的机制有3点较明确：①增加突触间兴奋性神经递质如去甲肾上腺素（NE）和多巴胺（DA）的含量：如促进儿茶酚胺类神经末梢释放NE和DA（苯丙胺类以此途径为主），阻断NE和DA再摄取（可卡因以此为主）；抑制单胺氧化酶，减少NE和DA的破坏等；②直接作用于NE、DA受体（如致幻性苯丙胺类MDMA）；③减少抑制性神经递质5-羟色胺（5-HT）的含量（MDMA以此为主）。中枢兴奋剂除对DA、NE、5-HT等神经系统有影响外，对胆碱能也有明显影响。

（二）中枢兴奋剂所致精神障碍

中枢神经系统兴奋剂，包括咖啡或茶中所含的咖啡因，但引起关注的主要是可卡因及苯丙胺类药物的滥用及所致精神障碍。

1. 可卡因所致精神障碍　可卡因是一种中枢兴奋剂和欣快剂，常见的摄入方法有皮下注射和鼻吸两种。小剂量时可以协调运动性活动，随着剂量增加则出现震颤，甚至肌强直性抽搐。可卡因还可引起心率加快、血压增高、呕吐等。

（1）临床表现：可卡因一次适量使用可引起欣快、兴奋、脸红，但欣快感消失后会出现情绪低落、恐惧、疲乏无力，为避免这种不愉快的感觉并追求快感，使患者反复渴求用药，形成精神依赖。一次大量用药或反复小剂量用药均可产生精神症状，表现为片段的幻听、幻视、欣快、情绪不稳、敏感多疑、被害妄想等。严重时可出现谵妄和大量丰富的幻觉，常见的有幻听、幻触等。患者可受幻觉的影响出现冲动、伤人和自杀行为，并可有瞳孔扩大、耳鸣、口干等症状。精神症状可于停药数天后消失，妄想则可持续数周。可卡因依赖者可出现一种特殊的闪回现象（flash back），即停药时有短暂的不安、乏力和情绪低落等症状，但度过这段时期可恢复至正常。但在用药中止1个月后，体内已无药物存在，有时还会突然出现类似用药时的症状。

（2）治疗：对滥用者主要采用药物治疗和非药物治疗。药物治疗主要指脱毒治疗和防止复发治疗。主要应用抗抑郁药（如米帕明、氟西汀）、多巴胺受体激动剂（如溴隐亭、金刚烷胺）、抗癫痫药（卡马西平）、阿片受体拮抗剂（纳曲酮）等。对于出现精神分裂症样症状的患者可适当选用抗精神病药对症治疗。防止复发治疗主要采用行为治疗、心理治疗、家庭治疗、康复治疗等综合性非药物治疗措施。

2. 苯丙胺类兴奋剂所致精神障碍　苯丙胺类兴奋剂（amphetamine-type stimulants，ATS）主要包括苯丙胺（安非他明，amphetamine）、甲基苯丙胺（冰毒，methamphetamine）、麻黄碱（ephedrine）、3，4-亚甲二氧基甲基安非他明（摇头丸，MDMA）等。苯丙胺类药物在医疗上主要用于治疗儿童多动症、减肥、发作性睡病。由于近年来，此类药物在我国的滥用有明显增加的趋势。国家卫生和计划生育委员会（原卫生部）于2009年制定了《苯丙胺类药物依赖诊断治疗指导原则》予以印发执行。

（1）临床表现

1）急性中毒：大量滥用苯丙胺类药物可引起血压升高、脉搏加快或减慢、头痛、恶心、呕吐、出汗、口渴、发热、瞳孔扩大、睡眠障碍等，部分滥用者可出现咬牙、共济失调。严重者出现心律失常、惊厥、循环衰竭、出血或凝血功能障碍、昏迷甚至死亡。

2）慢性中毒：长期大量滥用苯丙胺类药物可出现体重下降、磨牙动作、口腔黏膜损伤和溃疡、较多躯体不适主诉、肌腱反射亢进、运动困难和步态不稳等，伴有注意力和记忆力等认知功能障碍。

3）精神障碍：可在长期滥用药物后逐渐出现，也可在一次滥用后发生，其症状表现与偏执型精神分裂症相似，应注意鉴别。表现为错觉及幻觉、敏感、多疑、偏执、被害妄想、自伤和伤人等，个别患者出现躁狂样表现。

4）戒断症状：苯丙胺类药物依赖的躯体戒断症状、体征通常不明显，长期、大量滥用苯丙胺类药物后，停止使用数小时至数周可出现用药渴求、焦虑、抑郁、疲乏、失眠或睡眠增多、精神运动性迟滞、激越行为等症状。

（2）诊断

1）ICD-10苯丙胺类药物依赖诊断标准：①具有非医疗目的滥用苯丙胺类药物的强烈意愿；②对苯丙胺类药物滥用行为的开始、结束及剂量难以控制；③滥用苯丙胺类药物的目的是减轻或消除戒断症状；④减少或停止滥用苯丙胺类药物后出现戒断症状；⑤滥用苯丙胺类药物的过程中耐受性逐步增加；⑥不顾社会约束，选择滥用方式的（时间、地点、场合等）自控力下降；⑦由于滥用苯丙胺类药物逐步丧失原有的兴趣爱好，并影响到家庭、社会关系；⑧知道滥用苯丙胺类药物的危害仍坚持滥用；⑨减少或停止滥用苯丙胺类药物后出现戒断症状，重新滥用时剂量较前增加。在以往12个月内发生或存在3项以上即可诊断为苯丙胺类药物依赖。

2）诊断时还应注意以下几点：①末次使用苯丙胺类药物48小时内的尿毒品检测结果；②病史、滥用药物史及有无与之相关的躯体并发症，如病毒性肝炎、结核等，还应注意有无精神障碍、人格障碍等心理社会功能的障碍；③患者的一般情况、生命体征、意识状况，有无注射痕迹、有无相关的精神症状；④性病、艾滋病和病毒性肝炎等传染病的检测结果等。

（3）治疗：采用对症处理，同时给予心理行为治疗。

1）急性中毒：急性中毒时需采取如下措施：①将吸毒人员置于安静的环境，减少刺激。②严密监测生命体征，维持呼吸、循环稳定，维持水电解质平衡，必要时给氧。③鼓励多饮水，如口服滥用药物时间不超过4小时可行洗胃、催吐。④酸化尿液以加快苯丙胺类药物的排泄，予氯化胺，使尿液pH控制在6.6以下。如果吸毒人员有高热、出汗、代谢性酸中毒，则不宜酸化尿液。⑤可采用物理降温方法降低体温。⑥若吸毒人员出现惊厥，则缓慢静脉注射苯二氮䓬类药物，如地西泮。静脉注射地西泮能导致喉痉挛或呼吸抑制，应做好气管插管准备。⑦如出现严重高血压应警惕颅内出血，给予紧急处理，可使用酚妥拉明。⑧兴奋激越、行为紊乱，可使用多巴胺受体阻滞剂如氟哌啶醇，肌内注射，亦可用苯二氮䓬类如地西泮，静脉缓慢注射。如出现锥体外系反应可使用抗胆碱类药物，如氢溴酸东莨菪碱，肌内注射。必要时可采取保护性约束。⑨谵妄：可用氟哌啶醇控制兴奋、激越、幻觉、妄想等症状，剂量不宜太大，以免加重意识障碍。⑩中毒程度极重者可采用腹膜透析或血液透析。

2）精神病性症状：应首先将吸毒人员置于安静的环境中，减少刺激，给予充分安慰，减轻因幻觉、妄想所导致的紧张不安和冲动攻击行为。可使用抗精神病药物，如利培酮、奥氮平，也可使用氟哌啶醇。兴奋躁动明显者可用氟哌啶醇，肌内注射。注意苯丙胺类药物依赖可能导致多巴胺受体敏感性的改变，使用抗精神病药物易出现锥体外系反应。在幻觉、妄想症状消失后，应逐渐停止使用抗精神病药物。若在急性中毒期出现精神病性症状，处理时还应参阅急性中毒治疗的相关内容。

3）情感症状：情感症状持续时间较长者，应予相应的对症治疗：①抑郁：可使用选择性5-羟色胺再摄取抑制剂等新型抗抑郁药物或三环类抗抑郁药物。②焦虑：建议使用苯二氮䓬类药物，如阿普唑仑。如焦虑症状持续存在，可给予丁螺环酮、坦度螺酮等非苯二氮䓬类药物。

4）戒断症状：目前尚无可推荐的替代药物。一般来说，如能保证充足的睡眠和营养，大部分症状可在几天后逐渐消失，不需要特殊处理。部分吸毒人员在停药后出现较为严重的抑郁，可持续数周或更长时间，需密切注意，防范自杀。①抑郁、乏力、渴求等症状严重者可使用抗抑郁药物，如5-羟色胺再摄取抑制剂（如氟西汀、帕罗西汀、舍曲林）；也可使用去甲肾上腺素和5-羟色胺再摄取抑制剂，如文拉法辛；还可使用去甲肾上腺素和特异性5-羟色胺再摄取抑制剂，如米氮平。若使用三环类抗抑郁药，如米帕明（丙咪嗪）。②若吸毒人员出现幻觉、妄想症状，建议使用非典型抗精神病药物，如利培酮、奥氮平，也可用氟哌啶醇，待幻觉、妄想症状消失后逐渐停止使用。③谵妄者应进行系统检查以排除其他原因，如中枢神经系统感染、颅内出血、滥用其他成瘾药物或酒精等。

5）心理行为治疗：主要针对患者的心理依赖及其他心理行为问题，主要目的是预防复发和复吸。药物治疗同时配合心理行为治疗可提高治疗效果，心理行为治疗应作为药物依赖治疗的重要环节。①动机强化治疗：帮助吸毒人员认识自己的问题，制订治疗计划并帮助吸毒人员坚持治疗，有助于增加戒毒治疗的成功率。②认知治疗：改变吸毒人员的不良认知方式，帮助吸毒人员应对急、慢性药物渴求，强化吸毒人员的不吸毒行为，预防复吸。③行为治疗：通过各种行为治疗技术强化不吸毒行为及其他健康行为，降低复吸的可能性。④集体治疗：通过交流发现吸毒人员间的共同问题，增进吸毒人员间的交流和理解，制订出切实可行的治疗方案。也可使吸毒人员在治疗期间相互监督、相互支持，增进其与医师间的接触，有助于预防复吸、促进康复。⑤家庭治疗：通过改善吸毒人员与其家庭成员间的关系，促进家庭成员间的感情交流，提高治疗支持程度。

第三节　酒精中毒所致精神障碍

一、临床病例及诊疗思路

【病例摘要】

患者男性，26岁。半小时前骑自行车时突然摔倒在路旁，被路人救起后话多，步态不稳，口齿不清，面色潮红，胡言乱语，诉说路边的人都看不起他，说自己很有能力，什么人都不怕，一边说，一边骂，又冲到路上将一名行人打伤。随后110干警赶到，被立即送到医院。患者既往健康，无精神病史。

提问1：根据患者以上的表现，初步应该考虑诊断为哪些疾病？

1. 应激相关障碍；

2. 抑郁症；
3. 急性焦虑发作；
4. 躁狂症；
5. 急性酒精中毒；
6. 癔症性精神障碍；
7. 癫痫。

提示：

患者满口有酒精气味，经过了解，患者和朋友聚会在两个小时内自饮高度白酒约450毫升以后不听朋友劝阻，独自骑自行车回家。初步诊断为急性酒精中毒。

提问2：急性酒精中毒常有哪些临床表现？

1. 大量明显的幻觉、错觉；
2. 情绪兴奋；
3. 易激惹；
4. 社会交往能力受损；
5. 夸大妄想；
6. 判断能力受损；
7. 严重的意识障碍；
8. 冲动性行为；
9. 控制能力下降控制能力。

提示：

患者10年后的一天，突然神情紧张地跑到了派出所，诉经常听到枪击声，诉可能是有人要追杀他，要求寻求保护，警察在仔细了解情况后认为其可能有精神病，建议家属将他送到了精神病专科医院就诊。

提问3：患者此时可能存在哪些精神症状？

1. 幻听；
2. 幻视；
3. 被害妄想；
4. 偏执性精神病；
5. 癫痫精神运动性发作；
6. 影响妄想；
7. 功能性幻听；
8. 反射性幻觉。

提示:

经过询问病史,该患者在近13年来年经常大量饮用高度、廉价白酒。近两年来嗜酒如命,每天不断喝酒,有时一次能喝1斤多,为此家人多方阻止无效。有时胡言乱语,有时饮酒后发脾气、打人、骂人、毁物。近来患者仍然每天饮白酒250~650ml,意识清晰,定向力完整,已收住院。

提问4:应该考虑诊断为酒精所致的精神障碍的哪一类型?

1. 精神分裂症;
2. 酒精性谵妄;
3. 酒精性中毒幻觉症;
4. 柯萨可夫综合征;
5. Wernicke 脑病;
6. Ganser 综合征;
7. 康金斯基综合征。

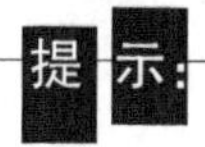

该患者临床上诊断为酒精性中毒幻觉症,慢性酒精中毒酒依赖。

提问5:关于慢性酒精性中毒酒依赖及震颤性谵妄下列描述哪些是正确?

1. 在停饮或戒酒后发生;
2. 震颤性谵妄大多有10~15年以上的持续大量饮酒史;
3. 震颤性谵妄的发生缓慢;
4. 震颤性谵妄多在白天减轻;
5. 典型的谵妄只有幻视,没有妄想;
6. 震颤谵妄就是酒精中毒性幻觉症等;
7. 震颤谵妄的幻觉特点与精神分裂症的幻觉性质不同;
8. 震颤性谵妄可以使用苯二氮䓬类治疗。

提问6:关于酒依赖患者的治疗措施有哪些?

1. 过量中毒尚无特异性拮抗剂,一般给予支持对症处理;
2. 可采用苯二氮䓬类;
3. 脱瘾治疗的同时要补充维生素B族;
4. 氟西汀的临床应用可以降低复发率;
5. 氟哌啶醇的临床应用可以降低复发率;
6. 酒精所致的精神障碍可使用抗精神病药物,但要起始量要小,加量要慢;
7. 常使用巴比妥类脱瘾。

提问7:关于酒精性柯萨可夫综合征的说法,下列哪些是正确?

1. 多发生在震颤性谵妄之后;
2. 一次大量饮酒中毒即可发生;

3. 与营养缺乏有关；
4. 常有意识障碍；
5. 常有人物定向障碍；
6. 常有严重的记忆障碍；
7. 常有看到小动物、昆虫的幻觉；
8. 虚构、错构。

提问8：关于酒精所致的精神和行为障碍，ICD-10精神与行为障碍分类包括下列哪些？

1. 有害使用；
2. 急性中毒；
3. 依赖综合征；
4. 耐受状态；
5. 戒断状态；
6. 渴求状态；
7. 精神病性障碍；
8. 遗忘综合征；
9. 强制性觅药行为状态；
10. 焦虑状态。

【诊疗及解题思路】

病情回顾：患者男性，26岁。半小时前骑自行车时突然摔倒在路旁，被路人救起后话多，步态不稳，口齿不清，面色潮红，胡言乱语，诉说路边的人都看不起他，认为自己很有能力，什么人都不怕，一边说，一边骂，又冲到路上将一名行人打伤。随后110干警赶到，被立即送到医院。患者既往健康，无精神病史。

结合病例摘要提供患者这些特点：该男性青年，在骑自行车外出行走的路上急性发病，首先行走不稳，突然摔倒，被路人救起来后，表现为面色潮红，意识不清，情绪高涨、兴奋，敌意夸大。有步态不稳、口齿言语不清楚等体征而且可能是伴有明显神经系统的损害而共济运动失调（药物中毒）。从7项备选答案来看，应激相关障碍、抑郁症、急性焦虑发作、癔症性精神障碍、癫痫及癫痫所致的精神障碍一般不会同时出现：①明显神经系统（中毒）的损害共济运动失调（步态不稳、口齿言语不清楚）；②情绪兴奋、夸大、敌意、控制能力减弱，冲动打人等精神症状。故这些答案可以不作为初步诊断。躁狂症虽然可以表现情绪兴奋、夸大、控制能力减弱、冲动打人等精神症状，但一般没有神经系统损害的体征，如步态不稳、口齿言语不清楚等。急性酒精中毒（普通醉酒）就比较符合这些特点：如一名男性在大量饮酒后骑自行车外出，途中由于醉酒而摔倒，随后胡言乱语，认为路边的人都看不起他，认为自己很有能力，什么人都不怕，一边说，一边骂，又冲到路上将一行人打伤，最终被警察送到了医院。要明确酒精中毒最简单的方法可以嗅一嗅患者所呼出的气体有无酒精的气味。因此，根据患者以上的表现，作为接诊医生，初步诊断（问题1的有效答案）为急性酒精中毒。

根据患者满口有酒精气味，经过了解得知患者和朋友聚会在两个小时内自饮高度白酒约450毫升，不听朋友劝阻，独自骑自行车回家。临床初步诊断为急性酒精中毒。急性酒精中毒可以分为普通醉酒和异常醉酒两种形式，其中以普通醉酒最为常见。普通醉酒是指一次大量饮酒后大多数人产生对酒精的正常反应，临床主要表现为一种特殊的情绪兴奋状态，常常有满意和幸福感，但是常常伴有情绪的不稳定和易激惹，有夸大成分的思想内容，但并非夸大妄想，控制能力和判断能力常有不同程度的降低，对平时不满意的事情，大声的谩骂，出现突然的攻击行为，此时多口齿不清，走路不稳，且伴有心率增快，面色潮红，血压降低等。有些人可有眩晕、呕吐。而病理性醉酒是异常醉酒的一种形式，是指饮用一定量的酒后突然发生严重的醉酒状态，同时产生严重的意识障碍，定向力丧失，不能通过对现实的感知来判断自己与外界的关系，其行为盲目，或行为完全由幻觉、妄想等所支配，一般持续时间不长，通常数十分钟到数小时，最后大多陷入酣睡，事后完全遗忘或部分遗忘。因此，急性酒精中毒的临床表现包括（问题2的有效答案为）情绪兴奋、易激惹、社会交往能力受损、判断能力受损、冲动性行为，以及控制能力下降等。

患者10年后的一天，突然神情紧张地跑到了派出所，诉经常听到枪击声，认为有人要追杀他，要求寻求保护，警察在仔细了解情况后认为其可能有精神病，建议家属将他送到了精神病专科医院就诊。仔细阅读提示，结合10年前患者就已经有饮酒、醉酒的历史，现自诉听到了枪声，声音鲜明，并且认定是有人要枪杀他，为此他跑到了派出所寻求保护，这些特点均反映患者可能是在幻听的影响下，继发了被害妄想。功能性幻听是患者在听到外界某个真实存在的声音的同时，又出现与此无关的幻听，当现实作用中止后，幻觉也随之消失；引起功能性幻听的现实刺激的声音一般多是单调的声音，如一名精神分裂症患者在听到钟表“滴答、滴答、滴答”声的同时，听到有“吃饭、吃饭、吃饭”的声音。反射性幻觉是当患者某一感觉器官受到刺激，产生某种感觉体验时，另一感觉器官即刻出现幻觉，如当患者听到开门声音时，立即便能看到一个人的形象（幻视）。影响妄想也称为被控制体验，指的是患者认为自己的思维、情感、意志、行为等受到外力的干扰、支配、控制、操纵，或认为有外力刺激自己的躯体，产生了种种不舒服的感觉，甚至认为自己的内脏活动，诸如消化、血压、睡眠等也都是受外力的控制或操纵。偏执型精神病、癫痫精神运动性发作它们是一种疾病或疾病的某种发作形式。因此，患者此时可能存在的精神症状（问题3的有效答案为）幻听、被害妄想。

根据病史，该患者在近13年来经常大量饮用高度、廉价白酒，近两年来嗜酒如命，每天不断喝酒，有时胡言乱语，有时饮酒后发脾气、打人、骂人、毁物，意识清晰，定向力完整，已收住院。现在患者意识清晰，定向力完整，有幻听及继发性被害妄想，无自知力。要考虑诊断问题，现在据所提供答案分析如下：长期大量的饮酒史一般与精神分裂症、康金斯基综合征无明显的关联，且精神分裂症和康金斯基综合征不是酒精所致精神障碍的临床表现类型；精神分裂症是一种常见的病因尚未完全明确的精神病，多起病于青壮年，常有特殊的思维、知觉、情感和行为等多方面的障碍和精神活动与环境的不协调。康金斯基综合征也称为精神自动症，其特点是在意识清晰的状态下产生的一组症状，包括假性幻觉、强制性思维、被控制感、被洞悉感，以及系统的被害妄想、影响妄想等相互联系的症状群。Ganser综合征是一种特殊的（癔症）分离性障碍：临床特点是对简单问题给予近似的、不确切的回答。酒精震颤性谵妄是一种在慢性酒精中毒基础上急性发作性精神障碍，多在戒酒后的3～4天突然发生。表现为意识浑浊以及生动的幻觉、错觉，明显的震颤，常伴有妄想、激越行为及自主神经功能紊乱。柯萨可夫综合征也称为遗忘综合征，临床特点是严重的近记忆力障碍、遗忘、错构、虚构，以及定向力障碍。Wernicke脑病是最严重的酒精中毒性精神病，临床上主要表现为嗜睡、眼肌麻痹及共济失调等，预后较差，如果幸存下来，一般遗留有柯萨可夫综合征。酒精性中毒幻觉症是大多发生在酒精依赖状态下出现的以幻觉为主要症状的精神病状态，在意识清晰的状态下出现的幻觉，受幻听的影响常有强烈的情感反应，如恐惧、焦虑，继发被害妄想。因此，目前该患者的诊断考虑(问题4的有效答案为)为酒精性中毒幻觉症。

震颤性谵妄是一种在慢性酒精中毒基础上急性发作性精神障碍。大多有10~15年以上的持续大量饮酒史，多因躯体等情况，减少饮酒或戒酒后3~4天突然发生。早期意识混浊不深，定向力障碍。典型的临床表现多有幻觉，常以幻视为主，内容鲜明生动，丰富多样，多数诉看到小动物和各种各样的昆虫在爬行，也可以有生动的幻听、幻触。在不同程度意识障碍的情况下，可以出现短暂的妄想、恐怖、精神运动性兴奋等。典型的躯体方面表现为全身肌肉的粗大震颤等。谵妄可由于房间的明亮而减轻，在暗处或深夜加重。对于震颤性谵妄的治疗，要像对待严重躯体疾病患者一样进行全面的神经病学和内科学方面的检查，对于电解质、心脏及血液循环功能应特别注意，合并严重的躯体疾病首先应及时予以处理；对于震颤性谵妄及其他戒断症状的治疗，如震颤、抽搐、焦虑等，应用苯二氮䓬类药物比较安全，很少会出现呼吸抑制、降低血压等副作用。用药剂量一般第一天应该使患者无明显的戒断症状为宜，如果出现过度的睡眠，可以少用一次，如果仍然有明显的戒断症状，则应该加大剂量。为了防止对苯二氮䓬类药物的滥用及其成瘾，国外有些学者主张在控制了症状后第二天开始递减20%的用量，一般5天减完。关于酒精中毒性幻觉症是指患者在酒依赖的状态下出现的以幻觉为主要症状的精神病态，患者常在意识清晰的状态下出现的幻觉，多为幻听，开始可以是单纯具有原始的器质性幻听的特征，不久以上幻听消失，或出现言语性幻听，内容多为充满不愉快和敌意，患者受幻听的影响常有强烈的情感及言语反应，表现恐惧、焦虑，或到处躲藏或寻求警察保护，严重者可以自杀或攻击他人，导致刑事犯罪。精神分裂症的幻觉常见，半数以上的患者可以出现，有时相当顽固，内容荒谬、离奇、脱离现实；最常见的是幻听，主要是言语性幻听，以听见两个或几个以上声音在谈论患者，彼此争吵，或以第三人称评论患者(评议性幻听)；或威胁、命令患者，如不许患者吃饭、让患者跳车(命令性幻听)等。因此，关于慢性酒精性中毒酒精依赖及震颤性谵妄的正确描述包括：(问题5的有效答案为)在停饮或戒酒后发生，震颤性谵妄大多有10~15年以上的持续大量饮酒史，震颤性谵妄多在白天减轻，震颤谵妄的幻觉特点与精神分裂症的幻觉性质不同，震颤性谵妄可以使用苯二氮䓬类治疗。

酒精在我国属于一种合法的精神活性物质，含酒精的饮品深受我国各族人民的喜欢。酒精过量中毒尚无特异性拮抗剂，一般给予支持对症处理；可采用苯二氮䓬类脱瘾治疗。许多学者通过对酒依赖患者的生化研究认为5-HT与饮酒行为有着密切关系，5-HT功能低下对酒依赖的形成起到了某种中介作用，使用5-HT再摄取抑制剂(如氟西汀等药物)，不仅可以改善抑郁和焦虑，还可以抑制饮酒行为，减少因为心理应激重新饮酒。对酒依赖患者的脱瘾治疗可采用苯二氮䓬类药物替代治疗，在替代治疗的同时应该补充大量的维生素，特别是维生素 B_1，这样一是补充可能存在的维生素缺乏，二是预防韦尼克脑病的发生。对伴有兴奋躁动、幻觉、妄想等酒精所致的精神障碍，可用小剂量的氟哌啶醇等抗精神病药物肌内注射或口服，但是起始剂量要小，加量要慢。因此，关于酒依赖患者的治疗措施正确包括有(问题6的有效答案为)：过量中毒尚无特异性拮抗剂，一般给予支持对症处理；可采用苯二氮䓬类脱瘾治疗；脱瘾治疗的同时要补充维生素B族；氟西汀的临床应用可以降低复发率；酒精所致的精神障碍可使用抗精神病药物，但要起始量要小，加量要慢。

关于酒精性柯萨可夫综合征，多数患者在一次或多次震颤谵妄后发生，或在饮酒数十年以及营养缺乏的基础上缓慢起病。临床特点为近记忆受损突出，学习新知识困难，常伴有虚构和错构，无意地编造自己的经历与情节或远事近移以填补记忆的空白。除近记忆损害之外，许多患者有欣快表情、定向力障碍和感觉运动性失调。尽管病情较重，但多数患者无明显即刻记忆障碍、意识障碍和广泛的认知功能损害，无明显的人物定向障碍，无明显的幻觉、妄想等精神病性症状。因此，关于酒精性柯萨可夫综合征的正确说法包括有（问题 7 的有效答案）：多发生在震颤性谵妄之后，与营养（特别是维生素 B_1）缺乏有关，有严重的记忆障碍，虚构、错构。

国际疾病分类《ICD-10 关于酒精所致的精神和行为障碍》的分类包含了 10 项内容，它们分别是：①急性中毒；②有害使用；③依赖综合征；④戒断状态；⑤伴有谵妄的戒断状态；⑥精神病性障碍；⑦遗忘综合征；⑧残留性或迟发性精神病性障碍；⑨其他精神和行为障碍；⑩未特定的精神和行为障碍。它们不包括耐受状态、渴求状态、强制性觅药行为状态、焦虑状态。因此，ICD-10 精神与行为障碍分类包括（问题 8 的有效答案）有：有害使用、急性中毒、依赖综合征、戒断状态、精神病性障碍、遗忘综合征等。

二、病例相关理论知识

酒精是世界上应用最为广泛的成瘾物质之一。它是一种亲神经性物质，一次相对大量饮酒即可导致精神异常，如果长期反复大量饮酒，则会引起脑功能减退和各种精神障碍，甚至导致不可逆的病理改变。长期饮用可以引起各种精神障碍，包括依赖、戒断综合征以及精神病性症状。过量饮酒除可导致精神障碍之外，还可引起躯体、心理、社会等多方面损害。在临床上常见到长期饮酒对消化系统和神经系统造成的损害，如胃肠道疾病、肝硬化、胰腺炎、营养不良等多种躯体疾病。酒精的危害已成为严重的社会问题和医学问题，引起了全世界的普遍关注。酒精的滥用不仅损害人们的身体健康，导致躯体多器官、多系统的并发症，还给家庭、社会带来了沉重负担。

1. 病因与发病机制　酒精所致精神障碍，一般认为是个体生物因素与社会环境因素共同作用的结果，不能仅用某单一因素进行解释。主要包括：

（1）遗传因素：酒精中毒具有明显的家族聚集性。酒精中毒患者的子女酒中毒发生率比非酒精中毒患者的子女高 4 ~5 倍，而且酒精中毒发生的年龄也早，通常在 20 岁左右。酒精对大脑不同部位损害的敏感性与遗传有关。对酒精神经毒性具有高度易感性的人倾向出现大脑和认知功能障碍。对硫胺缺乏具有高度易感性的人倾向出现短暂的韦尼克-柯萨可夫综合征。

（2）神经生化与代谢：酒精通过胃黏膜直接吸收，几乎都在肝内代谢，乙醇脱氢酶使乙醇转变为乙醛，乙醛脱氢酶使之转变乙酸，最终氧化成水和二氧化碳。乙醛脱氢酶缺乏者，饮酒后可使乙醛大量蓄积，引起面部和全身皮肤的"潮红反应"或酒精过敏反应，如面部发热、心动过速、恶心呕吐、头痛、头晕、嗜睡等。酒精的代谢产物如乙醛、磷脂酰乙醇、脂肪酸乙脂等可致大脑细胞中毒、死亡。酒精的神经毒性作用可以引起基底神经核损伤，干扰神经递质的合成、释放和再摄取，使脑内神经递质如乙酰胆碱和肾上腺素等合成减少。这些损害会造成记忆障碍，甚至出现智能障碍。

近年来，许多学者还发现 5-HT 与饮酒行为有着密切关系，5-HT 功能低下对酒依赖的形成起到了某种中介作用。如有学者通过研究发现酒依赖者的脑干 5-HT 神经元的数量比正常人减少。经单光子发射计算机断层扫描(SPECT)酒依赖患者脑内5-HT转运体数量要比正常对照组减少30%。在一些与酒依赖有着较高同病率的疾病中,如抑郁症、焦虑症、冲动控制障碍等,也存在明显的5-HT功能低下,提示5-HT在这些疾病交互作用中起着重要的作用。有学者通过研究发现,使用5-HT再摄取抑制剂,如氟西汀等药物,不仅可以改善抑郁和焦虑,还可以抑制饮酒行为,减少因为心理应激重新饮酒的可能性。

(3)社会环境因素:社会、家庭、经济以及文化习俗等因素均与酒精所致精神障碍的发生有关。地处寒冷、潮湿的地区,重体力劳动者慢性酒精中毒患病率较高。酒依赖的发生与家庭成员饮酒的相互影响和饮酒的文化习俗有关。

2. 临床类型及临床表现　酒精所致精神障碍大体上可分为急性和慢性酒中毒两大类;按酒精中毒的性质及临床特征又可将急、慢性酒中毒各分为若干亚型。

(1)急性酒中毒

1)普通醉酒:普通醉酒又称单纯醉酒状态,是由一次大量饮酒引起的急性中毒,临床症状的严重程度与患者血液酒精含量及酒精代谢速度有关。在酒醉初期,醉酒者的自我控制能力减退,言语增多,内容流于夸大;情绪兴奋,出现与环境不甚协调的欢乐,但情绪颇不稳定,具有易激惹和发泄特点;动作也在酒醉时增多,行为变得轻浮,常显挑衅性,有时不顾后果。临床上也见部分醉酒者情绪消沉、少语、疏泄性悲泣,或者出现困倦。与此同时,绝大多数醉酒者发生构音不清、共济失调、步态不稳,并伴有心率加快、血压下降、颜面和全身皮肤潮红,有时有恶心或呕吐。若醉酒进一步发展,则出现意识障碍,如意识清晰度下降和(或)意识范围狭窄,乃至出现嗜睡、昏睡甚至昏迷。除重症者外,一般能自然恢复,且无后遗症状。

2)病理性醉酒:这是一种小量饮酒引起的精神病性发作。患者饮酒后急剧出现环境意识和自我意识障碍,多伴有片断恐怖性幻觉和被害妄想,临床上表现为高度兴奋、极度紧张惊恐。在幻觉妄想的支配下,患者常突然产生攻击性,往往是暴力行为,如毁物、自伤或攻击他人等。该醉酒状态一般持续数分钟、几个小时乃至一整天,随患者进入酣睡状态而结束发作。在清醒后,患者对发作过程不能回忆。与单纯醉酒不同,病理性醉酒患者没有言语增多、欣快和明显的中毒性神经系统症状。这类患者对酒精的耐受性极低,所饮用酒量对于大多数人不会产生中毒。另外,过度疲劳或长期严重失眠有时可能促使病理性醉酒的产生。

3)复杂性醉酒:患者一般均有脑器质性病史,或者患有影响酒精代谢的躯体病,如癫痫、脑血管病、颅脑外伤、脑炎以及肝病等。在此基础上,患者对酒精的敏感性增高,小量饮酒后便发生急性中毒反应,出现明显的意识障碍,常伴有错觉、幻觉或片断被害妄想,有显著的情绪兴奋、易激惹,攻击和破坏行为多见,偶见无目的重复与刻板动作。此类发作通常持续数小时,缓解后患者对经过部分或全部遗忘。

(2)慢性酒中毒

1)依赖综合征:俗称“酒瘾”,是长期饮酒所致一种特殊的心理状态。患者有对酒的渴求和不断需要饮酒的强迫感,可持续或间断出现,若停止饮酒则出现心理(精神)和生理(躯体)戒断症状。该综合征有以下几个临床特点:①对饮酒的渴求,无法控制;②固定的饮酒模式,患者必须在固定的时间饮酒而不顾场合,以避免或缓解戒断症状;③饮酒已成为一切活动的中心,以至明显影响工作、家庭生活以及社交活动;④耐受性逐渐增加,患者为取得饮酒初期达到的效果,或者防止生理性戒断症状的发生而需要不断增加饮酒量;⑤戒断综合征:

反复出现，如果患者减少酒量或延长饮酒间隔，即引起体内酒精浓度下降而出现戒断综合征。最常见的症状是手、足、四肢和躯干震颤，共济失调，情绪急躁，易有惊跳反应；还可见多汗、恶心和呕吐。若及时饮酒，上述戒断症状能迅速消失。因夜睡时间较长，血浆酒精浓度下降明显，故戒断症状多发生于清晨。所以，绝大部分患者均在清晨饮酒，借以缓解戒断症状引起的不适。这种现象称做“晨饮”，对依赖综合征的诊断有重要的意义。病情较重的患者如若相对或绝对戒断，可出现严重惊厥、意识混浊或震颤谵妄；酒依赖患者经过一段时间的戒断后如重新饮酒则更为迅速地再现依赖综合征的全部症状。

2）震颤谵妄：患者在长期饮酒后骤然减少酒量或停饮可很快产生短暂的意识障碍。震颤谵妄也可由躯体疾病和精神刺激诱发，但较少见；某些患者在发作数天前即有情绪低落、焦虑紧张和失眠等前驱症状。发作时患者意识不清，有时间和地点定向障碍，出现生动而鲜明的幻视与被害妄想；因而表现为极端恐惧不安或冲动行为。同时可见患者四肢粗大震颤和共济失调，并常伴有发热、大汗、心率过速、血压升高以及瞳孔散大等。严重时可危及生命。震颤谵妄持续时间不等，一般为 3 ~5 天。恢复后患者对病情经过部分或全部遗忘。

3）酒中毒性幻觉症：这是一种因长期饮酒引起的幻觉状态。患者在突然减少或停止饮酒后 1 ~2 天内出现大量丰富鲜明的幻觉，以幻视为主。常见原始性幻视以及评论性和命令性幻听，在幻觉基础上，亦可出现片断妄想以及相应的紧张恐惧或情绪低落。发病期间，患者的意识状态清晰，亦无明显精神运动性兴奋和自主神经功能亢进症状。酒中毒性幻觉症持续时间不定，少则几小时，长则几个月，最长一般不超过 6 个月。

4）酒中毒性妄想症：患者在意识清晰的情况下出现嫉妒妄想与被害妄想，临床上以前者多见。患者无端怀疑配偶不忠，为此常有暴怒反应，也可导致对猜疑对象或配偶进行攻击，有时酿成凶杀恶果。以往也将其称为酒中毒性嫉妒。嫉妒妄想的发生通常与患者长期饮酒致使性功能下降有关。酒中毒性妄想症起病缓慢，病程迁延，如长期坚持戒酒可以逐渐恢复。

5）酒中毒性脑病：这是慢性酒中毒最为严重的精神病状态，是长期大量饮酒引起脑器质性损害的结果。临床以谵妄、记忆力缺损、痴呆和人格改变为主要特征，绝大部分患者不能完全恢复正常。①韦尼克脑病（Wernicke's encephalopathy，WE）：是慢性酒中毒常见的一种代谢性脑病，也是一种维生素 B_1 缺乏所致的急症。一般慢性酒中毒基础上，连续几天大量饮酒，又不进饮食，引起维生素 B_1 缺乏，导致 WE。典型的 WE 患者可出现三组症状：眼肌麻痹、精神异常和共济失调。WE 死亡率为 10% ~20%，但如能及时治疗可完全恢复，或转为柯萨可夫综合征或痴呆。②柯萨可夫精神病（又称柯萨可夫综合征），多数患者在一次或多次震颤谵妄后发生，也可在饮酒数十年以及营养缺乏的基础上缓慢起病。临床特点为近记忆缺损突出，学习新知识困难，常有虚构和错构，无意地编造自己的经历与情节或远事近移以填补记忆的空白。除近记忆损害之外，许多患者有欣快表情、定向力障碍和感觉运动性失调。尽管病情较重，但多数患者无明显即刻记忆障碍、意识障碍和广泛的认知功能损害。③酒中毒性痴呆：由于长时间饮酒以及多次出现震颤谵妄发作后可逐渐发展至痴呆状态，呈现出多种高级皮质功能，诸如记忆、思维、理解、计算、定向能力和语言功能的损害。严重者常常影响日常生活，不能自理。人格改变也非常显著，患者变得自私、控制能力丧失、行为粗暴和残忍等。

3. 诊断与鉴别诊断　酒精所致精神障碍的诊断主要依靠具有确定的饮酒史，以及有充分的理由断定患者的精神症状直接由饮酒或戒断引起的。急性酒中毒与饮酒量密切相关，常在一次大量饮酒后急剧发生；但在某些脑器质因素基础上，少量饮酒即可产生与饮用酒量不相符的严重急性中毒反应。慢性酒中毒则以长期饮酒为基础，常在形成依赖之后逐渐出现各种临床综合征，突然减少酒量或停饮能急剧产生症状。除精神症状之外，无论急性或慢性酒中毒，患者均有短暂或持续存在的躯体症状和体征以及中毒性神经系统损害表现。在掌握酒精所致精神障碍的诊断特点的基础上，要注意与其他精神障碍进行鉴别。如：①某些脑器质性疾病急性发作，如癫痫、脑血管意外等；②躯体疾病引起的谵妄状态；③其他精神活性物质所致精神障碍；④情感性精神障碍的躁狂发作；⑤精神分裂症和偏执性精神障碍；⑥柯萨可夫综合征、酒中毒性痴呆应与其他原因引起的认知功能减退、痴呆状态以及人格改变等鉴别。

4. 治疗与预防　对于酒精所致精神障碍，除轻症外，一般应住院采用综合性治疗措施。

(1) 戒酒：戒酒是治疗能否成功的关键步骤。首先要保证断绝酒的来源。一般根据酒中毒的程度来控制戒酒的进度。轻者可一次性戒酒；重者可用递减法逐渐戒酒，以避免出现严重的戒断症状危及生命。在戒酒过程中应密切观察患者的生命体征、意识状态等变化。

(2) 戒酒硫治疗：戒酒硫为乙醛脱氢酶抑制剂，服用戒酒硫后再饮酒，数分钟内体内由于乙醛的聚集而产生“潮红反应”，如恶心、呕吐、面部发热发红、心悸、头痛、头晕等，使之厌恶饮酒。服用戒酒硫后5天内不能再饮酒，如饮酒量多，可以产生严重的乙醛综合征，可危及生命。有心血管疾病或躯体情况较差者禁用。具体用法是在饮酒后24小时服用戒酒硫，每天1次，每次0.25～0.5g，连用1～3周。

(3) 对症治疗：对慢性酒中毒患者，可肌内注射维生素 B_1 100mg，一是补充可能存在的维生素缺乏，二是预防韦尼克脑病的发生。如有韦尼克脑病发生的可能，可立即静脉注射维生素，在开始12小时内静脉滴注维生素安全剂量可达1g。对出现的戒断症状、抽搐发作者，可肌内注射地西泮10～20mg。对兴奋躁动或伴有幻觉妄想者可用小剂量的氟哌啶醇等抗精神病药物肌内注射或口服。对有焦虑、抑郁、失眠者可对症给予抗焦虑、抗抑郁药物等治疗。

(4) 支持治疗：注意患者的躯体及营养状况，纠正代谢紊乱，维持水电解质平衡，促进大脑代谢，补充大量的维生素，尤其B族维生素。

(5) 康复治疗与预防：当患者戒酒结束后，回归社会，为避免复发，应该采用综合康复治疗的措施，如鼓励其积极参加各种文体活动，激发保持长期的戒酒愿望，促进职业康复。对于社会群体应加强酒精对人体危害的宣传，提倡文明饮酒，及早预防酒依赖及酒中毒的发生。

第四节　网络成瘾所致精神障碍

一、临床病例及诊疗思路

【病例摘要】

患者，男性，15岁，中学生。2010年12月13日首次以“兴奋不安、乱跑、打人、胡言乱语、紧张、害怕 2 小时”为主诉就诊。被警察强制送入医院。2 个小时前患者在骑自行车时突然摔倒在地，身体无明显外伤，随后患者丢弃自行车不管，兴奋不安、乱跑、紧张、害怕、胡言乱语，诉有人要害他、要抓他，打伤无辜的路人，警察到场后紧急控制，但是对于警察问话也胡言乱语、答非所问，不能明确患者的身份、地址，被警察送来精神病医院就诊。体检：体温：36.8℃，呼吸：20 次/分，心率：110 次/分，血压 120/86mmHg；心肺听诊未见明显异常，神经系统未见明显病理体征。精神状况检查：意识不清，紧张、害怕，言语不连贯，片断的言语中反映出有被害妄想心境，兴奋、躁动不安，无自知力。

提问 1：患者可能存在哪些精神症状？

1. 遗忘综合征；
2. 精神自动症；
3. Cotard 综合征；
4. 幻觉妄想状态；
5. 紧张综合征；
6. 急性脑病综合征；
7. 疑病综合征；
8. 癫痫精神运动性发作；
9. 躁狂性兴奋。

提问 2：患者入院后在临床上应该首先考虑进行哪些检查？

1. 智力测验；
2. 心电图；
3. 脑电图；
4. 经颅多普勒；
5. 电解质、血糖、肝功能；
6. 90 项症状清单；
7. MMPI（明尼苏达多项人格调查表）；
8. 尿吗啡检测；
9. 颅脑 CT 或 MRI。

提示：

该患者住院后静脉注射了氯硝西泮注射液 2mg，安静入睡，电解质检查：K^+ 3.02mmol/L（3.5 ~ 5.3mmol/L），Na^+ 118mmol/L（1.1 ~ 2.14mmol/L），Ca^{2+} 0.99mmol/L（0.8 ~ 1.6mmol/L），Cl^- 90mmol/L（96 ~ 108mmol/L）；血糖：葡萄糖 3.11mmol/L（3.6 ~ 6.1mmol/L），D3 羟丁酸 0.39mmol/L（0.03 ~ 0.3mmol/L）、糖化血清蛋白 0.98mmol/L（1.1 ~ 2.14mmol/L），其余血常规、心电图、肝功能、肾功能、脑电图、颅脑 MRI 检查结果正常。给予补液对症治疗。入院 6 小时后意识恢复清楚，基本同常人。

提问 3：此时临床接诊医生，应该首先考虑哪些诊断？

1. 急性脑病综合征；

2. 周期性精神病；
3. 电解质平衡失调；
4. 躯体形式障碍；
5. 病毒性脑炎；
6. 癫痫精神运动性发作；
7. 低血糖待查。

提示：

患者苏醒后进一步询问病史，并且找到家长核实：患者4年前开始上网玩电子游戏，但是基本不影响学习生活，近半年来常常因为上网玩电子游戏不做作业、逃课等，家长、亲属、老师等多方劝说无效；2个月来因为上网玩电子游戏而退学，经常到网吧整夜不停地玩游戏，4天前因为父母干涉上网玩游戏从家里出走到网吧内玩电子游戏，吃住都在网吧，没有走出网吧一次，除有时极度疲乏、困倦时趴在电脑桌上短暂睡眠后就继续玩电子游戏，4天来从未下线。就诊前1天从网吧出来时就感到头晕、昏昏沉沉，突然感到非常紧张、害怕，能回忆自己打过人、见过警察等，但是具体经过不能准确回忆。住院观察一周，未再出现幻觉、妄想、兴奋、不安等，以：①急性脑病综合征；②电解质平衡失调；③低血糖待查？痊愈出院，并且增加补充诊断：网络成瘾症。

提问4：关于网络成瘾症的一般性论述正确的包括哪些？

1. 网络成瘾者对社会、家庭危害不大；
2. 网络成瘾者对社会、家庭常常有严重的危害；
3. 网络成瘾症已经被ICD-10（草案）列出；
4. 网络成瘾症已经被DSM-Ⅴ（草案）草案列出；
5. 青少年网络成瘾症的发生率男性低于女性；
6. 青少年网络成瘾症的发生率男性高于女性；
7. 青少年网络成瘾症的发生率两性等同；
8. 城市低于农村；
9. 有地域性差异。

提问5：关于网络成瘾症病因机制有哪些？

1. 是网络使用者与网络本身的某些特性相互作用的结果；
2. 与使用者家庭因素有关；
3. 与使用者个体因素无关；
4. 与社会因素有关；
5. 与使用者个体心理因素无关；
6. 与使用者个体某些遗传因素及生化因素有关；
7. 网络成瘾者的心理、行为表现与物质成瘾差异很大；
8. 网络成瘾者的心理、行为表现与物质成瘾基本相同。

提问 6:关于网络成瘾症的临床诊断与分型有哪些?

1. 青春型;
2. 网络娱乐成瘾型;
3. 单纯型;
4. 网络关系成瘾型;
5. 网络程序成瘾型;
6. 周期循环型;
7. 网络信息收集成瘾;
8. 网络购物成瘾型;
9. 反社会型。

提问 7:网络成瘾症的干预措施有哪些?

1. 网络成瘾无药物可治,应顺其自然;
2. 网络成瘾症应该收容、劳教;
3. 社会各界通力合作;
4. 进行心理干预;
5. 家庭治疗;
6. 药物治疗;
7. 胰岛素治疗。

【诊疗及解题思路】

病例回顾:患者,男性,15 岁,中学生。2010 年 12 月 13 日首次以“兴奋不安、乱跑、打人、胡言乱语、紧张、害怕 2 小时”为主诉就诊,被警察强制送入医院。2 个小时前患者在骑自行车时突然摔倒在地,身体无明显外伤,随后患者丢弃自行车不管,兴奋不安、乱跑、紧张、害怕、胡言乱语,诉有人要害他、要抓他,打伤无辜的路人,警察到场后紧急控制,但是对于警察问话也胡言乱语、答非所问,不能明确患者的身份、地址,被警察送来精神病医院就诊。体检:体温:36.8℃,呼吸:20 次/分,心率:110 次/分,血压 120/86mmHg;心肺听诊未见明显异常,神经系统未见明显病理体征。精神状况检查:意识不清,紧张、害怕,言语不连贯,片断的言语中反映出有被害妄想心境,兴奋、躁动不安,无自知力。

该患者因为在大街上突然攻击路人,被警察送来精神病医院就诊,患者意识欠清楚,检查不合作,无法明确既往史、个人史、家族史等。遗忘综合征又名柯萨可夫综合征(或遗忘-虚构综合征),临床特点是在意识清晰状态下发生的记忆能力障碍,时间定向力障碍,虚构症和顺行性或逆行性遗忘症。精神自动症临床特点是在意识清晰状态下产生的一组包括假性幻觉、强制性思维、被控制感、被揭露感,以及系统性的被害妄想、影响妄想等相互联系的综合征。Cotard 综合征是以虚无妄想或否定妄想(delusion of negation)为核心症状的一种较少见的综合征。此种综合征严重程度差别很大,轻者症状可不十分明显,重者认为自身躯体和内部器官发生了变化,部分或全部已经不存在、变空了。如某患者称自己的心脏腐烂了、肺烂了、肠子也烂了,甚至整个身体都没了。他的整个家庭不复存在了,整个世界已经毁灭。多见于严重的抑郁状态,尤其是老年期的抑郁患者或更年期抑郁症患者。紧张综合征临床最突出的症状是患者全身肌肉张力增高,包括紧张性木僵和紧张性兴奋两种状态。幻觉妄想状态临床特点是幻觉为主,意识清晰,在幻觉的背景基础上产生妄想,多见于精神分裂症。

疑病综合征:临床表现为对自身状态过分关注,相信患了某些实际并不存在的疾病,并对微不足道的一些症状和体征过分夸张而终日焦虑紧张。躁狂性兴奋是心境障碍躁狂状态的主要表现,也有人称之为协调性精神运动性兴奋,包括情感高涨、思维联想加快、意志活动增强三主症。癫痫精神运动性发作,又称为复杂部分性发作,多有大脑颞叶病变引起,故有颞叶癫痫之称,临床主要表现为意识障碍、也可以表现为精神症状或自动症症状。急性脑病综合征是一组表现为急性、一过性、广泛的认知障碍,尤以意识障碍为主要特征的综合征,也称为急性错乱状态或谵妄综合征,在综合性医院中最为常见的一种精神障碍,占内、外科患者的5% ~15%,多数可以恢复。总结以上诊断的特点,急性脑病综合征、癫痫精神运动性发作较符合。因此,问题1的有效答案为急性脑病综合征、癫痫精神运动性发作。

该患者初步诊断考虑急性脑病综合征、癫痫精神运动性发作等,临床住院患者在合作的情况下进行必要的常规检查如血、心电图、肝功能、肾功能、电解质的实验室检查外,还要进行脑电图、尿吗啡检测、经颅多普勒、颅脑 CT 或 MRI 等检查,以排除癫痫、有害物质的使用等脑器质性疾病是必要的。因此,问题2的有效答案为血常规、心电图、脑电图、肝功能、电解质、血糖、经颅多普勒、尿吗啡检测、颅脑 CT 或 MRI。

患者急性起病,表现意识障碍,紧张、害怕,言语不连贯,片段的被害妄想,严重的兴奋、躁动不安,打人,经过给予静脉注射了氯硝西泮 2mg 以及补液等对症治疗,入院6小时后意识恢复清楚,基本同常人,这比较符合急性脑病综合征的诊断。这些特点和脑电图检查结果正常等,可以排除癫痫精神运动性发作、病毒性脑炎、周期性精神病、躯体形式障碍等。因此,问题3的有效答案为急性脑病综合征、电解质平衡失调、低血糖待查。

有学者通过研究认为:由于网络成瘾者由于过度上网,他们学校不上、朋友不交、工作不找、与家人社会交往功能明显下降,给家庭、社会造成了极大的痛苦和危害;从流行病学结果来看,青少年网络成瘾症的发生率男性高于女性,城市低于农村。2012 年美国精神病学会(APA)提出审议的 DSM-Ⅴ(草案)已经将"网络成瘾"列入手册之内,放在"物质与行为成瘾有关障碍"章节内"病理性赌博"的诊断之后的附录,旨在开展相关研究。因此,问题4的有效答案为:网络成瘾者对社会、网络成瘾症已经被 DSM-Ⅴ(草案)草案列出、青少年网络成瘾症的发生率男性高于女性、有地域性差异。

关于网络成瘾症的病因机制研究认为,网络成瘾是网络使用者与网络本身所具有的某些特性相互作用的结果,网络成瘾的发生与社会因素密切相关:如西方文化与价值观的不断渗透,人们追求独立意识的增强,网络文化系统的不健全、缺乏相关的法律法规,导致网络资源污染严重,网络上到处充斥着污秽低俗的信息,部分网吧监管不严,经营充满暴力、色情等游戏等,这些都可能成为网络成瘾的重要因素之一;另外网络成瘾的发生也与个体因素有关:如家庭因素中单亲、再婚,家庭成员之间相互支持和帮助的程度,参与社会、家庭娱乐活动的兴趣,使用固定的家规和程序来安排好家庭生活的程度均显著降低,家庭成员之间公开表露愤怒、攻击、矛盾的程度显著升高。网络成瘾虽然没有外界精神活性物质直接作用于人体,但是有研究认为,其与精神活性物质成瘾的有关神经递质、受体、内分泌系统、中枢犒赏系统等同样参与基本雷同。因此,问题5的有效答案为:是网络使用者与网络本身的某些特性相互作用的结果、与使用者家庭因素有关、与社会因素有关、与使用者个体某些遗传因素及生化因素有关,网络成瘾者的心理、行为表现与物质成瘾基本相同。

网络成瘾指个体反复过度使用网络所致的一种精神行为障碍,表现为对使用网络产生强烈欲望,突然停止或减少使用时出现不适、烦躁心理行为障碍等。其临床类型有如下表现:①网络娱乐成瘾:此类型多见于儿童及青少年,以中小学生网络游戏成瘾最为常见,包括网络游戏成瘾、网络歌曲成瘾、网络电影成瘾等。②网络关系成瘾:上网者花费大量的时间沉迷于上网聊天来结识网络朋友,建立网络友谊,进行网络交流实践,以女性为多,并且常常以这些关系来不断取代现实生活中真实的人际关系,网络朋友越来越多,现实友谊越来越少。也包括那些沉迷色情网站,谈话聊天,沉迷于色情文字、音像等,在色情网站结识朋友,反反复复进行的网络性活动,不能自拔,也有人称为"网络色情成瘾"(或网络"性"关系成瘾)。③网络信息收集成瘾:此类网络者花费大量时间在网上收集与自己工作、学习无关或者不迫切需要的信息,造成本职工作和学习效率的下降。④网络程序成瘾:此类成瘾者整天进行游戏或计算机程序的设计,乐此不疲,也包括"黑客",对他们来说,攻破网站不是为了金钱,而是满足个人的好奇心与成就感。⑤网络强迫行为成瘾:此类成瘾者常常有难以抵抗的冲动,不可自控地参加网上赌博、网上购物及拍卖等商业活动,明知道这些行为没有必要,严重影响工作、学习或家庭生活,而不能停止。因此,问题6的有效答案为网络娱乐成瘾型、网络关系成瘾型、网络程序成瘾型、网络信息收集成瘾。一个网络成瘾者可以是单纯的某个类型,也可以是几个类型的混合体,而且实际情况更多的是混合型的居多。

网络成瘾是个体的心理人格特征、遗传等生物学因素,以及家庭、学校、社会环境等多种因素相互作用的结果。预防和控制网络成瘾需要社会各界的通力合作、共同积极努力。社会上需要:①加强科学、健康使用网络的宣传教育。②加强未成年人使用网络的管理。③加强网络经营规范管理:严格按照《互联网上网服务营业场所管理条例》对网吧进行综合治理,对违反条例的一定要进行依法追究责任。有关部门应加强对网络游戏制作、运营监管,鼓励开发具有中国文化特色、内容健康的电子游戏产品,取代充满暴力、色情游戏。④加强校园文化建设,抵制网络成瘾:健康和谐的校园文化是有效抵制网络成瘾的天然免疫力,应积极加强校园文化建设;创新教学内容和教学方式,使求知过程成为充满乐趣、未知、新奇的快乐旅途,辨证看待传统的分数评价模式,做到不片面的以分数论成败,及发挥儿童青少年的主动性、选择权,使其在自己感兴趣的领域健康发展,培养自信品质。专业机构可以对网络成瘾者开展家庭、心理、行为综合干预。因此,问题7的有效答案为社会各界通力合作、进行心理干预、家庭治疗、药物治疗。

二、病例相关理论知识

(一)网络使用

1. 概述 随着互联网技术的飞速发展以及互联网的日益普及,不断升级的网络服务给人们的学习、工作、生活、娱乐等方面开创了前所未有的新局面,越来越多的人开始喜欢上网、离不开网络,有些人甚至沉迷于其中。尤其是一些青少年甚至变成了"网虫",他们整天除了吃饭、睡觉,就端坐在计算机前上网。他们不去学校、不交朋友、不找工作、与家人社会交往功能明显下降,工作、学习以及夫妻、父母亲情等对他们来说什么都无所谓,他们给家庭造成了极大的痛苦,也给社会带来了很多严重的问题,他们有时常常夜不归宿,说谎、逃学、旷工、旷课、分居、离婚,更有甚者为上网而不惜偷盗、诈骗、抢劫等违法犯罪,已成为严重的家庭社会问题,引起世界各国社会学家、教育学家、精神病学家、心理学家等广泛的高度关注,并开展了大量的相关研究。

1994年纽约精神科医生 Ivan Goldberg 首先把这种现象称为“网络成瘾症”(internet additive disorders,IAD),并与1995年收入医学词典。按照世界卫生组织的概念,称为网络成瘾或网络成瘾症(IAD)或病理性网络使用(pathological internet use,PIU),指过度使用网络而导致的一种慢性或周期性的沉迷状态,表现为对使用网络产生强烈欲望,同时伴随想要不断增加使用时间,耐受性最高、突然停止或减少使用时出现戒断反应(如烦躁、情绪不稳定、发脾气、注意力不集中、睡眠障碍)等。网络成瘾典型的临床表现为对网络的使用存在极大的渴求,在工作、学习、日常生活中,大脑内常常不断闪现与网络有关的场景,上网时有强烈的愉悦和满足感,并逐渐失去了自控能力,甚至连续几天在网络上,间隔一段时间不上网时,常常烦躁不安、飘忽不定,严重者会冲动、攻击、毁物,患者为上网会想尽一切办法,包括说谎、偷窃钱财等。网络成瘾不仅危害个体的心身健康及社会功能,还严重影响到了家庭幸福以及社会安定。

2. 网络使用　中国互联网络信息中心于2012年1月16日在京发布《第29次中国互联网络发展状况统计报告》(以下简称《报告》)显示:截至2011年12月底,中国网民规模达到5.13亿,中国网站规模达到229.6万,较2010年底增长20%。我国互联网宽带接入用户达到1.55亿户,3G网络已经覆盖全国所有县城和大部分乡镇,互联网普及率较2010年提升4%,相比2007年以来以平均每年6%提升。网民年龄以青少年为主,过去五年内10~29岁群体互联网使用率保持高速增长,目前已接近高位,10~19岁占69.4%,10~29岁占72.9%,而美国30岁以下网民仅有30%。文化程度:大专及以上学历人群中互联网使用率在2011年已达96.1%。网络游戏用户规模达到3.24亿,较去年同期的3.04亿增长6.6%。游戏形式以打怪兽升级、赛车、舞蹈、第一人称射击类游戏形式为主,80%的网络游戏用户使用棋牌休闲小游戏。

(二)网络成瘾

网络成瘾是指个体反复过度使用网络导致的一种精神行为障碍,表现为对网络的再度使用产生强烈欲望,停止或减少网络使用时出现戒断反应,同时可伴有精神及躯体症状。亦有描述网络成瘾为个体反复过度使用网络(游戏机、电脑、手机等)导致的一种精神行为障碍,表现为对使用网络产生强烈欲望,突然停止或减少使用时出现不适、烦躁、注意力不集中、睡眠障碍等。

1. 网络成瘾的流行病学　关于网络成瘾的发生率,由于研究样本大小、群体、诊断标准等方面的差异,各家所报道的数据也有所不同。国外 Yen JY 等于2007年调查了1890名中学生(男生1064名、女生826名),结果网络成瘾的发生率为17.7%,其中男生的发生率高于女生,而且多数伴有抑郁、社交焦虑、敌意等症状。中国青少年协会2005年以自填式问卷的非随机调查,问卷以实地面谈为主,结果显示:青少年网络成瘾约占青少年网民总数的13.2%,男性17.07%,女性10.04%;13~17岁的青少年网民中网络成瘾的比例据为17.10%,30~35岁网民中网络成瘾的比例为12%。北京市2009年对17所中学的学生进行抽样调查:抽样4877名(男2325名,女2350名),成瘾者427名,占8.8%,其中男生11.5%,女生5.6%,城市与郊区比分别为10.5%、6.7%,非示范高中与示范性高中分别为11.4%、7.3%。天津市2007年对9所学校8694名学生进行调查,结果中专生网络成瘾的发生率最高为11.69%,初中生和高中生分别为5.98%和5.95%,大专生和大学本科生的发生率分别为6.74%和6.73%,男生9.50%,女生4.17%。国内其他城市关于网络成瘾研究的发生率分别为武汉(2006年)4.1%,合肥(2006年)3.5%,芜湖(2008年)4.5%,泰山(2004年)10.8%。他们多具有多疑、敏感、固执、不善交际、社会关系不良、易冲动、不守社会规范等人格特点。家庭环境中父母离异、父母拒绝否认、过度保护是网络成瘾的危险因素。

2. 病因与病理机制 网络成瘾是网络使用者与网络本身所具有的某些特性交互作用的结果,使用网络能满足网络使用者的某些特殊需求可能是导致网络成瘾的重要原因之一。

(1) 网络的特殊性

1) 开放性:又称无国界地域性,是指在互联网上人们进行信息交流和网络活动没有地域范围和国界(除非有特殊的技术甄别措施)等的限制。由此,我们说,互联网络是一个开放性的网络,在互联网络上不同地域、不同文化思想、观念、不同信仰、不同年龄、性别等都可以在网络中交流、沟通,发表见解,找到共鸣与接纳。

2) 虚拟性:是指人们在网络上进行信息交流可以实行匿名的方式,即信息交流主体的身份信息存在不确定性或虚假性,也包括网络世界中虚拟物品或人物。因此在网络世界里由于隐匿了真实的性别、年龄、身份以及社会地位等,现实的人物被进行了角色的替换,避免了人与人面对面的接触,可以避开个体年龄、外貌等身体条件的局限,减少陌生、自卑、恐惧、焦虑等,获得安全的需求。

3) 交互性:指的是很多人在网络上可以进行几乎实时的信息交流与互动,它包括众多性、实时性、互动性三个方面的内容。众多性是指参与网络交流的主体在人数上应该是两个或两个以上;实时性是指不同信息交流主体之间在网络上交流与面对面基本交流一样,不存在太大的时滞;互动性是指不同信息交流主体之间可以就同一主题进行实时的双向或多向交流。

4) 高效性:指的是与其他传统媒介相比,在网络上查询信息和进行信息交流具有速度快、效率高的特性。由于网络具有开放性、交互性等特性,在网络上查询信息和进行信息交流具有成本低、速度快。纵观整个网络的发展史,不难看出,网络自始至终就是为了追求高效率而产生、存在、发展。关于未来网络的高效率,无论我们目前做如何估计,都可能不为过分。

另外,互联网还具有便捷、内容丰富、平等、时尚等特点,因此,很多人对于网络使用没有一个正确的认识和评价,很多人觉得跟着别人就是好的,别人上网,自己也就跟着去学,这可能是许多人形成对于网络的过度使用或无法自拔的原因之一。

(2) 家庭、学校和社会

1) 家庭因素:家庭是社会的细胞,人是以家庭为单元进行活动的,完整的家庭结构、健康的家庭功能和良好的家庭教育方式对个人的健康成长具有非常重要的作用。有学者通过研究认为:由父母抚养的子女较非父母抚养子女的网络成瘾发生率低,单亲、再婚家庭子女网络成瘾的发生率较高。另有研究者使用家庭环境量表对网络成瘾儿童、青少年患者的家庭环境因素进行调查表明:网络成瘾儿童和青少年患者的家庭成员之间相互支持和帮助的程度、参与社会及家庭娱乐活动的兴趣、合理安排家庭活动和明确家庭成员责任义务的程度,以及使用固定的家规和程序来安排家庭好生活的程度均显著降低;家庭成员之间公开表露愤怒、攻击、矛盾的程度显著升高,由此推测某些家庭环境因素可能是网络成瘾形成的原发因素之一。

2) 学校因素:学校是青少年成长的主要场所,除传授学生知识外,还在学生的人格、情感、心理成长等多方面起着重要的作用。很多学校通常以单一的考试成绩作为评价机制、课程设置的不合理、缺乏人性化教育、缺乏心理健康教育、缺乏正确合理使用等教育，成绩不好的学生常常体验到失败、无价值感，而没有心理技能来应对这些挫折、情绪问题等，就容易到网络世界中追求成功与价值感，从而进一步形成网络成瘾。

3）社会因素：随着社会的发展，网络技术虽然为人们带来了无限的便利，但是，西方文化与价值观的不断渗透，人们追求独立意识的增强、网络文化系统的不健全、缺乏相关的法律法规，导致网络资源污染严重，网络到处充斥着污秽低俗的信息，部分网吧监管不严，网络游戏开发商与网吧经营者为了利益所趋钻法律的空子，经营充满暴力、色情等游戏等，这些都可能成为网络成瘾的重要因素之一。

（3）个体因素：分为遗传、性格、心理行为等因素。

1）遗传及个体生化因素：有学者研究，网络成瘾虽然没有外界精神活性物质直接作用于人体，但是与精神活性物质成瘾的有关神经递质、受体、内分泌系统、中枢犒赏系统等同样参与基本相似；也有人认为成瘾行为的产生可能与脑内多巴胺（DRD_4）受体有关，含有 7-DRD_4受体的人喜欢冒险、冲动、爱寻求刺激等，具体机制有待进一步深入研究。

2）性格特点：一般认为表现为内向、孤僻、行为退缩、缺乏广泛兴趣爱好的人群，不善交往、业余生活不丰富，敏感多疑、好奇、思想固执、社会关系不良、不善交际、自我中心，分不清幻想与现实，易冲动、不守社会规范等人格特点的人群，是网络成瘾的危险因素。也有学者通过研究认为网络成瘾的人格多具有：①有高猎奇性：指容易对网络世界易产生极大兴趣；②高躲避伤害性：表明他们更容易使用网络来回避社会现实的压力和伤害；③低奖赏依赖性：该类人群的性格稳定性较差，对挫折的容忍力低下，而网络游戏中即刻成功奖赏和可预测成功的特点可以迅速满足的自尊。因此，高猎奇性、高躲避伤害性和低奖赏依赖性人格对预测青少年对网络成瘾发生可能有重要意义。

3）心理行为因素：从心理学行为理论上分析来看，一方面，网络成瘾在上网时，特别是在玩网络游戏时通过斗智斗勇战胜对手，或充当某些角色，取得好的成绩，闯关、过关、得分、得到奖励、达到某些物质或货币的代替品。这种上网的后果以直接的精神或物质利益形式达到体现，使上网者在认知和情绪水平上产生正性的情感体验。精神上的胜利、战胜对手的满足，以及人们攻击的本能以这种象征性的方式达到发泄，这样就会不断产生追求这种奖励和成功感的冲动（即正性强化）；另一方面，当来自家庭、社会、工作的压力，如工作的不顺利、学习成绩下降，父母、老师及他人的责备与批评，或现实适应不良等有负性情感体验时，为了摆脱这一境况，只要一回到万花筒般的网络之中，网络带来的刺激、兴奋和成功的体验，使压抑的"现实身份感"丧失，从而获得了心理上的解脱，也就是说上网已经成为他们应付失败、挫折，摆脱精神痛苦最主要的方式或唯一手段（即负性强化）。这恰恰符合心理学上正性强化、负性强化的双重作用，可能是网络成瘾的精神病理机制之一。

3. 网络成瘾对心理行为活动的影响

（1）孤独感增加：由于网络隔绝了现实中人与人之间的直接交流，过度上网的人现实孤独感会逐渐增加。因为上网过度者更关注网络中的人、讯息和事件。也就是说他们多活动在丰富多彩的网络世界，到现实世界就枯燥无味、孤独、无共同语言。

（2）人格改变与"人格分离"：长期过度使用网络可以使人格发生改变与"人格分离"：一方面在现实生活中性格变得日益孤独、内向、自闭、退缩，丧失自尊和自信，对朋友和家庭冷淡，失去亲人朋友、不善言辞、见熟人甚至都不打招呼、不善交际、在现实社会一事无成等；另一方面，在网络世界里可以成为非常幽默风趣、见人就大开玩笑、叱咤风云（侠客），成为网络成绩超群卓著的“网络精英”。

(3) 自我约束力降低，迷失自我：由于网络是一个虚拟的世界，所以平常在现实社会中不敢说的话可以说了，不能做的事也可在网上实现。因此，网络为充分地暴露和宣泄人们心理深层的需要和欲望提供了基础。这种无谓的宣泄带来的后果就是自我约束能力的下降。沉迷于网络，迷失自我，对于现实社会生活矛盾，用网络世界中的方式方法来处理这些现实矛盾，就容易形成暴力犯罪等。

(4) 心理行为障碍：网络成瘾者常常将大量的时间耗费在网络上，把自己的思想、情感沉迷于网络之中，这些对于上网者的人格形成以及正常的学习生活、社会活动等都产生严重的不良影响，导致个体人格改变，如说谎、逃学、成绩下降、旷工旷课、亲情丢失，更严重者为维持过度上网的消费（金钱、时间）可能会想尽一切办法，包括说谎、情绪行为失控，冲动、攻击、毁物、偷窃、抢劫等违法犯罪。

4. 临床表现与分型　网络成瘾指个体反复过度使用网络（游戏机、电脑、手机等）导致的一种精神行为障碍，表现为对使用网络产生强烈欲望，突然停止或减少使用时出现不适、烦躁、注意力不集中、睡眠障碍等。其临床类型有如下表现：

(1) 网络娱乐成瘾：此类成瘾最为常见，包括网络游戏成瘾、网络歌曲成瘾、网络电影成瘾等。多见于儿童及青少年，以中小学生网络游戏成瘾最为常见，他们整天沉迷于网络，花费大量的时间和金钱，以玩各类网络电子游戏主，对学习兴趣降低，个别严重者表现为喜欢封闭自己，不合群、不愿理睬他人，不肯与他人进行身体和眼神的接触与交往，行为活动刻板、单调等。

(2) 网络关系成瘾：上网者每天花费大量的时间、利用各种聊天软件或网站聊天进行人际交流，沉迷于上网聊天来结识网络朋友，建立网络友谊，进行网络交流实践，以女性为多，并且常常以这些关系来不断取代现实生活中真实的人际关系，网络朋友越来越多，现实友谊越来越少。也包括沉迷色情网站、谈话聊天，沉迷于色情文字、音乐、图片、音像等，在色情网站结识朋友，反反复复进行的网络性活动，不能自拔，也有人称为“网络色情成瘾”（或网络“性”关系成瘾）。这些人们为了消除下网后的孤独、烦躁不安而不断延长上网时间，他们常常为了维持和获得网络关系满足，多致使工作、学习、人际关系甚至就业机会等受到显著的影响。

(3) 网络信息收集成瘾：此类网络者花费大量的时间在网上搜索和收集与自己工作、学习无关或者不迫切需要的信息，造成本职工作和学习效率的下降。特点为：①有难以自拔的上网渴望与冲动；②上网后难以脱离网络，不停地收集各种信息；③有网络使用就精神兴奋。

(4) 网络程序成瘾：自认为能成为一流的游戏和计算机程序设计者，整日进行游戏或计算机程序的设计，乐此不疲。包括“黑客”，对他们来说，攻破网站不是为了金钱，而是满足个人的好奇心与成就感。如美国最大的黑客凯尔文就曾攻破美国防部北美空中防备指挥系统的绝密网站。他在被捕后说：“越保密越难进入的数据库就越吸引我，求解的愿望就越强烈，让我难以自制地想法攻破对方的防火墙，一旦成功我就产生极大的成就感。这种自我挑战，一般人是难以理解的。”

(5) 网络强迫行为成瘾：此类成瘾者常常有难以抵抗的冲动，不可自控地参加网上赌博、网上购物及拍卖等商业活动。明知道这些行为没有必要，严重影响工作、学习或家庭生活，而不能停止。

(6) 其他表现：一个网络成瘾者可以是单纯的某个类型，也可以是几个类型的混合体，而且实际情况更多的是混合型的居多。网络成瘾者常常因为过度上网引起一系列与家庭成员、同事以及其他人际关系方面的显著变化，会给他们带来严重的心理应激以及生理健康损害，他们相互作用，出现各种复杂多变临床表现，个别可能伴发如伴发癫痫发作、谵妄状态、高血压脑病、偏执状态、焦虑、抑郁、人格改变、神经症等神经精神症状，也可以伴发如心脑血管疾病、眼部疾病(如结膜炎、视力下降)、颈椎病、腰椎病、肩周炎、“鼠标手”、肢体冻伤等躯体疾病。

5. 诊断与诊断标准　目前国际(ICD-10)国内(CCMD-3)还没有公开的、标准化的、统一的网络成瘾诊断标准。

(1) Young 标准：1996 年 Young 在总结对于网络成瘾者研究与临床治疗实践基础上，根据 DSM-Ⅳ中病理性赌博的 10 项标准确定了 8 项标准：①我会全神贯注于网际或在线服务活动，并且在下网后总念念不忘网事；②我觉得需要花更多的时间在线上才能得到满足；③我曾努力过多次想控制或停止使用网络，但并没有成功；④当我企图减少或停止使用，我会觉得沮丧、心情低落或是脾气容易暴躁；⑤我花费在网络上的时间比原先意图的还要长；⑥我会为了上网而甘愿丢失重要的人际交往、工作、教育的机会；⑦我曾向家人、朋友或他人说谎以隐瞒我涉入网络的状态；⑧我上网是为刻意逃避问题或试着释放一些感觉诸如无助、罪恶感、焦虑或沮丧。

(2) Bread 等修订 Young 诊断标准：Bread 等在对 Young 的诊断标准进行改良后，认为 8 条诊断标准的前 5 项是必需的，后 3 项中具有 1 项就可以诊断为网络成瘾。

(3) DSM-Ⅴ诊断标准：2012 年美国精神病学会(APA)提出正在审议 DSM-Ⅴ(草案)已经将“网络成瘾”列入手册之内，放在“物质与行为成瘾有关障碍”章节内“病理性赌博”的诊断之后的附录，只有 9 条症状标准：①过分沉迷于网络之中；②停止使用网络有戒断症状；③上网的时间有不断延长趋势；④多次试图减少或停止使用网络而失败；⑤明知道使用网络有明显的负面影响，不能终止而继续使用；⑥因为过度使用网络而丧失过去有兴趣的爱好、娱乐、社交活动等；⑦常常使用网络来缓解烦躁、焦虑、抑郁情绪等；⑧因为过度上网对家庭成员、朋友、治疗师等说谎，以隐瞒上网的程度；⑨因为过度上网而丧失重要的社会关系、工作、教育、或丢失就业机会。该标准没有其他更多的说明，意在鼓励学者进一步开展更多的研究。

(4) 国内 2009 年制定了网络成瘾的临床诊断标准：

1) 定义：网络成瘾是指个体反复过度使用网络导致的一种精神行为障碍，表现为对网络的再度使用产生强烈欲望，停止或减少网络使用时出现戒断反应，同时可伴有精神及躯体症状。

2) 症状标准：长期反复使用网络，使用网络的目的不是为了学习和工作或不利于自己的学习和工作，符合如下症状：①对网络的使用有强烈的渴望或冲动感；②减少或停止上网时会出现周身不适、烦躁、易激惹、注意力不集中、睡眠障碍等戒断反应；上述戒断反应可通过使用其他类似的电子媒介(如电视、掌上游戏机等)来缓解。③下述 5 条内至少符合 1 条：a. 为达到满足感而不断增加使用网络的时间和投入的程度；b. 使用网络的开始、结束及持续时间难以控制,经多次努力后均未成功;c. 固执地使用网络而不顾其明显的危害性后果,即使知道网络使用的危害仍难以停止;d. 因使用网络而减少或放弃了其他兴趣、娱乐或社交;e. 将使用网络作为一种逃避问题或缓解不良情绪的途径。

3）严重程度标准:日常和社会功能受损(如社交、学习或工作能力方面)。

4）病程标准:平均每天连续使用网络时间达到或超过 6 小时,且符合症状标准已达到或超过 3 个月。

6. 网络成瘾的综合干预对策　随着信息时代的来临,网络生活已经成为现代人们必不可少的精神食粮,互联网发展至今,已经成为全球趋之若鹜的新媒体。但如果过度使用网络,网络行为失去监管与控制,就可能产生网络成瘾等负面影响。网络成瘾是个体的心理人格特征、遗传等生物学因素,以及家庭、学校、社会环境等多种因素相互作用的结果。如何预防和控制网络成瘾是一项复杂而艰巨的系统工程,需要社会各界的通力合作、共同积极努力。

(1) 加强科学、健康使用网络的宣传教育:开展多渠道多形式的科学、健康使用网络的宣传教育活动。

1）政府有关部门可鼓励引导电视、广播、报纸、杂志等媒体,进行如何正确使用网络、预防网络成瘾相关知识的公益宣传。

2）小学、中学、大学等各级教育单位可通过开讲座、办展览等途径,加强预防网络成瘾的相关知识教育。

3）在校园、社区、商场、车站、网吧等公共场所合理张贴宣传健康上网的公益海报,增强人们对网络危害的警惕性。有句话虽然夸张但足以明义,网络危害猛于虎。确实,网络成瘾给成瘾者及其家庭带来的危害是很大的。因此,如同培养儿童青少年对火、电等的安全意识一样,我们有必要从小培养他们健康使用网络的安全意识。通过社会各个部门、各种力量的协同努力,加深人们对网络成瘾危害的认识,提高他们对网络成瘾的关注度,丰富成瘾者以及家长的应对办法,鼓励沉迷网络难以自拔的青少年学会积极寻求专业人员的帮助。

(2) 加强青少年使用网络的管理

1）制定不同年龄阶段青少年儿童的《健康上网守则》,规范其网络使用行为,并从上网内容、上网时间等给予合理建议。

2）组织青少年进行有关网络知识的学习和培训,提高他们正确收集、分析、运用网络信息的能力,为防范网络成瘾提供前提条件。

3）教导青少年学会一些健康使用网络的自我监督小方法,例如:制作上网时间提示卡片,运用闹钟定时,按照规定的时间下网;将过度使用网络危害列在卡片上,放在显示器旁边,以随时自我提醒。如果靠自我不能控制上网时间,可求助家长到时提醒。

(3) 加强网络经营规范管理:2002 年我国颁布了《互联网上网服务营业场所管理条例》,明确规定了网吧等场所的管理条例。各地工商、公安、文化等部门应加强合作,对网吧进行综合治理,控制网吧总量,完善网吧布局,坚决关闭无证无照的非法网吧,对违反《管理条例》的一定要进行依法追究责任。有关部门应加强对网络游戏制作、运营监管,鼓励开发具有中国文化特色、内容健康的电子游戏产品,取代充满暴力、色情游戏。

(4) 加强校园文化建设,抵制网络成瘾:健康和谐的校园文化是有效抵制网络成瘾的天然免疫力,应积极加强校园文化建设。

1）创新教学内容和教学方式，使求知过程成为充满乐趣、未知、新奇的快乐旅途。

2）辨证看待传统的分数评价模式，做到不片面的以分数论成败。教育者应扮演好引导者的角色，学会放手，积极发挥儿童青少年的主动性、选择权，使其在自己感兴趣的领域健康发展，使青少年学生尽量都能寻找到自我的闪光点，培养自信的品质。

3）积极开展歌舞、绘画、演讲、球类、游泳、棋类等各种文体活动，开办夏令营、冬令营、陶艺班、团队协作训练营等团体活动，使儿童青少年的课外生活充满活力、多姿多彩。

4）培养青少年人际交往能力，积极预防校园暴力事件发生。

（5）家庭、心理、行为综合干预：家庭环境是孩子生长发育的“土壤”，父母是孩子的第一任“教师”，很多儿童青少年过度上网是由不良的家庭环境和家庭教育教育造成的。要改变孩子，就要先改善他们的家庭环境。专业机构（各地精神卫生单位、心理咨询中心）可以开展以下治疗。

1）家庭治疗：把整个家庭作为治疗的对象，把家庭看作一个系统，该系统中的成员是相互作业与相互影响的。网络成瘾与家庭功能失调密切有关；治疗的目的就在于修复调整家庭成员之间的不和谐的关系，通过家庭成员的共同努力，营造良好的家庭氛围，为根治网络成瘾提供必要的前提条件。

2）心理行为治疗：精神科医师、心理治疗师等可以对成瘾者进行专业心理治疗，比如精神分析治疗、厌恶治疗、认知行为疗法等。

3）药物治疗：可试用不同种类的抗抑郁剂，如：5-羟色胺再摄取抑制剂、5-羟色胺肾上腺素再摄取抑制剂、抗焦虑药物、抗精神病药物或中医中药等治疗。理论依据：①网络网瘾与药物成瘾有共同特点，即满足需要的强烈愿望，为达到目的而不顾后果，明知上网有害仍然不能摆脱，停止上网后出现生理、心理不良反应，再次上网可以消除；②多伴有焦虑抑郁等精神症状。

4）伴发的其他躯体、神经精神症状的对症支持治疗。

5）躯体治疗与康复锻炼：针灸、物理治疗（如经颅磁刺激治疗仪）都可以适用于网络成瘾的康复和巩固治疗。

第十一章 精神分裂症及其他妄想障碍

第一节 精神分裂症

一、临床病例及诊疗思路

（一）精神分裂症——单纯型

【病例摘要】

患者，男性，23岁，会计，未婚，高中文化，学习成绩好。四年前无端渐起失眠、头痛。三年前常因头痛请假看病，以后生活懒散、工作拖拉，与他人交往减少，领导、同事提醒他仍然无改进。近两年来有时迟到或无故不上班。一年来话少、发呆，有时无故自笑，长期不洗澡理发，偶尔遇到某件事而大发脾气，基本不去单位，什么事都不管不问，在家属督促下到医院就诊。体检、神经系统检查无异常。对医生的询问只是回答"还好"、"没有什么"，对以后生活及是否住院治疗觉得无所谓。

提问1：患者目前最可能存在有哪些精神症状？

1. 情感低落；
2. 情感淡漠；
3. 缄默症；
4. 思维散漫；
5. 思维贫乏；
6. 主动回避社交；
7. 虚无妄想；
8. 意志活动减退；
9. 思维迟缓。

提问2：根据患者的表现，应该考虑诊断哪些疾病？

1. 偏执性精神病；
2. 抑郁症；
3. 单纯型精神分裂症；
4. 分裂型人格障碍；
5. 紧张型精神分裂症；
6. 青春型精神分裂症；

7. 残留型精神分裂症。

提问3:在临床上对此患者进行精神症状量化评定,选择哪些量表较为合适?

1. 简易精神状况检查(mini-mental state examination,MMSE);
2. 汉密尔顿抑郁量表(Hamilton rating scale for depression,HRSD);
3. 阳性和阴性症状量表(positive and negative symptoms scale,PANSS);
4. 阴性症状评定量表(scale for the assessment of negative symptoms,SANS);
5. 简明精神病评定量表(brief psychiatric rating scale,BPRS);
6. 克赖顿皇家行为量表(Crichton royal behavioural rating scale,CRBRS);
7. 治疗时出现的症状量表(treatment emergent symptoms scale,TESS);
8. 90项症状自评量表(symptom checklist 90,SCL-90)。

提问4:若该患者家庭经济状况可,该患者应该首选用哪些治疗?

1. 奥氮平;
2. 甲硫哒嗪;
3. 阿立哌唑;
4. 氟西汀;
5. 氯丙嗪;
6. 阿米替林;
7. 氯氮平;
8. 舍曲林;
9. 利培酮。

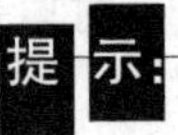

该患者选用利培酮、碳酸锂治疗,由小剂量开始,当利培酮增加剂量到5mg/d、碳酸锂750mg/d治疗5天后,患者突然发热39.5℃,全身大汗,四肢肌张力增高,呼吸急促,血压不稳,心率136次/分。

提问5:此时患者最有可能发生哪种并发症?

1. 碳酸锂过量中毒;
2. 利培酮过量中毒;
3. 躯体感染;
4. 恶性综合征;
5. 白细胞减少;
6. 粒细胞缺乏;
7. 致死性紧张症;
8. 中暑;
9. 急性锥体外系反应。

提问6:为了进一步明确该并发症的诊断,哪些实验室检查结果能给予最可靠的帮助?

1. 血常规;
2. 尿常规;

3. 大便常规；
4. 肝功能；
5. 肌酸磷酸激酶；
6. 心电图。

提问7:临床上诊断抗精神病药物所致恶性综合征的依据主要有哪些?

1. 脑电图检查；
2. 意识障碍；
3. 颅脑CT检查；
4. 使用抗精神病药物史；
5. 自主神经功能紊乱；
6. 持续高热；
7. 古怪姿态与怪异行为；
8. 肌肉强直；
9. 木僵。

【诊疗及解题思路】

病情回顾: 患者,男性,23岁,会计,未婚,高中文化,学习成绩好。四年前无端渐起失眠、头痛。三年前常因头痛请假看病,以后生活懒散、工作拖拉,与他人交往减少,领导、同事提醒他仍然无改进。近两年来有时迟到或无故不上班。一年来话少、发呆,有时无故自笑,长期不洗澡理发,偶尔遇到某件事而大发脾气,基本不去单位,什么事都不管不问,在家属督促下到医院就诊。体检、神经系统检查无异常。对医生的询问只是回答"还好"、"没有什么",对以后生活及是否住院治疗觉得无所谓。

初诊时,首诊医生根据目前患者的表现要判断患者最可能存在有哪些精神症状。仔细分析病史结合精神状况检查,该患者的病情应概括为缓慢起病,表现为兴趣与意志活动的日益减退,情感活动的日益平淡,社会交往的日益减少,到医院就诊时对医生的询问只是单调地应答为"还好"、"没有什么",对于以后生活及住院也无所谓,这些特点都符合情感淡漠、思维贫乏、意志活动减退等表现。而情感低落是负性情绪增强的表现,患者整日情绪低沉,忧心忡忡,愁眉不展,重者悲观绝望,自责自罪,甚至出现自杀观念或自杀行为,常伴有思维迟缓,言语动作减少,意志要求的减退,反应迟钝,情绪低落为抑郁症的典型症状表现之一;情绪低落与情感淡漠的根本区别在于通过各种观察可以发现存在有内心的情绪体验。思维迟缓是一种抑制性的思维联想障碍,表现为思维活动的显著缓慢,联想困难,思考问题吃力,反应迟钝。缄默症是由于各种原因(器质性或非质性)而出现以沉默不语为主要表现的临床综合征,可以分为:①选择性缄默症:缄默有高度选择性是本症特点,多见于智商偏低的儿童。②癔症性缄默症:和癔症其他临床症状一样,具有发作、痊愈突然、易于接受暗示等特点。③紧张症的缄默症:患者缄默不语,或有片断的破裂性语言,同时可伴有拒绝、违拗、木僵、蜡样屈曲、冲动等症状。患者意识清楚、无智能缺损、自知力丧失。④妄想的缄默症:患者常因妄想、幻觉的存在,而周围人不同意患者所述妄想、幻觉的内容,患者因此而拒绝与周围人交谈,不语而保持缄默,但是患者无违拗、冲动或僵住现象。⑤抑郁性缄默症:抑郁症病情严重者而缄默,慢性病例表现虽如"痴呆",但病史中有初期悲观与情感抑郁,抗抑郁剂、电休克治疗后可恢复正常等。⑥诈病性缄默症:为了逃避外界某种不利于个人的情境,摆脱某种责任或获得某种个人利益，故意伪装“不语”，缄默不是原有病情应有的表现。⑦器质性缄默症：某些器质性疾病在病程不同阶段亦可出现缄默症，如严重的帕金森病、脑血管疾患等均可出现缄默症样临床表现，但通过相应临床表现、病史及实验室检查等可以明确诊断。思维散漫是思维联想过程中思维的连贯性方面障碍的表现之一，患者的思维活动表现为联想松弛、内容散漫、对问题的叙述不够中肯，也不很切题，缺乏一定的逻辑关系，以致使人感到交谈困难，对其言语的主题及用意也不易理解，多见于精神分裂症的早期。主动回避社交是患者因为有其他精神症状的存在，如敌对或不信任、被害妄想、恐惧情绪等而不愿参加各种社会交往活动，包括他人努力向患者接近、邀请时，患者表现出强烈的中止交往的倾向，最严重时患者回避所有的社交活动而与世隔绝。虚无妄想也称谓否定妄想，是一种病态的信念，患者认为本身的内部器官或外部现实世界都发生了变化，部分不存在了，最严重的患者认为本人或外部世界都已不复存在。如某精神分裂症患者诉自己的大脑不存在了、自己的头颅不过是一个空壳等。思维迟缓是思维联想过程中抑制性的思维障碍，表现为联想速度的显著缓慢，联想困难，思考问题吃力，反应迟钝，患者有强烈的“脑子变得迟钝了”的感觉，并为此而苦恼、着急，此类症状常常是抑郁症的三大典型表现之一。因此，患者目前存在的精神症状（提问1的正确答案）为情感淡漠、思维贫乏、意志活动减退为有效答案。

根据患者临床表现为以情感淡漠、思维贫乏、意志活动减退等阴性症状为主的一组精神症状，缓慢病程，达四年之久，且有逐步加重的趋势，既往病史中无突出的幻觉、妄想，有显著的个人行为改变，体检、神经系统检查无异常，因此临床上考虑诊断为单纯型精神分裂症较为合适。因此，患者应该诊断为（提问2有效答案）单纯型精神分裂症。

精神病症状量表的检查对精神疾病的诊断具有一定的辅助作用，可以对每一种疾病作出严重程度的评估。通过评估根据相关的因子分，得出患者主要在哪一方面的障碍更为明显，此外还可以用于判断临床疗效，帮助作出一致的客观评价。该患者为慢性精神分裂症，但是入院前还没有接受过正规的检查与治疗，选择量表对其进行临床评定也是很有必要的。简易精神状况检查（MMSE）、克赖顿皇家行为量表（CRBRS）主要适用于对“痴呆”的核心症状智力减退、社会适应及日常生活能力降低的评定，是快速简捷的智力状态或认知功能的评估、筛查工具，现广泛应用于老年期痴呆的筛查。汉密尔顿抑郁量表（HRSD）是最早应用于抑郁症患者临床症状评定的量表之一。目前在国内外广泛地用于抑郁症的症状的严重程度、治疗效果评价。简明精神病评定量表（BPRS）主要用于观察评定治疗精神分裂症的症状与疗效，自从它问世以来受到了高度重视，目前已被广泛用于国际间的协作研究，它的总分越高，反映病情越严重，治疗前后总分值的变化可以反映疗效，具有项目简明全面、信度、效度均比较满意的特点。PANSS该量表由阳性症状、阴性症状、一般精神病理症状及附加症状四个分量表组成，具有以下优点：①临床检查和评分有严格的操作标准和相应的工具，便于培训和推广应用；②包括了精神病理学和心理学的项目，除能对精神症状评估外，还可以对患者的整体情况及认知、情感、社会功能和日常生活能力进行评估；③进行阳性症状和阴性症状复合评分，可以提示患者阳性或阴性症状的突出性；④通过廓图和因子分析及症状的分级评定，可以反映患者的临床特点，有利于临床研究及药效评价、预测预后；⑤量表评分符合常态分布，便于统计分析。阴性症状评定量表（SANS），它主要适用于阴性症状为主精神分裂症的患者，以面谈观察为主，必要时结合病史及知情人提供的情况予以评定，它具有这样的特点：①确定当前患者阴性症状的存在，利于开展病因学、临床病理学的研究；②评定药物的疗效及治疗中阴性症状的变化;③结合阳性症状评定量表对精神症状作全面的评估。治疗时出现的症状量表(TESS),现在国内一般简称为“副反应量表”,它在同类量表中覆盖面最广,可以用于各类精神药物不良反应的评定。90项症状自评量表(SCL-90)主要适用于神经症、适应障碍及轻性精神障碍的患者,也广泛用于精神卫生的调查与研究。因此提问3的有效答案为阳性和阴性症状量表(positive and negative symptoms scale,PANSS)、阴性症状评定量表(scale for the assessment of negative symptoms,SANS)、简明精神病评定量表(brief psychiatric rating scale,BPRS)。

典型的抗精神病药物(第一代抗精神病药物)主要作用于脑内D_2受体,为D_2受体阻断剂,临床上主要用于治疗幻觉、妄想、思维障碍、行为紊乱、兴奋、激越、紧张症状群具有明显的疗效,对于核心的阴性症状作用微小,有时还可以产生继发性阴性症状,甲硫哒嗪、氯丙嗪均为典型的抗精神病药物,故对此病例不宜使用。非典型的抗精神病药物(第二代抗精神病药物)具有较高的5-羟色胺2受体阻断作用,对阴性症状和阳性症状有效,也可以改善认知功能,包括奥氮平、阿立哌唑、氯氮平、利培酮等。氟西汀、阿米替林、舍曲林均为抗抑郁剂。因此提问4的有效答案为奥氮平、阿立哌唑、氯氮平、利培酮。

该患者临床诊断为精神分裂症,以阴性症状为主要表现,临床上选用利培酮联合碳酸锂治疗,当利培酮增加剂量到5mg/d,碳酸锂750mg/d治疗5天后,患者表现为突然发热39.5℃,全身大汗,四肢肌张力增高,呼吸急促,血压不稳,心率136次/分。此一系列症状应概括为:发热,肌张力增高,自主神经症状。它符合恶性综合征四大主要表现(意识障碍、高热、持续肌张力增高、自主神经症状)其中的三项,因此应该首先考虑恶性综合征的可能。同时也对其他诊断进行鉴别排除:关于碳酸锂、利培酮过量中毒,碳酸锂使用剂量为750mg/d,为中小剂量,利培酮5mg/d为中等剂量,因此它们的过量中毒可能性较小。躯体感染、白细胞减少、粒细胞缺乏会表现为发热等症状,但是一般不会有肌张力的增高等表现。致死性紧张症:主要表现为僵住、缄默、不动、违拗、模仿言语和动作、作态等紧张症状,也可有出汗、心动过速自主神经功能紊乱的症状,最终衰竭而死亡,但是没有使用抗精神病药物的史及高热的表现,对其治疗使用抗精神病药物有效,实验室检查肌酸磷酸激酶、白细胞增高罕见。中暑:在抗精神病药物治疗过程中,因天气炎热、潮湿、极度兴奋等因素,患者有可能会发生中暑,表现为高热、惊厥等,有时难与恶性综合征相鉴别,但中暑一般没有肌肉强直和明显的自主神经症状。急性锥体外系反应,使用利培酮等抗精神病药物进行治疗时都有可能发生急性锥体外系反应,其发生率与抗精神病药物种类(典型类、高效价发生率高)、剂量及个体的敏感性有关,可以表现为:①药源性帕金森综合征:其特征为运动不能、肌肉强劲、震颤、自主神经功能紊乱,临床表现为动作笨拙、迟缓、少动、肌肉僵硬、面具脸、静止性震颤和流涎和出汗等;②静坐不能:表现为不可控制的烦躁不安、不能坐定而来回走动,重者焦虑、易激惹;③急性肌张力障碍:多为个别肌群的突发的持续痉挛,以面、颈及舌肌多见,出现口眼歪斜、眼球向上凝视被称为动眼危象、斜颈、伸舌、张口、扮相;四肢、躯干肌肉受累,可出现角弓反张、扭转性痉挛、步态不稳等。因此问题5有效答案为恶性综合征。

要考虑哪些实验室检查对恶性综合征的诊断能给予可靠的帮助,我们可供选择的答案有六项,其中尿常规、大便常规的阳性发现最有利于泌尿系统、消化系统疾病的诊断;心电图对心血管系统的疾病,特别是心脏病变的诊断最有临床意义;血常规检查白细胞计数及肝功能检查转氨酶的升高虽然对恶性综合征的诊断可以提供一定的参考,但是肌酸磷酸激酶检查的升高对恶性综合征的诊断与其他疾病的鉴别有更大意义。因此问题6有效答案为肌酸磷酸激酶。

临床上诊断恶性综合征的主要依据有:①使用抗精神病药物史;②典型的临床症状表现:意识障碍、持续性高热、肌肉强直及自主神经功能紊乱的症状;③血液肌酸磷酸激酶增高。脑电图检查及颅脑CT检查非常有助于脑器质性疾病的诊断,目前还没有证明对于该症状群的诊断有特定临产意义;古怪姿态与怪异行为、木僵均为精神疾病常见的临床症状,古怪姿态与怪异行为常见于精神分裂症,而木僵常分为四种:如抑郁性木僵、紧张性木僵、心因性木僵及器质性木僵可见于抑郁症、精神分裂症、应激相关性障碍及各种脑部器质性病变。因此问题6有效答案为意识障碍、使用抗精神病药物史、自主神经功能紊乱、持续高热、肌肉强直。

【拓展思维病例】

患者,男,25岁,农民,未婚。以"多疑乱语、行为异常7年"为主诉于2015年3月31日22点急诊入院。

7年前无明显诱因渐出现精神异常,表现敏感多疑,疑心有人对自己不利,感觉不安全,担心别人害自己,胡言乱语,说话东拉西扯,行为异常,常自语自笑,多孤僻独处,不与他人接触交往,生活懒散被动,个人卫生料理差,情感淡漠,不知关心家里人,情绪不稳,行为冲动,常无故发脾气,打骂家人,毁坏东西,夜眠差,曾在当地医院治疗,具体诊疗不详,疗效欠佳,仍表现懒散被动,情绪不稳,多疑,认为别人要害自己,行为冲动,拿刀去砍邻居家的门。

半年前自行外出打工后走失,入院1周前被家人找回,回家后仍表现孤僻懒散,发呆,自语自笑,冲动,夜眠差,家人带其到当地医院门诊诊治,具体诊疗不详,患者拒服药,在家难以管理,门诊以"精神分裂症"收入院。经复核符合非自愿住院标准。患者发病后的精神状况一般、饮食可、大小便正常、睡眠差、体重无明显变化、体力无明显变化。无自杀,无自伤,冲动、伤人、出走,无消极言语,无行动。

既往史、个人史、家族史无特殊。

入院查体:心肺听诊无异常,肝脾未触及,神经系统检查无阳性体征。

入院精神状况检查:意识清,貌龄相符,自行步入病房,定向力完整,接触交谈被动,多问少答,存在被害妄想,感觉不安全,担心有人要杀自己,情感反应不协调,情绪不稳定,紧张不安,意志活动减退,无自知力。

入院诊断:精神分裂症。

入院当天晚上患者夜不眠,胡言乱语,说有人害自己,恐惧,紧张不安,心理疏导无效,给予氯硝西泮注射液2mg肌内注射后渐入睡。

入院第2天,患者接触交谈差,问话多不答,有时自言自语,言语内容乱,有时大喊大叫,情感反应不协调,表现紧张不安,情绪不稳,有冲动行为,攻击其他患者,行为紊乱,被保护约束于床上。诊断"精神分裂症",给予喹硫平片,0.2g/d口服治疗。辅助检查:血常规、肾功、血糖、血脂及电解质结果回示:无明显异常。肝功结果回示:ALT:93U/L,AST80U/L,给予肌苷片口服。心肌酶结果回示:CK:596U/L,HBDH:207U/L,心电图结果回示:①窦性心律88次/分;②下壁T波呈缺血样改变。给予支持对症治疗。腹部彩超结果回示:脂肪肝。患者饮食差,拒药,给予静脉补液及鼻饲营养液等营养支持治疗。

入院第4天查房,患者表现不语不动,问话不答,仍拒食拒药,呈亚木僵状态,偶有冲动行为，带患者去门诊做检查不合作，给予地西泮针，20mg 静脉注射。心电图结果回示：①窦性心律 85 次/分；②T 波平坦。心脏彩超结果回示：二尖瓣、三尖瓣关闭不全。头颅 MRI 结果回示：未见明显异常。头颅 CT 结果回示：轻度脑萎缩。特殊脑电图及脑地形图结果回示：①轻度广泛性异常脑电图。②异常脑地形图。请神经内科会诊，了解患者病情：患者不语不动。查体：神志清，问话不答，四肢检查不合作，心肺听诊无异常，右侧病理征可疑阳性。考虑为：①过度镇静；②木僵。建议将镇静药物减量，给予鼻饲、补液等对症治疗。胸部 CT 结果回示：双侧少量胸腔积液。请内科会诊，了解患者病情及查看患者后指示：患者不语不动，双侧听诊呼吸音弱，胸部 CT 提示双侧少量胸腔积液。患者血常规正常，肝功结果回示：ALT 93U/L，AST 80U/L。诊断为：①双侧胸腔积液，结核待排；②转氨酶异常。建议：①进一步完善相关检查，排除结核；②可行胸部超声，了解胸水量；③给予保肝药物治疗。将患者病情、以上检查结果及治疗告知家属，嘱家属尽快来院陪护。

入院第 6 天查房，患者仍表现接触交谈差，问话不答，有时自言自语，紧张不安，四肢肌张力高，查体不合作，流涎，尿潴留，饮食仍差，家属可经口喂食少量，夜眠可。考虑为亚木僵状态，给予舒必利片，0.2g/d 口服。复查生化组合回示：ALT 210U/L，AST 173U/L，CK 326U/L。心电图结果回示：①窦性心动过缓伴不齐（平均 54 次）；②下壁、前壁 ST 段抬高。请神经内科会诊：查体神志欠清，四肢肌张力高，病理征右侧可疑阳性。不配合治疗，不能进食。建议：①留置鼻饲，因转氨酶高，给予鼻饲复方甘草酸苷胶囊护肝；②补液，防电解质紊乱；③心电图示 ST 段抬高，可给予鼻饲单硝酸异山梨酯片改善冠脉供血。

第 7 天查房，患者接触交谈差，问话不答，有时大喊大叫，有时紧张不安，多被保护于床上，四肢肌张力高，流涎，尿潴留，饮食被动，日常生活不能自理，停用抗精神病药物，继续给予常规鼻饲及静脉补液。双侧胸部彩超结果回示：双侧胸腔未见异常。心电图结果回示：①窦性心律不齐；②下壁 T 波平坦。患者表现为不语不动，拒食拒药，呈木僵状态，继续给予营养、支持等对症治疗。

第 8 天，患者不语不动，肌肉震颤，查体：意识清，表情呆板，全身僵硬，肌张力高，四肢肌束颤动，病理性未引出。家属补充病史，入院前曾肌内注射“氟奋乃静癸酸酯奋乃静注射液，25mg”。诊断为：①药物副作用，②恶性综合征待排。建议停用抗精神病药物。

针对此患者，假如您是经治医生，

1. 你觉得患者主诉“多疑乱语、行为异常 7 年”能够表达更好的要素吗？

2. 抗精神病药物常见的不良反应有哪些？该患者出现了哪些？

3. 锥体外系肌张力增高和锥体系的肌张力增高临床上有哪些不同？

4. 恶性综合征临床表现有哪些？本病例病史及临床表现哪些符合？哪些不符合？

5. 恶性综合征的处理措施有哪些？

6. 患者监护人在该病例的诊疗过程中存在哪些问题？临床中医生应如何给患者家属强调病史的重要性？

7. 对于长期慢性的精神病患者，监护人需要做哪些事情，有利于病情的康复和回归社会？

（二）精神分裂症——紧张型

【病例摘要】

患者，男，22 岁，大学生。自幼胆小内向，上学成绩较好，6 周前因为迟到被老师批评后急性发病，沉闷少语，下课后即回宿舍卧床，或呆坐于床上，有时半夜起床开窗向外边看，或在窗前长时间站立不动；听课时不做笔记，时常发愣，对老师的提问不回答，有时喃喃自语，或无故自笑，一周前行为迟缓，吃一顿饭要一个多小时，还坐在餐桌前发呆，3 天前开始卧床不语不动，不起来吃饭，叫他推他均无反应。体检：轻度出汗，表情呆板，全身肌张力增高，上举四肢或抬高头部其保持此姿势不变，令其张嘴反而紧闭。

提问 1：患者存在哪些精神症状？

1. 对老师的批评产生的抵触；
2. 超价观念；
3. 紧张型兴奋；
4. 主动性违拗；
5. 情感低落；
6. 空气枕头；
7. 心因性木僵；
8. 蜡样屈曲；
9. 作态。

提问 2：根据患者的表现，应该考虑诊断哪些疾病？

1. 应激相关障碍；
2. 抑郁症；
3. 精神分裂症—偏执型；
4. 诈病；
5. 精神分裂症—紧张型；
6. 癔症—转换性障碍；
7. 癔症—分离性障碍。

提问 3：目前可以选用哪些治疗？

1. 认知疗法；
2. 胰岛素低血糖治疗；
3. 阿米替林；
4. 冬眠疗法；
5. 氯丙嗪；
6. 电休克治疗；
7. 氯硝西泮；
8. 舒必利；
9. 利培酮。

提问 4：此时患者的兴奋冲动等表现最有可能是哪种变化？

1. 静坐不能；
2. 心因性兴奋状态；
3. 谵妄状态；
4. 紧张性兴奋状态；
5. 双相性障碍—躁狂发作；

6. 情感爆发；
7. 癫痫精神运动发作。

提问5：木僵是常见的精神症状之一，它常常见于哪些疾病？

1. 精神分裂症；
2. 癔症转换性障碍；
3. 反应性精神障碍；
4. 惊恐障碍；
5. 抑郁症；
6. 脑外伤所致精神障碍；
7. 人格障碍；
8. 精神发育迟滞；
9. 脑炎。

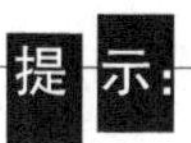

该患者住院治疗45天后，精神症状明显好转，知道自己患有精神病，愿继续巩固治疗，但感到烦闷、忧心忡忡，高兴不起来，大脑迟钝，不愿参加病区内组织文体活动，诉自己有病，有一死了之的想法，但又想到父母、同学，故未采取自杀行为。

提问6：此时患者可能有哪些精神症状？

1. 思维迟缓；
2. 情感淡漠；
3. 情绪低落；
4. 焦虑；
5. 意志缺乏；
6. 罪恶妄想；
7. 兴趣减低；
8. 思维散漫；
9. 思维贫乏。

提问7：针对患者病情现在应该进行哪些治疗？

1. 停止抗精神病药物；
2. 继续抗精神病药物；
3. 哌醋甲酯；
4. 选择性5-羟色胺再摄取抑制剂（SSRIs）的应用；
5. 支持心理疗法；
6. 咖啡因；
7. 丙咪嗪；
8. 酮康唑；
9. 多塞平；

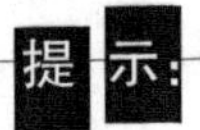

该患者经合并抗抑郁药物治疗3周后，抑郁、忧心忡忡等症状逐渐好转。

提问8：此时（依据ICD-10），对于此患者，应该这样诊断？

1. 偏执型精神分裂症；
2. 青春型精神分裂症；
3. 紧张型精神分裂症；
4. 残留型精神分裂症；
5. 精神分裂症后抑郁；
6. 未分化型精神分裂症；
7. 单纯型精神分裂症。

【诊疗及解题思路】

病情回顾：患者，男，22岁，大学生。自幼胆小内向，上学成绩较好，6周前因为迟到被老师批评后急性发病，沉闷少语，下课后即回宿舍卧床，或呆坐于床上，有时半夜起床开窗向外边看，或在窗前长时间站立不动；听课时不做笔记，时常发愣，对老师的提问不回答，有时喃喃自语，或无故自笑，一周前行为迟缓，吃一顿饭要一个多小时，还坐在餐桌前发呆，3天前开始卧床不语不动，不起来吃饭，叫他推他均无反应。体检：轻度出汗，表情呆板，全身肌张力增高，上举四肢或抬高头部其保持此姿势不变，令其张嘴反而紧闭。

仔细阅读分析，该病例这是一个青年男性学生急性起病，主要临床表现可以概括为"紧张型木僵状态"。目前还无法查知有无思维内容等方面的障碍。另外对老师的批评产生的抵触即使存在也不能作为特定的精神症状。超价观念为在某种强烈情绪基础上加强了的并在意识中占主导地位的观念，这种观念一般以某种事实为基础，由于强烈情绪的存在，患者对某些事实作出超过寻常的评价，并坚信这种观念，因而影响起行为，这种错误见解的产生，与其说是逻辑上的障碍，不如说是强烈的情绪影响所造成的，因此在逻辑推理上并不荒谬，而接近正常的思维，从内容上讲是某些现实的反映；如个别发明家、艺术家，存在对个人天才的超价观念，他们的想法虽然与事实不相符合，往往因为过于迷恋于他们的理想而不易纠正，因而超价观念在一定程度上讲是一种片面性的判断，往往见于病态人格。紧张型兴奋虽然主要见于精神分裂症紧张型，表现为在紧张型木僵的基础上兴奋突然发作，冲动、行为紊乱，无端攻击他人，伤人毁物，无确切的指向与目的，使人难于防范，往往与紧张型木僵交替出现，但是目前尚无出现此种症状。情感低落时患者情绪低沉，整日忧心忡忡，愁眉不展，重者悲观绝望，感到自己一无是处，因而常自责自罪，企图自杀。本患者无此表现，如从情感角度描述应为情感淡漠。心因性木僵是一种在强烈而急骤的精神创伤作用下产生的反应状态，表现为缄默不语、活动减少等木僵状态，老师的批评作为诱因强度是不够强烈的。作态是精神分裂症患者作出的愚蠢而幼稚的动作和姿态，一般并不离奇，使人感到好像是故意装出来似的，例如患者尖声怪气地与人交谈等。违拗症是患者对于别人向他提出的要求不仅没有相应的行为反应，甚至加以抗拒，有两种表现：①主动性违拗是指患者作出与对方要求全然相反的动作。如医生要求患者张口检查时，患者却反而紧紧地闭嘴，当要求他闭嘴时，他却张开嘴。②被动性违拗是患者对别人的要求一概加以拒绝，不肯履行要求他做的事。“空气枕头”和“蜡样屈曲”是紧张性木僵的典型表现形式，这是在紧张综合征中最常见的症状，当患者木僵严重运动被完全抑制时，表现为缄默不语，不吃不喝，往往保持一个固定的姿势，僵住不动，任何刺激（如针刺皮肤等）都不能引起相应的反应或躲避；另外由于吞咽活动等的抑制，患者不咽唾液，而任其沿口角外流，大小便潴留，不主动排出，患者的肢体可以任人随意摆布，如将四肢抬高并弯曲成不同的角度，即使摆成一个极不舒服的姿势，也可以保持很久而不变动，这种现象就被称为“蜡样屈曲”；有时将患者的头部抬高离开床面，使他保持在一个好似枕着枕头的姿势躺着，即使很长时间他也不自动纠正，这就是所谓的“空气枕头”。因此提问 1 的有效答案为主动性违拗、空气枕头、蜡样屈曲。

如果对存在的精神症状有正确的判断现在要作出诊断实在不难，现在反过来想一想，假若你对老师的批评看作比较重的应激源，认为患者存在严重的抑郁等，就有可能作出应激相关障碍、抑郁症、癔症—转换性（或分离性）障碍的诊断。假若你认为老师批评后，学生对老师的批评产生的抵触，故意不语不动，就有可能作出诈病的诊断。“诈病”司法精神医学上常常使用的一个诊断，指当事人有意识地假装成为某种疾病，以企图逃脱某种困难、推诿某种责任和义务，或谋取某种特殊的利益等，伪装者多怀有不可告人的动机与目的。关于精神分裂症—偏执型的诊断以后是否成立，目前我们还没有发现在临床上占有主要地位的幻觉、妄想等精神症状，故诊断还不能成立。因此提问 2 的有效答案为精神分裂症—紧张型。

紧扣上一环节来思考精神分裂症—紧张型的治疗，对于该类型急性期患者最有效的治疗应该是抗精神病药物治疗、电休克治疗。认知疗法对于目前处于“紧张型木僵状态”肯定是无济于事的，胰岛素低血糖治疗用于治疗精神分裂症现在已基本淘汰。阿米替林为三环类抗抑郁剂，冬眠疗法适用于各类精神疾病如精神分裂症、心境障碍、急性创伤后应激障碍等的严重兴奋状态。氯硝西泮为抗焦虑剂，不能作为急性精神分裂症的单独治疗选择。因此提问 3 的有效答案为氯丙嗪、舒必利、利培酮或电休克治疗。

患者经鼻饲等措施保持营养，同时给予舒必利由小剂量逐渐加至 600mg/d 治疗 3 天（住院第 7 天）后，患者突然起床在室内来回走动，表情紧张，有时突然兴奋、冲动喊叫“你们不要害我等”，言语单调、刻板，有时又突然摔东西、撞门。患者起病开始表现为“紧张型木僵状态”，持续约 1 周后突然转为平静，此阶段为一种不协调、短暂的兴奋状态。合并氯丙嗪治疗 15 天后突然转为平静，主动与工作人员交谈，配合治疗。临床上紧张性木僵状态与紧张性兴奋状态常常交替出现，这些特点都比较符合“精神分裂症紧张木僵性状态”向“精神分裂症紧张性兴奋状态”的转变。静坐不能大多发生在使用抗精神病药物治疗后的2 ~3周，患者表现为自我感到安静不下来、烦躁不安、不能静坐、反复走动或原地踏步。心因性兴奋状态（CCMD-2-R 称为急性应激反应），精神障碍在遭受强烈应激性生活事件后几分钟或几小时内发生，精神症状的出现与应激源之间往往有明确的联系，可以表现为精神运动性兴奋或精神运动性抑制，一般持续几小时或一周。谵妄状态是指在意识清晰水平降低的基础上，出现大量生动、形象、带恐怖性质的错觉和幻觉，患者多伴有紧张、恐惧的情感反应和相应的兴奋不安、行为冲动、杂乱无章，思维方面则表现为言语不连贯、注意力不集中、记忆及理解困难，多伴定向力障碍。“躁狂发作”包括情感高涨、思维奔逸和意志活动增强，临床上可概括为协调性精神运动性兴奋，患者的言语行为都比较易于理解，往往容易引起他人的共鸣，多见于心境障碍。情感爆发是一种在精神因素作用下突然发作的爆发性的情感障碍，表现为哭笑无常、叫喊吵骂、打人毁物等，它多发作时间较短、情感色彩异常浓厚，常伴有撒娇、做作、幼稚以及戏剧式的表情和动作，多见于癔症。癫痫精神运动发作为癫痫发作的发作的一种特殊类型，表现为突然发作严重的意识障碍（或意识朦胧状态）及不协调性精神运动性兴奋状态。因此提问 4 的有效答案为紧张性兴奋状态。

木僵是最常见的有关行为及运动方面抑制的表现，木僵状态根据发病机制的不同，可以分为以下类型：①紧张性木僵：这是在紧张综合征中最常见的症状，木僵程度不一，表现不同，轻时患者的言语、动作和行为显著减少、缓慢，举动笨拙；严重时运动完全抑制，缄默不语，不吃不喝，往往保持一个固定的姿势，僵住不动，任何刺激（如针刺皮肤等）都不能引起相应的反应或躲避；另外由于吞咽活动等的抑制，患者不咽唾液，而任其沿口角外流，以致口腔黏膜往往发生糜烂；大小便潴留，不主动排出；白天一般卧床不起，但是往往夜深人静时则稍有活动或自进饮食，交谈时也可以低声回答；严重时患者的肢体可以任人随意摆布，如将四肢抬高并弯曲成不同的角度，即使摆成一个极不舒服的姿势，也可以保持很久而不变动，这种现象称为蜡样屈曲；有时将患者的头部抬高离开床面，使他保持在一个好似枕着枕头的姿势躺着，即使很长时间他也不自动纠正，这就是所谓的空气枕头，此时患者的意识一般清晰，对外界的变化仍然能感知，他完全知道别人对他的摆弄，但是却不能加以抗拒，当患者的木僵状态缓解以后，均能回忆并能叙述这些经过，这类现象多见于精神分裂症紧张型。②心因性木僵：这是一种在突如其来而强烈的精神创伤作用下产生的反应状态。例如亲人的突然亡故、意外的灾祸或严重地威胁生命的其他事件。临床上表现为一种普遍的抑制状态。患者的活动明显减少，呆滞、缄默、拒绝饮食，甚至呈现僵住状态。躯体方面常伴有自主神经系统功能失调的症状，如心跳加速、面色潮红或苍白、出汗、瞳孔散大等。有时也可出现轻度的意识障碍。但一般来说，当环境改变或外因消除后，木僵的症状就可以消失，患者对此常不能完全回忆。③抑郁性木僵：这类木僵常常由急性重度抑郁引起。患者缺乏任何自主行动和要求，反应极端迟钝，以至经常呆坐不动或卧床不起，而且缄默不语。如果在反复劝导或追问下，有时对外界刺激尚能作出相应的反应，如点头或摇头，或微动嘴唇，低声回答。此外，患者的情感活动无论在表情、姿势等方面和他的内心体验都是相符合的，这一点在和精神分裂症紧张性木僵患者进行鉴别时是可以区别的。④器质性木僵：常见于脑炎后，脑部肿瘤侵入第三脑室、癫痫、脑外伤或急性中毒等脑部病变。临床上除病史外，还可以在神经系统或躯体及实验室检查中发现相应的阳性体征，并且也可以伴有意识障碍及痴呆的现象。癔症转换性障碍也可以出现运动行为方面抑制的表现，它通常表现为肢体的单瘫以及躯体的偏瘫、截瘫，也可以有肌张力的增高、肢体的震颤，特别是当出现全身僵直、角弓反张时应该与木僵相鉴别，但不是木僵，这些症状的出现多可以通过以下几个方面相鉴别：①心理因素诱发，但心理因素不是十分强烈；②病前有一定的性格基础；③有痛苦表情或其他癔症的症状；④找不到器质性疾病的证据；⑤持续时间短暂，多数为几分钟或数十分钟，可以接受暗示治疗。惊恐障碍、人格障碍、精神发育迟滞均不会发生木僵状态。因此提问 5 的有效答案为精神分裂症、反应性精神障碍、抑郁症、脑外伤所致精神障碍、脑炎。

患者住院第 45 天，经过一系列治疗后，精神症状明显好转，知道自己患有精神病，愿继续巩固治疗，但病情出现了一定的变化，感到烦闷、忧心忡忡，高兴不起来，大脑迟钝，不愿参加病区内开展的文体活动，这些与原来的精神症状不同，应该概括为一组“抑郁症状”。因此提问 6 的有效答案为思维迟缓、情绪低落、焦虑、兴趣减低。

患者初期为精神分裂症，经过治疗后精神症状大部分缓解。目前出现了比较明显的一组抑郁症状，因此应该在抗精神病治疗的基础上抗抑郁治疗。哌醋甲酯、咖啡因为中枢神经系统兴奋剂，酮康唑为抗真菌类药物。SSRIs 为 5-HT 选择性再摄取抑制剂，是近年来广泛应用的抗抑郁药，具有疗效好、不良反应小、耐受性好、服用方便等特点，适用于各种类型和不同程度的抑郁障碍。丙咪嗪、多塞平为传统抗抑郁剂。支持性心理治疗是采用心理治疗的倾听、解释、鼓励、支持等技术一改善患者认知的偏见，减轻情感症状，增强适应能力等。所以提问 7 的有效答案为继续抗精神病药物、选择性 5-羟色胺再摄取抑制剂（SSRIs）的应用、支持心理疗法、丙咪嗪、多塞平的应用。

该患者经合并抗抑郁药物治疗 3 周后，抑郁、忧心忡忡等症状逐渐好转。依据 ICD-10 诊断标准，精神分裂症后抑郁是一种发生在精神分裂症性疾病的余波之中的抑郁发作，此时可以存在某些精神分裂症的症状，但它们已不构成主要的临床相。至于抑郁症状究竟是在原有的精神病性症状缓解后才显露出来的，或是精神分裂症的内在组成部分，这些并不影响此诊断的建立。因此提问 8 的有效答案为精神分裂症后抑郁。

【拓展思维病例】

姓名：男，13 岁，未婚，汉族，学生。主因“不语、少食、少动 3 天，病程 1 月余”入院。家属代诉于 1 个月前无明显诱因急起精神异常，表现为沉默少语、发呆，家人问话不搭理，生活自理能力下降，课堂上无故坐别人位置，问其不答，情况逐渐加重，无法正常学习生活。病后 1 周由其母亲带到当地医院就诊，门诊查“脑电图、脑地形图正常，心电图：正常；血常规、肝肾功能、电解质等结果未见异常；头颅 CT 结果未见异常”，诊断“急性精神分裂症样精神病性障碍”，予“利培酮片，1mg，2 次/天”治疗半个月后症状缓解，家人认为病情“痊愈”自行停药。能正常上学、生活。3 天前无明显诱因下，病情复发，表现无故不讲话，沉默，表情平淡，对周围事物表现无所为，进食少，反复督促下少量进食，就诊前一天起拒绝进食。活动少，整天卧床。无发热、无头痛、无自语、无乱语等。夜晚睡眠差，易醒。为进一步诊治，今由其家人劝说下带来就诊，门诊拟诊“精神分裂症?”收住精神科，患病以来，无自杀、自伤，无伤人、毁物，无畏寒、发热，无昏迷、抽搐，进食少，日常生活能自理，大小便正常。体重无明显变化。

既往史：既往身体健康。无高血压、糖尿病等病史，无肝炎、结核等传染病史，无颅脑外伤、感染史；无抽搐、昏迷史。无重大外伤、手术史，无输血史。无食物、药物过敏史，无药瘾史，预防接种史不详。

个人史：出生成长于原籍，无毒物接触史。家中排行第 2，足月顺产，母孕生产无异常，幼时发育生长正常，6 岁读书，成绩一般。无工业毒物、粉尘、放射性物质接触史。无烟、酒、药物等不良嗜好。无吸毒史。平素个性内向、思虑多。无冶游史。

家族史：父母及兄均体健。家族成员中无传染病及家族性遗传病史。父母二系三代均无类似病患者及精神病患者。

体格检查：神志清。T 36.7℃，P 98 次/分，R 20 次/分，BP 120/80mmHg，体重 40kg。甲状腺无肿大。胸廓无畸形。双肺叩诊清音。未闻及干湿性啰音。心率 98 次/分，律齐，无杂音，腹平软，全腹无压痛，反跳痛，肠鸣音 3 次/分，双手无震颤。四肢活动自如。未引出病理征。

精神状况检查：意识清楚，衣着仪表整齐，检查合作、接触差。进食少，入睡困难、睡眠浅，安心住院，日常生活需要家人督促。无自发言语，缄默，无模仿言语、持续言语。表情呆板，对家人及医师询问无反应，无凝视，闭目。无特殊姿势，动作少，无刻板动作和模仿动作，有主动性违拗，蜡样屈曲。无冲动伤人毁物，无自杀、自伤企图及行为。无自知力。

实验室及辅助检查：尿液分析（尿液）：URO +1、KET +2。乙肝病毒检测无异常。甲状腺激素测定（五项）（静脉血）：TSH 2.22mU/L，T4 107.71μg/L，T3 1.53μg/L，FT4 22.00pmol/L，FT3 6.93pmol/L。不加热血清反应素试验（静脉血）：HCV 阴性（-），TRUST 阴性（-）。C-反应蛋白测定（CRP）（静脉血）：CRP 2.75mg/L。电解质：K^+，4.60mmol/L，Na^+ 138.00mmol/L，GLU 4.71mmol/L。肝功能检查：IBIL 13.40μmol/L，ALP 385.00U/L，BILD 27.70μmol/L，TBIL 21.10μmol/L。全血细胞计数+五分类（静脉血）：WBC 6.42×10^9/L，RBC 5.07×10^{12}/L、HGB 141.00g/L，PCT 0.26%；阳性症状评定量表提示 7 分，阴性症状评定量表提示 55 分。心电图正常。

入院后予利培酮片，4mg/d 治疗，现患者对答主动，治疗配合，服药无不适反应。

针对此患者，假如您是经治医生，

1. 若诊断精神分裂症的话，该患者应属于哪一型？
2. 临床上常见治疗失败的原因有哪些，该患者门诊治疗过程中存在这些因素吗？
3. 精神分裂症和分裂样精神病主要的鉴别点是什么？
4. 为提高患者的治疗效果，你觉得如何和患者家长沟通？
5. 若患者家属对疾病的预后担心，您该如何予以解释？
6. 你觉得该患者适宜采用 MECT 治疗吗？
7. 从病史记录来看，该患者需要考虑哪些疾病？主要的鉴别点有哪些？
8. 若患者考虑为器质性疾病所致的精神障碍，可以考虑哪些疾病，还需要收集哪方面的病史？

（三）精神分裂症——青春型

【病例摘要】

患者，女，18 岁，高中学生。因“再发言语零乱，行为怪异 1 个月，总病程 1 年”入院。1 年前无端急起精神异常，言语零乱，话多。近 1 个月，行为怪异，说话嗲声嗲气，说自己是“王母娘娘”，喜怒无常，扮鬼脸，行为看上去很幼稚，称一年轻男医生为哥哥，并说“让我和哥哥学医吧，我也要当医生耶”。收住病房后，有冲动伤人行为，无故打另一患者，在病房扰乱秩序，非常兴奋，不听医护人员的劝阻。

提问 1：就目前状态，比较妥当的处理是？

1. 暂不处理；
2. 肌内注射镇静药物；
3. 警告患者；
4. 继续劝告患者，要遵守秩序；
5. 在简短询问家属其躯体情况后，必要时可予以肌内注射镇静药物；
6. 必要时予以保护性约束。

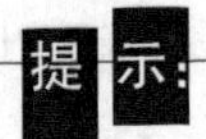

追问病史：1 年前有过类似发作，当时也是住院治疗，病情缓解较快。

提问 2：对于该患者，应考虑哪些诊断？

1. 躁狂发作；
2. 癔症；
3. 精神分裂症——青春型；
4. 精神活性物质所致精神障碍；
5. 精神分裂症——偏执型；
6. 精神分裂症——单纯型。

提问 3：若诊断“精神分裂症——青春型”，需与“躁狂发作”的主要鉴别点有

1. 说话有无中心；
2. 情感是否是协调；
3. 内容是否泛化；
4. 情感是否高涨；
5. 行为是否增多；
6. 睡眠是否异常；
7. 是否有冲动行为。

提问 4：可选择的治疗方案

1. 系统地、大剂量地口服抗精神病治疗；
2. 询问既往用药史，综合考虑选择合适的药物系统治疗；
3. 给予情感稳定剂，足量足疗程治疗；
4. 结合病情，可适当合用小剂量的情感稳定剂治疗；
5. 阳性强化法；
6. 暗示治疗；
7. 合用抗抑郁剂。

【诊疗及解题思路】

病情回顾：患者，女，18 岁，高中学生。因“再发言语零乱，行为怪异 1 个月，总病程 1 年”入院。1 年前无端急起精神异常，言语零乱，话多。近 1 个月，行为怪异，说话嗲声嗲气，说自己是“王母娘娘”，喜怒无常，扮鬼脸，行为看上去很幼稚，称一年轻男医生为哥哥，并说“让我和哥哥学医吧，我也要当医生耶”。收住病房后，有冲动伤人行为，无故打另一患者，在病房扰乱秩序，非常兴奋，不听医护人员的劝阻。

临床上遇到精神运动性兴奋的处理是作为精神科医生必须掌握的一项医疗技能，目前患者有冲动伤人行为，无故打另一患者，在病房扰乱秩序，非常兴奋，不听医护人员的劝阻。因此不能置之不理，因此提问 2 的有效答案为在简短询问家属其躯体情况后，必要时可予以肌内注射镇静药物，必要时予以保护性约束。

根据该患者的临床表现以及病情变化形式，在诊断时需要注意精神分裂症——青春型和躁狂发作，通过病史收集以及临床重点观察说话有无中心、情感是否是协调、情感是否高涨来予以鉴别。故提问 2 的有效答案为躁狂发作、精神分裂症——青春型；提问 2 的有效答案为说话有无中心、情感是否是协调、情感是否高涨。

关于精神分裂症急性期的治疗要遵循一定的原则，如药物治疗应系统而规范，强调早期、足量、足疗程、一般单一用药、个体化用药的原则。治疗应从小剂量开始逐渐加到有效推荐剂量。如患者持续敌意、冲动等症状，即使抗精神病药物对阳性症状控制较好，仍应合用辅助药物。因此，提问4的有效答案为询问既往用药史，综合考虑选择合适的药物系统治疗；结合病情，可适当合用小剂量的情感稳定剂治疗。而提及的其他的几种治疗目前无采用的指征。

【拓展思维病例】

患者，女，20岁。主因“多疑、情绪不稳7年，加重半年”为主诉于2014年6月24日入院治疗。患者7年前与家人生气后渐出现精神失常，夜眠差，学习成绩下降。敏感多疑，怀疑有人议论自己，认为有同学们说自己的坏话。感觉周围的环境不真实。孤僻被动，不与人接触。病后曾于2008年首次住院治疗，诊断“精神分裂症”，服用“氯氮平片，225mg/d、阿立哌唑口崩片30mg/d”治疗，住院107天后“好转”出院。患者出院后生活基本如常人，但不能坚持服药，3个月后病情复发，凭空能听到有人和自己说话，说要害自己。自言自语。孤僻、懒散，不做家务，不知料理个人卫生。认为丈夫害自己，不去婆婆家住。说有人议论自己。存在非真实感。病后门诊治疗，诊断“精神分裂症”，服用“氯氮平片，300mg/d、阿立哌唑片，20mg/d”治疗，疗效不佳。为进一步治疗，患者于2013年4月第2次入院治疗，诊断“精神分裂症”，服用“氯氮平片，300mg/d、阿立哌唑口崩片，30mg/d治疗”，联合MECT治疗。精神症状有所减轻，在家属要求下办理出院手续。出院后服药不规律，半年前病情加重，认为有一百多人害自己，家人也害自己，去派出所报案。感觉有人说自己的坏话。说自己是“千岁格格”，是“国家副主席”，自己的父亲是“国家主席”。凭空能听到有人在脑子里和自己说话，说：“不要想那么多”。感觉周围的环境不真实。在家情绪不稳，冲动打人。孤僻懒散，不与人接触。有时说想死，但未采取行动。家人于2014年6月送患者入院治疗，诊断“精神分裂症”，入院后给予“氯氮平片300mg/d、氨磺必利片1.2g/d”治疗，患者多疑症状有所减轻，感觉丈夫迫害自己的程度减轻，其丈夫来探视时未再打骂丈夫，能与丈夫和睦相处。余症状无明显改善。于2014年8月进行科内疑难病例讨论，根据讨论意见逐渐停用氨磺必利片治疗，给予“氯氮平片300mg/d、氯丙嗪片200mg/d”治疗，合并“MECT”（已做7次）治疗。精神症状仍存在，仍诉自己乱想，认为自己是“千岁格格”、“国家副主席”，自己的父亲是“国家主席”。凭空能听到有人和自己说话，说要害自己，听到护士说要害自己，有时打护士。认为所处环境不真实。饮食好，夜眠好，大小便正常，个人卫生能自行料理。

既往当地治疗经过：患者家属认为患者在住院治疗后症状加重，所以每次从出院后家属就送其到当地医院治疗，诊断“精神分裂症”，服用过“氯氮平片、奋乃静片及丙戊酸钠片”治疗，具体用量家属不能详细描述，疗效欠佳。

既往史、个人史及家族史无特殊。查体未见明显异常。

辅助检查：事件相关电位：潜伏期正常，波幅降低；特殊脑电图、地形图：轻度广泛性异常脑电图、异常脑地形图；十二导联心电图：窦性心律88次/分；下壁、前侧壁T波改变；头颅CT：未见异常。

针对此患者，假如您是经治医生，

1. 你觉得该患者病历的一般资料需要补充哪些信息？

2. 病历摘要中描述“存在非真实感”，您觉得还需描写哪些内容？

3. 该患者服药依从性如何？你觉得如何提高其依从性？或有哪些相应的治疗措施？

4. MECT的适应证有哪些？通过该病历资料信息，有哪些信息支持行MECT治疗？你作为医疗保险管理人员的话，会对临床医生提出哪些异议？

5. 该患者服用氯氮平治疗，你觉得辅助检查中需要提供哪些资料？为什么？

6. 假如患者使用长效针，目前临床上有哪些？初始应用剂量多大？若口服长效抗精神病药物的话，有什么药物，多长时间服用一次？

7. 如何看待该患者的自知力，在维持期你觉得应对患者家属提出哪些建议？

8. 若先采用心理治疗的话，您会采用哪些？

（四）精神分裂症——偏执型

【病例摘要】

患者，男性，23岁，农民。1个月前因连续发热三天，体温在38.5℃左右伴咳嗽、咽部疼痛，在当地治疗1周痊愈后急起精神异常，多疑，认为有人要害他，在他吃的食物里放了毒药，自言自语，说话颠三倒四，诉听到有人说要让他去自杀，一次在听到声音后突然扑到汽车轮胎下面自杀未遂，后自己买来了锤子、钳子等工具称要搞发明创造，要造航天飞机，母亲生病住院也不予关心、探望，不认为自己有病，就诊当天为被动就诊。

提问1：患者存在哪些精神症状？

1. 夸大妄想；
2. 言语性幻听；
3. 命令性幻听；
4. 象征性思维；
5. 思维破裂；
6. 情感淡漠；
7. 被洞悉感；
8. 无自知力；
9. 被害妄想。

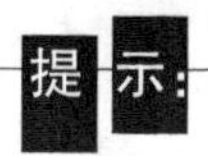

体格检查：意识清，生命体征平稳，心肺神经系统未见阳性体征。

提问2：根据患者的表现，应该考虑诊断哪种疾病？

1. 躯体疾病所致的精神障碍；
2. 偏执性精神障碍；
3. 脑炎所致的精神障碍；
4. 精神分裂症；
5. 抑郁症；
6. 心因性反应；
7. 周期性精神病；
8. 躁狂症；
9. 分裂样精神病。

提问3：应选用哪些药物治疗？

1. 阿昔洛韦；
2. 舒必利；
3. 氟西汀；

4. 文拉法新；
5. 苯海索；
6. 异丙嗪；
7. 青霉素；
8. 氯丙嗪；
9. 拉莫三嗪；
10. 利培酮。

提示：

该患者选用了氯丙嗪治疗20余天后，目前已经增加至400mg/d，突然发热39℃，心率128次/分，血压不稳，咽部充血，双扁桃体Ⅱ°肿大，四肢肌张力增高，右侧锥体束征(±)，紧张不安，实验室检查：WBC 13.3×10^9/L，N 90%，CKP 60U/L。

提问4：现在应考虑哪些并发症的发生？

1. 急性锥体外系反应；
2. 恶性症状群；
3. 躯体感染；
4. 药物过量；
5. 急性肌张力障碍；
6. 脑炎；
7. 迟发性运动障碍；
8. 急性扁桃腺炎；
9. 紧张性木僵的发生。

提问5：上述并发症应该如何处理？

1. 抗生素的应用；
2. 抗病毒药物应用；
3. 苯海索；
4. 补液、降低体温对症支持治疗；
5. 吸氧或高压氧治疗；
6. 抗心律失常；
7. 立即肌内注射东莨菪碱治疗；
8. 导泻；
9. 溴隐亭。

提示：

该患者经过多种精神药物及10次电休克治疗，病情好转，已恢复工作学习，2年半后随访仍有时凭空听到有声音说他的坏话，但是能坚持一边服药治疗一边工作劳动。

提问6:依据CCMD-3,目前应该诊断该患者为哪一种精神疾病?

1. 精神分裂症——偏执型;
2. 精神分裂症——紧张型;
3. 精神分裂症——残留型;
4. 精神分裂症——单纯型;
5. 精神分裂症——青春型;
6. 精神分裂症——未分型;
7. 偏执性精神障碍;
8. 幻觉症;
9. 幻觉妄想状态。

提问7:关于精神分裂症的病因机制,目前的假说有哪些?

1. 多巴胺功能降低;
2. 遗传;
3. 社会因素;
4. 心理因素;
5. 中脑—边缘系统 D_2受体功能低下;
6. 中脑—边缘系统 D_2受体功能亢进;
7. 中脑—皮质系统 D_2受体功能低下;
8. 中脑—皮质系统 D_2受体功能亢进;
9. 以上都不是。

提问8:关于精神分裂症的预后,下列说法哪些是正确的?

1. 发病年龄越早,预后越好;
2. 起病急者,预后好;
3. 起病缓慢、隐袭者,预后好;
4. 病前有分裂样性格者,预后较好;
5. 精神分裂症偏执型、紧张型预后较好,单纯型预后差;
6. 早发现、早治疗者,预后好;
7. 家庭经济水平高、家庭对患者关注、支持较好者,预后较好。

提示:

假如患者使用"奋乃静,20mg/d,治疗2个月后,精神症状控制可。2周来患者出现情绪低落,觉得活着没意思,想死,予以"氟西汀,20mg/d"治疗,2周后患者出现坐立不安,不能静坐,在病房里来回踱步,心烦。

提问9:关于患者出现的静坐不能,下列说法哪些是正确的?

1. 静坐不能是由于"氟西汀"引起的;
2. 静坐不能是由于"奋乃静"引起的;
3. 奋乃静是主要通过肝脏P450同工酶CYP3A4代谢的;
4. 奋乃静是主要通过肝脏P450同工酶CYP2D6代谢的;

5. 氟西汀是对肝脏 P450 同工酶 CYP2D6 酶有抑制作用；
6. 氟西汀是对肝脏 P450 同工酶 CYP3A4 酶有抑制作用；
7. 静坐不能是由于氟西汀抑制了 P450 酶的功能，使得奋乃静代谢减慢，浓度增加所致；
8. 静坐不能是由于奋乃静抑制了 P450 酶的功能，使得氟西汀代谢减慢，浓度增加所致。

【诊疗及解题思路】

病情回顾：患者，男，23 岁，农民。1 个月前因连续发热 3 天，体温在 38.5℃左右，伴咳嗽、咽部疼痛，在当地治疗 1 周痊愈后急起精神异常，多疑，认为有人要害他，说话颠三倒四，诉听到有人说要让他去自杀，一次在听到声音后突然扑到汽车轮胎下面自杀未遂，后自己买来了锤子、钳子等工具称要搞发明创造，要造航天飞机，母亲生病住院也不予关心、探望，不认为自己有病，被动就诊。

该患者主要临床表现可以概括为“幻觉妄想状态”，有思维内容方面的障碍，主要有夸大、被害的表现，在凭空听到声音的指令后立即行动去自杀，故有命令性幻听，在思维的连贯性方面表现为言语颠三倒四，故存在思维破裂，对于母亲病重住院也不关心，故有情感淡漠，不能认识到自己精神状态的改变，不承认自己有病，拒绝就诊治疗，故没有自知力。因此该患者存在有(提问 1 的有效答案为)夸大妄想、被害妄想、命令性幻听、思维破裂、情感淡漠、无自知力。

针对患者的存在的精神症状表现，要考虑患者的诊断，针对该患者的临床特点、病情提示以及提供的答案鉴别诊断如下：躯体疾病所致的精神障碍多发生于严重的躯体疾病，且精神症状多与躯体疾病的严重程度相消长，此患者的精神症状发生在精神症状消退之后；散发性脑炎所致的精神障碍多有神经系统损害的体征、软体征或自主神经功能紊乱的，精神症状以幻视等较为常见；心因性反应起病前多有异乎寻常的精神创伤；偏执性精神障碍缓慢起病，临床症状以系统的、比较接近现实的妄想为主要表现，多无幻觉；精神分裂症的病期标准为 1 个月以上，而该患者的病期大约 3 周；抑郁症、躁狂症、周期性精神病均与本病例特点不相符。因此考虑诊断(问题 2 的有效答案)为分裂样精神病较为合适。

针对患者的诊断，现在要考虑选用药物治疗，从所提供的药物分析如下：阿昔洛韦为抗病毒类药物；青霉素为抗生素；氟西汀、文拉法新为抗抑郁类药物；拉莫三嗪为抗癫痫类药物。目前已经有医生把它作为情感稳定剂应用于某些精神疾病的治疗，但一般不用于精神分裂症的急性期治疗；三氟拉嗪、氟奋乃静为传统的抗精神病药物，目前虽然已不作为一线的抗精神病药物，该患者为首发的急性分裂样精神病，因此选用不合适。利培酮、氯丙嗪目前均为一线的抗精神病药物，而且锥体外系反应发生率较低。因此该患者可以选用(问题 3 的有效答案为)利培酮或氯丙嗪进行治疗。

该患者选用了氯丙嗪治疗 20 余天后，目前已经增加至 400mg/d，突然发热 39℃，心率 128 次/分，血压不稳，咽部充血，双扁桃体Ⅱ°肿大，四肢肌张力增高，右侧锥体束征(±)，紧张不安，实验室检查：WBC 13.3×10^9/L，N 90%；肌酸磷酸激酶(CPK)60U/L(正常范围)。现在提问考虑出现了哪些并发症。分析如下：急性锥体外系反应，几乎所有的传统抗精神病药物，包括非典型的药物都可以引起强弱不等锥体外系反应，其发生率与抗精神病药物种类(典型类、高效价发生率高)、剂量及个体的敏感性等有关，此患者使用氯丙嗪治疗 20 余天，目前药物剂量为 400mg/d，是锥体外系反应发生率较高的时间，患者四肢肌张力增高，因此应该考虑此并发症发生的可能，急性肌张力障碍应更为准确。迟发性运动障碍多发生于长期大量应用抗精神病药物治疗后，表现为不自主、有节律的刻板式运动，因此不予考虑。恶性症状群为抗精神病药物的严重不良反应之一，表现高热、意识障碍、肌张力增高及自主神经功能紊乱等，此患者现在虽然有发热、肌张力增高等，但是发热存在躯体感染的可能，如咽部充血，双扁桃体Ⅱ°肿大，而且CKP在正常范围，因此恶性症状群存在的可能性不大。躯体感染，对患者进行体检：咽部充血，双扁桃体Ⅱ°肿大，且实验室检查血液白细胞计数及分类均较高，因此躯体感染存在，但是更准确的是扁桃体炎的可能性较大。关于药物是否过量，此例为住院患者，各种药物过量的依据不充分。因此该患者目前应该考虑(问题4的有效答案为)急性锥体外系反应(急性肌张力障碍)、躯体感染、急性扁桃腺炎等并发症的可能。

该患者目前应该考虑并发症为急性锥体外系反应(急性肌张力障碍)。根据急性肌张力障碍发生的机制，主要是抗精神病药物对大脑黑质—纹状体的多巴胺神经系统受体的阻断作用。治疗急性肌张力障碍临床上常用的方法有肌内注射东莨菪碱或苯海索口服等。因此，结合其他并发症(问题5的有效答案为)肌内注射东莨菪碱或苯海索口服，同时予以抗生素控制感染。

该患者经过精神药物及10次电休克治疗，病情好转，恢复工作学习，2年半后随访仍有时凭空听到有声音说他的坏话，能坚持工作学习。现在问依据CCMD-3目前应该诊断为哪一种精神疾病。分析如下：患者最初表现为幻觉妄想状态，结合病期考虑精神分裂症(偏执型)的诊断，但是经过2年的治疗，患者社会功能大部分恢复，但存在少量的幻听。依据CCMD-3的诊断标准，该患者应诊断为精神分裂症残留期，精神分裂症的其他类型不予考虑。偏执性精神障碍临床上一般无明显的幻觉，起病缓慢，以系统的比较接近现实的妄想为主要临床表现。幻觉症、幻觉妄想状态在CCMD-3没有作为特殊的疾病诊断。因此该患者依据CCMD-3目前应该诊断(问题6的有效答案)为精神分裂症残留期。CCMD-3精神分裂症残留期的诊断标准为：①过去符合精神分裂症诊断标准，且至少2年一直未完全缓解；②病情好转，但至少残留下列1项：个别的阳性症状，个别的阴性症状(如思维贫乏、情感淡漠、意志减退，或社会功能退缩等)，人格改变；③社会功能和自知力缺陷不严重；④最近1年症状相对稳定，无明显的好转或恶化。

关于精神分裂症的发病原因可能有遗传因素：有关精神分裂症的家系调查发现，本病患者近亲中的患病率比一般人群高数倍，而且血缘关系越近，发病率越高；学者们通过关于双生子的研究发现同卵双生的同病率是异卵双生的4~6倍。有关寄养子的研究亦提示遗传因素在本病中起主要作用；另外分子遗传学研究也提示遗传因素在精神分裂症的发病中具有重要的作用。社会心理因素：尽管越来越多的证据表明生物学因素、特别是遗传因素在精神分裂症的发病中有重要地位，但社会心理因素在其病因学中仍然可能具有一定的作用，尽管没有证据表明精神因素就是病因，但是精神因素对精神分裂症的发生可能起到了诱发作用。精神分裂症神经生化方面的研究，主要有三个方面：①多巴胺假说：该假说认为精神分裂症患者中枢多巴胺功能亢进，依据有：长期使用苯丙胺或可卡因，会使正常人产生幻觉和妄想，而且苯丙胺和可卡因的主要神经药理作用是升高大脑神经突触间多巴胺的水平；阻断多巴胺(D_2)受体的药物可以用来治疗精神分裂症的阳性症状；不少研究结果提示精神分裂症患者的多巴胺主要代谢产物高香草酸增高，而通过正电子发射成像(PET)研究发现未经抗精神病药物治疗的患者纹状体多巴胺D_2受体数量增加，因此推测脑内多巴胺功能亢进；典型的抗精神病药物均是通过阻断多巴胺受体而发挥治疗作用的。②中枢谷氨酸功能不足可能是精神分裂症的病因之一。学者们通过研究发现,与正常人相比较,精神分裂症患者大脑某些区域谷氨酸受体亚型的结合力有显著的变化,谷氨酸受体拮抗剂如苯环己哌啶可在受试者身上引起幻觉和妄想,同时也会导致情感淡漠、退缩等阴性症状。③5-羟色胺假说:非典型抗精神病药物氯氮平、利培酮、奥氮平等除了对中枢多巴胺受体有拮抗作用外,还对5-HT_{2A}受体有很强的拮抗作用;5-HT_{2A}受体可能与情感、行为的控制及调节多巴胺的释放有关。5-HT_{2A}受体激动剂可以使某些多巴胺神经元放电减少,并且减少中枢皮质及中脑边缘系统多巴胺的释放,这与抗精神病作用及锥体外系反应的减少均有关。因此关于精神分裂症的发病原因(问题7的有效答案)有遗传因素假说、社会-心理因素假说、氨基酸类神经递质假说、多巴胺功能亢进可能与阳性症状的产生有关、5-HT功能改变假说等。

关于精神分裂症的预后,大量的临床实践与经验表明,精神分裂症患者发病年龄越早,预后越差;起病急者,预后好,起病缓慢、隐袭者,预后差;病前有分裂样性格者,预后差,病前社会功能良好者,预后好;有明显发病诱因者,预后好;有精神分裂症特征明显的所谓"核心型"症状者预后差;精神分裂症偏执型、紧张型预后好,单纯型预后差;有阳性家族史者,特别是近亲中有以衰退为转归者,预后差;能早发现、早治疗者,预后好;家庭经济水平高、家庭对患者关注、支持较好者,预后好。因此关于精神分裂症的预后的说法正确的(问题8的有效答案)是:起病急者预后越好,有发病诱因者预后好,早期能接受治疗者预后好,偏执型预后好,家庭经济水平高,支持交好者预后好。

在药物代谢方面,抗精神病药物奋乃静是主要通过肝脏P450同工酶CYP2D6代谢的,而氟西汀是对肝脏P450同工酶CYP2D6酶有抑制作用。因此,两者合用之后因为氟西汀抑制了P450酶的功能,使得奋乃静代谢减慢,增加致使临床上出现抗精神病药物奋乃静代谢减慢,浓度增加,出现静坐不能。因此关于患者出现静坐不能的说法正确的(问题9的有效答案)是奋乃静是主要通过肝脏P450同工酶CYP2D6代谢的;氟西汀是对肝脏P450同工酶CYP2D6酶有抑制作用;静坐不能是由于氟西汀抑制了P450酶的功能,使得奋乃静代谢减慢,浓度增加所致。

【拓展思维病例】

患者,女性,46岁,已婚,市民。主因"凭空耳闻人语、夜眠差1个月,总病程20余年"入院。患者于20余年前因高考失利渐起精神异常,主要表现为胡言乱语,说有同学追她,给她写情书,喜欢她,行为乱,无法继续上学。曾先后多次于当地医院住院治疗,具体诊断及治疗不详,患者服药依从性差,每次自觉病情好转后即自行停药,故病情时轻时重,未完全缓解。2014年4月患者病情加重,认为大家都骗她,感觉有人要害她,恐惧害怕。偶一人发呆,自言自语,有时乱跑。家人协助下就诊,诊断"精神分裂症",予氯氮平300mg/d及奋乃静20mg/d等药物治疗,住院153天后以"好转"出院,出院后尚能遵医嘱按时服药。1个月来病情再次发作,表现为发呆,问其原因诉在想事情,具体不愿描述。夜不眠,在房间内来回走动,问其原因诉耳边有声音让她那样做的,声音告诉她不那样做她的腿就会残疾。情绪不稳,易激惹,常因小事与家人争吵,行为怪异,夜眠差。家人为求治疗就诊,门诊以"精神分裂症"收入院。起病来,饮食可,睡眠欠佳,大小便正常。病史中无消极言语,无冲动行为。

既往史:患者既往于2年前在幻听的支配下从2楼跳下致腰椎骨折,已行钢板固定治疗,具体情况不详。个人史、家族史无异常。

入院时体查:背部有一条长约5cm陈旧性手术瘢痕,左下肢跛行,走路尚稳,余未见明显异常。神经系统检查：双手及嘴唇、舌头有不自主运动，余未见明显异常。精神状况检查：意识清，定向准，接触交谈被动尚合作，问话能答，对答切题，可查及言语性幻听，诉每天晚上均能听到一个声音让她起床来回走动，并威胁她说不走动她的腿就得残疾，否认被害及关系妄想。承认发呆，问其原因诉是在想自己的病情，但具体不愿解释。情感反应不协调，情绪尚稳定，面部表情呆滞，变化少。意志活动减退，在病房表现孤僻，治疗护理劝说下尚合作，未发现明显冲动行为。自知力部分存在，有求治欲望，尚安心住院，服药依从性可。

实验室及辅助检查：血常规、肝肾功能、血糖、血脂、电解质、心肌酶、甲状腺功能五项、心电图均正常。头颅 CT 平扫、脑电图及地形图均未见异常；腹部彩超示：①子宫肌瘤可能；②子宫内节育器；③胸部正侧位片示腰椎术后改变。性激素六项示催乳素 4337mU/L；肌红肌钙蛋白示肌红蛋白 112.2ng/ml。予对症处理后复查肌红蛋白恢复正常，催乳素为 3469mU/L。

诊疗经过：入院后完善相关辅助检查，同时予氯氮平片 325mg/d 联合奋乃静片 20mg/d 抗精神病性症状及支持治疗，患者病情较前改善不明显。与家属沟通后将奋乃静片换为奥氮平片 20mg/d 抗精神病治疗，同时予氟伏沙明 100mg/d 抗强迫治疗，患者病情改善仍不明显。故于 2015 年 1 月 13 日提出科内疑难病例讨论后维持原有诊断及治疗方案，予加强心理疏导，嘱患者转移注意力、争取做到顺其自然及带着症状生活等，但效果欠佳。

目前情况：患者意识清，定向准，接触交谈合作，问话能答，对答切题，可查及言语性幻听，诉能凭空听到国家领导人的化身和她讲话，有时说让其去北京当领导，有时又诅咒她，不让她的腿好，让她眼瞎、耳聋及解不下来小便等，患者将躯体上的不适均归结为幻听对她的惩罚，将身边发生的事赋予妄想性的解释。情感反应欠协调，情绪尚稳定，稍显焦虑，未见明显情感高涨或低落。意志活动减退，在病房表现孤僻，多独处看书或想事情，不愿与病友交往，且以腿脚不好为由拒绝参加病房组织的活动，治疗护理合作，日常生活自理。自知力部分存在，有求治欲望，服药依从性可。

假如您是此患者的经治医生，针对此患者：

1. 如何看待 20 年前“高考失利和精神异常”的关系？
2. 您觉得现病史的描述存在哪些有待补充的信息？
3. 诊疗经过描述中，您觉得缺少了哪些重要信息？
4. 就幻听的形式和内容而言，在诊断和治疗方面存在什么关系？
5. 若医疗保险管理部门针对该患者，指出氟伏沙明 100mg/d 抗强迫治疗，属于违规用药，拒付由此产生的医疗费用，作为医生，应注意什么？
6. 假如您能够进一步收集病史或进行精神状况检查，你会进行哪些信息的收集？
7. 结合既往治疗情况，治疗过程中医生需要预防哪些事项？

二、病例相关理论知识

（一）精神分裂症

精神分裂症（schizophrenia）是一组病因未明的精神病，多起病于青壮年，具有思维、情感和行为等多方面障碍，及精神活动不协调。通常意识清晰，智能尚好，有的患者在疾病过程中可出现认知功能损害，病程多迁延，呈反复加重或恶化，但是部分患者可以保持痊愈或基本痊愈状态。

1. 病因和发病机制　目前,关于精神分裂症病因是很复杂的,至今还没有一个完美的理论能够充分说明精神分裂症的发生、发展、临床表现、治疗与预后等。但是,关于精神分裂症的病因有以下共识:①精神分裂症的病因不是只有一个;②致病因素中没有一个因素可以单独导致疾病的形成;③多因素共同作用是显而易见的。现将与本病可能有关的因素分述如下:

(1) 遗传因素:临床遗传学研究,证明遗传因素在本病的发生中起一定的作用。学者们通过流行病学调查发现,本病患者近亲中的患病率比一般居民高数倍。与患者血缘关系越近,精神分裂症的发病率越高。有关孪生子的研究预告,本病单卵孪生的同病率比双卵孪生一般高4~6倍,关于寄养子的研究也支持遗传因素在本病的发生中起一定的作用。关于遗传途径,研究者提出了多种有关遗传方式的假设:包括单基因遗传、多基因遗传、异质性遗传等假说。目前许多学者倾向于多基因遗传,即疾病是由于几对致病基因和环境因素共同作用而起病。近几年由于分子遗传学的进展,有学者在精神分裂症家族聚集性较明显的家系中进行研究,曾有报道本病的病理基因与位于第5、6号染色体的某个位点以及性染色体的假性常染色体位点有关,但是随后又都被否定。在候选基因的研究方面,遗传学界曾经对D_2、D_3、D_4、5-HT_{1A}、5-HT_2等编码基因进行过研究,目前尚无明确的定论。

(2) 神经生化的研究:神经生化、生理、精神药理等神经科学的迅速发展,脑成像技术在临床研究中的应用推动了本病神经生化基础研究。本病的生化病理基础研究有以下几个方面:①多巴胺神经功能异常假说:从中脑腹侧被盖部经多巴胺神经传导到边缘系统,被称为"中脑—边缘"多巴胺能通路;当"中脑—边缘"通路多巴胺神经功能亢进时,激动边缘系统多巴胺神经元的D_2受体,引起阳性症状,如幻觉妄想等。②从中脑腹侧被盖部经多巴胺神经传导到前额皮质,故又称"中脑—皮质"多巴胺能通路。当"中脑—皮质"通路多巴胺神经功能低下时,引起阴性症状、认知缺陷,前额皮质背内侧部、眶部、扣带皮质前部的多巴胺D_1受体功能低下,引起抑郁等情感症状。③从前额皮质到边缘系统,它先由谷氨酸能神经元,中途换氨基丁酸能,终止于边缘系统谷氨酸能神经元,故又称"皮质-边缘系统"(谷氨酸能-氨基丁酸)通路。当前额皮质功能低下时,传导功能降低,抑制边缘系统的多巴胺功能降低,导致多巴胺能的脱抑制性释放,激动多巴胺D_2受体,也引起阳性症状。阻断"中脑—边缘"通路多巴胺D_2受体,使亢进多巴胺神经原功能下降,可以消除阳性症状。阻断"中脑—皮质"通路突触前5-HT_{2A}膜受体,导致多巴胺脱抑制性释放增加,激动前额叶皮质多巴胺D_1受体,改善阴性、认知和情感症状。④另外关于精神分裂症的生化研究还包括有:5-羟色胺、氨基酸-谷氨酸、去甲肾上腺素、乙酰胆碱能等神经递质异常的假说。

(3) 心理社会环境因素:在母孕期受到病毒感染的胎儿;幼年至成年生活中的困难遭遇;经济水平低、物质生活环境不良、职业无保障等社会因素;家庭环境及婚姻的不良;以及包括宗教信仰、生活习惯及病前某些个性特征(如孤僻、敏感、害羞、好幻想及分裂性人格)等有关。

(4) 大脑病理和脑结构的变化以及神经发育异常假说:学者们通过对精神分裂症患者大脑进行CT(MRI)检查或病理解剖研究,发现某些病例可见大脑皮质轻度萎缩、额部和小脑结构较小,以及脑室扩大等脑结构的异常。

2. 临床表现

(1) 早期症状:所谓早期症状是指在发病初期主要症状出现以前,患者所出现的一些非特异性的症状。总结起来有以下几个方面:①性格改变,可以表现为对亲属、同事或同学的态度从热情变得冷淡,生活懒散,没有进取心,不注意个人卫生,不守纪律,不拘小节,或一向温和沉静的人,突然变得蛮不讲理,为一点微不足道的小事就发脾气等;②类神经症的症状,表现头痛、失眠、多梦易醒、做事丢三落四、注意力不集中、学习成绩下降,或焦虑、抑郁、倦怠乏力,虽有诸多不适,但无痛苦体验,且又不主动就医;③零星出现不可理解的行为,如有的患者突然作出一些出乎意料的、不可理解的行为决定;④多疑,如有的患者可以突然出现对周围环境的恐惧、害怕,对某些人或某件事不放心;有的患者对自身的长相或身体的某个部位不合理的关注等。由于早期症状缺乏特性,并且出现的频率较低,加上患者此时其他方面基本保持正常,因而很容易被忽视。因此正确认识这些早期症状,对该病进行早期综合干预将有重要意义。

(2) 急性症状:急性症状又称为“阳性症状”,主要是指在感知、思维、情感和行为等多个方面心理功能的障碍,常见的阳性症状有:

1) 知觉障碍:精神分裂症最常见的知觉障碍是幻听。幻听的内容可以是非言语性的,如凭空听到车、船、飞机的轰鸣声,以及音乐声等,也可以是言语性的,如听到有人喊自己的名字,或某个人的言语或讲话。对精神分裂症诊断具有特征性的幻听有命令性幻听、评论性幻听、思维鸣响等。有命令性幻听的患者可以凭空听到有人用言语给予指令,并多无条件地服从指令去行动。关于评论性幻听,患者可以凭空听到两个或两个以上的人在议论自己并对自己评头论足,议论内容可以涉及方方面面。思维鸣响表现为患者想什么,就能重复听到什么声音等。患者的行为常常受幻听的支配,如与幻听声音长时间的对话,对幻听大笑、发怒、恐惧、喃喃自语,作侧耳倾听,或沉醉于幻听之中,自笑、自言自语。幻听可以是真性的,也可以是假性的。此外精神分裂症还可以出现视幻觉、嗅幻觉、触幻觉、味幻觉、内脏性幻觉、本体幻觉、功能性幻觉以及各种类型的感知综合障碍等。

2) 思维联想障碍:联想障碍是精神分裂症的特征性症状之一。精神分裂症患者的联想障碍特点主要表现为患者在意识清醒的情况下,思维联想散漫或思维破裂。联想过程缺乏连贯性和逻辑性,联想内容缺乏具体性和现实性。交谈时可表现对问题的回答不切题,对事物叙述不中肯,使人感到难以理解,称为“思维松弛”。严重时,言语支离破碎,甚至个别语句之间也缺乏联系,即“破裂性思维”。此外有时患者在无外界原因影响下,出现思维被夺、思维中断、思维云集(强制性思维)、思维插入等。有些患者用一些很普通的词或动作,表示某些特殊的,除患者自己以外别人无法理解的意义,称“病理象征性思维”。有的患者创造新词,或将两个或几个完全无关概念词拼凑起来,赋予特殊意义,称“语词新作”。

3) 思维逻辑障碍:所有的思维障碍应该都和逻辑有关,而精神症状中所涉及的逻辑障碍有病理象征性思维、语词新作等。而其他凡是涉及概念的形成、判断、推理等方面障碍的症状均属于这里所说的思维逻辑障碍。如某患者说“我的病就是猪”,这属于概念外延界定的紊乱;某患者写到:“李某是死人,我把他救了,所以他要害我”,这属于逻辑推理方面的障碍。

4) 妄想:精神分裂症患者可以出现多种形式的妄想,各种妄想在精神分裂症中所出现的频度以及对疾病诊断的意义各有不同。对诊断具有特征性的为原发性妄想,包括妄想性知觉、妄想性心境和妄想性记忆。所谓妄想性知觉、妄想性心境和妄想性记忆分别是患者对其知觉、心境和记忆的妄想性的解释。对诊断精神分裂症的诊断具有重要意义的妄想有影响妄想、被控制感、被洞悉感、思维扩散、思维被广播等。在临床上精神分裂症患者最常出现的妄想有被害妄想、关系妄想、嫉妒妄想、夸大妄想、非血统妄想等。虽然这些常见的妄想对于精神分裂症来说属非特征性的妄想，但是由于出现的频率较高，仍应该给予足够的重视。

5）内向性思维：该症状是精神分裂症经典的思维障碍症状之一，主要表现是患者沉浸在自己的思维活动中，生活在主观的世界里，并且分不清楚主观和客观现实之间的界限，故患者表现为明显的脱离现实。

6）情感障碍：精神分裂症急性期的情感障碍主要包括患者情感的不协调、情感倒错、矛盾情感等。另外值得注意的情感障碍是抑郁情绪，它可以出现在疾病的早期、病中或急性症状缓解的后期。出现的可能原因有：①抑郁症状是精神分裂症本身症状之一；②抑郁症状是抗精神病药物应用后的不良反应之一；③社会心理因素导致抑郁症状，特别是当经过治疗后精神症状缓解，自知力恢复，而面对自己的疾病、就业、就学、家庭的一系列实际问题的时候就容易产生抑郁症状。

7）行为障碍：有些患者可以没有行为方面的障碍，有行为障碍的患者可表现为退缩、无故发笑、独处、发呆、冲动行为，或表情姿势的作态，或出现紧张性木僵、蜡样屈曲、违拗、被动性服从、刻板言语等。此外自杀也是值得高度重视的问题。

（3）慢性症状：慢性症状又称为“阴性症状”，临床上主要有以下几个方面的症状：

1）思维贫乏：患者表现为言语减少、谈话内容空洞、应答时间延长等。

2）情感淡漠：表现为表情变化的减少或面部表情完全没有变化，自主活动的减少，对外界可以引起各种情感变化刺激的反应减少或完全没有反应，对周围的人和事自己漠不关心。情感淡漠往往伴随意识活动的明显减退。

3）意识活动减退：患者意识活动减退表现在诸多方面，如不修边幅、不注意个人卫生、不能坚持自己的正常工作或学习、精力缺乏、社会交往活动减少或完全停止、和家人朋友保持亲密的能力丧失。患者处于一种随遇而安的状态，对自己的现在和未来均没有任何计划和打算。临床上有的患者以阳性症状为主要表现，有的患者以阴性症状为主要表现，而多数患者则是两种症状同时存在。

（4）认知功能障碍：认知功能是指感知、思维、学习等方面的能力，认知功能是中枢神经系统基本的功能，一般包括有智力、超前计划的能力、对环境作出正确反应的能力、从周围环境获取经验的能力、解决实际问题的能力、对外界可能发生事件的预见能力等。目前学者普遍认为认知功能障碍是精神分裂症的常见症状之一，也是其核心症状之一。精神分裂症的认知功能障碍包括以下几个方面：①智力的损害：尽管精神分裂症患者智商的绝对值一般均在正常范围，但较正常人群为低，或低于患者自己患病前的水平。近年来的一些研究结果显示，精神分裂症患者的智力存在着诸多方面的损害，这种损害一般发生在患病后的最初两年内或首次发病过程中，而在疾病以后的发展过程中患者的智商变化不大。②学习记忆功能的损害：有学者通过研究认为，症状严重程度较轻的分裂症患者有短时记忆的损害，如词语记忆的损害、视觉记忆的损害、言语学习的障碍等。症状严重程度较重分裂症患者的损害可以涉及记忆的每一个方面。记忆损害的原因可能与颞叶结构的某些改变有关。③注意力的损害：精神分裂症患者注意力的损害具体表现为脑力活动方面下降，不能集中注意力从事各种活动，学习成绩下降，工作效率低下等。④运动协调性的损害：有学者认为：精神分裂症患者在病前就已经存在运动发育的迟滞，表现在学会走路、说话的时间均较晚，且比一般人群存在更多的困难等。⑤言语功能的损害：精神分裂症言语功能的损害表现在与别人进行交流或进行协作中，总是使用较偏的词语，或用词不当、不确切，或交流中不能紧扣主题或有“难以沟通”的印象，但细致的精神状况检查表明上述现象并不是思维障碍（思维散漫或破裂）的表现。⑥自知力的损害：自知力就是患者对自己的躯体疾病或精神疾病的认识能力。由于这是涉及社会、家庭以及自身医学常识等多方面因素的问题，因此临床上，首先应该判断患者是否有自知力的损害，接着应该来衡量患者自知力损害的程度。大部分精神分裂症患者不承认自己存在精神方面的异常情况，并拒绝接受到精神医学专科医院就诊检查治疗，这就是自知力的完全丧失。

3. 临床类型

（1）偏执型：为最常见的临床类型，该型以妄想、幻觉为主要临床表现，起病较缓慢，发病年龄偏晚，以青年和中年为主，病初敏感多疑，逐渐发展成妄想，并有泛化趋势，以后可以出现各种妄想和幻觉，一般以被害妄想、关系妄想及听幻觉等症状最为常见，患者在幻觉妄想的影响下出现情绪和行为方面的异常，表现为恐惧，甚至出现自伤及伤人行为等。妄想结构初期可较系统，以后内容日益零乱、荒谬、脱离现实。该类型在发病后相对较长时间内可以保留部分社会功能，较少出现精神衰退现象，治疗预后效果较好。

（2）青春型：该型以思维联想障碍、情感的不协调及严重的行为紊乱为主要临床表现。患者可以出现思维联想散漫、思维破裂、幼稚行为、冲动行为或作态等，有的患者可伴有片断的幻觉、妄想，有的可出现本能行为亢进，如性欲亢进、暴饮暴食等。该类型一般起病急，发病年龄早，发病后对社会功能影响较大，部分患者可出现精神衰退现象，治疗预后效果较差。

（3）紧张型：该型除具有精神分裂症的一般特征外，以紧张性症状群为主要临床表现。该型起病急，缓解较快，出现精神衰退的情况较少，治疗效果及预后较好。

（4）单纯型：起病年龄较轻，病程多缓慢、诱因不明显。早期可先有头痛、头晕、失眠、精神不振等类神经症样症状，逐渐对环境不感兴趣，人格改变，孤独懒散，与家人情感疏远，言语和动作缓慢减少，少有幻觉妄想，多以阴性症状为主，后期可走向衰退，治疗预后不良。

（5）未定型：该型除具有精神分裂症的基本症状，多数患者以阳性症状为主要表现，有的可以伴有阴性症状，但不能归入以上各型，或为以上所描述各种类型的混合形式。

（6）残留型：该型所具有精神分裂症的阳性症状和（或）阴性症状经过一定的治疗后，大部分症状消失，只是残留个别的阳性症状或阴性症状，如片段的幻觉、妄想或思维贫乏、情感淡漠、意识活动减退等。

（7）分裂症后抑郁：指精神分裂症症状部分或基本消失后所出现的抑郁综合征。据统计，60%左右的分裂症患者在疾病的后期可以出现抑郁综合征，其中50%有自杀观念或行为，在有自杀倾向的患者中约有10%自杀成功，因此分裂症后抑郁值得重视。

另外，有学者根据精神分裂症的临床表现，提出了精神分裂症Ⅰ型和Ⅱ型的分类方法。精神分裂症Ⅰ型的特点包括起病较急，以阳性症状为主要表现，对抗精神病药物有较好的治疗反应，在症状缓解后，社会功能损害不明显；而Ⅱ型的特点正好相反，起病缓慢，以阴性症状为主要表现，对抗精神病药物一般不会有较好的治疗反应，症状很难完全缓解，疾病后期，社会功能常常受到明显的损害等。

4. 诊断与鉴别诊断　精神分裂症的诊断主要依据临床特点，按照国际、国内公认的诊断标准系统（如ICD-10、DSM-Ⅳ、CCMD-3等）进行。当症状表现不典型、不明确时，需要与下列疾病相鉴别：

（1）偏执性精神障碍：有偏执性格基础，妄想对象较固定，结构较严密，具有系统化倾向，情感较协调，人格完整，一般无幻觉，以上特点均不同于精神分裂症。

（2）心境障碍：心境障碍的患者如出现幻觉、妄想等精神病性症状时，往往是在严重心境障碍（情感高涨或低落）的基础上出现的，多与心境及环境有密切的联系，而精神分裂症多为情感与思维、行为和外部环境的不协调。急性起病并表现兴奋躁动的精神分裂症患者，外观上与躁狂患者很相似，两者的情感反应以及与周围的接触明显不同。躁狂症患者情感反应与内心体验及周围环境协调，有感染力。精神分裂症情感变化与环境不配合，且动作较单调刻板。紧张性木僵患者需要与抑郁性木僵相鉴别，虽然两者外表十分相似，但抑郁症患者的情感是低沉而不是淡漠，在耐心询问下，与周围人仍可有情感上的交流。而紧张性木僵患者不能引起情感上的共鸣或应答性反应，患者表情呆板，淡漠无情，有时常伴有违拗。

（3）与器质性精神障碍鉴别：不管什么时候，在作出精神分裂症的诊断同时，首先考虑到有无中枢神经系统、或躯体病变出现的可能性。对于器质性损害所可能表现的症状、躯体及神经系统的体征、实验室方面的改变（如意识障碍、记忆障碍、神经系统的病理体征，脑脊液、脑电图、颅脑CT等方面的异常）等要作为与精神分裂症鉴别的重要依据。脑器质性及躯体疾病所出现的精神症状多随着病变的变化而变化，当病变缓解或消除后，精神症状多缓解或消除。

（4）与创伤后应激障碍鉴别：创伤后应激障碍（posttraumatic stress disorder，PTSD）是指突发性、威胁性或灾难性生活事件导致个体延迟出现和长期持续存在的精神障碍，其发生与生活事件密切相关，核心症状有三组，即闯入性症状、回避症状和警觉性增高症状。当创伤后应激障碍出现幻觉、错觉、妄想等方面的精神病性症状应该与精神分裂症相鉴别，但创伤后应激障碍的患者总是伴有明显的情感反应，可以反复重现创伤体验，当创伤情景再现时各种精神病性症状加重，随着时间的推移或生活环境的改变，患者的各种精神症状可以逐步减轻。而精神分裂症没有这些特点。

（5）与神经症鉴别：精神分裂症早期可出现神经衰弱样症状，如失眠、易疲劳、工作能力下降等，但神经衰弱患者自知力是完整的，情感反应也强烈，并积极要求治疗。早期精神分裂症患者有时可有自知力，但不完整，没有相应的情感反应和迫切治疗的要求。强迫症：某些精神分裂症可出现强迫症状，但其不同于强迫性神经症的特点有：具有内容离奇、荒谬和不可理解的特点，自知力一般不完善，患者摆脱强迫状态的愿望不强烈，为强迫症状纠缠的痛苦体验也不深刻。

5. 治疗与预后

（1）躯体治疗

1）抗精神病药物：①第一代抗精神病药物（也称为典型的抗精神病药物或传统的抗精神病药物），主要作用于中枢多巴胺-2（DA_2）受体，我国临床上常用的有氯丙嗪、奋乃静、氟奋乃静、三氟拉嗪、氟哌啶醇、甲硫哒嗪等。长期的临床实践表明它们可有效地治疗精神分裂症，且价格便宜。但是，这些药物有两个主要的缺点：第一，仅对精神分裂症患者的阳性症状有效，有少部分患者（约占25%）能够在治疗后完全恢复病前正常的精神状态。第二，它们常有较严重的毒副作用，使患者难以忍受，这些副作用有静坐不能、药源性帕金森反应、TD、恶性症状群等。②第二代抗精神病药物（也称为非典型的抗精神病药物或新型的抗精神病药物)，它们作用机制复杂，临床作用谱广，不仅能改善精神分裂症的阳性和阴性症状，也能提高患者的认知功能，且较少引起EPS，其他副作用也均轻微，有广阔的应用前景。包括有阿立哌唑、利培酮、奥氮平、喹硫平、齐拉西酮等。

2）其他药物：除抗精神病药物外，还有多种药物也被用于精神分裂症的治疗，主要有锂盐、苯二氮䓬类药物、抗癫痫药物、β受体阻滞剂等。它们单独使用往往疗效不明显，但是如果与抗精神病药物联合使用，则可提高药物的疗效，或改善患者的某些特殊症状，如焦虑、激越、冲动等。

3）电抽搐疗法(ECT)：包括改良的无抽搐ECT治疗。国内外有人反对ECT治疗，但同时也有更多的人建议在掌握适应证的情况下使用ECT。主要的副作用是暂时性的记忆力损害。ECT一般不作为精神分裂症患者的首选治疗。一般认为比较适合ECT治疗的是精神分裂症的紧张型或难治性精神分裂症等。在药物合并ECT治疗期间抗精神病药物应适当降低剂量，在ECT治疗结束后应调整至常规剂量。

4）精神外科治疗：精神外科治疗起源于20世纪30年代，是通过外科手段切除脑部某些神经联系纤维，或切除部分脑组织，或在脑特定的部位制造局部损害，以达到消除或减轻精神病症状的一种治疗方法。由于疗效差、副作用较严重，且缺乏公认的理论根据，所以其发展一直是有争议的。

5）传统的治疗方法：世界上许多地方都有其传统的医药方法用于治疗精神分裂症。中医中药治疗就是我国的特色，主要用于精神分裂症慢性期的巩固治疗。

（2）心理社会治疗

1）支持性心理治疗：支持性心理治疗是每一个患者治疗过程中必不可少的一部分。自接触患者开始，直到其他治疗显效或病情缓解为止，支持心理治疗要贯彻始终。

2）个别心理治疗：一般主张在症状稳定期进行，方法有多种，遵循的流派也各不相同。其他章节将有全面介绍。

3）集体心理治疗：集体治疗的方法有多种，包括心理教育小组、集体咨询以及集体心理治疗，有些集体治疗则是上述治疗的混合。其目标在于增强患者解决问题、制订计划、社会交往等方面的能力，同时对服药及药物不良反应方面进行指导。一般说来，集体治疗应该就事论事，着力解决当前的实际问题。集体治疗既可以在住院环境下开展，也可以在院外开展。坚持集体治疗还可以起到对患者病情的一种监测作用，能尽早发现患者的前驱症状，及早进行干预。

4）精神康复治疗：临床医生早就注意到这样一种现象，即对于精神分裂症患者，很多人即使症状控制良好，但仍然长期处于功能缺陷状态。正是由于这种原因，自20世纪70年代后，人们越来越重视精神分裂症患者的康复工作，从而形成精神康复医学这一分支学科。特别是近几年来提出了"全病程康复"的新概念，即从精神分裂症的治疗开始，就应该考虑到整个疾病的康复。其目的在于利用各种可能的方法，强化各种支持和资源的利用，尽力使患者减少或避免社会功能的损害。

5）家庭治疗：临床医生必须认识到，对精神分裂症的治疗是一个系统的工程，完整的治疗必须是最大限度地使得家庭参与治疗过程。在通常情况下，家庭承担照顾、监护患者的任务，对家属提供恰当的指导、宣传教育和训练，可以大大提高家属照看患者的能力。

（3）预后：精神分裂症是一种最常见的重性精神病，目前病因不明，其病程具有不断发展逐渐加重的趋势，现阶段其治疗效果仍有不尽人意之处。其结局有三种：一是经过治疗后得到彻底缓解，二是经过治疗，症状部分得到控制，残留下部分症状，社会功能部分受损；三是病情恶化，使患者逐步走向衰退，最终成为精神残疾，以上三种结局约各占患者总数的三分之一。通过临床研究和观察，普遍认为以下因素可影响其预后：①发病年龄：发病年龄越小，预后越差。一般来说15岁前发病者预后较差。②起病形式：以急性形式起病患者的预后好于缓慢起病者。③病期及病程特点：间歇发病相对于持续病程者预后好，病期越长疗效越差。④诱发因素：起病有明显心理、社会应激因素较无明确诱发因素者预后好。⑤疾病亚型：精神分裂症主要有单纯型、青春型、偏执型、紧张型、未定型等分型。从亚型来看，偏执型、紧张型预后较好，单纯型预后最差。⑥病前性格：明显有孤僻、敏感、冷漠，好做白日梦、不易与人沟通等内向性格者预后差，病前个性健全，社会适应良好者预后较好。⑦家族史：阳性家族史，或家族中有人格乖张、精神发育迟滞、酗酒、癫痫、犯罪、自杀等情况者，预后不良。⑧是否早期接受治疗：首次发病者，早期诊断，合理治疗、早期有效是预后良好的关键。⑨既往用药史：既往药物治疗效果好，躯体对药物耐受性强者，预示再次用药可能疗效也好。⑩维持治疗：维持治疗是预防复发的关键，几乎所有精神分裂症患者都要在药物治疗达理想效果后，再做数年乃至终生的药物维持，不作维持治疗，复发率明显提高，而且每复发一次，症状会加重一次，疗效也将不断降低。另外良好的社会家庭支持系统，能使患者减少应激，减少病耻感，增加治疗依从性等对患者的预后都会起到一定的作用。

（二）抗精神病药物

抗精神病药物是指主要用于治疗精神分裂症和其他具有精神病性症状的精神障碍。这类药物可以有效地控制患者的精神运动性兴奋、幻觉、妄想、思维障碍、敌对情绪和奇特怪异行为等精神症状，在常规剂量时不影响人的意识活动和智能障碍。

1. 分类　因抗精神病药物的种类繁多，分类的方式也较多。目前较常用的分类方法是按药理作用机制的分类和按化学结构的分类。

（1）按药理作用机制不同分类

1）第一代抗精神病药：又称神经阻滞剂、传统抗精神病药、典型抗精神病药，或称多巴胺受体阻滞剂。其主要药理作用为阻断中枢多巴胺 D_2 受体，治疗中可产生锥体外系副作用和催乳素水平升高。代表药为氯丙嗪、氟哌啶醇等。又可分为低、中、高效价三类。低效价类以氯丙嗪为代表，镇静作用强、抗胆碱能作用明显、对心血管和肝脏毒性较大、锥体外系副作用较小、治疗剂量较大；中效价类和高效价类分别以奋乃静和氟哌啶醇为代表，抗幻觉妄想作用突出、镇静作用较弱、对心血管和肝脏毒性小、锥体外系副作用较大、治疗剂量较小。

2）第二代抗精神病药：又称非传统抗精神病药、非典型抗精神病药、新型抗精神病药、现代抗精神病药等。第二代药物在治疗剂量时，较少产生锥体外系症状但少数药物催乳素水平升高仍明显。按药理作用分为四类：①5-羟色胺和多巴胺受体拮抗剂，如利培酮、齐拉西酮；②多受体作用药，如氯氮平、奥氮平、喹硫平；③选择性多巴胺 D_2/D_3 受体拮抗剂，如氨磺必利；④多巴胺受体部分激动剂，如阿立哌唑。

（2）按化学结构的分类：抗精神病药物的化学结构分类对药物研制、开发和临床应用均有意义。临床上，如果某个抗精神病药物经足量、足疗程应用后效果不佳，则可换用不同化学结构的药物。根据化学结构，可将抗精神病药物分为：

1）吩噻嗪类：由两个苯环与一个含硫、氮原子的主环相连的三环结构化合物，当2和10

位的氢原子被不同基团取代时，可产生各种衍生物。依侧链的不同分为：①脂肪胺类：又称二甲胺类，以氯丙嗪为代表；②哌啶类：代表药物为甲硫达嗪、哌泊噻嗪等；③哌嗪类：代表药物为奋乃静、氟奋乃静及三氟拉嗪等。

2）硫杂蒽类：又称噻吨类，其主要结构与吩噻嗪类相近，不同的是10位上的氮原子被碳原子取代，侧链不同而有各种衍生物。常用的有氯普噻吨、氟哌噻吨和硫噻吨等。

3）丁酰苯类：化学结构完全不同于吩噻嗪类，但具有与吩噻嗪类似的侧链结构。代表药物为氟哌啶醇。其亚型二苯叮哌啶类包括五氟利多、哌咪清等。

4）苯甲酰胺类：为选择性作用于中脑边缘系统多巴胺 D_2 受体的阻滞剂。代表药有舒必利和舒托必利。

5）二苯氧氮平类：其化学结构与药理作用均不同于吩噻嗪类，代表药为氯氮平。

6）其他：二氢吲哚类，如吗印酮；苯并异噁唑类如利培酮；噻蒽并苯二氮䓬，如奥氮平等。

2. 药理作用机制　抗精神病药的药理作用相当广泛，对神经系统的作用部位从大脑皮层直至神经肌肉接头，主要作用于脑干网状激活系统，边缘系统及下视丘。此外对循环、消化内分泌和皮肤等系统也有影响。几乎所有的抗精神病药物都能阻断脑内多巴胺受体（尤其是多巴胺 D_2受体）而具有抗精神病作用。传统抗精神病药（尤其是吩噻嗪类）主要有4种受体阻断作用，包括多巴胺能 D_2受体、胆碱能 M_1受体、去甲肾上腺素能α_1受体和组胺能 H_1受体。非典型抗精神病药在阻断多巴胺 D_2受体基础上，还通过阻断脑内5-羟色胺受体（主要是5-HT_{2A}受体），因此，又被称为5-HT_{2A}/D_2受体的阻断的平衡剂，增强抗精神病作用、减少多巴胺受体阻断的副作用。

抗精神病药物的几个主要受体的阻断作用特点：①多巴胺受体阻断作用：抗精神病药的治疗作用主要是通过阻断 D_2受体而影响中脑-大脑皮质通路和中脑-边缘系统多巴胺通路的结果；对结节-漏斗系统的多巴胺的影响会产生内分泌和代谢改变；黑质纹状体的多巴胺通路受到影响后则可产生锥体外系不良反应。②5-羟色胺受体阻断作用：主要是阻断5-HT_{2A}受体。5-HT阻断剂具有潜在的抗精神病作用，5-HT_2/D_2受体阻断比值高者，锥体外系症状发生率低并能改善阴性症状。③肾上腺素能受体阻断作用：主要是阻断α_1受体。可产生镇静作用以及体位性低血压、心动过速、性功能减退、射精延迟等副作用。④胆碱能受体阻断作用：主要是阻断 M_1受体。可产生多种抗胆碱能副作用，如口干、便秘、排尿困难、视物模糊、记忆障碍等；⑤组胺受体阻断作用：主要是阻断 H_1受体。可产生过度镇静和体重增加的副作用。

3. 临床常用抗精神病药物

（1）氯丙嗪：最常用、最经典的抗精神病药物之一，也是精神疾病药物治疗的里程碑式的药物。有片剂和注射液两种剂型，因此可口服，也可肌内注射。注射制剂用于快速有效地控制患者的兴奋和急性精神病性症状。有较强的镇静作用和抗幻觉、妄想、思维形式障碍作用，对淡漠退缩和焦虑抑郁的作用弱。较易产生体位性低血压、锥体外系反应、抗胆碱能反应，如口干、便秘、心动过速等；催乳素水平升高导致泌乳、月经变化；也可引起过敏反应以及皮疹等。

（2）奋乃静：作用与氯丙嗪相似，对 D_2受体作用较强，有明显的抗幻觉、妄想作用；自主神经副作用较少，对内脏不良反应少些，主要副作用为锥体外系症状，适用于幻觉症状突出、老年或伴有躯体疾患的患者。

(3) 氟奋乃静:口服给药或肌内注射长效制剂,作用类似奋乃静,对幻觉妄想效果好,适用于偏执型和紧张型精神分裂症。氟奋乃静的长效针剂,如氟奋乃静癸酸酯,注射后在体内缓慢释放、吸收,在较长时间内保存一定的血浓度。一般用于维持治疗和治疗不合作的患者,特别适用于门诊患者。氟奋乃静癸酸酯首次可肌内注射12.5~25mg,以后可加至25~50mg。每2~4周注射1次。主要副作用是锥体外系症状。长期用药可致迟发性运动障碍及药源性抑郁。

(4) 氟哌啶醇:抗精神病作用与氯丙嗪相似,抗幻觉妄想作用明显,主要副作用为锥体外系症状及内分泌副作用,如溢乳和男子女性型乳房。长效制剂锥体外系副作用较口服用药相对较轻。镇静作用较弱,但对自主神经及心、肝功能影响较小。常采用肌内注射的方式来控制精神运动兴奋状态,也适用于老年或伴有躯体疾患的兴奋躁动的精神病患者。小剂量也用于治疗儿童抽动障碍。

(5) 五氟利多:为口服长效制剂,每周给药1次。该药碾碎后易溶于水,无色无味,给药方便,在家属协助下常用于治疗不合作患者。主要副作用为锥体外系症状,少数患者可发生迟发性运动障碍和抑郁。

(6) 舒必利:几乎没有镇静作用及嗜睡乏力等不良反应,对幻觉妄想有效,同时对以淡漠退缩等阴性症状为主和木僵违拗等紧张症状为主的患者效果较好。治疗精神分裂症需要较高剂量。静脉滴注可以用于缓解患者的紧张性症状。主要副作用为引起内分泌变化,如体重增加、泌乳、闭经、性功能减退。有学者报道,该药影响心脏传导,须谨慎关注。有较强的镇吐作用。

(7) 氯氮平:最早使用的非典型抗精神病药物,对精神分裂症阳性症状和阴性症状均有效,也可用于躁狂和兴奋状态。目前,推荐用于治疗难治性病例。易出现体位性低血压、过度镇静,故起始剂量宜低。该药很少引起锥体外系反应及迟发性运动障碍,但容易引起睡眠时流涎、便秘、心动过速等。体重增加较明显。部分患者可出现血糖异常及心电图改变。值得注意的是易引起粒细胞减少或缺乏,粒细胞缺乏症发生几率为1%,目前研究显示,造成粒细胞减少与剂量无关,需要定期检测血常规,尤其在使用初期,此外还可见体温升高、癫痫发作、心肌炎和恶性综合征。临床使用中应进行血象和血糖监测。中华医学会制定的《精神分裂症防治指南》指出:"氯氮平在国内应用比较广泛,医生有一定的临床用药经验,但考虑氯氮平诱发不良反应(EPS除外)较其他抗精神病药物多见,特别是粒细胞缺乏症及致痉挛发作,建议谨慎使用。"

(8) 利培酮:常用的非典型抗精神病药物之一,有口服片剂和水剂以及长效注射剂。药理作用与氟哌啶醇相似但优于氟哌啶醇,对精神分裂症阳性和阴性症状、情感症状均有效。主要不良反应为激越、失眠,女性可出现催乳素水平增高致使泌乳、月经异常等,较大剂量可出现锥体外系反应(与剂量呈正相关)。

(9) 奥氮平:化学结构和药理作用与氯氮平类似,但对造血系统无明显影响。对精神分裂症阳性和阴性症状、情感障碍都有效,兼有抗焦虑作用。主要副作用为体重增加、思睡、便秘等,锥体外系反应少见,催乳素短暂升高,转氨酶短暂升高,血糖升高,临床使用中应注意监测血糖。

(10) 喹硫平:对5-HT_{2A}受体和D_2受体作用较强,对5-HT_{2A}受体的阻滞作用大于D_2受体阻滞作用，但对胆碱 M_1 受体没有作用。治疗精神分裂症的有效剂量范围较宽，对精神分裂症阳性和阴性症状、情感障碍都有效。几乎不引起锥体外系反应及迟发性运动障碍。治疗过程中可出现体位性低血压、嗜睡、头晕、激越、转氨酶升高等现象。

(11) 齐拉西酮：有口服和注射制剂。用于治疗精神分裂症，可能对阴性症状和伴发抑郁的疗效略有优势。几乎不引起体重增加，锥体外系反应少见。临床应用中应注意监测心电图 QT 间期。

(12) 阿立哌唑：治疗精神分裂症的疗效与氟哌啶醇相当，其激活作用能有效治疗精神分裂症阳性和阴性症状，有利于改善紧张性症状，但用药初期易导致激越、焦虑副作用。几乎不影响催乳素，对体重影响不明显，极少发生锥体外系症状。但具有引起粒细胞缺乏症的报道，注意监测血常规。常见不良反应有头痛、乏力、恶心、呕吐和便秘，但多不严重。

4. 临床应用

(1) 适应证：主要用于治疗精神分裂症和预防精神分裂症的复发，还用于治疗其他精神病性精神障碍。尤其适用于兴奋躁动、幻觉、妄想等阳性症状明显的患者，对抑郁、木僵、淡漠、退缩等阴性症状的疗效不明显。

(2) 禁忌证：严重心、肝、肾等脏器疾病、严重感染、重症肌无力及药物过敏者禁用。妊娠早期、年老体弱、白细胞减少症、青光眼易发生低血压反应者慎用。

(3) 用药原则：安全、有效、提高依从性；尽可能单一用药；从小剂量开始，逐渐加至有效剂量，足剂量、足疗程治疗；治疗剂量个体化；告知患者和家属关于药物不良反应的知识；治疗前检查血压、心电图、肝功能、肾功能。值得强调的是，通常首发病例对抗精神病药物的治疗反应最好、所需剂量也小，如果能获得有效治疗，患者复原的机会最大，长期的预后也最好。

5. 常见不良反应识别与处理

(1) 急性肌张力障碍

1) 急性肌张力障碍的识别：急性肌张力障碍(acute dystonia)是在应用抗精神病药物后出现的常见不良反应，尤其是吩噻嗪类和丁酰苯类，常发生于治疗初期。主要表现为个别肌群的持续性痉挛，出现奇特的局部或全身肌张力增高。由于受累的肌群不同，症状表现不同，如痉挛性斜颈(斜颈、颈后倾)、动眼危象(双眼眼球上翻，向上凝视)、角弓反张、咬肌痉挛(张口困难)、伸舌或缩舌不能、构音障碍、吞咽障碍、躯干或四肢扭转性痉挛(脊柱侧弯)等，常伴有焦虑、烦躁、恐惧等情绪障碍，以及瞳孔散大、心率增快和出汗等自主神经症状。常急诊科就诊，易被误诊为破伤风、癫痫、癔症、脑膜炎或脑炎等，需注意鉴别。通过追问病史，有服抗精神病药物史，有助于识别。

2) 急性肌张力障碍的处理：肌内注射东莨菪碱 0.3mg 或异丙嗪 25mg，症状常于肌内注射后几分钟或十几分钟缓解。为防止以后的发作，可加服抗胆碱能药如盐酸苯海索 2～4mg，2 次/天或 3 次/天，口服。需注意的是，只在症状出现加服抗胆碱能药，一般不做预防性的用药。重症肌无力和青光眼患者禁用、老年人慎用抗胆碱能药，可用抗组织胺药，如二乙氨苯嗪 250mg，肌内注射，或口服苯海拉明或异丙嗪 25～50mg，2 次/天或 3 次/天。如果加用口服抗胆碱能药后仍出现急性肌张力障碍，可考虑减少抗精神病药物的用量，或停用高效价的抗精神病药物，或换服锥体外系反应较少的非典型抗精神病药物如奥氮平等。

（2）静坐不能

1）静坐不能的识别：大多发生于抗精神药物治疗的1～2周，发生率颇高。患者能主观感到受一种内部力量的驱使，身不由己地动来动去，表现为无法控制的烦躁不安、不能静坐、反复走动或原地踏步。有时患者躺着又想坐，坐着又想走，走着又想躺，如此反复不停，重者可出现焦虑、易激惹，且常伴有严重的心慌，有的患者因严重心慌而出现自杀念头或行为。易被误诊为精神病性激越或精神病加剧，故而错误地增加抗精神病药剂量，致使症状进一步加重、恶化。

2）静坐不能的处理：可采用苯二氮䓬类药物如地西泮或β受体阻滞剂如普萘洛尔等对抗，值得注意的是，抗胆碱能药通常对静坐不能副作用控制无效。必要时适当减少抗精神病药剂量，或换用锥体外系反应低的非典型抗精神病药物。

（3）类帕金森症

1）类帕金森症的识别：常出现于抗精神病药物治疗的最初1～2个月。女性比男性更常见，临床表现与帕金森病相似，临床症状轻重不一，表现为运动不能、肌张力高、震颤和自主神经功能紊乱。患者最初始的表现形式是动作笨拙、过缓、少动、手足震颤和肌张力增高，双手缺少正常人走路时的摆动，严重者有协调运动的丧失、僵硬、佝偻姿势、慌张步态、面具脸、静止性粗大震颤。扳动患者的前臂可感觉到齿轮样或铅管样强直，常有构音困难和吞咽困难。自主神经症状包括流涎、多汗和皮脂溢出。患者多有不适感，严重时伴抑郁情绪和静坐不能。

2）类帕金森症的处理：服用抗胆碱能药物盐酸苯海索2～4mg，2次/天或3次/天。没有证据表明常规应用抗胆碱能药物会防止类帕金森症症状的发展，反而易发生抗胆碱能副作用。如果给予抗胆碱能药物，应该在2～3个月后逐渐停用。若重症肌无力或青光眼患者可加用苯海拉明或异丙嗪25～50mg 2次/天或3次/天。在治疗过程中抗精神病药物应缓慢加药，使用最低有效剂量控制精神症状。严重者可考虑减药、停药或换用锥体外系不良反应轻的抗精神病药物。

（4）迟发性运动障碍

1）迟发性运动障碍的识别：迟发性运动障碍是一种特殊而持久的锥体外系反应，多见于长期服用大剂量抗精神病药的患者，也偶见于长期服用抗抑郁药、抗帕金森药、抗癫痫药和抗组织胺药者。用药时间越长，发生率越高。女性稍高于男性，老年和脑器质性患者中多见。临床表现为不自主、有节律的重复式运动，早期体征常是舌或口唇周围的轻微震颤或蠕动。最常见的是口-舌-颊三联症：患者重复地转舌、舐舌、咀嚼、鼓腮、噘嘴、转颈等。也可表现为肢体的不自主摆动、舞蹈指划样动作、手足徐动或四肢躯干的扭转性运动等。症状严重程度波动不定，睡眠时消失、情绪激动时加重。迟发性运动障碍表现复杂，容易误诊。

2）迟发性运动障碍的处理：目前尚无有效治疗迟发性运动障碍的药物，关键在于预防。临床上尽量使用最低有效剂量或换用锥体外系反应低的药物。早期发现、早期处理有可能逆转迟发性运动障碍。苯二氮䓬类药物可增强γ-氨基丁酸的功能，可用于治疗迟发性运动障碍。需要注意的是，抗胆碱能药物常见的如盐酸苯海索可促进和加重迟发性运动障碍发生和发展，应避免使用。

（5）恶性综合征

1）恶性综合征的识别：恶性综合征是一种少见但危害严重的不良反应。多发生于治疗开始的1周之内。临床表现为意识障碍、肌肉强直、持续高热和自主神经功能不稳定。患者可出现肌震颤和吞咽困难，伴有明显的自主神经症状如多汗、流涎、心动过速、排尿困难和血压不稳等。几乎所有的抗精神病药均可引起恶性综合征，以氟哌啶醇多见。药物加量过快、用量过高、脱水、营养不足、合并躯体疾病以及气候炎热等因素，可能与恶性综合征的发生、发展有关。可以发现白细胞升高、转氨酶升高、肌酸磷酸激酶和肌红蛋白浓度升高，但不是确诊的特征性指标。

2）恶性综合征的处理：立即停用所有的抗精神病药。给予支持和对症性治疗，如降温、补液、预防感染、纠正电解质和酸碱平衡失调等。可以使用肌肉松弛剂硝苯呋海因0.8～2.5mg/kg，或每6小时静脉滴注60mg。给予中枢多巴胺激动剂如金刚烷胺、左旋多巴或溴隐亭治疗。溴隐亭每8小时7.5～60mg，可静脉给药治疗。抢救期间密切关注生命体征。

（6）粒细胞缺乏症

1）粒细胞缺乏症的识别：抗精神病药物可有骨髓抑制的不良反应，导致粒细胞缺乏。粒细胞缺乏症又称白细胞减少和粒细胞缺乏症。粒细胞缺乏是指外周血象的白细胞少于$2.0\times10^9/L$，且中性粒细胞<50%。因血液中粒细胞极度减低甚至完全缺如，这是一种严重不良反应，如不及时处理，多合并感染导致死亡。临床上氯氮平所致粒细胞缺乏发生的发生率较高，氯丙嗪和硫利达嗪所致粒细胞缺乏发生也有报道。如果白细胞计数低，应避免使用氯氮平、氯丙嗪、硫利达嗪等，应用这些药物时应常规定期检测血常规。

2）粒细胞缺乏症的处理：在使用抗精神病药物时，定期复查血常规，若白细胞<$2.0\times10^9/L$，应立即停用可能引起白细胞减少的一切药物。给予促白细胞生长药物，可选用2～3种，治疗观察3～4周，如无效改换另外2～3种。维生素B_4 10～20mg，每天3次，口服；维生素B_6 10～20mg，每天3次，口服；碳酸锂20～30mg，每天3次，口服；氨肽素0.1g，每天3次，口服；利血生10mg，每天3次，口服；鲨肝醇50～100mg，每天3次，口服；脱氧核苷酸钠10～20mg，每天3次，口服；辅酶A 100U，每天1次，肌内注射；ATP 20mg，每天1次，肌内注射。

将患者单独住隔离病房，有条件者住无菌层流室，一旦疑有感染，应及时联合应用足量广谱抗生素。可先用氨苄青霉素及氨基糖苷类抗生素静脉滴注。如感染症状较重，也可首选头孢三代抗生素，以后根据细菌培养及药敏试验结果调整用药。在应用抗生素的同时，或确定没有感染迹象时，给予糖皮质激素。必要时输血，或输入白细胞。

（7）体位性低血压

1）体位性低血压的识别：大多发生于抗精神病药物治疗初期，特别是开始用药的1周内。血压降低出现在改变体位，如由平卧位突然转为直立，或长时间站立时，患者感到站立不稳、视力模糊、头晕目眩、软弱无力、心慌，甚至晕厥、跌倒。患者出现面色苍白、脉速和血压降低。抗精神病药物引起体位性低血压主要是由于阻断了外周的肾上腺素受体，使血管扩张血压下降，另外还能使小静脉扩张，回心血量减少所致。氯丙嗪、氯普噻吨、氯氮平等较容易引起体位性低血压。注射给药，尤其是静脉给药，更易发生。另外，基础血压偏低和年老体弱者容易发生。

2）体位性低血压的处理：首先须让患者就地平卧，取头低足高位，轻者几分钟血压回升，意识即可恢复。若患者血压持久不升，可给予苯肾上腺素10mg肌内注射，或用去甲肾上腺素0.5～2mg加入5%葡萄糖液或生理盐水100ml内静脉滴注。值得注意的是，肾上腺素能使血压降得更低，因此不宜用肾上腺素。

当采用抗精神病药物治疗时，应注意预防体位性低血压的发生，用药后让患者卧床1～2小时。告诉患者不要突然改变体位，起床或站立动作宜缓慢。对于年老体弱的患者，最好不选用易引起体位性低血压的药物如氯丙嗪、氯氮平等。

三、临床相关误诊病例

（一）Turner综合征误诊为单纯性精神分裂症1例

患者女，31岁，未婚，农民。以“少语、少动、自言自语13年，拒食2天”为主诉入院。患者自18岁首次住院以来，13年来曾5次住院治疗，因患者主要表现以“少语少动，被动、懒散”，均诊断为“精神分裂症——单纯性”此住院治疗。

入院查体：身高168cm，体质较差，体重46kg，血压100/70mmHg，双手紧握，双上肢扭曲，固定姿势，行走缓慢，表情紧张，第二性征未发育，心肺听诊未见明显异常，腹软、无压痛，神经系统未见明显阳性体征。

精神状况检查：意识清，接触交谈不合作，问话不答，不听从指令性动作，不能书写回答问题，表情紧张，存在违拗症状，有怪异姿势和动作，双上肢上举姿势长时间固定不动，拒食。既往史：自幼无月经。

血常规回示：WBC 4.96×10^9/L，NE% 40%，LY% 53%；电解质示：血钾3.05mmol/L（减低），血糖、心肌酶谱正常。

入院初步诊断：精神分裂症-紧张型，原发性闭经，低钾血症。

入院后给予积极补钾对症治疗。同时完善相关检查：头颅CT、胸部正侧位片、甲状腺功能五项、肾功、血糖、血脂、心肌酶谱、尿常规均未见异常；乙肝六项、梅毒抗体、HIV抗体、丙肝抗体、结核抗体均为阴性；肝功示：AST 57U/L（升高）、AST/ALT 4.8（升高），LDH 265U/L（升高）；脑电图回示：轻度广泛性异常脑电图，异常脑地形图。肝胆胰脾肾彩超回示无异常，行子宫附件彩超示：子宫未探及，双侧卵巢体积小。患者入院后拒食、水，不配合治疗，给予鼻饲普通型匀浆膳及舒必利治疗效果欠佳，后合并无抽搐电休克治疗后症状缓解，开始主动进食、水，配合治疗。双手紧握显著缓解，能自行伸展，但不能完全伸直，表情稍显紧张，双上肢扭曲显著减轻，固定姿势显著减轻，但仍存在明显肘外翻表现。上级医师查房后指示查性腺激素，回示：FSH及LH增高，雌激素及孕激素减低。行外周血染色体检测示：受检者核型为：46，XX，未见明显结构异常。

综合病情讨论后：①内外生殖器呈幼女型，乳房发育不良，颈璞，肘外翻，皮肤纹理增粗；②智力减退，不能进行简单的计算，抽象能力差；③脑电图异常；④存在明显认知功能损害。

考虑诊断为先天性类卵巢发育不全综合征（Turner综合征）。

分析：先天性卵巢发育不全是在1938年由Turner首先描述了7例患者，其临床特征为身矮、颈蹼和幼儿型女性外生殖器，以后亦称此类患者为Turner综合征（Turners syndrome），其性腺为条索状，染色体缺一个X，既往曾称此类患者为先天性性腺发育不全。后发现无Y染色体，性腺发育为卵巢，故又称为先天性卵巢发育不全。现仍多称之为Turner综合征，是一种最为常见的性发育异常病。临床特点为身矮，生殖器与第二性征不发育和一组躯体的发育异常先天性卵巢发育不全先天性卵巢发育不全，身高一般低于150cm，女性外阴，发育幼稚，有阴道，子宫小或缺如，躯体特征为多痣，眼睑下垂，耳大位低，腭弓高，后发际低，颈短而宽，有颈蹼，胸廓桶状或盾形，乳头间距大，乳房及乳头均不发育，肘外翻，第4或5掌骨或跖骨短，掌纹通关手，下肢淋巴水肿，肾发育畸形，主动脉弓狭窄等，这些特征不一定每个患者都有，智力发育程度不一，有完全正常，有智力较差，寿命与正常人相同。该患者尽管染色体不符合既往报道，但是辅助检查子宫附件彩超示：子宫未探及，双侧卵巢体积小。临床症状符合 Turner 综合征（Turners syndrome），故诊断考虑：类 Turner 综合征（Turners syndrome）。治疗方面，用雌激素刺激乳房和生殖器发育效果良好，但需长期使用。过早应用雌激素会促使骨骺早期愈合。一般先促进身高，骨骺愈合后再用雌激素使乳房和生殖器发育。

（二）发作性睡病误诊为精神分裂症1例

患者男，13岁，学生。7岁起经常叹气，感到胸闷，并因此挨打以纠正这种“坏习惯”。后逐渐在激动兴奋时出现膝盖发软，站不住；常发作性不可控制的睡眠，无论是在校上课或在家看电视，甚至在骑车时也会出现睡眠以致摔倒。每次睡3~20分钟，每天睡眠发作10余次。睡眠时心里清楚，能听到周围人讲话，但不能动。晚上半睡中隐约听到床下有声音，门外有脚步声、敲门声，醒来后感到非常逼真、紧张，称有人要杀他，但白天未听到这些声音，也未对周围人产生怀疑；早醒。学习成绩中等，回避见人，厌食，认为该病治不好而悲观。曾在外地、多处就医，均诊断为“精神分裂症”，门诊应用中药治疗无效；遂用“奥氮平片10mg/d”治疗2个月，症状无改善，且出现晚间贪食，体质量（体重）由65kg升至100kg；改诊断为“抑郁症”，用“文拉法辛，75mg/d”治疗2周，除情绪稍有好转外余无改善。

既往史、个人史、家族史均无特殊。

体格检查：意识清，心、肺、神经系统无异常。

精神状况检查：意识清，年貌相符，表情焦虑，担心挨骂，觉得给家人增添负担，偶在入睡时听到有陌生人来家，但具体不能叙述清楚。未引出其他幻觉妄想。自诉白天控制不住睡眠，每天发作10余次。有治疗欲望。

就诊后诊疗经过，予以“哌甲酯10mg，3次/d”。治疗2周内，白天睡眠发作频率由每天10次减至3次。治疗4周后，每天睡眠发作明显减少。

修正诊断：发作性睡病。

分析：

1. 正确对待误诊　精神疾病“真实面目”难以识别。首先，大多数精神疾病的病因复杂，并非单一的因素所致。再之，精神疾病的发生、发展、演变影响因素亦较多。就同一精神疾病诊断，临床表现可以存在很大的差异，尚缺乏特异的生物学指标。就该患者而言，根据一般诊断的原则，首先考虑常见病与多发病，对于儿童期常见的精神障碍如儿童多动综合征、抽动障碍、情绪障碍的频率多于发作性睡病，同时该患者家长常常会强调患儿“如何不服管教”“怎么逆反”等混杂信息。因此，作为医生一定要对获得的信息进行分析、综合判断，最后梳理出主要的核心症状。

2. 该患者的诊断从“精神分裂症”到“抑郁症”、最终到“发作性睡病”，不同的医务人员面对同样一个患者关注重点可能有所差异。回顾整个病历的书写，思路及脉络似乎是清晰的，但就每一位接诊医生均有可能勾勒出不同的“疾病素描”，而这一过程就是“基本功”的沉淀与积累的结果，通过多总结、多思考、多审视、多修正，最终才可能看到来你面前就诊患者身上所患疾病的本质，也就是从认识现象到识别本质的过程。

综上所述，该患者从诊疗过程中由诊断“精神分裂症”到“抑郁症”，继而通过全面、准确、系统的病史，结合治疗效果等全方位的验证，修正诊断为发作性睡病。

第二节　分裂情感性精神病

一、临床病例及诊疗思路

【病例摘要】

患者女性，40岁，已婚。幼年时能歌善舞，学习成绩好，与同学相处融洽。21岁考入北京化工学院，半年后即认为许多男同学、老师、领导对自己有好感。为此主动找某男老师倾诉衷肠，谈自己的抱负，影响他人的工作，经劝阻后又与男同学蔡某过多交往，家人带其到医院就诊，医生给氯丙嗪治疗，3个月后恢复正常。休学半年，复学后仍然主动接近蔡某，言语多、精力好，有时称自己有神仙附体，能知道天下未来的大事等，被送入精神病医院住院治疗。

提问1：对于此时住院的患者，初步诊断应该考虑哪些疾病?

1. 癔症性人格障碍（表演型）；
2. 分裂情感性精神病；
3. 心境障碍；
4. 癔症性精神障碍；
5. 精神分裂症；
6. 环性心境障碍。

提示：

首次住院时，医生给氯丙嗪治疗2个月后，症状基本缓解，坚持完成学业，毕业后在某小学任教，获同学及领导的好评。28岁症状复发，话多、冲动，向蔡某不断写求爱信，第2次住院治疗4个月，好转出院。出院后自行停药，又出现无故哭笑，随音乐起舞，不分白天黑夜，写诗做文投稿，第3次住院。

提问2：对于此次住院的该患者，应该考虑诊断哪些疾病?

1. 冲动性人格障碍；
2. 偏执性精神障碍；
3. 心境障碍（躁狂型）；
4. 精神分裂症——偏执型；
5. 分裂情感性精神病；
6. 精神分裂症——青春型。

提示:

29 岁与现在的丈夫结婚,30 岁怀孕后服药行人工流产,术后认为母亲不关心自己,频频向亲友倾诉,话多、不眠,有时整夜写抒情诗,向报社投稿,并给已婚的蔡某写信,不断要求重新和好,而且整日看电影,第 4 次住院。精神状况检查:表情愉快,谈笑自如,述病情有条理,坚信这次住院是父母为贬低她的身份而做研究的。住院后合作,仍然不断写诗文,内容通顺,仍称自己不能忘怀蔡某。未进行药物治疗,观察两个月,情绪平稳出院。

提问 3:此次住院,患者最可能的诊断是什么?

1. 轻躁狂;
2. 心境障碍(躁狂发作);
3. 复发性躁狂症;
4. 偏执型人格障碍;
5. 无精神病性症状的躁狂症;
6. 有精神病性症状的躁狂症。

提示:

该患者以后又数次住院,症状基本雷同,病期 19 年,间歇期还考取某大学的第二学位。今第 12 次住院,复发 45 天,仍失眠、话多,爱主动接近异性,好打扮,怀疑有人投毒,多次拿着饭菜让领导进行毒物分析,相继出现钟情妄想、被害妄想,思维松弛,还自认为有特异功能,可以向蔡某发送信息等,认为邻居用仪器控制她。

提问 4:对于该患者,最正确的诊断是什么?

1. 偏执性精神障碍;
2. 人格障碍;
3. 分裂情感性精神病;
4. 有精神病性症状的躁狂症;
5. 偏执型分裂症。

提问 5:关于分裂情感性精神障碍的本质,国内外学者的看法是什么?

1. 是不典型的精神分裂症;
2. 是情感性精神障碍的亚型;
3. 是独立的疾病单元,不同于精神分裂症或情感性精神障碍;
4. 是一组异源性疾病,其中一部分是精神分裂症,另外一部分是情感性精神障碍;
5. 已经明确病因,有特异性的治疗措施;
6. 可以采用锂盐及抗精神病药物治疗;
7. 临床分型有偏执型;
8. 临床分型有抑郁型。

【诊疗及解题思路】

病情回顾：患者女性，40岁，已婚。幼年时能歌善舞，学习成绩好，与同学相处融洽。21岁考入北京化工学院，半年后即认为许多男同学、老师、领导对自己有好感。为此主动找某男老师倾诉衷肠，谈自己的抱负，影响他人的工作，经劝阻后又与男同学蔡某过多交往，家人带其到医院就诊，医生给氯丙嗪治疗，3个月后恢复正常。休学半年，复学后仍然主动接近蔡某，言语多、精力好，有时称自己有神仙附体，能知道天下未来的大事等，被送入精神病医院住院治疗。

患者的临床表现概括起来有以下特点：①自幼聪明、活泼，人际关系好，21岁考入北京化工学院半年后起病；②首发精神症状：爱接近与追求异性，为此已严重影响对方的生活工作，这应该考虑为钟情妄想，是否患者还有其他精神病症状，但此时未诉述。首次就诊后医生给予氯丙嗪治疗，3个月后恢复正常。第二次病情加重后仍然有除有原来的精神症状外，还有夸大、话多、兴奋精力充沛，情感增高，爱接近与追求异性、日常行为增多为临床主征，3个月后恢复正常。③间歇期正常。④半年后症状复发，症状基本同前，仍情感高涨、仍然主动接近蔡某，并有夸大、钟情妄想及附体观念等，称自己有神仙附体，能知道天下未来的大事等，这些内容并不十分荒谬，很可能是在情感障碍的基础上发生的，在临床相中并不占有主导地位。现在要考虑患者的诊断问题，因为未将现场精神状况检查详细说明，现仅根据患者的临床特点和所提供的备选答案现在分析如下：①癔症性人格障碍（表演型）：人格障碍指人格特征明显偏离正常，使患者形成了一贯地反映个人生活风格和人际关系的异常模式。这种模式显著偏离特定的文化背景和一般认知方式，明显影响其社会功能，造成对社会环境的适应不良，患者为此感到痛苦，并已具有临床意义。患者无智能障碍，但是适应不良的模式难以矫正，仅少数患者在成年后程度可有所改善。通常开始与童年或青少年期，并长期持续发展至成年或终身。如果人格偏离正常是由躯体疾病或继发于各种精神障碍应该称为人格改变。癔症性人格障碍（表演型）多以过分地感情用事或夸张的言行吸引他人的注意为特点，行为富于自我表演性、戏剧性、夸张性，情感肤浅易变，自我中心，渴望受到赞赏，过分关心躯体的性感，一满足自己的需要，暗示性高易受他人的影响。②分裂情感性精神病是指一组精神分裂症和情感性症状同时存在而又同样突出，常有反复发作的精神病，它同时符合精神分裂症和情感性精神障碍（躁狂或抑郁发作）的症状标准。③癔症性精神障碍是以解离症状（部分或完全丧失对自我身份识别和对过去的记忆）为的精神障碍，它包括癔症性遗忘、癔症性漫游、癔症性身份识别障碍、癔症性精神病等，它们多有癔症性的人格基础，起病前受心理社会因素影响，表现为遗忘、漫游、身份识别障碍等综合征；而癔症性精神病以反复出现幻想性生活情节为片断幻觉或妄想、意识朦胧、表演性矫饰动作，或幼稚与混乱行为，或木僵为主的一组精神障碍。④精神分裂症是一组病因未明的精神病，多起病于青壮年，常缓慢起病，具有思维、情感、行为等多方面障碍，以及精神活动不协调。通常意识清晰，智能尚好，有的患者在疾病过程中可以出现认知功能的损害，自然病程多迁延，呈反复加重或恶化，但部分患者可保持痊愈或基本痊愈状态。⑤环性心境障碍为情感性精神障碍分类中的一个亚型，以反复出现心境高涨或低落，但不符合“躁狂”或“抑郁发作”的症状标准；社会功能受损较轻；它的症状和严重程度标准至少已达2年（含心境正常的间歇期）。⑥心境障碍（心境障碍或情感性精神障碍）是以明显而持久的心境高涨或低落为主的一组精神障碍，并且有相应的思维和行为改变。可以伴有精神病性症状，如幻觉妄想。大多数患者有反复发作的倾向，每次发作多可缓解,部分可以有残留症状或转为慢性。综上所述,就目前所提供的信息资料,患者因有妄想、情感症状及病程特点等,可以排除癔症性人格障碍(表演型)、癔症性精神障碍及环性心境障碍。因此,此时住院初步诊断应首先考虑(提问1的有效答案)为心境障碍、分裂情感性精神病、精神分裂症。

根据患者的病情表现,医生给氯丙嗪等治疗2个月后,症状基本缓解并复学大学毕业,以后未巩固治疗,在某小学任教,获同学及领导的好评。这些都提示患者社会功能恢复良好。28岁症状复发,话多、冲动,向蔡某不断写求爱信,第二次住院治疗4个月,好转出院。因为未能继续服药巩固治疗,又出现无故哭笑,随音乐起舞,不分白天黑夜,写诗做文投稿,第3次住院。根据患者以上的临床病史特点:精神症状以话多、兴奋、精力充沛(不分白天黑夜,写诗做文投稿),情感增高,思维联想加快,喜接近与追求异性,日常行为增多为临床主征;间歇期正常,社会功能良好,基本无残留症状。因此,此次住院应该考虑诊断(提问2的有效答案)为心境障碍(躁狂型)。

患者29岁与现在的丈夫结婚,30岁怀孕后服药行人工流产,术后认为母亲不关心自己,频频向亲友倾诉,话多、不眠,有时整夜写抒情诗,向报社投稿,并给已婚的蔡某写信,不断要求重新和好,而且整日看电影,第四次住院。精神状况检查:表情愉快,谈笑自如,述病情有条理,坚信这次住院是父母为贬低她的身份而做研究的。住院后合作,仍然不断写诗文,内容通顺,仍称自己不能忘怀蔡某。患者临床精神症状特点仍然有:①情感症状以话多、兴奋、精力充沛、情感增高,整夜写抒情诗,向报社投稿,思维联想加快,追求异性,日常行为增多;②被害妄想等思维内容障碍,如坚信这次住院是父母为贬低她的身份而做研究的。此时在临床上诊断是考虑有精神病性症状的躁狂症,还是精神分裂症呢?一时难以明确。但是由于患者无明显的危险行为,所以在严密观察的情况下,未进行精神药物治疗,观察两个月,随着情绪好转,首先是被害妄想、钟情妄想消失,以后情绪平稳出院。因为心境障碍(躁狂症)在临床上往往有阶段性病程,精神症状经过一定时间可以自动缓解,间歇期基本无残留症状。结合该患者的特点,诊断躁狂症依据较为充分,并且在躁狂的高峰期伴有精神病性症状。因此,此次住院患者最可能的诊断(提问3的有效答案)为有精神病性症状的躁狂症。

该患者以后又数次住院,症状基本雷同,病期19年,间歇期还考取某大学的第二学位。现第12次住院,复发45天,仍失眠、话多爱主动接近异性,好打扮,怀疑有人投毒,多次拿着饭菜让领导进行毒物分析,相继出现钟情妄想、被害妄想,思维松弛,还自认为有特异功能,可以向蔡某发送信息等,认为邻居用仪器控制她。根据以上临床特征,患者目前仍然存在有明显的躁狂症状,也有精神病性症状,但是目前精神病性症状为多种妄想(被害、钟情、夸大、被控制体验等)及思维松弛等,而且同时持续时间达45天之久,故根据国际(ICD-10)、国内精神障碍分类与诊断标准(CCMD-3),已经同时符合精神分裂症和心境障碍(躁狂症)的诊断标准。现在考虑患者的诊断问题,备选答案如下:①偏执性精神障碍是一组以系统妄想为主要症状,妄想内容比较固定单一,并有一定的现实性,不经了解,难辨真伪,所以可以排除;②人格障碍:在回答问题1时已经排除(这里不再详述);③有精神病性症状的躁狂症:尽管该患者目前仍然有明显的躁狂症状,也有精神病性症状,但是目前具有多种妄想(被害、钟情、夸大、被控制体验等)及思维松弛等,其精神病性症状已经符合精神分裂症诊断标准,故要下此诊断也不太合适;④偏执型分裂症:尽管该患者目前存在有明显的精神病性症状,具有多种妄想(被害、钟情、夸大、被控制体验等)及思维松弛等,其精神病性症状已经符合精神分裂症诊断标准,但是患者同时还具有明显的躁狂症状,符合心境障碍(躁狂发作)的诊断标准,故要下偏执型分裂症的诊断也不能全面涵盖患者的症状特点。因此,目前该患者恰当的诊断(提问4的有效答案)是分裂情感性精神病(躁狂型)。

关于分裂情感性精神障碍的本质,国内外学者的认识存在不同的看法,包括:①本病是精神分裂症的变异;②本病是心境障碍的变异;③本病是有别于精神分裂症或心境障碍的第三种精神病;④以精神分裂症为一端,心境障碍为另一端,分裂情感性精神障碍处于这一谱系的中间地位;⑤分裂情感性精神病是精神分裂症素质和重性心境障碍素质相互作用的产物。有典型的抑郁或躁狂病相,同时具有精神分裂症症状。这两种症状同时存在,或先后在发病中出现。临床上可见分裂性和情感性症状同时出现,或多次反复,不留明显缺陷。有典型的抑郁或躁狂病相,同时具有精神分裂症症状。这两种症状同时存在,或先后在发病中出现。国际疾病分类将本病分为分裂躁狂型、分裂抑郁型及混合型等。因此,关于分裂情感性精神障碍的本质,国内外学者的看法包括(提问4的有效答案):是不典型的精神分裂症;是情感性精神障碍的亚型;是独立的疾病单元,不同于精神分裂症或情感性精神障碍;是一组异源性疾病,其中一部分是精神分裂症,另外一部分是情感性精神障碍;可以采用锂盐及抗精神病药物治疗,临床分型有抑郁型。

【拓展思维病例】

病例1

患者,女性,18岁,学生。主因"情绪低与兴奋交替发作,伴疑心、自语总病程2年,加重3天"入院。患者于2年前因中招成绩不理想渐出现情绪低落,话少,对什么都不感兴趣,后又诉自己有本事,能当总统,兴奋话多,并伴有自语自笑,凭空听到有人跟她说话。3个月后首次入院,诊断"双相情感障碍",予"利培酮片3mg/d;奥氮平片20mg/d,奥卡西平0.6g/d"治疗2个月,"好转"出院后能坚持服药,病情不稳,常无故发笑,发呆,生活被动懒散,敏感多疑,称别人对她不好,认为周围人说话都是在议论她,凭空听到有人跟她说话,男的女的声音都有,内容都是在说她坏话,诉"自己怀孕了"等,1年后再次入院,诊断"精神分裂症",予"文拉法辛缓释胶囊150mg/d、奥氮平片20mg/d"治疗2个月余,"好转"出院,间断服药,病情不稳。1个月前有消极言行,曾试图跳河跳楼自杀,感觉活着没有意思,被家人及时发现,未遂。3天前病情加重,自语自笑,被动懒散,时有冲动,易激惹,家人为求系统诊治,遂来诊。门诊以"精神分裂症"收入。起病来饮食可,夜眠差,大小便正常,体重无明显改变。病中有冲动伤人行为,有消极言语。

既往史、个人史、家族史:无特殊。

体检:心肺听诊无异常,腹部检查无特殊,神经系统检查无阳性体征。

精神状况检查:意识清,接触交谈欠合作,问话不答,沉默不语,对医生的询问及关心不予理睬,亦不能进行笔谈。情感反应不协调,情绪欠稳定,脾气大,易激惹。意志活动减退,治疗护理欠合作,无自知力。

实验室及辅助检查:头颅CT平扫:未见明显异常。脑电图、脑地形图:轻度广泛性异常脑电图、异常脑地形图。甲状腺功能五项:正常。催乳素2119mU/L。

入院诊断:分裂情感性精神病。

治疗经过:入院后予一级护理,防冲动、防自杀,完善相关检查,并予安非他酮片合并喹硫平片为主的药物治疗。患者病情控制差,后加用氨磺必利片,效果欠佳,与家属沟通后予联合电休克治疗。行电休克治疗后，患者无异常不适反应，病情有轻微好转，但仍有自语现象，冲动易激惹。复查催乳素6446mU/L，改服阿立哌唑片。因氨磺必利已用足量但患者病情未见好转，将氨磺必利减量并渐停用，改氯氮平治疗，阿立哌唑片则维持原量治疗。患者病情较前改善仍不明显，将氯氮平加量至300mg/d，其余治疗同前，调整治疗方案后患者病情改善仍不理想。院内会诊后更改诊断：双相情感障碍，目前为有精神病性症状的躁狂发作。加服碳酸锂治疗，目前剂量为750mg/d，患者病情改善仍欠佳。仍表现为多问少答，思维内容不愿暴露，时有自言自语及自笑，情感反应不协调，情绪欠稳定，稍显易激惹。意志活动减退，在病房表现孤僻，多独处，治疗护理欠合作，无自知力。

治疗后复查心电图显示：非特异性T波异常；肝功能示：ALT 120U/L，AST 53U/L；催乳素恢复正常，其余检查指标未见明显异常。

针对此患者，假如您是经治医生，

1. 你觉得“患者于2年前因中招成绩不理想渐出现情绪低落，话少，对什么都不感兴趣，后又诉自己有本事，能当总统，兴奋话多，并伴有自语自笑”的描述中存在什么有待完善的信息？能表达出“情绪低落，话少，对什么都不感兴趣”持续的时间吗？因此描述“后又诉自己有本事，能当总统，兴奋话多……”，中的“后”应该反映哪些信息？
2. 通过病史信息诊断“分裂性感障碍”的话，尚需询问哪些信息？
3. 诊断“双相情感障碍”的话，精神病性症状应具备哪些特征？
4. 采用情绪稳定剂碳酸锂治疗时，应有哪些该注意事项？
5. 该患者服用氯氮平期间，应注意监测哪些指标？为什么？
6. 该患者治疗用药中，哪种药物对催乳素影响较大，哪种次之？
7. 通过此病例，你觉得“情感反应不协调与情感不协调”如何区分，区分的要点是什么？
8. 如诊断双相障碍的话，达到快速循环型情感障碍的标准吗？
9. 根据病情描述，你觉得患者服药依从性如何？针对此，维持期和康复期需要给患者和家属交代哪些信息？

病例2

患者，男性，20岁，市民，无业，未婚。主因“情绪低与情绪不稳、行为冲动交替发作5年，话多、情绪不稳、乱跑5天”入院（注：入院日期：2013年12月×日）。患者于5年前无明显诱因渐起焦虑，情绪低落，话少，觉得自己脑子变笨，反应迟钝了，记忆力不如以前了，干什么事都犹豫不决，难以做决定，反复开关电灯，觉得没有信心，对未来生活感到无望，觉得活着没意思，让父母再领养个孩子，不能坚持上学，有时情绪不稳，易激惹，常因小事发脾气，打骂父母，埋怨父母没钱把他送出国，于2008年10月首次住“A市某医院”，诊断“品行障碍”，服用利培酮3mg/d，住院20天，疗效欠佳，仍发脾气，摔东西，打骂母亲。于2009年1月在“B市某医院”住院治疗，诊断“心境和品行混合性障碍状态”，给予丙戊酸钠、帕罗西汀为主治疗，具体剂量不详，住院56天“好转”出院。出院后坚持服药2个月，情绪时好时坏，行为懒散，不能坚持学习，觉压力大，说自己学不动了，上课时总低着头，上课1个月后在家休息。2010年6月病情加重，出现胡言乱语，说父母是假的，说“人分为几个世界，自己在精神虚无世界里，需父母合力带他回到现实世界”，有时自言自语，行为乱，乱跑，感觉谁都不可信，在路上追牛，说是他母亲的化身，觉得不安全，出门拿刀防身，害怕有人害他，于2010年6月再次住“B市某医院”，诊断“精神分裂症”，给予利培酮3mg/d、氯氮平200mg/d联合无抽搐电休克治疗1月余，症状缓解，恢复如常，后因服药后觉得恶心、流涎，自行减量，病情反复，于2010年10月再次住“A市某医院”，诊断“精神分裂症”，仍予利培酮、氯氮平治疗，具体剂量不详，住院2月余无明显好转，出院后在家行为异常，添手，吃卫生纸，吃牙签，反复开关门，用东西堵门，发呆，于2011年3月在“C市精神卫生中心”住院治疗，诊断“精神分裂症”，服用奥氮平25mg/d，氟伏沙明100mg/d，治疗3个月余，仍舔手，不再吃脏东西，在家玩电脑，不愿出门，跟别人交往少，做事仍犹豫不决，生活懒散，长时间不洗澡不洗头，有时冲动，发脾气，打骂家人，易激惹，于2013年9月在“D安定医院”住院治疗，诊断“复发性抑郁障碍”，服用米氮平15mg/d、阿立哌唑10mg/d、舍曲林100mg/d，治疗2个月，症状明显缓解，5天前病情反复，表现话多，乱语，说“父母不是真的，是克隆的”，乱跑，要留在当地一大城市找自己同学，情绪不稳，发脾气，夜眠差，只睡几个小时，门诊以“精神分裂症”收住。患者发病后的精神可、饮食佳、大小便正常、睡眠差、体重无变化、体力无变化。无自杀，无自伤，冲动外跑，打骂父母，曾有消极言语，无行为。

既往史：4岁及6岁时曾两次患“病毒性心肌炎”，在当地治疗，已治愈。4岁时曾患“病毒性脑炎”，在当地治疗，已治愈。无食物及药物过敏史。个人史：病前性格任性、合群、乐观、开朗、活泼、好交友。无阳性家族史。

入院辅助检查：心理测量SCL-90+BAI+BDI显示：患者存在极重度的强迫及敌对症状，重度的躯体不适、人际关系敏感、抑郁、焦虑及恐怖症状，中度的偏执及精神病性症状；总分和阳性项目数均超出常模范围，提示存在广泛心理问题；因子分均超出常模范围，其中敌对尤为突出。特殊脑电图及地形图均回示轻度广泛性异常脑电图及异常脑地形图。艾森克个性测验回示：E：表现为典型的内向性格特征；P：提示被试的精神质在正常范围内；N：情绪相对稳定；L：提示被试存在明显的掩饰倾向。P300潜伏期正常，波幅降低；查眼动分析回示异常。血常规、血生化检查、心电图、头颅CT、胸部CT检查无明显异常。

入院查体：神志清，心肺听诊无异常，肝脾未触及，神经系统无阳性体征。

精神状况检查：意识清，接触交谈能合作，言语量增多，诉说欲望较强烈，自己想说什么说什么，说起话来难以打断，有时反复诉说同一件事，思维联想加快，自我感觉良好，有非血统妄想，认为父母不是亲生的，情绪不稳，易激惹，阵发性发脾气，大喊大叫，行为冲动，自知力不完整。诊断：双相情感障碍，目前为伴有精神病性症状的躁狂发作。

诊疗过程：入院后给予喹硫平片联合丙戊酸镁缓释片为主治疗，喹硫平片0.8g/d，丙戊酸镁缓释片1.5g/d，肌内注射氟哌啶醇针20mg/d，控制患者情绪及行为障碍，患者阵发性情绪不稳，易激惹，卧床睡觉不理人，不让人碰他，行为冲动，治疗护理不合作，仍诉父母不是亲生的。诊断：精神分裂症。停用丙戊酸镁缓释片，进行氯丙嗪联合MECT治疗。MECT治疗9次（每次均需强制抬去治疗室），氯丙嗪片渐加量至300mg/d，喹硫平片减至0.6g/d，患者卧床多，难以叫起，醒后有时情绪不稳。接触交谈欠合作，思维内容暴露不充分，存在原发性妄想，诉自己可以通过视觉、听觉、嗅觉、触觉等获得信息，如信息跟自己想法一致，对自己有利就不会再想，如若不同，则会在脑内辩论，直到达到自己想要的结果为止，有时会觉得家人及医护人员自己的态度有变化，若觉得对自己不利，则会控制不住发脾气，或不理大家，偶有冲动伤人风险，双手自由位约束。MECT治疗进行12次后停，氯丙嗪加至400mg/d，喹硫平0.6g/d，偶有情绪不稳，行为活动安静，接触交谈合作，思维条理性尚可，仍有时会觉得周围人对他的态度有所变化，警觉性增高，攻击言语及行为能控制，做事犹豫不决，出现强迫思维。渐懒散被动，卧床不起，不理人，做事任性，情绪不稳定，对母亲抵触情绪大，行为冲动，强迫动作，强迫思维，加服奥卡西平片0.6g/d稳定情绪，加氟伏沙明抗强迫治疗。目前氯丙嗪片400mg/d，喹硫平片0.2g/d，奥卡西平片0.6g/d，氟伏沙明片150mg/d。

目前情况：患者一般情况可，生命体征平稳。在病室内表现上午懒散被动，卧床不起，晨起不能叫起查房，近日早午餐不能起床进食，督促无效，晚餐进食量多，近日晚餐进食量也减少。精神状况检查：意识清，接触交谈合作，回答问题缓慢，反应慢，语速、动作缓慢，反复思考问题，有时会脑内反复想调整自己的呼吸，行为活动慢、乱，有时故意坠床，有时躺地不起，呼之不应，没人理会后自己会站起继续活动。在楼道里走路时脑子里想一个字走一个格子，脑子里没字了就难以行走。有时有"放空"现象，事后诉不知道。有不安全感，具体害怕什么说不清。做事任性，被动懒散，个人卫生需督促料理，有时能听，有时即卧床不理。长时间不能洗澡洗头换衣服，觉得母亲不关心自己。服药依从性尚可，但对自己的病情无认识。

针对此患者，假如您是经治医生，

1. 病史中描述2008年10月首次住"A市第四人民医院"，诊断"品行障碍"，通过病历信息，能满足诊断"品行障碍"的依据吗？缺少哪些病史信息？
2. 该患者具备哪些精神病理性症状？
3. 通过病历信息，该患者需要与哪些精神疾病相鉴别？
4. 该患者诊断"分裂情感性精神病"，你觉得符合诊断条件吗？
5. 如何判断患者精神病理性症状的情感反应协调与否？
6. 关于精神病性症状的形式和内容，两者哪个与疾病诊断的关系密切？哪个与治疗方案的制订关系密切？
7. 如何提高患者回归社会机会？在整天治病与回归社会方面，你有什么好的建议？
8. 你觉得该患者的行为被动、懒散，与社会化之间存在哪些关系？

二、病例相关理论知识

分裂情感性精神病是指一组精神分裂症和情感性症状同时存在又同样突出的精神障碍，常有反复发作的倾向。分裂性症状多表现为妄想、幻觉和思维障碍等阳性精神病性症状，情感性症状为躁狂或抑郁发作。各国学者对于本病的认识意见不一，国际疾病分类（ICD-10）已将此类与精神分裂症列在同一类别内。美国精神疾病分类（DSM-Ⅲ）1987中增补了这一诊断标准。DSM-Ⅳ（1994）仍然将此类疾病列入其他精神病性障碍。我国精神疾病分类CCMD-3已将其单独归纳为一类。

1. 病因　本病可有诱发应激因素而急性起病。有研究认为，该病症在两性患病率分布、遗传学、发病年龄、症状学、病程、自杀率、治疗效果和预后等因素方面，均支持是分裂情感性精神病介于精神分裂症和情感性精神病两大功能性精神病之间的病例。

2. 临床表现　包括：①发病年龄以青壮年多见，女性多于男性。②病程呈间歇发作，症状缓解后不留明显缺陷。③有典型的抑郁或躁狂病相，同时具有精神分裂症症状。这两种症状同时存在，或先后在发病中出现。④起病较急，发病可存在应激诱因，病前个性无明显缺陷，部分患者可有分裂症、躁郁症家族史。临床上可见分裂性和情感性症状同时出现，或多次反复发作时交替出现情感性或精神分裂症症状，偶可伴有意识模糊。国际疾病分类（ICD-10）将本病分为分裂躁狂型、分裂抑郁型及混合型等。

3. 治疗　一般认为本病预后较好。临床治疗采用情感稳定剂为基础如锂盐、丙戊酸盐、卡马西平等可取得一定疗效。在急性期分裂症症状明显时,往往需合并利培酮或氟哌啶醇等抗精神病药物。如为分裂-抑郁型患者,在使用抗精神病药物的同时,如抑郁症状持续时间较长可选用抗抑郁剂等。兴奋躁动或严重抑郁、自责、自罪者合并电休克治疗及时控制症状。

第三节　偏执性精神障碍

一、临床病例及诊疗思路

【病例摘要】

患者,男,38 岁,机关干部。6 年前逐渐发病,表现为爱发脾气,诉自己有本事,因和上司发生矛盾后,开始认为上司处处压制自己,联络市里领导整自己、迫害自己,夜眠差,并为此开始反复告状,家人劝说则认为家人受他人威胁。曾于 3 年前在当地精神病院以"躁狂症"住院 2 个月余服用碳酸锂等药,"好转"出院。出院后在原单位上班,仍坚信原领导压制、迫害他,近因原领导升迁,反复多次去市里省里告状,夜不眠写检举信,话多,其爱人劝说则打骂爱人,为此再次被强迫送进精神病院。

提问 1:根据病史,应考虑哪些疾病?

1. 躯体疾病所致精神障碍;
2. 精神分裂症;
3. 心境障碍;
4. 神经症;
5. 癔症;
6. 应激相关障碍;
7. 人格障碍;
8. 分裂情感性精神病;
9. 偏执性精神障碍。

提问 2:为明确诊断,应补充哪些病史?

1. 有无明显的社会心理因素;
2. 疾病的发展过程;
3. 有无抑郁病史;
4. 社会功能保持如何;
5. 既往治疗效果;
6. 治疗依从性;
7. 患者就医态度;
8. 病前性格特征。

提问 3:哪些辅助检查有助于诊断?

1. 头颅 CT;
2. 头颅 MRI;
3. MMPI;

4. PANSS；
5. 脑电图；
6. 胸透；
7. 心电图；
8. HAMD 评定；
9. 智力测验。

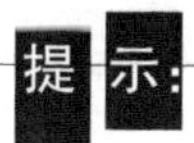

入院后，患者表现趾高气扬，不愿与主管医生谈话，诉要主任和院长与自己谈话，反复强调自己没病，是家人被骗了，才送自己入院的，在病室爱管闲事，诉自己有才能，说起话来滔滔不绝，并写了20余页的病情经过，初步诊断躁狂症。

提问4：对于躁狂症，可用哪些药物治疗？

1. 碳酸锂；
2. 丙戊酸盐；
3. 舍曲林；
4. 氯氮平；
5. 利醅酮；
6. 电休克；
7. 氯硝西泮；
8. 哌醋甲酯。

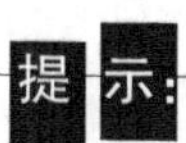

经碳酸锂1.0g/d，治疗1个月余，患者睡眠好转，但仍对被陷害之事深信不疑，经会诊考虑更改诊断为偏执性精神病。

提问5：偏执性精神病的精神状况检查要点有哪些？

1. 有无明显的社会心理因素；
2. 疾病的发展过程；
3. 智力情况；
4. 妄想内容是否固定、系统；
5. 有无感知障碍；
6. 情感反应是否协调；
7. 记忆力情况；
8. 古怪动作；
9. 关注自身健康情况。

提问6：偏执性精神病主要有哪些临床表现？

1. 思维形式障碍；

2. 思维内容障碍；
3. 妄想较荒谬；
4. 妄想接近现实；
5. 自知力存在；
6. 自知力缺乏；
7. 可有幻觉；
8. 不会出现幻觉；
9. 会出现情感高涨；
10. 会出现情感低落。

提问7：支持该诊断的依据有哪些？

1. 发病年龄晚；
2. 关系妄想、被害妄想；
3. 情感高涨、爱管闲事；
4. 妄想有一定现实基础；
5. 妄想较固定；
6. 能坚持工作、社会功能相对保持；
7. 病程较长；
8. 无明显缓解期；
9. 情感反应相对协调；
10. 无精神衰退。

提问8：偏执性精神病的治疗主要有哪些？

1. 碳酸锂；
2. 丙戊酸盐；
3. 舍曲林；
4. 氯氮平；
5. 利醅酮；
6. 氯硝西泮；
7. 哌醋甲酯；
8. 电休克；
9. 奋乃静；
10. 心理治疗。

提示：

经治疗半年，患者表现情绪较前稳定，以“好转”出院，1个月后患者从北京打来电话说他找到熟人，仍坚持要去告状。

提问9：其愈后与哪些有关系？

1. 能否坚持服药；
2. 有无生活中的不良应激事件；

3. 单位领导是否调走；
4. 家属对患者妄想内容是否相信；
5. 有无长久的心理治疗和心理疏导；
6. 能否参加有益的社会活动；
7. 能否培养良好的个性和兴趣；
8. 减少药物副作用；
9. 年龄的增长。

【诊疗及解题思路】

病史回顾：男，38 岁，机关干部。6 年前逐渐发病，表现为爱发脾气，诉自己有本事，因和上司发生矛盾后，开始认为上司处处压制自己，联络市里领导整自己、迫害自己，夜眠差，并为此开始反复告状，家人劝说则认为家人受他人威胁。曾于 3 年前在当地精神病院以“躁狂症”住院 2 个月余，服用碳酸锂等药“好转”出院。出院后在原单位上班，仍坚信原领导压制、迫害他，近因原领导升迁，反复多次去市里省里告状，夜不眠写检举信，话多，其爱人劝说则打骂爱人，为此再次被强迫送进精神病院。

该例患者病期 6 年，精神症状表现有易激惹和夸大，爱发脾气，诉自己有本事；存在被害妄想，有打骂家人行为，曾于当地住院，诊断“躁狂症”，经治疗好转，能坚持上班，病史中无躯体疾病的依据，可排除躯体疾病所致精神障碍。病史表现不符合神经症和癔症的表现。存在夸大及易激惹等思维内容、情感障碍、行为增多以及意志增强的表现，应考虑心境障碍。临床表现不符合精神分裂症以及分裂情感性精神病的诊断。病史中有和上司发生矛盾，但并非异乎寻常的应激，加之病期 6 年，亦无回避、回闪等表现，故应激相关障碍予以排除。该患者病史迁延，有一定现实基础，且患病后能坚持工作，除涉及妄想的内容外，其他社会功能受损不明显，应考虑偏执性精神障碍的诊断。人格障碍是一组以人格结构和人格特征偏离正常为主的障碍，常形成特有的行为模式，对环境适应不良，明显影响其社会和职业功能，或者患者感到痛苦，障碍开始于童年或青少年时期，一直持续到成年或终生。人格是从小逐渐发展形成起来的，人格障碍也是如此。年龄愈小，人格的可塑性愈大。一般地说，到了 18 岁人格已基本定型。因此，临床精神病学以 18 岁作为诊断人格障碍的年龄下限。18 岁以下的人不诊断人格障碍，必要时可诊断为情绪障碍、行为障碍或品行障碍等。诊断人格障碍通常需要有关人格的既往资料，需要 18 岁以前的个人史资料，但有时候难于甚至无法得到。从临床实际出发，一个人的行为模式，尤其是人际关系模式已经持续两年以上，若不与某种精神障碍或症状直接相联系，再没有任何相反的证据证明数年前和现在的行为模式不同，便可以认为是个体的人格特性表现。本患者 38 岁，6 年前即 32 岁起病，有明确的起病时间，故人格障碍的诊断予以排除。故问题 1 的正确答案为心境障碍、偏执性精神障碍。

该例患者起病缓慢，有妄想和夸大症状，要明确诊断，需要详细全面地了解病史。在这个过程中，要了解起病前有无明显的社会心理因素，以及疾病的发展过程和周围人对患者的看法，同时还要了解患者在感知、情感、意志和行为方面的表现，以及患者自身就医的态度。此外，还需进一步了解患者的既往史、精神病家族史及病前个性特征。所以，以上这些都是需要了解的。故问题 2 的均为正确选项。

患者体格检查未见异常，神经系统检查无阳性体征，无器质性疾病的临床症状和体征，因此，头颅CT和头颅MRI不是必查项目，对诊断帮助不大，脑电图、胸透、心电图是入院后需要检查的，但对患者的诊断帮助不大。根据病史提供，患者的智能应该正常，智力测验可作为无效答案。MMPI是测验患者人格特征的常用量表，PANSS是测定精神病性症状的，HAMD是主要评定患者的抑郁情绪，这些都对患者的诊断有帮助。故问题3的正确为MMPI、PANSS、HAMD。

入院后，根据患者的临床表现，如趾高气扬，不愿与主管医生谈话，诉要主任和院长与自己谈话，反复强调自己没病，是家人被骗了，才送自己入院的，在病室爱管闲事，诉自己有才能，说起话来滔滔不绝，并写了20余页的病情经过，初步诊断“躁狂症”。对于躁狂症的治疗，主要是情感稳定剂，如碳酸锂、丙戊酸盐等药物。急性期可配合小剂量镇静药物、抗精神病药物以及电休克治疗，症状控制后用情感稳定剂维持。舍曲林是抗抑郁剂，哌醋甲酯是中枢兴奋剂。故问题4的正确答案为碳酸锂、丙戊酸盐、氯氮平、利醅酮、电休克、氯硝西泮。

该患者经治疗1个月余，患者睡眠好转，但仍对被陷害之事深信不疑，经会诊考虑更改诊断为偏执性精神病。根据偏执性精神病的特点，精神状况检查重点应放在思维内容上，妄想是否系统、固定，是否有多种妄想，有无明显的社会心理因素，妄想内容是否有现实性。同时，检查感知上有无障碍，如有无幻觉，是一过性的还是持续性的，以及包括患者的情感反应、意志行为上的态度，有无怪异和荒谬的想法。另外还应看患者的情感反应是否协调。有的患者可有关注自身健康情况，但不作为重点检查，可作为无效答案。故问题5的正确答案应为有无明显的社会心理因素、疾病的发展过程、妄想内容是否固定、系统、有无感知障碍、情感反应是否协调。

偏执性精神障碍往往出现一种或一整套相互关联的妄想，妄想往往持久，有时持续终身。妄想内容形形色色，从被害、疑病、夸大、嫉妒或诉讼妄想，到坚信身体畸形、确信他人认为自己身体有异味或是同性恋者。典型病例可间断出现情感症状，某些患者可出现幻嗅和幻味。老年患者偶尔可有短暂的幻听。起病常在中年，但有时可在成年早期。妄想的内容及出现时间常与患者的生活处境有关。除了与妄想或系统妄想直接相关的行为和态度外，情感、言语和行为正常。患者缺乏自知力，一般不会出现思维形式障碍。故问题6的正确答案为思维内容障碍、妄想接近现实、自知力缺乏、可有幻觉、会出现情感高涨、会出现情感低落。

本组障碍的特点是出现一种或一整套相互关联的妄想，妄想往往持久，有时持续终身，且有一定的现实基础。妄想内容形形色色，从被害、疑病、夸大、嫉妒或诉讼妄想。典型病例可间断出现情感症状，某些患者可出现幻嗅和幻味。老年患者偶尔可有短暂的幻听。起病常在中年，但有时可在成年早期。一般不出现精神衰退。情感高涨、爱管闲事等情感症状在偏执性精神障碍中会出现，但是不能作为诊断依据，可作为无效答案。故问题7的正确答案为发病年龄晚、关系妄想、被害妄想、妄想有一定现实基础、妄想较固定、能坚持工作、社会功能相对保持、病程较长、无明显缓解期、情感反应相对协调、无精神衰退。

偏执性精神障碍治疗比较困难，疗效相对较差。一般采用抗精神病药物联合心理治疗。

抗精神病药物一般选用副作用较小，服用方便的药物。这样可以减轻因治疗的副作用而加深患者的被害妄想程度，也有利于控制患者的情绪。目前一些新型的抗精神病药物如利培酮片、喹硫平可以应用，一些传统的抗精神病药物如奋乃静、舒必利也可应用。氯氮平由于副作用较大一般不用，如用应小剂量，尽量避免其副作用，所以可作为无效答案。电休克的采用有明确的适应证，偏执性精神障碍不适宜采用。如有情绪激动、有冲动行为的可联合心境稳定剂使用，如丙戊酸钠、碳酸锂等药物。故问题 8 的正确答案为碳酸锂、丙戊酸盐、利醋酮、氯硝西泮、奋乃静、心理治疗。

经治疗半年，患者表现情绪较前稳定，以"好转"出院，1 个月后患者从北京打来电话说他找到熟人，仍坚持要去告状。此问题涉及精神康复这一重要的工作，因为偏执行精神障碍是一种持续性的慢性疾病，如果得不到系统的治疗，长期下去患者可能因不良的情绪和冲动行为而影响自身的工作和学习以及家庭和社会的稳定。精神康复可以帮助患者稳定情绪，减少冲动行为，缓解妄想的程度，继续保持原有的工作能力，消除对家庭和社会的影响。这项工作也不是医护人员能完成的，而需要得到政府部门的大力支持和重视，以及全社会各阶层、家庭和周围人的配合和帮助，解决他们的实际困难。主要包括：①首先要让患者和患者的家人了解偏执性精神障碍维持治疗的重要性，即长期服用药物治疗的重要性。并且在医生的指导下，具有良好的治疗依从性，医生及时根据病情变化调整用药剂量，减少因药物所带来的副作用。②一旦患者的精神症状缓解，自知力得到恢复，要让他们尽快回归社会，作为社会和家庭要热忱地接纳他们，尽快让他们回归到原有的工作和学习岗位上，如原有工作岗位不再适合患者，也要根据患者的病情给予调整，并且帮助他们适应新的环境，通过劳动来获得自身价值。③培养他们建立良好的人际关系，使之逐渐适应社会，正确处理好可能产生的各种矛盾或问题。提高他们个人的兴趣和爱好，适当参加社区活动，加强体育锻炼和娱乐活动，在活动中不断提高自己的适应能力。④培养他们对周围人和家人的亲近感，并且要家人给他们更多的关爱，不但从生活上关心他们，更多的要体现在精神上，让他们建立一种自信、自立的信念。另外，随着年龄的增长，偏执性精神障碍的妄想会逐渐淡化，趋于缓解。单位领导的调走可能对患者有一定的影响，但不是对其妄想的决定因素，可作为无效答案。故问题 9 的正确答案为能否坚持服药、有无生活中的不良应激事件、有无长久的心理治疗和心理疏导、能否参加有益的社会活动、能否培养良好的个性和兴趣、减少药物副作用、年龄的增长。

【拓展思维病例】

患者，男，32 岁，大专文化，已婚。主因"疑心大 13 年余"。患者于 2003 年行鼻中隔偏曲矫正手术，术后患者一直怀疑手术失败，并感到自卑烦恼，怀疑别人因此排斥自己。出现睡眠差，表现为入睡困难、间断入眠、早醒。患者前往 A 市第四人民医院就诊，予以药物治疗（具体诊断及治疗不详）后效果不明显。患者 2006 年出现脾气暴躁、易激惹，常因琐事发脾气，出现摔东西、动手打人。怀疑父母对自己的劝说及教导是在欺骗自己。患者因怀疑他人排斥、歧视自己而不愿去人多的场所。患者遂前往外院就诊，诊断"抑郁症"，并予以药物治疗（具体治疗及剂量不详）。大学勉强毕业，毕业后无法参加工作，生活懒散、终日独处。患者因拒绝出门前往医院治疗，自行请私人医生诊治，口服中药后（具体剂量及种类不详）。患者出现活动不自如，怀疑中药中含有大量镇静药物，认为该药物破坏神经及脊髓导致其无法控制自己的躯体。患者出现怪异行为，如行走时常常回头观察，认为自己躯体某一部分分离在外。患者整日卧床不起，困扰于自己的疾病，反复诉说自己的不适症状，以至于无法与家人正常沟通。生活无法自理，表现为不做饭、不洗漱、不换洗衣服。偶伴有自笑。2012 年患者前往医院，被诊断“精神分裂症”，予以“丙戊酸钠片 0.2g 每天 1 次，草酸艾司西酞普兰片，10mg，每天 1 次，富马酸喹硫平片 0.1g 每晚 1 次”治疗，患者懒散及情绪不稳症状较前好转。患者因上述症状反复出现于 2015 年 5 月前往医院就诊，被诊断“双相情感障碍”，予以“草酸艾司西酞普兰片、喹硫平片”等治疗（具体剂量不详），上述症状缓解不明显。患者 2015 年 11 月前往外院就诊，诊断“精神分裂症”，予以“奥氮平片 5mg，每晚 1 次，氟西汀，20mg，每天 1 次”治疗。患者觉得效果不理想，为求进一步诊治来诊，门诊以“精神分裂症”收入院。病程中，否认昏迷、高热、抽搐、自杀行为。患者饮食可，精神状态欠佳，体力减退，体重无明显变化，大小便正常。

家族史：否认有家族遗传病史。

既往史：患者既往健康状况一般。2005 年行“鼻中隔偏曲矫正”手术。

个人史：出生及母孕期正常，大专毕业后待业，无特殊爱好，无烟酒嗜好。病前性格：内向、偏执。

躯体及神经系统检查：心、肺、腹部未见明显异常。神经系统检查：各病理反射均阴性。

精神状况检查：患者神志清，定向力准。表情忧虑，有情绪低落，苦恼忧伤，兴趣减退，无自伤、自杀行为，引出明显焦虑行为：坐立不安、紧张担心、着急烦躁、易激惹；引出关系妄想、疑病妄想。有怪异动作及行为。

辅助检查结果：头颅平扫 MRI 提示：右侧侧脑室体部室管膜下可疑软组织结节，建议增强检查。

针对此患者，假如您是经治医生，

1. 你觉得主诉为“疑心大 13 年余”的话，增加哪些信息会更好？

2. 如何看待“2003 年行鼻中隔偏曲矫正手术，术后患者一直怀疑手术失败”中的“鼻中隔偏曲矫正手术”是疾病诱因？还是疾病的表现？

3. 家属所谓的“疑心大”和精神疾病专科症状学中的“关系妄想”“疑病妄想”或者“强迫观念”有对等的情况吗？请举例说明。

4. 根据病史该患者需要和哪些疾病相鉴别？

5. 若患者一直认为“鼻中隔偏曲”，但经各种检查，医生说“鼻中隔”没问题，患者反复检查，作为精神科医生应该考虑哪些症状？哪些疾病？

6. 如何看待该患者的自知力？

7. 你觉得该患者病情预后如何？为什么？

8. 如诊断“持久性妄想障碍”的话，有哪些症状不吻合？

二、病例相关理论知识

偏执性精神障碍是一组病因未明的疾病总称，以持久系统且比较固定的妄想为主要临床特征。妄想症状一般是独立产生的，行为、情感反应与妄想内容相一致，没有幻觉或仅偶伴幻觉。可间断性地出现抑郁症状甚至完全的抑郁发作，但在没有心境障碍时妄想仍持续存在；病程长而无明显的精神衰退，智能保持良好。

1. 临床表现 本组障碍的特点是出现一种或一整套相互关联的妄想，妄想往往持久，有时持续终身。妄想内容形形色色，从被害、疑病、夸大、嫉妒或诉讼妄想，到坚信身体畸形、确信他人认为自己身体有异味或是同性恋者。典型病例可间断出现抑郁症状，某些患者可出现幻嗅和幻味。老年患者偶尔可有短暂的幻听。起病常在中年，但有时可在成年早期。妄想的内容及出现时间常与患者的生活处境有关。除了与妄想或妄想系统直接相关的行为和态度外，情感、言语和行为正常。

（1）偏执狂：发病缓慢且以系统妄想为主要症状，并伴有相应的情感和意向活动，人格保持较完整。妄想建立在与患者人格缺陷有关的一些错误判断或病理思考的基础上，结构有层次，条理分明，其推理具备一定的逻辑性，内容不荒谬、不泛化，不伴幻觉，患者坚信不疑。

（2）偏执状态：妄想结构没有偏执狂那么系统，也不固定，可伴有幻觉。患者多于 30 ~ 40 岁起病。以女性较常见，且以未婚者居多。

2. 特殊的偏执状态的临床表现

（1）诉讼狂：这是偏执狂中较为多见的一个类型。这种妄想的形成以好诉讼性人格障碍为前提。这种人往往强硬、自负，但同时又很敏感、脆弱。有些人还表现出情感增盛的个性特点。如果追溯妄想的形成，发现患者可有委屈、失意或受到不公正待遇的经历。部分患者由好诉讼性人格转为诉讼妄想，其间并无明显的界限。诉讼妄想一旦形成，患者则不再会怀疑自己的正确性、合法性，对自己的行为态度则不再会有疑问。患者坚持认为受到不公正待遇、人身迫害、名誉受损、权利被侵等，而采用上访、信访、付诸法院等手段。患者的陈述有逻辑性，叙述详尽，层次分明。即使内容被查明、诉状被驳回，依然不甘罢休，坚持真理在自己一边，听不进他人的劝告，极其不理智，不断扩大敌对面，从最初的对手至其他人、主管部门，甚至整个社会。

（2）色情狂：以女性多见。坚信他人爱慕自己，可是碍于客观情况不敢公开表露。但种种迹象均表明对方通过眉目传情或其他身体语言表示心意。遭到对方拒绝时，反而认为是考验自己的忠贞。毫无悔恨，更加坚信自己的推断是正确的。患者常试图通过电话、邮件、监视或跟踪与妄想对象接触，并可因此触犯国家法律法规。

（3）夸大狂：患者自命不凡，相信自己才智超群，或者声称有重要发明发现，或者自感精力充沛，才华出众。有敏锐的洞察力，能预见未来。

（4）嫉妒狂：患者相信配偶或爱人不忠，另有新欢。常常想尽办法寻找配偶不忠的证据，并由不可靠的证据得出不正确的结论，引证自己的结论。妄想常伴随强烈的情感和相应的行为。当质问对方得不到满意的答复时，往往采取跟踪尾随，偷偷翻检配偶的提包、抽屉和信件等。甚至在日常活动中限制其自由。严重者可发生暴力行为。此类患者具有潜在攻击伤害的风险。另外，躯体偏执型患者的妄想与机体功能有关。

3. 诊断和鉴别诊断 偏执性精神障碍可发生在有偏执性人格障碍基础的患者身上。他们常在成年早期就出现对他人或他人动机普遍的不信任和怀疑，并持续终身。早期症状可包括感到被人利用,怀疑朋友的忠诚或可信程度,易于鸡蛋里挑骨头,为琐事耿耿于怀,随时准备还击所感到的冒犯。

诊断主要来自临床评估、完整的病史采集、排除伴有妄想的其他疾病。尤其要重视患者危险度,即患者根据妄想行事的风险评定。

(1) 偏执狂的诊断:以系统妄想为突出症状,无幻觉。病情虽迁延,但无精神衰退。病程至少持续六个月。鉴别诊断:精神分裂症以原发性妄想为主,内容既不系统而又荒诞,对象往往有泛化;可有幻觉。而且与妄想不一定有关。社会功能严重受损。随病程的迁延而导致精神衰退。心因性妄想症是由于应激源长期存在或长时间处于困境中而诱发的症状,且妄想的内容常与应激源有一定的联系,具有现实性和容易暴露的特点,预后良好。

(2) 偏执状态的诊断:妄想具有系统性和相对的固定性,至少存在三个月,但要除外器质性精神障碍、心境障碍等。在急性器质性精神病,常可见到偏执症状。他们对自己周围发生的事情不能清楚地掌握了解,以至于产生误解甚至猜疑。如有妄想也比较短暂和片断。例如药物所致偏执或痴呆的偏执妄想。有时在老年病例呈现智能减退前也会出现一些偏执。严重抑郁症常会出现偏执,往往有自罪与迟缓的表现,以及一系列生物学症状。一般发病于中年以后。问题在于有时难以确定偏执症状是否继发于抑郁还是抑郁继发于偏执。如果情绪症状出现较早,且比偏执症状更重,那么抑郁是原发性的可能较大。躁狂症也可出现偏执症状,其妄想往往是夸大而不是被害。心境障碍多为发作性病程,社会功能虽明显受损,但治疗效果良好。与精神分裂症鉴别,在疾病早期有一定难度。偏执性精神障碍比精神分裂症少见,发病也比较晚,起病一般在成年中后期。心理社会功能损害情况较轻,损害常直接源于妄想信念。偏执状态的主要特点是存在一个或多个持续系统的且相对固定的妄想,并持续至少一个月。妄想可以是不荒诞的、在现实中可能发生的事情,如被骚扰、跟踪、被他人爱慕或欺骗等。患者行为、情感反应与妄想观念是一致的;没有幻觉或偶伴幻觉;病程虽长但智能良好。

4. 治疗　研究结果显示,偏执性精神障碍一般不会导致人格严重受损或改变,但妄想情况可渐进发展。大多数患者可以继续工作。由于偏执狂妄想接近实际,不易为旁人察觉,且对自身的症状具有他们自己的解释,患者缺乏自知力,罕有接受治疗的动机,患者大多不去就诊,即使就诊,也是出于别的原因。治疗的目的是建立有效的医患关系,获取患者的信任,防止问题复杂化。可以表现对患者的痛苦事实而不是妄想内容的接受。赞成和同情患者的妄想内容不会对其有利。如经过评定患者有危险性,应予以住院治疗。依从性是所有偏执患者的首要问题。尽管有时抗精神病药物可以抑制症状,但并不存在针对“靶”症状的药物。治疗的长期目标之一是把患者的思维从妄想中转移到更有建设性、更令人愉快的领域,但实践起来有相当的难度。帮助患者认识到他的烦恼源自他的症状,保持患者与环境的协调,都是治疗策略的必要成分。

治疗老年偏执性精神障碍通常需要环境技巧操作策略,这种需要尤其集中于患者的照料者身上。另外,需要确认患者的感官系统尤其是听觉是否存在缺陷,听觉、视觉随着年龄老化而衰退,对这些方面的矫正可以减轻对环境的恐惧,增加信任感。

(1) 药物治疗:对偏执狂和偏执状态尚无特异性有效药物,但药物有利于情绪稳定。当出现兴奋、激动或影响社会治安行为时，可采用低剂量抗精神病药治疗。

(2) 心理治疗：对偏执狂和偏执状态心理治疗相当困难。建立良好的医患关系是治疗的前提。心理治疗针对的不是妄想性体验，而是这种发展、体验的根源。如能早期治疗，可使一部分患者消除妄想，但多数情况下症状并不能缓解。改变患者的体验方式很难，生活状况往往也难以改变，尽管如此，心理治疗性谈话对患者是有益的，至少可帮助患者达到某种妥协。即使妄想仍然保持，但可使患者的痛苦减轻，有些患者可变得对妄想能够容忍。心理治疗取得良好效果者少见。

5. 病程和预后　偏执狂和偏执状态患者病程为缓慢进行性的，患者的社会功能保持相对较好，在一定范围内，只要不涉及妄想，患者通常具有完好的社会功能，无明显的精神衰退表现。

第十二章　心境障碍

第一节　心境障碍——躁狂发作

一、临床病例及诊疗思路

【病例摘要】

患者，男性，38岁，干部，已婚。平素内向，做事稳重得体，与同事、领导相处关系好。20天前与领导吵架后突然话多、兴奋，晚上睡眠时间减少，半个月前，彻夜不眠，向中央纪委写信说单位领导有经济问题，认为自己有能力，说领导故意排挤他，诉自己现在已经失去了自由，家里已经有人安装了监视器，诉有人要害他，恐惧害怕，父母认为他有精神病，要求去就诊，他认为父母是受了他人的指使，不得已而为之。入院后体格检查：未见明显异常。精神状况检查：主动与医生交谈，检查基本合作，说单位领导有重大经济问题等，坚信家里已经有人监视，诉有人要害他，否认自己写信的事，认为自己未来能干大事，情感高涨，言语多，兴奋，并且说“三十八，人要发”，“今日住院，儿子以后也会一辈子顺利”，做事不顾后果，行为冲动，不服从管理，无自知力。

提问1：患者存在哪些精神症状？

1. 言语性幻听；
2. 夸大妄想；
3. 被害妄想；
4. 象征性思维；
5. 音联、意联；
6. 思维奔逸；
7. 被控制感；
8. 情感高涨；
9. 意志活动增强。

提问2：根据患者的以上症状表现，应该作出什么样的初步诊断？

1. 脑炎所致的精神障碍；
2. 分裂情感性精神病；
3. 心境障碍；
4. 癔症性精神病；

5. 分裂样精神病；
6. 周期性精神病；
7. 精神分裂症；
8. 急性创伤后应激障碍。

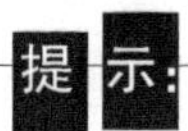

临床上该患者初步诊断为“心境障碍——有精神病性症状的躁狂症”。

提问 3：躁狂发作的患者可以选用哪些治疗？

1. 氟哌啶醇；
2. 噻萘普汀；
3. 碳酸锂；
4. 利培酮；
5. 氯丙嗪；
6. 电休克（在排除禁忌证后）；
7. 丙戊酸镁；
8. 安非他酮；
9. 氟伏沙明。

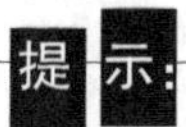

临床上该患者初步诊断为“心境障碍——有精神病性症状的躁狂症”。

提问 4：碳酸锂对躁狂发作治疗的机制有哪些？

1. 改变细胞的通透性，减低神经细胞的兴奋性；
2. 抑制性激素的分泌；
3. 增加钠排泄，使体内钠呈负平衡；
4. 使大脑中的色氨酸增加，强化 5-HT 功能作用；
5. 减少神经细胞突触前和突触后 DA 的传导；
6. 使儿茶酚胺回收增强，更新加快，减少中枢肾上腺素含量；
7. 使环磷酸腺苷（c-AMP）的合成减少。

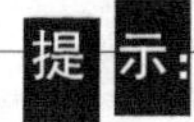

临床上该患者初步诊断为“心境障碍——有精神病性症状的躁狂症”。

提问5:碳酸锂对心境障碍的治疗过程中常常使用措施哪些是正确的?

1. 氟哌啶醇与碳酸锂的合并使用,对躁狂发作的控制既快又安全;
2. 使用碳酸锂治疗要个体化,要注意定期对血锂进行检测;
3. 在无条件进行血锂检测时,应用缓给药方法较妥,且最高剂量不宜超过3周;
4. 妊娠期禁用;
5. 哺乳期可以使用;
6. 门诊患者使用应该将药物的副作用、中毒症状表现预先告知患者及家属;
7. 急性期治疗最佳推荐血锂剂量为1.0~1.2mmol/L;
8. 急性期治疗最佳推荐血锂剂量为1.0~1.4mmol/L;
9. 维持期治疗最佳推荐血锂剂量为0.4~1.0mmol/L。

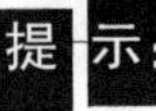

临床上该患者初步诊断为"心境障碍——有精神病性症状的躁狂症"。

提问6:碳酸锂治疗及中毒的早期不良反应有哪些?

1. 胃肠不适;
2. 稀便;
3. 呆滞;
4. 恶心;
5. 胃痛;
6. 手粗颤;
7. 口渴;
8. 多尿。

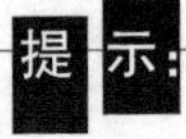

临床上该患者初步诊断为"心境障碍——有精神病性症状的躁狂症"。

提问7:碳酸锂治疗不良反应及早期轻度中毒的表现该做什么处理?

1. 立即停药;
2. 注意观察病情变化;
3. 改换其他药物;
4. 对症处理;
5. 加用拮抗剂;
6. 一般不需处理。

提示：

临床上该患者初步诊断为“心境障碍——有精神病性症状的躁狂症”。使用碳酸锂 2.0g/d 等治疗，突然表现恶心、呕吐，双手粗大震颤，继之发热 39.5℃，共济运动失调，肌肉张力增高，意识障碍，时有抽搐等。急查血锂剂量为 2.2mmol/L。

提问 8：根据患者以上表现，你应该考虑出现了哪种并发症？

1. 小脑病变；
2. 锂中毒—轻度；
3. 锂中毒—中重度；
4. 锂中毒—重度；
5. 恶性高热；
6. 恶性综合征。

提示：

该患者使用碳酸锂 2.0g/d 治疗，恶心、呕吐，双手粗大震颤，发热 39.5℃，共济失调，意识障碍，时有抽搐。查血锂剂量为 2.2mmol/L。临床上诊断为“锂中毒——中重度”。

提问 9：根据患者以上表现，你应该进行哪些处理？

1. 生理盐水 1000～2000ml 静脉滴注；
2. 立即停止使用碳酸锂；
3. 甘露醇等强制性利尿；
4. 5% 碳酸氢钠 250ml 静脉滴注；
5. 使用呋塞米 20mg 肌内注射；
6. 使用抗生素预防感染；
7. 必要时可以使用激素；
8. 如果血锂进一步升高在 2.0～4.0mmol/L 以上，病情严重者可考虑进行“人工肾透析”。

提示：

该患者停止使用碳酸锂后经过积极抢救，锂中毒症状消失，仍然话多、说大话，有时易激惹，管闲事等。

提问 10：考虑更换什么药物为好？

1. 氟哌啶醇；
2. 氯普噻吨；
3. 氯丙嗪；

4. 舒比利；
5. 三氟拉嗪；
6. 酰胺咪嗪；
7. 五氟利多。

【诊疗及解题思路】

病情回顾：男性，38 岁，干部，已婚。平素内向，做事稳重得体，与同事、领导相处关系好。20 天前与领导吵架后急起话多、兴奋，晚上睡眠时间很少，半个月前，彻夜不眠，向中央纪委写信说单位领导有重大经济问题，所以领导故意排挤他，诉自己现在已经失去了自由，家里已经有人安装了监视器，诉有人要害他，恐惧害怕，父母认为他有精神病，要求去就诊，他认为父母是受了他人的逼迫，不得已而为之。入院后体格检查未见明显异常。精神状况检查：主动与医生交谈，检查合作，说单位领导有重大经济问题等，坚信家里已经有人监视，诉有人要害他，否认自己写信的事，认为自己未来的能干大事，情感高涨，言语多，兴奋，并且说“三十八，人要发”，“今日住院，儿子以后也会一辈子顺利”，行为冲动，做事不顾后果，有时不服从管理，无自知力。根据患者的病史表现、现场体检与精神状况检查，患者有以下特点：①体检未见明显异常，为精神疾病的范围可能性较大；②急性起病，起病年龄相对较晚；③入院后主动与医生交谈，检查基本合作，说明患者的精神症状是在意识状态清晰发生的，在思维的内容方面有夸大、被害妄想的表现，在思维的速度方面有思维速度的加快，有思维奔逸，言语增多，时有音联、意联，如自己的年龄为 38 岁，就讲“三十八，人要发”，2 月 16 日住院就联想“儿子以后也会一辈子顺利”；④情感高涨，言语增多，兴奋，心境愉快；⑤行为冲动，做事不顾后果，意志增强，无自治力。综上所述未印证有言语性幻听，象征性思维及被控制感等表现。因此，该患者目前存在有(提问 1 的有效答案为)夸大妄想、被害妄想、情感高涨、思维奔逸、音联、意联、意志活动增强等精神症状。

紧接着提问的思路分析，根据患者精神症状的特点，患者意识清晰，病程共 20 多天，开始表现为情感症状，1 周后病情加重。入院后体检未见明显的躯体异常，这基本上可以排除各种器质性精神障碍。现在患者的精神症状大致可以分为两类：一类为夸大妄想、被害妄想等精神病性症状；另一类为情感高涨、思维奔逸、音联、意联、意志活动增强等情感性精神症状。现在要考虑患者的诊断范围，现针对该患者的临床特点以及提供的答案鉴别诊断如下：分裂样精神障碍，患者仅仅存在夸大妄想、被害妄想等精神病性症状，虽然无自知力，但思维内容相对比较接近现实，无明显的思维连贯性障碍等精神分裂症的特征性症状。分裂情感性障碍，须同时符合精神分裂症与心境障碍(躁狂或抑郁发作)的诊断标准。癔症性精神病，女性多见，病前多有癔症人格的基础，虽然也可以出现短暂的幻觉妄想等精神病性症状，精神症状多与精神刺激有一定关系，但是一般无持久明显的情感症状(情感障碍的“三高”或“三低”)。周期性精神病多反复多发作，每次症状基本雷同，每次发作一般不超过两周。分裂型障碍为《精神与行为障碍》(ICD-10)分类中的一个概念：本症临床表现有类似于精神分裂症的古怪行为、异常思维和情感障碍等，但在疾病的任何时期均无明显和典型的精神分裂症性表现，无占优势的和典型的情感障碍，多为慢性病程，病情波动，偶尔可发展为精神分裂症。无明显的起病时间，其特点多类似于人格障碍。本症在精神分裂症的亲属中更为多见，有学者认为它是精神分裂症遗传“谱”的一部分。急性创伤后应激障碍起病前多有异乎寻常的精神创伤，所发生的精神症状多与精神刺激密切相关等。以上所列诊断均与本病例特点不相符。所以以上诊断基本均可以排除。该患者目前比较符合“心境障碍-躁狂发作”的诊断,其诊断要点为以情感症状(情感高涨、思维奔逸、音联、意联、意志活动增强)为主要表现,已经持续时间三周,情感症状严重时伴有精神病性症状(夸大妄想、被害妄想),持续时间较短(为两周),也就是说精神病性症状没有占据主要临床地位。因此,目前该患者初步诊断考虑(提问 2 的有效答案)为心境障碍(有精神病性症状的躁狂症)较为合适。

该患者目前诊断为“心境障碍——有精神病性症状的躁狂症”。临床表现为:①有情感高涨、思维奔逸、音联、意联、意志活动增强;②伴有精神病性症状(夸大妄想、被害妄想);③行为冲动,做事不顾后果,不服从管理,无自知力。碳酸锂、丙戊酸镁均为情感稳定剂,作为基础用药,选择使用无可非议。氟哌啶醇、氯丙嗪、利培酮为抗精神病药物,适用于精神运动性兴奋、幻觉妄想等,故该病例目前也可以选择使用。电休克治疗的适应证也包括冲动伤人、兴奋、躁动等,为尽快控制症状,对于该患者在排除禁忌证后也是可以选择使用的。噻萘普汀、安非他酮、氟伏沙明等均为抗抑郁剂,所以在目前不宜选择应用。但是,碳酸锂合并氟哌啶醇、电休克治疗时也宜谨慎,因有研究认为有可能引起记忆减退等神经系统的副作用。因此,该患者目前可以选择使用的治疗方法(提问 3 的有效答案)包括有氟哌啶醇、碳酸锂、利培酮、氯丙嗪、电休克(在排除禁忌证后)、丙戊酸镁等。

关于碳酸锂治疗躁狂发作的机制目前仍尚未完全清楚,它的作用机制可能与下列因素有关:①锂经过离子通道进入细胞内,置换细胞内的钠离子,引起神经细胞的兴奋性降低。②有研究认为躁狂抑郁患者有电解质的改变,患者体内可交换的钠和余钠是增多的,使用锂盐治疗后可以使患者尿中钠、钾排出增多,血清钠水平下降。③锂可以影响 5-HT 的摄取、合成、代谢和释放。使用锂盐治疗可以增加突触体和脑组织对色氨酸摄取和(或)含量,因而对 5-HT 功能有明显的加强作用。④有研究认为,锂可以减轻抑郁症患者口服苯丙胺的欣快和运动增多,这提示锂的抗躁狂机制可能与减少突触前和突触后 DA 的传导有关。⑤锂可以减慢神经细胞对儿茶酚胺的回收,从而发挥临床作用。⑥锂可以影响许多酶系统的活性,动物实验提示锂对环-磷酸腺苷有抑制作用。因此,碳酸锂对躁狂发作治疗的机制(提问 4 的有效答案)包括:①改变细胞的通透性,减低神经细胞的兴奋性;②增加钠排泄,使体内钠呈负平衡;③使大脑中的色氨酸增加,强化 5-HT 功能作用;④减少神经细胞突触前和突触后 DA 的传导;⑤使环磷酸腺苷(c-AMP)的合成减少。

使用碳酸锂对躁狂发作治疗过程中应该注意的事项包括:①使用前应该进行详细的体格检查,进行肝、肾功能、电解质、心电图、脑电图和血尿常规等的检查,以掌握患者的躯体状况。②使用碳酸锂治疗要个体化,要根据患者的年龄、体重、病情以及副作用等进行调整,要注意定期对血锂浓度进行检测。③临床上以缓给药方法较妥,且最高剂量不宜超过 3 周。④治疗前,应该将药物的副作用、中毒症状表现预先告知患者及家属,以便及时发现,及时处理。⑤在临床上联合用药时,碳酸锂与氟哌啶醇一般不宜联合使用,因有学者通过研究报道两者联合使用可以引起震颤、发热、肝功能异常等不良反应等。⑥妊娠期使用碳酸锂有导致婴儿畸形的报道。哺乳期使用碳酸锂有引起婴儿中毒的风险,因此哺乳期也不宜使用碳酸锂。⑦急性期治疗碳酸锂最佳推荐门诊患者剂量为 750 ~ 1500mg/d,住院患者 1250 ~ 200mg/d;最佳推荐血锂剂量为 0.8 ~ 1.0mmol/L。维持期治疗最佳推荐碳酸锂剂量为 500 ~ 1000mg/d,维持期治疗最佳推荐血锂浓度为 0.4 ~ 0.8mmol/L。因此,碳酸锂对心境障碍的治疗过程中常常使用措施(提问 5 的有效答案)包括:①使用碳酸锂治疗要个体化,要注意定期对血锂进行检测;②在无条件进行血锂检测时,应用缓给药方法较妥,且最高剂量不宜超过3周;③门诊患者使用应该将药物的副作用、中毒症状表现预先告知患者及家属;④妊娠期禁用。

碳酸锂治疗不良反应及锂中毒早期的表现有:早期最常见的不良反应为胃肠道症状,表现为口干、烦渴、厌食、恶心、腹泻、上腹痛、呕吐等,神经系统可以出现轻度的双手静止性细震颤,对血液系统还可引起粒细胞增加等。因此,碳酸锂治疗不良反应及中毒早期的表现有(提问6有效答案)包括有胃肠不适、稀便、恶心、胃痛、口渴、多尿等。

在临床上对于碳酸锂治疗及中毒的早期轻度不良反应的处理原则是:①注意观察病情变化;②一般不需要特殊处理;③必要时对症治疗;④个别患者可以减少用药或调整服药方法(饭后、分量多次给药)等。因此,提问7有效答案包括:①一般不需处理;②密切注意观察病情变化;③必要时对症治疗;④(个别)减药。

该患者入院后体检未见明显异常,初步诊断为"心境障碍——有精神病性症状的躁狂症"。目前使用碳酸锂2.0g/d治疗,突然表现恶心、呕吐,双手粗大震颤,继之发热39.5℃,共济运动失调,肌肉张力增高,意识障碍,时有抽搐等。急查血锂剂量为2.2mmol/L。虽然该患者有发热39.5℃、肌肉张力增高、共济运动失调意识障碍等恶性综合征的表现,但是恶性综合征一般没有血锂增高等表现,这基本上排除了小脑病变和恶性综合征(临床表现和诊断等见其他有关章节)。恶性高热系一类因骨骼肌过度新陈代谢而致的高热状态,与恶性综合征可以鉴别的是两者促发因素不同,它常由吸入卤化麻醉药或琥珀酰胆碱促发,也可以存在阳性的家族史等。锂中毒在临床表现上没有严格的界限,轻度至中度锂中毒(血锂水平1.4~2.0mmol/L),临床表现为有胃肠道症状,如口干、烦渴、恶心、腹痛、腹泻、呕吐等,神经系统可表现为头晕、口齿不清、肌肉无力、共济运动失调、兴奋不安或嗜睡等。中度至重度锂中毒(血锂水平2.0~2.5mmol/L),临床表现为有不同程度的胃肠道症状,如严重持续的恶心呕吐;神经系统有视力模糊、肌肉痉挛、腱反射亢进等,也可以发生谵妄、木僵、昏迷等;脑电图检查多有明显的异常改变等;在循环系统,常常发生有心律失常、血压下降等。重度锂中毒(血锂水平2.5mmol/L),临床表现为在中到重度锂中毒的基础上发生全身肌肉痉挛、抽搐,心、肾等器官功能衰竭、少尿无尿、脑水肿、谵妄、昏迷,甚至死亡。所以目前该患者比较符合锂中毒到中重度的临床特点。因此,根据患者以上表现,在临床应该考虑出现的并发症(提问8有效答案)为"锂中毒—中重度"。

临床上诊断为"锂中毒—中重度",关于锂中毒目前尚无特殊的解毒剂,处理方法:①一旦确诊应该立即停止使用。②用各种方法清除体内过多的锂,如洗胃、大量输液。③促进锂排泄:第一增加肾小球滤过率,如可以使用甘露醇(或氨茶碱)可增加肾小球滤过率,促进锂排泄;第二是减少肾小管对锂的重吸收,可以使用生理盐水或碳酸氢钠通过增加肾脏近曲小管的钠与锂竞争性再吸收,促进锂排泄。但是一般不宜使用呋塞米等(速尿)利尿剂,因为呋塞米等利尿剂,在利尿的同时可能升高血锂水平。第三是透析,因为锂离子为结构简单又无代谢产物,易穿透半透膜而弥散,因此对于重症患者可考虑进行人工肾透析,透析后血锂可以迅速下降,锂从组织中在分布至血液,故血锂可反跳上升,必要时可以反复透析。④密切观察血锂浓度变化,可4~6小时重复测定血锂浓度一次,使血锂保持在1.0mmol/L以下。⑤对症处理与支持治疗,如使用抗生素治疗或预防感染、降温、止痉等。因此该患者在临床上可以采取的措施(提问9有效答案)包括:①立即停止使用碳酸锂;②0.9%生理盐水

1000～2000ml 静脉滴注；③甘露醇等强制性利尿；④5%碳酸氢钠 250ml 静脉滴注；⑤使用抗生素预防感染；⑥如果血锂进一步升高在 2.0～4.0mmol/L 以上，病情严重者可考虑进行人工肾透析。

该患者停止使用碳酸锂后经过积极抢救，锂中毒症状消失，仍然话多、说大话，有时易激惹，管闲事等。仍然表现为"躁狂状态"，对于不宜使用碳酸锂治疗的患者，酰胺咪嗪（卡马西平）是锂盐治疗和预防躁狂的补充。氟哌啶醇、氯普噻吨、氯丙嗪、舒比利、三氟拉嗪、五氟利多均为典型的抗精神病药物，不属于情感稳定剂的范围，它们主要用于精神分裂症的治疗。而其中氟哌啶醇、氯丙嗪虽然在临床上常常合并用于急性躁狂严重兴奋、激惹的治疗，有利于症状的快速控制，但是该患者是在一种情感稳定剂（碳酸锂）不能耐受的情况下更换药物。所以该患者目前（提问 10 有效答案）更换酰胺咪嗪为宜。

二、病例相关理论知识

（一）情绪

情绪（emotion）：情绪是人对客观事物是否符合自己需要所产生的态度体验。情绪是伴随认识活动而产生的一种心理活动过程，每当认识活动发生时，个体总会产生肯定或否定的态度，或喜极而泣，或悲伤欲绝。情绪和认识过程一样都是人对客观事物的认知。只是认识过程是人对客观事物本身的反映，而情绪则是对客观事物和人的需要之间关系的体验。体验是情绪的基本特征，无论人对客观事物持什么态度，个体一般都能直接体验到。情绪是以需要为中介的认知形式，并不是所有的客观事物都能引发人的情绪，只有和人的需要密切相关的事物，才能引发人的情绪。一般来说，凡能满足人的需要的事物，就会引发肯定的情绪，反之，则引发否定的情绪。

1. 情绪的维度与两极性

（1）维度与两极性：情绪的维度是指可以从数量上加以衡量的情绪的固有属性，主要指情绪的动力性、激动性、强度和紧张度。情绪每个维度上都有度量大小的变化，这叫做情绪维度的两极性。情绪在其所固有的某种性质上，存在着一个可变化的度量。例如，紧张是情绪具有的一种属性，而当任何种类的情绪发生时，都会有一定程度的紧张，紧张维度的两极为"松缓—紧张"。情绪的维度与极性是情绪的一种固有属性，在情绪测量中必须把它作为一个变量来加以考虑。

（2）情绪两极性的表现：①肯定与否定：几乎每一种情绪，都和人们肯定或否定的内心体验相联系。他乡遇故知、久旱逢甘霖带来的喜悦等是个体对事物所持的肯定性的体验；屋漏偏逢连夜雨引发的无奈是否定性的体验。②增力和减力：积极的情绪能对个体的活动产生"增力"作用，使个体精神焕发，振奋有为；消极的情绪能对个体的活动起到"减力"作用，使个体萎靡不振，心灰意冷。同一情绪，对不同个体起到的作用也不同。如悲痛可使人萎靡不振，也可使另一人化悲痛为力量，振作有为。③激动和平静：激动情绪常常是强烈的、短暂的爆发式的体验，如彩票中巨奖后的狂喜。它们常在事件对个体具有重要意义或者出乎意料的情况下发生。最常出现的是平静的情绪，保证人们正常的生活和工作。④强和弱：强和弱是情绪强度的两极，正常情况下，人的情绪都有从弱到强的等级变化，以怒为例，根据强度大小，可以分为愠怒、愤怒、大怒、盛怒、暴怒等。情绪的强度越大，人受其支配的可能性也越大。⑤紧张和轻松：情绪的紧张度可以分为紧张和轻松两极。这种维度常在人们活动的紧要关头和面临具有重要意义的任务时表现出来。高考前往往很多考生产生或强或弱的紧张感。一般来说,适度紧张有助于个体充分调动资源和能量,但过度的紧张会引发抑制,导致精神疲惫。

2. 情绪的功能

(1) 情绪具有适应功能:情绪是个体适应生存和发展的一种重要方式。如动物遇到危险时产生恐惧,逃离危险,就是动物求生的一种手段。在高度社会化的情境里,情绪的适应功能的形式有了很大的变化,起着促进社会亲和力的作用。例如,人用微笑向对方表示友好等。

各种情绪的发生,时刻都在提醒着个人和社会,去了解自身或他人的处境和状态,以求得良好适应。社会有责任去洞察人们的情绪状态,从总体上作出规划去适应人类本身和社会的发展。

(2) 情绪具有动机功能:情绪的动机功能既体现在生理活动中,也体现在人的认识活动中。生理内驱力是激活个体行为的动力,情绪则能够放大内驱力的信号,从而更强有力地激发行动。人在缺水或缺氧的情况下,产生补充水分或氧气的生理需要。但是这种生理驱力本身并没有足够的力量去激发行动,这时产生的急迫感能够放大和增强内驱力信号,并与之合并而成为强大的动机。情绪的动机功能还体现在对认识活动的激发维持上,兴趣情绪就明显地表现出这种特点,促使人去认识事物的正是兴趣和好奇心。情绪是动机的源泉之一,是动机系统的一个基本成分。它能够激励人的活动,提高人的效率。

(3) 情绪具有组织功能:情绪作为脑内的一个监测系统,对其他心理活动具有组织的作用。情绪的组织作用包括对活动的瓦解或促进这两个方面,一般来说,正性情绪起协调的、组织的作用;负性情绪起破坏、瓦解或阻断的作用。另外,情绪能影响认知操作的效果,其影响效应取决于情绪的性质及强度,一般而言,中等强度的情绪,有利于提高认知活动的效果。情绪对记忆也有较大影响,可以影响记忆的内容、效果等。情绪还能组织个体的行为,个体处在积极乐观的情绪状态时,倾向于注意事物美好的一面,态度和善,乐于助人。

(4) 情绪具有交流功能:情绪和情感在人际间具有传递信息,沟通思想的功能,这种功能通过情绪的外部表现,即表情来实现,表情能使言语交流所造成的不确定性和模棱两可的情况明确起来。表情信号的传递不仅服务于人际交往,而且往往成为人们认识事物的媒介。这一现象在婴幼儿中表现得最明显。例如,婴儿从一岁左右开始,面临陌生的不确定情境时,往往从成人面孔上搜寻鼓励的表情信息,然后才采取趋近行动。

总之,情绪的功能向我们揭示,情绪既服务于人类基本的生存适应需要,又服务于人类社会群体生活的需要。人们每时每刻发生的情绪过程,都是自然环境和社会环境与人相互作用的产物。情绪卷入人的整个心理过程和实际生活,成为人活动的驱动力和组织者。

(二) 情感

情感(affection):是指个体对客观事物的态度和因之而产生的相应的内心体验。情感是人所特有的,同社会性的需要、人的意识紧密地联系着的,是在人类社会发展过程中产生的。情感经常被用来描述具有稳定而深刻社会含义的高级感情。它所代表的感情内容,诸如对祖国的尊严感、对事业的挚爱等,都是对这些事物的社会意义的体验。

由于客观事物和人的需要的复杂性,同一事物可能以其不同的方面与人的需要处于不同的关系之中。因此,人的情感极其复杂,有时甚至引起相反的情感体验;或者在同一时间内，人可能处于交织着不同性质的情感体验之中。如，失散多年的父子相逢时，既喜悦，又悲伤；当听到亲人壮烈牺牲的消息时，既有为烈士为国捐躯的崇高的荣誉感，又有丧失亲人的悲伤感。"悲喜交加"、"百感交集"，说明了人具有"在满意中有不满意，不快中有快感"的矛盾的情感。

人们的社会性需要是多次客观影响的结果，并且处在不断的变化、发展之中。比如，幼儿需要玩具、图画书；儿童期需要结伴游戏、学习；青年需要成家立业，实现抱负；成年人需要养老哺幼，发展事业。需要不同，情感也有区别。

1. 情感的种类

（1）道德感：道德感是根据一定社会的道德标准，对人的思想、行为作出评价时所产生的情感体验。当自己或他人的言行符合道德规范时，对己会产生自豪、欣慰等情感，对他人会产生敬佩、羡慕、尊重等情感；自己或他人的言行不符合道德规范时，对己会产生自责、内疚等情感，对他人会产生厌恶、憎恨等情感。

（2）理智感：理智感是在认知活动中，人们认识、评价事物时所产生的情绪体验。如发现问题时的惊奇感、分析问题时的疑惑感、解决问题后的愉快感等。理智感常常与智力的愉悦感相联系。

（3）美感：美感是根据一定的审美标准评价事物时所产生的情感体验。它是人对自然和社会生活的一种美的体验。如对优美的自然风景的欣赏、对良好社会品行的赞美。美感的产生受思想内容及个人审美标准的制约，丑陋的内涵冠以漂亮的外表，也无法使品德高尚的人产生美感。而且，不同人的审美标准不同，产生的美感也不同。

2. 情绪和情感的联系和区别

（1）情绪和情感的联系：情绪是情感的外部表现，情感是情绪的本质内容。稳定的情感建立在情绪的基础之上，又通过情绪来表达。情绪也离不开情感，情绪的变化反映出情感的深度。一方面，情绪依赖于情感。情绪的各种不同的变化一般都受制约于已形成的情感及其特点；另一方面，情感也依赖于情绪，人的情感总是在各种不断变动着的情绪中得到自己的表现。离开了具体的情绪过程，人的情感及其特点就不可能现实地存在，因此，在某种意义上可以说，情绪是情感的外在表现，情感是情绪的本质内容。同一种情感在不同的条件下可以有不同的情绪表现。

（2）情绪和情感的区别

1）情绪一般与生理需要相联系，而情感一般与社会需要相联系。情绪通常是个体的生理需要能否获得满足而产生的体验。情感则是在人类社会发展过程中产生的与社会性需要能否得到满足相联系的体验。如友谊感的产生是由于我们的交往需要得到了满足，成就感的产生是由于我们获得了成功，这里的友谊感和成就感就是情感。情绪是人和动物共有的，而情感则较为高级，是人类所特有的。

2）情绪具有较大的情境性、短暂性、激动性、表浅性与外显性，如当我们遇到危险时会极度恐惧，但危险过后恐惧会消失。情感具有稳定性、持久性、深刻性、内隐性，如大多数人不论遇到什么挫折，其民族自尊心不会轻易改变。父辈对下一代殷切的期望、深沉的爱都体现了情感的深刻性与内隐性。

3）在发生时间上，情绪发生早，情感产生晚。人出生时会有情绪反应，但没有情感。情绪是人与动物所共有的，而情感是人所特有的，它是随着人的年龄增长而逐渐发展起来的。

如人刚生下来时，并没有社会道德感、成就感和善恶感等，这些情感反应是随着儿童的社会化过程而形成的。

3. 心境（mood） 心境是一种比较微弱而在较长时间里持续存在的情绪状态。心境具有渲染性和弥散性的特点；它似乎成为一种内心世界的背景，每时每刻发生的心理事件都受这一情绪背景的影响。它不是指向某一特定对象，而是在某一时段内，作为人的情绪的总背景将人的言行举止、心理活动都染上相应的情绪色彩，使之产生与这一心境相关的色调。所谓“忧者见之则忧，喜者见之则喜”，就是指人的心境。欢悦愉快的心境，往往使人感到“山笑水笑人欢笑”，悲伤的心情又会使人感到“秋花惨淡秋草黄”。一般来说，心境持续的时间较长，有时持续几小时，有时可能几周、几个月或更长时间。

心境状态的形成往往由对人有重要意义的情况所引起，如工作的成败、生活的顺逆、人际关系的好坏、个人健康，甚至天气、环境，以及过去的片断回忆等都可能导致个体产生相应的心境状态，甚至无意间的浮想也会引发特定的心境状态。人对引起心境的原因并不都能清楚地意识到，但和个体知觉的选择性存在密切联系。个体如果对某种产生特定情绪的刺激过于敏感，可能导致某种心境。比如，个体失败后若能认识到失败的原因并知道应该继续努力，其失望情绪会很快消失。但如果太强调这次失败，把它看成是一次不可饶恕的错误，那么其失望情绪就会持续使他处于一种不愉快的心境之中。

心境对人的生活有很大的影响。首先，心境影响个体的动机。一个人心境好的时候，他将对事物有积极的态度，对工作有较大的兴趣。一个人心境不好，各种积极的动机都是很低的，不愿意跟别人说话，什么事都不想干，凡事感到枯燥乏味。其次，心境影响人们记忆的选择性。我们常有这样的经验，即心情不好的时候，往往会回忆起不愉快的事情，而心情好的时候往往会回忆起愉快的事情。再次，心境也影响利他行为。个体在良好的心境下，更乐于去帮助别人。

4. 激情（passion） 激情是一种迅速强烈地爆发、时间短暂的情绪状态。激情属于“激动—平静”维度中偏激动极的情绪。激情具有爆发性和冲动性的特点，产生过程十分猛烈，强度极大，并使人体内部突然发生剧烈的生理变化，有明显的外部表现。如面红耳赤、捶胸顿足等，有时还会出现痉挛性的动作或言语紊乱。同时当个体处于激情状态时，往往失去意志力对行为的控制，有一种情不自禁、身不由己的感受。范进狂喜而疯癫是激情的生动事例。在激情状态下，人的认识活动范围往往会缩小，在短暂时间内，理智分析和控制能力均会减弱。因此，对负性的过分激动应当避免。例如，使注意转移以冲淡激情爆发的程度。积极性质的激动虽有动员人的力量的作用，但过度激动并不十分可取。激情常常是由对个体具有重大意义的强烈刺激或突如其来的意外事件所引起；此外，过度地抑制或兴奋，相互对立的意向或愿望的冲突也容易引起激情。激情有性质之分，可以是积极的，也可以是消极的。消极的激情常常对机体活动具有抑制的作用，或引起过分的冲动，作出不适当的行为。积极的激情往往与冷静的理智和坚强的意志相联系，成为激发人的正确行动的巨大动力。

5. 应激（stress） 应激是由出乎意料的紧急状况引起的高度紧张的情绪状态。人在突如其来或十分危急的情况下，必须迅速果断地作出反应的时刻，此时往往会出现应激状态。例如，汶川地震发生时，灾区人民的身心都处于高度紧张状态之中，这种特殊紧张的情绪体验，就是应激状态。应激的产生与个体面临的情境及其对自己能力的估计有关。当个体在新异情境中面临从未经历过且已有经验难以应付的困难时，就会处于应激状态。

应激具有超压性和超负荷性。即个体在应激状态中常常会在心理上感受到超乎寻常的压力,在生理上承受超乎平常的负荷,以充分调动体内各种功能资源去应付紧急、重大的变故。

人处在应激状态下,可能会有两种表现,一种是动员身体各种潜能,沉着果断,思路清晰,积极活动起来,以致能超乎寻常地应付危急局面。一种是使活动抑制或完全紊乱,处于惊慌失措,甚至发生临时性休克的境地。应激状态中,人的行为究竟如何表现,取决于个体的适应能力、个性特征、知识经验特别是意识水平。只要有意识地提高思想觉悟,注意在实践中锻炼,人们的应激水平就能逐渐得到提高。安县桑枣中学校长叶志平,常年坚持紧急疏散演习,关键时刻全校师生无一伤亡。

6. 表情(emotional expression)　伴随着情绪和情感体验,机体外部发生的明显变化叫做表情。表情是人际交往的一种形式,是表达思想和传递信息的手段,也是了解情绪和情感的主观体验的客观指标之一。除了人们进行自我描述之外,我们主要通过注意人们的表情判断人们的情绪体验。人的表情主要包括面部表情、言语表情和身段表情。

(1) 面部表情:面部表情指由面部肌肉的变化所表现的情绪状态。人的眼睛可以传情,通过各种眼神可显示各种不同的情绪情感。眉也可表达情绪,忧愁时人会双眉金锁、眉头紧蹙,愤怒时会双眉倒竖。口部肌肉的变化也是表现情绪和情感的重要线索,憎恨时会咬牙切齿,紧张时会张口结舌。整个面部肌肉的协调活动显示了人的各种情绪状态。

在人际交往中,面部表情是语言交往的重要辅助手段。根据一个人面部表情的不同表现,可以了解他的某些思想情感。人的眼神甚至可以表达语言难以传递的内容。面部表情也有习得的性质,可以人为地加以控制,既可以夸大也可以抑制,既可以掩盖又可以伪装。

(2) 言语表情:言语表情是指情绪情感在言语的音调、速度、节奏方面的表现。古人云"言为心声",同一句话由于言语表情不同,可表达不同的心情,喜悦时语调高昂,速度较快;悲伤时语调低沉,言语缓慢。言语表情同情绪的变化有着密切的联系,也是表达情绪的重要形式。

(3) 身段表情:身段表情又称体态表情,是情绪在身体动作上的表现。人的躯干、四肢及头部的动作都可以表示不同的情绪状态。如欢乐时手舞足蹈,悔恨时捶胸顿足,讨好时卑躬屈膝,得意时趾高气扬等。其中手势在身段表情中占有重要地位,它可以加强情绪情感的表达能力,也可以单独用来表达情感、思想或作出指示。

7. 感情(feeling)一词,对于"感情"一词有着不同的解释。有人把"感情"和"情感"作为同义词来使用,但作为精神病学中诊断和症状的专有名词,一般是不使用"感情"这个词来代替"情感"的。有人把情感过程的产物称为"感情"。也有人把"感情"作为情感和情绪的总称,可表示受外界事物刺激而引起的心理反应,如人们所说的"动了感情"、"感情用事"等。也表示两者间的情感联系,如"联络感情"、"产生深厚的感情"等。但作者认为在心理学或精神医学专业词汇中用"情感",而在我们日常生活中多用"感情"。

(三) 情感障碍

情感障碍(affective disorder 或 mood disorder):谈到情感障碍,可分为两个层次,即把情感障碍仅仅作为一个症状的层次和把情感障碍作为一个疾病或综合征的层次。

1. 作为症状层次的情感障碍,通常可分为:①情感性质的改变:指患者的精神活动中占据明显优势地位的病理性情绪状态,其强度和维持时间与现实环境刺激不相适应。临床表现为情感高涨、情感低落、焦虑、恐惧等;②情感波动性改变:指情感的始动功能失调,表现为情感不稳定、情感平淡、情感淡漠、易激惹、病理性激情等;③情感协调性的改变:指患者的内心体验和环境刺激及其面部表情互不协调,或者内心体验自相矛盾,如情感倒错、情感幼稚、情感矛盾等。

作为症状层次的情感障碍的具体表现主要有:

(1) 情感高涨:患者的情感活动异常增强,表现轻松愉快、兴高采烈、洋洋自得,表情丰富生动,显得没有忧愁与烦恼,自负自信,甚至夸大。其乐观情绪富有感染力,容易引起周围人的共鸣。多见于躁狂状态。

(2) 情感低落:患者整日情绪低沉,忧心忡忡、愁眉不展、唉声叹气,重者可出现忧郁、沮丧、"度日如年"、"生不如死"等情感,可伴有自责自罪,甚至出现自杀意念或自杀行为。常见于抑郁症,也见于其他精神障碍或躯体疾病时的抑郁状态。

(3) 焦虑:指患者在无明显客观因素或充分根据的情况下,担心发生威胁自身安全和其他不良后果的心境。患者可表现为搔首顿足、坐立不安、唉声叹气、怨天尤人,有大祸将临之感,惶惶不安、不可终日,即使多方劝解也不能消除其焦虑。多见于焦虑症、疑病观念、更年期忧郁状态、神经衰弱等。

(4) 恐惧:指面临具体不利的或危险的处境时出现的焦虑反应称为恐惧。轻者表现为提心吊胆,重者极度害怕、狂奔呼喊,精神极度紧张。同时伴有明显的自主神经系统症状,如心跳加快、气急、呼吸困难、出汗、四肢发抖,甚至大小便失禁。恐惧常常导致抵抗和逃避。常见于各种恐惧症,也见于幻觉、错觉、妄想状态。

(5) 情感不稳定:患者的情感稳定性差,容易变动起伏,喜、怒、哀、乐极易变化;常常从一个极端波动到另一个极端,一会儿兴奋,一会儿伤感,且不一定有外界诱因。见于器质性精神障碍、癫痫性精神障碍、酒中毒、人格障碍。

(6) 情感平淡:指患者对平时能引起鲜明情感反应的刺激却表现较平淡,并缺乏与之相应的内心体验。多以高级的细微的情感逐渐丧失为主。如对亲人不体贴,对同志不关心,对工作不认真,表情不鲜明生动等。多见于精神分裂症早期和某些器质性精神障碍早期。

(7) 情感淡漠:患者对外界任何刺激均缺乏相应情感反应,即使一般能引起正常人的极大悲伤或高兴愉快之事,如生离死别、久别重逢等,也泰然处之、无动于衷、表情呆板。对周围发生的事漠不关心、视若无睹,面部表情冷淡呆板。多见于慢性精神分裂症和严重的脑器质性痴呆患者。

(8) 易激惹:指患者每遇到心理刺激或不愉快时,即使轻微,也易产生剧烈的情感反应,极易生气、激动、愤怒、甚至大发雷霆,与人争吵不休;或可有冲动行为。常见于癔症、神经衰弱、躁狂状态或脑器质性精神病。

(9) 病理性激情:骤然发生的、强烈而短暂的情感爆发状态。常常伴有冲动和破坏行为,事后不能完全回忆。见于器质性精神障碍、躯体疾病所致的精神障碍、癫痫、酒中毒、精神分裂症等。

(10) 情感倒错:指认识过程和情感活动之间不能协调一致。此时患者的情感反应与思维内容不协调,患者遇到悲痛的事却高兴愉快,遇到高兴的事则痛苦不已。如:有一名患者当接到父亲突然意外死亡的电报时,却哈哈大笑。多见于精神分裂症。

(11) 情感幼稚:患者的情感反应退化到童年时代的水平,容易受直觉和本能活动的影响，缺乏节制。面部表情幼稚，喜忧易形于色，不能很好地适应环境变化，极易受周围环境的影响而波动。多见于癔症、痴呆。

（12）情感矛盾：患者在同一时间内体验到两种完全相反的情感，但患者并不感到这两种情感的互相矛盾和对立，也不为此苦恼或不安；而常将此相互矛盾的情感体验同时显露出来，付诸行动，使别人难以理解。常见于精神分裂症。

2. 作为一个疾病或综合征层次的情感障碍，是一组疾病的统称，称为情感性精神障碍（affective disorder），又称为情感障碍，亦称为心境障碍（mood disorder）。ICD-10 和 DSM-Ⅳ已把 affective disorder 改称为 mood disorder，ICD-10 把“affective”这个词放在 mood disorder 其后的括号内。我国 CCMD-2 和 CCMD-2-R 的诊断名称中用“情感性精神障碍”而把“心境障碍”放在其后的括号中，CCMD-3 称为“心境障碍”，把“情感性精神障碍”放在其后的括号中。是由各种原因引起的以显著而持久的心境或情感改变为主要临床特征的一组疾病。主要表现为情感高涨或低落，伴有相应的认知和行为改变，可有幻觉、妄想等精神病性症状。多数患者有反复发作倾向，每次发作多可缓解，部分可有残留症状或转为慢性。

3. 情感障碍的认识　对情感障碍的认识是一个漫长的过程。公元前 8 世纪，就有忧郁的临床描述。公元前 4 世纪，Hippocrates 首创“忧郁”（melancholy）这一名称，将抑郁症描述为“厌食、沮丧、失眠、烦躁和坐立不安”，认为是黑胆汁和痰（phlegm）淤积而影响到脑功能所致。关于躁狂和抑郁的关系，早在公元前 1 世纪就有记载，临床上可发现躁狂和抑郁可以存在同一患者的不同时期，表现间歇性的愤怒、情感不稳、易激惹、失眠，有时感到悲伤和自卑，有交替发作的倾向。1854 年，法国医生 Falret 发现躁狂和抑郁在同一名患者身上交替出现，命名为“环性精神病（folie cirulaire）”，其症状为发作性，可自行缓解，躁狂与抑郁可相互交替。1882 年，德国精神病学家 Kahlbaum 首先提出躁狂和抑郁是同一疾病的两个阶段，指出本病的主要特征是精神活动的完整性，情感、思维、行为的协调性，同时他把慢性抑郁命名为恶劣心境（dysthymia），将以心境高低波动为特征的障碍命名为环性精神障碍（cyclothymia）。1896 年，德国精神病学家 Kraepelin 通过多年的纵向观察研究，将躁狂和抑郁合二为一，命名为躁狂抑郁性精神病（manic-depressive insanity，MDI），该命名一直沿用至今。他观察发现该病在发作期以心境障碍为主要表现，预后良好，无精神衰退，呈周期性病程。1951 年 Bleuler 采用“情感性精神病”（affective psychoses）一词，主要指双相情感障碍和临床表现较重的躁狂发作或抑郁发作而言，未包括各类症状较轻的躁狂或抑郁的一些亚型。1957 年，德国 Leonhard 根据情感相位特征提出单相与双相障碍的概念，既有躁狂又有抑郁发作者称为双相障碍（bipolar disorder）。反复出现躁狂或抑郁发作而无相反相位者，称为单相障碍（unipolar disorder），提出了遗传是区分单、双相障碍的重要因素。1966 年，Angst 和 Perris 的研究进一步证实了 Leonhard 单、双相障碍的分类概念，并逐渐被人们所接受，现已成为情感障碍的分类基础。

4. 情感障碍的分类　情感障碍的分类较为复杂，由于该病的病因未明，以至产生各种观点，并提出不同的分类。而且，一般来讲，对躁狂症分类的不同观点较少，而抑郁症较多，因此分类主要是对抑郁症的分类。

1. 根据病因分类

（1）原发性/继发性：由 Robins 和 Guze（1970 年）首先提出，这种分类主要基于情感障碍的发生是否继发于其他精神疾病或躯体疾病，或由于酒精中毒或其他物质所致。继发者既往无情感障碍发作史，而有其他精神疾病、躯体疾病或物质滥用等。原发者既往健康或有情感障碍史，而不是基于症状差异及有无明显的社会应激。有人估计原发性情感障碍约占55%，继发性占33%，难以区分者占12%。

（2）反应性/内源性：由 Gillespie（1929 年）最早提出，把由外界应激反应所产生的抑郁称为反应性，而与环境无关者称为内源性。反应性抑郁多起病急，在应激事件后发生，临床上有焦虑、激越、易激惹和恐怖等症状，常是可理解的正常痛苦体验和失望情绪的延续，伴有入睡困难，病程短，多在 1 ~2 个月内恢复。内源性抑郁缺乏促发的应激具有一定的生物学基础，临床上除有抑郁心境、兴趣丧失、自责自罪外，尚有食欲下降、体重减轻、性欲低下、早醒及抑郁情绪呈昼重夜轻改变的生物学症状，对抗抑郁药及电痉挛反应较好。

2. 根据症状分类

（1）精神病性/神经症性：精神病性一词是指患者检验现实能力的丧失，伴有幻觉、妄想或木僵等精神病性症状。精神障碍程度严重，属于重性精神病范畴。所谓神经症性是指非精神病性的，患者推理判断虽有歪曲，但没有丧失现实接触能力。有人认为精神病性抑郁是一种独立的亚型，患者家族中患精神病性抑郁的比例较高；血清中多巴胺-β-羟化酶活性低；尿中 MHPG 低；脑脊液中 HVA 高；血清皮质醇水平高，DST 阳性率高。神经症性抑郁发病具有一定的心理因素，由内心冲突引起的，是对失望产生的一种过分沮丧反应，是长期适应不良人格特征的结果；临床上主要表现焦虑、易激惹、入睡困难，无内源性抑郁症的生物学症状，病程呈慢性、波动性。

（2）激越性与迟滞性：前者以焦虑、激越为突出症状，精神运动性抑制症状不明显；后者有明显的精神运动性抑制及思维迟缓，常伴有生物性症状，如睡眠障碍、食欲降低等。

3. 根据病程分类

（1）单相与双相：由 Leonhard（1962）首先提出，既有躁狂发作，又有抑郁发作者称为双相障碍；只表现为躁狂或抑郁者为单相障碍。根据 Perris（1966）调查。单相躁狂仅占1.1%，经长期纵向研究，发现在躁狂发作前常有轻微和短暂的抑郁发作，所以多数学者认为有躁狂发作就是双相障碍，只有抑郁发作才是单相障碍。正因为这样，在 ICD-10 和 DSM-Ⅳ中将有躁狂发作者称为双相，但我国 CCMD-3 中仍保留反复发作躁狂的诊断。

DSM-Ⅳ中将双相分为 2 个亚型。双相Ⅰ型：有躁狂、抑郁发作史，躁狂发作严重。双相Ⅱ型：有躁狂、抑郁发作史，抑郁发作重，躁狂发作轻；与双相Ⅰ型不同，不仅是躁狂程度轻，而且家族中患双相Ⅱ型者比双相工型多，另外发作次数较多，对治疗反应可能较差。

（2）发作性与慢性：一般认为心境障碍是一种发作性、周期性、自限性的疾病，发作间歇期，病情可充分缓解。近年来发现有 15% 患者多次反复，迁延多年，趋于慢性。

4. 根据年龄分类　更年期和老年期抑郁。更年期抑郁主要指中年以后发病，女性较多见，伴有应激因素，其特点是激越和疑病症状明显，认为本病与内分泌变化有关，但家族史调查不支持，因其亲属中患情感障碍的频率较高，而在更年期发病者却不多。且用性激素治疗未获得良好的效果。因此，这一术语已趋于废弃。老年期抑郁是指首次发病于老年期，临床特点是以情绪低落、焦虑、迟缓、绝望感及躯体症状为主，但不能归因于躯体疾病或脑器质性病变，一般病程较长，部分患者预后不良。

5. 根据分类系统分类　目前，在我国使用的精神障碍分类系统主要有：世界卫生组织的《疾病和有关健康问题的国际分类》（International Statistical Classification of Diseases ad Re-

lated Health Problems, ICD-10)；美国的《精神障碍诊断与统计手册》(Diagnostic and Statistical Manual of Mental Disorders, DSM-Ⅳ)；中国的《中国精神障碍分类及诊断标准》(Chinese Classification and Diagnostic Criteria of Mental Disorder, CCMD-3)。这些分类标准对情感障碍的分类简述如下：

(1) ICD-10 心境障碍的分类：①躁狂发作；②双相障碍；③抑郁发作；④复发性抑郁发作；⑤持续性心境(情感)障碍；⑥其他心境(情感)障碍；⑦未特定的心境(情感)障碍。

在 ICD-10 中，躁狂和抑郁发作分别根据严重程度分为轻、中、重，再按有无精神病性症状分别列出。

(2) DSM-Ⅳ心境障碍的分类：主要包括三部分内容：①抑郁障碍：A. 重症抑郁障碍；B. 恶劣心境；C. 未在他处标明的抑郁障碍；②双相障碍：A. 双相Ⅰ型障碍；B. 双相Ⅱ型障碍；C. 环性心境障碍；D. 未在他处标明的双相障碍；E. 其他心境障碍。

DSM-Ⅳ强调在诊断心境障碍时要注明病情轻重和病程特点，以及是否伴有精神病性症状等。

(3) CCMD-3 心境障碍(情感性精神障碍)的分类：①躁狂发作；②双相障碍；③抑郁发作；④持续性情感障碍；⑤其他或待分类的心境障碍。

CCMD-3 中心境障碍的分类条目，与 ICD-10 相比，列出单相躁狂症的分类，并将反复发作躁狂症置于躁狂症中，而不作为双相障碍的一种亚型。

第二节　心境障碍——抑郁发作

一、临床病例及诊疗思路

【病例摘要】

患者，女性，29 岁，大学文化，已婚。患者性格开朗，与同事相处关系好，平时工作勤快，常常受到表扬。2 个月前因为工作的差错被领导批评后，晚上睡不着觉，感到茶饭不香，人生无味，全身疲乏，精力明显减退，有时头痛、头晕，经常服“止痛片”、谷维素、“地西泮等治疗，未见明显效果。1 个月前病情加重，自觉成了废人，活着没意思，有时烦躁不安，有时诉自己已经患上了“癌症”，悲观厌世，多次企图自杀，均被阻止。病来患者消瘦，体重减轻近 4 公斤，经常入睡困难、早醒，否认有精神病。既往无类似疾病，也无话多、兴奋、言语夸大的表现。就诊后体检未见明显异常。精神状况检查：意识清，被动交谈，检查基本合作，食欲差，进食少，情感低落，思想悲观，感到大脑迟钝、能力下降，认为自己患了“癌症”，心烦不安，焦虑，有自杀企图与行为。

提问 1：患者存在哪些精神症状?

1. 情感(心境)低落；
2. 思维贫乏；
3. 思维迟缓；
4. 自杀意念与行为；
5. 疑病妄想；
6. 夸大妄想；

7. 内脏性幻觉；
8. 无自知力。

提问 2：目前此患者最可能的诊断是什么？

1. 精神分裂症；
2. 癔症性精神障碍；
3. 分裂情感性精神障碍；
4. 抑郁症；
5. 偏执性精神障碍；
6. 创伤后应激障碍；
7. 适应障碍；
8. 神经性厌食。

提示：

该患者诊断为抑郁症

提问 3：关于心境障碍病因的生化假说，正确的包括哪些？

1. 去甲肾上腺素的活性升高导致抑郁发作；
2. 去甲肾上腺素的活性降低导致躁狂发作；
3. 去甲肾上腺素的活性降低导致抑郁发作；
4. 5-羟色胺升高导致抑郁发作；
5. 5-羟色胺降低导致抑郁发作；
6. 5-HT 功能降低与躁狂发作有关；
7. 多巴胺功能降低引起抑郁发作；
8. 多巴胺功能降低导致躁狂发作；
9. γ-氨基丁酸神经功能的改变与心境无关。

提示：

该患者临床上诊断为“抑郁症”，汉密顿抑郁量表（HAMD）（24 项）评定 36 分。

提问 4：有关汉密顿抑郁量表的说法，哪些是正确的？

1. HAMD 量表的评分高低与临床无关；
2. HAMD 量表总分越低，预示病情越重；
3. HAMD 量表总分越高，预示病情越重；
4. HAMD 量表包括 5 个因子；
5. HAMD 量表包括 6 个因子；
6. HAMD 量表包括 7 个因子；
7. 忧郁情绪是其中因子之一；
8. 认识障碍是其中因子之一；

9. HAMD 量表仅能适用于抑郁症。

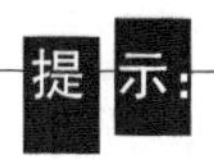

该患者临床上诊断为“抑郁症”,汉密顿抑郁量表(24 项)评定 36 分。

提问 5:根据患者目前情况,应该选择哪些治疗?

1. 阿米替林;
2. 氯米帕明;
3. 卡马西平;
4. 舍曲林;
5. 碳酸锂;
6. 文拉法辛;
7. 帕罗西汀;
8. 萘法唑酮;
9. 电休克。

提问 6:以下哪些属于抗抑郁药?

1. 多塞平;
2. 苯酰胺类;
3. SSRIs;
4. 米氮平;
5. 奥氮平;
6. 氟伏沙明;
7. 单胺氧化酶抑制剂。

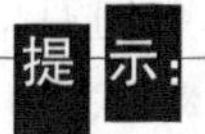

该患者使用阿米替林等治疗 2 周后一反常态,出现兴奋话多,说终于战胜了自己,自我感觉好,自我评价高,说自己能力大,管闲事,忙碌不停。

提问 7:对于此患者,目前最可能的诊断是什么?

1. 双相情感障碍;
2. 反应性精神障碍;
3. 分裂样精神病;
4. 癔症性精神障碍;
5. 分裂情感性精神障碍;
6. 偏执性精神障碍。

提问 8:关于快速循环型的描述下列哪些是正确的?

1. 快速循环发作是双相性障碍的一个亚型;
2. 快速循环包括环性心境障碍;
3. 快速循环包括恶劣心境;

4. 躁狂或抑郁发作应该符合躁狂发作和抑郁发作的诊断标准；
5. 必须每年发作4次情感障碍；
6. 在过去的12个月中至少有4次情感障碍发作；
7. 快速循环在过去的发作中包括混合性发作；
8. 快速循环在过去的发作中应该排除混合性发作；
9. 快速循环在过去的发作中包括轻躁狂和轻抑郁发作。

【诊疗及解题思路】

病情回顾：患者，女性，29岁，大学文化，已婚。患者性格开朗，与同事相处关系好，平时工作勤快，常常受到表扬。2个月前因为工作的差错被领导批评后，晚上睡不着觉，感到茶饭不香，人生无味，全身疲乏，精力明显减退，有时头痛、头晕，经常服“止痛片”、谷维素、地西泮等治疗，未见明显效果。1个月前病情加重，自觉成了废人，活着没意思，有时烦躁不安，有时诉自己已经患上了“癌症”，悲观厌世，多次企图自杀，均被阻止。病来患者消瘦，体重减轻近4公斤，经常入睡困难、早醒，否认有精神病。既往无类似疾病，也无话多、兴奋、言语夸大的表现。就诊后体检未见明显异常。精神状况检查：意识清，被动交谈，检查基本合作，食欲差，进食少，情感低落，思想悲观，感到大脑迟钝、能力下降，认为自己患了“癌症”，心烦不安，焦虑，有自杀企图与行为。

根据病史与精神状况检查，如患者感到茶饭不香，人生无味，高兴不起来；常感到大脑迟钝，认为自己患了“癌症”，多次企图自杀，均被阻止，否认有精神病。这些不难看出患者存在情感低落、思维迟缓、疑病妄想、自杀企图与行为以及无自知力。思维贫乏是思维联想数量的减少，概念的缺乏，其特征表现为思维内容的空虚、概念和词汇的贫乏，对一般性询问往往无明确的应答性反应，或仅以简单的“不知道”，“没什么”来回答，是精神分裂症常见的阴性症状之一。夸大妄想：患者自以为是非常的人物、出身名门、有特殊的才能、有巨大的财富等。内脏性幻觉可以产生于身体某一固定的器官或躯体内部，如患者能清楚地描述自己的某一内脏在扭转、断裂、穿孔等。因此，患者目前存在（提问1的有效答案）情感低落、思维迟缓、疑病妄想、自杀意念与行为等精神症状，而且对精神症状无认识能力，无自知力。

患者两个月来晚上睡不着觉，感到茶饭不香，人生无味，全身疲乏，精力明显减退，近一个月来病情加重而就诊。根据上一提问及分析，患者以情感低落、思维迟缓、疑病妄想企图自杀等精神症状为主要临床表现。其疑病妄想很可能是在情感低落的基础上继发的妄想，而且贯穿疾病整个过程的是情感低落。所以在诊断上应该首先考虑抑郁症。因此，目前患者最可能的诊断（提问2的有效答案）是抑郁症。

有关心境障碍病因的神经生化机制目前尚不十分清楚，但是有许多证据表明心境障碍存在神经生化的异常，包括：①5-羟色胺假说：认为心境障碍的抑郁发作与5-羟色胺功能活动降低有关；②去甲肾上腺素假说：认为抑郁发作与去甲肾上腺素功能不足有关；③多巴胺假说：认为多巴胺功能降低引起抑郁发作，多巴胺功能亢进导致躁狂发作；④γ-氨基丁酸假说：认为γ-氨基丁酸中枢神经系统主要的抑制性神经递质，临床研究发现很多药物（如卡马西平、丙戊酸钠等）通过调控脑内γ-氨基丁酸的含量而产生抗躁狂或抗抑郁作用。因此，有关心境障碍病因的神经生化假说正确的（提问3的有效答案）包括：5-羟色胺降低导致抑郁发作，去甲肾上腺素的活性降低导致抑郁发作，多巴胺功能降低引起抑郁发作。

关于HAMD量表的临床应用，结果分析其总分能较好地反映病情严重程度，即病情越轻，总分越低；病情愈重，总分愈高。HAMD量表包括7个因子，它们分别是：①焦虑/躯体化：由精神性焦虑、躯体性焦虑、胃肠道症状、疑病和自知力等5项组成；②体重：即体重减轻一项；③认识障碍：由自罪感、自杀、激越、人格解体和现实解体、偏执症状和强迫症状等7项组成；④日夜变化：仅日夜变化一项；⑤阻滞：由抑郁情绪、工作和兴趣、阻滞和性症状等4项组成；⑥睡眠障碍：由入睡困难、睡眠不深和早醒等3项组成；⑦绝望感：由能力减退感、绝望感和自卑感等3项组成。HAMD评定方法简便、标准明确、便于掌握，可用于抑郁症、躁郁症、神经症等多种疾病的抑郁症状的评定，尤其适用于抑郁症。因此，有关汉密顿抑郁量表的说法正确的（提问4的有效答案）包括：HAMD量表总分越高，预示病情越重，HAMD量表包括7个因子，认识障碍是其中因子之一。

该患者临床上汉密顿抑郁量表评定36分，诊断为急性重症“抑郁症”。对于女性，29岁首发的急性重症抑郁患者（有显著的情感低落、疑病妄想、严重自杀企图与行为、焦虑等），目前要选择治疗方法。现就所提供的备选答案分析如下；抗抑郁剂是治疗各种抑郁障碍的主要药物，能有效解除抑郁心境以及伴随的焦虑和躯体症状等。阿米替林、氯米帕明为传统的三环类抗抑郁剂，舍曲林、文拉法辛、帕罗西汀、萘法唑酮均为新型的抗抑郁剂，所有这些药物都是选择使用的。电休克也是治疗该患者的较好方法，能较快地解除抑郁、自杀企图与行为，且没有提示有禁忌证。而碳酸锂、卡马西平为情感稳定剂，主要适用于躁狂症以及双相性障碍的治疗。因此，根据患者目前情况，临床上可以选择的治疗（提问5的有效答案）包括：阿米替林、氯米帕明、舍曲林、文拉法辛、帕罗西汀、萘法唑酮、电休克治疗等。但是具体应用时还是要注意单一用药、足剂量、足疗程等治疗原则。

近几年来，抗抑郁药物发展迅速，品种已经多达20余中，按照化学结构分为：①三环类：如多塞平、阿米替林、氯米帕明、米帕明等；②四环类：如米安舍林等；③选择性5-HT再摄取抑制剂（SSRIs），如氟西汀、氟伏沙明、帕罗西汀等；④选择性5-HT及NE再摄取抑制剂（SNRIs），如文拉法辛；⑤NE及DA再摄取抑制剂（NDRIs），如安非他酮；⑥NE及5-HTN能抗抑郁药，如米氮平；⑦可逆性单胺氧化酶抑制剂，如吗氯贝胺等；⑧其他类：如噻萘普汀、腺苷甲硫胺酸等。苯酰胺类为一类抗精神病药物，奥氮平为一种新型的抗精神病药物。因此，属于抗抑郁药（提问6的有效答案）包括：多塞平、SSRI、米氮平、氟伏沙明、单胺氧化酶抑制剂。

该患者既往诊断为“抑郁症”，经过使用阿米替林等治疗2周后一反常态，表现为兴奋话多、自我感觉好、自我评价高、管闲事、忙碌不停等。这是比较典型的“躁狂状态”。因此，该患者目前最可能的诊断（提问7的有效答案）是双相情感障碍。

快速循环发作在中国精神障碍分类与诊断标准（第三版）把它作为双相障碍的一个亚型。诊断要求在过去的12个月中，至少有4次情感障碍发作，每次发作符合轻躁狂或躁狂发作、轻抑郁或抑郁发作，或情感性障碍的混合性发作标准。环性心境障碍是反复出现心境高涨或心境低落，但是均不符合躁狂或抑郁发作的症状标准，其社会功能损害较轻，症状至少持续2年。恶劣心境是持续存在心境低落，但是不符合任何一型抑郁的症状标准，同时无躁狂症状；社会功能损害较轻，自知力完整或比较完整，症状至少持续2年。因此，关于快速循环型的描述正确的（提问8的有效答案）包括：快速循环发作是双相性障碍的一个亚型，在过去的12个月中至少有4次情感障碍发作，躁狂或抑郁发作应该符合躁狂发作和抑郁发作的诊断标准,快速循环在过去的发作中包括混合性发作,快速循环在过去的发作中包括轻躁狂和轻抑郁发作。

【拓展思维病例】

患者,女性,30 岁,已婚,自由职业。主因“情绪低、眠差 5 年余,加重伴敏感多疑,言行怪异 2 年”入院。患者 5 年余前因感情受挫后出现精神失常,夜眠差。心情不好,兴趣减退,觉得做什么都没有意思,没有意义。看什么事情都觉得比较黑暗了。工作那么好也没用了,觉得自己工作能力下降,记不住事情,自动辞职,整日哭泣。3 年前被诊断“抑郁症”。给予安神补脑液等中药治疗半月,效果不好。仍失眠,入睡困难,心烦。情绪低落。就诊于外院,诊断“抑郁症”,给予帕罗西汀片 20mg/d,夜眠改善,症状大部分缓解。后外院给予其加用“丙戊酸钠片,0. 1g/d”。坚持服药 1 年余,生活基本如常。后因想要孩子停用药物。停药后 2 周病情反复,表现为情绪不稳,爱找事,想乱跑,心烦,生气,情绪低。觉得身上沾染了迷信的东西,爱打电话问东问西。敏感多疑,觉得别人看一眼她就是瞪她的。别人说话便觉得是议论她。自责、自罪,觉得自己思想变坏了,不孝顺父母,觉得自己做错事了就该死。凭空能听见家人劝她的声音,有小鬼、黑白无常和她说话。整日想着跳楼自杀、割腕。行为紊乱,将被子、衣服都撕碎,脱衣服乱跑。下跪,整夜不睡。2014 春节前去当地精神病医院,诊断不详,给予某种针剂治疗(具体不详),效果较好,后服用氯丙嗪片、苯海索片(剂量不详),坚持服药半年,仍敏感多疑,怀疑丈夫有外遇。2014 年 7 月份因想要孩子再次停药,停药后逐渐出现感觉生活压力大,自责,觉得自己没有照顾好母亲,觉得自己内心有背叛丈夫的想法。觉得自己该去死,胡思乱想。1 周前凭空看见周围飘着鬼魂,地上有尸体。心烦,想死,1 天前仍跑到 15 楼想跳楼,被家人及时制止。家人为求进一步治疗来诊。门诊以“抑郁症”收入院。

既往史:既往体健。个人史、家族史无异常。

入院时体查:神志清,心肺听诊未见明显异常,肝脾未触及,神经系统无明显阳性体征。

入院时精神状况检查:意识清,定向准,接触交谈合作,对答切题,思维略显散漫,说话东拉西扯。存在言语性幻听,自诉为“心语”。能听见家人劝她的声音。也能听见小鬼让她过来的声音。存在牵连观念,觉得周围人做事情好像和她有关。情绪偏低,急躁,唉声叹气,焦虑不安,反复询问自己得病了影不影响生育,能不能看好。情感反应不协调。自责、自罪,认为自己做错了事情就该死。认为自己记忆力不行了,能力变低。无法工作。情感反应稍欠协调,意志活动减退。无自知力,认为自己没病,是因为自己做错了事情才会有幻觉能见到鬼。

入院时辅助检查:血常规正常。甲状腺功能五项正常。性激素六项示 PRL:520mU/L↑。尿常规正常。粪常规正常。肝、肾功能、血糖、血脂、电解质、同型半胱氨酸正常。心肌酶:CK:416U/L↑。肌红蛋白 136. 0ng/ml↑。心电图:①窦性心律 HR 77 次/分;②心电轴右偏 150°。头颅 CT 平扫未见明显异常。贝克焦虑量表:无焦虑症状。贝克抑郁量表:无抑郁或极轻度。目前存在轻度恐怖、偏执、精神病性症状,余无特殊。MMPI36/63 模式:表现与人对抗,不合作。难以相处,有明显以自我为中心和自恋。对别人不满,有轻度猜疑,对世事天真,盲目乐观,否认有严重心理问题。临床上表现为中度紧张和焦虑,主诉头痛,胃肠道不适。潜意识中对家庭成员怀有敌意,把愤怒的起因怪罪于别人。心理测量后数天患者诉自己的心理测量答案是自己胡乱填的,要求重新测量。

入院诊断：伴有精神病性症状的重度抑郁发作

诊疗经过：入院后完善相关辅助检查。起初情感症状突出，烦躁，情绪低，常常有自责、自罪的想法，觉得母亲得癌症和自己不孝顺有关，觉得自己是个不吉利的人，会给家人带来厄运，有消极观念。给予文拉法辛缓释胶囊150mg/d、奥氮平片5mg，每晚睡前1次，治疗。患者情感症状缓解较快，1～2周内便不再有消极观念，自责、自罪也基本消失。但幻觉及异常思维逐渐凸显。存在假性幻听、幻视。嫉妒妄想、罪恶妄想、关系妄想。于2015年1月20行科内疑难病例讨论，考虑更改诊断为"精神分裂症"。应用奥氮平片20mg/d、文拉法辛缓释胶囊75mg/d治疗。后患者虽然配合治疗，自知力逐渐恢复，但幻觉、妄想内容丰富，合并应用奋乃静片，逐渐加量。目前，奋乃静片已加量至34mg/d。患者仍症状丰富，并且感觉自己能支配自己的部分幻觉。如自己想看到的时候就能看到，自己想听到的时候才能听到。

目前情况：患者一般状况良好，未诉服药后不适。查体：心肺、神经系统检查无特殊。精神状况检查：意识清，接触交谈合作，对答切题。存在言语性幻听，有些声音诉从耳朵边传来的，有些是在心里的。能听见有声音说她是不吉利的人。听见家人安慰她的声音。存在假性幻视，幻视内容生动、丰富。凭空能看见地上有个方盒子，自己要绕过去走。看见地上有蛇、兔子等小动物。看见自己以前当护士时候护理过的缺胳膊少腿的患者向她走来。看见天花板上有大便和指头那么粗的蛆虫。看见一个老头儿蹲在天花板上。看见自己生了个孩子，看见自己生出一条小蛇。存在幻触觉，能感到自己以前的男友在强奸自己。对于她入院前跳楼自杀的行为解释为，看见自己身上的皮肤变成斑点狗的皮肤了，并且听见声音告诉她，谁的皮肤变成斑点狗便说明谁是不祥之人，会让家人因为她死去。所以患者才选择去跳楼。该患者幻觉一个特点：感觉自己能支配自己的部分幻觉，幻觉出现频率和自己的心情和想法有关系。自己想让出现就出现，可以自己支配。幻觉会随着患者自身意志转移。存在思维障碍，思维内容荒谬，认为自己得病是因为自己不孝顺因果报应才导致自己得病。认为母亲得癌症是因为母亲流产次数太多，罪恶太多。认为自己不吉利会让其父亲和丈夫也遭到厄运。认为自己天生是个潘金莲，是个坏女人，看见异性就想勾引。病友用馒头夹了菜给她吃，她认为病友是把她当狗一样。存在嫉妒妄想，丈夫和其他任何异性说话，她都觉得异性在勾引丈夫，怀疑丈夫和她们有不正当关系。存在罪恶妄想，觉得自己道德败坏。情感基本稳定，情感反应欠协调。自知力较前有很大程度的恢复，能够主动暴露症状，治疗要求迫切。目前用药：奥氮平片20mg/d、奋乃静片34mg/d、碳酸锂缓释片0.6g/d、文拉法辛缓释胶囊75mg/d、阿普唑仑片0.6mg/d，苯海索片6mg/d。贝克焦虑量表：有焦虑症状，轻度抑郁。SCL-90：目前存在重度焦虑、恐怖、偏执症状，中度强迫、敏感、精神病性症状，轻度躯体化、敌对症状。总分及阳性项目数均高于常模。除躯体化因子外，余筛查为阳性。MMPI：69/96模式者非常依赖，有强烈的感情需要，平时焦虑、紧张，不能适当表露情绪，或过度控制，或随意爆发，即使对微小的刺激也会反应强烈，遇到重大应激则以退缩到幻想中去作为反应方式。临床上这一模式的精神病患者常有思维障碍、思维迟缓、散漫、不连贯，难以思考和集中注意，有幻觉，定向障碍，判断力差，有时还出现强迫观念。MMPI结果提示偏执型精神分裂症是最多见的诊断。

针对此患者，假如您是经治医生：

1. 在现病史的描述中，你觉得对药物的使用方面，缺少哪方面的重要信息？
2. 您如何看待临床表现中的心境低落和其他精神病性症状，是否协调？

3. 您觉得患者反复治疗效果不佳的原因有哪些?

4. 就幻听的形式和内容而言,在诊断和治疗方面存在什么关系?

5. 文拉法辛缓释胶囊在对肝脏内 P450 酶影响如何? 该药物和抗精神病药物奋乃静合用的话,与氟西汀与奋乃静合用,哪种方案可能引起抗精神病药物的副作用大些? 为什么?

6. 您如何看待心理测评量表在诊断中的作用?

7. 您如何看待目前的药物治疗方案:“奥氮平片 20mg/d、奋乃静片 34mg/d、碳酸锂缓释片 0.6g/d、文拉法辛缓释胶囊 75mg/d、阿普唑仑片 0.6mg/d,苯海索片 6mg/d”,需要注意什么?

8. 结合病史,医生需要预防哪些事项?

二、病例相关理论知识

(一) 心境障碍

心境障碍(mood disorder)又称为情感性精神障碍(affective disorder),是以明显而持久的心境高涨或低落为主的一组精神障碍,并且有相应的思维和行为改变。可有精神病性症状,如幻觉、妄想等。大多数患者有反复发作的倾向,每次发作多可以缓解,部分可有残留症状或转为慢性。

1. 流行病学 由于诊断概念、分类、标准、流行病学调查方法和调查工具等区别,故所报道的患病率也有较大的差异。国内 1982 年在 12 个地区开展的精神疾病的流行病学调查,心境障碍终生患病率为 0.076%,时点患病率为 0.037%;抑郁性神经症的患病率为 0.311%,而且农村(0.412%)高于城市(0.209%)。1992 年又对上述的部分地区(全国 7 个地区)进行了复查,发现心境障碍的终生患病率为 0.083%,时点患病率为 0.052%。西方国家心境障碍的终生患病率一般为 2% ~25%,远远高于我国报道的数字。

2. 病因和发病机制 本病的病因尚不清楚,大量的研究资料提示与下列因素有关。

(1) 神经生化研究:①5-羟色胺(5-HT)假说:心境障碍的 5-HT 假说越来越受到人们的重视。该假说认为 5-HT 直接或间接参与心境的调节,5-HT 功能活动降低与抑郁症患者的抑郁心境、食欲减退、失眠、昼夜节律紊乱、内分泌功能紊乱、性功能障碍、焦虑不安、不能对付应激、活动减少等密切相关。部分三环抗抑郁剂(TCAs)、选择性 5-羟色胺再摄取抑制剂(SSRIs)可阻滞 5-HT 的回收,有抗抑郁作用;5-HT 的前体色氨酸(Trp)、5-羟色氨酸(5-HIAA)可以治疗抑郁症;选择性 5-HT 耗竭剂(对氯苯丙氨酸)可逆转三环类抗抑郁药和单胺氧化酶抑制剂(MAOI)的抗抑郁效应,可导致抑郁;利血平可耗竭 5-HT,导致抑郁;MAOI 能抑制 5-HT 的降解,具有抗抑郁作用。②去甲肾上腺素(NE)假说:临床研究发现双相抑郁症患者尿中 NE 代谢产物 3-甲氧基-4-羟基-苯乙二醇(MHPG)较对照组明显降低,转为躁狂症时 MHPG 含量升高;酪胺酸羟化酶(TH)是 NE 生物合成的限速酶,而 TH 抑制剂 α-甲基酪胺酸可以控制躁狂症,导致轻度的抑郁,可以使经地昔帕明(去甲丙咪嗪)治疗好转的抑郁症患者出现抑郁症状的恶化;三环类抗抑郁药抑制 NE 的回收,可以治疗抑郁症;利血平可以耗竭突触间隙的 NE 而导致抑郁。③多巴胺(DA)假说:神经化学和药理学研究发现抑郁症脑内 DA 功能降低,躁狂症 DA 功能增高。其主要依据是:多巴胺前体 L-DOPA 可以改善部分单相抑郁症患者的症状,使双相抑郁转为躁狂;多巴胺激动剂如溴隐亭等有抗抑郁作用,可使部分双相抑郁转为躁狂。新型抗抑郁药,如安非他酮主要阻断多巴胺的再摄取;多巴胺的主要降解产物是高香草酸(HVA),抑郁发作时尿中 HVA 水平降低。④乙酰胆碱假说:该假说认为脑内乙酰胆碱能神经元过度活动可能导致抑郁,而肾上腺素能神经元过度活动可能导致躁狂。其依据是胆碱酯酶抑制剂(如毒扁豆碱)以及能提高脑内胆碱能活性的药物能使抑郁症患者的抑郁症状加重,使正常对照组诱发抑郁;使躁狂患者的躁狂症状减轻等。因此推测某些抑郁症患者中可能存在肾上腺素与胆碱能的不平衡,抗抑郁药的抗胆碱能效应在这类抑郁症患者中起到了抗抑郁作用。⑤γ-氨基丁酸(GABA)假说:GABA 是中枢神经系统主要的抑制性神经递质,临床研究发现许多抗癫痫药如卡马西平、丙戊酸钠具有抗躁狂和抗抑郁作用,它们的药理作用与脑内 GABA 含量的调控有关。⑥第二信使系统功能改变假说:有研究认为环-磷酸腺苷(c-AMP)第二信使系统功能的高低与心境障碍的发病有关。抑郁症患者存在 c-AMP 功能的低下,Rolipram 是磷酸二酯酶的选择性抑制剂,在临床试验中显示有抗抑郁作用。此外心境障碍的发病有可能与磷酸肌醇(IP)第二信使功能异常有关,锂离子是一种肌醇-磷酸酶的抑制剂,治疗浓度的锂离子由于抑制了肌醇-磷酸酶,阻断了磷酸肌醇的循环,导致 IP 第二信使系统功能改变,进而达到治疗躁狂的目的。

(2) 神经内分泌:许多研究发现,心境障碍患者有下丘脑-垂体-肾上腺轴、下丘脑-垂体-甲状腺轴、下丘脑-垂体-生长素轴的功能异常。例如通过监测血浆皮质醇含量及 24 小时尿 17-羟皮质类固醇的水平,发现抑郁症患者血浆皮质醇分泌过多,提示患者可能有下丘脑-垂体-肾上腺轴功能障碍;此外还发现抑郁症患者不仅血浆皮质醇浓度增高,而且分泌昼夜节律也有改变,无晚间自发性皮质醇分泌抑制。约 40% 抑郁症患者在下午 11 时服用地塞米松 1mg 后,次日下午 4 时及 11 时测定血浆皮质醇高于 138nmol/L,即地塞米松不能抑制皮质醇分泌。还有研究发现重症抑郁症患者脑脊液中促皮质激素释放激素(CRH)含量增加,认为抑郁症下丘脑-垂体-肾上腺轴(HPA)异常的基础是 CRH 分泌过多。心境障碍患者还可能有其他激素分泌节律的改变,如抑郁症患者生长激素的分泌增加及退黑激素的分泌下降等。

(3) 神经电生理变化:睡眠脑电图研究发现,抑郁症患者睡眠有以下改变:总睡眠时间减少,觉醒次数增多;快眼动睡眠(REM)潜伏期缩短,抑郁程度越重,REM 潜伏期越短,且可预测治疗反应。30% 左右的心境障碍患者有脑电图(EEG)异常,抑郁发作时多倾向于低 α 频率,而躁狂发作时多为高 α 频率或出现高幅慢波。有人还发现抑郁症患者左右脑半球平均整合振幅与抑郁严重程度呈负相关,且 EEG 异常有侧化现象(70% 在右侧)。

(4) 神经影像变化:①结构性影像学研究:多数 CT 研究发现心境障碍患者脑室较正常对照组为大。脑室扩大的发生率为 12.5% ~42%。单相抑郁与双相抑郁 CT 异常率无显著差异。②功能性影像学研究:有研究发现抑郁症患者左额叶局部脑血流量(rCBF)降低,降低程度与抑郁的严重程度呈正相关。也有研究发现左前扣带回 rCBF 下降等。在伴有认知功能缺损的抑郁症患者中,rCBF 的下降比不伴认知缺损的患者更为严重。

(5) 遗传因素:①双生子研究与寄养子研究:有研究发现单卵双生子(MZ)的同病率为 56.7%,而双卵双生子(DZ)为 12.9%;患有心境障碍的寄养子,其亲生父母患病率为 31%,而其养父母中只有 12%。对于心境障碍患者中进行家系调查发现,有家族史者为 30% ~41.8%;心境障碍先证者亲属患本病的概率为一般人群的 10 ~30 倍,血缘关系越近,患病概率也越高,一级亲属的患病率远高于其他亲属,并且有早期遗传现象,即发病年龄逐代提早,疾病严重性逐代增加。由此可说明遗传因素占有重要地位。至于遗传方式,有多种假说,有的认为是单基因常染色体显性遗传,有的认为是性连锁显性遗传,也有认为是多基因遗传,但这些假说均尚未获得证实。②分子遗传学研究：Egeland 等（1987）对 Old Order Amish 家系进行限制性内切酶片段长度多态性（restriction fragment length polymorphism，RFLPs）分析，把双相障碍基因定位于11p15.5。同年，有人报道双相障碍与 X 染色体上的遗传标记连锁，但他们的研究结果未能被众多学者重复而证实。也研究者采用基因组扫描，排除了第2.3.4.7.9.10.11.22 及 X 染色体上的遗传标记与本病连锁。

（6）心理社会因素：①应激性相关事件：临床研究发现，心境障碍的发生常常存在应激性生活事件，在首次发作前出现应激事件的概率更高，无论是单相或双相障碍都是如此。应激事件生活事件包括丧偶、离婚、婚姻不和谐、失业、严重躯体疾病、家庭成员患重病或突然病故等。应激性生活事件与抑郁症的关系较为密切。Brow 等发现抑郁症女性在发病前 1 年所经历的生活事件频度是正常人的 3 倍。抑郁症发病前 92% 有促发的生活事件，而精神分裂症仅为 53%。经济状况差、社会阶层低下者也易患本病。女性应付应激能力低于男性，更易患本病。②心理学理论：有关心境障碍发生的心理学理论很多，涉及认知理论、学习理论、精神分析理论、精神动力学理论等。认知理论认为抑郁症患者存在一些认知上的误区，如对生活经历消极的扭曲的体验、消极的自我评价，悲观无助。认知治疗的目的是帮助患者辨认这些消极的认知误区，采用行为作业方法来矫正患者的思维。学习理论则采用"获得性无助"来解释抑郁症的发生，用行为奖赏和正性强化方法来治疗抑郁症等。

3. 临床表现

（1）抑郁发作：抑郁发作的典型临床症状是情感低落、思维迟缓、意志活动减退。即所谓的"三低"症状。

1）情感低落：主要表现为显著而持久的情感低落，抑郁悲观。患者终日忧心忡忡、郁郁寡欢、愁眉苦脸、长吁短叹。程度较轻的患者感到闷闷不乐，无愉快感，对以往喜欢的活动缺乏兴趣，如看文娱、体育活动、业余爱好等。感到心里压抑、"高兴不起来"；症状严重重的悲观绝望，度日如年，感到活着没有意思等。部分患者可伴有焦虑、激越症状。典型的病例其抑郁症状多具有晨重夜轻节律变化的特点。

在情感低落的影响下，常产生无用感、无希望感、无助感。感到自己无能力，认为自己连累了家庭和社会；回想过去，一事无成，并对过去不重要的、不诚实的行为有犯罪感；想到将来，感到前途渺茫，预见自己的工作要失败，财政要崩溃，家庭要出现不幸，自己的健康必然会恶化。在悲观失望的基础上，产生孤立无援的感觉，伴有自责自罪，严重时可出现罪恶妄想；亦可在躯体不适的基础上产生疑病观念或妄想等。还可能出现有关系、被害妄想等。部分患者亦可出现幻觉，以听幻觉较常见。

2）思维迟缓：患者思维联想速度缓慢，反应迟钝，思路闭塞。临床表现为主动言语减少，语速明显减慢，声音低沉，患者感到脑子不能用了，思考问题困难，工作和学习能力下降。

3）意志活动减退：患者意志活动呈显著持久的抑制。临床表现行为缓慢，生活被动，不想做事，不愿与人交往，常独坐一旁，或整日卧床，不愿参加平常喜欢的活动。严重时不语、不动、不进食，可达木僵状态，称为"抑郁性木僵"，但仔细精神状况检查，患者仍流露痛苦抑郁情绪。伴有焦虑的患者，可有坐立不安、搓手顿足等症状。严重抑郁发作的患者常伴有消极自杀的观念或行为。有研究报道约 15% 的抑郁症患者最终死于自杀。

4）躯体症状：主要有睡眠障碍、食欲减退、体重下降、性欲减退、便秘、阳萎、闭经、乏力以及身体某个部位的疼痛等。躯体不适主诉可涉及各脏器。自主神经功能失调的症状也较常见。睡眠障碍主要表现为早醒，一般比平时早醒2～3小时，醒后不能再入睡，这对抑郁发作诊断具有特征性意义。患者也常表现食欲减退与体重减轻，少数患者可出现为食欲增强、体重增加。

5）其他：抑郁发作时也可出现人格解体、现实解体及强迫症状。抑郁发作临床表现较轻者称之为轻度抑郁。主要表现情感低落、兴趣和愉快感的丧失、易疲劳，自觉日常工作能力及社交能力有所下降等，但临床症状较环性心境障碍和恶劣心境为重。

老年抑郁症患者除有抑郁心境外，多数患者有突出的焦虑烦躁情绪，有时也可表现为易激惹和敌意。精神运动性迟缓和躯体不适主诉较年轻患者更为明显。因思维联想明显迟缓以及记忆力减退，可出现较明显的认知功能损害症状，类似痴呆表现，如计算力、记忆力、理解和判断能力下降，国内外学者将此种表现称之为"抑郁性假性痴呆"。躯体不适主诉以消化道症状较为常见，如食欲减退、腹胀、便秘等，常常纠缠于某一躯体主诉，并容易产生疑病观念，进而发展为疑病、虚无和罪恶妄想。病程较冗长，易发展成为慢性。

（2）躁狂发作：躁狂发作的典型临床症状是情感高涨、思维奔逸和意志活动行为增强，即所谓的"三高"症状。

1）情感高涨：患者的情感活动显著增强，总是表现得欢欣喜悦、轻松愉快、自我感觉良好，整天兴高采烈、得意洋洋、笑逐颜开，洋溢着欢乐的风趣和神态，甚至感到天空格外晴朗，周围事物的色彩格外绚丽，自己亦感到无比快乐和幸福。患者这种高涨的心境具有一定的感染力，常引起周围人的共鸣。有的患者尽管情感高涨，但情绪不稳、变幻莫测，时而欢乐愉悦，时而激动暴怒。部分患者临床上是以愤怒、易激惹、敌意为特征，动辄暴跳如雷、怒不可遏，甚至可出现破坏及攻击行为，但常常很快转怒为喜。患者情感高涨时，自我评价过高，表现为高傲自大、盛气凌人，不可一世。甚至可出现夸大观念与妄想，但内容多并不荒谬。有时也可出现关系妄想、被害妄想等其他精神病性症状，多继发于情感高涨，一般持续时间不长。

2）思维奔逸：表现为联想过程明显加快，自觉思维非常敏捷，思维内容丰富多变。常表现为言语增多、滔滔不绝、手舞足蹈、眉飞色舞，即使口干舌燥、声音嘶哑，仍要讲个不停。但讲话的内容较肤浅，且凌乱不切实际，常给人以信口开河之感。由于患者注意力随境转移，思维活动常受周围环境变化的影响致使话题突然改变，讲话的内容常从一个主题很快转到另一个主题，即表现为意念飘忽，有的患者可出现音联和意联。

3）意志活动行为增强：即协调性精神运动性兴奋。其内心体验与行为，行为反应与外在环境较为统一。与精神运动性迟滞恰恰相反，患者表现精力旺盛，兴趣广范，动作快速敏捷，活动明显增多，且忍耐不住，整天忙忙碌碌，做事虎头蛇尾，有始无终。爱管闲事，对自己的行为缺乏正确判断，常常是随心所欲，不考虑后果。社交活动增多，行为轻浮，且好接近异性。严重时自我控制能力下降，举止粗鲁，甚至有冲动毁物行为。

4）躯体症状：常表现为面色红润，两眼有神，体格检查可发现瞳孔轻度扩大，心率加快，且有交感神经亢进的症状如便秘。因患者极度兴奋，体力过度消耗，容易引起失水，体重减轻等。患者食欲增加，性欲亢进，睡眠需要减少。

5）其他：在发作极为严重时，患者呈极度的兴奋躁动状态，可有短暂、片段的幻听，行为紊乱而毫无目的指向，伴有冲动行为；也可出现意识障碍，有错觉、幻觉及思维不连贯等症状，称为谵妄性躁狂。多数患者在疾病的早期即丧失自知力。躁狂发作临床表现较轻者称为“轻躁狂”。老年躁狂发作的患者临床上表现为心境高涨的较少，主要表现为易激惹，狂妄自大，有夸大观念及妄想，言语增多，但常较啰嗦，可有攻击行为。意念飘忽和性欲亢进等症状亦较少见。

(3) 双相障碍：临床特点是反复(至少两次)出现心境和活动水平明显紊乱的发作，有时表现为心境高涨(躁狂或轻躁狂)，有时表现为心境低落、精力减退和活动减少(抑郁)。发作间期通常以完全缓解为特征。本病在男女性中的发病率较为接近。混合性发作是双相障碍的亚型，指躁狂症状和抑郁症状在一次发作中同时出现，临床上较为少见。患者既有躁狂，又有抑郁的表现，如一个患者在活动明显增多，讲话滔滔不绝同时有严重的消极想法；又如有抑郁心境的患者可有言语和动作的增多。但这种混合状态一般持续时间较短，多数较快转入躁狂相或抑郁相。混合发作时临床上躁狂症状和抑郁症状均不典型，容易误诊为分裂情感障碍或精神分裂症。快速循环发作是指在过去的 12 个月中，至少有 4 次心境障碍发作，不管发作形式如何，但符合轻躁狂或躁狂发作、抑郁发作、或混合性发作标准。

(4) 环性心境障碍：是指情感高涨与低落反复交替出现，但程度较轻，且均不符合躁狂或抑郁发作时的诊断标准。轻度躁狂发作时表现为十分愉悦、活跃和积极，且在社会生活中会作出一些承诺；但转变为抑郁时，不再乐观自信，而成为痛苦的“失败者”。随后，可能回到情绪相对正常的时期，或者又转变为轻度的情绪高涨。一般心境相对正常的间歇期可长达数月，其主要特征是持续性心境不稳定。这种心境的波动与生活应激无明显关系，与患者的人格特征有密切关系，过去有人称为“环性人格”。

(5) 恶劣心境：指一种以持久的心境低落状态为主的轻度抑郁，从不出现躁狂。常伴有焦虑、躯体不适感和睡眠障碍，患者有求治要求，但无明显的精神运动性抑制或精神病性症状，生活不受严重影响。患者在大多数时间里，感到心情沉重、沮丧，对工作无兴趣，无热情，缺乏信心，对未来悲观失望，常感到精神不振、疲乏、能力降低等。抑郁程度加重时也会有轻生的念头。尽管如此，但患者的工作、学习和社会功能无明显受损，常有自知力，自己知道心情不好，主动要求治疗。患者抑郁常持续 2 年以上，期间无长时间的完全缓解，如有缓解，一般不超过 2 个月。此类抑郁发作与生活事件和性格都有较大关系，也有人称为“神经症性抑郁”。焦虑情绪是常伴随的症状，也可有强迫症状出现。但无明显早醒、昼夜节律改变及体重减轻等生物学方面改变的症状。

4. 诊断　密切的临床观察，把握疾病横断面的主要症状及纵向病程的特点，进行科学的分析是临床诊断的可靠基础。

诊断要点：①临床特征：躁狂发作时，在情感高涨的背景上，伴有思维奔逸及意志活动的增多。抑郁发作时，在情感低落的背景上，伴有思维迟缓和意志活动减少；②多数患者的思维和行为异常与高涨或低落的心境相协调；③躯体症状：躁狂发作时常伴有食欲增加、性欲亢进、睡眠需要减少。抑郁发作时常伴有早醒、食欲减退、体重下降、性欲减退及抑郁心境表现为昼重夜轻的节律改变；④病程特点：发作性病程，发作间歇期精神状态恢复病前水平；⑤既往有类似的发作，或病程中出现躁狂与抑郁的交替发作；⑥家族中特别是一级亲属有较高的同类疾病的阳性家族史；⑦躯体和神经系统检查以及实验室检查一般无阳性发现。

5. 鉴别诊断

(1) 继发性心境障碍：脑器质性疾病、躯体疾病、某些药物和精神活性物质等均可引起继发性心境障碍，与原发性心境障碍的鉴别要点：①前者有明确的器质性疾病或有服用某种药物或使用精神活性物质史，体格检查有阳性体征，实验室及其他辅助检查有相应指标的改变；②前者可出现意识障碍、遗忘综合征及智能障碍，后者除谵妄性躁狂发作外，无意识障碍、记忆障碍及智能障碍；③器质性和药源性心境障碍的症状随原发疾病的病情消长而波动，原发疾病好转，或在有关药物停用后，情感症状相应好转或消失；④某些器质性疾病所致躁狂发作，其心境高涨的症状不明显，而表现为易激惹、焦虑和紧张，如甲状腺功能亢进；或表现为欣快、易激惹、情绪不稳，如脑动脉硬化时，均与躁狂症有别；⑤前者既往无心境障碍的发作史，而后者可有类似的发作史。

（2）精神分裂症：精神分裂症的早期常出现精神运动性兴奋，或出现抑郁症状，或在精神分裂症恢复期出现抑郁，类似于躁狂或抑郁发作，其鉴别要点：①精神分裂症出现的精神运动性兴奋或抑郁症状，其情感症状并非是原发症状，而是以思维障碍和情感淡漠为原发症状；心境障碍以心境高涨或低落为原发症状；②精神分裂症患者的思维、情感和意志行为等精神活动是不协调的，常表现言语零乱、思维不连贯、情感不协调，行为怪异；急性躁狂发作可表现为易激惹，精神病型症状，亦可出现不协调的精神运动性兴奋，但是在情感症状的背景中出现，若患者过去有类似的发作而缓解良好，或用情绪稳定剂治疗有效，应考虑诊断为躁狂发作；③精神分裂症的病程多数为发作进展或持续进展，缓解期常有残留精神症状或人格的缺损；而心境障碍是间歇发作性病程，间歇期基本正常；④病前性格、家族遗传史、预后和药物治疗的反应等均可有助于鉴别。

（3）创伤后应激障碍：创伤后应激障碍常伴有抑郁，应与抑郁症鉴别，鉴别要点是：①前者常在严重的、灾难性的、对生命有威胁的创伤性事件如被强奸、地震、被虐待后出现，以焦虑、痛苦、易激惹为主，情绪波动性大，无晨重夕轻的节律改变；后者可有促发的生活事件，临床上以心境抑郁为主要表现，且有晨重夕轻的节律改变；②前者精神运动性迟缓不明显，睡眠障碍多为入睡困难，有与创伤有关的恶梦、梦魇，特别是从睡梦中醒来尖叫；而抑郁症有明显的精神运动性迟缓，睡眠障碍多为早醒。③前者常重新体验到创伤事件，有反复的闯入性回忆、易惊。

（4）抑郁症与恶劣心境障碍：鉴别要点：①前者以内因为主，家族遗传史较明显；后者发病以心因为主，家族遗传史不明显；②前者临床上精神运动性迟缓症状明显，有明显的生物学特征性症状，如食欲减退、体重下降、性欲降低、早醒及晨重夜轻的节律改变；后者均不明显；③前者可伴有精神病性症状，后者无；④前者多为自限性病程，后者病期冗长，至少持续2年，且间歇期短；⑤前者病前可为循环性格或不一定，后者为多愁善感，郁郁寡欢，较内向。

6. 治疗　可分为抑郁症的治疗，双相障碍的治疗（含躁狂症的治疗）。

（1）抑郁症的治疗：抗抑郁药是当前治疗各种抑郁障碍的主要药物，能有效解除抑郁心境及伴随的焦虑、紧张和躯体症状。虽然抗抑郁药的维持用药在一定程度上能预防抑郁症的复发，但不能防止转向躁狂发作，甚至可能促发躁狂的发作，当使用抗抑郁药物发生转躁时，应立即按双相障碍治疗。

1）常用的抗抑郁药：①选择性5-HT再摄取抑制剂（SSRIs）：目前已在临床应用的有氟西汀、帕罗西汀、舍曲林、氟伏草胺、西酞普兰。有效治疗剂量为氟西汀20mg/d、帕罗西汀20mg/d、舍曲林50mg/d、氟伏草胺100mg/d、西酞普兰20mg/d。少数疗效欠佳者剂量可加倍，个别病例的剂量可更大一些。由于SSRIs的半衰期都较长，大多为18～26小时，每天只需服药1次。见效需2～4周。SSRIs不良反应较少而轻微，尤其是抗胆碱能及心脏的不良反应少。常见的不良反应有恶心、呕吐、厌食、便秘、腹泻、口干、震颤、失眠、焦虑及性功能障碍等,偶尔出现皮疹,少数患者能诱发轻躁狂。不能与MAOI合用。②5-羟色胺(5-HT)和去甲肾上腺素(NE)双重再摄取抑制剂(SNRIs):SNRIs疗效肯定,起效较快,有明显的抗抑郁及抗焦虑作用。对难治性病例亦有效。主要有文拉法辛,有效治疗剂量为75~300mg/d,一般为150~200mg/d,速释剂分2~3次服,缓释剂为胶囊,日服1次。常见不良反应有恶心、口干、出汗、乏力、焦虑、震颤、阳痿和射精障碍。不良反应的发生与剂量有关,大剂量时部分患者血压可能轻度升高。无特殊禁忌证,严重肝、肾疾病、高血压、癫痫患者应慎用。但是不能与MAOIs联用。③NE及DA再摄取抑制剂(NDRIs):如安非他酮,口服从小剂量开始,起始剂量一次75mg,2次/天(早、晚各1次),服用3天后可根据临床疗效和耐受情况,逐渐增大到300mg/d的常用剂量。本品通常服用4周后才能出现明显的疗效,如连续几周后仍没有明显的疗效,可以考虑增加至最大剂量450mg/d,但是每次最大剂量不应该超过150mg/d,两次用药间隔不得少于6小时。常见的不良反应有失眠、头痛、恶心等。不能与单胺氧化酶抑制剂合并使用。有癫痫史者等禁用。④NE和特异性5-HT能抗抑郁药(NASSAs):如米氮平,有良好的抗抑郁、抗焦虑及改善睡眠作用,口服吸收快,起效快,抗胆碱能作用小,有镇静作用,对性功能几乎没有影响。起始剂量30mg/d,必要时可增至45mg/d,晚上顿服。常见不良反应为镇静、倦睡、头晕、疲乏、食欲和体重增加。⑤三环类及四环类抗抑郁药:丙咪嗪、氯米帕明、阿米替林及多塞平是临床上常用的三环类抗抑郁药,主要用于抑郁症的急性期和维持治疗,总有效率约为70%,对环性心境障碍和恶劣心境障碍疗效较差。临床用药应从小剂量开始,逐渐增加,有效治疗剂量为150~300mg/d,分2次口服,也可以每晚睡前1次服用。一般用药后2~4周起效。若使用治疗剂量4~6周仍无明显疗效应考虑换药。三环类抗抑郁药的不良反应较多,主要是抗胆碱能和心血管等不良反应。常见有口干、嗜睡、便秘、视物模糊、排尿困难、心动过速、体位性低血压和心率改变等。老年和体弱的患者用药剂量要减小,必要时应注意监护。有心血管疾病的患者不宜使用。马普替林为四环抗抑郁药,其抗抑郁作用与三环类药物相似,也有明显的镇静作用,但起效较快(4~7天),有效治疗剂量为150~250mg/d,不良反应较少,主要有口干、嗜睡、视物模糊、皮疹、体重增加等,偶可引起癫痫发作。⑥单胺氧化酶抑制剂(MAOI):新型的单胺氧化酶抑制剂吗氯贝胺是一种可逆性、选择性单胺氧化酶A抑制剂,它克服了非选择性、非可逆性MAOI的高血压危象、肝脏毒性及体位性低血压等不良反应的缺点,抗抑郁作用与米帕明相当,有效治疗剂量为300mg~600mg/d,主要不良反应有恶心、口干、便秘、视物模糊及震颤等。⑦其他抗抑郁药:曲唑酮、噻奈普汀、腺苷甲硫胺酸等均有较好的抗抑郁作用。

2) 电抽搐治疗和改良电抽搐治疗:对于有严重消极自杀言行或抑郁性木僵的患者,电抽搐治疗应是首选的治疗;对使用抗抑郁药治疗无效的患者也可采用电抽搐治疗。电抽搐治疗见效快,疗效好。6~10次为一疗程。电抽搐治疗后仍需用药物维持治疗。改良电抽搐治疗(无抽搐电休克治疗)适用范围较广,除可用于有严重消极自杀、抑郁性木僵等患者外,还可适用于患有躯体疾病又不适于抗抑郁药的患者、年老体弱患者,甚至部分心血管疾病者也可适用。

3) 心理治疗:对有明显心理社会因素作用的抑郁症患者,在药物治疗的同时常需合并心理治疗。支持性心理治疗,通过倾听、解释、指导、鼓励和安慰等帮助患者正确认识和对待自身疾病,主动配合治疗。认知治疗、行为治疗、人际心理治疗、婚姻及家庭治疗等一系列的治疗技术,能帮助患者识别和改变认知歪曲,矫正患者适应不良性行为,改善患者人际交往能力和心理适应功能,提高患者家庭和婚姻生活的满意度,从而能减轻或缓解患者的抑郁症状,调动患者的积极性,纠正其不良人格,提高患者解决问题的能力和应对处理应激的能力,节省患者的医疗费用,促进康复,预防复发。

（2）双相障碍的治疗:应遵循长期治疗的原则,由于双相障碍几乎终生以循环方式反复发作,其发作的频率远较抑郁障碍为高。主要用心境稳定剂治疗。对双相障碍的抑郁发作的治疗,目前仍有争议。有的主张单独使用心境稳定剂治疗,也有的主张在使用心境稳定剂的基础上联用抗抑郁药物如 SSRIs 治疗,一旦抑郁症状缓解,可继续予心境稳定剂维持治疗,同时逐渐减少、停止抗抑郁药物,避免转为躁狂。

1）常用的心境稳定剂:心境稳定剂是指对躁狂或抑郁发作具有治疗和预防复发的作用,且不会引起躁狂与抑郁转相,或导致发作变频繁的药物。目前,比较公认的心境稳定剂包括碳酸锂及抗癫痫药丙戊酸盐、卡马西平。其他一些抗癫痫药,如拉莫三嗪、托吡酯、加巴喷丁,以及第二代抗精神病药物,如氯氮平、奥氮平、利培酮与喹硫平等,可能也具有一定的心境稳定剂作用。

①碳酸锂:碳酸锂是治疗躁狂发作的首选药物,既可用于躁狂的急性发作,也可用于缓解期的维持治疗,总有效率约为 80%。锂盐对躁狂的复发也有预防作用。一般来说,锂盐对轻症躁狂比重症躁狂效果好。急性躁狂发作时碳酸锂的剂量为 600～2000mg/d,一般从小剂量开始,3～5 天内逐渐增加至治疗剂量,分 2～3 次服用。一般在 1 周后见效。维持治疗剂量为 500～1500mg/d。老年及体弱者剂量适当减少,与抗抑郁药或抗精神病药合用时剂量也应减少。由于锂盐的治疗剂量与中毒剂量比较接近,在治疗中除密切观察病情变化和治疗反应外,应对血锂浓度进行动态监测,并根据病情、治疗反应和血锂浓度调整剂量。急性期治疗血锂浓度应维持在 0.8～1.2mmol/L,维持治疗时为 0.4～0.8mmol/L,血锂浓度的上限不宜超过 1.4mmol/L,以防锂盐中毒。红细胞内锂盐浓度测定更具有参考价值。治疗急性躁狂发作时,在锂盐起效以前,为了控制患者的高度兴奋症状以防患者衰竭,可合并抗精神病药或电抽搐治疗。在合并电抽搐治疗时,由于锂盐具有加强肌肉松弛的作用,使呼吸恢复缓慢,故剂量宜小。在躁狂被控制后,逐渐减少、停止抗精神病药物,继续使用锂盐,防止复发。

②抗癫痫药:此类药物主要有酰胺咪嗪(卡马西平)和丙戊酸盐(钠盐或镁盐)广泛用于治疗躁狂发作、双相障碍维持治疗及用锂盐治疗无效的快速循环型及混合性发作。酰胺咪嗪应从小剂量开始,逐渐增加至 600～1200mg/d,分 2～3 次口服。也可与碳酸锂联用,但剂量应适当减小。血药浓度为 6μg/ml。常见不良反应有镇静、恶心、视物模糊、皮疹、再生障碍性贫血、肝功能异常等。丙戊酸盐也应从小剂量开始,每次 200mg,每天 2～3 次。逐渐增加至 800～1200mg/d。最大剂量不超过 1.8g/天。可参考血药浓度调整剂量,有效血药浓度为 50～100μg/ml。丙戊酸盐较为安全,常见不良反应为胃肠道症状、震颤、体重增加等。肝、肾功能不全者应减量。白细胞减少及严重肝脏疾病者禁用。

③其他:在常规心境稳定剂疗效不好时,可考虑换用或加用拉莫三嗪、托吡酯、加巴喷丁或第二代抗精神病药等。奥氮平、利培酮与喹硫平和碳酸锂合并可治疗躁狂发作,而氯氮平和碳酸锂合并能治疗难治性躁狂症。抗精神病药物剂量应视病情严重程度及药物不良反应而确定。

2）电抽搐治疗和改良电抽搐治疗：电抽搐治疗和改良电抽搐治疗（无抽搐电休克治疗）对急性重症躁狂发作极度兴奋躁动、对锂盐治疗无效或不能耐受的患者有一定治疗效果。并起效迅速，可单独应用或合并药物治疗，一般隔天1次，4～10次为一疗程。合并药物治疗的患者应适当减少药物剂量。

7. 预防复发

（1）对于第一次抑郁发作且经药物治疗临床缓解的患者，多数学者认为药物的维持治疗时间需6个月～1年；若为第二次发作，主张维持治疗3～5年；若为第三次发作，应长期维持治疗。关于维持治疗的药物剂量，多数学者认为应与治疗剂量相同，亦有学者认为可略低于治疗剂量，但应嘱患者定期随访。

（2）双相障碍的复发率明显高于单相抑郁障碍，若在过去的两年中，双相患者每年均有一次以上的发作者，主张应长期服用锂盐预防性治疗。服用锂盐预防性治疗，可有效防止躁狂或抑郁的复发，且预防躁狂发作更有效，有效率达80%以上。预防性治疗时锂盐的剂量需因人而异，但一般服药期间血锂浓度保持在0.4～0.8mmol/L的范围之内即可获得满意的效果。

（3）心理治疗和社会支持系统对预防心境障碍的复发也有非常重要的作用，应尽可能解除或减轻患者过重的心理负担和压力，帮助患者解决生活和工作中的实际困难及问题，提高患者应对能力，并积极为其创造良好的环境，以防复发。

8. 诱发心境障碍的药物

（1）临床上常见诱发抑郁的药物

1）心血管系统药物：①抗高血压药物：复方利血平片（原名复方降压片）后出现情绪抑郁。复方利血平片中的主要成分利血平，是从一种叫萝芙木的植物中提取的生物碱。含有利血平的复方制剂还有安达血平片、新降片、降压静片、脉舒静片等。钙通道阻滞药如氟桂嗪等；其他降压药如胍乙啶、肼苯哒嗪、安他唑啉、普萘洛尔、美加明、甲基多巴等亦可引起抑郁。②抗心律失常药双异丙吡胺、心律平、利多卡因、普萘洛尔等。③强心药：洋地黄。

2）神经精神系统药物：①抗癫痫药：卡马西平、苯妥英钠；②抗帕金森症药，如左旋多巴、金刚烷胺；③抗精神病药氯丙嗪；抗焦虑药物地西泮。

3）消化系统药物：胃肠功能调节药：甲氰咪胍、甲氧氯普胺等。

4）解热镇痛药：布洛芬、吲哚美辛。

5）抗生素：①抗厌氧菌药甲硝唑；②抗结核药异烟肼。

6）激素、维生素类：①避孕药（主要成分含有雌激素和孕激素）致使雌激素增加可诱发抑郁；②维生素缺乏：如维生素 B_6 含量下降过度会引起忧郁症。

7）抗癌药物：长期化疗的癌症患者发生的抑郁症与化疗药物有关。

（2）临床上常见诱发躁狂的药物：

1）抗生素药物：①抗结核病药物：异烟肼；②抗疟疾药物：阿的平。

2）神经精神系统药物：①抗帕金森病药物：苯扎托品、溴隐亭、多巴胺、苯海索；②抗胆碱能剂：天仙子胺或双环胺等；③肌肉放松剂：巴氯芬片；④阿片类物质：可待因、吗啡等；⑤治疗男性阳萎的药物：育亨宾；⑥抗抑郁剂。

3）激素、内分泌类：①肾上腺皮质激素：泼尼松、氢化可的松；②替代甲状腺激素的药物：甲状腺素片。

4）免疫抑制剂：环孢霉素。

当然，并非所有人服用上述药物均会诱发抑郁或躁狂症，亦并非只有上述药物可诱发心境障碍，是否引起药源性心境障碍，与患者的个体素质、有无心境障碍的家族史以及用药量的多少、用药持续的时间长短等多因素有关。

（二）电休克治疗

电休克治疗，又称电抽搐治疗，是通过短暂适量的电流刺激大脑，引起患者意识丧失，致使皮层广泛性脑电发放和全身性抽搐，以达到控制精神症状的一种治疗方法。近年来，电抽搐治疗技术经过改良，即在治疗前加用静脉麻醉药和肌肉松弛剂，用以减少患者术后的肌肉酸痛及骨折等不良反应，称之为改良电抽搐疗法，又称无抽搐电疗。电休克治疗的作用机制十分复杂，目前尚未完全阐明。

1. 适应证

（1）重症抑郁：包括单相和双相抑郁，妄想性抑郁以及继发性抑郁，有强烈自伤、自杀企图及行为者，以及明显自责自罪者。

（2）躁狂急性发作或者极度兴奋躁动冲动伤人者。

（3）精神分裂症：尤其是一些急性患者或存在急性情感症状、紧张型患者，分裂样以及分裂情感性障碍、拒食、违拗和紧张性木僵者。

（4）精神药物治疗无效或对药物治疗不能耐受者。

2. 禁忌证

（1）传统电抽搐治疗的禁忌证：①中枢神经系统疾病：脑瘤、脑血管疾病，颅内压增高为绝对禁忌证，因当抽搐发作时，颅内压会突然增加，易引起脑出血、脑组织损伤或脑疝；②急性全身性感染性疾病：发热37.5℃以上（腋温）；③严重心血管疾病：冠心病、心肌炎、主动脉瘤、高血压病并有代偿性心功能不全者；④严重呼吸系统疾病：鼻部疾病、哮喘、肺气肿、肺结核；⑤骨关节疾病，尤其新近发生者；⑥重要脏器功能不良或疾患者，如严重肝、肾疾病、嗜铬细胞瘤；⑦有视网膜脱落潜在危险的疾病，如青光眼，视网膜脱落；⑧内分泌系统疾病：糖尿病、甲亢；⑨特殊人群：60岁以上老人，12岁以下儿童，妊娠6个月以上者。

（2）传统电抽搐治疗的禁忌证：改良电抽搐治疗无绝对禁忌证。尽管如此，有些疾病可增加治疗的危险性，必须高度注意。具体如下：①大脑占位性病变及其他增加颅内压的病变；②最近的颅内出血；③心功能不稳定的心脏病；④出血或不稳定的动脉瘤畸形；⑤视网膜脱落；⑥嗜铬细胞瘤；⑦导致麻醉危险的疾病（如严重呼吸系统与肝肾疾病等）。

3. 方法

（1）传统电休克的治疗程序

1）治疗前准备：①详细的体格检查，包括神经系统检查。必要时，进行实验室检查和辅助检查，如血常规、血生化、心电图、脑电图、胸部和脊柱摄片。②获取知情同意。③治疗前8小时停服抗癫痫药和抗焦虑药或治疗期间避免应用这些药物，禁食、禁水4小时以上。治疗期间应用的抗精神病药或抗抑郁药或锂盐，应采用较低剂量。④准备好各种急救药品和器械。⑤治疗前测体温、脉搏、血压。如体温在37.5℃以上，脉搏120次/分以上或低于50次/分，血压超过150/100mmHg或低于90/50mmHg，应禁用。⑥通常于治疗前15～30分钟皮下注射阿托品0.5～1.0mg，防止迷走神经过度兴奋，减少分泌物。如第一次治疗呼吸恢复不好，可以在以后每次治疗前15～30分钟皮下注射洛贝林3.0～6.0mg。⑦排空大小便，取出活动义齿,解开衣带、领扣,取下发卡等。

2）操作方法:患者仰卧治疗台上,四肢保持自然伸直姿势,在两肩胛间相当于胸椎中段处垫一沙枕,使脊柱前突。为防咬伤,应用缠有纱布的压舌板放置在患者一侧上下臼齿间或用专用牙垫放置两侧上下臼齿间。用手紧托下颌,防止下颌脱位。另由助手保护患者的肩肘、髋膝关节及四肢。①电极的安置:将涂有导电冻胶或生理盐水的电极紧密置于患者头的顶部和非优势侧颞部或双侧颞部。非优势侧者副作用较小,双侧者抽搐效果较好。②电量的调节:原则上以引起痉挛发作的最小量为准。根据不同电抽搐机类型选择电量,一般用80～120mA,通电时间2～3秒。如未出现抽搐发作或发作不完全,多为电极接触不好或通电时间不够,应尽快在正确操作下重复治疗一次,否则,应在增加电量10mA或酌情增加通电时间情况下进行治疗。③治疗次数:一般每天1次过渡到隔天1次或者一开始就隔天1次,一个疗程6～12次。一般躁狂状态6次左右即可;幻觉妄想状态多需要8～12次;抑郁状态介于两者之间。④抽搐发作:抽搐发作与否与患者年龄、性别、是否服药以及既往是否接受过电抽搐治疗有关。一般年轻男性、未服镇静催眠和抗癫痫药者,较易发作。抽搐发作类似癫痫大发作,可分为四期:潜伏期、强直期、痉挛期和恢复期。⑤抽搐后处理:抽搐停止、呼吸恢复后,应将患者安置在安静的室内,患者侧卧更好。如呼吸恢复不好,应及时行人工呼吸。至少休息30分钟,要专人护理,观察生命体征和意识恢复情况,躁动者则要防止跌伤。待患者意识清醒后,酌情起床活动进食。

（2）改良电休克的治疗程序

1）术前准备:①治疗前应详细进行体格检查和必要的理化检查,包括心电图等;②治疗前至少禁食3小时,治疗前应排空大、小便;③每次治疗前半小时测体温、脉搏、呼吸、血压;④在专门治疗室进行治疗。应备齐各种急救药品与器械;⑤工作人员至少3名。1名麻醉师负责麻醉及活瓣气囊加压人工呼吸;1名精神科医师操作电痉挛治疗机,负责观察药物用量及通电后情况;1名护士进行器械准备及负责静脉穿刺。

2）操作方法:①患者仰卧于治疗床上,检查口腔,摘除义齿,解开衣带、领扣。②静脉注射阿托品0.5～1mg。③静脉注射麻醉剂(常用2.5%硫喷妥钠、丙泊酚等),静脉注射时应缓慢,以诱导麻醉,静脉注射至睫毛反射迟钝,对呼唤无反应,嗜睡状态时即可。④氯化琥珀胆碱1ml(50mg),用注射用水稀释到3ml,静脉注射(10秒钟注射完),注射药后1分钟即可见自睑面口角至胸腹四肢的肌束抽动。约3分钟全身肌张力下降,腱反射(膝、踝)消失,自主呼吸停止,此时为通电的最佳时机。氯化琥珀胆碱一般用量为50mg左右。⑤麻醉后期将涂有导电糊的电极紧贴在患者头部两颞侧,或单侧大脑非优势半球的顶颞侧。电流为90～130mA,通电时间为2～4秒。患者出现面肌、口、角、眼轮匝肌、手指和足趾轻微抽动,有的没有抽动,只是皮肤出现鸡皮疙瘩。此即为有效发作。⑥通电结束后,在睑面部和四肢肢端抽搐将停止时,用活瓣气囊供氧并行加压人工呼吸,5～10分钟,自主呼吸恢复后,拔除静脉针头。改良电痉挛治疗关键应掌握好肌肉松弛剂的剂量,麻醉药量和通电量。⑦疗程一般为6～12次。急性患者可每天1次后改隔天1次。⑧术后处理:治疗结束后应继续监护15分钟左右,以防止患者在意识恢复过程中,因意识模糊、躁动不安而致的意外。个别体质虚弱者因可能出现继发性呼吸抑制,故应倍加警惕。

4. 常见合并症

（1）非特异症状:有头痛、恶心、呕吐、焦虑、可逆性的记忆减退、全身肌肉酸痛等,这些症状无需处理。

（2）意识障碍：程度较轻，昼轻夜重，持续的定向障碍，可有视幻觉和认知功能受损，如思维及反应迟钝、记忆和理解力下降，若出现意识障碍，应停用电抽搐治疗。

（3）呼吸停止：治疗中抽搐停止 20～30 秒后，未见自主呼吸恢复。

（4）骨折与脱臼：脱臼以下颌关节较为多见。骨折以胸椎（4～8）中上段压缩性骨折较易发生。

（5）吸入性肺炎：多因治疗前进食、呕吐物、口腔分泌物在意识恢复时吸入肺内所致。

（6）循环虚脱：患者出现面色苍白、口唇青紫、脉搏快而弱、血压下降等情况。

（7）死亡：极为罕见，多与潜在躯体疾病有关。

第十三章　应激相关障碍

第一节　急性应激障碍

一、临床病例及诊疗思路

【病例摘要】

患者，女，23岁，大学学生。就诊1天前傍晚，患者在厕所被一个蒙面男性袭击，该蒙面人手持匕首，恐吓与其发生性关系，患者竭力挣扎，蒙面人将其右上臂划伤，此时，另一女生来上厕所，蒙面人抓住患者手机，急忙逃窜。事后患者出现极度恐惧、悲哀、痛哭流涕，心慌、震颤、出汗，后表情多变，时而茫然，时而发呆，呼之不应，当晚不能入眠，在其母亲陪同下卧床休息，半夜突然惊叫“快抓，快抓坏人”。今由母亲陪同下来就诊。

提问1：患者存在哪些症状？

1. 情绪异常；
2. 自主神经系统亢奋症状；
3. 精神运动性兴奋；
4. 意识清晰度下降；
5. 闪回发作；
6. 妄想；
7. 对周围的认识能力有所减低；
8. 幻听。

提示：

经心理治疗及抗焦虑药物治疗，3天后恢复如常人，能与人进行正常交流。

提问2：初步考虑该患者可能有哪些疾病？

1. 精神分裂症；
2. 抑郁症；
3. 强迫症；
4. 癔症；

5. 艾滋病所致精神障碍；
6. 人格障碍；
7. 急性应激障碍；
8. 同性恋；
9. 海洛因依赖；
10. 焦虑症。

提问3：常采用哪些治疗方法对该患者有效？

1. 心理治疗；
2. 适当调整环境；
3. 氯氮平；
4. 地西泮；
5. 电休克；
6. 氟西汀；
7. 利培酮。

【诊疗及解题思路】

病情回顾：患者，女，23岁，大学学生。1天前的傍晚，患者在厕所被一个蒙面男性袭击，该蒙面人手持匕首，恐吓与其发生性关系，患者竭力挣扎，蒙面人将其右上臂划伤，此时，另一女生来上厕所，蒙面人抓住患者手机，急忙逃窜。事后患者出现极度恐惧、悲哀、痛哭流涕，心慌、震颤、出汗，后表情多变，时而茫然，时而，呼之不应，当晚不能入眠，在其母亲陪同下卧床休息，半夜突然惊叫"快抓，快抓坏人"。今由母亲陪同下来就诊。

目前患者主要表现情绪异常如恐惧、悲哀；自主神经系统亢奋症状，如心慌、震颤、出汗；意识清晰度下降，如表情茫然；闪回发作，如半夜突然惊叫"快抓，快抓坏人"；对她周围的认识能力有所减低，如发呆等症状，其他症状未提及。故提问1的有效答案为情绪异常、自主神经系统亢奋症状、意识清晰度下降、闪回发作、对周围的认识能力有所减低。

根据患者起病有突如其来的精神刺激作用下引发的精神障碍。临床表现及症状持续的时间，故问题2的答案为急性应激障碍。

急性应激障碍的治疗以减少或消除应激源、解除症状、提供支持、重建适应方式为主。治疗方法以心理-环境治疗为主，必要时辅以小剂量抗焦虑药物治疗。故问题3的答案为心理治疗、适当调整环境、地西泮。

二、病例相关理论知识

（一）应激、应激源与应激反应

1. 应激　应激(stress)是机体在各种内外环境因素及社会、心理因素刺激时所出现的全身性非特异性适应反应，又被称为应激反应。这些刺激因素称为应激源。

应激是加拿大病理生理学家Selye于1936年首先提出的，认为应激是机体对外界或内部各种刺激所产生的非特异性应答反应的总和，他将这些与刺激源关系不大的非特异性变化称为全身适应综合征，后来改称为应激(stress)。

应激在物理学上，其为"压力"，而在生物学或心理学领域，其为"应激"。机体在生理或心理上受到威胁时，引起机体与刺激直接相关的特异性变化外，还可引起一系列与刺激性质无关的非特异性适应反应。就心理学角度而言，应激有其积极的意义。生活中遭遇突发事件时，由于紧急的情景刺激了有机体，就能使其激活水平很快改变，引起情绪的高度应激化。在危险的境遇下独立地采取果断的决定，在瞬息变化的情况下作出迅速的反应，这些都是应激状态。应激可能使人的活动变得积极，思维变得清晰明确。人的个性特征在应激反应中起重要作用，迅速的判断力、意志自觉性、意志果断性、坚毅的精神、类似的行为经验，都是积极应激反应不可缺少的条件。

2. 应激源　应激源是指能引起全身性适应综合征或局限性适应综合征的各种因素的总称。刺激物若具备超负荷、冲突、不可控制性三个基本特点，就可能成为一个应激源：①超负荷指的是刺激的强度超过个体的正常承受水平；②冲突是指刺激物引起两种或两种以上的矛盾情境，主体难以抉择；③不可控制性是指刺激物不随人们行为而变化和转移，因此引发主体恐惧、紧张的心理。

根据其来源的不同，分为三类：①外部物质环境：包括自然的和人为的两类因素。属于自然环境变化的有暴风、地震、山洪、海啸、泥石流等。属于人为因素的有大气、水、食物及射线、噪声等方面的污染等，严重时可引起疾病甚至残疾。②机体的内环境：内环境的许多问题常来自于外环境，如营养缺乏、感觉剥夺、刺激过量等。机体内部各种必要物质的产生和平衡失调，如内分泌激素增加、酶和血液成分的改变，既可以是应激源，也可以是应激反应的一部分。③心理社会环境：大量证据表明，心理社会因素可以引起全身性适应综合征，具有应激性。如亲人的病故或意外事故常常是重大的应激源，因为在悲伤过程中往往会伴有明显的躯体症状。应激对健康具有双重作用，适当的应激可提高机体的适应能力，但过强的应激（不论是正性应激还是负性应激）使得适应机制失效时会导致机体的功能障碍。

3. 应激反应　应激反应包括应激生理反应和应激心理反应两个方面。应激心理反应分为情绪反应、自我防御反应、应对反应等。通过神经解剖学和大量观察证据证明，应激反应中的生理反应和心理反应往往是同时发生的。

（1）生理应激反应：主要表现为全身适应综合征（general adaptation syndrome，GAS），全身适应综合征是应激学说的奠基人 Selye 提出的，初提出时认为应激就是 GAS，是机体自稳态受威胁、扰乱后出现的一系列生理和行为的适应性反应。当应激源持续作用于机体时，GAS 表现为一个动态的过程，并可致疾病甚至死亡。因此，GAS 是非特异的应激反应所导致的各种各样的机体损害和疾病，是对应激反应所导致的各种各样的机体损害和疾病的总称。GAS 分三期：

1）警觉期：出现早、机体防御机制快速动员期。以交感-肾上腺系统兴奋为主，并伴有肾上腺皮质激素的增多。警觉反应使机体处于最佳动员状态，有利于机体增强抵抗或逃避损伤的能力。此期持续时间较短，可分为休克期和抗休克期。在休克期，可出现血压下降、血管渗透性增高、血液浓度降低及体温下降等休克症状，抗休克期的表现与休克期相反。

2）抵抗期：警觉反应后进入该期。此时，以交感-肾上腺系统兴奋为主的警觉反应将逐步消退，而表现出肾上腺皮质激素分泌增多为主的适应反应。机体代谢率升高，炎症、免疫反应减弱。机体表现出适应，抵抗能力的增强，但有防御贮备能力的消耗。此期间人体出现各种防御手段，使机体能适应已经改变了的环境。

3）衰竭期：持续强烈的有害刺激将耗竭机体的抵抗能力，警觉期的症状可再次出现，肾上腺皮质激素持续升高，但糖皮质激素受体的数量和亲和力下降，机体内环境明显失衡，应激反应的负效应陆续出现,应激相关的疾病,器官功能衰退甚至休克、死亡。

（2）心理应激反应:应激期间产生何种心理反应,受应激源、环境因素、本身人格因素的影响。即使对同一个人同样应激源,不同时期往往也可能会有不同的应激反应,一般可分为三个阶段:

1）唤醒阶段:机体应对应激,最先出现警觉和资源动员,如引发情绪,增加紧张度,提高敏感度和警戒水平,有时出现愤怒、内疚、恐惧、抑郁,机体调动自我控制力等,同时,个体可能采取各种应对手段,如采用心理防御反应的合理化、压抑、投身、倒退、升华、否认、补偿、抵消等方式,以满足事变要求,起到暂时解除痛苦和不安的作用。此时,如应激源消失,警觉和调动恢复;但如持续存在,那么顺应不良的征兆就会出现,持续焦虑、紧张、各种躯体不适、工作效率下降等。

2）抵抗阶段:在此阶段中,个体试图找到应对方法,增强认识、处理能力,消除不良心理反应,恢复心理内稳态,以防心理崩溃。个体直接处理应激情境,心理防御机制运用显著增加。个体调动所有资源,对应激源的抵抗水平达到最高,甚至是“超水平”。如果应激持续存在,个体常逐渐趋于僵化,默守先前使用过的防御手段,不再对应激源及情境进行再次评价,或调整应对方式,这些将阻碍选用更合适的应对方式,抵抗效能下降。

3）耗竭阶段:面临连续、极度的应激时,个体应对手段开始失败,显得苍白无力,心理防御机制夸大且不恰当,常出现心理失代偿表现,心理混乱,脱离现实,甚至出现幻觉、妄想;如果这种应激状态继续,失代偿就会进入全面崩溃,出现暴力、淡漠、木僵,甚至死亡。大多数情况下,进入衰竭是一个逐渐、长期的过程。

值得注意的是,心理应激反应的表现如同生理应激反应一样非常复杂,这种反应进入相应阶段的顺序、每一阶段持续的长短及相应的表现等,常因事件严重程度、突然性、个人的内在素质及社会支持、干预等而有所不同。

（二）应激相关障碍概述

应激相关障碍是指一组心理社会因素所致的精神疾患。引起这类精神异常的发生,影响临床表现和疾病过程的有关因素,大致可归纳为三个方面:一是应激性生活事件或不愉快的处境;二是患者个体的易感性;三是文化传统、教育水平及生活信仰等。应激性生活事件常引起情绪反应或某些精神异常,但其严重程度并未达到抑郁症或焦虑症的诊断标准。

在我国既往的精神疾病分类中,应激相关障碍又称心因性精神病,它一向被列为一个独立的疾病单元,包括反应性精神障碍,适应性障碍和感应性精神病。在当今国际精神疾病分类中(DSM-Ⅳ以及ICD)均采用应激反应这一术语。并对创伤后应激反应做了大量研究。在ICD-10(1992年)精神与行为障碍分类中,列出“F40-F48神经症性、应激相关的及躯体形式障碍”一大类,其中除神经症外,又分“严重应激反应及适应障碍(F43)”,为了同国际分类靠近,并结合我国的情况,我国CCMD-3列出“41应激相关障碍”,分类基本与ICD-10“应激相关的障碍”的内容近似。

（三）急性应激障碍

急性应激障碍指在强烈的应激源作用下发生的一过性精神障碍,且这种一过性精神障碍在发生的时序、症状内容、病程与预后等均与应激密切相关,应激源常为突如其来,个体难以承受的创伤性体验或对生命具有严重威胁的事件和灾难,常具有威胁性和冲击性,如严重的交通事故、配偶或子女突然亡故、突发的自然灾害、战争等。如以往无其他明显精神障碍及人格缺陷的个体,可在数小时或数天内缓解。

虽然急性应激障碍的发生由应激所致,但发生时的心理与生理状态在其发生及病情的严重程度方面有一定作用。在没有更多的生活事件影响的情况下,一般患者可在数小时或数天内缓解,但这也取决于个体的性格特征、既往经历、对应激的易感性和应对能力,以及身体状况等。此外,最新的应激理论认为早年及严重应激对海马结构的影响,对今后抵御应激的能力有削弱作用,所以对应激的治疗不能仅仅限于表面情况的恢复。

本病可发生于任何年龄,但多见于青年人,患病率男女之间无显著差别。如同时存在躯体状况衰弱或器质性因素(如老年人),发生本障碍的危险性随之增加。

1. 临床表现　典型的急性应激障碍表现为出现表情呆滞,处于茫然状态,继而不动不语,呆若木鸡,对外界刺激无相应反应,呈木僵状态;或处于意识朦胧状态,可出现定向障碍,对周围事物不能清晰感知,自言自语,内容凌乱,表情紧张、恐惧,动作杂乱、无目的,或躁动不安、冲动毁物,事后不能全部回忆。常存在自主神经系统症状,如心动过速、出汗、面红、呼吸急促等。并非所有遭遇这类生活事件的人都肯定出现精神障碍。个体性格特征、既往经历、对应激的易感性和应付能力,以及身体状况等会对临床表现产生一定的影响。除典型表现外,一部分患者可表现为精神病性障碍,以妄想、严重情感障碍为主,症状内容与应激源密切相关,较易被人理解。急性或亚急性起病,社会功能和自知力严重受损。

2. 诊断标准　CCMD-3 的诊断标准如下:

(1) 症状标准:以异乎寻常的和严重的精神刺激为原因,并至少有下列一项:①有强烈恐惧体验的精神运动性兴奋,行为有一定盲目性;②有情感迟钝的精神运动性抑制(如反应性木僵),可有轻度意识模糊。

(2) 严重标准:社会功能严重受损。

(3) 病程标准:在受刺激后若干分钟至若干小时发病,病程短暂,一般持续数小时至一周,通常在一个月内缓解。

(4) 排除标准:须排除癔症、器质性精神障碍及抑郁症。

3. 鉴别诊断

(1) 癔症:可在生活事件后发生,但一般情况下,癔症的表现更为多样性。并有夸张或表演性,给人一种做作感,且许多癔症患者病前性格中有自我中心、富于幻想等特点。癔症的发作具有暗示性,常多次反复发作。

(2) 器质性精神障碍:各种因感染、中毒、脑部病变等引起的急件脑器质性损害可出现意识障碍、定向力障碍,精神运动性抑制或兴奋等,但脑器质性损害综合征常有丰富鲜明的幻觉,尤其是幻视,意识障碍及其他症状多在夜晚加重,且病程较长,存在相应的临床体征和实验室检查的阳性结果。

(3) 抑郁症:虽然急性应激障碍在情绪上主要为焦虑和抑郁为主,抑郁症也可在生活事件后发生,但抑郁症的临床特点以严重的抑郁情绪为主,开始或与生活事件相关,但随着病情的发展严重超出生活事件本身,且抑郁症还存在着一些如晨重夕轻、明显的悲观消极、消瘦等特征性症状,病程一般较长等特点。

4. 治疗

(1) 原则:保护个体,尽快摆脱急性应激状态,恢复心理和生理健康,避免更大的损害为主。治疗方法以心理治疗、环境调整为主,必要时辅以小剂量抗焦虑、抗抑郁药物治疗。

（2）治疗方法

1）心理治疗：治疗分为及时性呵护和随后治疗两个方面。及时性呵护常常由警察、消防人员及医疗急救人员完成，而治疗则以支持性、情绪指向性治疗策略为主，通过与亲友或专业人员倾诉达到缓解情绪反应的目的，通过鼓励帮助患者表达和宣泄情绪，避免回避和否认而进一步加重损害；在适当的时候帮助患者提高应对技巧和能力。其他方面包括：重新调整和掌握更有积极意义的应对方式和心理防御机制；反省自身的性格特征、完善自我等。

2）药物治疗：仅为对症治疗，可短期、小剂量给予抗焦虑和（或）抗抑郁剂治疗。在患者处于激情状态或出现精神病性障碍时，可酌情使用强镇静剂或抗精神病药，如氟哌啶醇、氯丙嗪等。

3）改变环境：离开和调整环境对于消除创伤性体验有积极意义，同时应加强社会支持，重新调整和建立更有效的社会支持系统等。

4）其他治疗：加强支持性治疗。对有严重自杀企图或兴奋躁动的患者可予以短期电抽搐治疗。经适当治疗，预后良好，恢复后精神正常，一般无人格缺陷。

第二节　创伤后应激障碍

一、临床病例及诊疗思路

【病例摘要】

患者，男，32 岁，北川某单位职工。“5・12”地震当天 14 时 08 分，他提前去单位，他 3 岁的孩子正在睡觉，临走前他下意识地亲吻了孩子胖墩墩的屁股。20 分钟后，地震发生，当他迅速返回自己的住所时，只有一棵直立的树提醒那是他全家人的居所所在。他脑袋一片空白，无法相信这一切，很快，他相信救援队伍一定会救出他所有的亲人。可此后让他挥之不去的痛苦，恰恰是他亲眼目睹所有亲人被挖出的那一幕幕，包括母亲、妻子以及孩子都已被钢筋水泥压成了肉泥。之后的 1 个月，他表现得非常容易冲动、容易发脾气，经常埋怨，脑海时常闪现亲人从废墟中被挖出时的那一幕幕，痛苦不堪，经常独自发呆、落泪，注意力无法集中；逐渐变得很冷漠，不愿意与任何人谈论与地震有关的事情，做噩梦，经常被吓醒，宁愿睡帐篷，也不愿意再住高楼，容易被突然的余震晃动吓得全身无力、心慌、头晕。等被送去就医时，已经距离地震半年时间，但上述症状仍然明显，对未来茫然，没有任何的打算。

提问 1：该患者存在哪些症状？

1. 不由自主地回想受打击的经历；
2. 错觉；
3. 产生明显的生理反应；
4. 兴趣爱好范围变窄；
5. 幻觉；
6. 对未来失去希望和信心；
7. 妄想。

提问 2：此时应考虑下列哪个诊断？

1. 抑郁症；

2. 强迫症；
3. 创伤后应激障碍；
4. 癔症；
5. 急性应激障碍；
6. 适应障碍；
7. 焦虑症。

提问3:若考虑急性应激障碍,哪些不符合该诊断?

1. 病程；
2. 生活事件；
3. 疾病发展规律；
4. 患者对应激性生活事件的评价；
5. 愈后；
6. 社会功能和自知力；
7. 抑郁、焦虑、害怕等情感症状；
8. 强烈的恐惧体验。

提问4:若考虑创伤后应激障碍,请问创伤后应激障碍有下列哪些表现?

1. 反复发生闯入性的创伤性体验；
2. 反复出现有创伤性内容的噩梦；
3. 被害妄想、关系妄想；
4. 反复发生触景生情的精神痛苦；
5. 持续的警觉性增高；
6. 选择性遗忘；
7. 害怕会患不治之症；
8. 焦虑、抑郁、易激惹；
9. 躯体症状的先占观念；
10. 反复发生错觉、幻觉。

提问5:对于该患者,可采取哪些治疗措施?

1. 放松训练；
2. 肌内注射氟哌啶醇；
3. 认知治疗；
4. 厌恶治疗；
5. 暴露疗法；
6. 抗抑郁剂；
7. 抗焦虑剂；
8. 系统抗精神病药物治疗。

【诊疗及解题思路】

病情回顾:患者,男,32岁,北川某单位职工。“5·12”地震当天14时08分,他提前去单位,临走之前,他3岁的孩子正在睡觉,他下意识地亲吻了孩子胖墩墩的屁股。20分钟后,地震发生,当他迅速返回自己的住所时,只有一棵直立的树提醒那是他全家人的居所所在。

他脑袋一片空白，无法相信这一切，很快，他相信救援队伍一定会救出他所有的亲人。可此后让他挥之不去的痛苦，恰恰是他亲眼目睹所有亲人被挖出的那一幕幕，包括母亲、妻子以及孩子都已被钢筋水泥压成了肉泥。之后的1个月，他表现得非常容易冲动、容易发脾气，经常埋怨，脑海时常闪现亲人从废墟中被挖出时的那一幕幕，痛苦不堪，经常独自发呆、落泪，注意力无法集中。逐渐变得很冷漠，不愿意与任何人谈论与地震有关的事情，做噩梦，经常被吓醒，宁愿睡帐篷，也不愿意再住高楼，容易被突然的余震晃动吓得全身无力、心慌、头晕。等被送去就医时，已经距离地震半年时间，但上述症状仍然明显，对未来茫然，没有任何的打算。

目前患者主要表现为不由自主地回想受打击的经历，如脑海时常闪现亲人从废墟中被挖出时的那一幕幕；并出现全身无力、心慌、头晕等明显的生理反应，注意力无法集中，兴趣范围明显变窄，已经距离地震半年时间，但上述症状仍然明显，对未来茫然，没有任何的打算，周围的认识能力有所减低，如发呆等症状。错觉、幻觉以及妄想均未提及。故提问1的有效答案为不由自主地回想受打击的经历；产生明显的生理反应；兴趣爱好范围变窄；对未来失去希望和信心。

患者临床特征主要是：遭受异乎寻常的创伤性事件；反复重现创伤性体验（病理性重现），可表现为不由自主地回想受打击的经历，反复出现有创伤性内容的噩梦，反复出现触景生情的精神痛苦；持续的警觉性增高，可出现入睡困难或睡眠不深、易激惹、注意集中困难、过分地担惊受怕；对与刺激相似或有关的情景的回避，表现为极力不想有关创伤性经历的人与事，避免参加能引起痛苦回忆的活动，或避免到会引起痛苦回忆的地方，不愿与人交往，对亲人变得冷淡，兴趣爱好范围变窄，但对与创伤性经历无关的某些活动仍有兴趣。对与创伤经历相关的人和事选择性遗忘，对未来失去希望和信心。精神障碍延迟发生（在遭受创伤后1个月发生），已经距离地震半年时间（大于3个月），但上述症状仍然明显。故提问2的有效答案为创伤后应激障碍。

急性应激障碍指在强烈的应激源作用下发生的一过性精神障碍，且这种一过性精神障碍在发生的时序、症状内容、病程与预后等均与应激密切相关，应激源常为突如其来，急性应激障碍于受刺激后若干分钟至若干小时发病，病程短暂，一般持续数小时至一周，通常在一个月内缓解。创伤后应激障碍的遭受对每个人来说都是异乎寻常的创伤性事件或处境（如天灾人祸）。他做恶梦及不由自主地想到疾病和死亡，提示为创伤后应激障碍。根据急性应激障碍与创伤后应激障碍的鉴别，故提问3的有效答案该患者就病程、疾病发展规律、愈后、社会功能和自知力方面不符合急性应激障碍的诊断。

关于创伤后应激障碍的临床表现，提问4的有效答案为反复发生闯入性的创伤性体验、反复出现有创伤性内容的噩梦、反复发生触景生情的精神痛苦、持续的警觉性增高、选择性遗忘、焦虑、抑郁、易激惹、反复发生错觉、幻觉。尽管该例患者未出现反复发生错觉、幻觉，但值得注意的是，创伤后应激障碍可以存在此症状。

创伤后应激障碍的的治疗包括心理治疗和药物治疗。心理治疗可分为三大类：①针对焦虑处理，如教给患者各种技巧，更好地应对PTSD的症状，主要的技术有：放松训练（系统的肌肉放松）、呼吸训练（学习缓慢的腹式呼吸）、正性思维（用积极的想法替代消极想法）、自信训练（学会表达感受、意见和愿望）、想法终止（默念“停”来消除令人痛苦的想法）；②采用认知治疗，帮助患者通过改变各种不合理的假设、信念来改善情绪和功能；③暴露疗法：让患者面对与创伤有关的特定的情境、人、物体、记忆或情绪，暴露可以通过想象实现，也可以是真正进入于某种情境，如在车祸后重新乘车或驾驶车辆。反复地暴露可使患者认识到他/她所害怕和回避的场所已经不再危险，假如患者能够坚持足够长的时间不逃避，害怕的情绪就会逐渐消退。药物治疗是治疗 PTSD 最常见的选择。根据患者症状特点，选用的药物包括：抗抑郁剂、抗焦虑剂、抗惊厥药物、锂盐等。除非患者有过度兴奋或暴力行为，一般不主张使用抗精神病药物。故提问 4 的有效答案为放松训练、认知治疗、暴露疗法、抗抑郁剂、抗焦虑剂。

二、病例相关理论知识

创伤后应激障碍(posttraumatic stress disorder，PTSD)指与遭遇到威胁性或灾难性心理创伤有关，并延迟出现和(或)长期持续的精神障碍。这类事件几乎能使每个人产生弥漫的痛苦，如天灾人祸、战争、严重事故、目睹他人惨死、身受酷刑，以及成为恐怖活动、强奸或其他犯罪活动的受害者。患者常出现创伤性体验的反复重现、持续的警觉性增高、持续的回避等。发生的危险因素包括精神疾病的家族史和(或)既往史、早期或童年存在严重心理创伤、某些人格特质、持续或叠加的生活事件、社会支持系统不良及躯体健康状况欠佳等。

终身患病率为 1.0% ~2.6%，但在高危人群，如经历战争的老兵、暴力事件的受害者中，患病率可达 3% ~58%。36% 的遭遇火山爆发人群、30% 的志愿救火者和劫难幸存者、45% 遭遇灾难的女性会发生 PTSD，在经历心理或身体创伤以后，女性比男性更易罹患 PTSD，比例为 2∶1。

1. 临床表现　精神障碍常延迟发生，在遭受创伤后数天甚至数月后才出现，病程可长达数年。对绝大多数人而言，PTSD 在恐怖事件发生后的三个月内出现，但对有些人而言，PTSD 的症状直到多年以后才会出现。此外。创伤后应激障碍的合并症较高，其中酒精滥用为 20% ~70%、广泛性焦虑为 40% ~70%、抑郁症为 35% ~50%、药物滥用为 10% ~25% 等，并与创伤性经历的类型相关。常见的主要症状包括以下几种：

(1) 感知觉障碍：反复发生闯入性的创伤性体验；持续的警觉性增高；不由自主地回想受打击的经历；反复出现有创伤性内容的噩梦；反复发生错觉、幻觉；反复发生触景生情的精神痛苦，如目睹死者遗物、旧地重游、周年日等情况下会感到异常痛苦和产生明显的生理反应，如心悸、出汗、面色苍白等；入睡困难或睡眠不深；易激惹；集中注意困难；过分地担惊受怕等。

(2) 情感障碍：主要有焦虑、抑郁，情感稳定性差，可能出现激情状态及自杀倾向等。

(3) 其他临床表现：由于患者亲身经历灾难性事件，其中一些患者会产生内疚和自责。对创伤性经历的选择性遗忘，对未来失去希望和信心等。这些问题可能是困扰患者的核心问题，也是导致患者病情迁延，甚至自杀的缘由所在，应予以关注。有些患者可能会出现对与刺激相似或有关的情境的回避；极力不想有关创伤性经历的人与事；避免参加能引起痛苦回忆的活动，或避免到会引起痛苦回忆的地方；不愿与人交往，对亲人变得冷淡；兴趣爱好范围变窄。多数患者会逐渐发现和找到一些暂时缓解的方法，如转移注意力、借酒消愁等。

2. 诊断标准　CCMD-3 的诊断标准如下：

(1) 症状标准：①遭受对每个人来说都是异乎寻常的创伤性事件或处境(如天灾人祸)。②反复重现创伤性体验(病理性重现)，并至少有下列一项：不由自主地回想受打击的经历；反复出现有创伤性内容的噩梦；反复发生错觉、幻觉；反复发生触景生情的精神痛苦，如目睹死者遗物，旧地重游，或周年日等情况下会感到异常痛苦和产生明显的生理反应，如心悸、出汗、面色苍白等。③持续的警觉性增高，至少有下列一项：入睡困难或睡眠不深；易激惹；集中注意困难；过分地担惊受怕。④对与刺激相似或有关情境的回避，至少有下列两项：极力不想有关创伤性经历的人与事；避免参加能引起痛苦回忆的活动，或避免到会引起痛苦回忆的地方；不愿与人交往，对亲人变得冷淡；兴趣爱好范围变窄，但对与创伤经历无关的某些活动仍有兴趣；选择性遗忘；对未来失去希望和信心。

（2）严重标准：社会功能受损。

（3）病程标准：精神障碍延迟发生（即在遭受创伤后数天至数月后，罕见延迟半年以上才发生），符合症状标准至少已 3 个月。

（4）排除标准：排除情感性精神障碍、其他应激障碍、神经症、躯体形式障碍等。

3. 鉴别诊断

（1）情感性精神障碍：主要是与抑郁症鉴别，虽然应激相关障碍在情绪上主要为焦虑和抑郁为主，抑郁症也可在生活事件后发生，有突出的兴趣下降、不与他人接触、感到前途渺茫等表现，但抑郁症随着病情的发展明显超出生活事件本身，且抑郁症还存在着一些如晨重夕轻、明显的悲观消极、消瘦等特征性症状，不存在与创伤性事件相关联的闯入性回忆和梦境，也没有针对特定主题或场合的回避，病程一般较长等。

（2）其他应激障碍：急性应激障碍和 PTSD 的主要区别在于起病时间和病程，急性应激障碍起病一般紧接着事件之后，病程一般短于四周，若症状持续超过四周，应将诊断更改为 PTSD。

（3）神经症：恐惧症、焦虑症等同样存在着焦虑、回避及明显的自主神经系统症状，也可能在一定的生活事件后发生，但在生活事件的强度、症状表现等方面与 PTSD 仍存在着较大区别。

（4）躯体形式障碍：躯体形式障碍是以存在躯体症状的先占观念，反复求医、忽略或否认心理、社会因素存在和作用为特征的一种神经症，但在生活事件的强度、症状表现等方面与 PTSD 仍存在着较大区别。

4. 治疗

（1）原则：PTSD 的治疗原则是帮助患者提高应对技巧和能力，发现和认识其具有的应对资源，尽快摆脱应激状态，恢复心理和生理健康，避免不恰当地应对造成更大的损害。须在治疗过程中关注患者可能存在和出现的内疚和自责。治疗方法以心理治疗、环境调整为主，必要时辅以小剂量抗焦虑、抗抑郁药物治疗。一般 8 周能见到效果，但须维持 12 个月以达到充分的效果。

（2）治疗方法

1）心理治疗：根据患者所处的阶段采取不同的治疗策略。当患者处于否认、麻木阶段时，治疗策略为：①通过鼓励患者复述创伤性经历、帮助患者改变防御方式以减少压抑和自控；②通过鼓励患者用言语描述、联想、回忆、表达性治疗手段及重新体验创伤性经历等，以达到宣泄的目的；③通过解释情绪的产生和作用，帮助患者理解情绪与自我及他人的关系；④鼓励和调动社会支持系统的作用，缓解患者的麻木情绪，重新调整和掌握更有积极意义的应对方式和心理防御机制。反省自身的性格特征，完善自我。

当患者处于强迫性重复时，治疗策略为：①通过减少刺激、重新组织已感受到的信息、允许依赖、理想化并予以支持等，帮助患者重新整理对外界的认识；②通过区分现实与幻想、改变当前的认知结构、区分自我和客观原因、教育患者忽略与应激有关的信息等，以达到疏通和重新组织痛苦经历；③通过脱敏、放松训练及必要时的抗焦虑剂的使用缓解焦虑情绪等。

2）药物治疗：可根据病情给予抗焦虑和抗抑郁剂治疗，可酌情使用情感稳定剂，如丙戊酸钠、卡马西平或碳酸锂等对症治疗。

3）其他治疗：增加支撑点，培养更多的兴趣爱好及社会支持，重新调整和建立更有效的社会支持系统。

PTSD 的治疗有一定难度，虽然大多数患者可痊愈，但约有 15% 患者的病情持续多年，或转变为持久的人格改变，在周年纪念日时症状波动较大，复发概率较高。

第三节 适应障碍

一、临床病例及诊疗思路

【病例摘要】

患者，男，36 岁，记者。因疲乏、喉疼和头疼 3 个月到内科就诊。出现这些症状之前几周知道自己血液 HIV 阳性。全面体检除喉疼引起的喉部轻度炎症外，健康状况良好，血、尿常规检查无异常，但是他担心上述症状是艾滋病的前驱症状。他常常不由自主想到死亡，并反复出现疾病迁延、受人遗弃的想法。在看了有关艾滋病的书后，他理解检验结果阳性并不说明自己一定患此病，但不能控制反复思考令人痛苦的缓慢死亡。内科介绍到精神科就诊。

提问 1：病史询问应着重哪些？

1. 患者的情绪状态；
2. 行为表现；
3. 是否存在生理功能障碍；
4. 患者的人格和社会适应情况；
5. 症状特点和病程特点；
6. 个人生活经历；
7. 家族史和既往史；
8. 早期或童年经历。

提问 2：初步考虑该患者可能有哪些疾病？

1. 精神分裂症；
2. 抑郁症；
3. 强迫症；
4. 癔症；
5. 艾滋病所致精神障碍；
6. 人格障碍；
7. 应激相关障碍；
8. 同性恋；

9. 海洛因依赖；
10. 焦虑症。

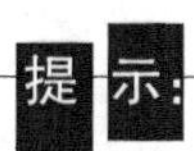

他向精神科医生诉说躯体症状，不能集中注意力工作。想自己的职业与追求其他利益相比是否有价值，他愈来愈关心与职业有关的应激可能有的致残作用，又担心应激事件本身可能削弱免疫系统。

提问3：应做哪些检查？

1. SAS；
2. SDS；
3. SCL-90；
4. WPPSI；
5. HAMA；
6. MMPI；
7. EPQ；
8. HAMD；
9. SPM。

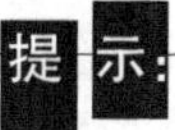

上周他听说本市有2名艾滋病患者而更加焦虑。他看报时回避任何和艾滋病有关的内容，也回避任何可能讨论艾滋病的场合。他在没有想自己问题情况下也能体验到愉快，食欲和睡眠没变化。但反复作恶梦，梦到自己患了一种神秘的病死亡。他希望治疗能使“应激”减弱，这样能“帮助免疫系统击退艾滋病”。

提问4：对于该患者，此时应考虑下列哪个诊断？

1. 抑郁症；
2. 强迫症；
3. 创伤后应激障碍；
4. 艾滋病所致精神障碍；
5. 急性应激障碍；
6. 适应障碍；
7. 焦虑症。

提问5：若考虑急性应激障碍，哪些不符合该诊断？

1. 病程；
2. 生活事件；
3. 疾病发展规律；
4. 患者对应激性生活事件的评价；

5. 愈后；
6. 社会功能和自知力；
7. 抑郁、焦虑、害怕等情感症状；
8. 强烈的恐惧体验。

提问6：若考虑创伤后应激障碍，请问创伤后应激障碍有下列哪些表现？

1. 反复发生闯入性的创伤性体验；
2. 反复出现有创伤性内容的噩梦；
3. 被害妄想、关系妄想；
4. 反复发生触景生情的精神痛苦；
5. 持续的警觉性增高；
6. 选择性遗忘；
7. 害怕会患不治之症；
8. 焦虑、抑郁、易激惹；
9. 躯体症状的先占观念；
10. 反复发生错觉、幻觉。

提问7：该患者最后诊断为适应障碍，以下哪些治疗方法对该患者有效？

1. 心理治疗；
2. 适当调整环境；
3. 氯氮平；
4. 地西泮；
5. 电休克；
6. 氟西汀；
7. 米氮平；
8. 利培酮；
9. 暴露疗法。

提问8：在我国既往的精神疾病分类中，应激相关障碍又称心因性精神病，它一向被列为一个独立的疾病单元，包括哪些疾病？

1. 反应性精神障碍；
2. 偏执性精神病；
3. 周期性精神病；
4. 旅途性精神病；
5. 适应性障碍；
6. 感应性精神病；
7. 惊恐障碍。

提问9：DSM-Ⅳ和ICD-10两个分类系统都对应激障碍的典型表现进行了描述，DSM-Ⅳ诊断应激障碍是要求典型的焦虑或警觉性增高，同时应有"解离"症状，下列哪些是他的"解离"症状？

1. 麻木或与环境的疏远感；
2. 幻听、幻视；

3. 木僵；
4. 对周围环境的觉察力降低；
5. 现实解体；
6. 抑郁、焦虑；
7. 警觉性增高；
8. 人格解体；
9. 解离性遗忘。

【诊疗及解题思路】

病情回顾：患者，男，36岁，记者。因疲乏、喉疼和头疼3个月到内科就诊。出现这些症状之前几周知道自己血液HIV阳性。全面体检除喉疼引起的喉部轻度炎症外，健康状况良好，血、尿常规检查无异常，但是他担心上述症状是艾滋病的前驱症状。他常常不由自主想到死亡，并反复出现疾病迁延、受人遗弃的想法。在看了有关艾滋病的书后，他理解检验结果阳性并不说明自己一定患此病，但不能控制反复思考令人痛苦的缓慢死亡。内科介绍到精神科就诊。

目前患者主要表现为担心自己疲乏、喉疼和头疼是艾滋病的前驱症状，且反复思考令人痛苦的缓慢死亡，出现焦虑、抑郁情绪，影响日常生活，在病史询问中，应着重了解患者的情绪状态、行为表现和是否存在生理功能障碍，这些对了解患者的目前的精神状态有重要价值。对患者的人格和社会适应情况以及症状特点和病程特点的查询，可以对患者的个性特征有一定的了解，这对诊断有一定的帮助。另外，家族史和既往史、个人生活经历、早期或童年经历可以反映生活环境对个人的成长和影响，从心理学角度来说，这些对精神障碍的起病有积极作用，病史询问中也应该问到。故问题1的正确答案为患者的情绪状态、行为表现、是否存在生理功能障碍、患者的人格和社会适应情况、症状特点和病程特点、个人生活经历、家族史和既往史、早期或童年经历。

对有HIV感染证据的个体首先要排除引起精神科症状的躯体疾病，如中枢神经系统感染或肿瘤。区别往往困难，因为HIV相关疾病的首发症状可能是精神症状。此外，精神障碍可能与HIV相关躯体疾病同时存在，或者HIV相关躯体疾病使精神障碍加重。患者常常不由自主想到死亡，并反复出现疾病迁延、受人遗弃的想法。在看了有关艾滋病的书后，他理解检验结果阳性并不说明自己一定患此病，但不能控制反复思考令人痛苦的缓慢死亡。患者有抑郁和焦虑，并且有强迫观念，所以抑郁症、焦虑症以及强迫症都要考虑。患者是在检测出HIV阳性后出现一系列症状的，所以要考虑应激相关障碍。吸毒和同性恋者是HIV阳性的高危人群，所以这方面的问题也要考虑。至于人格障碍，由于病史没有提供患者性格基础，可作为无效答案。故问题2的正确答案为抑郁症、强迫症、艾滋病所致精神障碍、应激相关障碍、同性恋、海洛因依赖，以及焦虑症。

关于该患者的临床表现，他向精神科医生诉说躯体症状，不能集中注意力工作。他想自己的职业与追求其他利益相比是否有价值，他愈来愈关心与职业有关的应激可能有的致残作用，又担心应激本身可能消弱免疫系统。就心理测量与评估中SAS、SDS是抑郁和焦虑自评量表，HAMA、HAMD是汉密顿抑郁和焦虑量表，SCL-90为症状自评量表是心理健康测试量表之一，是当前使用最为广泛的精神障碍和心理疾病门诊检查量表。这些量表对该患者的诊断均有帮助。EPQ是艾森克人格问卷，MMPI是明尼苏达人格测验量表，对疾病的诊断意义不大。WPPSI 是维克斯列学龄前智力量表,SPM 是瑞文标准推理测验,这两个量表主要针对儿童心理发育进行评估,对该患者不适用。故问题 3 的正确答案为 SAS、SDS、SCL-90、HAMA、HAMD。

当该患者听说本市有 2 名艾滋病患者而更加焦虑。他看报时回避任何和艾滋病有关的内容,也回避任何可能讨论艾滋病的场合。他在没有想自己问题情况下也能体验到愉快,食欲和睡眠没变化。但反复作恶梦,梦到自己患了一种神秘的病死亡。他希望治疗能使"应激"减弱,这样能"帮助免疫系统击退艾滋病"。像大多数得知自己 HIV 阳性的人那样,患者愈来愈焦虑并专注于疾病和死亡的想法。焦虑已严重妨碍职业功能的程度。虽然疲乏和头痛症状必须定期复查,但该例目前没有活动性 HIV 相关躯体疾病的证据。创伤后应激障碍的遭受对每个人来说都是异乎寻常的创伤性事件或处境(如天灾人祸)。他作恶梦及不由自主地想到疾病和死亡,提示为创伤后应激障碍,患该障碍的患者以多种方式再体验精神创伤事件。该例的创伤事件是什么?他的恶梦和不能控制的思想内容是害怕发生,因此他不是在体验精神创伤事件。急性应激障碍指在强烈的应激源作用下发生的一过性精神障碍,且这种一过性精神障碍在发生的时序、症状内容、病程与预后等均与应激密切相关,应激源常为突如其来,急性应激障碍于受刺激后若干分钟至若干小时发病,病程短暂,一般持续数小时至一周,通常在一个月内缓解。该患者因为无人格障碍的迹象,所以不符合人格障碍的诊断。他有抑郁和焦虑,但不存在重性抑郁障碍或一种焦虑障碍(如广泛性障碍)的完整临床表现。因此余下的只有适应障碍——具有混合焦虑和抑郁心境(DSM-Ⅳ),不足 6 个月,注明急性。如果 HIV 阳性的应激症状持续时间超过 6 个月,则要改为慢性。故问题 4 的答案为适应障碍。问题 5 的答案为病程、疾病发展规律、愈后、社会功能和自知力。问题 6 的答案为反复发生闯入性的创伤性体验、反复出现有创伤性内容的噩梦、反复发生触景生情的精神痛苦、持续的警觉性增高、选择性遗忘、焦虑、抑郁、易激惹、反复发生错觉、幻觉。

适应障碍的治疗以减少或消除应激源、解除症状、提供支持、重建适应方式为主。治疗方法以心理-环境治疗为主,必要时辅以小剂量抗焦虑、抗抑郁药物治疗。

心理治疗:以问题指向性为主,治疗内容有:①定义和罗列造成适应性障碍的原因;②分析和考虑有哪些现实和可行的方法,可以解决或减轻问题;③选择一个最适宜和可能解决的问题并尝试解决;④回顾解决问题的过程,如获得成功就选择另一个问题继续进行,如不顺利则改换另一个问题再行尝试。

改变环境:是适应性障碍常常是患者对应激状态应对失败的结果,一定条件下的环境治疗有积极意义,但为了长远的目标,不可轻易无条件地逃避或改换环境,应该根据患者的情况制订灵活的环境治疗方案。如:①患者的情况较重,一时难以用其他方法解决或缺乏安全感,可暂时离开和调整环境;②患者的情况并非十分严重,或可在心理治疗、药物等的作用下坚持,则可以在一定范围或局部调整环境,仅保持部分时间与环境的接触,允许有一个暂时的躲避等;③如果患者的适应性问题并不十分严重,只是出现了轻度适应性问题,则可以在支持、生活技能训练的基础上保持与环境的接触。

药物治疗:药物治疗仅在症状严重、配合心理治疗或患者出现自杀言行等危机状态时才酌情使用,以小剂量抗抑郁和抗焦虑剂治疗为主,在患者处于危机状态或出现行为障碍时,可酌情、小剂量、短暂使用强镇静剂或抗精神病药,如氟哌啶醇、氯丙嗪等。氯氮平由于副作用较大,可小剂量试用,可作为无效答案。

其他治疗:加强支持,增加支撑点,如培养更多的兴趣爱好、争取更多的社会支持等。故问题7的答案为心理治疗、适当调整环境、地西泮、电休克、氟西汀、米氮平、利培酮。

在我国既往的精神疾病分类中,应激相关障碍又称心因性精神病,它被列为一个独立的疾病单元,包括反应性精神障碍、适应性障碍、感应性精神病。故问题8的正确答案为反应性精神障碍、适应性障碍、感应性精神病。

在ICD-10中,急性应激反应是对严重应激事件的反应,见于事件发生后1小时之内,在应激源消失的情况下持续不超过8小时,如应激源持续存在也不超过48小时就开始减弱。在DSM-Ⅳ中,急性应激障碍的定义是在痛苦事件当时或之后产生的反应,持续至少1天但不超过4周。可见,ICD-10的定义重在强调比DSM-Ⅳ所描述的反应更早期的阶段。持续不足48小时的情况在ICD-10中被诊断为急性应激反应,而在DSM-Ⅳ中则达不到最短的时间标准。在任何一个分类体系中,反应超过了规定时间都会被看作是创伤后应激障碍或适应障碍。DSM的定义更有临床意义,使用非常广泛。人们希望DSM-Ⅳ的定义能找出那些更有可能发展成为创伤后应激障碍的人。不过,创伤后6个月发展至PTSD(创伤后应激障碍)的人中有40%并不符合急性应激障碍的标准。两个分类系统都对急性应激反应的典型表现进行了描述。DSM-Ⅳ诊断急性应激障碍时要求典型的焦虑或警觉性增加的症状,同时存在下列5个“解离(dissocitive)”症状中的3个:①麻木或与环境的疏远感;②对周围环境的觉察能力降低(“处于迷惘中”);③现实解体;④人格解体;⑤解离性遗忘等。故问题9的答案为麻木或与环境的疏远感、对周围环境的觉察力降低、现实解体、人格解体、解离性遗忘。

二、病例相关理论知识

适应障碍指在明显的生活改变或应激性事件(包括患有或可能患严重躯体疾病)后,产生以烦恼、抑郁等为主的情绪障碍,适应不良性行为障碍或生理功能障碍,同时伴有社会功能受损的异常状态。

个体的素质和易感性在适应障碍的发生与表现形式上起着重要作用。患者的性格缺陷,应对及防御方式掌握和使用不当或存在缺陷、社会适应能力不强等是发生适应障碍的重要原因之一,生活改变或应激性事件是本病的主要诱发因素,但应激源的强度并不剧烈,可能是长期存在或为一种困难处境,如生活环境或社会地位的改变(如移民、出国、入伍、退休等),造成适应障碍的生活改变或应激性事件多长期存在,一般情况下,患者是可以预测或有所准备的,而预测和针对性的准备会在一定程度上影响情绪反应程度。应激源可仅涉及个体,也可影响其所属团体或社区。应激源可能影响个体社会网络的完整性(居丧或分离体验),或影响到较广泛的社会支持系统及价值系统(移民或难民状态)。

其他影响因素有家族史和(或)既往史、早期或童年经历、随后的生活事件、社会支持系统及躯体健康状况等。适应性障碍的发生与应激性事件存在一定的时序关系,通常在应激性事件或生活改变后一个月内起病,病程往往较长,但一般不超过六个月。可发生于任何年龄,多见于成年人。女性略高于男性。但目前缺乏确切的流行病学资料。

适应障碍多数随着事过境迁、刺激的消除或者经过调整而形成新的适应,精神障碍随之缓解。患者有可能提高了适应性水平,今后的社会适应有可能随之改善,但也有可能仅仅为一种暂时性的缓解,今后遇到其他生活变化、生活事件或困难处境还有可能再次发生,其演变取决于患者的性格、应对及防御方式、社会适应能力等方面的缺陷是否得到弥补或改善。

1. 临床表现　适应障碍一般发生在生活变化或生活事件的适应阶段,症状也较其他应激相关障碍轻。临床表现各式各样,包括抑郁、焦虑、烦恼(或上述各症状的混合)等。但以情绪障碍为主要临床相,如烦恼、不安、抑郁、不知所措、感到对目前处境不能应付、无从计划、难以继续、胆小害怕、不注意卫生、生活无规律等,同时有适应不良性行为(如不愿与人交往,退缩等)和生理功能障碍(如睡眠不好、食欲缺乏等)。此外,患者可能感到易于作出出人意料的举动或突发暴力行为;品行障碍(如攻击或非社会行为)可为伴随特征,尤其是青少年;对于儿童,可重新出现尿床、稚声稚气地说话、吸吮手指等退行性现象。

2. 诊断标准　CCMD-3 的诊断标准如下:

(1) 症状标准:①有明显的生活事件为诱因,尤其是生活环境或社会地位的改变(如移民、出国、入伍、退休等);②有理由推断生活事件和人格基础对导致精神障碍均起着重要的作用;③以抑郁、焦虑、害怕等情感症状为主,并至少有下列一项:适应不良的行为障碍,如退缩、不注意卫生、生活无规律等;生理功能障碍,如睡眠不好、食欲缺乏等;④存在见于情感性精神障碍(不包括妄想和幻觉)、神经症、应激障碍、躯体形式障碍或品行障碍的各种症状,但不符合上述障碍的诊断标准。

(2) 严重标准:社会功能受损。

(3) 病程标准:精神障碍开始于心理社会刺激(但不是灾难性的或异乎寻常的)发生后一个月内,符合症状标准至少已一个月,应激内容消除后,症状持续一般不超过六个月。

(4) 排除标准:排除情感性精神障碍、应激障碍、神经症、躯体形式障碍,以及品行障碍等。

(5) 临床类型及分期:CCMD-3 的诊断标准将适应性障碍按临床类型、分期分为短期抑郁反应、中期抑郁反应、长期抑郁反应、混合性焦虑抑郁反应、品行障碍为主的适应障碍、心境和品行混合性障碍为主的适应障碍等。

3. 鉴别诊断

(1) 情感性精神障碍:主要是与抑郁症鉴别,虽然适应障碍在情绪上主要以抑郁、烦恼为主,抑郁症也可在生活事件后发生,但抑郁症随着病情的发展明显超出生活事件本身,且抑郁症还存在着一些如晨重夕轻、明显的悲观消极,消瘦等特征性症状,病程一般较长等。

(2) 其他应激障碍:适应障碍与急性应激障碍及 PTSD 的主要区别在于应激性事件的强度和性质,起病时间和病程也有所不同。急性应激障碍及 PTSD 的应激性事件均强度较大,而适应障碍的应激性事件的强度则明显较小,多为困难处境;在起病时间和病程上,急性应激障碍起病一般紧接着事件之后,病程一般短于四周,PTSD 的起病时间与适应性障碍较难区分,但病程上,在应激性事件消除的情况下,适应性障碍持续时间较短,而且一般不会出现闪回和触景生情等现象。

(3) 神经症:神经症也可能在一定的生活事件后发生,其临床表现常各式各样,包括抑郁、焦虑、烦恼、不知所措和生理功能障碍等。但神经症的临床症状不完全取决于生活事件,即不一定存在直接的关联,且临床进程也与生活事件等应激源无关,病程迁延或反复发作。

(4) 躯体形式障碍:躯体形式障碍足以存在躯体症状的先占概念,反复求医,忽略或否认心理、社会因素存在和作用为特征的一种神经症,可有一定的生活事件,但症状表现及与生活事件的关联性等均与适应障碍存在着较大区别。

(5) 品行障碍:青少年的适应性障碍可表现为品行障碍,但品行障碍的发生一般缺乏有明确时序关系的生活事件，症状较顽固，病程较长，治疗困难。

4. 治疗

（1）原则：适应障碍的治疗以减少或消除应激源，解除症状，提供支持，重建适应方式为主。治疗方法以心理治疗、环境调整为主，必要时辅以小剂量抗焦虑、抗抑郁药物治疗。

（2）治疗方法

1）心理治疗：以问题指向性为主，治疗内容有：①定义和罗列造成适应障碍的原因；②分析和考虑有哪些现实和可行的方法，可以解决或减轻问题；③选择一个最适宜和可能解决的问题并尝试解决；④回顾解决问题的过程，如获得成功就选择另一个问题继续进行，如不顺利则改换另一个问题再作尝试。其他还有反省自身的性格特征、完善自我，以及调整和掌握有积极意义的应对方式和心理防御机制等。

2）环境治疗：适应障碍常常是患者对应激状态应对失败的结果，一定条件下的环境治疗有积极意义，但为了长远的目标。不可轻易无条件地逃避或改换环境，应该根据患者的情况制订灵活的环境治疗方案。如：①患者的情况较重，一时难以用其他方法解决或缺乏安全性，可暂时离开和调整环境；②患者的情况并非十分严重，或可在心理治疗、药物等作用下坚持，则可以在一定范围或局部调整环境，以保持部分时间与环境的接触，允许有一个暂时的躲避等；③如果患者的适应性问题并不十分严重，只是出现了轻度适应性问题，则可以在支持、生活技能训练的基础上保持与环境的接触，进行社会适应性锻炼，提高社会适应水平。

3）药物治疗：药物治疗仅在症状严重、配合心理治疗或患者出现自杀言行等危机状态时才酌情小剂量使用，以小剂量抗抑郁和抗焦虑剂治疗为主，在患者处于危机状态或出现行为障碍时，可酌情、小剂量、短暂使用强镇静剂或抗精神病药，如利培酮、奥氮平等。

4）其他治疗：加强支持，增加支撑点，培养更多的兴趣爱好及社会支持，调整和建立有效的社会支持系统等。

第十四章 神经症及癔症

第一节 焦虑性神经症

一、临床病例及诊疗思路

【病例摘要】

患者,男,34岁,已婚,职员。以"发作性心慌、濒死感、极度恐惧8个月"为主诉入院。9个月前患者父亲因车祸去世,患者因此精神不振、睡眠不佳。1个月后,患者突然出现头晕、心慌、心脏剧烈跳动、气促、呼吸困难、出汗、极度恐惧、濒死感,遂至医院急诊。心电图检查"窦性心动过速",给予普萘洛尔、地西泮片治疗。以后多次出现类似上述症状发作,多则每周发作3~4次,少则1~2个月发作2~3次,每次发作表现基本相同,均无明显诱因,持续十几分钟到1小时不等。患者于半小时前就餐时再发,症状同前,程度较以前为重,急诊入院。

体格检查:意识清,体温正常,血压130/90mmHg,心率92次/分,心律齐,未闻及病理性杂音,双肺听诊无异常,腹软,上腹部压痛±,无腹肌紧张,神经系统检查未见异常。

提问1:就诊时的诊断应考虑哪些急性疾病?

1. 急性胃穿孔;
2. 高血压;
3. 惊恐发作;
4. 甲亢;
5. 二尖瓣脱垂;
6. 急性阑尾炎;
7. 哮喘发作;
8. 急性心肌梗死。

提问2:急诊入院后为明确诊断,应进行哪些检查?

1. 血常规;
2. 心电图;
3. 腹部透视;
4. 超声心动图;
5. 尿常规;
6. 血清淀粉酶测定;

7. SAS、SDS；
8. 头颅 CT。

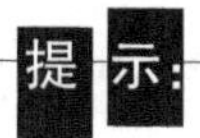

进一步检查，血常规正常，血清淀粉酶正常，心电图和超声心动图正常，腹部透视未见异常。

提问 3：从以上病史和检查结果，我们可以排除下列哪些疾病？

1. 急性胃穿孔；
2. 高血压；
3. 惊恐发作；
4. 甲亢；
5. 二尖瓣脱垂；
6. 急性阑尾炎；
7. 哮喘发作；
8. 急性心肌梗死。

提问 4：此时的急诊措施应包括以下哪些？

1. 禁食禁水；
2. 卧床休息；
3. 含化硝酸甘油；
4. 输注极化液；
5. 肌内注射氯硝西泮；
6. 口服普萘洛尔；
7. 口服抗抑郁剂。

提示：

经卧床休息、氯硝西泮肌内注射、普萘洛尔口服后患者症状缓解。精神状况检查：意识清楚，年貌相符，衣着整洁，接触好，表情焦虑，双眉紧锁，言谈切题，能主动完整地叙述病情。诉既往身体健康，在最初发作的间歇期无明显躯体不适感，患者只是担心再次发作，不敢单独外出，经常由妻子陪伴上下班。病情逐渐发展，不敢独处、独自乘车、独自去市场，当一人在家时，则十分紧张，担心发生意外无人救助。患者总担心自己心脏有问题，多次去医院就医，反复测血压，查脑 CT、T_3、T_4、血糖、动态心电图均未发现异常，仍不放心，并曾住院治疗，效果不佳。患者虽然知道自己心脏没有问题，但仍然不敢从事剧烈活动，不敢去公共场合和人多的地方。在家里仍然精神紧张，总提心吊胆，怕出事。担心家人和孩子发生意外，无法集中注意力做事。经常感到头晕、心慌、坐立不安、胸闷、乏力，入睡困难、易醒、梦多，感到无法正常生活和工作，十分痛苦，曾经多次想以死解脱，但很矛盾，舍不得孩子和母亲。

提问5:本患者诊断为?

1. 高血压;
2. PTSD;
3. 惊恐发作;
4. 广泛性焦虑障碍;
5. 抑郁症;
6. 恐惧症;
7. 疑病症。

提问6:患者次日无诱因再次发作,为控制症状,患者可以采用哪些药物治疗?

1. BDZs;
2. TCAs;
3. SSRIs;
4. β-受体阻滞剂;
5. 小剂量抗精神病药;
6. 小剂量心境稳定剂。

提问7:以上药物可以长期应用的有哪些?

1. BDZs;
2. TCAs;
3. SSRIs;
4. β-受体阻滞剂;
5. 小剂量抗精神病药;
6. 小剂量心境稳定剂。

提示:

患者同胞3人,排行老大,自幼生长在农村,母亲体弱多病,有时哮喘发作,样子十分可怕,患者总担心母亲有一天会突然离他而去。患者很小就开始帮助母亲做事和照顾弟妹,病前个性:做事认真,追求完美,敏感,容易紧张,情绪容易波动。

提问8:对于一位体质差、低血压、心功能不全并伴有哮喘的患者,以下哪些药物应尽量避免使用?

1. 阿米替林;
2. 氯米帕明;
3. 阿普唑仑;
4. 曲唑酮;
5. 氟西汀;
6. 普萘洛尔;
7. 丁螺环酮。

【诊疗及解题思路】

病情回顾：患者，男，34岁，已婚，职员。主因“发作性心慌、濒死感、极度恐惧8个月”入院。9月前患者父亲因车祸去世，患者因此精神不振、睡眠不佳。1月后，患者突然出现头晕、心慌、心脏剧烈跳动、气促、呼吸困难、出汗、极度恐惧、濒死感，遂至医院急诊。心电图检查“窦性心动过速”，给予普萘洛尔、地西泮片治疗。以后多次出现类似上述症状发作，多则每周发作3～4次，少则1～2个月发作2～3次，每次发作表现基本相同，均无明显诱因，持续十几分钟到1小时不等。患者于半小时前就餐时再发，症状同前，程度较以前为重，急诊入院。体格检查：意识清，体温正常，血压130/90mmHg，心率92次/分，心律齐，未闻及病理性杂音，双肺听诊无异常，腹软，上腹部压痛±，无腹肌紧张，神经系统检查未见异常。

患者急诊入院，疾病特点：中年男性，病期8个月，就餐时发病，头晕、心慌、心脏剧烈跳动、气促、呼吸困难、出汗、极度恐惧、濒死感发作，形式类似心血管疾病和呼吸系统疾病的发作。体格检查：血压130/90mmHg，临界高血压，心率92次/分，肺部听诊无异常，腹软，无腹肌紧张，神经系统检查未见异常。本题询问考虑哪些急性疾病，患者既往是否有高血压病史没有显示，并且本次血压为临界值非高血压危相，甲亢常为慢性疾病且无甲亢危相的临床表现，故两病均不予考虑。根据提问的要求，对被选答案的急性病进行分析，患者发作中有肺部的严重症状，如气促、呼吸困难、肺部听诊无异常，可以初步排除哮喘发作。患者进餐时发病，无消化道症状，腹软，但上腹部压痛±，急性胃穿孔不能排除。急性阑尾炎早期可能只表现为轻度的上腹部压痛，继而出现转移性右下腹疼痛，因此急性阑尾炎的诊断要进一步补充检查证实。患者有典型的心脏病发作特点：头晕、心慌、心脏剧烈跳动、气促、出汗、濒死感，没有心电图检查结果，应给予考虑。惊恐发作为焦虑发作的一种特殊形式，可以自行缓解，但发作起来患者极其痛苦，需要精神科急症处理，其发作形式非常类似于心血管系统和呼吸系统的疾病，从患者的发作形式看不能排除惊恐发作，故为正确答案。综上分析，问题1的正确答案为急性胃穿孔、惊恐发作、二尖瓣脱垂、急性阑尾炎、急性心肌梗死。

关于该患者急诊入院后为明确诊断应进行哪些检查，要结合临床特征，抓住提问的要点，提问的为急诊入院的检查，目的是协助诊断，处理急症。上述的检查项目有常规检查如血常规、尿常规、心血管疾病的检查、胃肠道检查、中枢神经方面的检查，以及心理状态的检查。患者发病以心血管为主要临床相，心血管系统的检查为必需检查项目，心电图、超声心动图检查可以明确是否有心肌梗死、二尖瓣脱垂等心血管急症，此两项检查是必需的。本患者进餐时发作，上腹部压痛可疑，腹部透视可疑明确是否有急性胃穿孔存在，需要注意的是，腹部透视发现膈下积气，支持胃穿孔。若为阴性，并不能排除胃穿孔，要结合既往病史及临床表现以及体格检查综合判断。血常规的检查可以了解是否有炎症存在，可作为急性阑尾炎的排除检查。至于血清淀粉酶的测定，如果患者为急性心肌梗死，心肌酶的变化平均在发病后6个小时开始升高，本患者在发病后20分钟即急诊入院，即使有心肌梗死，心肌酶也在正常范围内，因此不作为必须检查项目。作为临床医生，能充分考虑到心血管系统疾病的可能性，以便以后动态的观察心肌酶谱的变化，做此项目的检查是有必要的。血、尿常规为入院患者的常规检查，但对于本患者的诊断意义不大，为无效答案。患者临床表现和体征均未提示有中枢神经系统疾病的存在，因此作头颅CT是错误的。SAS、SDS为评价焦虑和抑郁的自评量表，对于急性病症患者作心理测验显然是不适宜的。故后两项为错误答案。故问题2的正确答案为血常规、心电图、腹部透视、超声心动图。

入院后主要针对腹部和心血管疾病进行了一系列的检查,心电图和超声心动图从病史和检查结果看,可以排除急性心肌梗死和二尖瓣脱垂。血常规正常可以排除阑尾炎的可能。在第一问中我们已经排除了哮喘发作。患者入院时体检血压为临界值是疾病急性发作时的应激反应还是临界高血压仍需补充病史确诊。甲亢患者也会有失眠、出汗、心悸气促、心率增加和血压偏高的表现,从目前的资料不能排除患者合并有甲亢的可能。惊恐发作时患者临床症状对严重和体验最痛苦的主要是由自主神经功能亢进引起的,该患者的临床表现主要是此方面的症状,因此不能排除惊恐发作。故问题 3 的正确答案为急性胃穿孔、二尖瓣脱垂、急性阑尾炎、哮喘发作、急性心肌梗死。

患者主要是自主神经功能亢进的表现,并且可以排除心血管系统的急性病变和胃肠道的急性病变,所以禁食水、含化硝酸甘油、输注极化液是错误的。对症处理肌内注射氯硝西泮、卧床休息是正确的。本患者心率 92 次/分,并有临床症状,若无禁忌证,口服普萘洛尔也是必要的,可以缓解心血管系统的症状。抗抑郁剂对于自主神经功能亢进的急性临床表现,很难达到迅速缓解的效果,其疗效通常于服药后 10 ~ 14 天起效,但作为以后预防焦虑发作是有必要应用的,为非必选答案。故问题 4 的正确答案为卧床休息、肌内注射氯硝西泮、口服普萘洛尔。

通过分析,本患者诊断为焦虑性神经症,发作形式为广泛性焦虑障碍、惊恐发作均存在。故问题 5 的答案为广泛性焦虑障碍、惊恐发作。

就患者次日无诱因再次发作的药物治疗问题,临床上可以给予(问题 6)BDZs、TCAs、SSRIs、β-受体阻滞剂,无须给予抗精神病药物及心境稳定剂。

在治疗过程中应注意药物的依赖性,所以长期应用的有(问题 7)TCAs、SSRIs、β-受体阻滞剂。

对于一位体质差、低血压、心功能不全并伴有哮喘的患者,以下药物应尽量避免使用(问题 8)阿米替林、氯米帕明、曲唑酮、普萘洛尔。

【拓展思维病例】

患者,女,55 岁,已婚,汉族,农民。主因“反复头晕 3 年、伴有全身麻木、心慌、紧张焦虑 1 年余”入院。患者自诉 3 年前无明显诱因出现头晕、视物旋转不适,行走不稳,无恶心、呕吐、头痛等不适,去当地县医院住院治疗(诊断及治疗不详),病情“好转”出院。出院后上述病情反复发作,曾多次住院治疗,病情仍未完全控制。2 年前自觉病情加重,表现为头晕、行走不稳、全身麻木,伴有全身发抖,持续约半个小时,休息后上诉症状好转,全身发抖症状反复发作,多次住院治疗,效果欠佳。1 年来,自觉病情再次加重,发作次数较前明显增加,情绪激动、饥饿、劳累时病情发作,发作时全身乏力、麻木等不适,伴有心慌、濒死感,呼吸急促,持续约半个小时,无意识丧失,无大小便失禁、口吐白沫等不适,休息或饱餐后上述症状自行好转,诊断“惊恐发作”,治疗不详,病情未见明显好转,为进一步诊治,在家属陪同下就诊,门诊拟“惊恐发作”收住精神科。患病以来,无发热、畏寒,无伤人、毁物、自杀、自伤等,日常生活能自理,饮食一般,大小便正常,体重无明显变化。

既往史:既往有多年“高血压”史;有颈椎病、腰椎间盘突出症病史。无肝炎、结核等传染病史,无颅脑外伤、感染史;无抽搐、昏迷史,无重大外伤、手术史,无输血史。否认食物、药物过敏史,无药瘾史,预防接种史不详。个人史:出生成长于原籍,无外地长期居住史,无毒物接触史。平素性格外向,否认重大精神创伤史。无吸毒史。无冶游史,无吸烟饮酒等不良嗜好。婚育史:已婚,育有 2 个男孩,丈夫及小孩身体均健。家族史:家族成员中无传染病及家族性遗传病史。父母二系三代均无类似病患者及精神病患者。

精神状况检查：在其儿子陪送下步行入病房，发育正常，营养一般，神志清楚，检查合作、接触一般。安心住院，日常生活能自理。睡眠差，整夜睡不着（睡眠障碍）。自述感乏力、全身刺痛、心慌、心悸不适，无幻听，无错觉，无感知觉综合障碍。交谈中语量适中，语速一般，回答问题切题；无音联、意联；无重复、模仿性言语，无刻板性言语；无强迫观念及强迫性思维；无被控制感，未查及被害妄想、关系妄想、喃喃自语等。交谈中注意力集中。无随境转移，无注意力增强或涣散。近远期记忆力正常，无遗忘、错构、虚构。通过计算力，理解力、判断力、普通常识检测智能与受教育程度相当。心情烦躁，坐立不安，诉发作时全身麻木，心慌、胸闷、濒死感，表情紧张焦虑（焦虑情绪），表情与内心体验相符，无傻笑和强制性哭笑，无病理性激情，无情感倒错，情感变化与思维活动、行为表现协调。无幼稚动作，无强制性动作、刻板动作和模仿动作，无冲动伤人毁物，无自杀、自伤企图及行为，无木僵、蜡样屈曲。对疾病有认识，主动就医，自知力存在。

针对此患者，假如您是经治医生：

1. 假如患者诊断为“焦虑障碍”的话，该患者属于焦虑障碍哪一类型？

2. 该患者可能具有哪些性格特征？

3. 针对此患者进行心理治疗的话，可采取哪些心理治疗？

4. 假如该患者高血压病 5 年，采用复方降压片治疗，你对此患者下一步的治疗有何建议？为什么？

5. “濒死感”在临床上一般有哪些表现？

6. 从病史来看，该患者尚需要考虑哪些疾病？主要的鉴别点有哪些？

7. 若在患者本村的同龄人中，4 年来有患“高血压”的邻居突发心脏病而逝，你如何看待此事对该患者的发病加重的作用？对下一步治疗方案有何启示？

二、病例相关理论知识

焦虑性神经症是以广泛和持续性焦虑或反复发作的惊恐不安为主要特征，常伴有自主神经紊乱、肌肉紧张与运动性不安，临床分为广泛性焦虑障碍与惊恐障碍两种主要形式。焦虑障碍与其他精神障碍的共病率较高，40% ~80% 患者伴抑郁症状，20% ~40% 常伴酒精或其他物质滥用。7% 的惊恐障碍患者自杀，惊恐障碍合并抑郁可使抑郁症状恶化而惊恐障碍的自杀率增加。

1. 发病诱因　临床观察研究认为，焦虑症的发生与生理遗传因素、早年的经历（失去与分离的体验）、家庭环境、性格特点以及生活中的压力有关。该例患者发病有着明显的社会心理因素。由于生活所迫，患者过早地挑起了家庭生活重担，不能从父母和家庭中获得依靠和安全感，造成了患者对自己行为能力缺乏自信、谨小慎微、怕出事、容易紧张的性格。这使得患者在今后的工作和生活中，遇到问题、困难和烦恼时，不善于寻求帮助及与人沟通，而习惯于自我压抑。这种焦虑素质也削弱了患者对挫折和压力的承受能力，增加了今后焦虑症的患病风险。发病前一个月有重大生活事件的发生，这种焦虑的素质和负性生活事件共同促成了焦虑的发生。

2. 病程特点　急性起病，初期为发作性病程，随着病情发展，症状持续存在，病程 8 个月。

3. 临床表现

（1）无明显原因突然出现极度恐惧、濒死感、失控感。

（2）自主神经功能障碍：头晕、心脏剧烈跳动、窒息感、出汗等。

（3）发作频率：每周发作3～4次，每次发作持续30～60分钟不等。

（4）发作间歇期，因预期恐怖，即担心再次发作而不敢单独外出。随着病情进展，精神紧张及躯体不适感持续存在，工作和生活均受到影响。

（5）躯体和神经系统检查及辅助检查均未发现异常。

（6）自知力存在，十分痛苦，主动求治。

4. 诊断　根据患者存在焦虑的情绪体验，同时有焦虑的躯体表现以及运动性不安，诊断为焦虑症。焦虑症有两种主要的临床形式，一种是急性焦虑发作，也称为惊恐障碍；广泛性焦虑也被称为慢性焦虑。患者有多次的惊恐发作，发作间期有广泛性焦虑存在。本患者两者皆有。

5. 鉴别诊断　诊断焦虑症时，除了应排除其他精神障碍引起的焦虑外，还应特别注意排除器质性疾病引发的焦虑。多种内科疾病可以有焦虑的表现，尤以心血管疾病和内分泌疾病多见。药物如激素引起的焦虑也不少见。

下列几点应予考虑：

（1）本患者无甲状腺功能亢进体征及其他阳性体征。神经系统检查亦无阳性发现。既往体健，无长期服药史。血压正常，查颅脑CT、T3、T4、血糖、动态心电图、超声心动图均无异常。因此，可以排除器质性焦虑发作和药物所致焦虑发作。

（2）患者发病感到非常痛苦，由于治疗效果不明显而产生继发性抑郁情绪及自杀意念，但这不是临床主要表现，亦无其他抑郁表现。可以排除抑郁症。

（3）该例患者在症状出现时总是担心自己患了心脏病，反复去医院检查，应该考虑到疑病症的诊断。患者的这种对自身健康过于关注的表现是对躯体不适感的一种心理反应，而不是疑病观念，而且患者相信医生的解释和检查的结果。因此可以除外疑病症的诊断。

（4）与创伤后应激障碍的鉴别：先决条件是患者曾经历过严重的、威胁性和灾难性的生活事件（如自然或人为的灾害、战争、严重意外事故、被强奸等），几乎可使所有的人出现强烈的痛苦体验，症状中重现、回忆创伤情景。该例发病前有重大负性生活事件，症状的产生与精神创伤无关，并且没有重现、回忆创伤情景的症状。不符合创伤后应激障碍的诊断。

（5）与恐惧症相鉴别：患者不敢单独外出、独自乘车、独自去市场、不敢独处，当一人在家时，则十分紧张。这些表现是广场恐惧症状。惊恐发作与恐惧症的区别要点如下：

1）恐惧症的焦虑恐惧是由确切的客观事物或情景所引起，尽管这种客体或情景不具有危险性，但患者只要看见或面对它们，就会发生恐惧；而焦虑症的惊恐发作并不是由客体或情景所引起，而是无缘无故地发生。

2）恐惧症患者对客体采取回避行动，脱离相应的客体就不发生恐惧，恐惧发作不具有自发性质，是有条件的，在面临害怕的客体情况下才发生。而惊恐发作患者不回避客体，发作与情景无关，不可预测。该例患者怕独处、怕独自外出的表现，并不是由于面临这些场合会发生恐惧，而是担心在这些场合下有时可能发生难以预料的惊恐发作，无熟人进行救助，是惊恐发作伴有广场恐惧症状的表现。

惊恐障碍是以惊恐发作为原发的和主要临床相的一种神经症类型。惊恐发作，作为继发症状，可见于多种不同的精神障碍，如恐怖性神经症、抑郁症等。

6. 诊断标准

（1）中国精神障碍分类与诊断标准第3版（CCMD-3）关于惊恐发作的诊断标准如下：

1）符合神经症的诊断标准。

2）1个月内至少有3次惊恐发作。

3）惊恐发作符合以下4项标准：①发作无明显固定诱因，以致发作不可预测；②发作间歇期除了害怕再发作外，没有明显的症状；③发作表现为强烈的恐惧，伴有显著的自主神经症状，还有人格解体、现实解体、濒死感、失控感等痛苦体验；④发作突然，10分钟内达到高峰，一般不超过1个小时，发作时意识清楚，事后能回忆发作的经过。

4）排除恐惧症、抑郁症等。

（2）CCMD-3关于广泛性焦虑的诊断标准如下：

1）符合神经症的诊断标准。

2）以持续的焦虑症状为原发的和主要的临床表现，焦虑症状的表现符合下述两项：①经常和持续的无明确对象和固定内容的恐惧和提心吊胆；②伴自主神经症状和运动性不安。

3）排除强迫症、恐惧症、疑病症等。

DSM-Ⅳ将惊恐发作分为伴广场恐怖和不伴广场恐怖两种。

伴广场恐怖标准有两条：①符合惊恐障碍标准；②广场恐怖，害怕置身于难以逃避的（或令人窘迫的），或不能得到帮助的地方或处境，以防发生惊恐发作。由于害怕，导致外出活动受限，或离家外出需人陪伴，或仍可面临广场恐怖性处境而忍受带来的强烈焦虑感。常见的广场恐怖性处境包括独自外出、处于人多拥挤的场合或排队、过桥以及乘车（公共汽车、火车、小轿车等）。该例有轻度广场恐怖表现。惊恐发作一般不在广场情景之下发生，但有个别发作系在广场情景之下发生，平时有逃避广场情景之行为。

7. 治疗　治疗原则：常用的方法有药物治疗和心理治疗。对伴有惊恐障碍的焦虑症患者，以较快地改善和减轻患者的精神紧张和各种躯体不适感为首要目的。

（1）药物治疗：①抗焦虑剂中苯二氮䓬类最常用，常用氯硝西泮1～2mg和阿普唑仑1～2mg，每天1～2次，肌内注射或口服。因该药具有成瘾性，增加或减少剂量应在医生指导下进行；②三环类抗抑郁剂：如丙咪嗪、氯米帕明对广泛性焦虑和惊恐发作均有效，两药剂量均为每次25mg，每天1～3次，每3天增加25mg，一般治疗剂量为150～300mg，有睡眠障碍的患者可改用阿米替林；③5-TH再摄取抑制剂如氟西汀，每次剂量20～40mg，口服，每天1次。氟伏沙明、帕罗西汀、舍曲林等亦可选用。

（2）心理治疗：解释性心理治疗、放松治疗、行为治疗、认知治疗及催眠疗法可以选用。

8. 预后　广泛性焦虑起病缓慢，病程多迁延，长期随访41%～50%的病例痊愈好转。惊恐障碍患者有30%～40%症状消失，约50%的患者有轻度症状，10%～20%有明显的症状，预后欠佳。

第二节　强迫性神经症

一、临床病例及诊疗思路

【病例摘要】

患者，男性，22岁，在校大学生。主因“怕脏、反复洗涤及重复动作8年，加重2年”入院。8 年前患者的一位关系较好的同学因病去世，患者担心自己也会传染某种疾病而死，从此不敢接触一些脏的物体，不小心接触了一些脏东西时就反复洗手以消除不洁。患者当时认为这些行为是必要的，未加以克制。刚开始时只洗 1 次就可以了，后来开始按照一定的模式洗手，如果洗手过程中有人打扰了，或自认为洗得不够标准，就必须重新再洗，有时一次洗手就耗时 2 小时。患者认为洗干净了才能消除内心的不安。

提问 1：患者存在哪些精神症状？

1. 强制性思维；
2. 强迫性思维；
3. 强迫动作；
4. 强制性动作；
5. 逻辑倒错性思维；
6. 病理性象征性思维。

提示：

2 年前患者考入大学，症状加重。逐渐出现了反复检查及重复动作。路过“脏”东西时，患者时常会担心“刚才碰到了它们”，于是要回去检查，以减轻这种焦虑。得到验证之后，患者可安心。认为 4 这个数字不吉利，而 6、8 是吉利的数字，于是每次洗手要洗 6 遍、8 遍或是 6 或 8 的倍数才行。回去检查时走步也要走 6 或 8 的倍数，否则必须重头再来。如果遇到 4 时，必须再重复 6 次或 8 次或 6 和 8 的倍数，以抵消不吉利。患者在看见或听到“战争”两字时，马上想起“和平”两字；看见或听到“危险”两字时，便想到“安全”两字，认为这样可以抵消不好的事发生。患者为此深感苦恼，知道这样是徒劳和无益的，但每当担心出现时，只能以这种方式来降低焦虑。病后开始变得性格暴躁，稍有不顺心就大发脾气，家人阻止其反复行为时甚至出手打家人。自己十分苦恼，曾多次想以死了之。

提问 2：认为 4 是不吉利，而 6、8 是吉利的数字，重复 6 或 8 次或 6 和 8 的倍数，以抵消不吉利的想法，这种症状为？

1. 强制性思维；
2. 强迫性思维；
3. 强迫动作；
4. 强制性动作；
5. 逻辑倒错性思维；
6. 病理性象征思维；
7. 诡辩性思维。

提问 3：患者在看见或听到“战争”两字时，马上想起“和平”两字；看见或听到“危险”两字时，便想到“安全”两字，此症状称之为？

1. 强迫性穷思竭虑；
2. 关系妄想；

3. 强迫意向；
4. 病理性象征思维；
5. 矛盾意向；
6. 强迫性对立观念；
7. 强迫情绪。

提问4：要进一步明确诊断，以下哪些检查是必需的？

1. 体格检查；
2. 精神状况检查；
3. 血常规；
4. 心电图；
5. 脑电图；
6. 头颅CT；
7. 头颅MRI；
8. 量表的评定。

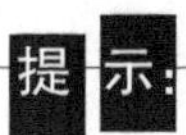

患者主动来精神科就医，并打印了20余页的病情记录。急切地要求医生给予帮助，叮嘱医生予以保密。体查亦无特殊异常。患者情感反应适度，略显焦虑，言语累赘，但无其他思维障碍。意志行为亦未见异常。患者自幼生长知识分子家庭，患者父亲长期在外工作很少回家，母亲个性强，能干，教育子女非常严格，患者从小十分听母亲的话，性格温顺，在家是乖孩子，在学校是好学生。做事小心谨慎，循规蹈矩，遇到小事也要反复思考利弊。

提问5：根据以上情况，考虑的诊断有：

1. 精神分裂症；
2. 强迫症；
3. 抑郁症；
4. 恐惧症；
5. 偏执性精神病；
6. 人格障碍。

提问6：强迫症的诊断标准中，其病程标准是：

1. 符合症状标准至少1个月；
2. 符合症状标准至少3个月；
3. 符合症状标准至少4个月；
4. 符合症状标准至少6个月；
5. 符合症状标准至少10个月；
6. 符合症状标准至少12个月。

提问7：关于强迫症的叙述，哪些是正确的？

1. 强制性思维；

2. 强迫观念；
3. 强迫意向；
4. 强迫行为；
5. 强迫情绪；
6. 有意识的自我强迫和反强迫；
7. 病前癔症性格多见。

提问8：关于精神分裂症的强迫症状与强迫症的强迫症状的区别，哪些是正确的？

1. 精神分裂症患者往往不为强迫症状苦恼，无主动克制或摆脱的愿望；
2. 精神分裂症患者对症状常无自知力，无明显治疗要求；
3. 精神分裂症的强迫症状内容多荒谬离奇；
4. 最主要的特点是分裂症患者具有其他精神病性症状；
5. 精神分裂症的强迫症状持续时间长。

提问9：治疗强迫症时，氯米帕明的每天治疗量一般为：

1. 100～200mg，分2次服用；
2. 100～300mg，分2次服用；
3. 150～250mg，分2次服用；
4. 200～400mg，分2次服用；
5. 300～500mg，分2次服用。

提问10：用氯米帕明治疗强迫症时，以下说法正确的是：

1. 一般1～2周开始显效；
2. 一般2～3周开始显效；
3. 一般治疗不少于4～6周；
4. 治疗有效者，一般时间不宜短于6个月；
5. 伴有严重焦虑时可用苯二氮草类药；
6. 一般治疗时间不宜长于6个月；
7. 效果与SSRI类抗抑郁药相似，但其副作用较少；
8. 一定要从小剂量开始。

提问11：此患者用氯米帕明250mg/d口服，治疗6周，仍无效，可用以下哪种方法？

1. 改用丙咪嗪；
2. 改用SSRIs；
3. 合并MAOIs；
4. 合并丙戊酸钠；
5. 合并卡马西平；
6. 合并大剂量抗精神病药；
7. 合并电抽搐。

提问12：强迫症患者应用哪些心理治疗方法可能会有更好的疗效？

1. 催眠疗法；
2. 精神分析疗法；
3. 认知行为治疗；

4. 人本主义心理治疗；
5. 森田疗法；
6. 生物反馈疗法；
7. 物理疗法。

【诊疗及解题思路】

病情回顾：患者男性，22岁，在校大学生。主因"怕脏、反复洗涤及重复动作8年，加重2年"入院。8年前患者的一位关系较好的同学因病去世，患者担心自己也会传染某种疾病而死，从此不敢接触一些脏的物体，不小心接触了一些脏东西时就反复洗手以消除不洁。患者当时认为这些行为是必要的，未加以克制。刚开始时只洗一次就可以了，后来开始按照一定的模式洗手，如果洗手过程中有人打扰了，或自认为洗的不够标准，就必须重新再洗，有时一次洗手就耗时2小时。患者认为洗干净了才能消除内心的不安。

本病例的前三题考查精神科基本知识症状学内容。主要是各个思维障碍的鉴别。

强迫性思维又称强迫观念，指在患者脑中反复出现的某一概念或相同内容的思维，明知没有必要，但又无法摆脱。强迫性思维可表现为某些想法，反复回忆（强迫性回忆）、反复思索无意义的问题（强迫性穷思竭虑）、脑中总是出现一些对立的思想（强迫性对立思维）、总是怀疑自己的行动是否正确（强迫性怀疑）。强迫性思维常伴有强迫动作。见于强迫症。强制性思维指患者感到有某种思想不是属于自己的，不受他的意志所支配，是别人强行塞入其脑中，也称为思维插入。若患者体验到强制性地涌现大量无现实意义的联想，也称为思维云集。对诊断精神分裂症有重要意义。强迫性思维与强制性思维不同，前者明确是自己的思想，反复出现，内容重复；后者体验到思维是异己的。本患者的症状应为强迫性思维并伴有反复洗手以消除不洁观念的强迫动作。逻辑倒错性思维主要特点为推理缺乏逻辑性，既无前提也无根据，或因果倒置，推理离奇古怪，不可理解。可见于精神分裂症和偏执狂等。病理性象征思维属于概念转换，以无关的具体概念代替某一抽象概念，不经患者解释，旁人无法理解。如某患者经常反穿衣服，以表示自己为"表里合一、心地坦白"，常见于精神分裂症。正常人可以有象征性思维，如以鸽子象征和平。正常人的象征以传统和习惯为基础，彼此能够理解，而且不会把象征当作现实的东西。把抽象的概念具体化。第1题的正确答案为强迫性思维、强迫动作。

患者认为4是不吉利，而6、8是吉利的数字，这些系一般意义上的象征性思维，正如一些人在给汽车挑选牌照号、手机号、电话号码时，常愿挑选带6或8，甚至还注意这些数字的排列顺序，如车牌照为1688，认为一路平安顺利等。但如果在日常生活中反复重复这样思考、做重复的动作，甚至逐步程序化，否则就焦虑不安，这就构成精神病态，即强迫性思维与强迫性动作。本患者认为4是不吉利，而6、8是吉利的数字，重复6或8次或6和8的倍数，以抵消不吉利的想法，在他人看来是不合理或荒谬可笑的重复动作或行为，但可减轻强迫观念引起的紧张不安，以此来缓解焦虑情绪，具有反强迫的性质。诡辩性思维是指患者以某些琐事为题，发表无实际意义的无具体目的的长篇辩论或演说，采用一些形式上似是而非的逻辑推理，不厌其烦地反复说明最简单的问题。给人以"多余之谈"的印象。第2题的正确答案为强迫性思维、强迫动作。

第3题是考查症状学，主要选项为强迫症状之间的识别。强迫性穷思竭虑指患者对日常生活中一些事情或自然现象，寻根究底，反复思索，明知缺乏现实意义，没有必要，但又不能自我控制。例如反复思考为什么 1+1 等于 2，而不等于 3？强迫情绪表现为对某些事物的担心和厌恶，明知不必要或不合理，自己却无法摆脱。例如担心自己会伤人、担心自己会说错话等。强迫意向指患者反复体验到，想要做某种违背自己意愿的动作或行为的强烈内心冲动。患者明知这样做是荒谬，不可能的，努力控制自己不去做，但却无法摆脱这种内心冲动。如走到高处，有种想往下跳的内心冲动。强迫联想指患者脑子里出现一个观念或看到一句话，便不由自主地联想起另一个观念或语句。如果联想的观念与原来相反，如本患者听到“战争”两字时，马上想起“和平”两字；看见或听到“危险”两字时，便想到“安全”两字，称为强迫性对立思维。由于对立观念的出现违背患者的主观意愿，常使患者感到痛苦。矛盾意向指患者对同一事物却同时产生对立的相互矛盾的意志活动，患者对此也毫无自觉，不能意识到它们之间的矛盾性，因而从不主动地加以矫正，是精神分裂症的特征性症状。本病例中的患者因症状十分苦恼，知道这样是徒劳和无益的，但不能自控，甚至曾多次想以死了之，不符合矛盾意向。关系妄想指患者将环境中与他无关的事物都认为是与他有关的。如认为周围人的谈话是在议论他，别人吐痰是在蔑视他，人们的一举一动都与他有一定关系，主要见于精神分裂症。本患者的症状来源于患者内部思想，与周围环境无关。第 3 题的正确答案为强迫性对立观念。

患者无躯体器质性疾病症状和体征，除详细的询问病史，一般询问要点包括强迫症状的发生与社会心理因素的关系，发病时间以及症状的发展和演变过程。详细询问病前性格特征如是否墨守成规、优柔寡断、过分仔细、追求完美等。了解家族史，包括其父的性格特征。其次要进行一般常规体格检查和精神状况检查，实验室检查血常规、心电图和脑电图也是必需的。量表的评定对了解心理状况为诊断和鉴别诊断提供证据。头颅 CT 和头颅 MRI 可以对患者的各种功能状况及排除器质性病变提供依据，但患者没有器质性疾病的临床表现，而本题提问的是哪些必须检查，所以第 4 题的正确答案为体格检查、精神状况检查、血常规、心电图、脑电图、量表的评定。

根据以上提示和检查结果诊断（第 5 题）为强迫症。第 6 ~ 10 题的详解见后面的相关知识。第 6 题的正确答案为符合症状标准至少 3 个月；第 7 题答案为强迫观念、强迫意向、强迫行为、强迫情绪，以及有意识的自我强迫和反强迫。第 8 题答案为精神分裂症患者往往不为强迫症状苦恼，无主动克制或摆脱的愿望，常无自知力，无明显治疗要求；精神分裂症的强迫症状内容多荒谬离奇；最主要的特点是分裂症患者具有其他精神病性症状。第 9 题答案为 150 ~ 250mg，分 2 次服用。第 10 题为一般 2 ~ 3 周开始显效，治疗有效者，一般时间不宜短于 6 个月，伴有严重焦虑时可用苯二氮䓬类药，一定要从小剂量开始。

药物治疗和心理治疗相结合，对强迫症可产生较好的效果。氯米帕明最为常用的治疗强迫症的药物，SSRIs 类的氟西汀、氟伏沙明、帕罗西汀、舍曲林等也属于治疗强迫症的一线药物，治疗日剂量较治疗抑郁症时高。效果与三环类相当，且副作用较少。对难治性强迫症，可合用卡马西平或丙戊酸钠等心境稳定剂或小剂量抗精神病药物，可能会取得一定疗效。第 11 题的正确答案为换用 SSRIs，合并丙戊酸钠，合并卡马西平，合并电抽搐。有关强迫症的心理治疗见后面的相关理论，第 12 题正确选项为精神分析疗法、认知行为治疗，以及森田疗法。

【拓展思维病例】

患者，男，20 岁，市民，未婚。主因“敏感多疑，反复动作 8 年余”入院。8 年余前行“包皮环切术”后逐渐出现夜眠差,晚上睡 1 ~2 个小时;生活懒散,料理个人卫生需要家人督促,少与人交往;怀疑手术没有做好,反复要求家人带其去看病;情绪不稳定、烦躁、坐不住,上课时不能集中注意力,经常发呆,有时无故哭泣、自笑,经常逃学,不能坚持上课,藏同学的东西,常与同学发生冲突;反复按灯的开关,上下台阶时反复考虑先抬左脚还是右脚,系鞋带时非要两边一样长,脚垫倾斜时非要将其摆正,洗手时间长,家人阻止就觉得心里不舒服。7 年前曾在医院门诊治疗,诊断为“强迫症”,予舍曲林片、利培酮片(具体用量不详)治疗,效果不明显。敏感多疑,觉得别人吸气是在吸他的阳气,觉得有人跟踪他,总觉得别人掌握了他的心理,洗澡时别人看他、他觉得别人在嘲笑他,因此要打别人,家人不同意就称“他不死、我就死”,后回家服用农药,在医院抢救脱险;说神道鬼,称自己和爷爷都是神,说自己是水龙之命、要给家人封神;情绪不稳定,家人不顺其意就发脾气,在家中摔东西,喜欢和家人对着干,觉得父母对他不好;行为怪异,不时喊叫,时哭时笑,装疯卖傻,用手抓饭,乱脱自己的裤子。曾于 2012 年、2014 年 1 月先后两次在当地医院住院治疗,先后诊断为“精神分裂症”及“①品行障碍;②强迫症;③与文化相关精神障碍”,先后予口服利培酮片 6mg/d、丙戊酸钠片 0.8g/d,喹硫平片 0.6g/d、阿立哌唑片 20mg/d、氯氮平片 100mg/d、奥氮平片 15mg/d、氯米帕明片 50mg/d”等药物治疗及 MECT 治疗 4 次,均效果不明显。2014 年 4 月患者出院后坚持服用氯米帕明片 100mg/d、丙戊酸钠缓释片 0.75g/d”、间断服用劳拉西泮片 1mg/d 改善夜眠,强迫症状有改善。1 年前出现病情反复,表现基本同前,随住院治疗,诊断“精神分裂症”,予以阿立哌唑 30mg/d,氯米帕明 250mg/d 治疗,住院 1 个月余,疗效欠佳,自动出院后到其他医院住院治疗,诊断“精神分裂症”,予以帕利派酮片 3mg/d,喹硫平片 0.2g/d 联合 MECT 12 次,疗效一般,近 1 年在坚持服药的情况下,病情不稳定,敏感多疑,胡言乱语,反复冲洗马桶,反复开关灯,发脾气,夜不眠,于 2015 年 7 月 13 日住院治疗。

入院检查:入院查血常规、生化全套、乙肝六项、HIV、胸部正侧位片、头颅 CT、肝胆胰脾肾彩超示均正常,P300 潜伏期正常,波幅降低,眼动测定示异常。MMPI 谎分显著升高,诈分明显升高,校正分显著升高;SCL-90 各症状均极重度存在,YALE-BROWN 强迫量表示正常范围。

入院后治疗经过:入院后予以氨磺必利片 0.8g/d,联合氟伏沙明片 300mg/d 治疗,患者症状改善不明显,经全科讨论,诊断:精神分裂症,联合喹硫平 0.6g/d,治疗半个月余后精神症状仍改善不明显,行为紊乱,爱说谎,反复去厕所冲马桶,抢别人东西吃,后逐渐停喹硫平片,联合氯丙嗪 300mg/d,治疗近 28 天后效果仍不理想,说话比较随意,爱说谎,行为轻率,有时搂着病友亲一口,乱拿别人东西吃,把自己手多处抠烂,反复去厕所,于 8 月 28 日请院内专家会诊,诊断:精神分裂症,更改治疗方案,停氨磺必利、氟伏沙明,单用氯氮平治疗,目前氯氮平加至 300mg/d,患者目前敏感多疑,但说话比较随意,言行没有目的性,仍反复上厕所、反复按冲便开关,反复洗手,无故抠自己的手,爱说谎,偷别人东西吃,容易与其他病友发生冲突。

针对此患者,假如您是经治医生:

1. 如何看待精神分裂症伴随强迫症状和抗精神病药物治疗精神分裂症过程中出现强迫症状?

2. 若诊断“品行障碍”,您觉得诊断依据充分吗?为什么?

3. 强迫性神经症的强迫行为与伴有强迫行为的精神分裂症两症状有何区别?

4. 假如经询问患者为独生子，自幼父母视若手中宝贝，幼年时每次提到上课，就诉说肚疼等，同时家族中母亲、舅舅和姨妈均有类似病史，您如何看待环境因素和生物因素？

5. 假如此案例让您补充精神状况检查的话，该患者存在哪些精神病理性症状？

6. 若诊断强迫症的话，在既往史中需要关注患者的哪方面特征？

7. 假如进行行为疗法的话，您觉得该患者可进行哪些行为治疗？

二、病例相关理论知识

强迫性神经症简称强迫症，是以强迫症状为临床表现，有意识的自我强迫和反强迫并存的一类神经症。两者强烈冲突使患者感到焦虑和痛苦；患者体验到观念和冲动系来源于自我，但违反自己的意愿，需极力抵抗，但无法控制；患者也意识到强迫症状的异常性，但无法摆脱。病程迁延者可表现仪式动作为主而精神痛苦减轻，但社会功能严重受损。

1. 临床表现　患者的症状丰富，涉及思维、情绪、意向行为等很多心理活动过程。尽管症状表现形形色色，但其共同的特征是“自我强迫”。自我强迫是一种意识现象。当一个人感到他的某种观念意图或行为既来源于自我，同时又感到不能进行有意识的控制，反复涌现，无法摆脱，主观意识受其强迫，自作自受，称为自我强迫。Lewis 认为强迫症的病态不在于强迫本身，而在于患者意识到必须对它加以抵制却又无能为力，因而伴有一种十分紧张不安的痛苦体验。强迫症状以强迫观念及强迫行为或动作为基本症状。

（1）强迫观念

1）强迫性怀疑：患者总怀疑自己是确实说过或做过某事，怀疑自己说错或做错了，如怀疑门窗、煤气等是否关了，投寄的信是否贴了邮票等。

2）强迫性穷思竭虑：患者对日常生活中的一些事情或自然现象，反复思索、寻根问底，如“花为什么要开？”“人为什么要分男女？”，明知没有必要，但不能自控，迫使患者无休止地想下去，可以相当一段时间老是固定在某一件事或问题上，也可碰到什么想什么。患者诉述脑子总是不闲着。

3）强迫性对立思维：患者脑子内出现一个观念，马上出现一个与其完全对立的另一个观念。如听说某人去世，认为死者真不幸，同时却想到他该死。脑子内出现万岁时，立即又出现打倒。对立观念涉及父母、老师、公认的伟人时，患者十分痛苦、恐怖紧张、苦恼不堪。

4）强迫性回忆：患者经历过的事频频出现于回忆中，无法摆脱，如听过的歌曲常回旋于脑际，感单调厌烦至极。有的强迫性回忆可达表象程度。

5）强迫情绪：主要表现强迫恐怖，是对自己情感的恐怖，患者害怕自己丧失自控，害怕会发疯会干坏事，内心极度紧张不安，但无要行动的内在驱使或冲动而区别于强迫意向。

6）强迫意向：患者感到一种强有力的内在驱使马上就要行动起来的冲动感，但实际上并不直接转变为行动。这种强烈的内心冲动，明知是荒谬不可能的，并努力控制自己不去做，但却无法摆脱。如拿刀要砍自己或砍别人，把心爱的孩子丢到河里，患者感到强烈不安，感到他的意志失控。

（2）强迫行为：强迫动作和行为与强迫观念有联系，患者不由自主地采取顺应行为，以减轻强迫观念引起的焦虑。

1）强迫检查：为减轻强迫性怀疑引起的焦虑情绪而采取的措施。如出门前反复检查煤气、门窗是否关好。

2）强迫询问：患者不相信自己，为消除强迫性穷思竭虑带来的焦虑，反复和要求他人不厌其烦地给予解释和保证。

3）强迫清洗：患者为了消除对受到脏物、毒物或细菌的污染，反复洗手、洗餐具或衣服，而且要求与他生活一道的人也洗。此组患者约占所有本病的一半。

4）强迫性仪式动作：他人看来不合理或荒谬可笑的重复动作，但可减轻强迫观念引起的紧张不安。如一女患者早上起床有一系列复杂而有条不紊的活动，严格按照自己的要求进行，稍有错误，便一切作废，便要脱去衣服铺好被子，钻到被子里躺下，从头做起。又如出门前先向前走两步，再向后退一步，然后再出门。

5）强迫性缓慢：患者起病时举止行动便是缓慢的，具明显仪式化特征，严重时刷牙也许要花 1 小时，从门口起到桌子边也许要花半小时。患者承认他在思考行动的计划是否恰当，但很少焦虑。

2. 发病机制　强迫性神经症的确切发病原因不甚清楚，但与精神因素有一定关系。该例患者的发病前有一定的社会心理因素，即较好的同学去世。一般而言，强迫症与特定的个性素质似乎关系更为密切。该例患者自幼小心谨慎，循规蹈矩，穷思竭虑，这是强迫性人格的特征。典型的强迫人格有如下特点：①思虑甚多，犹豫不决，理智胜过情感，逻辑胜过直觉；②一丝不苟，吹毛求疵，过于严肃认真，重视细节，忽视全局；③刻板固执，墨守成规，不善随机应变，缺乏冒险精神；④怨天尤人，也招人怨恨，紧张、焦虑、悔恨情绪多，轻松与愉快情绪少，缺少幽默感，对人对己都深感不满。当然，并非每个强迫症患者均完全符合这种人格特点。再之，即使具有这种典型的强迫人格也不是必然发生强迫性神经症。不过具有这种性格的人一旦发生神经症，常表现有强迫性症状。

3. 诊断标准

（1）症状标准

1）符合神经症的诊断标准，并以强迫症状为主，至少有下列 1 项：①以强迫思维为主，包括强迫观念、回忆或表象、强迫性对立观念、穷思竭虑、害怕丧失自控能力等；②以强迫行为（动作）为主，包括反复洗涤、核对、检查，或询问等；③上述的混合形式。

2）患者称强迫症状起源于自己内心，不是被别人或外界影响强加的。

3）强迫症状反复出现，患者认为没有意义，并感到不快，甚至痛苦，因此试力抵抗，但不能奏效。社会功能受损。

（2）病程标准：符合症状标准至少已 3 个月。

（3）排除标准

1）排除其他精神障碍的继发性强迫症状，如精神分裂症、抑郁症，或恐惧症等。

2）排除脑器质性疾病特别是基底节病变的继发性强迫症状。

4. 鉴别诊断

（1）正常与强迫性人格：几乎每个人都有些重复行为或遵循一定的仪式程序的动作，正常情况下，这种动力定型是节省精力和提高效率的行为方式，从不引以为是其典型特征。几乎每个人特别在童年都曾出现过某种强迫性症状，但只要不成为他们的精神负担，不妨碍他们的正常工作生活，便不予诊断。有人统计，强迫症患者中约有 70% 的人在病前具有强迫性人格。人格素质与强迫性神经症的这种关系反映了本病可能有某种遗传学基础。某人具有强迫症状，不一定就是强迫症。

强迫性人格者常可有个别的、短暂的强迫现象,但一般较轻、不持久,可以适当自我控制,并不影响社会适应能力。强迫症患者的强迫症状使其工作效率明显降低,到了连自己也无法容忍的程度,以至欲罢不能、痛苦不堪。

(2) 抑郁症:约20%的抑郁症患者可出现强迫症状,但强迫症状一般较轻,积极主动控制症状的愿望不明显,抑郁症状的特征性表现为如消极情绪较明显、思维缓慢、言语动作减少、运动迟缓、常伴有失眠、食欲缺乏、早醒、体重下降以及抑郁症的发作史及家族史。抑郁症是一种发作性障碍,患者可表现出强迫症状,而强迫性神经症亦可能有抑郁情绪。两者并存现象比较普遍。有人认为鉴别不难,哪种症状出现时间为先发,哪种症状严重程度占主导,便优先作出该种疾病的诊断。但我们在实际工作中发现,在患者漫长的病史中,两类症状常主次交替,互相影响,患者自己也分不清先后主次。ICD-10建议,在真相莫辨时,最好认定抑郁为原发。此论未必十分合理,好在两者的药物治疗并不矛盾。电休克治疗有效。

(3) 精神分裂症:精神分裂症患者常出现强迫症状,尤其在疾病早期及后期残留强迫症状,但临床以精神病性症状为主,强迫症状常荒诞离奇,内容多变,主动控制的愿望较差,患者往往不为强迫症状焦虑和痛苦,精神分裂症的强制性思维与强迫症的强迫性思维易混淆,前者症状为非我性,强制性思维来自外界,内容荒诞,对症状无批评能力,不加控制,也无明显焦虑和痛苦;强迫性症状为属我性,内容不荒诞,有自制与批评能力,力图控制,对症状焦虑与痛苦。鉴别诊断主要看患者有无自知力,是引以为苦,还是相安无事;患者与环境、现实是否保持一致;以及患者有无精神分裂症的特征性症状等。

(4) 恐惧症:当接触具体的事物和情景时才引起恐怖情绪,恐怖对象来源于客观现实,无强迫性质,常有回避行为。强迫观念和行为常起源于患者的主观体验,回避行为与强迫怀疑有关。

5. 治疗　治疗原则:以心理和药物治疗并用的综合治疗。

(1) 心理治疗:目的是使患者对自己的个性特点和所患疾病有正确客观的认识,对现实状况有正确客观的判断,丢掉精神包袱以减轻不安全感;学习合理的应激处理方法,增强自信,以减轻其不确定感;不好高骛远,不过分精益求精,以减轻其不完美感。同时要教育其亲属同事,对患者既不姑息迁就,也不矫枉过正,鼓励患者积极从事有益的文体活动,使其逐渐从强迫的境地中解脱出来。

行为治疗、认知治疗、精神分析治疗均可用于强迫症。认知-行为治疗是对强迫症治疗最有效的心理治疗方法。系统脱敏疗法可逐渐减少患者重复行为的次数和时间。对药物治疗无效者也可试用厌恶疗法。森田疗法对强迫症治疗有效,患者对治疗精神领悟越深刻,远期疗效越好。

(2) 药物治疗:氯米帕明比较有效且价格便宜,但其抗胆碱能和抗肾上腺能副作用限制了临床应用。治疗量平均每天150~250mg(片剂),必要时可给予静脉滴注,剂量为口服用量一半左右。氯米帕明过量有毒性作用,不宜用于有自杀危险的患者。故SSRI成了治疗强迫症的主导药物。必要时可加用拟5-HT药物(例如锂盐、丁螺环酮、芬氟拉明或色氨酸),或者抗精神病药氟哌啶醇或利培酮,以提高疗效。强迫症需要较长治疗的时间,一般需用治疗剂量治疗10~12周。约40%患者对SSRI治疗反应欠佳,对此可考虑其他治疗方法,如静脉注射氯米帕明。同时有抽动症状的强迫症患者,可用SSRI合并氟哌啶醇或利培酮治疗。

6. 预后　强迫症1/3首发于10~15岁,75%起病于30岁前,无明显原因,缓慢起病。

就诊时病程已达数年之久，半数以上病例逐渐发展，病情波动，10%的病例有完全缓解的间歇期。常伴中度及重度社会功能障碍。病前人格健康、发作性病程、症状不典型、尤其伴显著焦虑或抑郁、病程短者，预后好；病前有严重的强迫性人格障碍、症状严重而且弥散、童年起病、病程长、从未明显缓解者，预后不良。病情严重者可出现自杀意念，45岁以上首发强迫症状者，强迫性神经症的诊断宜慎重。

第三节　社交恐惧症

一、临床病例及诊疗思路

【病例摘要】

患者，男性，33岁，未婚，公司经理。因“与人交往时紧张、不敢在公共场合讲话15年”入院。患者于18岁与一位女同学交谈时，同学无意中说其发型很难看，回家后反复照镜子，感到在女同学面前丢了脸。以后每看到这位女同学时就想起这件事，并担心再次在同学面前丢人，不敢见这位同学，之后这种感觉进一步加重，看到同龄女性都有这种感觉，以后见到男性也有这种不适。在学校不敢和同学交往，不敢正视她们，每逢不得不和别人说话时，总是紧张地直冒汗，当感觉到对方的目光在注视着他时，更是手足无措，不知说什么好。害怕感严重时，常常伴有心慌、手抖和出汗。这种恐惧在女同学面前尤为严重。总是担心别人会看出他言行不合时宜。使患者日益变得自卑，逐渐回避与别人的交往。

患者于2年前因工作优秀被任命为公司的部门经理，患者上述症状进一步加重，不敢在公共场合讲话，每遇公司会议需要发言时，要喝二两白酒壮胆，否则就面红耳赤、全身发抖、心慌、大汗淋漓，脑子一片空白。因业务繁忙需要接见不同层次的人员，致使患者每天都要饮酒，半年来酒量逐渐增加到一斤方能控制见人紧张害怕情绪。患者因此种害怕恐惧症状已经影响了工作，并因羞于与异性交往而至今单身。患者为此十分苦恼，前来就医。

提问1：本患者主要有哪些情感症状?

1. 恐惧；
2. 焦虑；
3. 情感爆发；
4. 情感低落；
5. 矛盾情感；
6. 欣快；
7. 病理性心境恶劣。

提问2：需进一步检查的项目：

1. 体格检查；
2. 神经系统检查；
3. 血常规；
4. 肝功能；
5. 肾功能；
6. 电解质；

7. 心电图；
8. 脑电图；
9. 头颅 CT 和 MRI。

提问 3：进一步评定心理状态的检查，能准确评价恐惧症状的常用心理量表为：

1. SCL-90；
2. MMPI；
3. EPQ；
4. MMSE；
5. MSCPOR；
6. PANNS。

提问 4：MSCPOR 又称 Marks 恐怖强迫量表，其中 4 个分量表分别为：

1. 强迫行为量表；
2. 恐怖行为量表；
3. 阳性症状量表；
4. 焦虑情绪量表；
5. 总体适应量表；
6. 阴性症状量表；
7. 靶症状量表；
8. 社会再适应量表。

提问 5：常用的恐惧症的治疗方法有：

1. 抗精神病药；
2. 心境稳定剂；
3. 三环类抗抑郁剂：丙咪嗪及氯米帕明；
4. 选择性 5-HT 再摄取抑制剂；
5. 抗焦虑剂；
6. β-受体阻滞剂；
7. 行为疗法；
8. 家庭治疗；
9. 电休克治疗。

提问 6：恐惧症的诊断标准有：

1. 符合神经症的诊断标准；
2. 对某些客体或处境有强烈恐惧，恐惧和程度与实际危险不相称；
3. 发作时表现强烈的恐惧、焦虑，及明显的自主神经症状，并常有人格解体、现实解体、濒死恐惧，或失控感等痛苦体验；
4. 发作时有焦虑和自主神经症状；
5. 知道恐惧过分、不合理、或不必要，但无法控制；
6. 对恐惧情景和事物的回避必须是或曾经是突出症状；
7. 排除焦虑症、分裂症、疑病症；
8. 在发作间歇期，除害怕再发作外，无明显症状；

9. 反复就医或要求医学检查体检和实验室检查不能发现躯体障碍的证据，能对症状的严重性、变异性、持续性或继发的社会功能损害作出合理解释。

提问7：CCMD-3中恐惧症临床分型有哪几类？

1. 广场恐惧症；
2. 场所恐惧症；
3. 特定的恐惧症；
4. 恐怖性焦虑障碍；
5. 社交恐惧症；
6. 情景性恐惧症；
7. 其他恐惧性焦虑障碍。

提问8：本患者需要与哪些疾病鉴别？

1. 焦虑症；
2. 分裂症；
3. 疑病症；
4. PTSD；
5. 强迫症；
6. 适应障碍。

提问9：恐惧症首选疗法是：

1. 抗焦虑药物治疗；
2. 抗抑郁药物治疗；
3. 森田疗法；
4. 认知治疗；
5. 行为治疗；
6. 生物反馈疗法；
7. 集体心理治疗；
8. 精神分析治疗。

提问10：恐惧与焦虑的区别以下哪些正确？

1. 有无惊恐发作；
2. 有无具体的环境或情境；
3. 有无精神焦虑；
4. 有无焦虑情绪；
5. 有无躯体焦虑；
6. 有无抑郁情绪；
7. 有无回避行为；
8. 有无强迫情绪。

【诊疗及解题思路】

病情回顾：患者男性，33岁，未婚，公司经理。因"与人交往时紧张、不敢在公共场合讲话15年"入院。患者于18岁与一位女同学交谈时，同学无意中说其发型很难看，回家后反复照镜子，感到在女同学面前丢了脸。以后每看到这位女同学时就想起这件事，并担心再次在同学面前丢人,不敢见这位同学,之后这种感觉进一步加重,看到同龄女性都有这种感觉,以后见到男性也有这种不适。在学校不敢和同学交往,不敢正视她们,每逢不得不和别人说话时,总是紧张地直冒汗,当感觉到对方的目光在注视着他时,更是手足无措,不知说什么好。害怕感严重时,常常伴有心慌、手抖和出汗。这种恐惧在女同学面前尤为严重。总是担心别人会看出他言行不合时宜。使患者日益变得自卑,逐渐回避与别人的交往。

患者于2年前因工作优秀被任命为公司的部门经理,患者上述症状进一步加重,不敢在公共场合讲话,每遇公司会议需要发言时,要喝二两白酒壮胆,否则就面红耳赤、全身发抖、心慌、大汗淋漓,脑子一片空白。因业务繁忙需要接见不同层次的人员,致使患者每天都要饮酒,半年来酒量逐渐增加到一斤方能控制见人紧张害怕情绪。患者因此种害怕恐惧症状已经影响了工作,并因羞于与异性交往而至今单身。患者为此十分苦恼,前来就医。

恐怖是指面临不利的或危险处境时出现的情绪反应。表现为紧张、害怕、提心吊胆,伴有明显的自主神经功能紊乱症状,如心悸、气急、出汗、四肢发抖,甚至大小便失禁等。恐惧常导致逃避。对特定事物的恐惧是恐惧症的主要症状。焦虑是指在缺乏相应的客观因素情况下,患者表现为顾虑重重、紧张恐惧,以至搓手顿足似有大祸临头,惶惶不可终日,伴有心悸、出汗、手抖、尿频等自主神经功能紊乱症状。情感爆发指患者在一定的精神因素作用下,突然出现爆发性的短暂情绪障碍,是癔症的症状表现之一。矛盾情感指患者对同一事物同时产生两种相反的情感体验。如患者对自己所遭受的不幸既高兴又痛苦。病理性心境恶劣指无外界任何原因突然出现低沉、紧张、不满的情绪发作。患者看什么都不顺眼,处处不顺他的心,易激动,好挑剔,无故恐惧后发怒,要求繁多,诉说各种不满,易与他人发生冲突,多见于癫痫和恶劣心境障碍患者。本患者与人交往时紧张、不敢在公共场合讲话,见人时全身发抖、心慌、大汗淋漓、脑子一片空白,为恐惧症状,有心慌、手抖和出汗为焦虑症状。第1题正确答案为恐惧、焦虑。

恐惧症的临床诊断主要来自于病史的询问,询问病史是要注意以下几点:①恐惧症的起病常与社会心理因素相关,故应详细询问病前社会心理因素及与症状的相关联系;②恐惧症的症状表现常与特定的客体或处境有关,故应详细了解具体客体或处境对患者的影响程度;③家族史、既往史以及早期或童年经历、人格特征与疾病的起病或症状密切相连,均应详细了解。恐惧症最常见的症状是情感障碍,具体表现为恐惧和焦虑,故应重点了解患者接触特殊客体和处境情绪状态、情感反应程度及持续时间。还有恐惧症患者常会出现回避行为,应详细了解患者在何情绪下,对何客体及处境出现回避行为,以及回避以后的心理状况。体格检查及实验室血常规、肝肾功能、心、脑电图检查能了解患者各种功能状况,并为排除器质性病变提供依据,为下一步采用药物治疗提供用药前患者的重要临床资料。患者无明显的器质性疾病的症状和体症,脑CT和脑MRI并非必需。第2题正确答案为体格检查、神经系统检查、血常规、肝功能、肾功能、心电图,以及脑电图。

心理测验的目的是为了进一步评估患者的各种心理状况。第3题主要测查临床上常用心理评定工具的检测目的。SCL-90(症状自评量表,symptoms checklist 90)包括90个项目,可以全面评定被试者的精神状态如思维、情感、行为、人际关系、生活习惯及精神病性症状等。有9个因子,包括躯体化、强迫症状、人际关系敏感、抑郁、焦虑、敌对、恐怖、偏执、精神病性因子。该量表被广泛用于评定不同群体的心理卫生水平,如老年痴呆患者家属的心理健康状况、考试应激对学生心理状态的影响等。MMPI(明尼苏达多相个性调查表,Minnesota multiphasic personality inventory）是世界上应用最为广泛的心理测验，包含13个分量表，包括疑病（Hs）、抑郁（D）、癔症（Hy）、病态人格（Pd）、男性-女性倾向（Mf）、妄想（Pa）、精神衰弱（Pt）、精神分裂症（Sc）、轻躁狂（Ma）、社会内向（Si）等，既可以了解被试者的个性特征，也可以对精神科诊断起到一定的提示。阳性与阴性症状量表（positive and negative symptoms，PANSS）在简明精神病评定量表BPRS基础上发展而来，用于评定不同类型精神分裂症患者症状存在与否及其严重程度。简易精神状况检查（mini-mental state examination，MMSE）用于评定认知活动的评定量表，可作为中重度痴呆患者的筛查与评定。恐惧症常用的为Marks恐怖强迫量表（MSCPOR），其主要用于对强迫性神经症和恐惧性神经症的治疗效果评价，是比较有效的恐怖强迫量表之一。MSCPOR包括43项，可分为4个分量表：①强迫行为量表（1～29项）；②恐怖量表（30～39项）；③总体适应量表（40～41项）；④靶症状量表（42～43项）。量表制定者还将①和②两个分量表合称为强迫行为检查清单。40和41项为总体适应分量表，42和43项为靶症状量表，分别评估其核心恐惧症状和强迫症状，即被试者认为其主要的、受累最重的症状。MSCPOR的结果，主要为各单项分（特别是40～43项）和强迫行为清单（1～39项）的总分。根据以上各量表的特点，除选项5外，均没有评定恐惧症状的分量表，第3题正确答案为MSCPOR。

根据以上量表的介绍，第4题正确答案为强迫行为量表、恐怖行为量表、总体适应量表，以及靶症状量表。

第5～10题的解题答案讲解可参见病例相关理论知识部分。此处只给出标准答案。第5题答案为三环类抗抑郁剂：丙咪嗪及氯米帕明，选择性5-HT再摄取抑制剂，抗焦虑剂，β受体阻滞剂，行为疗法。第6题的答案为符合神经症的诊断标准；对某些客体或处境有强烈恐惧，恐惧和程度与实际危险不相称；发作时有焦虑和自主神经症状；知道恐惧过分、不合理、或不必要，但无法控制；对恐惧情景和事物的回避必须是或曾经是突出症状；排除焦虑症、分裂症、疑病症。第7题答案为场所恐惧症、特定的恐惧症，以及社交恐惧症。第8题答案为焦虑症、分裂症、疑病症、PTSD、强迫症，以及适应障碍。第9题答案为行为治疗。第10题答案为有无具体的环境或情境，有无回避行为。

二、病例相关理论知识

（一）恐惧症

恐惧症（phobia）患者对某些特殊处境、物体、情景或与人交往时产生异乎寻常的恐惧与不安的内心体验，因而出现回避反应。患者明知恐惧对象对自己并无真威胁，这种恐惧极不合理，但在相同场合均反复出现，难以控制而影响正常生活。我国恐惧症患病率为0.5‰，城乡患病率相近。国外患病率为6‰左右（1983年）。男女性别之比为1∶2，发病年龄多在20岁左右，恐惧症在神经症专科门诊中约占5%。

几乎没有人不曾有过恐惧的体验。恐惧是一种普遍存在的情绪。恐惧是一种痛苦的体验，但并不完全是消极的。它跟人类的痛苦一样具有自我保护、自我防卫的作用。恐惧使机体处于高度警觉状态，以应不测。因此，恐惧属于一种正常情绪。

恐惧症（phobia）原称恐怖性神经症。是一种以过分和不合理地惧怕外界某种客观事物或情境为主要表现的神经症。患者明知这种恐惧反应是过分的或不合理的，但在相同场合下仍反复出现，难以控制。恐惧发作时常常伴有明显的焦虑和自主神经症状。患者极力回避恐惧的客观事物或情境，或是带着畏惧去忍受，因而影响其正常活动。

恐惧症多数病程迁延，有慢性化发展的趋势，病程越长预后越差。儿童期起病者、单一恐惧者预后较好，广泛性的恐惧症预后较差。

1. 病因与发病机制

（1）遗传因素：广场恐惧具有家族遗传倾向，尤其影响到女性亲属，对此原因尚不清楚。Crowe（1983）和 Harris 等（1983）的家系调查支持上述结论。而 Torgersen（1983）与 Carey（1982）的双生子研究结果同样提示广场恐怖可能与遗传有关，且与惊恐障碍存在一定联系。某些特定的恐惧症具有明显的遗传倾向，如血液和注射恐怖，先证者中约 2/3 的生物源亲属患有相同疾病。这类患者对恐怖刺激所产生的反应也与一般的恐惧症患者不同，他们表现心动过缓而不是心动过速，易于发生晕厥。

（2）生化研究：学者们通过某些研究发现，社交恐惧症患者出现恐惧症状时血浆肾上腺素水平升高。苯氨咪唑啉激发试验引起的生长激素反应迟钝，提示本病患者可能有去甲肾上腺素功能失调。

（3）心理社会因素：19 世纪初，美国心理学家用条件反射理论来解释恐惧症的发生机制，认为恐惧症状的扩展和持续是由于症状的反复出现使焦虑情绪条件化，而回避行为则阻碍了条件化的消退。这也是行为治疗的理论基础。

2. 临床表现　恐惧症患者所恐惧的对象达数百种之多。通常将其归纳为三大类。

（1）场所恐惧症（agoraphobia）：又称广场恐惧症、旷野恐惧症等。是恐惧症中最常见的一种，约占 60%。多起病于 25 岁左右，35 岁左右是另一发病高峰年龄，女性多于男性。主要表现为对某些特定环境的恐惧，如高处、广场、密闭的环境和拥挤的公共场所等。患者害怕离家或独处，害怕进入商店、剧场、车站或乘坐公共交通工具，因为患者担心在这些场所出现恐惧感，得不到帮助，无法逃避，因而回避这些环境，甚至根本不敢出门。恐惧发作时还常伴有抑郁、强迫、人格解体等症状。

（2）社交恐惧症（social phobia）：多在 17～30 岁发病，女性明显多于男性，常无明显诱因突然起病。主要特点是害怕被人注视，一旦发现别人注意自己就不自然，脸红、不敢抬头、不敢与人对视，甚至觉得无地自容，因而回避社交，不敢在公共场合演讲，集会不敢坐在前面。常见的恐惧对象是异性、严厉的上司和未婚夫（妻）的父母亲等，也可以是熟人，甚至是自己的亲属、配偶。

（3）单一恐惧症（simple phobia）：指患者对某一具体的物件、动物等有一种不合理的恐惧。最常见的为对某种动物或昆虫的恐惧，如蛇、狗、猫、鼠、鸟、蜘蛛、青蛙、毛毛虫等，有些患者害怕鲜血或尖锐锋利的物品，还有些对自然现象产生恐惧，如黑暗、风、雷电等。单一恐惧症的症状较恒定，多只限于某一特殊对象。但在部分患者却可能在消除了对某一物体的恐惧之后，又出现新的恐惧对象。单一恐惧症常起始于童年，以女性多见。

该例患者的症状以恐怖为主要临床相，恐怖的对象主要为人际接触和社交场合，患者与人交往时紧张、焦虑，在异性面前尤为严重。在焦虑时伴有心慌、手抖、面红、气促，甚至颤抖、大汗等自主神经系统的症状，并有回避性行为，患者自己知道焦虑和紧张没有必要，但难以克制。病史迁延 15 年，明显影响了患者的生活质量和个人发展，给患者本人带来痛苦。患者知道恐惧过分不必要，但无法控制。恐惧症的病因病理并不十分清楚。该例患者的病史提示个体的素质因素在发病中可能有某种作用。病前谨慎小心、羞怯、内向多思等个性特点为发病提供了一定条件。访谈中未发现精神病性症状，自知力完好，主动求治，完全符合CCMD-3所列举的社交恐惧症的诊断标准。

该例患者的症状与一般的恐惧情绪区别在于，使患者产生强烈恐惧情绪的对象是一些对他并无实际威胁的人，与同事交往时，在会见客户时，都深深地陷入这种恐惧的痛苦体验之中，明知没有必要但实际上难于控制的不适当情绪反应，这便是恐惧症的共同特点。

3. 心理症状评定　恐惧症的心理评定常用的为Marks恐怖强迫量表（MSCPOR），此外还用于对强迫性神经症的症状和疗效评定。Marks恐怖强迫量表（marks scale for compulsion, phobias, obsessions and rituals, MSCPOR）又称MOS（marks obsession scale）。

MSCPOR包括43项，可分为4个分量表：①强迫行为量表（1～29项）；②恐怖量表（30～39项）；③总体适应量表（40～41项）；④靶症状量表（42～43项）。

4. 鉴别诊断

（1）正常人的恐惧：正常人对某些事物或场合也会有恐惧心理，如毒蛇、猛兽、黑暗而静寂的环境等。关键看这种恐惧的合理性、发生的频率、恐惧的程度、是否伴有自主神经症状、是否明显影响社会功能，以及是否有回避行为等来综合考虑。

（2）焦虑症：恐惧症和焦虑症都以焦虑为核心症状，但恐惧症的焦虑由特定的对象或处境引起，呈境遇性和发作性，而焦虑症的焦虑常没有明确的对象，常持续存在。

（3）强迫症：强迫症的强迫性恐惧源于自己内心的某些思想或观念，怕的是失去自我控制，并非对外界事物恐惧。

（4）疑病症：疑病症患者由于对自身状况的过分关注而可能表现出对疾病的恐惧，但这类患者有以下特点可与恐惧症鉴别：认为他们的怀疑和担忧是合理的；所恐惧的只是自身的身体状况而非外界客体或情境；恐惧情绪通常较轻。焦虑症对日常生活中可能发生的某种意外担心无明显回避行为，症状持续存在。

（5）精神分裂症：精神分裂症出现社交恐怖患者害怕别人关注自己，并不相信别人特别关心自己，有别于精神分裂症的牵连观念，且对周围现实的判断错误。精神分裂症尚有其他的精神病性症状可资鉴别。

（6）颞叶癫痫：可表现为阵发性恐惧，但其恐惧并无具体对象，发作时的意识障碍、脑电图改变及神经系统体征可资鉴别。

5. 诊断标准　CCMD-3的诊断标准如下：

（1）符合神经症的诊断标准。

（2）以恐惧为主，需符合以下4项：①对某些客体或处境有强烈恐惧，恐惧的程度与实际危险不相称；②发作时有焦虑和自主神经症状；③有反复或持续的回避行为；④知道恐惧过分、不合理或不必要，但无法控制。

（3）对恐惧情景和事物的回避必须是或曾经是突出症状。

（4）排除焦虑症、分裂症、疑病症。

6. 治疗

（1）行为疗法：社交恐惧症的治疗首推行为疗法。其中系统脱敏疗效最为肯定，系统脱敏疗法循序渐进，并且辅以肌肉松弛技术，使患者有更多的主观动机参与；美中不足的是程序烦琐、疗程太长。也有人报道认为冲击疗法见效更快。冲击疗法忽视患者的心理承受能力，痛苦大、实施难，可能欲速则不达。运用心理分析方法帮助和引导患者回忆过去，找出与生活事件相联系的心理冲突，一旦患者相信他的恐怖来源于心理冲突的转移和象征化（不管用什么学说去解释），恐惧便会减轻或消失。

（2）药物治疗：药物治疗减轻一些症状，主要药物为：

1）三环类抗抑郁剂：三环类抗抑郁剂可用于场所恐惧症的治疗，尤其是场所恐惧症伴有惊恐发作的患者，甚至作为药物治疗的首选，也可用于伴有惊恐发作的其他恐惧症。因为此类药物副作用较大，加上有其他更有效的治疗方法，目前较少用于不伴惊恐发作的恐惧症。此类药物中以丙咪嗪应用最多。因为恐惧症患者对此类药物副作用的敏感程度远较抑郁发作患者为高，因此应以低剂量开始（10~25mg/d），并缓慢增量。剂量范围以丙咪嗪为例，一般在150~250mg/d，少数可达200~300mg/d，个别需要超过300mg/d。疗程以症状完全控制后维持服药半年至一年为佳，停药宜缓慢。

2）可逆性单胺氧化酸抑制剂（RIMA）：RIMA以吗氯贝胺为代表，主要用于社交恐惧症和场所恐惧症，吗氯贝胺的有效剂量为200~400mg/d。

3）SSRIs：学者们通过很多研究均证实，SSRIs对社交恐惧症和场所恐惧症均有一定疗效。因SSRIs副作用少、服药方便，越来越引起临床医生以及患者的关注。一般认为，SSRIs治疗恐惧症的剂量范围介于抑郁症和强迫症之间。

4）抗焦虑剂：抗焦虑剂曾被广泛应用于治疗各类恐惧症，但因其疗效并不肯定，而且具有过度镇静及容易形成依赖等副作用，以及停药后易于复发，目前已退居二线。但抗焦虑剂在减轻预期性焦虑及操作性焦虑方面，仍然有其不可替代的地位，故常用来与其他治疗方法合并使用。抗焦虑剂在伴有惊恐发作的各类恐惧症的治疗方面仍有其优势，不过，剂量要相对加大，疗程要相对延长。此类药物治疗恐惧症以阿普唑仑及氯硝西泮最为常用，劳拉西泮也有一定疗效。新型抗焦虑剂丁螺环酮对恐惧症的疗效尚待进一步研究证实，有学者通过研究报道认为该药对社交恐惧症无效。

5）β受体阻滞剂：此类药物包括普萘洛尔等，对正常人及社交恐惧症患者的操作性焦虑有一定的疗效，对广泛性社交恐惧症及其他恐惧症无肯定疗效。应注意的是，禁用于有房室传导阻滞及支气管哮喘者。

（二）行为疗法

行为疗法是基于现代行为科学的一种非常通用的新型心理治疗方法，是根据学习心理学的理论和心理学实验方法确立的原则，对个体反复训练，达到矫正适应不良行为的一类心理治疗。行为疗法是运用心理学派根据实验得出的学习原理，是一种治疗心理疾患和障碍的技术，把治疗的着眼点放在可观察的外在行为或可以具体描述的心理状态上。行为疗法是基于严格的实验心理学成果，遵循科学的研究准则，运用经典条件反射、操作性条件反射、学习理论、强化作用等基本原理，采用程序化的操作流程，帮助患者消除不良行为，建立新的适应行为。它的理论基础主要来自于行为主义的学习原理，即经典性条件反射原理、操作性条件作用原理和模仿学习原理。

1. 共同特点

（1）治疗只能针对当前来访者有关的问题而进行，至于揭示问题的历史根源、自知力或领悟，通常认为是无关紧要的。

（2）治疗以特殊的行为为目标，这种行为可以是外显的，也可以是内在的。那些要改变的行为常被看作是心理症状的表现。

(3) 治疗的技术通常都是从实验中发展而来,即是以实验为基础的。

(4) 对于每个求治者,施治者根据其问题和本人的有关情况,采用适当的行为治疗技术。

2. 临床常用的行为疗法　主要包括系统脱敏疗法、厌恶疗法、阳性强化疗法、满灌或冲击疗法、生物反馈疗法等。

(1) 系统脱敏法:系统脱敏疗法又称交互抑制法,是由美国学者沃尔帕创立和发展的。这种方法主要是诱导求治者缓慢地暴露出导致神经症焦虑、恐惧的情境,并通过心理的放松状态来对抗这种焦虑情绪,从而达到消除焦虑或恐惧的目的。如果一个刺激所引起的焦虑或恐怖状态在求治者所能忍受的范围之内,经过多次反复的呈现,他便不再会对该刺激感到焦虑和恐怖,治疗目标也就达到了。系统脱敏治疗步骤包括放松训练、建立焦虑反应等级表和脱敏三个部分。

1) 放松训练:对患者进行肌肉放松训练,用于抑制或消除焦虑反应,当机体的肌肉处于松弛状态时,心率减慢、外周血流增加,呼吸平缓,心境平和。肌肉放松训练的方法多种多样,如静默、坐禅和瑜伽等。训练时首先要求患者学会体验肌肉紧张与肌肉松弛在感觉上的差别,便于掌握肌肉的松弛过程。

2) 建立焦虑反应等级表:通过询问了解患者的病史,按照患者的焦虑诱因和反应程度从刺激最小、焦虑反应最弱到刺激最大、焦虑反应最强的等级顺序建立反应等级表。等级数目通常不超过20个,每一个等级可从时间和空间两个方面考虑,即从患者与引起焦虑的刺激在时间长短及空间的远近上来划分。

3) 脱敏:将焦虑反应等级表中引发焦虑反应的刺激等级与患者肌肉放松反应等级对应起来,依照从弱到强的等级顺序进行。例如当患者处在放松状态时,呈现一个等级的相应刺激,如果患者没有焦虑反应或焦虑反应很弱,再进行下一个等级的相应刺激。当呈现某一个等级相应刺激时,患者出现强烈的焦虑反应,则应退回到上一个等级中,重新进行肌肉放松训练,确信这个等级已无焦虑或焦虑反应很弱,再进行下一个等级练习。当最强等级的相应刺激不再引起患者的焦虑反应,则达到治疗目的。

系统脱敏治疗的实施方法有三种:①第一种是想象刺激,即医生向患者描述能够激发不同程度应激反应的等级刺激,让患者在肌肉放松状态下充分想象自己身临等级表上的每一场景,并作出相应反应;②第二种为模拟情景刺激,即通过图画、幻灯、影视等方式向患者展示模拟情景的等级刺激;③第三种真实场景刺激,即在条件允许的情况下,带患者到真实场景中进行实际等级刺激。系统脱敏疗法在临床上对于由明显环境因素引起的恐怖症、强迫症等特别有效。

(2) 厌恶疗法:厌恶疗法或称厌恶性条件法,是一种具体的行为治疗技术。其内容为:将欲戒除的目标行为(或症状)与某种不愉快的或惩罚性的刺激结合起来,通过厌恶性条件作用,而达到戒除或至少是减少目标行为的目的。在临床上多用于戒除吸烟、吸毒、酗酒、各种性行为异常和某些适应不良性行为,也可以用于治疗某些强迫症。厌恶刺激可采用疼痛刺激(如橡皮圈弹痛刺激和电刺激)、催吐剂(如阿扑吗啡)和令人难以忍受的气味或声响刺激等,也可以采取食物剥夺或社会交往剥夺措施等,还可以通过想象作用使人在头脑中出现极端憎厌或无法接受的想象场面,从而达到厌恶刺激强化的目的。

(3) 阳性强化法:又称正性强化法,创始人为巴甫洛夫和霍尔。行为主义理论认为:

“行为是后天习得，一个习得行为如果得以持续，一定是在被它的结果所强化，如果想建立或保持某种行为，必须对其施加奖励”。强调行为的改变是依据行为后果而定的，其目的在于矫正不良行为，训练与建立某种良好行为。即运用正性强化原则，每当儿童出现所期望的心理与目标行为，或者在一种符合要求的良好行为之后，采取奖励办法，立刻强化，以增强此种行为出现的频率，故又称奖励强化法。

（4）暴露疗法：也称满灌疗法，它与系统脱敏疗法正好相反。满灌疗法不需要进行任何放松训练，而一下子呈现最强烈的恐怖、焦虑刺激（冲击）或一下子呈现大量的恐怖、焦虑刺激（满灌、泛滥），以迅速校正患者对恐怖、焦虑刺激的错误认识，并消除由这种刺激引发的习惯性恐怖、焦虑反应。这是一种主要用于治疗恐怖症的行为治疗技术。其治疗原则是让患者较长时间地想象恐怖的观念或置身于严重恐怖的环境，从而达到消退恐惧的目的。

（5）生物反馈治疗：生物反馈疗法是利用现代生理科学仪器，通过人体内生理或病理信息的自身反馈，让人们能够知道自己身体内部正在发生变化的行为矫治技术。使患者经过特殊训练后，有助于患者调整和控制自己的心率、血压、胃肠蠕动、肌紧张程度、汗腺活动和脑电波等几乎包括所有的身体功能的活动情况，从而改善机体内部各个器官系统的功能状态，矫正对应激的不适宜反应，达到防治疾病的目的。由于此疗法训练目的明确、直观有效、指标精确，因而求治者无痛苦及副作用。

3. 适应证

（1）系统脱敏疗法：社交恐怖症、广场恐怖症、考试焦虑等。

（2）冲击疗法：恐怖症、强迫症等。

（3）厌恶疗法：酒精依赖、海洛因依赖、同性恋、窥阴癖、露阴癖、恋物癖、强迫症等。

（4）阳性强化法：儿童孤独症、癔症、神经性厌食、神经性贪食、慢性精神分裂症等。

第四节　疑　病　症

一、临床病例及诊疗思路

【病例摘要 1】

患者，女，38 岁，高中毕业，已婚，汉族，下岗工人。主因“渐起反复怀疑身患重病，四处就医 3 年余，加重半年”为主诉。于 2002 年 10 月 28 日首次入精神科。患者于 2 年前无端觉腹部不舒服，继而出现清晨腹部胀痛，以右下部为甚，大便后胀痛减轻。自觉症状和已去世父亲的症状相似（父亲死于结肠癌），患者听说癌症有遗传性，故认为自己也得了结肠癌，先后做了 3 次结肠镜检查及其他检查，结果均无异常。其怀疑检查不准确，怀疑医生的水平不高，要求家人带她到更大的医院检查，并要求“打开肚子看看吧”。

提问 1：对于该患者，最可能的诊断是？

1. 心脏病；
2. 精神分裂症；
3. 应激障碍；
4. 疑病症；
5. 躯体化障碍；

6. 癔症；
7. 抑郁症。

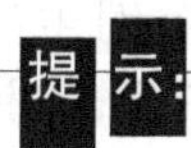

2个月来，患者仍认为自己身患“直肠癌”，不主动与人接触，对生活无兴趣，后来连自己的儿子也不管了，认为自己有病还管别人干啥。有时整日不说话，其母多次叫她吃饭才有回应。曾多次认为自己身患绝症而觉得活着没意思，活着是给家人增加负担，有自杀的想法。

提问2：该患者存在哪些症状？

1. 感觉过敏；
2. 关系妄想；
3. 焦虑症状；
4. 抑郁症状；
5. 强迫症状；
6. 消极观念；
7. 先占观念；
8. 神经衰弱症状。

提问3：针对此患者，可进行下列哪些治疗？

1. 抗焦虑药物治疗；
2. 助消化药物治疗；
3. 抗抑郁药物治疗；
4. 抗精神病药物治疗；
5. ECT治疗；
6. 森田治疗；
7. 认知治疗。

【诊疗及解题思路】

病情回顾：患者，女，38岁，高中毕业，已婚，汉族，下岗工人。主因“渐起反复怀疑身患重病，四处就医3年余，加重半年”为主诉。于2002年10月28日首次入精神科。患者于2年无端觉腹部不舒服，继而出现清晨腹部胀痛，以右下部为甚，大便后胀痛减轻。自觉症状和已去世父亲的症状相似（父亲死于结肠癌），患者听说癌症有遗传性，故认为自己也得了结肠癌，先后做了3次结肠镜检查及其他检查，结果均无异常。其怀疑检查不准确，怀疑医生的水平不高，要求家人带她到更大的医院检查，并要求“打开肚子看看吧”。

疑病症又称疑病障碍，临床主要表现是患者存在先占观念，坚持认为可能患有一种或多种严重进行性的躯体疾病，正常的感觉被患者视为异常，患者很苦恼；患者把注意力集中在身体的一或两个器官或系统，患者对患病的坚信程度以及对症状的侧重，在每次就诊时通常有所不同。常伴明显的抑郁和焦虑；患者总是拒绝接受多位不同医师关于其症状并无躯体疾病的忠告和保证，并频繁更换医师寻求保证；害怕药物治疗。疑病症的特点是担心或相信自己患有某种严重的躯体疾病，患者对自身健康状况或身体的某一部位过分关注，其关注程度与实际健康程度很不相符,各种检查的阴性结果和医生的解释均不能打消患者的疑虑。该患者符合此特征。故提问1的有效答案为疑病症。

根据临床表现,以及2个月来患者仍认为自己身患直肠癌,不主动与人接触,对生活无兴趣,后来连自己的儿子也不管了,认为“自己有病还管别人干啥”。有时整日不说话,其母多次叫她吃饭才有回应。曾多次认为自己身患绝症而觉得活着没意思,有自杀的想法。故提问2的有效答案为抑郁症状、消极观念、先占观念。

鉴于患者的诊断可以给以药物治疗和心理治疗,结合该患者的临床表现,尤其是本案例近2个月来曾多次认为自己身患绝症而觉得活着没意思,有自杀的想法(符合电休克适应证,即严重抑郁、有强烈自伤、自杀企图及行为者,以及明显自责自罪者),故提问3的有效答案为ECT治疗、抗抑郁药物治疗、森田治疗、认知治疗。尽管从理论上讲可进行以上的治疗方案,但要注意方案选择的轻重缓急,确保患者在躯体安康的基础上治疗精神疾病。

【病例摘要2】

患者,男,29岁,工人,高中文化,未婚。主因“胸痛、心慌、闷气6个月”就诊。6个月前,患者的朋友因心脏病发作去世,患者非常伤心,第3天,患者吃早饭时突然感到“一股气从胸部往上冲,直达头顶部”,并感头昏、心慌、闷气,认为可能是“脑冲血”或心脏病,很着急,即前往市医院,体格检查与心电图、胸透均未发现异常。患者仍不放心,害怕像朋友一样突然去世,数天后又出现类似情况。患者怀疑是心脏病或癌症,前往省级医院就诊。在患者反复要求下作钡餐透视、脑电图、脑超声波检查,均无异常发现。患者对检查结果仍不放心,虽一直坚持上班,但总为胸痛、头昏、头痛、闷气而烦恼,工作效率降低。时感不安、紧张,且因“查不出病来”而心绪不佳,社交与业余爱好兴趣下降,但无内疚、早醒和食欲减低。

提问1:针对本患者的病史情况,接诊时哪些处理是合适的?

1. 详细了解患者的症状、性质、程度、演变过程,忽视患者的痛苦;
2. 满足患者的要求,给患者做全面的实验室及器械检查;
3. 详细了解各种医学检查的结果;
4. 了解患者性格特点是否具有敏感多疑易受暗示、性格内向等;
5. 详细询问患者的心理因素(起病原因)及认识程度;
6. 不要过多询问躯体症状,以免加重患者的疑心;
7. 了解是否存在无阳性体征及阳性医学检查的躯体症状;
8. 了解患者对症状的坚信程度及持续时间,相伴随的情绪症状;
9. 了解是否存在有其他精神病性症状。

提示:

性格较内向,敏感、多疑,容易受到伤害,好幻想。体格检查与神经系统检查无异常发现。精神状况检查:意识清、定向好,交谈主动合作。未发现幻觉与妄想,总怀疑有病,希望医生不要隐瞒真情。反复要求做检查早日确诊,智能记忆检查无异常。实验室检查:三大常规、肝功能、胸透、心脑电图均无异常。MMPI:L 30,K 45,F 33,H 59,D 90 Hy 75,Pd 70,Mf 63,Pa 97,Pt 93,Sc 120,Ma 65。EPQ:P 60,E 45,N 70,L 35 性格内向。

提问2:此患者最有可能是以下哪种精神障碍?

1. 强迫症;
2. 焦虑症;
3. 恐惧症;
4. 疑病症;
5. 癔症;
6. 人格障碍;
7. 抑郁症;
8. 偏执性精神病。

提问3:关于疑病症的治疗原则,以下哪些说法正确?

1. 心理治疗为主;
2. 药物治疗为主;
3. 心理治疗为辅;
4. 药物治疗为辅;
5. 心理治疗和药物治疗同样重要;
6. 支持性心理治疗是治疗的基础;
7. 可用抗抑郁药和抗焦虑药治疗。

【诊疗及解题思路】

病情回顾:患者,男,29岁,工人,高中文化,未婚。主因"胸痛、心慌、闷气6个月"就诊。6个月前,患者的朋友因心脏病发作去世,患者非常伤心。第3天,患者吃早饭时突然感到"一股气从胸部往上冲,直达头顶部",并感头昏、心慌闷气,认为可能是"脑冲血"或心脏病,很着急,即前往市医院,体格检查与心电图、胸透均未发现异常。患者仍不放心,害怕像朋友一样突然去世,数天后又出现类似情况。患者怀疑是心脏病或癌症,前往省级医院就诊。在患者反复要求下作钡餐透视、脑电图、脑超声波检查,均无异常发现。患者对检查结果仍不放心,虽一直坚持上班,但总为胸痛、头昏、头痛、闷气而烦恼,工作效率降低。时感不安、紧张,且因"查不出病来"而心绪不佳,社交与业余爱好兴趣下降,但无内疚、早醒和食欲减低。

此病例有如下特点:

1. 青年男性,在一定精神诱因下起病,病情持续存在。主要表现为对身体状况过分关注,胸痛、头昏、心慌、胸闷,伴不安、紧张,以后出现心情差,兴趣下降。

2. 病前个性内向;敏感多疑、敏感、容易受到伤害、好幻想。

3. 体查与实验室检查未发现异常,无重大躯体疾病史。

4. 有突出的疑病观念,未发现其他幻觉妄想,有焦虑抑郁情绪,但都发生于病后且不是主要临床相。

5. 积极求治,不愿因病而影响工作与前途,社会功能已受到影响。

6. 躯体不适感一直存在,治疗后仅不适程度有所减轻,疑病观念无明显变化。

疑病症患者对自己身体健康状况过分关注、担心或深信自己患了一种或多种躯体疾病,经常诉说某些不适,反复就医,经多种检查均不能证实疾病存在的心理病理观念。患者怀疑自己患了某种事实上并不存在的疾病,医生的解释和客观检查均不足以消除其看法。

正常人在某一时期过分重视自己的健康,对不严重的普通疾病或不适感的恐惧,可出现疑病观念,但经检查证实无病,给予适当解释后可放弃疑病观念。这类表现则不属于疑病性神经症。

疑病症患者通常以身体的某个部位、某系统、某脏器有某种不适或疼痛证明自己患了某种疾病,并不断加以强化,企图用各种办法以获得别人的同情。患者可出现紧张、焦虑,甚至惶惶不安,反复要求医生进行检查和治疗,并对检查结果的细微差异十分重视,认为这种差异"证实"了自己疾病的存在。对于别人的劝说和鼓励不是从正面理解,常认为是对自己的安慰,更证明自己疾病的严重性。

患者受疑病观念的驱使,东奔西走,到处求医,寻求"最新"诊断。做了大量不必要甚至是重复的检查,对反复检查的阴性结果常感到不满,而对于偶然出现的"阳性"结果虽认为抓住了"证据",但也常感到怀疑。

患者除表现有日趋严重的疑病症状外,其他认识良好,主动求医,无任何精神衰退,体检或实验室检查均无异常发现,一般诊断较易明确。故问题 2 的正确答案为疑病症。

疑病症诊断确立后,医生应将检查结果告诉患者,并说明不再进行躯体检查,同时开始心理治疗。心理治疗的目的在于让患者了解所患疾病的性质,解除或减轻精神因素的影响。患者关心自身健康这是正当的,但不要反复强求医生做重复的、不必要的检查。

首先应尽量避免可能产生的医源性影响。医源性影响指医生不恰当的言语、态度和行为对患者所起的不良心理影响。医源性影响由错误的诊断、反复检查和长期不能确诊,以及错误的治疗等引起。因此,在治疗实践中需注意以下几点:①注意医患关系,对患者的疾病和症状不要急于否认,也不要对治疗轻易下保证。应告知患者不要对治疗抱过高的期望与要求。②不要迁就患者作进一步检查的要求,在理解患者的基础上,巧妙地婉拒不必要的检查,否则极易引起医患间对立情绪的出现。③治疗过程中,当患者出现新的症状与诉述时,切不要简单地把他们归入疑病症状之中,须认真检查是否确实伴发了躯体疾病,以免延误治疗。第一题的答案为详细了解各种医学检查的结果,了解患者性格特点是否具有敏感多疑易受暗示、性格内向等,详细询问患者的心理因素(起病原因)及认识程度,了解是否存在无阳性体征及阳性医学检查的躯体症状,了解患者对症状的坚信程度及持续时间、相伴随的情绪症状,了解是否存在有其他精神病性症状。第 3 题的答案为心理治疗为主,药物治疗为辅,支持性心理治疗是治疗的基础,可用抗抑郁药和抗焦虑药治疗。

【拓展思维病例】

患者,41 岁,中年女性,医生。主因"躯体疼痛半年,加重 3 天"。入院半年前无明显诱因出现胸部不适,表现为肋间游走性疼痛,疼痛性质不能描述,遂于 5 月 4 日在医院求治,行肝胆脾胰肾及子宫附件彩超:胆囊内强回声(考虑结石),子宫肌瘤,宫内节育器,宫颈囊肿,宫颈肥厚。胸片未见异常,肿瘤标记物检查无异常,未明确疼痛原因,未治疗。患者仍感疼痛,但疼痛能忍受,能正常的生活、工作。2 个月前疼痛加重,表现为下肢左右腿游走性疼痛,疼痛性质不能描述,活动受限,遂就诊,行胸部 CT:右中肺、左肺舌叶及两下肺少许慢性炎症。双侧胸膜局限性稍增厚。所示脾大。胸椎 MRI 3.0:①胸 9 椎体形态失常,考虑为先天变异;②腰 1 椎体许莫结节;③胸 10 椎体异常信号,考虑血管瘤可能,各项检查均不能解释疼痛,未诊断,未治疗,生活受限但能自理。1 个月余前疼痛再次加重,遂就诊,行骨盆正位片:骨盆未见明显骨质异常征象。诊断"躯体疼痛障碍",服用度洛西汀 60mg/d、甲钴胺片 0.5g/d 治疗,服药 8 天,效果欠佳,疼痛症状无明显改善,自行停药。后自行服用黛力新 2

片/天,卡马西平,0.2g/d,治疗 15 天,效果尚可。3 天前出现腰部疼痛加重,感乏力,行走不能,为求诊治就诊。起病来,患者夜眠欠佳,饮食欠佳,大小便正常。体重未见明显变化。未见明显的冲动行为,无明显的消极言行。既往史:6 年前曾患阑尾炎,目前已愈。个人史无特殊,家族史:无类似病史。

入院查体:心肺听诊无异常,肝脾未触及,神经系统无阳性体征,双下肢肌力 3 级。精神状况检查:意识清,接触交谈合作,定向力完整。情绪不佳,紧张、担心自己的病,自感持续疼痛,影响生活,为此心理压力大,伴食欲缺乏、失眠。自知力存在。病史中无兴奋话多,精力充足表现。入院诊断:持久躯体形式疼痛障碍。

入院辅助检查:入院检查,血常规:RBC 2.34×10^{12}/L,HGB 74g/L,肝功 ALP 229U/L(45 ~ 150U/L),LDH 301U/L(114 ~ 240U/L);肾功:肌酐:146.6μmol/L(44 ~ 115μmol/L),尿素 617μmol/L(150 ~ 440μmol/L),电解质:TCa 3.28mmol/L(2 ~ 2.75mmol/L),心肌酶 CK 20U/L(25 ~ 195U/L),余生化检查基本正常。尿常规:蛋白 2+,鳞状上皮 79.81/μl,心电图示:窦性心律 96 次/分,正常范围心电图;肝胆脾胰肾及子宫附件彩超结果示子宫内节育器。贝克焦虑量表:无焦虑症状。贝克抑郁问卷:无抑郁或极轻度。SCL-90 示目前除精神病性症状外均存在轻度症状。总分及阳性项目数均高于常模。因子分躯体化、人际关系敏感及敌对筛查阳性。

外院检查项目:肝胆脾胰肾及子宫附件彩超:胆囊内强回声(考虑结石),子宫肌瘤,宫内节育器,宫颈囊肿,宫颈肥厚(2015 年 5 月)。

胸部 CT:右中肺、左肺舌页及两下肺少许慢性炎症。双侧胸膜局限性稍增厚。所示脾大(2015 年 10 月)。胸椎 MRI 3.0:①胸 9 椎体形态失常,考虑为先天变异;②腰 1 椎体许莫结节;③胸 10 椎体异常信号,考虑血管瘤可能(2015 年 10 月)。骶髂关节 CT 平扫:骨盆广泛骨密度异常(2015 年 11 月)。骨盆正位 X 线检查:骨盆未见明显骨质异常征象(2015 年 11 月)。

入院后治疗及病情变化:患者 12 月 4 日入院,入院后上级医师查房考虑暂诊断“持久躯体形式疼痛障碍”,指导应用文拉法辛缓释胶囊、阿米替林片、坦度螺酮胶囊治疗。入院后给予文拉法辛缓释胶囊 75mg/d、阿米替林片 50mg/d、坦度螺酮胶囊 15mg/d 治疗 5 天,患者自诉疼痛较前缓解,但下肢活动仍受限。12 月 9 日将文拉法辛缓释胶囊加量至 150mg/d 治疗,患者诉疼痛较前有所缓解,但下肢活动仍受限。12 月 13 日早上,患者自行外出处理一场官司,中午回病房,回病房后患者开始诉疼痛加重,难以忍受,影响夜眠。值班大夫曾给予劳拉西泮、氯硝西泮片改善疼痛,帮助睡眠。曾给予维生素 B_6 片 1 片改善症状,效果尚可。12 月 19 日经上级医师查房,调整药物为文拉法辛缓释胶囊 225mg/d(早 75mg,晚 150mg)、阿米替林片 50mg/d(早晚各 25mg)治疗,坦度螺酮 15mg/d(早、中、晚各 5mg)22 日早查房患者诉疼痛较前略有缓解。

入院后因患者肾功能异常,内科会诊指示:因患者饮食欠佳,暂给予补液治疗,复查肾功能,并给予肾脏 CT 检查。目前暂未行肾脏 CT。患者下肢活动受限,且外院未行腰椎 MRI 检查,12 月 8 日给予腰椎 MRI 检查,结果示:①腰椎 $L_{3\sim4}$、$L_{4\sim5}$、$L_5 \sim S_1$ 椎间盘突出;②腰椎退行性改变;③腰 12 楔形变,多考虑陈旧性压缩性骨折。

住院期间,查房时发现患者表演色彩较明显:患者诉疼痛难以忍受,但查房时发现患者双脚能随意抖动,问话时抖动停止,说不能活动。半夜 3 点醒来,说疼痛难忍,要求陪护给予按摩,按摩后症状缓解。

针对此患者,假如您是经治医生,

1. 通过整个病例描述,您觉得“入院半年前无明显诱因出现胸部不适”的可靠程度是?您觉得有诱因的话,可能有哪些?

2. 在入院后治疗及病情变化描述:12 月 13 日早上,患者自行外出处理一场官司,加上该患者的职业,您会考虑哪些问题?

3. 假如您是接诊医生,现病史中尚需了解哪些信息?既往史中尚需了解哪些信息?

4. 病史中描述:“住院期间,查房时发现患者表演色彩较明显:患者诉疼痛难以忍受,但查房时发现患者双脚能随意抖动,问话时抖动停止”需与哪些疾病相鉴别?若与分离转换性障碍相鉴别的话,您觉得尚需补充哪些信息?

5. 假如此案例您诊断“转化性障碍”,但患者“半夜 3 点醒来,说疼痛难忍”,在诊疗方面,您觉得请哪些科室会诊?

6. 耿德勤等曾在 2002 年于《临床精神病学》杂志上报道“临床上遇到 1 例患者全身疼痛不适,3 年来就诊于国外数家医院,多达 100 余项的检查均在正常范围,转诊精神科被诊断为“躯体形式障碍”,但最终死于“多发性骨髓瘤”,结合此案例分享,您对该患者的后续诊疗思路方面有哪些收获,同时可能会对患者有何建议?

二、病例相关理论知识

躯体形式障碍(somatoform disorders)是一种以持久地担心或相信各种躯体症状的先占观念为特征的神经症。患者因这些症状反复就医,各种医学检查阴性和医生的解释均不能打消其疑虑。即使偶尔患者确实存在某种躯体障碍,但不能解释症状的性质、程度或患者的痛苦感觉。这些躯体症状被认为是心理冲突和个性倾向所致,但对患者来说,即使症状与应激性生活事件或心理冲突密切相关,患者常否认心理因素的存在。病程呈慢性波动性,常伴有焦虑或抑郁情绪。在 CCMD-3 中将其分为躯体化障碍(somatization disorder)、未分化的躯体形式障碍(undifferentiated somatoform disorder)、疑病症(hypochondriasis)、躯体形式的自主功能紊乱(somatoform auto-nerve disorder)、躯体形式的疼痛障碍(somatoform pain disorder)等。本病中女性多见,起病年龄多在 30 岁以前。由于各国诊断标准的不同,缺乏可比较的流行病学资料。鉴于临床上疑病症在躯体形式障碍中所占的比重较大,故在此详细介绍疑病症。

疑病症(hypochondriasis)即疑病性神经症,是一种以怀疑身患疾病为主要临床特征的躯体形式障碍。该类患者对自身健康或疾病过分担心,害怕自己患了某种严重的躯体疾病,或相信自己已经身患一种或多种的严重的躯体疾病,不断要求进行医学检查,怀疑阴性的检查结果,不相信医生的诊断,以致四处求医。即使患者有时存在某种躯体障碍,也不能解释所诉症状的性质、程度,或患者的痛苦与先占观念,常伴有焦虑、抑郁等情绪。呈慢性波动性病程。

临床上精神科所遇到患者往往具有长时间的求医经历、拥有大量临床检查资料、采用过多种药物的治疗,更有甚者曾经采用外科手术效果不佳时才考虑就诊精神科,最终确诊为疑病症的病例。目前通科医生对此类患者的识别率相对较低,临床疗效及预后欠佳。

1. 病因与发病机制

（1）遗传：现有的研究结果表明疑病症与遗传易患素质有关。国外的寄养子研究资料表明遗传因素可能与该病的发病有关。就现有的研究资料，尚不能作出遗传因素在此疾病的发生、发展过程中究竟起多大作用的结论。

（2）个性特征：学者们通过研究发现，患者多具有敏感、多疑、固执的个性特征。他们更多地把注意力集中于自身的躯体不适及其相关生活事件上，导致感觉阈值降低，增加了对躯体感觉的敏感性，易于产生各种躯体不适和疼痛，继而强化已存的先占观念。

（3）神经生理：有人认为，疑病症的患者存在脑干网状结构滤过功能障碍。一般情况下，正常个体不能确切感受人体内脏器官活动，一旦脑干网状结构的滤过功能失调，患者对内脏器官的活动感觉阈值下降，各种生理变化信息不断被感受。一般而言，该类患者对内脏的感觉往往是含糊的、定位不准的。体验常为牵拉、隐痛等。

（4）心理社会因素：如婚姻的改变、子女的离别、朋友的减少、孤独、生活的稳定性受到影响，以及安全感的缺乏，均可成为发病的诱因。另外，医务人员不恰当的言行、态度可以引起患者的多疑，或者医生作出不确切的诊断，或过度医疗行为均会加重患者的先占观念。有部分患者在躯体疾病以后，通过自我暗示或联想而产生疑病。

2. 临床表现　主要临床表现是患者对自身的身体状况过分关注，担心或相信自己患有某种严重的躯体疾病，其关注程度与实际健康状况很不相称。有的患者确实患有某些躯体疾病，但不能确切解释患者所述症状的性质、程度或患者的痛苦与先占观念。有的患者对症状的感知极为具体，描述的病象鲜明、逼真，表现为定位清楚的病感。主诉与症状可只限于某一部位、器官或系统，也可涉及全身。有的患者则体验到定位不清楚的病感，性质模糊，难以言表，只知道自己体虚有病，状态不佳。

不同患者的症状表现不尽一致。有的患者主要表现为疑病性不适感，常伴有明显焦虑抑郁情绪；有的患者疑病观念突出，而躯体不适或心境变化不显著。有的患者怀疑的疾病较模糊或较广泛，有的则较单一或具体。疼痛是本病最常见的症状，有一半以上的患者主诉疼痛，常见部位为头部、腰部和胸部，有时感觉全身疼痛。其次是躯体症状，可涉及许多不同器官，表现多样。不管何种情况，患者的疑病观念从未达到荒谬、妄想的程度。患者大多知道患病的证据不充分，因而希望通过反复的检查以明确诊断，并要求治疗。

有的患者则觉得有体臭或五官不正、身体畸形。虽查无实据，仍要四处求医、反复检查。这种对身体畸形（虽然根据不足甚至毫无根据）的疑虑或先占观念（又称躯体变形障碍），也属于本症。

3. 诊断　根据 CCMD-3 疑病症的诊断标准如下：

（1）症状标准

1）符合神经症的诊断标准（详见神经症总论）。

2）以疑病症状为主，至少有下列 1 项：①对躯体疾病过分担心，其严重程度与实际情况明显不相称；②对健康状况，如通常出现的生理现象和异常感觉作出疑病性解释，但不是妄想；③牢固的疑病观念，缺乏根据，但不是妄想。

3）反复就医或要求医学检查，但检查结果阴性和医生的合理解释均不能打消其疑虑。

（2）严重标准：自知力相对完整，社会功能受损。

（3）病程标准：符合症状标准至少已 3 个月。

（4）排除标准：排除脑器质性精神障碍、躯体疾病伴发的精神疾病，其他神经症性障碍

（如焦虑、惊恐障碍或强迫症）、抑郁症、精神分裂症、偏执性精神病等。

4. 鉴别诊断

（1）抑郁症：需与抑郁症相鉴别。鉴别时一方面要考虑症状发生的先后；另一方面，要分析症状的特性。如为重性抑郁，尚有一些生物学方面的症状，如早醒、晨重夜轻的节律改变，体重减轻及精神运动迟滞、自罪自责，以及自杀言行等，甚者有罪恶妄想等症状，可资鉴别。疑病症常常不具备抑郁症生物学方面症状，且疑病症的患者自知力较抑郁症来说相对完整，求治心切是疑病症的一个明显就医特征，而抑郁症患者此点表现得不突出，甚至没有此行为。抑郁症患者往往经过抗抑郁治疗能获得显著疗效，而疑病症患者的抗抑郁治疗疗效较差。

（2）精神分裂症：与精神分裂症相鉴别，早期可有疑病症状，但其内容多离奇、不固定，常伴有思维障碍、幻觉和妄想，患者并不积极求治。在疑病症中，患者的疑病观念从未达到荒谬、妄想的程度。患者大多知道自己患病的证据不充分，因而希望通过反复的检查以明确诊断，并要求治疗。

（3）其他神经症：焦虑症、神经衰弱均可有疑病症状，但这些疑病症状均系继发性的，因此鉴别时需做到判断：一方面要考虑症状发生的先后；另一方面，要分析症状的特性。疑病症的疑病症状则为原发或首发症状，结合临床的特点，不难鉴别。

5. 治疗　疑病症的治疗一般以心理治疗为主，辅以药物治疗。

（1）心理治疗：支持性心理治疗为主，其目的在于让患者逐渐了解所患疾病之性质，改变其错误的观念，解除或减轻精神因素的影响，使患者对自己的身体情况与健康状态有一个相对正确的评估。开始要耐心细致地听取患者的诉述，让他们出示各种检查结果，持同情关心的态度，尽量不要质疑患者的症状或要他们承认疑病是不可信，这样往往适得其反，弄巧成拙，应尽量回避讨论症状，与患者建立良好的关系。可取得亲属的协助，在患者信赖医生的基础上，然后引导患者认识疾病的本质，不是什么躯体疾病，而是一种心理障碍，这种心理障碍就需要用心理的办法去治疗。如果患者的暗示性很高，可以作一些暗示疗法，可获得戏剧性的效果。但如果失败，则就增加了治疗的困难。另外，环境的转移、生活方式的改变、转移患者的注意力，以及引导患者作另一种有趣的事情，也可获得一定的改善。

目前常用的心理治疗有认知治疗、行为治疗与精神分析等，森田疗法对消除疑病观念可能产生良好影响，值得试用。在治疗实践中，尚需注意医患关系，对患者的疾病和症状不要急于否认，需认真检查是否确实存在躯体疾病，以免漏诊误诊，延误治疗。

（2）药物治疗：药物治疗在疑病症的治疗有重要的作用，抗焦虑与抗抑郁药可消除患者焦虑、抑郁情绪，可用苯二氮䓬类、三环类抗抑郁剂、SSRIS 以及对症处理的镇痛药、镇静药等。用药时应注意从小剂量开始，应向患者说明可能的副作用及起效的时间，增加患者对治疗的依从性，同时可增加对医生的信赖程度。

6. 其他躯体形式障碍　根据 CCMD-3 分类标准，躯体形式障碍除疑病症外，还包括躯体化障碍、躯体形式自主神经紊乱、持续性躯体形式疼痛障碍、未分化躯体形式障碍。

（1）躯体化障碍：是一种多种多样、经常变化的躯体症状为主要临床表现的神经症。其症状可涉及身体的任何系统或器官，临床上最常见的表现为胃肠道不适和皮肤的异常感觉，也可出现皮肤斑点。另外，以性及月经的障碍为主诉的也很常见，常伴有明显的抑郁和焦虑。病程常呈慢性波动性，同时可伴有社会、人际及家庭行为方面长期存在的严重障碍。女性远多于男性，多在成年早期发病。以多种多样、反复出现、经常变化的躯体症状为主，是该病的主要特点。

CCMD-3 中对其诊断做如下的要求：

1）符合躯体形式障碍的诊断标准。

2）在下列4组症状之中，至少有2组共6项：①胃肠道症状，如腹痛；恶心；腹胀或胀气；嘴里无味或舌苔过厚；呕吐或反胃；大便次数多、稀便，或水样便；②呼吸循环系症状，如气短；胸痛；③泌尿生殖系症状，如排尿困难或尿频；生殖器或其周围不适感；异常的或大量的阴道分泌物；④皮肤症状或疼痛症状，如瘢痕；肢体或关节疼痛、麻木，或刺痛感。

3）体检和实验室检查不能发现躯体障碍的证据，能对症状的严重性、变异性、持续性或继发的社会功能损害作出合理解释。

4）对上述症状的优势观念使患者痛苦，不断求诊，或要求进行各种检查，但检查结果阴性和医生的合理解释均不能打消其疑虑。

5）如存在自主神经活动亢进的症状，但不占主导地位。

（2）躯体形式自主神经紊乱：指的是受自主神经支配的器官系统（如心血管、胃肠道、呼吸系统）发生躯体障碍所致的神经症样综合征。本障碍的特征在于明显的自主神经功能紊乱，在非特异性的症状附加了主观的主诉，并且坚持将症状归咎于某一特定的器官或系统的病变。患者有自主神经兴奋症状（如心悸、出汗、脸红、震颤），同时出现了非特异的、有个体特征和主观性的症状，如部位不定的疼痛、烧灼感、沉重感、紧束感、肿胀感，但经检查，这些症状都不能证明有关器官和系统发生了躯体障碍。

诊断标准如下：

1）符合躯体形式障碍的诊断标准。

2）至少有下列2项器官系统（心血管、呼吸、食管和胃、胃肠道下部、泌尿生殖系统）的自主神经兴奋体征：①心悸；②出汗；③口干；④面部发热或潮红。

3）至少有下列1项患者主诉的症状：①胸痛或心前区不适；②呼吸困难或过度换气；③轻微用力即感过度疲劳；④吞气、呃逆、胸部或上腹部的烧灼感等；⑤上腹部不适或胃内翻腾或搅拌感；⑥大便次数增加；⑦尿频或排尿困难；⑧肿胀感、膨胀感或沉重感。

4）没有证据表明患者所忧虑的器官系统存在结构或功能的紊乱。

5）并非仅见于恐惧障碍或惊恐障碍发作时。

其类型包括心脏神经症、神经循环衰弱、DaCosta 综合征、心因性吞气症、呃逆、胃神经症、心因性激惹综合征、心因性腹泻、胀气综合征、过度换气症、心因性尿频和排尿困难。

（3）持续性躯体形式疼痛障碍：是不能用生理过程或躯体疾病予以解释的持续、严重的疼痛。但可以肯定情绪冲突或心理社会问题是导致了疼痛的直接原因，经过检查未发现相应主诉的躯体病变。病程迁延，持续6个月以上，使社会功能常受损。诊断时需排除抑郁症或精神分裂症病程中被假定为心因性疼痛的疼痛、躯体化障碍，以及检查证实的相关躯体疾病与疼痛。

诊断标准如下：

1）符合躯体形式障碍的诊断标准。

2）持续、严重的疼痛，不能用生理过程或躯体疾病作出合理解释。

3）情感冲突或心理社会问题直接导致疼痛的发生。

4）经检查未发现与主诉相应的躯体病变。

（4）未分化躯体形式障碍：躯体症状的主诉具有多样性、变异性的特点，但构成躯体化障碍不够典型时考虑本诊断。

由于躯体形式障碍疾病本身的特点和临床表现的复杂多变性，同时又涉及其他学科的问题，加之目前精神疾病的诊断仍是依靠精神状况检查和观察。因此诊断躯体形式障碍时应持谨慎的态度，我们应认识到诊断的过程也是排除其他诊断的过程。应时刻警惕误诊的产生，通过上述的病例可以深刻地认识到对疾病的正确诊断不单纯是医生的技术水平问题，还有服务态度、临床思维方法、知识的广度、对经验的吸取和积累程度以及对疾病的认识程度问题。密切关注病情的变化，动态地看待所诊断的每一种疾病、被诊断疾病的每一例患者，提高对疾病的正确诊断率，减少误诊。治疗上，以心理治疗为主，提高患者所患疾病的认识，适时地合并药物治疗。

7. 临床典型病例

患者，女，38岁，高中毕业，已婚，汉族，下岗工人。主因“渐起反复怀疑身患重病，四处就医2年余，加重半年”为主诉。于2002年10月28日首次入精神科。

患者于2年前夫妇先后下岗，夫妻关系开始紧张。最初感觉腹部不舒服，继而出现清晨腹部胀痛，以右下部为甚，大便后胀痛减轻。无恶心、呕吐、腹泻等伴状。病后2天到当地县医院做血常规、心电图、腹部B超、结肠镜等检查，其中结肠镜结果显示“慢性结肠炎”，其他结果无异常，诊断为“慢性结肠炎”，予以中药治疗（具体不详）1个月，未见效果。自认为检查的结果不准确，诊断有误。后就忙于就医，曾多次到几个医院就诊，又先后做了3次结肠镜检查及其他检查，结果均无异常，怀疑检查的医生不认真，认为自己另有隐藏的病变尚未查出。多次要求住院详细检查。渐渐地只要听了别人患了不治之症，就怀疑自己也患此病。同时，翻阅相关的医学书，以便自己诊断。半年来病情加重，认为自己身患重病，多次要求到大医院住院进行正规检查和治疗，丈夫认为她没病，拒绝带她去就医。而她四处问药，不关心其他事，整天认为自己患重病而打不起精神，认为自己腹部肿胀。在人劝说下打起麻将来如常人，但一停止打麻将就有觉得腹部不适，又无精打采。不主动与人接触。对生活无兴趣，后来连自己的儿子也不管了，认为自己有病还管别人干啥。有时整日不说话，父母多次叫她吃饭才有回应。曾多次认为自己身患绝症而觉得活着没意思，偶有想自杀的想法，一闪而过，但无行动。继而回想医生的言行，后来觉得医生对她说话不耐心，医生让她“好好休息，好好吃饭，对什么食物想吃就吃”，她认为可能是自己的病情到了末期。看到书上说大便带血要警惕直肠癌的存在，就认为自己患有直肠癌（患痔疮多年）。睡眠差，次日上午的情绪尚可，下午就感觉差点。病后多次服中药治疗，效果不佳。为进一步明确诊断，要求就诊。门诊拟“抑郁症”收住院。病后无发热、头痛，无昏迷。饮食量可。大便干燥，偶有消极观念，无冲动毁物的行为。

平素体质一般，自诉患“胃炎”多年，未进行正规治疗。否认有结核、肝炎等传染病史。无脑外伤及重大手术史。无精神病史，无药物食物药物过敏史，无长期用药史。

兄妹三人，排行第二。自幼发育如常人，在校期间学习努力，成绩一般。高中毕业后参加工作，与同事相处关系可。工作认真，爱好较少。平素对事情敏感，固执，办事情谨小慎微，追求完美。父母二系三代无精神病史，父母均体健。夫妻关系欠和睦，小吵不断。2年来经济拮据加之四处求医，更是雪上加霜，夫妻争吵如便饭，认为丈夫不关心她。有时嚎啕大哭，让丈夫陪她去看病。

体格检查与神经系统检查无异常。精神状况检查：意识清，定向准，年貌相符。接触交谈主动，合作。未引出幻觉与妄想。存在明显的疑病观念，反复诉说自己患了“结肠癌”，自述“医生检查时反复按压右下部，那不是结肠所在的位置吗？”。认为医生检查得不细心，没有发现病变。恳请医生检查时认真些，多次要求“再作一次结肠镜检查吧！到时千万将真情告诉我”。表情紧张，认为医生没有仔细检查就下结论，偶觉得身患绝症，活着没意思。求治心切，希望医生早日确诊。入院后检查：血、尿、便常规无异常，胸透、肝功能无异常，乙肝三对中抗-HBS(+)、其余(-)，血糖、心电图无异常。

入院诊断：疑病症。

此患者的诊断依据：首先符合神经症的诊断标准：临床表现的核心症状为疑病的先占观念；表现为对躯体的疾病过度担心，对生理现象：如清晨腹部胀痛，以右下部为甚（解大便后缓解）和异常的感觉作出疑病的解释，有持久的疑病观念。同时已经危及了社会功能，使患者产生了无法摆脱的的精神痛苦，有主动的求医行为。病程延续 2 年（大于 3 个月）。经过临床检查可以排除器质性的疾病及其他精神疾患。

该患者的原发症状为怀疑身患重病，为此整日奔波，结果并没有支持她“感觉”的依据。先占观念的基础上，继发抑郁情绪。但无论病程（病期）及严重程度标准均未达到抑郁症的诊断标准。且抑郁情绪表现为“昼轻夜重”，与抑郁症的情绪障碍欠吻合。值得强调的是在分析症状建立诊断的过程中要收集有力的依据（如哪些是原发症状，哪些是继发症状），避免主观片面。

在治疗方面，首先应以心理治疗为主。值得注意的是，建立相互信赖的医疗关系。真诚地解答患者的问题。初始阶段采用一般性的心理治疗，适时介入认知行为疗法，让患者认识到他的个性在该病的发生、发展中有不容忽视的作用。必要时共同商讨遇事时采用的应对方式。作心理治疗，解释疾病的性质，使她对疾病有科学的认识。医患之间应尽量做到有效地沟通与交流。比如解除患者对医生言语的误解，她认为“医生说让她好好休息，好好吃饭，对什么食物想吃就吃”时，她觉得可能是自己的病情到了末期。让她尽情地说出疑惑的问题，予以合理的解释。进行心理治疗 3 周后，患者要求出院。追踪发现患者四处奔走的次数较前减少，但还认为自己身患重病，只是现在不影响平时的生活而已。

第五节　癔　　症

一、临床病例及诊疗思路

【病例摘要】

患者，男性，29 岁，未婚，工人，初中文化。主因“被打后行走困难 7 天”就诊。7 天前患者与邻居发生冲突，被邻居打中头部致头皮血肿，未经治疗，次日起床后出现行走困难，说话吐字不清，言语做作，像小孩一样嗲声嗲气。计算能力差，问 2+3＝？答 6。遂到当地医院就诊。

提问 1：本患者入院后，应进行哪些检查以明确诊断？

1. 神经系统体检；

2. 精神状况检查；
3. 血常规；
4. 肝功能；
5. 心电图；
6. 脑电图；
7. 脑 CT 或 MRI；
8. 脑脊液检查；
9. 心理测验及临床量表的评定。

提示：

既往无癫痫、颅脑外伤病史。无精神疾病、癫痫阳性家族史。患者平时爱表现自己，善开玩笑，喜读爱情小说。躯体检查及神经系统未见阳性体征。精神状态检查：意识清，年貌相符，检查合作，对答切题，未引出妄想和幻觉，有自知力，希望确诊治疗。血常规、肝功能、心电图、脑电图、脑 CT 扫描等检查均正常。MMPI 检测结果：Hs 64 分，D 52 分，Hy 83 分，Pd 69 分，Mf 51 分，Pa 46 分，Pt 75 分，Sc 66 分，Ma 73 分，Si 42 分。

提问 2：以上心理测验结果中哪项有诊断价值？

1. Hs；
2. D；
3. Hy；
4. Pd；
5. Mf；
6. Pa；
7. PT；
8. Sc；
9. Ma；
10. Si。

提问 3：问 2+3=?，答 6，此症状为？

1. 遗忘；
2. 急性脑病综合征；
3. 精神发育迟滞；
4. Ganser 综合征；
5. 思维散漫；
6. 童样痴呆；
7. 诈病；
8. 病理性说谎；
9. Korsakov 综合征。

提示：

患者在17岁与同事打架后有过类似发作，出现不会说话，只用手语与人交流，一天后自行缓解。5年前，与妻子吵架后也有发作，2天后缓解，缓解期症状，亦未治疗。

提问4：本患者诊断为？

1. 癫痫；
2. 急性应激障碍；
3. 诈病；
4. 急性脑病综合征；
5. 遗忘综合征；
6. 癔症；
7. Cotard 综合征；
8. 神经症；
9. PTSD。

提问5：关于癔症的叙述正确的是？

1. 癔症又称歇斯底里；
2. 一般有相应的器质性病变基础；
3. 近年来把癔症划出神经症的意见已占大多数；
4. 癔症常反复发作，一般认为癔症的预后不好；
5. 起病常与心理应激有关；
6. ICD-10 仍保留了癔症这一诊断名称。

提问6：本患者应用以下哪种治疗最有效？

1. 镇静药物；
2. 抗精神病药物；
3. 抗抑郁药物治疗；
4. 精神分析治疗；
5. 行为治疗；
6. 暗示治疗；
7. 森田治疗；
8. 生物反馈治疗。

提问7：暗示治疗时常用的方法有：

1. 口服阿米替林；
2. 口服阿普唑仑；
3. 缓慢注射氯硝西泮；
4. 静脉输注舒必利；
5. 缓慢注射10%葡萄糖酸钙；
6. 言语暗示；

7. 催眠暗示；

8. 低频电刺激；

9. 生物反馈。

【诊疗及解题思路】

病情回顾：患者，男性，29岁，未婚，工人，初中文化。主因“被打后行走困难7天”就诊。7天前患者与邻居发生冲突，被邻居打中头部致头皮血肿，未经治疗，次日起床后出现行走困难，说话吐字不清，言语做作，像小孩一样嗲声嗲气。计算能力差，问2+3=？答6。遂到当地医院就诊。

患者有外伤史，为明确诊断应进行神经系统检体检、精神状况检查、血常规、脑地形图、脑CT或脑MRI，必要的心理测试。第1题答案为神经系统体检、精神状况检查、血常规、脑电图、脑CT或MRI。

明尼苏达多相个性调查表（Minnesota multiphasic personality inventory，MMPI）是世界上应用最为广泛的心理测验，共有566道题，包含13个分量表，包括疑病（Hs）、抑郁（D）、癔症（Hy）、病态人格（Pd）、男性-女性倾向（Mf）、妄想（Pa）、精神衰弱（Pt）、精神分裂症（Sc）、轻躁狂（Ma）、社会内向（Si）等，既可以了解被试者的个性特征，也可以对精神科诊断起到一定的提示。T分达到或超过70分，如果不是受试者不合作或错误理解，则为明显的病态，精神分裂症的编码主要在6、8/8、6或6、8、9量表明显提高。躁郁症患者主要是2、8量表提高，尤其是2量表。本患者癔症量表最高，对癔症的诊断有重要价值。其次精神衰弱，轻躁狂也高于正常。与患者的癔症性性格有密切关系。患者体检和实验室检查后未发现阳性结果，在MMPI中有Hy明显高于标准分，Pt也高于标准分。第2题应选Hy。

患者对简单问题给予近似而错误的回答，给人以故意做作或开玩笑的感觉，患者能理解问题的意义，但回答内容不正确，此为甘瑟综合征（Ganser syndrome），又称心因性假性痴呆。柯萨可夫综合征又称遗忘综合征指虚构与近事遗忘、定向障碍同时出现，多见于慢性酒精中毒精神障碍、颅脑外伤后所致精神障碍及其他脑器质性精神障碍。精神发育迟滞是指先天或围生期或在生长发育成熟以前（18岁以前），大脑的发育由于各种致病因素，如遗传、感染、中毒、头部外伤、内分泌异常或缺氧等因素，使大脑发育不良或受阻，智能发育停留在一定的阶段。随着年龄增长其智能明显低于正常的同龄人。谵妄（delirium）是一组表现为急性、一过性、广泛性的认知障碍，尤以意识障碍为主要特征。因急性起病、病程短暂、病变发展迅速，故又称为急性脑病综合征。本患者发作时意识清楚，定向力良好，无虚构、遗忘，病前智能正常。第3题应选Ganser综合征。根据以上典型的表现、心理测试的结果和反复发作的病程，第4题应选癔症。

癔症（hysteria）又称歇斯底里，系由于明显的心理因素，如生活事件、内心冲突或强烈的情绪体验、暗示或自我暗示等作用于易感个体引起的一组病症。临床主要表现为癔症性精神障碍（又称分离症状）和癔症性躯体障碍（又称转换症状）两大类症状，而这些症状没有可以证实的器质性病变为基础。症状具有做作、夸大或富有情感色彩等特点，有时可由暗示诱发，也可由暗示而消失，有反复发作的倾向。一般认为癔症的预后较好，60%～80%的患者可在一年内自发缓解。

癔症是精神病学诊断术语中最为古老的病名之一，而有关其发病机制和疾病归属也一直争论不休。现今虽然大多数学者认为癔症是社会心理因素与个体易感素质共同作用所致，但对其发病机制尚无公认的结论。近年来把癔症划出神经症的意见已占大多数，CCMD-3已将癔症从神经症中分离出来，单列一病。第5题正确答案为癔症又称歇斯底里、近年来把癔症划出神经症的意见已占大多数、起病常与心理应激有关。

暗示疗法为癔症的经典治疗方法，对消除癔症性躯体障碍效果好，特别适用于急性起病的患者。在觉醒状态下，通过语言暗示，或配合适当的药物如10%葡萄糖酸钙，可获得良好的治疗效果。第6题答案为暗示治疗；第7题答案为缓慢注射10%葡萄糖酸钙，言语暗示。

【拓展思维病例】

病例1

患者，男，37岁，已婚，汉族，农民。主因"四肢抽搐3个月，胡言乱语，行为乱半个月"入院。患者3个月前自诉左下肢（以膝盖以下）开始无明显诱因出现反复局部"抽搐"，每次持续1分钟左右，发作时无明显疼痛感，神清，无大小便失禁，无口吐白沫等，发作后无肢体麻木、乏力、疼痛等不适。开始每天发作3～4次，之后逐渐增多，发展为每天发作20余次，每次发作情况如前。70天前骑车时再次发作，摔倒在地，当时"昏迷"约2个小时，路人呼"120"送入医院治疗，诊断"昏迷查因-脑挫伤？左肩关节脱位？"，左肩关节DR检查未见异常，颅脑CT提示左顶颞部软组织肿胀，给予醒脑静治疗后收入神经外科治疗，给予脑蛋白水解物及地西泮注射液等治疗，左下肢仍有抽搐，且伴有头晕不适，诊断为：①分离转换性障碍；②癫痫发作；③皮肤软组织损伤，予丙戊酸钠缓释片0.4g，1天2次等治疗，病情"好转"出院。

2个月前，患者无明显诱因下再次出现反复双下肢不自主抽搐，有时伴双眼上翻、四肢强直、抽动样，诉下肢肌肉疼痛，抽搐时有叫喊。无跌伤及二便失禁。症状持续1分钟左右，间歇数分钟又发作，发作频繁。为进一步治疗以"癫痫持续状态"收入院，住院半个月，"痊愈"出院。

40天前，病情再次发作，诉右下肢（膝盖以下）出现反复局部抽搐，每次持续约半分钟到数分钟不等，发作时无明显疼痛感，神清，对发作过程能清晰回忆。无大小便失禁，无口吐白沫等，发作后无肢体麻木、乏力、疼痛等不适，每天发作数次，诊断"分离转换性障碍"，给予心理治疗及暗示治疗，住院15天，"好转"出院。

半个月来，无明显诱因出现精神异常，表现为乱语、喃喃自语，听不清讲话内容，情绪激动，行为异常，打人，打伤妻子手，用石头敲打妻子头部。凌晨12时以后就不睡觉，乱骂人，脱光裤子在外面睡。自哭自笑，嘟囔着说："别人不帮我"。为进一步治疗，门诊拟①癫痫；②分离转换性障碍；③急性分裂症样精神病性障碍？收入院。发病以来饮食、睡眠、食欲不佳，大小便正常，体重无明显改变。

婚育史：已婚，夫妻感情一般，育2子，均体健。

精神状况检查：一般情况：在家人及"110"民警协同下伴送入院，意识清楚，人物、地点、时间定向尚可。衣着适时，整齐，年貌相符，入室后表现行为冲动，日常生活协助下进行。有时说听见有人叫他打人，有时又否认（可疑幻听）。否认错觉或感知综合障碍，否认感觉过敏、减退或内感性不适。被动接触，问话少答，未查出妄想，交谈中语量尚可，语速正常，无音联、意联；无重复、模仿性言语，无刻板性言语；无强迫观念及强迫性思维；无思维奔逸、思维贫乏，无语词新作，无病理性象征性思维；注意力尚集中，无注意增强或减弱，无随境转移。对远事、近事大致能回忆，无远、近记忆障碍。无遗忘、虚构、错构等表现。患者理解、分析、判断尚可,计算力正常,基本常识与文化程度相符。表情平淡,对外界事物不关心,对医护人员态度改变不在意(情感平淡),无情感高涨及低落,无病理性激情及情感倒错,情感活动与思维、行为互欠协调。院外有冲动伤人及行为紊乱现象,入室后表现不合作,被保护性约束于床上,无意志增强及减退,无刻板、重复、模仿动作,无违拗、木僵等紧张症状。对自身精神病性症状无认识,否认自己有精神病,认为没有治疗的必要(无自知力)。

针对此患者,假如您是经治医生,

1. 您觉得该患者尚需做哪些辅助检查?
2. 诊断癫痫的最可靠的诊断依据是什么?
3. 癫痫和分离转换性障碍的鉴别要点有哪些?
4. 如何判断该患者发作时的意识状态?欲判断其意识状况,收集病史时可问哪些问题?
5. 若考虑分离转换性障碍的话,需要进一步收集哪些病史和辅助检查?
6. 你觉得该患者诊断上需考虑哪些疾病?
7. 如何看待该患者的自知力?
8. 该患者若进行心理治疗的话,可以采取哪些心理治疗?
9. 精神运动兴奋有哪些表现?该患者本次住院的精神运动兴奋属于哪一类?
10. 针对精神运动性兴奋状态,你该如何处理?处理时需要关注哪些生理指标?

病例 2

患者,34 岁女性,公务员。主因“发作性跌倒 3 年”为主诉入院。3 年前和丈夫生气后出现双下肢发软,左侧为重,常跌倒在地,跌倒时向左倾斜,跌倒时伴有心慌,很快站起,有时有肢体皮肤擦伤,发作时无意识丧失、口吐白沫、双眼上翻、四肢抽搐、大小便失禁等,有时一天几次,最长 2 ~ 3 天 1 次,若别人喊她或听到喇叭声等发作次数增多,见家人或有人时发作频繁,心烦,紧张,有时发脾气,病后曾到医院就诊,脑电图结果显示轻度异常。头颅 MRI、肌电图等均无异常,服丙戊酸镁片治疗,具体不详,无效。1 年后住院治疗,查 24 小时动态脑电图、动态心电图、头颅 MRI 平扫、血管成像、心脏彩超等检查,均未见异常。按“焦虑障碍”治疗效果不佳,入院查体未见明显异常。精神状况检查:意识清,接触交谈尚合作,对答切题,自述人多时紧张,发作明显,认为自己的病是和丈夫生气得的,情感反应协调,诉有时紧张几小时,怕犯病,意志活动减退,不想工作,行为安静,护理合作,自知力不全。

病前背景:病前性格不好交际、温和。娘家经济条件较好,再婚 7 年,发病前几月发现丈夫和别的女人有暧昧,争吵数次,和公婆关系一般,现夫妻关系改善。

诊断考虑:①分离性运动障碍?②躯体疾病待排。

入院后查腰椎 MRI:腰椎 L_5 ~ S_1 椎间盘膨出。眼动测定异常,P300 潜伏期正常,波幅降低。血常规、肝功能、肾功能、血糖、血脂、电解质、心肌酶、甲状腺功能五项、心电图正常,性激素六项:T 1.1nmol/L 偏低,月经正常,贝克焦虑量表:有焦虑症状,贝克抑郁问卷:轻度,SCL-90:存在重度焦虑症状,中度的人际关系敏感、恐怖症状,余症状均轻度表现。双下肢肌电图:腓总神经波幅降低,左下肢腓肠肌可见少量病理干扰相,神经传导速度:左下肢腓总神经传导速度轻度减慢,波幅降低,腓肠肌呈神经源性损害。入院后给丁螺环酮片 15mg/d、氟西汀片 20mg/d、普萘洛尔片 20mg/d、劳拉西泮片 1mg 每晚睡前 1 次,等,配合物理、心理治疗,病情改善不明显,患者焦虑、紧张明显,有时跌倒,有跌伤皮肤现象。考虑:躯体形式障碍,建议排除神经系统疾病。请神经内科会诊,考虑诊断为反射性癫痫待排,治疗:给予奥卡西平治疗。颅脑 MRI 平扫未见明显异常征象；左侧椎动脉细小，考虑发育变异所致。24 小时脑电图监测：基本节律：9～10Hz 低中幅 α 节律，枕部占优势，两侧基本对称，调幅尚齐。清醒期：可见普遍阵发性 6～8Hz 高幅慢波或尖样波。HV：可见普遍阵发性 6～8Hz 高幅慢波或尖样波。临床发作时 EEG 未见异常改变。HV+声响刺激诱发临床发作时 EEG 未见异常改变。自然性临床发作时 EEG 未见异常改变。睡眠期：可见普遍阵发性 6～8Hz 高幅慢波或尖样波。睡眠分期尚明显，各期睡眠波未见明显异常改变。脑电图诊断：异常脑电图。

针对此患者，假如您是经治医生，

1. 根据病史提供的信息，你想做一明确诊断尚需采集哪些病史和辅助检查？
2. 在精神疾病分类中 CCMD-3 中的癔症，在 ICD-10 中是否符合描述？
3. 根据 CCMD-3 中的癔症描述，该类患者的性格特征有哪些？
4. 转换性障碍与癫痫的主要鉴别要点有哪些？
5. 分离性障碍在临床上分为哪几种类型？如何分析该患者是否诊断“分离性障碍”？
6. 癫痫在临床上分哪些类型？如何分析该患者是否诊断“癫痫”？
7. 就该患者而言，可采取哪些心理治疗？

二、病例相关理论知识

癔症是由精神因素，如生活事件、内心冲突、暗示或自我暗示作用于易病个体引起的精神障碍。癔症的主要表现有分离症状和转换症状。分离是指过去经历与当今环境和自我身份的认知完全或部分不相符合。转换是指精神刺激引起情绪反应，接着出现躯体症状，一旦躯体症状出现，情绪反应便褪色或消失，这时的躯体症状便叫做转换症状，转换症状的确诊必须以排除器质性病变为前提。癔症的病因可归因于：遗传、素质与人格类型、器质性损害促发作用，以及精神刺激及社会文化等因素。其中关于癔症的个性基础，越来越被人们认为它在发病中的作用无关紧要，因学者们通过研究发现大部分癔症患者并无癔症个性特征。起病大多急骤，常由明显的精神因素促发。大多数精神症状和痉挛发作等躯体症状为阵发性发作，而心因性遗忘、肢体瘫痪、失声、失明、失聪以及躯体化症状常呈持续性病程。

1. 病因与发病机制　癔症的发病机制尚不完全清楚，较有影响的观点大致可以归纳为以下几种：

（1）Janet 的意识分离理论：认为意识状态的改变是癔症发病的神经生理学基础，随着患者意识的分离，正常的认知功能受损，大脑皮层对传入刺激的抑制增强，患者自我意识减弱并有暗示性增高。此时，当个体受到急性应激时，就会表现出类似于动物在遇到危险时所作出的各种本能反应。包括兴奋性反应，如狂奔、乱叫、情感爆发等精神兴奋状态；抑制性反应，如昏睡、木僵、瘫痪、失明、失声、失聪等；退化反应，如童样痴呆、幼稚行为等。

（2）巴甫洛夫学说：认为癔症的发病机制是有害因素作用于神经类型为弱型的人，引起高级神经活动第一和第二信号系统之间、皮层和皮层下之间功能的分离或不协调。患者的第一信号系统和皮层下部的功能相对占优势。在外界应激的作用下，大脑皮层处于保护性抑制，皮层下功能亢进，而表现出癔症的各种症状。

（3）精神分析理论：认为癔症是一种有目的性的反应，但这种目的是无意识的。癔症的转换症状是性心理发展固着于早期阶段，是被压抑的性冲动这一精神能量的转化形式。躯体症状的出现不仅保护了患者使他不能意识到性冲动的存在，而且常常是患者内心冲突的一种象征性表达,从而使患者免于焦虑(原发性获益)。患者对躯体症状的漠视,则认为是患者想通过症状的保留来获取某种社会利益(继发获益)。尽管患者本人通常并未意识到症状与获益之间的内在联系,但病理心理学家认为这类患者存在无意识动机,转换症状是由患者的无意识动机促成。症状的出现就使患者具有患者的身份,享受患者的权利,从而摆脱某些困境、获得支持帮助、免去某些义务。

(4) 行为主义理论:认为转换症状是患者对遭受挫折的生活经历的适应方式,而病后的获益则通过操作性条件反射使症状强化。

2. 临床表现　多在精神因素的促发下急性起病,并迅速发展到严重阶段。临床表现复杂多样,归纳起来可分为下述三类。

(1) 癔症性精神障碍:又称分离性障碍,是指对过去经历与当今环境和自我身份的认知部分或完全不相符合,是癔症较常见的表现形式。主要表现以下几种:

1) 意识障碍:癔症患者的意识障碍包括周围环境意识和自我意识障碍。对周围环境的意识障碍又称意识改变状态,主要指意识范围的狭窄,以朦胧状态或昏睡较多见,严重者可出现癔症性木僵,也有的患者表现为癔症性神游;自我意识障碍又称癔症性身份障碍,包括交替人格、双重人格、多重人格等,也较常见。

2) 情感爆发:是癔症发作的常见表现,患者表现为在精神刺激之后突然发作,时哭时笑、捶胸顿足、呼天抢地、吵闹不安,有的自伤、伤人、毁物,有明显的发泄情绪的特征。在人多时,可表现得更明显,内容更丰富。历时数十分钟,可自行缓解,多伴有选择性遗忘。

3) 癔症性痴呆:为假性痴呆的一种。表现为对简单的问题给予近似回答,称 Ganser 综合征;表现为明显的幼稚行为时称童样痴呆。

4) 癔症性遗忘:又称阶段性遗忘或选择性遗忘,其遗忘往往能达到回避的目的。表现为遗忘了某阶段的经历或某一性质的事件,而那一段事情往往与精神创伤有关。

5) 癔症性精神病:为癔症性精神障碍最严重的表现形式。通常在有意识朦胧或漫游症的背景下出现行为紊乱、思维联想障碍或片断的幻觉妄想以及人格解体症状,发作时间较上述各种类型长,但一般不超过 3 周,缓解后无遗留症状。

(2) 癔症性躯体障碍:又称转换性障碍,是指精神刺激引起的情绪反应以躯体症状的形式表现出来。其特点是多种检查均不能发现神经系统和内脏器官有相应的器质性损害。

1) 运动障碍:较常见为痉挛发作、局部肌肉抽动或阵挛、肢体瘫痪、行走不能等。其中痉挛发作与癫痫大发作十分相似,但无口舌咬伤、跌伤及大、小便失禁,持续时间也较长,抽动幅度大,多发生于有人在场时。局部肌肉抽动和肌阵挛与癫痫局部发作或舞蹈症十分相似,两者区别主要靠脑电图与临床观察。癔症性肢体瘫痪可表现为单瘫、截瘫或偏瘫,伴有肌张力增强或弛缓,无神经系统损害的体征,但病程持久者可有失用性肌萎缩。部分患者可出现言语运动障碍,表现为失声、缄默等。

2) 感觉障碍:包括感觉过敏、感觉缺失(局部或全身的感觉缺失,缺失范围与神经分布不一致)、感觉异常(如咽部梗阻感、异物感,又称癔症球;头部紧箍感,心因性疼痛等)、癔症性失明与管视、癔症性失聪等。

(3) 癔症的特殊表现形式:流行性癔症或称癔症的集体发作是癔症的特殊形式。多发生在共同生活、经历和观念基本相似的人群中。起初为一人发病,周围目睹者受到感应,在暗示和自我暗示下相继出现类似症状,短时内暴发流行。这种发作一般历时短暂,女性较多见。其他还有赔偿性神经症、职业性神经症等,有人认为也属于癔症的特殊表现形式。

癔症患者症状反复发作后，可在无明显诱因下，受暗示或自我回想创伤经历而诱发，特殊性格素质在发病中有重要作用。癔症临床表现极为多样化，几乎可模仿一切躯体、神经、精神症状，但一般认为，典型癔症患者的人格特点多为情感丰富，暗示性强，以自我为中心，并善于模仿及富于幻想等。

3. 鉴别诊断　对癔症诊断时应十分慎重，必须在充分了解癔症的病因、症状特点、病情经过的基础上，经详尽的体格检查、神经系统检查及必要的特殊检查，全面分析后才能作出诊断。常需与下列疾病作鉴别。

（1）癫痫大发作：该例患者每次倒地都与精神刺激、暗示或自我暗示有关，每次发作常持续数小时，发作时无抽搐、外伤、尿失禁等表现，无意识丧失，且常伴附体体验，周围人劝慰常使症状缓解。癫痫大发作患者发作时意识完全丧失，瞳孔多散大且对光反应消失，可发病于夜间；发作有强直、痉挛和恢复等阶段。痉挛时四肢呈有规则的抽搐，常有咬破唇舌、跌伤和大小便失禁，发作后完全不能回忆，脑电图检查常有特征性变化。

（2）心境障碍：由于本患者为间歇性病程，而且在发作时有情绪障碍，如忧愁、兴奋、话多等表现，但是每次发作时间短，而且其他精神病性症状不是继发于情绪症状之后，故可以排除心境障碍的诊断。

（3）急性应激反应：急性应激反应虽有明显、强烈的精神刺激，但患者病前无突出的癔症性格，无表演和夸大特点，缺乏暗示性，无反复发作史。精神刺激消除、环境改变后，症状可获缓解或消失。本患者首次发病后，常在无明显诱因，而仅在暗示或自我暗示的情况下发病，且以意识状态改变、情感爆发、附体体验等为主要临床表现。

（4）诈病：癔症的某些症状，由于患者的夸张或表演色彩，给人以一种伪装的感觉。但诈病者常有明确的目的，表现的症状受意志的控制，因人、因时、因地而异，在露面的公开场所常矫揉造作，无一定的疾病过程与规律。

4. 治疗　早期充分治疗对防止症状反复发作和疾病的慢性化十分重要。对初次发病者合理解释疾病的性质，说明症状与心因和个性特征的关系，配合适当的心理与药物治疗，常可取得良好效果。需特别强调的是，在实施暗示治疗之前，要制订好完整、周密的治疗程序，充分估计到可能出现的各种情况，以便及时采取有效的措施，保证治疗的成功。一旦治疗失败，将增加下一步治疗的难度，甚至还可能使病情加重。因此，癔症的治疗须由有一定经验的治疗师实施，切忌滥用。另外，在治疗过程中要避免医源性暗示，如避免过多的反复检查、不恰当的提问。在检查过程中，避免多人围观和对患者的症状过分关注。

癔症的症状是功能性的，因此心理治疗有重要地位。药物治疗主要是适当服用抗焦虑、抗抑郁药，一方面可以强化心理治疗效果；另外，通过药物消除伴发的焦虑、抑郁和躯体不适症状，从而减少癔症患者自我暗示的基础。

（1）心理治疗：是治疗癔症的基本措施，主要治疗方法如下：

1）暗示疗法：为癔症的经典治疗方法，对消除癔症性躯体障碍效果好，特别适用于急性起病的患者。在觉醒状态下，通过语言暗示，或配合适当理疗、针刺或按摩，可获得良好的治疗效果。对病程长、诱因不太明确的患者，需要借助药物或语言催眠疗法，消除心理阻抗，方能取得较好效果。

2）催眠疗法：在催眠状态下，使被遗忘的创伤性体验重现，受压抑的情绪获得释放，达到消除症状的目的。适合于治疗癔症的遗忘症、多重人格、缄默症、木僵状态，以及情绪受到伤害或压抑的患者。

3）行为治疗：多采用系统脱敏法循序渐进、逐步强化地对患者进行训练，适用于对暗示治疗无效、有肢体或言语功能障碍的慢性病例。

4）其他心理治疗：可采用解释心理治疗，主要目的在于引导患者或家属正确评价精神刺激因素，充分了解疾病的性质，帮助其克服个性缺陷，加强自我锻炼，促进心身健康。

（2）药物治疗：对癔症性精神病可小剂量使用抗精神病药物；对晚上失眠者，可给服安眠药，如阿普唑仑或氯硝西泮等。

（3）其他治疗：对癔症性瘫痪、耳聋、失明、失声或肢体抽动等功能障碍患者，可以选用针刺或电兴奋治疗。电抽搐对于急性精神病性症状发作效果好。

第六节　癔症性精神障碍

一、临床病例及诊疗思路

【病例摘要】

患者，女，32岁，工人，高中文化。主因“发作性精神异常6年，频发摔倒、言语乱、伤人1年”就诊。6年前与丈夫吵嘴后，表现兴奋，话多，哭诉丈夫对自己不好，要丈夫下跪认错，之后又大笑不止，半小时后表现如常人，事后不能完全回忆。3年前患者公公去世，丧事中患者嚎啕大哭并晕倒，醒后表现话多，并模仿她公公的动作声音，舞拳弄脚，转瞬又大笑不止，经劝说两小时后缓解。1年前和丈夫生气，自称是患者的公公，说“我是你爸爸，我要管教管教你”。此后每生气就声嘶力竭地叫骂，有时说话中突然躺地紧闭双目，大声叫喊，吹气，以头撞地。有时摔东西、打人，在平静下来以后能做家务，表现如常人。2天前因孩子不听话再发倒地，哭笑无常，大喊大叫，打人，无故外出，事后不能回忆，频繁发作。急诊入院。

提问1：患者存在哪些精神症状？

1. 附体体验；
2. 冲动行为；
3. 遗忘；
4. 被害妄想；
5. 病理性激情；
6. 感觉过敏；
7. 幻听；
8. 情感爆发；
9. 情感倒错。

提示：

发作时没有摔伤，无大小便失禁，无瞳孔散大。躯体检查和神经系统检查未见异常。精神状况检查：意识清，接触被动，检查不合作，定向力尚可，表情平淡，自笑，在床上舞拳弄脚、大喊大叫，下床后突然倒地，以头撞地但无外伤，说这样脑子就会清醒些，有时冲动打人，无自知力。血常规、肝功能、心电图、脑电图、脑CT检查等均正常。既往健康，既往无癫痫病史，无颅脑外伤史。

提问 2：根据以上病史，本患者应初步诊断为？

1. 持续性心境障碍；
2. 躁狂发作；
3. 抑郁发作；
4. 癔症性精神障碍；
5. 急性应激性精神病；
6. 与文化相关的精神障碍；
7. 神经症；
8. 人格障碍。

提问 3：癔症患者还可以有以下哪些临床表现？

1. 癔症性遗忘；
2. 癔症性梦游；
3. 癔症性双重人格；
4. 癔症性精神病；
5. 癔症性运动障碍；
6. 癔症性感觉障碍；
7. 癔症性妄想症；
8. 与气功相关的癔症障碍。

提问 4：患者入院时呈兴奋状态，且无重大躯体疾病，应用以下哪些方法治疗？

1. 氟哌啶醇每天 10mg 肌内注射；
2. 小剂量抗精神病药；
3. 大剂量抗精神病药；
4. 抗焦虑药；
5. 抗抑郁药；
6. 心境稳定剂；
7. 精神分析治疗；
8. 行为治疗；
9. 婚姻治疗。

提问 5：应用氟哌啶醇每天 10mg 肌内注射，3 天后疗效不佳，并出现了急性肌张力障碍，应选用以下哪种治疗？

1. 加大氟哌啶醇用量；
2. 大剂量抗焦虑药；
3. 大剂量抗抑郁药；
4. 大剂量心境稳定剂；
5. 电休克治疗；
6. 暗示治疗；
7. 厌恶治疗；
8. 冲击治疗；
9. 家庭治疗。

提问6:关于电休克治疗的临床应用,错误的描述是?

1. 治疗前8小时停服抗癫痫药和抗焦虑药等,禁食禁水4小时以上;
2. 必要时可于治疗前15~30分钟皮下注射阿托品0.5~1.0mg;
3. 电极安置在大脑的非优势侧副作用较大;
4. 把专用牙垫放置于两侧上下臼齿间,同时用手紧托下颌,防止下颌脱位;
5. 无抽搐电休克疗效不如有抽搐电休克;
6. 可分为潜伏期、强直期、痉挛期和恢复期;
7. 常见的并发症有头痛、恶心、呕吐,不可逆性的记忆减退;
8. 电休克治疗在精神障碍急性期的治疗中具有重要地位;
9. 脱位以髋节脱位为多,发生后应立即复位。

提问7:给予其电休克治疗6次,患者兴奋症状消失,但偶有情绪易激惹表现,维持治疗可用以下哪些方法?

1. 奋乃静8mg/d;
2. 奋乃静40mg;
3. 氯硝西泮10mg/d;
4. 阿米替林200mg/d;
5. 碳酸锂500mg/d;
6. 氟哌啶醇20mg/d;
7. 氟哌啶醇6mg/d;
8. 利培酮2mg/d;
9. 利培酮6mg/d;
10. 心理治疗。

【诊疗及解题思路】

病情回顾:患者,女,32岁,工人,高中文化。主因“发作性精神异常6年,频发摔倒、言语乱、伤人1年”就诊。6年前与丈夫吵嘴后,表现兴奋,话多,哭诉丈夫对自己不好,要丈夫下跪认错,之后又大笑不止,半小时后表现如常人,事后不能完全回忆。3年前患者公公去世,丧事中患者嚎啕大哭并晕倒,醒后表现话多,并模仿她公公的动作声音,舞拳弄脚,转瞬又大笑不止,经劝说两小时后缓解。1年前和丈夫生气,自称是患者的公公,说“我是你爸爸,我要管教管教你”。此后每生气就声嘶力竭地叫骂,有时说话中突然躺地紧闭双目,大声叫喊,吹气,以头撞地。有时摔东西、打人,在平静下来以后能干家务,表现如常人。2天前因孩子不听话再发倒地,哭笑无常,大喊大叫,打人,无故外出,事后不能回忆,频繁发作。急诊入院。

患者病期长,呈发作性病情,发作时精神症状丰富。第一题主要测试精神病学基础知识,对症状的识别和鉴别,患者存在附体体验,模仿她公公的动作声音,舞拳弄脚自称是患者的公公,说“我是你爸爸,我要管教管教你”。事后不能回忆伴有遗忘。有情感爆发,该患者在一定的精神因素作用下,突然出现爆发性的短暂情绪障碍,表现为嚎啕大哭、叫喊吵骂、捶胸顿足、狂笑不已、手舞足蹈、满地打滚等现象。是癔症的症状表现之一。同时伴有冲动行为,伤人毁物,有时摔东西、打人。病理性激情是指患者无明显诱因或心境恶劣的背景下,突然发作非常强烈,为时短暂的暴怒情绪,并由此产生残暴冲动行为而严重伤害他人。发作时常伴有意识范围狭窄和思维效力降低以及交感神经兴奋现象。此时,患者对其发作不能加以控制,发作后可以遗忘,多见于癫痫、脑外伤和中毒性精神病,也可见于精神分裂症。情感倒错指情感表现与其内心体验或处境不相协调。如听到令人高兴的事时,反而表现伤感;或在描述他自己遭受迫害时,却表现为愉快的表情。多见于精神分裂症。本患者无幻听,妄想,感觉障碍的证据,故第 1 题正确答案为附体体验、冲动行为、遗忘、情感爆发。

由于癔症病情变化诡异,可在短时间内变化,又在数分钟,数小时或数天内缓解,因此对癔症患者整体病情的纵向了解非常必要。癔症的诊断必须具有排除性和支持性两种依据。诊断本症必须详细询问病史,症状的演变,与疾病发生发展有关因素,认真分析症状的起因,性质和特征,详细查体和必要的辅助检查,以排除其他疾病,特别是儿童和中老年首次发作者,或与躯体器质性疾病并存时,更应慎重。不能仅依据病前有精神因素与暗示治疗有效就作出诊断。发作时没有摔伤,无大小便失禁,无瞳孔散大。躯体检查和神经系统检查未见异常。血常规、肝功能、心电图、脑电图、脑 CT 检查等均正常。既往健康,既往无癫痫史,无颅脑外伤史。由进一步提示可以排除癫痫、脑外伤等躯体器质性疾病所致精神障碍发作。在 CCMD-3 中持续性心境障碍主要包括环性心境障碍和恶劣心境。环性心境障碍指反复出现心境高涨或低落,但不符合躁狂或抑郁发作症状标准。符合症状标准和严重标准至少已 2 年,可有数月心境正常间歇期。患者发作时以情感爆发、附体体验、冲动行为为主,虽有兴奋话多,但无情绪高涨、思维奔逸、精神运动性兴奋的躁狂症状,排除躁狂发作。亦无心境低落、兴趣减退等抑郁症状的存在。且间歇期时间长,社会功能良好。排除环性心境障碍。恶劣心境指持续存在心境低落,不符合任何一型抑郁的症状标准,同时无躁狂症状,至少已两年,很少有持续两个月的心境正常间歇期。患者发作时有兴奋、话多,未提示有抑郁症状,故无恶劣心境。亦可排除抑郁发作。患者第一次发作前有精神因素的存在,症状内容与应激源无密切相关,发作具有做作性、戏剧性。本患者病期 6 年,反复发作。以上各点均不支持急性应激性精神病的诊断。与文化相关的精神障碍指一组与特定文化相关的综合征,如气功所致精神障碍、巫术所致精神障碍等,其特征症状被特定文化或亚文化范畴所理解接受,病因代表着和象征着这一文化的核心含义及行为模式,诊断依赖于特定的文化知识和概念。患者均无以上特点。神经症是一组主要表现为焦虑、抑郁、恐惧、强迫、疑病症状,或神经衰弱症状的精神障碍。本障碍有一定人格基础,起病常受心理社会(环境)因素影响。症状没有可证实的器质性病变作基础,与患者的现实处境不相称,但患者对存在的症状感到痛苦和无能为力,自知力完整或基本完整,病程多迁延。在 CCMD-2-R 中癔症被列入神经症的一个亚型,由于其在发病、临床表现、转归、治疗上与神经症其他类型的迥异,在 CCMD-3 中已经被列出。人格障碍通常开始于童年期或青少年期,并长期持续发展至成年或终生。人格特征明显偏离正常,使患者形成了一贯地反映个人生活风格和人际关系的异常行为模式。明显影响其社会功能与职业功能,造成对社会环境的适应不良,患者为此感到痛苦。本患者有明显的发病时间,症状呈间歇发作,社会功能不受影响。第 2 题正确答案为癔症性精神障碍。

癔症的主要临床类型详见相关知识的诊断标准,第 3 题的答案为癔症性遗忘、癔症性梦游、癔症性双重人格、癔症性精神病、癔症性运动障碍、癔症性感觉障碍。

心理治疗是治疗癔症的基本方法。有人认为药物治疗的作用有限,但临床实践发现使用药物有效的控制焦虑、抑郁、失眠等症状,对治疗和预防癔症的发作是有益的。并且对癔症性精神病患者，相应的药物治疗可以迅速控制精神病性症状，因此在急性期药物的作用是不可忽视的。患者入院时呈兴奋状态，躯体条件许可，可以应用抗焦虑药或小剂量抗精神病药。不主张用大剂量长期应用抗精神病药。第4题答案为氟哌啶醇每天10mg，肌内注射、小剂量抗精神病药、抗焦虑药。

电休克适用于：①严重抑郁，有强烈自伤、自杀企图及行为者，以及明显自责自罪者；②极度兴奋躁动冲动伤人者；③拒食、违拗和紧张性木僵者；④精神药物治疗无效或对药物治疗不能耐受者。电休克和CO_2吸入法也曾用于癔症的治疗。患者在应用抗精神病药物后出现急性肌张力障碍，为迅速控制症状，可以选用电休克治疗。第5题答案为电休克治疗。

电休克治疗又称电抽搐治疗是以一定量的电流通过大脑，引起意识丧失和痉挛发作，从而达到治疗目的的一种方法。对于脑器质性疾病、心血管疾病、骨关节疾病，尤其新近发生者、出血或不稳定的动脉瘤畸形、急性的全身感染、发热、严重的呼吸系统疾病、严重的肝、肾疾病禁用。目前，有条件的地方已推广采用无抽搐电休克治疗。该方法是通电前给予麻醉剂和肌肉松弛剂，使得通电后不发生抽搐，更为安全，其适应证也相应地扩大了。做电休克前都要作相应的准备工作，包括：①详细的体格检查、实验室检查和辅助检查，如血常规、血生化、心电图、脑电图、胸部和脊柱摄片；②获取知情同意；③治疗前8小时停服抗癫痫药和抗焦虑药或治疗期间避免应用这些药物，禁食、禁水4小时以上；④准备好各种急救药品和器械；⑤治疗前测体温、脉搏、血压：如体温在37.5℃以上，脉搏120次/分以上或低于50次/分，血压超过150/100mmHg或低于90/50mmHg，应禁用；⑥通常于治疗前15～30分钟皮下注射阿托品0.5～1.0mg，防止迷走神经过度兴奋，减少分泌物；⑦排空大小便，取出活动义齿，解开衣带、领扣，取下发卡等。电极的安置与疗效和不良反应相关。电极置于非优势侧者副作用较小，双侧者抽搐效果较好。一般每天1次过渡到隔天1次或者一开始就隔天1次，一个疗程6～12次。一般躁狂状态6次左右即可；幻觉妄想状态多需要8～12次；抑郁状态介于两者之间。抽搐发作与否与患者年龄、性别、是否服药以及既往是否接受过电抽搐治疗有关。抽搐发作类似癫痫大发作，可分为四期：潜伏期、强直期、痉挛期和恢复期。常见的并发症有头痛、恶心、呕吐、焦虑、可逆性的记忆减退、全身肌肉酸痛等，这些症状无需处理。脱位以下颌关节脱位为多。无抽搐电休克治疗并发症的发生率较传统电抽搐治疗低，而且程度较轻。但可出现麻醉意外、延迟性窒息、严重心律不齐。综上所述，第6题答案为电极安置在大脑的非优势侧，副作用较大；无抽搐电休克疗效不如有抽搐电休克；常见的并发症有头痛、恶心、呕吐，以及不可逆性的记忆减退；脱位以髋节脱位为多，发生后应立即复位。

本患者为反复多次发作的癔症性精神病，在急性期控制症状后宜进行一段时间的维持治疗，因其精神病性症状为突出表现，故推荐应用小剂量的抗精神病药物，心理治疗是癔症治疗的基本措施，因此选择合适的心理治疗方法对预防癔症的复发也起着关键的作用。第7题答案为奋乃静8mg/d；利培酮2mg/d；心理治疗。

二、病例相关理论知识

（一）情绪的评估

1. 焦虑　首先明确被评估者有无焦虑，再判断其程度。常用评估方法有：①观察与交谈：观察并询问被评估者有无焦虑的症状及其程度。②采用Zung的焦虑状态自评量表：使用方法为请被评估对象仔细阅读每一个项目,将意思理解后根据最近一周的实际情况在适当的地方打勾。如被评估对象文化程度太低以致看不懂问题内容,可由评估者逐项念给被评估对象听,然后由被评估对象自己作出评定。每一项目按 1、2、3、4 四级评分。评定完后将 20 项评分相加,得总分,然后乘以 1. 25,取其整数部分,即得到标准总分。正常总分值为 50 分以下。50 ~59 分,轻度焦虑;60 ~69 分,中度焦虑;70 ~79 分,重度焦虑。对焦虑原因的评估可通过与被评估对象交谈进行,如“你感到焦虑有什么原因吗?或者问“能不能告诉我,是哪些事让你感到焦虑?”。

2. 抑郁　首先确定有无抑郁情绪存在,再判断其程度。常用评估方法有:①通过与被评估对象交谈收集与抑郁有关的主观资料,并结合对被评估对象语言与行为的观察综合判断有无抑郁情绪存在,其内容主要包括情绪低落、哭泣、睡眠障碍、食欲减退、体重下降、心慌、易疲劳、无助感等。②采用 Zung 的抑郁状态自评量表:其使用方法同焦虑状态自评量表。每个项目评分方法按 1、2、3、4(正向评分),或 4、3、2、1(负向评分))四级评分。正常标准总分值 50 分以下。50 ~59 分,轻度抑郁;60 ~69 分,中度抑郁;70 ~79 分,重度抑郁。

(二)明尼苏达多相人格检查表

明尼苏达多相人格检查表:MMPI 是明尼苏达多相人格检查表(Minnesota multiphasic personality inventory)的略称。1940 年由明尼苏达大学心理学教授哈撒韦(S. R. Hathaway)和精神科医生麦金利(J. C. Mckinley)编制而成,经过半个世纪的不断修订、补充,被翻译成 100 余种文字,在几百个国家里进行了使用,至今已发展得极为成熟,它从多个方面对人的心理进行综合的考察,所以称为明尼苏达多相人格测验,简称 MMPI。在美国,除了智商(IQ)测验以外,MMPI 是应用最广的心理测验。更为难能可贵的,由于几乎所有外国的心理测验都是在其本国的社会文化背景下制定的,将它应用到中国会有一定的困难,在 20 世纪 80 年代初就开始引进中国内地,由中国科学院心理学研究所进行了修订,这项工作共进行了 3 年,由中科院心理学所主持,会同全国 30 个省、市、自治区的 45 个合作单位,对 1 万多个对象进行了实验,至 1989 年正式推出 MMPI 的中国版。MMPI 在全世界广泛用于人类学、心理学及医学的研究工作。MMPI 共有 566 个自我报告形式的题目,其中 16 个为重复题目,所以实际上只有 550 题。全部测题包括 26 个方面的内容,诸如健康状况、精神症状以及对家庭、婚姻、宗教、政治、法律、社会等的态度,涉及人生经验的广泛领域。

1. 量表的构成　MMPI 共有 14 个量表(研究量表未算在内),其中临床量表 10 个,效度量表 4 个,均集中在 1 ~399 题。10 个临床量表分别为:①HS(hypochondyiasis)疑病;②D(depression)抑郁;③Hy(hysteria)癔症;④Pd(Psychopathic devite)精神病态;⑤Mf(masculinity-femininity)男子气、女子气;⑥Pa(paranoia)偏执;⑦Pt(psychasthenia)精神衰弱;⑧Sc(schizophrenia)精神分裂症;⑨Ma(hypomania)轻躁狂;⑩Si(social introversion)社会内向。

(1)临床量表:临床量表(clinical scales)高得分的定义,依文献而异。有些研究者把 T >70 作为高得分,有的把上位 25% 作为高得分,也有的使用者用其他一些 T 得分。国内来维真等认为 T60 作为区分健康人与偏离者的个性较为恰当,也就是说 T 分超过 60 即属异常范围。当然,得分越高的受试者,后面所要叙述的个性特征可能越适合于他,在测验之外所能推测的症候和行为的特征也就越显著。

1)疑病(HS):共 33 个题目,它反映被试者对身体功能的不正常关心。得分高者即使身体无病,也总是觉得身体欠佳,表现疑病倾向。量表 HS 得分高的精神科患者往往有疑病症、神经衰弱、抑郁等临床诊断。

2）抑郁(D)：共60个题目，它与忧郁、淡漠、悲观、思想与行动缓慢有关，分数太高可能会自杀。得分高者常被诊断为恶劣心境和抑郁症。

3）癔症(Hy)：共60个题目，评估用转换反应来对待压力或解决矛盾的倾向。得分高者多表现为依赖、天真、外露、幼稚及自我陶醉，并缺乏自知力。若是精神科患者，往往被诊断为癔症(转换性癔症)。

4）病态人格(Pd)：共50个题目，可反映被试者性格的偏离。高分数的人为脱离一般的社会道德规范、蔑视社会习俗，常有复仇攻击观念，并不能从惩罚中吸取教训。在精神科的患者中，多诊断为人格异常，包括反社会人格和被动攻击性人格。

5）男子气-女子气(Mf)：共60个题目，主要反映性别色彩。高分数的男人表现敏感、爱美、被动、女性化，他们缺乏对异性的追求。高得分的女性被看作男性化、粗鲁、好攻击、自信、缺乏情感、不敏感，在极端的高分情况下，则应考虑有同性恋倾向和同性恋行为。

6）偏执(Pa)：共40个题目，高分提示具有多疑、孤独、烦恼及过分敏感等性格特点。如T分超过70分则可能存在偏执妄想，尤其是合并F、SC量表分数升高者，极端的高分者被诊断为精神分裂症偏执型或偏执性精神病。

7）精神衰弱(Pt)：共48个题目，高分数者表现紧张、焦虑、反复思考、强迫思维、恐怖以及内疚感，他们经常自责、自罪，感到不如人和不安。Pt量表与D和HS量表同时升高则是一个神经症廓图。

8）精神分裂症(Sc)：78个题目，高分者常表现异乎寻常的或分裂的生活方式，如不恰当的情感反应、少语、特殊姿势、怪异行为、行为退缩与情感脆弱。极高的分数(T>80)者可表现妄想、幻觉、人格解体等精神症状及行为异常。几乎所有的精神分裂症患者都有80～90T得分，如只有SC量表高分，而无F量表T分升高常提示为类分裂性人格。

9）轻躁狂(Ma)：46个题目，高得分者常为联想过多过快、活动过多、观念飘忽、夸大而情绪高昂、情感多变。极高的分数者，可能表现情绪紊乱、反复无常、行为冲动，也可能有妄想。星表Ma得分极高(T>90)可考虑为心境障碍的躁狂相。

10）社会内向(Si)：70个题目。高分数者表现内向、胆小、退缩、不善交际、屈服、过分自我控制、紧张、固执及自罪。低分数者表现外向、爱交际、富于表情、好攻击、健谈、冲动、不受拘束、任性、做作，在社会关系中常表现为不真诚。

(2）效度量表：在MMPI的测验中，被试者应对各个问题作出直接而诚实的回答，结果的解释才能有效。但由于种种原因，有些被试者往往会偏离测验的要求。为了发现被试者受检态度的偏离，特地设计了4个效度量表(validity scales)：①L说谎分数：分数高表示掩饰程度高，答案可能不真实；②K诈病分数：分数高表示诈病或确实严重偏执；③K校正分数：分数高表示一种自卫反应；④疑问量表：表示不回答的数目，超过一定标准，认为此答卷不可靠。

1）疑问(Q)：对问题毫无反应及对"是"和"否"都进行反应的项目总数，或称"无回答"的得分。高得分者表示逃避现实，若在前399题中原始分超过22分，则提示临床量表不可信。

2）说谎(L)：共15个题目，是追求过分的尽善尽美的回答。高得分者总想让别人把他看得要比实际情况更好，他们连每个人都具有的细小短处也不承认。L量表原始分超过10

分时，就不能信任 MMPI 的结果。

3）诈病(F)：共 64 个题目，多为一些比较古怪或荒唐的内容。分数高表示受试者不认真、理解错误，表现出一组互相无关的症状，或在伪装疾病。如果测验有效，F 量表是精神病程度的良好指标，其得分越高暗示着精神病程度越重。

4）校正(K)：共 30 个题目，是对测验态度的一种衡量，其目的有两个：一是为了判别被试者接受测验的态度是不是隐瞒，或是防卫的；二是根据这个量表修正临床量表的得分，即在几个临床量表上分别加上一定比例的 K 分。

5）F-K 指数：F 得分与 K 得分的关系是被试者防卫态度高低的指标。在 F-K 的值为正，而且高于 11 分的情况下，预示为受试者有意冒充坏；在 F-K 值为负，而且低于-12 分的情况下，则可能为被试者故意要让别人把自己看得好些，并想隐瞒、否认情绪问题及各种症状。

随着 MMPI 使用的日益广泛，在这些原始量表基础上已发展了 400 个左右的新量表，其中大多数都是在原量表中未包括的内容上作出单独研究。有些量表是研究正常人的人格特征，有些是继续应用原来标准化的测验记录，将正常与原来的临床量表作比较。例如新量表中有自我力量(Es)、依赖性(Dy)、支配性(Do)偏见(Pr)和社会地位(St)，还有一些是特殊目的的量表。

2. 结果判定　根据剖析图的记录表中所描绘出的剖析图来判断人格。剖析图记录表的左右两边的纵轴是标准得分 T 分数。横轴的上下临界线是平均得分的 2*SD*(标准差)。上线为 T 分数 70，下线为 T 分数 30，T 分数 50 为中心线。原则上在临界线之内的剖析图，可以解释为正常人格。但是，即使在正常范围内，越接近 70 的线，就越带有异常性。超过 70 越多异常度就越高。

根据剖析图可进行两种分析：

(1) 进行剖析图的类型分析(形态分析)，例如，量表 1、2、3 显示出高三角的山形剖析图，是神经症型。

(2) 根据剖析图中最高两点的两个临床量表组合，进行分析。

(三) 艾森克人格问卷

艾森克个性问卷(eysenck personality questionnaire，简称 EPQ)是由英国 H. J. Eysenck 和 B. J. Eysenck 在艾森克个性调查表(Eysenck personality questionary，EPI)的基础上编制而成。最早艾森克 1952 年编制 Maudsley 医学问卷，包含 40 个条目，主要调查神经质(N 量表)。1959 年发展成 Maudsley 个性问卷(MPI)，除 N 量表外，还加了一个调查内外向的量表即 E 量表，1964 年又加上一个效度量表即 L(说谎)成为 EPI。1975 年再加上精神病质(P)量表即成为 EPQ。因此，EPQ 由 4 个分量表组成。这些量表是根据艾森克的多维个性理论建立的，每一量表代表一个维度。英国版的 EPQ 是儿童版，共 97 项。其中 P 17 项、E 24 项、N 20 项、L 20 项，16 项不计分。成人版共 101 项，其中 P 25 项、E 21 项、N 23 项、L 21 项，11 项不记分。对分析人格的特质或结构具有重要作用。目前，已被广泛应用于心理学研究与实际应用、医学、司法、教育、人才测评与选拔等诸多领域。

我国中南大学湘雅医学院(原湖南医科大学)龚耀先(1982)教授、北京大学心理系陈仲庚(1985)各推出中国修订版，北京大学心理系钱铭怡(2000)也曾推出一个简式 EPQ，48 题。龚耀先教授主持修订的 EPQ 版本，有儿童(7～15 岁)版与成人(16～60 以上)版，各有 88

题。EPQ 反应量表采用是、否两分形式。下面介绍由龚耀先主持修订的 EPQ 量表。

1. 量表内容　修订的全国常模本，筛选出儿童和成人本各 88 项，均记分。其中 P、E、N、L 在两本中分别为 18、25、23、22；23、21、24、20。四个量表的各项目混合排列。EPQ 是一种自陈式人格问卷，有 88 个题目，分为三个维度四个分量表。E 量表：主要测量外显或内隐倾向；N 量表：测神经质或情绪稳定性；P 量表：测潜在的精神特质，或称倔强；L 量表：为效度量表，测受试者的掩饰程度。

受评人对每一项目选择回答"是"或"否"。按记分键计算出各量表的粗分。原本取各年龄组的粗分均数和标准差为常模，以判断被试者在各量表的位置，如内向或外向、情绪稳定或不稳定等。我国全国常修订本则以各年龄组的 T 分为常模（均数为 50，标准差为 10）。由于两极量表有过渡型，经设 $T_{38.5}\sim T_{43.3}$ 及 $T_{56.7}\sim T_{61.5}$ 这两个范围的各 12.5% 的人数，称倾向内向（或外向）或倾向稳定（或不稳定）。经每一维度便划分出五个类型，如内向（12.5%）、倾向内向（12.5%）、中间（50.0%）、倾向外向（12.5%）以及外向（12.5%）等五型。N 维度类推。P 维度及 L 量表似非双向量表，以计分高于平均数的程度来判断。如 P 维在标准分 61.5 以上的表示神经质非常明显，在 $T_{56.7}\sim T_{61.5}$ 范围的为倾向神经质，在标准分 56.7 以下的属正常范围。L 量表原来是用来表示评定结果的有效或无效，标准分 70 以上者评定无效。此量表的意义不全如此，所以应参考其他含义作解释。

2. 信度及效度　EPQ 各量表的信度系数较为满意，各分量表间隔 1 个月重测，其相关系数达 0.83～0.90，内部一致性系数为 0.68～0.81。

国内常模中，对 87 名小学生（相隔 2 个月以上）和 49 名中学生（相隔半年）作重测相关，发现前者的 P、E、N 及 L 各量表的相关系数 0.58～0.67，后者为 0.62～0.65。

大多数效度研究结果表明，EPQ 具有良好的结构效度，其中内外向维度和神经质维度最为确定，无论是跨人群还是跨方法的研究都表明它们反映了普遍存在的两个基本人格维度。

3. 解释及应用　现对 EPQ 各分量表高分和低分特征的一般性描述，可供解释时参考：

（1）E 量表：表示性格的内外倾向。

1）高分特征：人格外向，渴望刺激和冒险，寻求刺激，善于捕捉机会；情感易于外露，做事急于求成，好出风头，回答问题脱口而出，不假思索，喜欢环境变化，好动，总想找些事来做，富于攻击性，但又很容易息怒。一般来说属于冲动型；喜欢参加人多热闹的聚会，善于交际，喜欢开玩笑，有许多朋友，健谈，不喜欢独坐静处，学习时好与人讨论；开朗、活泼，无忧无虑，不记仇，乐观，常喜笑颜开。总之，不能时时很好地控制自己的情感。

2）低分特征：人格内向，表现安静，离群，不喜欢与各种人交往，善于自我省察，富于内省；除了亲密朋友之外，对一般人缄默冷淡，交往中对人有所保留或保持距离；不喜欢刺激、冒险和冲动，喜欢有秩序的生活方式，做事之前先定计划，瞻前顾后，不轻举妄动，不喜欢兴奋的事，待人接物严肃，生活有规律；很少进攻，情绪比较稳定，善于控制情感，很少攻击行为，但一旦被激怒很难平复。办事可靠，偏于保守，非常看重道德价值。

（2）N 量表：神经质或情绪稳定性。反映的是正常行为，并非指病症。

1）高分特征：可能常常焦虑、紧张、担忧、郁郁不乐、忧心忡忡，往往会有抑郁、睡眠不好，易患各种心身障碍；情绪起伏较大，对各种刺激的反应都过于强烈，遇到刺激易有强烈的情绪反应，情绪激发后又很难平复下来，甚至可能出现不够理智的行为，给人以不可理喻之感，由于强烈的情绪反应常影响正常生活，有时走上危险道路。当与外向（高 E 分）结合时，常容易冒火,以致激动、进攻。概括地说,是一个紧张的人,好抱偏见,以致错误。

2）低分特征:倾向于情绪反应缓慢且较轻微。即使激起了情绪也很容易恢复平静,通常表现得比较稳重,性情温和,善于自我控制,即使生气也是有节制的,并且不紧张、焦虑。

(3）P 量表:精神质,也称倔强性,并非暗指精神病,它在所有人身上都存在,只是程度不同。但如果某人表现出明显程度,则易发展成行为异常。

1）高分特征:可能孤独,倾向于独身,不关心他人,难以适应外部环境,缺乏同情心,感觉迟钝,对人抱有敌意,即便是对亲友也如此,与他人不能友好相处,在哪里都不合适,固执、倔强,喜欢寻衅,常有麻烦,具有攻击性,且是残忍的、不人道的,缺乏同情心,且不顾危险。喜欢做一些古怪的不平常的事情,不惧安危,喜恶作剧,常常捣乱。

2）低分特征:能与人相处,能较好地适应环境,态度温和,不粗暴,善解人意。

(4）L 量表:测定被试的掩饰、假托或自身隐蔽,或者测定其社会性朴实幼稚的水平。高分者可能测验结果可信度较低,所以,测验结果缺乏参考意义。并不说明心理不健康,只是作答时,由于某种原因,不能根据自身真实情况回答问题,使测试不可靠。另外高分者,说明被试常有掩饰,也可能较成熟老练,它本身也代表一种稳定的人格的特征。

若以 E 为横轴,N 为纵轴,便构成 4 个象限,即可把人格划分为四种主要的类型:外向情绪稳定、外向情绪不稳、内向情绪稳定、内向情绪不稳定。但在实际生活中,多数人属于两极端之间,倾向内向或外向,或倾向情绪稳定或不稳定。因此每一维度又根据 T 分范围设立内向(或外向)或稳定(或不稳定)、倾向内向(或外向)或倾向稳定(或不稳定)及中间型共五级,这样除完全的中间型外,还可有 24 种不同偏向的人格类型。

第十五章　人格障碍

第一节　反社会型人格障碍

一、临床病例及诊疗思路

【病例摘要】

患者,男,23 岁,初中文化,未婚,无业。由其父母陪同前来诊室,其父母 25 年前均为某知名高校毕业生。父系现任当地综合医院院长,其母为公司总经理。由于两人忙于事业,患者 1 岁时,将其寄养于乡下爷爷奶奶家中,患者从小就挥霍无度、脾气暴烈、欺负同学、不听管教。在上小学期间,经常说谎、逃学、打架、欺侮弱小,小学五年级时常小偷小摸,学习成绩低下,不听老师规劝,老师曾多次请其爷爷到学校“开家长会”,经常和老师顶撞。15 岁回省城就读,与父母一同居住,常和父母顶撞,经常偷窃、打群架、赌博;故意撕毁同学的教科书,经常旷课,不参加考试,在学生宿舍里经常欺负农村来的同学,曾因打得同学“脑震荡”被对方家长告到辖区派出所,后经协商处理此事,事后扬言,还要打该同学。初中毕业后,无业,遇事情易激惹,冲动,并有攻击行为,1 个月前因与邻居发生口角,打得邻居肋骨骨折,由其父母劝说陪同下,前来就诊。

提问 1:若患者诊断为人格障碍,其属于哪类人格障碍?

1. 强迫型人格障碍;
2. 偏执型人格障碍;
3. 焦虑型人格障碍;
4. 反社会型人格障碍;
5. 冲动型人格障碍;
6. 表演型人格障碍;
7. 分裂样人格障碍。

提问 2:以下哪些为该类患者的常见表现?

1. 经常说谎、逃学、吸烟、酗酒、外宿不归、欺侮弱小;
2. 情感反应强烈易变,感情用事;
3. 经常偷窃、斗殴、赌博;故意破坏他人或公共财物;
4. 自我中心,强求别人满足其需要或意愿,不如意时则表现强烈不满;
5. 缺少道德观念、对善恶是非缺乏正确判断,且不吸取教训;

6. 对周围的人或事物敏感、多疑、心胸狭窄；

7. 对人冷漠，缺乏情感体验；

8. 成年后(指18岁后)习性不改，主要表现行为不符合社会规范，甚至违法乱纪，如经常旷课、旷工。

提问3：该患者目前不必要的处理措施是？

1. 住精神科病房治疗；

2. 补充既往情况；

3. 行头颅磁共振检查；

4. 给予心理治疗；

5. 征得患者本人同意，可以服用小剂量的抗精神病药物；

6. 采用保护带，约束其行为。

提问4：若出现下述哪些情况，则可采用精神病药予以治疗？

1. 攻击行为；

2. 情绪不稳定；

3. 活动能力差，缺乏进取心；

4. 焦虑；

5. 对人冷漠；

6. 学习成绩明显下降。

【诊疗及解题思路】

病情回顾：患者，男，23岁，初中文化，未婚，无业。由其父母陪同前来诊室，其父母25年前均为某知名高校毕业生。父系现任当地综合医院院长，其母为公司总经理。由于两人忙于事业，患者1岁时，将其寄养于乡下爷爷奶奶家中，患者从小就挥霍无度、脾气暴烈、欺负同学、不听管教。在上小学期间，经常说谎、逃学、打架、欺侮弱小，小学五年级时常小偷小摸，学习成绩低下，不听老师规劝，老师曾多次请其爷爷到学校"开家长会"，经常和老师顶撞。15岁回省城就读，与父母一同居住，常和父母顶撞，经常偷窃、打群架、赌博；故意撕毁同学的教科书，经常旷课，不参加考试，在学生宿舍里经常欺负农村来的同学，曾因打得同学"脑震荡"被对方家长告到辖区派出所，后经协商处理此事，事后扬言，还要打该同学。初中毕业后，无业，遇事情易激惹，冲动，并有攻击行为。1个月前因与邻居发生口角，打得邻居肋骨骨折，由其父母劝说陪同下，前来就诊。

根据家长反映自幼挥霍无度、脾气暴烈、欺负同学、不听管教。经常说谎、逃学、打架、欺侮弱小，小学五年级时常小偷小摸。经常偷窃、打群架、赌博；遇事情易激惹，冲动，并有攻击行为，对朋友冷漠，缺乏热情，对老师的批评或表扬都无动于衷，对别人对他的看法等漠不关心。有理由推断该就诊者目前的状态起始于童年并一直持续上大学，没有明确的起病时间，不具备疾病发生发展的一般过程。就诊者存在显著的、持久的偏离了所在社会文化环境应有的范围的行为模式，就诊者年龄大于18岁，因此诊断考虑人格障碍，结合就诊人格的主要特征以行为不符合社会规范、经常违法乱纪、对人冷酷无情为特点，因此诊断反社会型人格障碍。冲动型格障碍以情感爆发，伴明显行为冲动为特征。分裂型人格障碍的临床特征为观念、行为和外貌装饰的奇特、情感冷漠及人际关系明显缺陷。而偏执型人格障碍以猜疑和偏执为特点；表演型人格障碍以过分的感情用事夸张言行吸引他人的注意为特点；强迫型人格障碍以过分的谨小慎微、严格要求与完美主义,及内心的不安全感为特征;焦虑型人格障碍以一贯感到紧张、提心吊胆、不安全及自卑为特征。故提问1的有效答案为反社会型人格障碍。

就诊者诊断为反社会型人格障碍,结合上面的解析,情感反应强烈易变,感情用事与自我中心,强求别人满足其需要或意愿,不如意时则表现强烈不满属于表演性(癔症性)人格障碍的特点;对周围的人或事物敏感、多疑、心胸狭窄属于偏执型人格障碍的特点。所以提问2的有效答案为经常说谎、逃学、吸烟、酗酒、外宿不归、欺侮弱小;经常偷窃、斗殴、赌博;故意破坏他人或公共财物;缺少道德观念、对善恶是非缺乏正确判断,且不吸取教训;成年后(指18岁后)习性不改,主要表现行为不符合社会规范,甚至违法乱纪,如经常旷课、旷工。

人格障碍的治疗是较为困难,但有关的治疗手段对行为的矫正仍可发挥一定的作用。就目前来说,人格障碍治疗的目的之一就是帮助患者建立良好的行为模式,矫正不良习惯。直接改变患者的行为具有相当困难,但可以让患者尽可能避免暴露在诱发不良行为的处境之中,因此目前就诊者不需住入精神科病房。就药物治疗而言,一般而言,药物治疗难以改变人格结构,但在出现异常应激和情绪反应时少量用药仍有帮助,如情绪不稳定者少量应用抗精神病药物;具有攻击行为者给予少量碳酸锂,亦可酌情试用其他心境稳定剂;有焦虑表现者给予少量苯二氮䓬类药物或其他抗焦虑药物。但一般不主张长期应用和常规使用,此就诊者因对同学有攻击的倾向,因此在征得患者本人同意,可以服用小剂量的抗精神病药物。同时可以配合心理治疗,如医生与患者通过深入接触,与患者建立良好的关系,帮助其认识个性缺陷之所在,鼓励他们改变自己的行为模式并对其出现的积极变化予以鼓励和强化。综上所述,故提问3的有效答案为无需采用住精神科病房治疗,暂无行头颅磁共振检查的体征,亦无需采用保护带及约束其行为。

根据上面人格障碍的药物治疗,如出现相关的症状可以予以药物治疗。故提问4的有效答案为攻击行为、情绪不稳定、焦虑。

二、病例相关理论知识

反社会型人格障碍(antisocial personality disorder)亦称“悖德型”“违纪型”“无情型人格障碍”,是临床最常见的人格障碍之一,也是对社会危害最大的人格障碍类型。在人格障碍的各种类型中,反社会型人格障碍是心理学家和精神病学家所最为重视的。发生率在发达国家达到4.3%~9.4%,我国的台湾地区为0.3%。男性明显多于女性。

1. 病因学　反社会型人格障碍的病因与发病机制尚未阐明。以下是有依据的相关资料:

(1) 遗传:本症在亲属中的发生率与血缘关系呈正相关,即血缘关系越近,发生率越高。有资料表明,患者双亲的异常脑电图率较高;单卵孪生子的性格一致率较高,脑电图很相似,犯罪率超过双卵孪生子。病态人格的寄养子女与正常对照组相比较,有较高的病态人格发生率。

(2) 大脑发育不良:脑电图显示该类人格患者大脑发育不成熟,可能有过大脑损害。从病理心理学分析,患者的心理行为具有幼稚、很不成熟的特征,存在明显的人格不成熟的病理变化。

(3) 家庭和社会环境:调查表明,童年的精神创伤、不和睦家庭关系、不良家庭教育方式和不良社会环境因素在致病上亦起重要作用。

2. 临床表现 反社会人格障碍描述的是一类持续的行为方式，其特征是个体行为与主流的社会规范相悖。该人格的特点包括：

（1）漠视他人的感受。

（2）不负责任，且漠视规章制度。

（3）不能够较长时间地维持同别人的关系，但在与人建立关系方面没有特别的困难。

（4）忍耐力水平低下，容易由于挫折而产生攻击或暴力行为。

（5）缺乏自责或懊悔。

（6）不能从经验，尤其是惩罚中吸取教训。

（7）有指责他人或经常对其反社会行为作合理化解释的倾向。

3. 诊断 诊断是否是反社会型人格时，最重要的依据是病史或成长史资料。如既往是否给别人造成麻烦，是否无视权威（如在校期间的老师或警察）；有无药物和酒精滥用史；是否缺乏良好的人际关系、居无定所，这些都应引起治疗师的警惕。

CCMD-3 反社会性人格障碍的诊断标准：

（1）符合人格障碍的诊断标准，并至少有下列 3 项：①严重和长期不负责任，无视社会常规、准则、义务等，如不能维持长久的工作（或学习）、经常旷工（或旷课）、多次无计划地变换工作；有违反社会规范的行为，且这些行为已构成拘捕的理由（不管拘捕与否）；②行动无计划或有冲动性，如进行事先未计划的旅行；③不尊重事实，如经常撒谎、欺骗他人，以获得个人利益；④对他人漠不关心，如经常不承担经济义务、拖欠债务、不赡养子女或父母；⑤不能维持与他人的长久的关系，如不能维持长久的（1 年以上）夫妻关系；⑥很容易责怪他人，或对其与社会相冲突的行为进行无理辩解；⑦对挫折的耐受性低，微小刺激便可引起冲动，甚至暴力行为；⑧易激惹，并有暴力行为，如反复斗殴或攻击别人，包括无故殴打配偶或子女；⑨危害别人时缺少内疚感，不能从经验，特别是在受到惩罚的教训中获益。

（2）在 18 岁前有品行障碍的证据，并至少有下列 3 项：①反复违反家规或校规；②反复说谎（不是为了躲避体罚）；③习惯性吸烟、喝酒；④虐待动物或弱小同伴；⑤反复偷窃；⑥经常逃学；⑦至少有 2 次未向家人说明外出过夜；⑧过早发生性活动；⑨多次参加破坏公共财物活动；⑩反复挑起或参与斗殴；⑪被学校开除过或因行为不轨而至少停学一次；⑫被拘留或被公安机关管教过。

4. 治疗 由于反社会型人格障碍的病因相当复杂、目前对此症的治疗尚缺乏十分有效的方法。目前主要是教育和训练、心理治疗及药物治疗。

（1）教育和训练：反社会性人格障碍患者往往有一些程度不等的危害社会的行为，收容于工读学校、劳动教养机构对其行为矫正有一定帮助。对于个别威胁家庭与社会安全的反社会型人格障碍患者，可送入少年工读学校或成人劳动教养机构，参加劳动并限制其自由。对情节特别恶劣、屡教不改的患者，可采用行为治疗中的厌恶疗法。当患者出现反社会行为时，给予强制性的惩罚（如电击、禁闭等），使其产生痛苦的体验，实施多次以后，患者一旦产生反社会行为的冲动，就感到厌恶，全身不舒服，通过这样减少其反社会的行为。然后根据其行为矫正的实际表现，放宽限制，逐步恢复其正常家庭生活与社会生活。

（2）心理治疗：反社会性人格障碍治疗的目的之一就是帮助患者建立良好的行为模式，矫正不良习惯。直接改变患者的行为具有相当困难，但可以让患者尽可能避免暴露在诱发不良行为的处境之中。如攻击性强的人并非在任何场合都出现攻击行为，羞涩忸怩的人并不是在任何地方都怕羞。找到激发异常行为的场合或因素对于处理和预防有重要意义。心理治疗对那些由于中枢神经系统功能障碍而成为反社会型人格的患者作用甚微。但在实践中发现，对那些由于环境影响形成的、程度较轻的患者，实施认知领悟疗法有一定疗效。

（3）药物治疗：使用镇静剂和抗精神类药物治疗，只能对症治疗，其目的主要是帮助患者更好地接受教育和训练，增加心理治疗的依从性。

第二节　偏执型人格障碍

一、临床案例及诊疗思路

【病例摘要】

患者，男性，24 岁。自幼性格内向，多疑，不能很好地处理与老师、同学的关系，没有关系特别好的朋友，学习成绩较好。三年前顺利考上大学，因学习成绩不理想，自认为处处受到了排挤和压制，认为同学与老师对他不公平，常与同学、老师发生冲突，常因为一些小事状告到校长和家长那里，容易记仇，不肯原谅其他同学对他的“侮辱”和“伤害”。大家都耐心细致地劝他，始终把大家对他的好言相劝理解为恶意、敌意，常无端怀疑别人要伤害、欺骗或利用自己，或认为有针对自己的阴谋，对别人善意的举动不予理解。近 1 年多来，与同学、老师的关系日益恶化，他不能从中吸取经验教训加以改正。

提问 1：对于该患者，目前最佳诊断为

1. 抑郁症；
2. 强迫症；
3. 精神分裂症；
4. 心境障碍；
5. 偏执型精神分裂症；
6. 偏执型人格障碍；
7. 适应障碍；
8. 分裂样人格障碍。

提问 2：以下哪些是该患者具有的特征

1. 对周围的人或事物敏感、多疑；
2. 无高级追求；
3. 回避社交，离群独处，我行我素而自得其乐；
4. 言语结构松散、离题、用词不妥；
5. 易于记恨，对自认为受到轻视、不公平待遇等耿耿于怀，引起强烈的敌意和报复心；
6. 易激惹，冲动，并有攻击行为；
7. 容易与他人发生争辩、对抗；
8. 遇到挫折或失败时，易于埋怨、怪罪他人，推诿客观。

提问 3：偏执型人格障碍与精神分裂症鉴别依据不包括

1. 人格障碍开始于早年，具有一贯性、恒定性特点；

2. 人格障碍的行为、情绪改变的发生有一定的环境或内在心境基础，不是莫名其妙、脱离现实的；

3. 人格障碍多有思维形式障碍；

4. 人格障碍除了人格某些特征偏离正常外，无精神分裂症的其他特征性症状；

5. 通过抗精神病药物治疗，人格障碍一般无改善；

6. 人格障碍的行为、情绪改变在发生后，本人一般有体会，认识到过分，或表示后悔。

提问4：以下关于该患者的治疗正确的是

1. 抗精神病药系统、足量、足疗程的治疗；

2. 给予心境稳定剂；

3. 认知行为治疗；

4. 一般不主张长期服用抗精神病药，但在应激和情绪反应时可少量用药；

5. 针对个体化的心理治疗，改善不良的社会适应行为。

【诊疗及解题思路】

病情回顾：患者，男性，24岁。自幼性格内向，多疑，很少关系特别好的朋友，但学习成绩较好。三年前顺利考上大学，因学习成绩不理想，不能很好地处理与老师、同学的关系，自认为处处受到了排挤和压制，认为同学与老师对他不公平，常与同学、老师发生冲突，常因为一些小事状告到校长和家长那里，容易记仇，不肯原谅其他同学对他的“侮辱”和“伤害”。大家都耐心细致地劝他，始终把大家对他的好言相劝理解为恶意、敌意，常无端怀疑别人要伤害、欺骗或利用自己，或认为有针对自己的阴谋，对别人善意的举动不予理解。近1年多来，与同学、老师的关系日益恶化，他不能从中吸取经验教训加以改正。

根据患者自幼的表现，主要以猜疑和偏执为性格特征，故提问1的有效答案为偏执型人格障碍。

此患者符合偏执型人格障碍的诊断，该类人格障碍表现：①对周围的人或事物敏感、多疑、心胸狭窄；②经常无端怀疑别人要伤害、欺骗或利用自己，或认为有针对自己的阴谋，对别人善意的举动作歪曲的理解，总认为他人不怀好意，怀疑他人的真诚，警视四周；③遇到挫折或失败时，易于埋怨、怪罪他人，推诿客观，将自己的失败归咎于他人，不从自身寻找主观原因；④容易与他人发生争辩、对抗；⑤常有病理性嫉妒观念，怀疑配偶和情侣的忠诚，限制对方和异性的交往或表现出极大的不快；⑥易于记恨，对自认为受到轻视、不公平待遇等耿耿于怀，引起强烈的敌意和报复心；⑦易感委屈；⑧自负、自我评价过高，对他人的过错不能宽容，给人以得理不饶人的感觉，固执地追求不合理的利益或权利；⑨忽视或不相信与其想法不符的客观证据，因而很难改变其想法或观念。而回避社交，离群独处，我行我素而自得其乐和言语结构松散、离题、用词不妥属于分裂样人格障碍的表现；易激惹，冲动，并有攻击行为为反社会型人格障碍的表现。故提问2的有效答案为对周围的人或事物敏感、多疑；易于记恨，对自认为受到轻视、不公平待遇等耿耿于怀，引起强烈的敌意和报复心；容易与他人发生争辩、对抗；遇到挫折或失败时，易于埋怨、怪罪他人，推诿客观。

通过上面的对偏执型人格障碍的描述，提问3偏执型人格障碍与精神分裂症鉴别依据不包括：人格障碍多有思维形式障碍。

对偏执型人格障碍的治疗较为困难，但有关的治疗手段对行为的矫正仍可发挥一定的作用，如：①药物治疗：一般而言药物治疗难以改变人格结构，但在出现异常应激和情绪反应时少量用药仍有帮助,如情绪不稳定者少量应用抗精神病药物;具有攻击行为者给予少量碳酸锂,亦可酌情试用其他心境稳定剂;有焦虑表现者给予少量苯二氮䓬类药物或其他抗焦虑药物。但一般不主张长期应用和常规使用,因远期效果难以肯定。②心理治疗:人格障碍者一般不会主动求医,医生与患者通过深入接触,与患者建立良好的关系,帮助其认识个性缺陷之所在,鼓励他们改变自己的行为模式并对其出现的积极变化予以鼓励和强化,帮助其建立良好的行为模式,矫正不良的社会适应行为。故提问3的有效答案为认知行为治疗;一般不主张长期服用抗精神病药,但在应激和情绪反应时可少量用药;针对个体化的心理治疗,改善不良的社会适应行为。

二、病例相关理论知识

偏执型人格障碍,指以极其顽固地固执己见为典型特征的一类异常人格,表现为对自己的过分关心,自我评价过高,该类人格特征在归因方式上常采用外归因的方式,常把挫折的原因归咎于他人或推诿客观,此类人格障碍以猜疑和偏执为特点,始于成年早期。

1. 流行病学　调查资料显示,具有偏执型人格障碍的人数占心理障碍总人数的5.8%,由于这种人少有自知之明,对自己的偏执行为持否认态度,实际情况可能要超过这个比例。男性多于女性。

2. 病因学

(1) 遗传因素:人格障碍患者亲属中人格障碍的发生率较高,双亲中脑电图异常率较高。有关寄养子的研究报道人格障碍患者的子女从小寄养出去,成年后与正常对照组相比,仍有较高的人格障碍发生率,也提示遗传因素的作用。偏执型人格障碍也不例外。

(2) 家庭环境:不良的父母养育方式,如幼年生活在不被信任、常被拒绝的家庭气氛中。母爱的缺乏,常被指责和否定。另有研究显示,单亲家庭更易出现有偏执型人格的儿童。不良的生活环境、结交具有品行障碍的"朋友",对偏执型人格障碍的形成往往起到重要作用。

(3) 心理社会因素:童年生活经历对个体人格的形成具有重要的作用,成长中反复地遭受生活打击,经常遇到挫折和失败。另外,长期处在异常的环境中也可以促使偏执型人格障碍的发生,如没有学历的人,厌恶别人谈论学历,经济状况不好的人,回避谈论经济收入问题,离婚的婚姻状况,怕别人知道自己的婚姻情况。

3. 临床表现　偏执型人格其行为特点常常表现为:极度的感觉过敏,对周围的人或事物敏感、多疑、心胸狭窄,容易害羞,自尊心过强,对他人对自己的"忽视"深感羞辱,满怀怨恨,对侮辱和伤害耿耿于怀,人际关系往往反应过度,有时产生牵连观念,总是将周围环境中与己无关的现象或事件都看成与自己关系重大,是冲着他来的,甚至还将报刊、广播、电视中的内容跟自己对号入座。经常无端怀疑别人要伤害、欺骗或利用自己,或认为有针对自己的阴谋,对别人善意的举动作歪曲的理解,总认为他人不怀好意,怀疑他人的真诚,警视四周;遇到挫折或失败时,易于埋怨、怪罪他人,推诿客观。将自己的失败归咎于他人,自以为是,自命不凡,对自己的能力估计过高,惯于把失败和责任不从自身寻找主观原因而归咎于他人,在工作和学习上往往言过其实;容易与他人发生争辩、对抗。尤多意见,常有抗议,单位领导常觉得这类人员难以安排;常有病理性嫉妒观念,怀疑配偶和情侣的忠诚,限制对方和异性的交往或表现出极大的不快;易于记恨,对自认为受到轻视、不公平待遇等耿耿于怀,引起强烈的敌意和报复心;不能正确、客观地分析形势,有问题易从个人感情出发,主观片面性大;自负、自我评价过高,对他人的过错不能宽容，给人以得理不饶人的感觉，固执地追求不合理的利益或权利；忽视或不相信与其想法不符的客观证据，因而很难改变其想法或观念。尽管这种多疑与客观事实不符，与生活实际严重脱离，虽经他人反复解释也无从改变这种想法，甚至对被怀疑对象有过强烈的冲动和过激的攻击行为，从一般的心理障碍发展为精神性疾病。

4. 诊断　按照《中国精神障碍分类与诊断标准》（第三版）（CCMD-3），偏执型人格的诊断标准为：

（1）符合人格障碍的诊断标准

1）症状标准：个人的内心体验与行为特征（不限于精神障碍发作期）在整体上与其文化所期望和所接受的范围明显偏离，这种偏离是广泛、稳定和长期的，并至少有下列 1 项：①认知（感知，及解释人和事物，由此形成对自我及他人的态度和形象的方式）的异常偏离；②情感（范围、强度，及适切的情感唤起和反应）的异常偏离；③控制冲动及对满足个人需要的异常偏离；④人际关系的异常偏离。

2）严重标准：特殊行为模式的异常偏离，使患者或其他人（如家属）感到痛苦或社会适应不良。

3）病程标准：开始于童年、青少年期，现年 18 岁以上，至少已持续 2 年。

4）排除标准：人格特征的异常偏离并非躯体疾病或精神障碍的表现或后果。

（2）以猜疑和偏执为特点，并至少有下列 3 项：①对挫折和遭遇过度敏感；②对侮辱和伤害不能宽容，长期耿耿于怀；③多疑，容易将别人的中性或友好行为误解为敌意或轻视；④明显超过实际情况所需的好斗对个人权利执意追求；⑤易有病理性嫉妒，过分怀疑恋人有新欢或伴侣不忠，但不是妄想；⑥过分自负和自我中心的倾向，总感觉受压制、被迫害，甚至上告、上访，不达目的不肯罢休；⑦具有将其周围或外界事件解释为“阴谋”等的非现实性优势观念，因此过分警惕和抱有敌意。

5. 治疗

（1）心理治疗：针对偏执型人格障碍的治疗应采用心理治疗为主，重点克服其多疑、敏感、固执、不安全感和自我中心的人格缺陷。主要方法有：①认知提高法：首先要与他们建立信任关系，在相互信任的基础上交流情感，向他们全面介绍其自身人格障碍的性质、特点、危害性及纠正方法，使其对自己有一个正确、客观的认识，并自觉自愿产生要求改变自身人格缺陷的愿望。这是进一步进行心理治疗的先决条件。②交友训练法；交友训练的原则和要领：真诚相见，以诚交心；交往中尽量主动给予知心朋友各种帮助。③自我疗法。④敌意纠正训练法。

（2）药物治疗：一般而言，药物治疗难以改变人格结构，若出现异常情绪或行为反应时，可少量用使用药物辅助对症治疗，如具有攻击行为者给予少量碳酸锂、卡马西平等。但一般不主张长期应用和常规使用，因远期效果尚不肯定。

第三节　分裂样人格障碍

一、临床病例及诊疗思路

【病例摘要】

患者，男性，24 岁，某大学三年级学生。自入大学以来，从不和宿舍同学一起聊天、谈话，也很少有同学、老乡来找他，因此，同学们都背后给其绰号“孤独者”。他终日离群独处，冥思苦想，偶尔交谈亦不能与人合拍。平素不修边幅、服饰奇特。待人冷漠。近1个月来，经常不上课，不听老师的规劝，外出去找气功大师传授“功法”，回来时早晚面壁练功，搅得同学都非常反感，而他仍我行我素，自得其乐，室友多次劝说后，有攻击同学的倾向，同学们觉得他行为有点怪怪的，影响他们的日常学习和作息。

提问1：需要进一步了解该患者，哪些病史尤为重要？

1. 心理社会应激史；
2. 生长发育史；
3. 既往学习、工作情况；
4. 家族史既往躯体疾病史；
5. 早年的人格特点；
6. 脑外伤史。

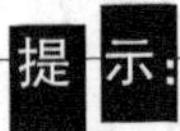

家长反映自上幼儿园以来对小朋友冷漠，缺乏热情，对老师的批评或表扬都无动于衷，对别人对他的看法等漠不关心。

提问2：若患者诊断为人格障碍，其属于哪类人格障碍？

1. 强迫型人格障碍；
2. 焦虑型人格障碍；
3. 分裂样人格障碍；
4. 反社会型人格障碍；
5. 冲动型人格障碍；
6. 表演型人格障碍；
7. 偏执型人格障碍。

提问3：以下哪些不是该类患者的常见表现？

1. 性格明显内向（孤独、被动、退缩），回避社交，离群独处；
2. 情感反应强烈易变，感情用事；
3. 常不修边幅、服饰奇特、行为怪异；
4. 自我中心，强求别人满足其需要或意愿，不如意时则表现强烈不满；
5. 爱幻想或有奇异信念；
6. 对周围的人或事物敏感、多疑、心胸狭窄；
7. 对人冷漠，缺乏情感体验。

提问4：该患者目前不必要的处理措施是？

1. 立即联系父母，住精神科病房治疗；
2. 联系患者父母，补充既往情况；
3. 行头颅磁共振检查；
4. 给予心理治疗；
5. 征得患者本人同意，可以服用小剂量的抗精神病药物；

6. 采用保护带,约束其行为。

提问5:若出现下述哪些情况,则可采用精神病药予以治疗?

1. 攻击行为;
2. 情绪不稳定;
3. 学习成绩明显下降;
4. 焦虑;
5. 对人冷漠;
6. 活动能力差,缺乏进取心。

【诊疗及解题思路】

病情回顾:患者,男性,24岁,某大学三年级学生,由其家长陪同来门诊就诊。自入大学以来,从不和宿舍同学一起聊天、谈话,也很少见有同学、老乡来找他,因此,同学们都背后给其绰号“孤独者”。他终日离群独处,冥思苦想,偶尔交谈亦不能与人合拍。平素不修边幅、服饰奇特。待人冷漠。近1个月来,经常不上课,不听老师的规劝,外出去找气功大师传授“功法”,回来时早晚面壁练功,让同学都非常反感,而他仍我行我素,自得其乐,同学们觉得他行为有点怪怪的。

临床上对于任何一位就诊患者而言,认真细致的收集病史是很重要的,但在门诊就诊,或不同年龄阶段就诊的患者而言,收集资料时可能会根据不同患者的病情收集病史会有所侧重,根据该患者就诊的情况,由其家长陪同来诊,目前病史中描述了其上大学以来的情况,为了在门诊获得更有助于诊断的病史,提问1中涉及的内容均是所需要了解的,但在门诊就诊时,结合现病史,该就诊者需要鉴别的疾病是分裂样人格障碍与精神分裂症,因此该患者自幼上学时与同学相处情况,以及早年的人格特点就显得尤为重要了。

根据家长反映自上幼儿园以来对小朋友冷漠,缺乏热情,对老师的批评或表扬都无动于衷,对别人对他的看法等漠不关心。有理由推断该就诊者目前的状态起始于童年并一直持续至上大学,没有明确的起病时间,不具备疾病发生发展的一般过程。就诊者存在显著的、持久的偏离了所在社会文化环境应有的范围的行为模式,目前就诊者年龄大于18岁,因此诊断考虑人格障碍,结合就诊人格的主要特征为观念、行为和外貌装饰的奇特、情感冷漠及人际关系明显缺陷。而偏执型人格障碍以猜疑和偏执为特点;反社会型人格障碍以行为不符合社会规范、经常违法乱纪、对人冷酷无情为特点;冲动型格障碍以情感爆发,伴明显行为冲动为特征;表演型人格障碍以过分的感情用事夸张言行吸引他人的注意为特点;强迫型人格障碍以过分的谨小慎微、严格要求与完美主义,及内心的不安全感为特征;焦虑型人格障碍以一贯感到紧张、提心吊胆、不安全及自卑为特征。故提问2的有效答案为分裂样人格障碍。

就诊者诊断为分裂样人格障碍,结合上面的解析,情感反应强烈易变,感情用事与自我中心,强求别人满足其需要或意愿,不如意时则表现强烈不满属于表演性(癔症性)人格障碍的特点;对周围的人或事物敏感、多疑、心胸狭窄属于偏执型人格障碍的特点。所以提问3的有效答案为情感反应强烈易变,感情用事;自我中心,强求别人满足其需要或意愿,不如意时则表现强烈不满;对周围的人或事物敏感、多疑、心胸狭窄。

人格障碍的治疗是较为困难,但有关的治疗手段对行为的矫正仍可发挥一定的作用。就目前来说,人格障碍治疗的目的之一就是帮助患者建立良好的行为模式,矫正不良习惯。直接改变患者的行为具有相当困难,但可以让患者尽可能避免暴露在诱发不良行为的处境之中，因此目前就诊者不需住入精神科病房。就药物治疗而言，一般而言药物治疗难以改变人格结构，但在出现异常应激和情绪反应时少量用药仍有帮助，如情绪不稳定者少量应用抗精神病药物；具有攻击行为者给予少量碳酸锂，亦可酌情试用其他心境稳定剂；有焦虑表现者给予少量苯二氮䓬类药物或其他抗焦虑药物。但一般不主张长期应用和常规使用，此就诊者因对同学有攻击的倾向，因此在征得患者本人同意，可以服用小剂量的抗精神病药物。同时可以配合心理治疗，如医生与患者通过深入接触，与患者建立良好的关系，帮助其认识个性缺陷之所在，鼓励他们改变自己的行为模式并对其出现的积极变化予以鼓励和强化。综上所述，故提问5的有效答案为无需采用联系父母，住精神科病房治疗，暂无行头颅磁共振检查的体征，亦无需采用保护带，约束其行为。

根据上面人格障碍的药物治疗，如出现相关的症状可以予以药物治疗。故提问5的有效答案为攻击行为、情绪不稳定、焦虑。

二、病例相关理论知识

分裂样人格障碍以观念、行为和外貌装饰的奇特、情感冷漠，及人际关系明显缺陷为特点。分裂样人格障碍是日常生活中和医学心理咨询门诊中比较常见的人格障碍。

1. 流行病学　1975年著名的精神病学家罗逊特指出这种类型的人约占正常人群的7.5%，且男性多于女性。我国上海市的调查资料显示，分裂样人格障碍占人格障碍总数的29%左右，接近1/3。

2. 病因学

(1) 心理社会因素：分裂样人格障碍的形成一般与人的早期心理发展有很大关系。人类个体出生以后，有很长一段时间不能独立，需要父母亲的照顾，在这个过程中，儿童与父母的关系占重要地位，儿童就是在与父母的关系中建立自己的早期人格的。在成长过程中，尽管每个儿童不免要受到一些指责，但只要他感觉到周围有人爱他，就不会产生心理上的偏差。但如果终日不断被骂、被批评，得不到父母的爱，儿童就会觉得自己毫无价值。更进一步，如果父母对子女不公正，就会使儿童是非观念不稳定，产生心理上的焦虑和敌对情绪，有些儿童因此而分离、独立、逃避与父母身体和情感的接触，进而逃避与其他人和事物的接触，这样就极易形成分裂样人格。

(2) 社会文化因素：不同的社会和不同的文化塑造不同的性格。一些学者认为人格障碍患者的异常情绪反应与行为方式，都是儿童生长过程中习得的，通过条件反射机制巩固下来。另外，社会上存在的不正之风、拜金主义等不合理的社会现象，扭曲的价值观念对人格障碍形成的消极作用不可忽视，在这种环境下，人与人之间情感淡漠，缺乏亲情感，促使该人格的形成，因此，社会环境对于偏执型人格障碍的形成具有一定的影响。

3. 临床表现

(1) 性格明显内向(孤独、被动、退缩)，喜欢独自活动，回避社交，离群独处，我行我素而自得其乐。

(2) 缺乏亲密朋友或信任感，同时缺乏发展这种关系和友谊的欲望。

(3) 缺乏热情和温柔体贴，缺乏热情或幽默。对人冷漠，缺乏情感体验，对于批评与表扬及别人对他的看法等漠不关心，他们也不能体验到任何强烈的情感，如愤怒、悲哀或高兴。

(4) 常不修边幅、服饰奇特、行为怪异，其行为不合时宜，不符合当时当地风俗习惯或目的不明确。

（5）言语结构松散、离题、用词不妥、繁简失当，表达意思不清楚，但并非智能障碍或文化程度受限所致。

（6）爱幻想或有奇异信念（如相信特异功能、第六感觉等），有时思考一些在旁人看来毫无意义的事情如太阳为什么要从东方升起、人为什么没有尾巴等，有些人在从事抽象思维的领域可有成就。

（7）可有牵连、猜疑、偏执观念，或奇异感知体验，如一过性错觉或幻觉等不寻常的知觉体验。

（8）这些人通常在职业上尚能充分尽责，因此并不完全脱离现实。

4. 诊断

（1）CCMD-3分裂样人格障碍的诊断标准

1）符合人格障碍的诊断标准。

2）以观念行为和外貌装饰的奇特、情感冷淡及人际关系缺陷为特点，并至少有下列3项：①性格明显内向（孤独、被动、退缩），与家人和社会疏远，除生活或工作中必须接触人外，基本不与他人主动交往，缺少知心朋友，过分沉湎于幻想和内省；②表情呆板、情感冷淡、甚至不通人情，不能表达对他人的关心、体贴及愤怒等；③对赞扬和批评反应差或无动于衷；④缺乏愉快感；⑤缺乏亲密的信任的人际关系；⑥在遵循社会规范方面存在困难，导致行为怪异；⑦对与他人之间的性活动不感兴趣（考虑年龄）。

（2）DSM-Ⅳ分裂型诊断标准

1）与社交关系普遍脱离，在人际交流场合表情有限，起自早期成年时，前后多种多样，表现出以下四项以上：①既不想要，实际上也没有亲密的人际关系，包括作为家庭之一员；②常常选择独自活动；③很少有兴趣与他人发生性行为；④除了有一级亲属以外，没有亲密的或者知心的朋友；⑤很少对娱乐活动感到乐趣；⑥对表扬或者批评都显得无所谓；⑦情绪淡漠或者感情平淡。

2）并非发生于精神分裂症，其他精神病性障碍或者某种普遍性发育障碍，也不是由于一般身体情况所致之直接生理反应。

5. 治疗

（1）治疗目标：是要纠正孤独离群性、情感淡漠和与周围环境的分离性。

1）社交训练法：旨在纠正孤独不合群性，一般按照以下步骤进行：①提高认知能力，懂得孤独不合群、严重内向的危害，自觉投入心理训练。②制定社交训练评分表。自我评分，每天小结，每周总结。③评分计算和奖励措施，一般以奖励表扬为主，对每一点滴进步都要加以肯定，并给予强化，以鼓励其自信心，这一点很重要。奖励方式通常可采用现金、代币、赠送喜爱的生活学习用品、允许定期外出旅游等。切忌因为无进步或进步微小而批评责备，以免造成患者心理反感和对自己丧失信心。

2）兴趣培养法：兴趣是指积极探究某种事物而给予优先注意的认识倾向，并具有向往的良好情感。因此兴趣培养有助于克服兴趣索然、情感淡漠的人格。具体做法如下：①提高认知：要求本人有意识地分析自己，确定积极人生的理想追求目标。应使其懂得这样一个道理：人生是一种情趣无穷的愉快旅程，每一个人都应该像一位情趣盎然的旅行家，像欣赏宇宙万物那样，每时每刻都在奇趣欢乐的道路上旅行，这样才能充满生活乐趣和前进的活力。②社会实践：要创造条件，有意识地接触社会实际生活，扩大接受社会信息量，促使兴趣多样化。③参加兴趣小组活动：这是培养兴趣的较好形式，内容有绘画、歌咏、舞蹈、艺术、体育锻炼、科技活动等。

3）药物治疗：一般而言，药物治疗难以改变人格结构，若出现异常情绪或行为反应时，可少量用使用药物辅助对症治疗，鉴于远期效果尚不肯定，一般不主张长期应用和常规使用。

第四节　表演型人格障碍

一、临床病例及诊疗思路

【病例摘要】

患者，男，26 岁。父母陪诊，其母亲反映其儿子 12 岁起不停地追求刺激、为他人赞赏及以自己为注意中心的活动，常参加各种社交活动，爱表现自己，喜欢身着戏装，外表及行为显出不恰当的挑逗性，头扎鲜花，抹口红，行为夸张、做作，渴望别人注意。自己的愿望如不能得到满足，易发脾气，就烦躁，甚至打人。爱听表扬的话，与人交谈时，总想让别人谈及自己如何有能力、亲戚如何有地位、自己外貌如何出众等，如果别人谈及别的话题，则常常千方百计地将话题转向自己，而对别人的讲话内容则心不在焉。常感情用事，以自己高兴与否判断事物的对错和人的好坏。近两年来，与人发生纠纷次数有所增加，给家庭带来许多麻烦，在父母的建议下来门诊咨询。

提问 1：就诊者的主要人格特征有哪些？

1. 情感高涨；
2. 表情夸张，情感体验肤浅；
3. 自我中心，强求别人符合他的需求或意志；
4. 经常渴望表扬，感情易波动；
5. 极端自私与自我中心；
6. 寻求刺激，过多地参加各种社交活动；
7. 需别人经常注意；
8. 情感爆发，伴明显行为冲动；
9. 按个人的情感判断好坏。

提示：

精神状态检查：意识清，仪表整洁，自行步入病房，年貌相符，接触主动合作，对周围环境不感陌生，定向力完整，饮食、睡眠好，生活可自理。未发现感、知觉障碍和思维联想障碍。情感反应协调，但强烈而多变，谈及戏装或某人长相时，表现很大兴趣。以人员对他的态度好坏来评判对方长相是否漂亮。有时故意尖声怪叫，以引起人们的注意。追问病史，18 岁前无逃学、偷窃、说谎、吸烟、喝酒、破坏公共财物、虐待弱小等品行障碍；18 岁后无旷工、违法、反复斗殴、不承担家庭义务等行为。

提问 2：对于该就诊者，目前最可能的诊断为

1. 反社会型人格障碍；

2. 表演型人格障碍；
3. 癔症；
4. 精神分裂症；
5. 心境障碍；
6. 偏执型人格障碍；
7. 躁狂症；
8. 性心理障碍。

提问 3：该患者需要与下列哪些疾病相鉴别

1. 反社会型人格障碍；
2. 表演型人格障碍；
3. 癔症；
4. 精神分裂症；
5. 分裂型人格障碍；
6. 躁狂症；
7. 性心理障碍。

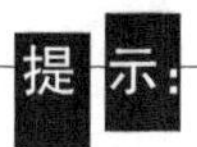

患者诊疗过程中，与人争吵后突然出现叫喊、哭啼，在地上打滚，捶胸顿足，撕衣毁物，扯头发或以头撞墙。

提问 4：你认为患者目前的诊断可能是

1. 躁狂发作；
2. 癔症；
3. 谵妄状态；
4. 惊恐发作；
5. 情感爆发；
6. 癫痫大发作。

【诊疗及解题思路】

病情回顾：患者，男，26 岁。父母陪诊，其母亲反映其儿子 12 岁起不停地追求刺激、为他人赞赏及以自己为注意中心的活动，常参加各种社交活动，爱表现自己，喜欢身着戏装，外表及行为显出不恰当的挑逗性，头扎鲜花，抹口红，行为夸张、做作，渴望别人注意。自己的愿望如不能得到满足，易发脾气，就烦躁，甚至打人。爱听表扬的话，与人交谈时，总想让别人谈及自己如何有能力、亲戚如何有地位、自己外貌如何出众等，如果别人谈及别的话题，则常常千方百计地将话题转向自己，而对别人的讲话内容则心不在焉。常感情用事，以自己高兴与否判断事物的对错和人的好坏。近两年来，与人发生纠纷次数有所增加，给家庭带来许多麻烦，在父母的建议下来门诊咨询。

该例就诊者自幼自我中心，人格突出异常始于 12 岁，病程呈持续性，不停地追求刺激、为他人赞赏及以自己为注意中心的活动，常参加各种社交活动，爱表现自己，喜欢身着戏装，外表及行为显出不恰当的挑逗性，头扎鲜花，抹口红，行为夸张、做作，渴望别人注意。常感情用事，以自己高兴与否判断事物的对错和人的好坏，以上特点，符合表演型人格障碍的诊断标准。从病史中描述该就诊者存在如下的人格特征，即提问 1 的有效答案为表情夸张相、情感体验肤浅、自我中心、强求别人符合他的需求或意志、经常渴望表扬、感情易波动、寻求刺激、过多地参加各种社交活动，以及按个人的情感判断好坏。

根据病史描述，该就诊者最可能的诊断为表演型人格障碍。

表演型人格障碍，又称癔症型人格障碍，以人格的过分感情化，以夸张言行吸引注意力及人格不成熟为主要特征。本病若发生在男性，易被误诊为反社会人格。该例患者易与人发生纠纷，甚至打人。但患者的社会违规行为不突出，18 岁前无逃学、偷窃、说谎、吸烟、喝酒、破坏公共财物、虐待弱小等品行障碍；18 岁后无旷工、违法、反复斗殴、不承担家庭义务等反社会行为，故可排除反社会人格。由于就诊者喜欢表现，活动过多，需要与心境障碍的躁狂发作相鉴别。另外，就诊者喜欢身着戏装，外表及行为显出不恰当的挑逗性，头扎鲜花，装饰奇异，需与分裂型人格障，故该就诊者需要与反社会型人格障碍、癔症、躁狂症、分裂型人格障碍相鉴别。

患者诊疗过程中，与人争吵后突然出现叫喊、哭啼，在地上打滚，捶胸顿足，撕衣毁物，扯头发或以头撞墙，该症状属于情感爆发，加之患者具备癔症性人格障碍，当前的发作是癔症发作，诊断为癔症。

二、病例相关理论知识

表演型人格障碍，亦称“癔症型人格障碍”“寻求注意型人格”，属于人格障碍的类型之一，以人格不成熟、过度情绪化、行为夸张为特征的人格障碍。

1. 病因学　表演型人格障碍的形成与基因和家庭环境相关。研究结果显示，成长在对孩子缺乏关爱与期望、性滥交家庭背景的孩子更易发展成表演型人格障碍。此外，表演型人格障碍与反社会型人格障碍存在着紧密的关系。美国的统计研究表明 2/3 的表演型人格障碍患者达到了反社会型人格障碍的标准。这两种心理障碍的潜在人格特质有相似的一面，只是男女的表达形式不同罢了。女性更多通常以“表演型”的人格反映出来，而男性更多以“反社会”型的暴力人格表达出这种潜在人格特质。

2. 临床表现

（1）引人注意，情绪带有戏剧化色彩：这类人常好表现自己，而且有较好的艺术表现才能，唱说哭笑，演技逼真，有一定的感染力。有人称她们为伟大的模仿者、表演家。她们常常表现出过分做作和夸张的行为，甚至装腔作势，以引人注意。

（2）高度的暗示性和幻想性：这类人不仅有很强的自我暗示性，还带有较强的被他人暗示性。她们常好幻想，把想象当成现实，当缺乏足够的现实刺激时便利用幻想激发内心的情绪体验。

（3）情感易变化：这类人情感丰富，热情有余，而稳定不足；情绪炽热，但不深，因此他们情感变化无常，容易激情失衡。对于轻微的刺激，可有情绪激动的反应，大惊小怪，缺乏固有的心情，情感活动几乎都是反应性的。由于情绪反应过分，往往给人一种肤浅、没有真情实感和装腔作势甚至无病呻吟的印象。

（4）视玩弄别人为达到自我目的的手段：玩弄多种花招使人就范，如任性、强求、说谎欺骗、献殷勤、谄媚，有时甚至使用操纵性的自杀威胁。他们的人际关系肤浅，表面上温暖、聪明、令人心动，实际上完全不顾他人的需要和利益。

（5）高度的自我中心：这类人喜欢别人注意和夸奖，只有投其所好和取悦一切时才合自己的心意，表现出欣喜若狂，否则会攻击他人，不遗余力。此外，此类患者还有性心理发育的不成熟，表现为性冷淡或性过分敏感，女性患者往往天真地展示性感，用过分娇羞样的诱惑勾引他人而不自觉。

3. 诊断

（1）CCMD-3 表演型（癔症型）人格障碍的诊断标准

1）符合人格障碍的诊断标准。

2）以过分的感情用事或夸张言行引起他人的注意为特点，并至少有下列 3 项：①富于自我表演性、戏剧性、夸张性表达情感；②肤浅和易变的情感；③自我中心，任我放纵和不为他人着想；④追求刺激和以自己为注意中心的活动；⑤不断渴望受到赞赏，情感易受伤害；⑥过分关心躯体的性感，以满足自己的需要；⑦暗示性高，易受他人影响。

（2）DSM-Ⅳ诊断标准：一种夸张的情绪与注意力吸引模式，起病于青年早期。具备下述五种以上的特征（含五种）将被诊断为表演型人格障碍。

1）如果不是注意的焦点将感到不适。

2）与他人交往过程中经常表现出性引诱以及夸张的行为特点。

3）情绪多变。

4）对于自身外表持续不断的关注。

5）说话方式给人印象深刻但内容空洞。

6）展现出戏剧化、夸张的情绪表达。

7）受暗示性强。

8）考虑与他人关系的亲密程度高于实际情况。

4. 治疗

（1）心理治疗：采用认知行为疗法和精神分析疗法对其成长史进行涉入分析。但临床上应用最多的还是认知行为疗法。治疗集中在改善患者的人际交往上并且教会他（她）们如何表达他（她）们的渴望与需要。目前尚无较好的具体治疗方法，但应持积极态度进行矫治。

（2）药物治疗：人格障碍的精神生物脆弱性包括了认知、情感、冲动控制和焦虑调节等方面，从而与不同类型的人格障碍相联系。若出现异常情绪或行为反应时，可少量用使用药物辅助对症治疗，主要用于以情感不稳定为特征的人格障碍类型，可选择的药物主要包括卡马西平、碳酸锂、苯妥英钠等；也可以选用 SSRI 类药物。但一般不主张长期应用和常规使用，因远期效果尚不肯定。

第五节　边缘型人格障碍

一、临床病例及诊疗思路

【病例摘要】

患者，女性，22 岁，汉族，职高毕业，未婚。患者自小学四年级逐渐出现行为及情绪问题，曾因考试成绩不理想，心情不好，用刀将手腕割破。2001 年父母离异后随母亲生活。初三时与班上男生早恋,因对方家长反对而分手,由此患者便拒绝上学,情绪低落,想死,多次扬言自杀,后在家中休息半年。进入职高后,患者恋爱3次,有抽烟、酗酒,并出现冲动行为,如与男友吵架后,为了报复男友,与多名异性同时交往。2006—2008年就诊于多家医院,先后诊断为"抑郁症"、"双相情感障碍"、"恶劣心境",予以文拉法辛、帕罗西汀、西酞普兰、舍曲林、丙戊酸钠、喹硫平等药物治疗,效果一般。就诊当天,患者因"情绪低落、焦虑伴消极言行、夜眠差"再次入院治疗。

提问1:病史询问应着重哪些方面?

1. 心理社会应激史;
2. 既往躯体疾病史;
3. 早年的人格特点;
4. 早年或童年经历以及个人生活经历;
5. 家族史和既往史;
6. 患者的情绪状态;
7. 行为表现;
8. 物质滥用史。

提示:

既往体健,家族史阴性。父母早年离异,母亲再婚后自己独居。幼年时性格孤僻、自卑、主观任性、急躁、情绪不稳定、易冲动、打骂父母,人际关系差。抽烟、酗酒,曾服用少量摇头丸。体格检查:双手腕部有多处陈旧性瘢痕,系刀割所致。精神状况检查:神清,定向力完整,情绪较激动,反复说是父母害了自己,称自己在童年被剥夺了充分的关爱,是世界上最不幸的人,现在父母做的一切都是应该的,是在补偿自己。谈及自己的病情时,称近1个月常彻夜难眠,多在家独处,不想和任何人接触,觉得死了一了百了,好让父母一辈子愧对自己。辅助检查:HA双相情感障碍评定36分。

提问2:根据以上病史及检查结果,此患者可能的诊断是?

1. 抑郁症;
2. 神经性厌食症;
3. 分离转换性障碍;
4. 轻躁狂发作;
5. 精神分裂症;
6. 短暂性精神病性障碍;
7. 药物所致精神障碍缓解期;

提问3:目前患者最可能的诊断是什么?

1. 抑郁症;
2. 恶劣心境;
3. 边缘性人格障碍;
4. 应激相关障碍;

5. 焦虑症；
6. 双相情感障碍；
7. 冲动型人格障碍；
8. 强迫症。

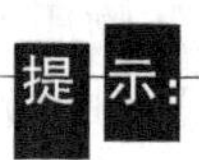

该患者诊断为：①抑郁障碍；②边缘型人格障碍。

提问4：边缘型人格障碍合并抑郁障碍与单纯抑郁障碍比较，下列哪些叙述是正确的？

1. 边缘型人格障碍最常伴发的是抑郁障碍；
2. 抑郁障碍合并BPD者发病时间晚；
3. 有较高的自杀和自伤率；
4. 病程更长，反复住院；
5. 症状更加严重，社会适应差；
6. 更高的社交焦虑障碍和物质依赖的患病率；
7. 常有童年虐待史；
8. 更高的人际关系敏感性，更容易出现偏执观念。

提问5：关于边缘型人格障碍主要特征的描述，哪些是正确的？

1. 疯狂努力以避免真实或想象中的被抛弃；
2. 不稳定且紧张的人际关系模式，特征为变换在过度理想化及否定其价值两极端之间；
3. 认同障碍：自体形象（self image）或自体感受（sense of self）持续明显不稳定；
4. 反复的自杀行为、自杀姿态或自杀威胁，或者是自伤行为；
5. 情感表现不稳定；
6. 长期感到空虚；
7. 不合宜且强烈的愤怒，或对愤怒难以控制；
8. 分离焦虑不明显。

提问6：针对此患者，可选用的治疗手段包括？

1. 抗抑郁药物治疗；
2. 心境稳定剂治疗；
3. 抗精神病药物治疗；
4. 抗焦虑药物治疗；
5. 心理治疗；
6. 教育和训练。

【诊疗及解题思路】

病情回顾：患者，女性，22岁，汉族，职高毕业，未婚。患者自小学四年级逐渐出现行为及情绪问题，曾因考试成绩不理想，心情不好，用刀将手腕割破。2001年父母离异后随母亲生活。初三时与班上男生早恋，因对方家长反对而分手，由此患者便拒绝上学，情绪低落，想死，多次扬言自杀，后在家中休息半年。进入职高后，患者恋爱3次，有抽烟、酗酒，并出现冲动行为，如：与男友吵架后，为了报复男友，与多名异性同时交往。2006—2008年就诊于多家医院,先后诊断为“抑郁症”、“双相情感障碍”、“恶劣心境”,予以文拉法辛、帕罗西汀、西酞普兰、舍曲林、丙戊酸钠、喹硫平等药物治疗,效果一般。现患者因“情绪低落、焦虑伴消极言行、夜眠差”再次入院治疗。

患者自幼便出现情绪问题,伴有冲动、自杀及物质滥用史,目前主要表现为情绪低落、焦虑伴消极言行、夜眠差。在病史询问中,应着重了解患者的情绪状态、行为表现及物质滥用的具体情况,这些对了解患者目前的精神状态有重要的价值。另外,了解心理社会应激史、既往躯体疾病史、早年的人格特点、早年或童年经历以及个人生活经历、家族史和既往史可反映生活环境对个人的成长和影响,从心理学角度来讲,这些对疾病的起病甚至诊断有重要作用,病史中也应问到。故问题1的正确答案为选项1~8。

根据患者的病史及HA双相情感障碍评分,抑郁障碍的诊断是比较明确的。但我们不应忽视人格障碍等的诊断。边缘型人格障碍是以情感、人际关系、自我形象的不稳定及冲动行为为临床特征的一种复杂的精神障碍,如果不加以识别,可能会误诊为多种精神障碍,如:抑郁症、精神分裂症、应激相关精神障碍等。根据有关资料,结合病例特点,该患者应合并诊断为边缘型人格障碍,依据如下:①幼年起即存在人格偏离特征;②显著的情感不稳定;③强烈而又极不稳定的人际关系;④紊乱的自我身份感;⑤冲动和违法行为;⑥反复发生的自杀企图,以及自杀、自伤、自残行为;⑦短暂的、与应激有关的偏执观念或严重的分离性症状。故问题2及问题3的正确答案均为选项1和3。

研究结果提示,边缘型人格障碍最常伴发的是抑郁障碍。多项研究表明,重型抑郁和边缘人格的共病率为53%~83%。一些研究中学者们还发现,边缘型人格障碍患者,特别是少年后期,有较高的重性抑郁发作的发病危险,有时伴发的抑郁呈双重性,即在恶劣心境基础上覆盖抑郁发作。学者们通过很多研究也发现了BPD者合并的双相情感障碍和单纯的双相情感障碍是不同的:边缘型人格患者的重性抑郁障碍的首发年龄低,症状更加严重;社会功能低;双相情感障碍的病程长,反复住院;更多的自杀意念和自杀行为;病史中有更多的童年躯体虐待或性虐待的历史;更高的社交焦虑障碍和物质依赖的患病率;有更多的愤怒和敌意,更高的人际关系敏感性,更容易出现偏执观念。故问题4的正确选项为1、3~8。

关于边缘型人格障碍主要特征的描述,详见病例相关理论知识中的讲解。问题5的正确选项为1~7。

边缘型人格障碍的治疗包括:心理治疗、药物治疗、教育和训练。心理治疗是对边缘型人格障碍的核心治疗。药物不能治疗边缘型人格障碍,但它们可以帮助解决相关问题,如抑郁、冲动和焦虑。药物可包括抗抑郁药、抗精神病药和抗焦虑药物。针对该患者,因合并抑郁障碍,同时存在情绪不稳及焦虑情绪,可选用抗抑郁剂、心境稳定剂以及抗焦虑药物治疗。故问题6的正确选项为1、2、4、5和6。

二、病例相关理论知识

边缘型人格障碍(borderline personality disorder,BPD),主要以情绪、人际关系、自我形象、行为的不稳定,并且伴随多种冲动行为为特征。边缘性人格障碍的典型特征有学者描述为“稳定的不稳定”,往往表现为治疗上的不依从,治疗难度很大。

边缘型人格障碍的表现是多样性的、跳跃性的和不稳定的。可以表现为焦虑、抑郁、恐惧,也可以有过敏性幻觉和过敏性关系妄想。表现为前者,就常常被诊断为焦虑症、抑郁症或者恐惧症等各种类型的神经症；表现为后者，会被一些医生诊断为精神病性障碍。最典型的是不同的医生作出不同的诊断，因而，患者会带着一大堆诊断来就诊。诊断的混乱一方面是医生粗心的结果，更常见的原因是因为患者情感和表现的不稳定，一时一个样。边缘性人格障碍的情绪是极不稳定的，非常缺少安全感和恒定性，也导致和别人的关系忽冷忽热，总是在最好和最坏两个极端跳跃，所以，难以和别人形成持久、稳固的人际关系。

1. 临床表现　边缘性人格障碍者的临床表现主要有以下几方面的症状：

（1）紊乱自我身份认同（self-identity）：缺乏自我目标和自我价值感，低自尊，对诸如“我是谁？”、“我是怎么样的人？”、“我要到哪里去？”这样的问题缺乏思考和答案。这种自我身份认同的紊乱往往开始于青春期，而边缘性人格障碍患者显然出现了自我身份认同的滞后，长期停留在混乱的阶段，其自我意象不一致且互相矛盾。这反映为他们生活中的各种矛盾和冲突。

（2）不稳定的、快速变化的心境：患者往往有强烈的焦虑情绪，很容易愤怒、悲哀、羞耻感、惊慌、恐惧和兴奋感和全能感之间摇摆不定。往往会被长期的、慢性的、弥漫的空虚感和孤独感包围。心境状态有快速多变的特点。特别在遭遇到应激性事件时，患者极易出现短暂发作性的紧张焦虑、易激惹、惊恐、绝望和愤怒。但是其情绪往往缺乏抑郁症所特有的持久悲哀、内疚感和感染力，也没有生物学特征性症状如早醒、体重减轻等。

（3）显著的分离焦虑：他们被形容成“手拿脐带走进生活，时刻在找地方接上去”。非常害怕孤独和被人抛弃。对抛弃、分离异常敏感，千方百计地避免分离情景，如乞求甚至自杀威胁。对孤独非常害怕，缺乏自我安慰能力，往往需要通过各种刺激性行为和物质如饮酒、滥交、吸毒等来排遣空虚孤独感。

（4）冲突的亲密关系：他们在亲密关系中会在两个极端间摆动。一方面非常依赖对方，一方面又总是和亲近的人争吵。一会儿觉得对方天下第一，一会儿又把对方说得一钱不值。反复的关系破裂，人际关系中冲突不断。和他们相处的人经常会感觉很累，但是又无法抽身而出。

（5）冲动性（impulsivity）：常见的冲动行为有酗酒、大肆挥霍、赌博、偷窃、药物滥用、贪食、淫乱等。50%～70%的患者有过冲动性的自毁、自杀行为，8%～10%的患者自杀成功。是一种高自杀率的疾病。突发性的暴怒、毁物、斗殴、骂人也是常见的冲动行为。

（6）应激性的精神病性症状：在应激情况下，容易出现人格解体（depersonalization），牵连观念，如短暂的或情景性的、似乎有现实基础的错觉或幻觉等。

2. 诊断标准根据《DSM-Ⅳ-TR》的定义，BPD放在Axis Ⅱ。边缘型人格疾患的主要症状如下：①疯狂努力以避免真实或想象中的被抛弃；②不稳定且紧张的人际关系模式，特征为变换在过度理想化及否定其价值两极端之间；③认同障碍：自体形象（self image）或自体感受（sense of self）持续明显不稳定；④至少两方面可能导致自我伤害的冲动行为；⑤一再自杀的行为、姿态、威胁，或自伤行为；⑥由于心情过度易于反应，情感表现不稳定；⑦长期感到空虚；⑧不合宜且强烈的愤怒，或对愤怒难以控制。

3. 处理原则

（1）心理治疗：这是对边缘型人格障碍的核心治疗。一般来说，边缘型人格障碍患者不会主动就医，常常是在和环境及社会发生冲突而感到痛苦或者出现情绪睡眠方面的症状时才非常“无奈”地到医院就诊。医生通过与患者深入接触，与他们建立良好的关系，帮助其认识个性缺陷所在,鼓励他们改变自己的行为模式并对其出现的积极变化予以鼓励和强化等措施,对患者有益。

(2) 药物治疗:药物不能治疗边缘型人格障碍,但它们可以帮助解决相关问题,如抑郁、冲动和焦虑。药物可包括抗抑郁药、抗精神病药和抗焦虑药物。

(3) 教育和训练。

4. 预后 正常人格随着年龄的增长会有一定的变化,但总体而言,边缘型人格障碍治疗有限,预后欠佳,因此在幼年时期培养健全的人格尤为重要。

第六节 强迫型人格障碍

一、临床病例及诊疗思路

【病例摘要】

患者,女性,25岁。自幼做事小心谨慎,循规蹈矩,对房间的整洁及布置以及言谈举止要求都很严格。做事总担心出错,常反复查核对,不容许自己有一点差错,否则便焦躁不安,常为做错的事情失眠。对别人做的事不放心,坚持要求他人严格按自己的方式行事,如早上挤牙膏必须由下而上挤,否则心情很烦,凡事都要亲力亲为,往往忙得不可开交而效果欠佳。由于过分看重工作成效而不顾乐趣和人际关系,同事关系紧张。三个月前,其因工作中出现差错,受到领导的批评,渐出现心烦意乱、哭泣,食欲下降、失眠,无兴趣做事情。

提问1:患者还可能存在哪些性格特点?

1. 完美主义倾向;
2. 几乎没有能体验到愉快的活动;
3. 犹豫不决,往往避免作出决定;
4. 暗示性强,容易受外界影响;
5. 过分迂腐,缺乏创新和冒险精神;
6. 人际关系强烈而时好时坏;
7. 对细节、规则、秩序过分关注。

提问2:目前需要考虑的诊断有?

1. 恐惧症
2. 分裂样精神病
3. 焦虑型人格障碍
4. 回避型人格障碍
5. 强迫型人格障碍
6. 抑郁症
7. 强迫症

提问3:针对患者目前情况,可考虑哪些选择?

1. 抗抑郁药物
2. 抗焦虑药
3. 情绪稳定剂

4. 抗精神病药物
5. 电休克治疗
6. 厌恶疗法
7. 认知治疗

【诊疗及解题思路】

病情回顾：患者，女性，25岁。自幼做事小心谨慎，循规蹈矩，对房间的整洁及布置以及言谈举止要求都很严格。做事总担心出错，常反复查核对，不容许自己有一点差错，否则便焦躁不安，常为做错的事情失眠。对别人做的事不放心，坚持要求他人严格按自己的方式行事，如早上挤牙膏必须由下而上挤，否则心情很烦，凡事都要亲力亲为，往往忙得不可开交而效果欠佳。由于过分看重工作成效而不顾乐趣和人际关系，同事关系紧张。三个月前，其因工作中出现差错，受到领导的批评，渐出现心烦意乱、哭泣，食欲下降、失眠，无兴趣做事情。

从临床表现可以看出该患者的主要性格特征为过分的谨小慎微、严格要求与完美，因此还可能存在（即提问1的有效答案）犹豫不决，往往避免作出决定、完美主义倾向、过分迂腐，缺乏创新和冒险精神、几乎没有能体验到愉快的活动。另外，暗示性强，容易受他人或环境的影响是表演型人格障碍的特点，人际关系强烈而时好时坏是边缘型人格障碍的特点，几乎没有体验到愉快的活动是分裂样人格障碍的特点。

此患者对自己要求严格，有完美主义倾向，过分的谨小慎微做事情唯恐出错，总是反复检查、核对，坚持要求他人严格按自己的方式行事，凡事都要亲力亲为，而且由于这些人格特征出现了社会适应不良，符合强迫型人格障碍。而表现没有出现强迫观念、强迫意向及强迫行为，故可以排除强迫症。另外，患者近三个月来，持续情绪低落，焦虑不安，失眠并有做事缺乏兴趣，不能完全排除患抑郁症的可能，需进一步鉴别。提问2的有效答案为强迫型人格障碍、抑郁症。

根据患者的临床表现，目前症状主要集中表现为焦虑、抑郁，故应以抗抑郁药物治疗为主，由于患者存在焦虑不安，失眠，可配合服用抗焦虑药物，认知治疗有助于情绪的改善，可以采用。目前尚无精神病性症状，不适宜使用抗精神病药物。电休克有严格的适应证，如难治性抑郁症和严重自杀倾向的患者。厌恶治疗对此患者不合适。故提问3的有效答案抗抑郁药物、抗焦虑药物、认知治疗。

二、病例相关理论知识

强迫型人格障碍是一种较常见的人格障碍，以过分的谨小慎微，严格要求与完美主义，及内心的不安全感为特征。男性多于女性2倍，约70%强迫症患者有强迫性人格障碍。

1. 病因学　有学者通过研究表明，强迫型人格与遗传也有关系，家庭成员中有患强迫型人格障碍的，其亲属患强迫型人格障碍的概率比普通正常家庭要高。强迫型人格障碍的形成一般与家庭教育和生活经历直接有关。父母管教过分严厉、苛刻，要求子女严格遵守规范，决不准自行其是，造成孩子做事过分拘谨和小心翼翼，生怕做错事而遭到父母的惩罚，做任何事都思虑甚多，优柔寡断，并慢慢形成经常性紧张、焦虑的情绪反应。一些家庭成员的生活习惯也可能对孩子产生影响，另外，幼年时期受到较强的挫折和刺激也可能产生强迫型人格。一般来说，强迫型人格障碍受强烈刺激或持续的精神压力，容易导致强迫性神经症。

2. 临床表现　强迫性人格障碍的临床表现主要为:①对任何事物都要求过高、过严、按部就班,常拘泥小节、犹豫不决、很难作出决定;②好洁成癖,过分讲究卫生,其家人有时也觉得和患者共同生活深感劳累和疲惫;③常有不安全感,往往穷思竭虑,对实施的计划反复检查、核实,唯恐疏忽或差错;④主观、固执,要求别人也按其方式办事,否则即感不快,对别人做事很不放心;⑤过分节俭,甚至吝啬;⑥过分沉湎于职责义务与道德规范,过分投入工作,业余爱好少,缺乏社交来往,工作后缺乏愉快和满足的内心体验,常有悔恨和内疚,反复检查自身存在的缺陷以及不完善的方面,缺乏创新和冒险精神。

以上特点通常影响患者的社交和人际关系,但对工作影响甚少。患者自己对强迫型人格很少抱怨,但常常会因心理问题而寻求医生帮助,如人际关系问题、工作调动时过于犹豫不决和过度要求完美而影响对新工作的适应。

3. 诊断

(1) CCMD-3 强迫性人格障碍的诊断标准

1) 符合人格障碍的诊断标准。

2) 以过分地谨小慎微、严格要求与完美主义及内心的不安全感为特征,并至少有下列3项:①因个人内心深处的不安全感导致优柔寡断,怀疑及过分谨慎;②需在很早以前就对所有的活动作出计划,并不厌其烦;③凡事需反复核对,因对细节的过分注意,以致忽视全局;④经常被讨厌的思想或冲动所困扰,但尚未达到强迫症的程度;⑤过分谨慎多虑,过分专注于工作成效而不顾个人消遣及人际关系;⑥刻板和固执,要求别人按其规矩办事;⑦因循守旧,缺乏表达温情的能力。

(2) DSM-Ⅳ诊断标准

追求完美:有条不紊以及对精神的和人际关系的控制,而影响了灵活性、公开性和效率。起病于成年早期,表现为多种形式,至少具备以下四项:①执著地追求细节、规则、名单、次序、结构或日程安排,甚至于忽视了活动的主要方面;②事情要求完成得十全十美(例如,因为无法达到其过于严格的标准而不能完成一项事业);③过分地献身于工作以至于没有业余活动和朋友(并不是由于经济原因);④在道德、伦理或价值观方面过于谨慎、一丝不苟和不可变更的(并不是由于文化或宗教观念);⑤不会丢弃旧的或没有价值的东西,即使这些东西已没有感情价值;⑥不愿委托他人办事或与他人共事,除非他人完全按他的要求去做;⑦对己对人均很吝啬,似乎要把钱积蓄以备后患;⑧显得倔强顽固。

4. 治疗　主要应采用自我心理疗法。

(1) 森田疗法:采取顺应自然的原则。由于强迫型人格的主要特征是把冲突理智化、过分压抑和控制自己,因此强迫型人格障碍的纠正主要是减轻和放松精神压力,最有效的方式是任何事听其自然,该怎么办就怎么办,做了以后就不再去想它,由于患者的强迫行为还远没有达到强迫症的无法自控的程度,所以经过一段时间的训练和自己意志的努力,症状有可能消除的。

(2) 认知行为治疗:强迫型人格存在两种主要的认知模式,即对危险的过高评价和过高的责任感。强迫型人格的核心是他们的生活需要外部的控制,需要绝对地控制他们的环境,通过一切都做得十分完美来减少危险和避免批评的一种方法,强迫型人格还要求自己的思想以避免危险和伤害，强迫观念是过分控制不容许的思维的正常的精神系统的崩溃。认知治疗承认这种存在的可能性而且不能被排除，其实真正的问题是由于当事人难以接受其不确定性。对问题的分析、讨论，可能会引出其采用确定性来预测事物的需要的探讨，表明了当事人有完全控制的要求。通过改变不良的认知方式来改变其不良的行为。

【拓展思维病例】

患者，女，20岁，学生。主因“反复洗手、拔鼻毛6年，加重伴自杀企图1个月”入院。患者于2010年初与其班上的同学有矛盾缓起发病，自诉自己胡思乱想，总觉得自己的手洗不干净，反复洗手，看到老师的杯子会担心自己的手弄脏老师的杯子，觉得自己的鼻毛很脏，要全部拔干净，每天反复检查有没有长新的，长了就必须拔掉，害怕自己会伤害父母，脑子里反复出现父母流血、眼睛看不见的样子，在厕所里看到墙上的插座就会担心电会传导伤害父母，有时脑子里听到菩萨和她说话，说要给她希望等，当时能认识到自己的想法不好，但不能自控。曾反复讲自己放老鼠药在别人卖的菜里，警察叔叔要来抓她，她活着没有意思，不如死了算了，在家大喊大叫，并每天反复用头撞墙十余次。于2010年10月20日至2011年1月20日首次在精神科住院治疗，诊断"未分化型精神分裂症"，予以喹硫平片400mg，每晚1次；舍曲林片100mg，每天2次；氯丙嗪片25mg，每晚1次；丙戊酸钠缓释片0.2g，每天2次治疗，病情未好转，由家属签字办理出院手续。出院后在门诊治疗，予以氨磺必利、舍曲林、氯米帕明治疗，病情稍好转，能间断继续高中学业。病情时好时坏，好的时候患者自诉能控制拔鼻毛和洗手的念头，学习压力大时病情容易波动，反复想拔鼻毛或者洗手，或者思考一些没有意义的问题，明知不必要也不能控制。经门诊调药后能部分缓解。

1个月前因准备高考，患者病情加重，每天脑子里都是一些问题，不得不去想，如“头发有没有干？小脚趾是不是应该割掉？自己有没有在父母的饮食中投毒？”等，开始反复拔鼻毛和洗手，自觉痛苦也无法控制，就诊当天患者用头撞墙、企图割腕等，均被父母阻拦。家人见其精神异常严重，为进一步治疗，门诊以“强迫障碍”收住精神科。近期无头痛、发热、抽搐、呕吐等不适，无出走、伤人毁物行为，饮食好，睡眠差，大小便正常，体重无明显改变。

精神状况检查：神志清醒，对时间、地点、人物定向力良好，接触好，表现紧张焦虑，检查及更衣劝说下完成，仪表整，饮食好、睡眠好，二便正常。拒绝与周围病友接触。患者脑海中反复出现父母中毒身亡的场景，不能控制（假性幻视），未引出幻听，未查出错觉及感知综合障碍。谈话中注意力欠集中，表现紧张，反复站起坐下，无注意力增强，无随境转移。问话能答，对答切题，语量无明显增多或减少，语速无明显增快或减慢，反复怀疑自己是不是给父母下毒，反复想很多问题，如“小脚趾要不要割掉？头发有没有干？”等，明知不必要却不能控制（强迫思维），未查出被害妄想、关系妄想，未查出被动悉感、被控制感，未查出病理性象征性思维。患者远近记忆保存尚可。未查出虚构和错构。通过对其计算力、理解力、判断力、普通常识的检查，未发现有智能明显损害。说自己不停地想问题很痛苦，头脑要爆炸了，想死（紧张焦虑），无情感高涨，无情感脆弱，无情感倒错。反复用手摸小脚趾（强迫行为），入院后冲撞房门要求回家（冲动行为），无怪异动作，未发现自伤、出走等行为，无愚蠢动作，无幼稚动作，无刻板动作、模仿动作，无蜡样屈曲等紧张性症状。承认自己有精神病，对自身精神病性症状部分认知，但求治愿望不强烈，抗拒住院，部分自知力。

针对此患者,假如您是经治医生:

1. 该患者可能有哪些性格特征?
2. 精神分裂症中的“强迫症状”和“强迫性神经症”中的强迫症状有何不同?
3. 你觉得该患者尚需与哪些疾病相鉴别?需要收集哪方面的病史或做哪些辅助检查?
4. 该患者若进行心理治疗的话,可以采取哪些心理治疗?
5. 该患者若诊断“强迫症”的话,和“冲动控制障碍”中的症状主要鉴别点是什么?

第十六章　性心理障碍

第一节　性身份障碍

一、临床病例及诊疗思路

【病例摘要】

患者，男，27 岁，未婚。上有 3 个哥哥，自幼被父母当“女儿”对待，穿花衣服梳小辫。从小能歌善舞，演戏时常饰女角，高中时与男同学亲近时常有恋爱的感觉。身材如女性般小巧玲珑，平时穿着花枝招展，且不顾周围师生议论与批评，父母、老师等曾多次对他进行批评，毫无作用。曾向一位学习成绩优秀的男同学表达爱慕之心，被拒绝后伤心欲绝。高中毕业进入工厂，依然穿戴女性服装，不久爱上男性同事，并开始筹划做变性手术。数年来不顾单位领导批评和父母的压力，坚持不懈地要求变更户口本上的姓名和性别。3 年前辞职去南方打工以挣钱做变性手术，已经积蓄数万元，因急于筹钱而偷窃同事 5 千元钱而被公安机关抓捕。精神状况检查时见其外表、语气、姿态完全女性化，未发现精神病症状。自诉改变性别的愿望极端强烈，担心年龄大了手术效果不好，想急于筹集手术费而偷窃。

提问 1：针对该患者，还需要收集哪些病史资料？

1. 家族史；
2. 生长发育史；
3. 既往重大躯体疾病及精神障碍史；
4. 性格史；
5. 工作情况；
6. 婚恋史；
7. 既往治疗情况。

提问 2：还需要完善哪些临床检查？

1. 一般情况检查；
2. 体格检查（尤其是外生殖器检查）；
3. 生殖系统超声检查；
4. 性染色体核型检查；
5. 精神状况检查；
6. MMPI；

7. SAS、SDS；
8. 贝姆性别角色量表(BSRI)；
9. 简明精神症状评定量表(BPRS)。

提示：

一般情况检查：身高、体型中等，皮肤白皙，穿女性服装，化妆；说话语气与走路姿势均呈女性化。体格检查：有喉结，乳房未见明显发育，外生殖器检查见阴茎与睾丸发育正常。

提问3：此患者最可能的诊断是什么？

1. 精神分裂症；
2. 人格障碍；
3. 器质性精神障碍；
4. 抑郁症；
5. 真/假两性形；
6. 同性恋；
7. 异装症；
8. 易性症。

提问4：易性症的治疗原则是？

1. 心理治疗；
2. 性激素治疗；
3. 手术治疗；
4. 家庭帮助；
5. 抗精神病药物治疗；
6. 电休克治疗；
7. 感觉集中训练。

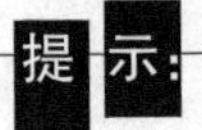

该患者诊断为易性症。

【诊疗及解题思路】

病情回顾：患者，男，27岁，未婚。上有3个哥哥，自幼被父母当“女儿”对待，穿花衣服梳小辫。从小能歌善舞，演戏时常饰女角，高中时与男同学亲近时常有恋爱的感觉。身材如女性般小巧玲珑，平时穿着花枝招展，且不顾周围师生议论与批评，父母曾召开“家庭会”对他进行批评，毫无作用。曾向一位学习成绩优秀的男同学表达爱慕之心，被拒绝后伤心欲绝。高中毕业进入工厂，依然穿戴女性服装，不久爱上男性同事，并开始筹划进行变性手术。数年来不顾单位领导批评和父母的压力，坚持不懈地要求变更户口本上的姓名和性别。3年前辞职去南方打工以挣钱做变性手术，已经积蓄数万元，因急于筹钱而偷窃同事5千元钱而被公安机关抓捕。精神状况检查时见其外表、语气、姿态完全女性化，未发现精神病症状。

自诉改变性别的愿望极端强烈，担心年龄大了手术效果不好，想急于筹集手术费而偷窃。

该患者为青年男性，主要表现为性别认同障碍——易性症，导致该问题出现的原因至今尚未明确，但通常认为与以下几个方面关系较为密切。①生物遗传因素：目前没有确切的证据支持易性症有遗传倾向，但在母亲怀孕时体内过高的雌激素或雄激素可导致男性胎儿雌性化或女性胎儿雄性化；②出生序列；③社会环境因素：如家庭教养方式等。患者的特征表现为在心理上对自身性别的认定与生物性别相反，持续存在改变自身性别的解剖生理特征以达到转换性别的强烈愿望。症状通常开始于青春期，生活中倾向于扮演模仿异性角色，工作中喜好异性习惯性的作业。对结婚没有兴趣，结婚者多出现婚姻问题。患者会有用性激素或手术改变性别的愿望或尝试，部分可出现自行阉割或自伤、自杀行为。一般来说，易性症患者的性别认同异常并非是继发于其他躯体疾病或精神障碍。因此作为临床医生，为明确诊断，应系统收集（提问 1 的有效答案）患者的家族史、生长发育史、既往重大躯体疾病及精神障碍史、性格史、工作情况、婚恋史、既往治疗情况等资料。

从患者的病史和主要临床表现来看，为明确诊断，还需围绕其性别认同异常这一特征性表现进行必要的临床检查。首先应检查的是其外在的一般表现，重点观察其衣着、行为的性别倾向。该患者表现为身高、体型中等，皮肤白皙，穿女性服装，化妆；说话语气与走路姿势均呈女性化。其次应进行必要的体格检查，尤其是第二性征和外生殖器的检查，以和某些疾病（如两性畸形）相鉴别。该患者的检查显示有喉结，乳房未见明显发育，外生殖器检查呈男性，发育正常。考虑到某些生殖系统异常单凭体格检查难以发现，还需进行必要的生殖系统影像学检查，如生殖系统超声检查等。在性染色体异常的患者中，也可出现明显的性别认同异常；而易性症患者通常无性染色体异常，所以必要时还需进行性染色体检查，以进行鉴别。易性症患者在性别认同障碍的基础上，常表现出明显的痛苦烦恼，可出现焦虑、抑郁、人格改变等问题，也可损害其社交、职业或其他重要功能，严重者可出现自伤、自杀。因此，针对该患者，还需进行详细的精神状况检查及 MMPI、SDS、SAS 等必要的量表测评，尽可能全面地发现其存在的症状，以利于诊疗方案的制订。同时，为进一步明确该患者的性别角色，可进行 BSRI 检查。BSRI 为美国心理学家 Bem 于 1974 年发表，是第一个用来测量相互独立的性别角色的测验工具。BSRI 根据被测试者是否具有社会赞许的男性化或女性化性格特征来评价其男性化和女性化程度。故提问 2 的有效答案为：一般情况检查、体格检查（尤其是外生殖器检查）、生殖系统超声检查、性染色体核型检查、精神状况检查与 MMPI、SAS、SDS、BSRI 等必要的量表检查。

根据患者的病史和必要的临床检查资料可考虑进行诊断和鉴别诊断。该患者自幼被父母当女性抚养，喜欢穿女性服装，扮演女性角色，同性恋，有进行改变性别的强烈愿望，经亲友干预后仍坚持，并为此感到痛苦烦恼。体格检查呈男性第二性征，阴茎与睾丸发育正常。结合患者的生长发育史、病史、主要临床表现及体格检查的相关资料，首先应考虑诊断为易性症。但诊断时应注意与某些疾病相鉴别，如精神分裂症、部分人格障碍、某些器质性疾病可出现不同程度的性心理障碍，但其性心理障碍只是其原发疾病的一种症状表现，易于与易性症相鉴别。易性症患者在其性别认同异常和社会环境压力的综合影响下，心理冲突明显，许多患者出现不同程度的抑郁、焦虑情绪，严重者甚至出现自伤、自杀，临床诊断时容易和抑郁症相混淆，因此两者之间也要注意鉴别。另一需要鉴别的疾病为两性畸形，此类患者通常会出现明显的性别认同障碍，但其性别认同障碍的出现多有染色体和（或）生殖系统异常的基础，只要进行了详细的体格检查与辅助检查，临床实践中也不难鉴别。另外，由于易性症患者多为同性恋倾向，且喜欢穿异性服装，因此也需要与同性恋、异装症等性心理障碍相鉴别，只要详细了解了患者病史及核心症状表现，鉴别起来难度亦不大。因此，提问3的有效答案为易性症。

易性症的治疗可根据具体情况，选择采用心理治疗、药物治疗或变性手术治疗。心理治疗是目前治疗易性症的最常用方法，各种疗法均可应用，其中常用的有：①支持性心理治疗：建立良好关系，给予患者理解、关心和支持；②疏导疗法：引导患者倾吐内心的痛苦，宣泄、调整其不良情绪；③认知领悟疗法：帮助患者分析异性症产生的原因及其危害，让患者确认自身问题、接受现实，同时改变其认知，接纳自我，消除自卑感。药物治疗多采用激素治疗，如针对男性患者使用雌激素促成女性性征的发育，但长时间应用会导致其他风险。国外最新的治疗方式是对未成年的易性症者采用“性别拮抗剂”类药物来暂时抑制易性症者的青春期性激素分泌与性器官发育，并在药物治疗的同事辅以心理治疗，帮助未成年易性症者理解跨性别与易性症的区别，引导对方适应自身的生理特征和同性群体的喜好与习性。治疗成功者成年后能适应接纳自己的生理特征、适应与同性群体相处，并不再有变性的愿望。对变性愿望强烈的患者可通过变性手术治疗，变性手术可在一定程度上使易性症者心理平衡。对于男转女的易性症患者，可实施如下手术：乳腺成形术、阴茎切除术、喉结切除术和阴道成形术。对于女转男的易性症患者，手术步骤如下：乳房切除术、卵巢切除术和男性生殖器成形术。国外文献报道显示，90%的男转女易性症在实行手术后有成功的结果，但也有些患者在手术后后悔，认为手术是个错误。由于手术治疗的长期疗效尚不肯定，因此手术治疗必须慎重对待。尽管国内外已有多例成功的变性手术报道，但选用这一疗法时应慎而又慎。同时，治疗过程中需关注的一个重要问题是部分易性症患者通常已婚并有孩子，患者的改变可能对其家人的生活造成影响，有时需要对配偶尤其是孩子给予帮助，使其能接受这样的改变和影响。因此易性症的治疗原则（提问4的有效答案）为：首先考虑心理治疗，必要时可进行性激素治疗和（或）变性手术治疗，针对患者的改变对家人造成影响的，可对其家人提供干预和帮助。

二、病例相关理论知识

性身份障碍是指长期对自己的生理性别有强烈的厌恶和排斥感，同时具有强烈的转变性别的心理要求和实际行为，其主要类型为易性症。

易性症对自身性别的认定与解剖生理上的性别特征呈逆反心理，持续存在厌恶和改变本身性别的解剖生理特征以达到转换性别的强烈愿望，并要求变换为异性的解剖生理特征（如使用手术或异性激素），其性爱倾向为纯粹同性恋。该病的发病率男性多于女性，在就诊者中，男女比率为3：1~4：1。

1. 病因与发病机制　病因至今尚未明确。从遗传学角度来说，易性症的染色体正常，没有证据支持遗传学病因。有学者提出内分泌异常假说，认为怀孕时母体内的雄激素或雌激素水平过高会对胎儿的发育造成影响，使女性胎儿雄性化或男性胎儿雌性化。也有证据显示易性症患者中存在大脑结构的差异，对6名由男转女易性症患者死后脑结构的研究表明，其终纹床核的中央部大小与女性相似。社会环境因素对易性症的发生也具有一定的影响作用，研究发现出生序列较晚且家庭中有更多的哥哥的孩子容易罹患易性症。家庭的教养方式同样是一个重要的影响因素，如果父母对孩子的角色期望及抚养方式与孩子的生理性别相矛盾，就容易导致孩子生理上的性别与后天习得的性别认同之间的冲突。

2. 临床表现　患者通常在青春期前强烈地深信其与别人所认可的性别相反。有父母诉，患者在童年时更喜欢与解剖学性别相反的孩子在一起。当易性症患者需要求助于医生时，通常已经开始穿异性服装，但不同于异装恋物者，他们穿异性服装是为了自我感觉更像一个异性，而非是为了获得性兴奋。许多易性症患者都对其性别困境感到痛苦，在他们当中，抑郁情绪很普遍，甚至有些人试图自杀。人约有 1/3 的易性症患者结婚，但其中 1/2 的人会离异。

男性易性症患者会进行化妆，把发型做成女性样式，再用剃刀剃去面部及身上的体毛，使他们的姿势、外表、声音更像女性；并寻求社会角色的改变，喜欢从事女性所从事的工作。男性易性症患者常因要求改变乳房和外生殖器的外形而就诊。患者通常先要求使用雌激素促进乳房发育，然后要求隆胸手术，并通过手术切除睾丸和阴茎，以及人造阴道。如果不能实施手术，他们会很痛苦，一些人会以自行阉割或者自杀相威胁。

女性易性症患者在服装、嗓音、姿势、社会行为等方面都适应男性角色。她们希望以男性身份与真正的女性发生异性间的性交（不是与女性同性恋者）。有些人要求实施乳房切除术或者子宫切除术，极少数患者要求进行人造阴茎矫形手术。

未进行治疗的易性症患者其自然病程如何，目前尚无可靠的资料。临床经验表明，经过许多年后他们的病情没有明显进展，其发生自伤、自杀的风险是否增高不能肯定。对 318 名男转女易性症患者和 117 名女转男易性症患者的随访研究表明，其自杀率并没有上升。

3. 诊断　易性症患者的核心特征是对自身性别的认同障碍，掌握这一特征，要作出正确的临床诊断并不困难。ICD-10、DSM-Ⅳ及 CCMD-3 对于易性症的诊断各有其标准。其中 CCMD-3 的诊断标准为：①患者期望成为异性并被别人接受，常希望通过外科手术或激素治疗而使自己的躯体尽可能与自己所偏爱的性别一致；②转换性别的认同至少已持续 2 年；③不是其他精神障碍（如精神分裂症）的症状，或与染色体异常有关的症状。

4. 治疗　易性症的治疗是一个棘手的临床问题，临床治疗较为困难，目前常采用的治疗方法有心理治疗、药物治疗与手术治疗。

（1）心理治疗：心理治疗虽最为常用，但其治疗效果并不确定。易性症患者一般不会为消除其对性身份的确信而去就诊，同时也没有任何证据表明心理治疗能使患者消除其对性身份的怀疑。心理治疗更多是针对那些愿意接受治疗者，治疗的目的是倾听患者内心痛苦，帮助他们寻求应付的方法。

（2）药物治疗：最为常用的是激素治疗，男性患者可使用雌激素，促成乳房女性化。对于不同的男性，雌激素对乳房发育的影响效果有差别，正如对不同的女性其作用也有差别。但是雌激素能使大多数男性髋骨部和臀部的脂肪增多，外表更像女性。雌激素治疗时间过长，可能有形成深静脉血栓和发生乳腺恶性肿瘤的危险。女性患者常使用雄激素进行治疗，治疗后可使嗓音变粗和身体的毛发增多，月经停止，阴蒂长大，以及性欲增强。同服用雌激素的男转女易性症相比，他们的变化通常更明显。但服用雄激素时间过长，可导致肝脏损害。目前，国外亦有采用“性别拮抗剂”类药物来暂时抑制易性症者的青春期性激素分泌与性器官发育的报道。

（3）手术治疗：有学者认为，目前治疗易性症的最有效的方法是通过外科手术改变解剖结构,称为“性别再造术”,且手术治疗的前后要结合心理治疗。但也有学者持不同观点,认为手术治疗的长期疗效尚不肯定,治疗前应由有丰富的临床专业经验的精神科医生和外科医生共同商讨决定。一项针对变性手术患者连续20年以上的追踪调查显示,2%术后伴发自杀,10%~15%术后不满意。

(4)家庭治疗:易性症患者通常要承担一定的家庭角色,患者的改变对其家人的生活可造成影响,因此需要对家庭给予帮助,使其能接受这样的影响。

第二节 性偏好障碍

一、临床病例及诊疗思路

(一)性偏好障碍——恋物症

【病例摘要】

患者,男,33岁,高中文化,离婚,机关工作人员。患者18年前(初中二年级)开始出现收集女性用品的癖好,如女性内裤、胸罩、卫生巾等,且越污浊越喜爱,并曾因为偷女性的胸罩被公安机关拘留过。患者常独自一人把玩女性用品,通过抚摸、亲吻以达到性满足,喜欢带着胸罩睡觉。对正常性生活无兴趣,其妻甚为不满,已与其离婚。其他方面未见明显异常,工作成绩一般,和同事关系良好。体格检查未见异常,脑电地形图检查为正常范围,智商(IQ)为99。精神状况检查时称:“约十多年前开始喜欢女人的内衣裤,拿了放在衣柜里,没人时喜欢拿来看,晚上睡觉的时候穿上感觉很舒服。”

提问1:性偏好障碍的一般精神科评估包括哪些方面?

1. 现病史;
2. 性行为细节;
3. 描述异常性行为的更广泛的意义;
4. 治疗动机;
5. 心理生理评估;
6. 婚恋及性生活史;
7. 工作生活情况;
8. 排除躯体疾病及精神障碍。

提问2:CCMD-3中性偏好障碍包括下列哪些疾病?

1. 恋物症;
2. 异装症;
3. 露阴症;
4. 窥阴症;
5. 摩擦症;
6. 性施虐症与性受虐症;
7. 混合型性偏好障碍;
8. 其他或待分类的性偏好障碍;
9. 恋童症;

10. 同性恋。

提问3:作为首诊医生,你认为该患者最应该的诊断是?

1. 恋物症;
2. 异装症;
3. 易性症;
4. 同性恋;
5. 精神分裂症;
6. 器质性精神障碍;
7. 冲动控制障碍;
8. 强迫症;
9. 色情狂。

提问4:恋物症的主要临床特征有哪些?

1. 在强烈的性欲望与性兴奋的驱使下,反复收集异性使用的物品;
2. 所恋物品均为直接与异性身体接触的东西;
3. 所恋之物是极重要的性刺激来源,或为达到满意的性反应所必需;
4. 几乎仅见于男性;
5. 几乎仅见于女性;
6. 对刺激生殖器官的性器具的爱好也属于恋物症;
7. 症状至少已持续6个月;
8. 症状至少已持续3个月。

【诊疗及解题思路】

病情回顾:患者,男,33岁,高中文化,离婚,机关工作人员。患者18年前(初中二年级)开始出现收集女性用品的癖好,如女性内裤、胸罩、卫生巾等,且越污浊越喜爱,并曾因为偷女性的胸罩被公安机关拘留过。患者常独自一人把玩女性用品,通过抚摸、亲吻以达到性满足,喜欢带着胸罩睡觉。对正常性生活无兴趣,其妻甚为不满,已与其离婚。其他方面未见明显异常,工作成绩一般,和同事关系良好。体格检查未见异常,脑电地形图检查为正常范围,智商(IQ)为99。精神状况检查时称:“约十多年前开始喜欢女人的内衣裤,拿了放在衣柜里,没人时喜欢拿来看,晚上睡觉的时候穿上感觉很舒服。”

性偏好障碍是指患者对多数人不产生性欲的事物或情况产生性渴望,这种性渴望可能会妨碍个体进行带有感情互动的“正常”性行为的能力。在对性偏好障碍进行正确诊治之前需要进行系统的精神科评估,评估首先要详细了解患者的现病史,然后排除其他原因所致的性偏好障碍,尤其是在中年或者以后才首次出现性偏好异常。性偏好异常可以继发于痴呆、酒精中毒、抑郁障碍或者躁狂症。在这些疾病情况下,患者可能是实行了以前曾经存在但被压制的性幻想。针对患者的性行为异常,还需了解其行为细节,包括获取性兴奋的正常及异常行为,现在及过去的详细资料,尤其要注意患者常会存在一种以上的性偏好异常。另外还要注意患者的异常行为,除了作为性兴奋的来源外,还有无更广泛的意义,如用于消除孤独、焦虑和抑郁。如果确是如此,在没有找到处理这些感受的方法之前,针对性偏好异常的治疗可能使患者的情绪更糟。评估时还要了解患者的治疗动机,部分患者并不想改变自己的性行为,可能是迫于性伴侣、亲属或者警察的压力来咨询医生;还有部分患者可能是在抑郁、焦虑情绪影响下或对其行为感到有罪时寻求帮助。无论是哪种就诊方式，动机对于后续的诊疗都很重要，因此对动机的评估是必要的。除此以外，还需进行必要的心理生理评估，有专家用阴茎体积描记法和多导生理仪来评估性兴趣，但这些方法的应用常受到一定的限制，不是常规的评估方法。最后，还需对患者的婚恋史、性生活史及工作生活情况进行评估，因为许多患者存在夫妻关系异常、性功能低下，并且可能对其工作、生活及社会关系造成不良影响。因此提问1的有效答案为：现病史、性行为细节、描述异常性行为的更广泛的意义、治疗动机、心理生理评估、婚恋及性生活史、工作生活情况、排除躯体疾病及精神障碍。

性偏好障碍是多种形式的性偏好和性行为障碍的集合，包括有很多类型，但都不太常见。性偏好障碍可分为两类，一类是性冲动对象异常，一类是性行为偏好变异。在ICD-10、DSM-Ⅵ和CCMD-3中均把性偏好障碍分为了不同的类型，且分型情况大同小异。在CCMD-3中，性偏好障碍包括（提问2的有效答案）恋物症、异装症、露阴症、窥阴症、摩擦症、性施虐症与性受虐症、混合型性偏好障碍、其他或待分类的性偏好障碍，共8类。

该患者为青年男性，自青少年期开始出现收集女性贴身用品的癖好，并通过抚摸、亲吻该类物品以达到性满足，喜欢带着胸罩睡觉，虽被公安机关处罚过仍未见悔改。对正常性生活无兴趣，已离婚。体格检查及实验室辅助检查未见异常，精神状况检查未见精神病性症状，社会功能基本完好。从其临床表现来看，其症状及病程符合恋物症的诊断，但也许与其他疾病相鉴别。首先，应与异装症、易性症、同性恋等性心理障碍相鉴别，只要掌握各种性心理障碍的主要临床特征，鉴别时并不困难。其次，要注意排除精神分裂症、酒精中毒、器质性精神障碍，因为在上述疾病中，患者可能出现性偏好异常的症状。再次，应注意与冲动控制障碍的鉴别，冲动控制障碍是指在过分强烈的欲望驱使下，采取某些不当行为的精神障碍，这些行为常系社会规范所不容或给自己造成危害，但不包括偏离正常的性欲和性行为。最后，需要与强迫症和色情狂相鉴别，两者分属于神经症及特殊的偏执状态的范畴，该患者的表现明显与此两者不符合。综上所述，该患者应首先考虑诊断（提问3的有效答案）为恋物症。

恋物症属于性偏好障碍的一种形式，其主要临床特征为患者反复多次以非生物物体或异性躯体某部分来激起性幻想、性渴望和性行为，几乎仅见于男性。患者在强烈的性欲望与性兴奋的驱使下，反复收集异性使用的物品，并通过吻、尝、抚摸该物品获得性满足，这些物品常为女性贴身用品，如乳罩、内裤、月经带、内衣、头巾、丝袜、鞋、发卡等，甚至女性的头发、足趾或腿等也可称为眷恋物。在进行临床诊断时要求病程至少已6个月。须注意的是，对刺激生殖器官的性器具的爱好不属于恋物症。因此，提问4的有效答案为除选项5、6、8外的所有选项。

（二）性偏好障碍——露阴症

【病例摘要】

患者，男，56岁，中专文化，已婚，退休人员。自幼生长发育正常，无重大躯体及精神疾病史。患者自10余年前出现喜在异性面前显露自己的外生殖器，曾先后数十次在女性面前露出生殖器，每次显示被年轻女性看到后，内心会有说不出来的轻松和快感，但事后又后悔、害怕，自责自己不该这样做，但难以自制，虽多次被惩罚但屡教不改，内心非常痛苦。患者曾为小学教师，做过校长，但因多次在异性面前显露自己的外生殖器而被内退。体格检查及实验室辅助检查未见异常，精神状况检查未见精神病性症状。

提问1：该患者最可能的诊断是？

1. 露阴症；
2. 窥阴症；
3. 精神分裂症；
4. 器质性精神障碍；
5. 精神发育迟滞；
6. 冲动控制障碍；
7. 强迫症。

提问2：露阴症患者可能会对自身或他人带来哪些危害？

1. 患者自身的内心冲突；
2. 损害人际关系；
3. 影响社会功能；
4. 性欲亢进；
5. 言语攻击行为；
6. 发展为窥阴症；
7. 家庭暴力；
8. 违法犯罪。

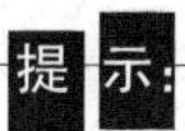

该患者已因露阴症被同事、邻居认为“耍流氓”、“心理有问题”，并已被单位内退。患者精神状况检查时自诉在露阴时常“吓得学生娃儿惊叫”。本次就诊前曾因在两名女学生面前显露生殖器被公安机关以“强奸未遂”拘捕，并要求进行法医精神病学鉴定。

提问3：针对性偏好障碍应如何治疗？

1. 正面教育；
2. 精神分析疗法；
3. 厌恶疗法；
4. 内隐致敏疗法；
5. 激素治疗；
6. 增强性功能；
7. 强制住院；
8. 抗抑郁剂；
9. 抗焦虑剂。

【诊疗及解题思路】

病情回顾：患者，男，56岁，中专文化，已婚，退休人员。自幼生长发育正常，无重大躯体及精神疾病史。患者自10余年前出现喜在异性面前显露自己的外生殖器，曾先后数十次在女性面前露出生殖器，每次显示被年轻女性看到后，内心会有说不出来的轻松和快感，但事后又后悔、害怕，自责自己不该这样做，但难以自制，虽多次被惩罚但屡教不改，内心非常痛苦。患者曾为小学教师，做过校长，但因多次在异性面前显露自己的外生殖器而被内退。体格检查及实验室辅助检查未见异常，精神状况检查未见精神病性症状。

该患者为中年男性，自10余年前出现喜欢在异性面前显露自己的外生殖器，被年轻女性看到后有轻松感和快感，事后虽有后悔、害怕、自责，但难以自制，内心非常痛苦。体格检查及实验室辅助检查未见异常，精神状况检查未见精神病性症状。患者临床表现符合露阴症的诊断标准，首先要考虑诊断为露阴症，但还需要与窥阴症、精神分裂症、器质性精神障碍、精神发育迟滞、冲动控制障碍、强迫症等疾病相鉴别。窥阴症主要表现为对异性裸体、性活动的窥探，较易与露阴症相鉴别。部分精神分裂症患者也会出现显露外生殖器的行为，但其行为的发生通常会合并其他精神病性症状，且不会产生明显的性兴奋，也易于鉴别。该患者的露阴行为开始于中年期，应考虑有器质性损害的可能，但体格检查及相关辅助检查未发现器质性异常，患者也无精神活性物质嗜好史，且其露阴行为10余年来较为稳定，故可考虑排除器质性精神障碍。部分精神发育迟滞的患者也可出现露阴行为，但该患者自幼生长发育正常，该患者中专文化，曾担任小学教师和校长，无确切证据支持患者有智能发育异常，故可排除。如前所述，冲动控制障碍不包括偏离正常的性欲和性行为，也易与露阴症相鉴别。强迫症患者的强迫行为较少涉及性相关的行为，且该患者临床表现与强迫症不符，亦可排除。因此，该患者最可能的诊断（提问1的有效答案）为露阴症。

露阴症患者在异性面前出乎意料地暴露生殖器，使受害人出现情感和行为反应（如愤怒、害羞、恐惧、逃避等）来获得性兴奋，可伴有手淫，但并不试图进一步与受害人发生性行为。露阴症可分为两类：第一类露阴症是具有抑制气质的人，他们极力控制性冲动，露阴前常伴有明显的紧张焦虑感，有时暴露的生殖器是萎缩的，事后常有罪恶感和内心痛苦。第二类露阴者具有攻击特质，有时存在反社会人格障碍的一些特点，通常暴露勃起的阴茎并常伴有手淫，或对受害人讲淫秽语言，以造成受害人痛苦来获取快乐，这类患者很少有罪恶感。但无论哪种露阴行为，均可能对受害人产生一定的心理创伤。露阴症患者一旦被其亲友、同事等周围人发现，通常会影响其人际关系和社会功能的发挥。如该患者就被同事、邻居认为“耍流氓”、“心理有问题”，并已被其单位内退。也有不少患者被指控为性相关的犯罪。在英国，约4/5露阴症患者因被指控为犯有猥亵暴露罪而带上法庭。该患者同样也被公安机关以“强奸未遂”罪拘捕。因此露阴症患者可能会对自身或他人带来的危害（提问2的有效答案）包括：患者自身的内心冲突、损害人际关系、影响社会功能、对他人的言语攻击行为、违法犯罪等。

露阴症及前述的恋物症均属于性偏好障碍的一种，性偏好障碍在治疗时具有一定的共性。目前来说，性偏好障碍的治疗仍较为困难，患者及其家人往往感到非常痛苦，但恰当的对症治疗仍有一定的帮助。首先应结合心理治疗对患者进行正面教育，明确指出某些行为的危害性，教育患者通过意志克服其性偏离倾向。心理治疗方面，有把精神分析疗法应用于性偏好障碍治疗的尝试，但效果并不乐观。国内也有认知领悟疗法治疗性偏好障碍疗效明显的报道。近几十年来，采用行为疗法对各种性偏好障碍的治疗相对较多，且疗效也较为明显，其中常用的方法为厌恶疗法及内隐致敏疗法。药物治疗方面，使用较多的是性激素相关药物，如针对恋物症、露阴症等性偏好障碍的患者应用乙酸环丙孕酮、乙酸甲羟孕酮进行“化学阉割”。对伴发有明显的抑郁、焦虑情绪的患者，可酌情选用抗抑郁剂、抗焦虑剂等药物进行对症处理。另外需注意的是，社交能力缺乏、未建立正常性关系、年龄>40 岁、求治动机不强、异常性行为有更广泛的意义者治疗效果通常不佳。因此，根据不同患者的具体情况，可考虑选择（提问 3 的有效答案）正面教育、精神分析疗法、厌恶疗法、内隐致敏疗法、性激素治疗、抗抑郁剂与抗焦虑剂等治疗与干预方法中的一种或多种。

二、病例相关临床知识

性偏好障碍又称性变态，是指性心理和性行为明显偏离正常的形式，并长期或唯一地采用这种偏离作为性欲满足的方式。性偏好障碍有多种形式的性偏好和性行为障碍，具体包括恋物症、异装症、露阴症、窥阴症、摩擦症、性施虐症、性受虐症、混合型性偏好障碍等，恋兽症、恋尸症、恋童症等也属于性偏好障碍的范畴。

性偏好障碍具有三个重要特征：一是社会性，即性偏好行为与通常所认可的正常观念不一致；二是性行为可能对他人带来伤害，如露阴症或性施虐症的极端形式；三是患者本人感到痛苦，这种痛苦与其生活所在社会的态度（例如对穿着异性服装的态度）、个人的性欲与道德标准之间的冲突有关，也与认识到本人行为可能为他人带来的危害有关。

1. 病因与发病机制　多年来的生物遗传学方面的研究结果表明，性偏好障碍的发生并没有确切的生物遗传学证据支持。在心理学因素方面，心理动力学理论儿童早期未解决好恋母情结、阉割焦虑及分离焦虑是性偏好障碍的重要成因。这可导致患者与成年女性交往时感觉到紧张焦虑，怕遭受惩罚。为缓解此种焦虑，个体会将其性驱力投射到其他对象，从而导致异性恋发展受挫，性冲动被固着于不成熟的状态，这便产生了性心理发育的两个危险——“固着”与“退行”。如露阴症被看作阉割焦虑的一种逆向反应和对抗女性特质的一种表现，患者通过露阴来表明自己未被阉割，也不是女人。异装症则被视为对女性特质的认同；性施虐症则是对异性的仇恨心理的体现。行为主义理论认为性偏好障碍是一种后天习得的行为模式，性偏好的异常是偶然的性唤起与各种不恰当刺激相结合，然后通过性幻想和手淫被反复强化的结果。在环境和社会因素方面，儿童早期家庭环境的不良、父母教养方式的不当、不良的社会文化、重大的负性生活事件、正常的异性恋活动受挫等均可能是导致性偏好障碍的原因之一。

2. 临床表现　性偏好障碍的主要临床特征为对无生命物体长期而专注的性唤起幻想、要求或行为，在实际生活或想象中折磨或羞辱个体自身或性伴侣，或者性伴侣不当，伴有临床上显著的痛苦或无能，并且会损害社会、职业或其他重要的功能领域。病程在 6 个月以上。在绝大多数文化背景中，男性性偏好障碍的发病率远高于女性。性偏好障碍又分为性冲动对象异常和性行为偏好变异，前者包括恋物症、异装症、恋童症等，后者包括露阴症、窥阴症、性施虐受虐症等。

（1）恋物症：受强烈的性欲与性兴奋的联想所驱使，反复出现收集某种异性使用的无生命物品的企图和行为，在接触这些物品时引起性兴奋，或抚摸嗅闻这类物品并伴以手淫，或在性交时由自己或要求性对象持此物品以获得性满足，称为恋物症。几乎仅见于男性，所恋物品均为女性身体接触的东西，如乳罩、内裤、月经带、内衣、头巾、丝袜、手套、鞋、发卡等，这些物品是患者性刺激的重要来源或获得性满足的基本条件。有些恋物症患者表现为对女性身体某一部分,如手指、脚趾、头发、指甲的迷恋。为了取得上述物品,他们甚至不择手段去偷盗,因而触犯法纪。此种癖好的产生往往开始时是偶然的,后来通过条件反射的方式固定下来。需要注意的是,某些脑器质性病变,如颞叶癫痫的患者可以出现恋物行为。某些对刺激生殖器官的性器具的爱好亦不属恋物症。

(2) 异装症:具有正常异性恋者反复出现穿着异性装饰的强烈欲望,通过穿着女性装饰可引起性兴奋,抑制此行为可引起明显的不安。主要见于男性,一般从童年期或青春期开始异装,开始只穿一两件异性衣服,后来逐渐增多,直到全身均是异性服饰。患者穿异性服饰时往往产生阴茎勃起,并伴手淫,手淫结束后异装行为则消失。患者除异装行为外,并不要求改变自身性别的解剖生理特征。很多异装症者具有稳定的夫妻关系,但症状的出现往往使完好的婚姻产生较为严重的冲突。在 CCMD-3 中,把异装症视为恋物症的一种特殊形式。通常认为,正常的性发育受到阻碍和条件性的学习是异装症产生的重要原因。在同性恋、颞叶癫痫的部分患者可以出现异装行为。

(3) 露阴症:反复多次在陌生异性毫无准备的情况下暴露自己的外生殖器以达到性兴奋目的,伴有或不伴有手淫,但无进一步性行为施加于对方。露阴症者总想使对方发生强烈的情绪反应如惊叫或昏倒,以此而得到乐趣。本病几乎全部于男性,但国外曾有女性露阴症报道。一般 20 岁左右初发,发生高峰为 20 ~ 29 岁,2/3 患者已婚。中年以后出现可能具有器质性损害。露阴症多见于春季,多在白天的户外公共场所发生,患者常选择人少或十分拥挤而有机可乘的场所,突然显露出自己的外生殖器,以受害人出现情感或行为反应而获取性满足,通常无其他进一步的性要求。患者每次露阴之前有急剧产生的、强烈的露阴欲望并伴有强烈的紧张感,露阴之后即感轻松。上述行为常反复发生,少则 1 年数次,多则数天 1 次。

露阴症可分为两类:第一类露阴症是具有抑制气质的人,他们极力控制性冲动,露阴前常伴有明显的紧张焦虑感,有时暴露的生殖器是萎缩的,事后常有罪恶感和内心痛苦。第二类露阴者具有攻击特质,有时存在反社会人格障碍的一些特点,通常暴露勃起的阴茎并常伴有手淫,或对受害人讲淫秽语言,以造成受害人痛苦来获取快乐,这类患者很少有罪恶感。

目前,多数学者认为露阴行为是患者原始行为的释放。在精神发育迟滞、精神分裂症、躁狂症、颞叶癫痫的患者中可有露阴行为,但其症状表现与露阴症不同。如颞叶癫痫患者的露阴行为有以下特点:①突然发作,无预谋;②往往在众人之前发作而且露阴时呆滞不动;③露阴不分场合,可当着妻女或邻人发生;④脑电图异常,抗癫痫治疗有效;⑤事后不能回忆。

(4) 窥阴症:是指反复窥视异性下身、裸体,或他人性活动,以满足引起性兴奋的强烈欲望,可当场手淫或事后回忆窥视景象并手淫,以获得性满足。患者常反复在厕所、浴室或卧室偷看,甚至不顾污秽。患者没有暴露自己的意向,也没有同受窥视者发生性关系的愿望。窥阴症几乎仅见于男性,年龄 20 ~ 40 岁居多。患者大多没有异性恋,对色情类表演也不感兴趣,他们需要真实生活中的刺激。当被迫结婚时,夫妻关系多是不满意的。需要注意的是以观看淫秽音像制品而获得性的满足，不属于本症。

（5）摩擦症：指反复多次与不同意此行为者作触碰及摩擦，从而激起性幻想、性渴求或性行为。本症限于男性，一般在拥挤的环境（如公共汽车、地铁或商场）中进行，其生殖器勃起，并以此接触摩擦异性的手或身体某部位，伴有手淫和射精。患者没有与所摩擦对象性交的要求，也没有暴露自己生殖器的愿望。

（6）性施虐症：指患者反复多次通过殴打、鞭挞、捆绑或羞辱，对他人施加躯体或心理痛苦而使自身产生性刺激，从而激起性幻想、性渴求或性行为。几乎仅限于男性，一旦发生，持续多年。反复接受施虐的对象可能是受虐症者或者接受报酬的性工作者。性施虐症可能是同性或者异性性行为的组成部分。其施虐行为可能是象征性的，没有实际上的肉体上的损伤；有的是侮辱甚于损伤。但有时可造成严重的永久的躯体损伤，施虐者会对受害者的生殖器等部位进行反复的刺伤和切割而造成严重的损伤。罕见的"色情杀人狂"便是极端的例子，在这类极少见的情况下，性施虐的过程中可能射精。

（7）性受虐症：性受虐症以受到伤害或侮辱的体验作为偏好或获得性兴奋的唯一方式。受虐待的方式可能是被殴打、被践踏、被捆绑、被禁锢，也可能是各种象征性的受侮辱，如打扮成小孩、奴隶而受到惩罚，像动物一样爬行、吠叫等。与其他大多数性偏好障碍不同，性受虐症既可见于男性也可见于女性；在同性恋及异性恋关系中都可以发生。有些性受虐者追求危险性行为，例如窒息、嗜血等常造成危及生命的损伤。临床经验表明，一旦将受虐作为偏好的性行为方式，其受虐症很可能要持续存在许多年。

（8）混合型性偏好障碍：是指上述各种性偏好障碍出现两种及两种以上形式的组合，其中最常见的组合是恋物症-异装症及施虐-受虐症组合。

3. 诊断　ICD-10、DSM-Ⅳ和CCMD-3中均有各类性偏好障碍的详细描述，诊断时可参照相应标准。需要注意的是在诊断时要注意做到各种类型之间的鉴别。同时，在智力低下、酒精中毒、脑器质性疾病、精神分裂症等部分疾病中可出现性偏好障碍的种种表现，在诊断时也应详细鉴别。

4. 治疗　目前来说，性偏好障碍的治疗仍较为困难，往往令患者及其家人感到非常痛苦，但恰当的对症治疗仍会有一定的帮助。

（1）正面教育：明确指出某些行为的危害性，使患者认识到有些行为具有违法性，不符合所生活的社会环境的道德要求和风俗习惯，并可为其升学、就业等方面带来严重的不良影响，教育患者通过意志克服性偏离倾向。

（2）心理治疗：在充分尊重、接纳患者的基础上使患者回顾自身的心理发展过程，理解在何时、何阶段、何因导致性偏好的异常，使患者正确理解、领悟并进行自我心理纠正。心理治疗的疗效往往取决于患者的治疗动机是否强烈，是否为自己的性偏好异常感到痛苦或不安。总体来说，心理治疗的效果有限。国外已有把精神分析疗法应用于性偏好障碍治疗的尝试，但效果并不乐观。国内也有认知领悟疗法治疗性偏好障碍疗效明显的报道。近几十年来，采用行为疗法治疗各种性偏好障碍的相对较多，且疗效也较为明显。行为疗法可以直接地减少性偏好异常的行为，也可以针对不良性行为间接发挥作用，其中常用的方法为厌恶疗法及内隐致敏疗法。

（3）药物治疗：使用较多的是性激素相关药物，如针对恋物症、露阴症等性偏好障碍的患者应用乙酸环丙孕酮、乙酸甲羟孕酮进行“化学阉割”。对伴发有明显的抑郁、焦虑情绪的患者，可酌情选用抗抑郁剂、抗焦虑剂等药物进行对症处理。

需注意的是，性偏好障碍发生较早、持续时间较长、社交能力缺乏、未建立正常性关系、年龄>40 岁、求治动机不强、异常性行为有更广泛的意义者治疗效果通常不佳。

5. 法律上的思考　许多性偏好障碍患者会出现违法犯罪行为，且通常要负完全刑事责任，在处理此类患者时，缓期判刑或延迟宣判有时可有助于患者控制自己的行为。医生可为司法机关提供专业性建议，但对那些不愿意接受治疗的患者不应提供此类帮助。

6. 预防　着重于控制引起性偏好障碍的情境，鼓励患者认识并避免这种情境。

第三节　性指向障碍

一、临床病例及诊疗思路

【病例摘要】

患者石某，女，34 岁，高中文化，个体运输业主。自幼生长在农村，父母没文化，对其抚养态度粗暴，经常打骂，从小让她从事多种重体力劳动。青少年时期性格像男孩，从不穿裙子和高跟鞋，喜欢开摩托车。成年后性格豪爽、独立，力气大，喜欢和比她小的女性交往，人称“假小子”。29 岁时迫于父母压力与一男子结婚，因厌恶男性常与丈夫打架，不久即离婚。其后结识一未婚女青年吴某，对吴某关心备至，两人同睡一床，并有拥抱、镜磨、口淫等行为，其中石某多承担主动角色。两人保持 1 年多的关系后吴某结识男友，提出与石某结束关系。石某拒不同意，要求仍维持恋爱关系。多次被拒后十分愤怒，痛不欲生。某日手持棍棒闯入吴某家中将其男友打伤。体格检查无异常，脑电地形图：正常范围，IQ：109。精神鉴定时意识清楚，检查合作，自称深爱吴某，吴某跟了别人后自己感觉非常痛苦，不想活了。

提问 1：根据病史，你认为该患者最应该考虑哪种诊断？

1. 同性恋；
2. 双性恋；
3. 易性症；
4. 异装症；
5. 恐男症；
6. 代偿性同性恋。

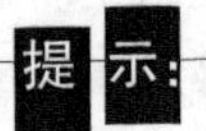

精神状况检查时石某穿女性服装，自称讨厌男性，仍想和吴某保持恋爱关系，没有进行变性的愿望。

提问 2：以下关于同性恋患者的性行为特点的描述，哪些说法正确？

1. 独特的性行为方式；

2. 男、女同性恋的性行为方式存在差异；
3. 男性同性恋主要通过温柔的动作和与同伴分享社会行为来获得满足；
4. 女性同性恋常常通过身体行为获得性满足；
5. 男性同性恋之间的关系比较短暂；
6. 女性同性恋之间的关系比较固定；
7. 男性同性恋的社会适应状况好于女性。

提问3:按照同性恋的分类,该患者属于哪一类同性恋?

1. 男同性恋；
2. 女同性恋；
3. 精神性同性恋；
4. 实质性同性恋；
5. 绝对同性恋；
6. 相对同性恋；
7. 主动同性恋；
8. 被动同性恋。

提示:

石某为青年女性,在与同性的性行为中更多承担主动角色。虽与异性有婚姻史,但其结婚是迫于父母压力,且因厌恶男性而与其丈夫不久即离婚。

提问4:从性心理障碍预防的角度来看,应从哪些方面开展性心理教育?

1. 父母恰当的抚养方式；
2. 儿童期的性别角色教育；
3. 青少年期的性知识教育；
4. 树立正确的恋爱观；
5. 避免不良性文化的影响；
6. 加强性道德教育与性法制教育；
7. 全方位教育与针对性教育相结合。

提问5:作为临床医生,在接诊性心理障碍的患者时应注意哪些伦理学问题?

1. 正确的医患关系；
2. 自主与尊重；
3. 知情同意；
4. 有利与不伤害；
5. 保密；
6. 注意医学诊断的影响。

【诊疗及解题思路】

病情回顾:患者,女,34岁,高中文化,个体运输业主。自幼生长在农村,父母没文化,对其抚养态度粗暴，经常打骂，从小让她从事多种重体力劳动。青少年时期性格像男孩，从不穿裙子和高跟鞋，喜欢开摩托车。成年后性格豪爽、独立，力气大，喜欢和比她小的女性交往，人称“假小子”。29岁时迫于父母压力与一男子结婚，因厌恶男性常与丈夫打架，不久即离婚。其后结识一未婚女青年吴某，对吴某关心备至，两人同睡一床，并有拥抱、镜磨、口淫等行为，其中石某多承担主动角色。后吴某结识男友，提出与石某结束关系。石某拒不同意，要求仍维持恋爱关系。多次被拒后十分愤怒，痛不欲生。某日手持棍棒闯入吴某家中将其男友打伤。体格检查无异常，脑电地形图：正常范围，IQ：109。精神鉴定时意识清楚，检查合作，自称深爱吴某，吴某跟了别人后自己感觉非常痛苦，不想活了。

该患者为青年女性，自青少年期开始性格像男孩，喜欢和同性成员交往，现已和一同性女青年保持了1年余的恋爱关系，期间有性爱行为。患者虽有结婚史，但因讨厌男性夫妻关系不睦，且已离婚。从患者表现来看，其主要临床特征为性爱对象和情爱思想指向同性，应首先考虑诊断同性恋。回顾病史发现，该患者曾有与异性的婚姻史，但其结婚是迫于父母的压力，且患者表现出对异性的厌恶，婚后关系不睦并已离婚，未表现出对异性的性爱迷恋倾向，可排除双性恋的诊断。患者虽自青少年期开始性格像男孩，但未表现出对异性服饰的喜爱和反复出现穿戴异性服饰行为，亦无改变性别的要求，且流露出对异性的厌恶，故可排除易性症和异装症的诊断。恐男症是一种特殊且少见的性心理障碍，临床表现为不敢接触男性，遇到男性退避甚至产生恐惧心理，亦与该患者的表现不符。另外，还存在一种代偿性同性恋，主要见于长期与异性隔绝的特殊环境，如服刑人员、远洋船员等可发生同性间的性行为，不过其同性行为只是替代性性活动，不应视为同性恋，该患者的临床表现同样与这一情况不符。因此该患者最应该考虑的诊断（提问1的有效答案）为同性恋。

同性恋为性指向障碍最常见的表现形式，其性行为方式有其自身的独特性，男女也有所不同。男性同性恋获得性满足的主要方式是通过身体行为，常采用的方式有口交、互相手淫等，采用肛交形式的较少。大多数男性同性恋在性行为过程中会相互交换主被动角色，且关系持续比较短暂，会经常变换性伙伴。大部分男性同性恋者会有各自固定的异性伴侣。女性同性恋者往往通过温柔的身体接触或与同伴分享社会行为（如夫妻一样同吃、同住）来获得满足，其身体接触包括爱抚、刺激乳房、相互手淫、口交、相互压迫生殖器或使用性工具。女性同性恋者常由一人担任主动角色，也可有短暂的主被动角色转换。女性同性恋者一般会与一个固定的对象保持持久的关系，不会像男性同性恋一样经常变换性伙伴。同性恋女性的社会行为与异性恋女性相似，其社会适应情况通常好于男性。因此，提问2中正确的说法有：独特的性行为方式，男、女同性恋的性行为方式存在差异，男性同性恋之间的关系比较短暂，女性同性恋之间的关系比较固定。

同性恋可以从以下几个方面进行分类：①男同性恋和女同性恋：主要根据同性恋者的性别来区分，两者之间的性行为方式存在一定的异同（见上）。②精神性同性恋和实质性同性恋：前者只有性爱心理或性欲望，无实质性性行为，后者则两方面兼而有之。其实质性性行为一般包括相互手淫、口交、肛交、体外性交、使用人工性器具等。③绝对同性恋和相对同性恋：前者又称单相同性恋，他们只有同性恋，无异性恋，可以迫于压力与异性结婚，但通常无正常的性功能和性行为，婚姻关系常难以维持；后者又称双相同性恋，他们既有同性性爱活动,也有异性性爱活动。④主动同性恋和被动同性恋:主动同性恋者以扮演“丈夫”的角色为主,被动同性恋者以扮演“妻子”的角色为主。在这几种分类中,被动性男同性恋与主动性女同性恋一般为绝对同性恋,治疗起来也较为困难。根据该患者的表现,其属于(提问3的有效答案):女同性恋、实质性同性恋、绝对同性恋和主动同性恋。

同性恋为性指向障碍的一种常见形式。无论是性指向障碍,还是性身份障碍和性偏好障碍,临床治疗起来均较为棘手。因此,有效地进行早期的预防往往具有更重要的意义。其中,开展性心理教育是进行有效预防的一项重要手段,目前,国内外均已重视青少年时期性心理教育工作。具体工作中,临床医生可以与相关人员和部门合作,从以下几个方面进行性心理教育。首先,应针对儿童进行科学的性别角色教育。角色是与社会地位相一致的社会限度的特征和期望的集合体,从性别角度来说,可分为男女不同的性别角色。不同文化背景下对男女性别都有其特殊的行为模式要求,自幼引导个体形成与其生理性别一致的性别角色对其性心理的健康发展具有重要作用。在儿童性别角色教育中,父母常扮演重要角色,许多性别错乱是由父母对子女的错误异性期盼或异性装扮造成的。因此,父母在子女性别角色教育中,要注意恰当的抚养方式,具体可做到:给予正确的性别期盼和性别装扮,予以正确的性别角色行为引导,进行针对性的性别角色知识教育和心理引导,扮演好自身的性别角色。其次要注意开展青少年期的性知识教育。针对其年龄阶段,进行有关性生理、性心理、恋爱、婚姻等方面的知识教育,避免让其受不良性文化的影响,使其树立正确的性观念和婚姻恋爱观。再次,还需要进行性道德教育与性法制教育密切结合。性道德教育可以通过培养两性自尊、自重、自爱的道德情操,维护两性的人格尊严,使两性在交往过程中尊重对方,对自己的言行负责。性法制教育帮助人们了解国家有关法律法规,树立知法守法意识,进而调节性行为,使之合法化。最后,性心理教育还要做到全方位教育与针对性教育相结合。在多元文化背景下,性心理教育早已不再是某一个体或部门的专利,而是要通过家庭、学校和社会各部门的有机配合。全方位教育虽然有利于调动各种社会资源,但性心理教育的有效性更多来自于针对性教育,即对不同层次的社会成员开展内容及方法不同的教育,尤其是针对高危群体更要开展针对性教育。综上,从性心理障碍预防的角度来看,应从以下方面(提问4的有效答案)开展性心理教育:父母恰当的抚养方式、儿童期的性别角色教育、青少年期的性知识教育、树立正确的恋爱观、避免不良性文化的影响、加强性道德教育与性法制教育、全方位教育与针对性教育相结合。

在性心理障碍的诊疗过程中,任何与精神科相关的伦理学问题都会出现,且由于性相关问题的特殊性,一些特殊的伦理问题也可能出现:①医患关系问题:性心理障碍诊疗过程中面谈的主要问题为性相关问题,患者与医生发展性关系的风险增大。但是行业规范绝不容许医患间发生性关系在内的多重关系,因为这会伤害患者并损害医患之间的信任,严重者可能涉及违法犯罪问题。②自主与尊重:性心理障碍患者的许多性行为方式通常与社会的风俗习惯及道德规范不符,患者也往往因此感觉痛苦,并对其病情羞于启齿。作为临床医生,不要对患者有任何歧视,一定要充分地尊重患者,设身处地地理解患者的境遇和痛苦,并且在诊疗过程中充分尊重患者的自主权。③知情同意:部分性心理障碍的患者并不存在明显的心理冲突,且求治动机也不强烈。针对这类患者一定在充分告知的基础上,让其自己选择是否治疗及治疗方式,这同样也是对患者尊重的一种体现。④有利与不伤害:性心理障碍的治疗,无论选用哪种方式,都要注意遵循有利与不伤害这一基本的医学伦理原则,尽最大可能帮助患者缓解其内心冲突和与症状相关的问题。⑤保密:性心理障碍患者透露的信息可能有许多涉及隐私性问题,当患者把信息透露给医生但又拒绝透露给亲属或另一个性伴侣时,一定要充分尊重其意愿,做好信息的保密。但如果患者透露的信息涉及对患者自身或他人的伤害(如自杀等)或违法犯罪时,不应再进行机械的保密。⑥医学诊断的影响:这是性心理障碍诊疗工作中存在的一个特殊的伦理问题,不少人反对对某种性行为方式异常给予精神科诊断,认为这会导致两种不良后果:第一,令患者产生羞耻感;其次,为不道德的行为提供借口。但更多的人认为诊断为某种障碍虽然赋予此人患者角色,但并不能使其免于所有责任,相反,诊断可以给患者增加了寻求治疗的责任。关于诊断问题的争议在提醒我们,诊断的建立应主要是为了有利于治疗,而不能够不加评判地用于其他方面。因此,作为临床医生,在接诊性心理障碍的患者时应注意的伦理学问题(提问 5 的有效答案)有:医患关系问题、自主与尊重、知情同意、有利与不伤害、保密和医学诊断的影响。

二、病例相关临床知识

性指向障碍是指性心理的指向对象有悖于所处社会的认同,其主要表现形式为同性恋。

(一) 同性恋

同性恋是指指向同性的性爱、思想、情感,伴或不伴有性行为。与同性产生爱情、性欲或恋慕的人则被称为同性恋者。在人类的发展历史上,同性恋是一种普遍存在的现象,目前尚无同性恋发病率的确切数据。美国的流行病学调查显示,男女性绝对同性恋的比率分别为 2.3% 和 1.1%。国内的调查显示,在成人中,同性恋与双性恋总的发生率为 3% ~4%。

1. 病因与发病机制　同性恋的产生原因至今未明。20 世纪初,世界医学界否定了同性恋性取向与道德相关的观念,逐渐开始从生物、心理、社会等层面解释同性恋的成因。

(1) 生物学因素:同性恋行为的生物学基础,是一个争议颇多的研究课题。有学者认为同性恋有一定的遗传倾向,学者通过研究发现同卵双生子有同性恋取向的为 50%,异卵双生子与非双生子兄弟或姐妹之间同时有同性恋倾向的为 16% ~24%。这就说明,同性恋的性取向有一定的遗传因素影响。还有学者发现,通过同性恋的遗传学研究显示同性恋由母系遗传所决定,同性恋的发生 70% 与遗传因素有关。还有研究者认为胎儿的大脑受何种性激素的影响,决定了个体细胞未来的性取向。如果男性胎儿未得到睾丸激素的影响,而是受到母亲卵巢的雌激素影响,男性胎儿大脑就会女性化;女性胎儿如果受到睾丸激素的影响,女性胎儿大脑也会雄性化。上述两种情况下,出生后的胎儿都容易出现同性恋倾向。而生物本能论则认为人类性行为是本能性的和多元化的,本能的宣泄和对外界的刺激所产生的渴求,是人性正常的需求。在缺乏异性的环境中,如军队、监狱等,同性性爱是一种满足性本能的取代行为。

(2) 心理社会因素:后天因素,特别是心理社会因素在同性恋发生中的作用也受到研究的重视。有学者认为,同性恋是由于异性恋的欲望受到压抑或威胁而被迫产生的,同性恋者在儿童时期更多地有家庭关系不良或病态的亲子关系。有学者从行为学角度认为同性恋是一种后天学习行为，但也有人认为，如果同性恋是一种学习行为的话，应该可以通过让同性恋者学习异性恋者的性觉醒、性刺激和性行为来改变同性恋取向，但是这事实上是很困难的。同时，不同的社会风尚也可能为同性恋的形成提供土壤，如我国明清晚期，同性恋曾一度在富豪阶层流行。更多的学者认为同性恋的发生是多种因素交互作用的结果，不应简单地从单一的角度来考虑问题

2. 临床表现　同性恋者往往从幼年起即出现一些迹象，如游戏时爱演异性角色、愿同异性玩耍、穿异性服装等，但此时其同性恋倾向是模糊的。青春期以后，其性爱倾向逐渐明朗化，开始出现对同性感兴趣、有爱慕之意。

多数同性恋之间有具体的性行为，其性行为方式也有自身的独特性，男女也有所不同。男性同性恋获得性满足的主要方式是通过身体行为，常采用的方式有口交、互相手淫等，采用肛交形式的较少。大多数男性同性恋在性行为过程中会相互交换主被动角色，且关系持续比较短暂，会经常变换性伙伴。大部分男性同性恋者会有各自固定的异性伴侣。女性同性恋者往往通过温柔的身体接触或与同伴分享社会行为（如夫妻一样同吃、同住）来获得满足，其身体接触包括爱抚、刺激乳房、相互手淫、口交、相互压迫生殖器或使用性工具。女性同性恋者常由一人担任主动角色，也可由短暂的主被动角色转换。女性同性恋者一般会与一个固定的对象保持持久的关系，不会像男性同性恋一样经常变换性伙伴。同性恋女性的社会行为与异性恋女性相似，其社会适应情况通常好于男性。

部分同性恋患者甚至欲与情投意合的同性伴侣组建家庭，一旦伴侣离开，他们会出现极大的悲哀和痛苦，甚至出现抑郁反应，严重者可出现自伤、自杀或伤人毁物等违法行为。

3. 诊断　由于各国法律、文化、社会制度的差异，对同性恋的认同程度及评判标准也有很大的差异。英、美等不少西方国家对同性恋采取更为宽容的态度，甚至从立法上确定其合法地位，在医学上也不作为疾病对待，目前越来越多的国家也倾向于不把同性恋列入精神障碍的范畴。DSM 诊断系统已经将同性恋去除。ICD-10 也没有将同性恋纳入诊断标准，只保留了自我不和谐的性取向，特指性偏好确定但伴有心理和行为障碍，并可能寻求治疗或试图改变性取向的情况。CCMD-3 仍存在同性恋的诊断，但在其标准中指出："（同性恋和双性恋）指起源于各种性发育和性定向的障碍，从性爱本身来说不一定异常。但某些人的性发育和性定向可伴发心理障碍，如个人不希望如此或犹豫不决，为此感到焦虑、抑郁及内心痛苦，有的试图寻求治疗加以改变。这是 CCMD-3 纳入同性恋和双性恋的主要原因"。同时诊断标准中还要求要符合以下条件：①符合性指向障碍的定义；②在正常生活条件下，从少年时期就开始对同性成员持续表现性爱倾向，包括思想、感情及性爱行为；③对异性虽可有正常的性行为，但性爱倾向明显减弱或缺乏，因此难以建立和维持与异性成员的家庭关系。

作为临床医生，在实际的工作中如遇到同性恋者，是否应该予以医学诊断以及如何诊断一定要谨慎处理。

4. 治疗　对同性恋者，简单的医学模式的处理可能效果不佳，治疗时应该更多地从求治者的求治动机、心理状态、社会适应能力等方面进行评估，并针对性地提供帮助。

首先要了解求治者的求治动机，是想改变性取向还是想解决性取向带来的种种问题，治疗时应根据求治者的不同困扰来区别处理。临床实践表明，药物治疗及心理治疗对于矫正

同性恋的性取向并无明显效果,实际的治疗中更多地是针对求治者的心理冲突、社交问题及情绪问题(如抑郁、焦虑)进行处理。

(二)双性恋

双性恋又称为“混合性同性恋”,是指对两种性别的人都会产生性吸引或性冲动的取向。双性恋对两种性别的被吸引力并不一定是相等的,多数双性恋者时而是同性恋者,时而是异性恋者,有不同寻常的性适应能力。双性恋者也可能同时保持与两种性别的性爱关系。当双性恋者倾向于同性恋时,在与异性的性活动中倾向于被动接受,当其倾向于异性恋时,在与同性的性活动中倾向于主动角色。CCMD-3 对于双性恋的描述为:①符合性指向障碍的定义;②在正常生活条件下,从少年时期就开始对同性和异性两种成员均持续表现性爱的迷恋倾向,包括思想、感情及性爱行为;③难以建立和维持与异性成员的家庭关系。

第十七章　心理生理障碍

第一节　神经性贪食症

一、临床病例及诊疗思路

【病例摘要】

患者,女,27岁,汉族,未婚,医生。主因“不可控制地进食4年”就诊。患者4年前因恋爱受挫心情不佳,发现进食后心情会好转,逐渐出现觉得心情不佳时就感觉想进食,一餐可以进食一斤左右米饭,还要吃大量零食如面包、饼干,总有一种未吃饱的感觉,饭量天天增大。进食后担心发胖,吃完饭后又偷偷地躲到卫生间将食物呕出。久而久之,患者每次进主食达1000g以上,吃了以后又自行呕吐出来,体重反而有所下降。

提问1:拟对本患者需要进行哪些检查?

1. 躯体及神经系统检查;
2. 精神状况检查;
3. 三大常规;
4. 肝肾功能;
5. 血糖;
6. TSH;
7. 脑电图;
8. 脑CT、MRI;

提示:

既往体健,家族中无类似病史,躯体及神经系统检查无异常发现,偏瘦。精神状况检查:意识清,接触好,知道自己有病,愿意配合治疗,自诉为疾病所困,有悲观的念头,曾有一次自杀未遂。患者并不觉得自己肥胖,自诉食后呕吐主要是由于胀得难受而诱发,当然也担心发胖。

实验室资料:三大常规、肝肾功能、血糖、TSH均正常。脑电图:正常。胃镜指示胃下垂。心理测验:EPQ:内向,不稳定性格。

MMPI:Hs 88分,D 83分,Hy 89分,Pd 69分,Mf 42分,Pa 68分,Pt 65分,Sc 63分,Ma:51分,Si 61分。

9. 胃镜检查；
10. 心理测验。

提问2：根据以上病史及检查结果，此患者诊断为？

1. 抑郁症；
2. 癔症；
3. 神经性呕吐；
4. 神经性贪食；
5. 胃下垂；
6. 创伤后应激障碍；
7. 适应障碍；
8. 躁狂症。

提问3：关于神经性贪食的临床表现，以下正确的是？

1. 其主要特征为发作性暴食；
2. 患者暴食后感到厌恶、内疚、担忧，有的为此而产生自杀观念和行为；
3. 患者常有强迫样人格特征；
4. 多数患者发作间期食欲正常；
5. 多数患者体重明显增加；
6. 患者常采取多种手段，如引吐、导泻、服减肥药等以避免体重增加；
7. 应用抑制食欲的药物可以得到良好的效果；
8. 交替出现的厌食与间歇性暴食症状，可以同时诊断两种疾病。

【诊疗及解题思路】

病情回顾：患者，女，27岁，汉族，未婚，医生。主因"不可控制的进食4年"就诊。患者4年前因恋爱受挫心情不佳，发现进食后心情会好转，逐渐出现觉得心情不佳时就感觉想进食，一餐可以进食一斤左右米饭，还要吃大量零食如面包、饼干，总有一种未吃饱的感觉，饭量天天增大。进食后担心发胖，吃完饭后又偷偷地躲到卫生间将食物呕出。久而久之，患者每次进主食达1000g以上，吃了以后又自行呕吐出来，体重反而有所下降。

患者以进食多为主要临床相就诊，多食可由躯体疾病和心理疾病引起，精神科临床中要首先排除躯体疾病导致的多食，详细的躯体和神经系统检查、精神状况检查、心理测验、三大常规为必须检查，肝肾胃肠疾病、内分泌疾病均可导致进食增多。第1题正确选项为躯体及神经系统检查、精神状况检查、三大常规、肝肾功能、血糖、TSH、脑电图、胃镜检查、心理测验。

由提示可以得出患者没有明显的神经系统疾病，肝肾内分泌功能正常。有胃下垂，心理测试结果有多项异常，EPQ为内向不稳定型。MMPI抑郁分、癔症分、疑病分显著高于标准分，无精神病性症状。患者虽有躯体疾病胃下垂，但临床多以食欲减退、食量少为主要表现，疾病与症状不相符合。本病例的主要临床特点为：①青年女性，以发作性的不可抗拒的大量摄食，食后又诱发呕吐为主要临床相，病程4年；②患者在大量进食的同时，有担心发胖的心理，因而诱发呕吐；③由于长期呕吐，伴发有月经不规则和停经，体重偏轻；④患者有焦虑、抑郁体验，但无感知觉及思维方面的异常，有自知力，乐于求治；⑤躯体、神经系统检查未发现器质性病变的证据；⑥心理测验：EPQ结果为内向，不稳定性格，MMPI提示患者有疑病、抑郁、癔症样特征。应考虑为心理因素相关生理障碍中的神经性贪食。提问2的正确选项为神经性贪食,胃下垂。

患者常常出现反复发作,一次进食大量食物,吃得又多又快,故称为暴食;多数人喜欢选择食用高热量的松软甜食,如蛋糕、巧克力等,并有不能控制的饮食感觉,自己明知不对却无法控制。患者往往存在担心发胖的恐惧心理。在发作期间,为避免长胖、体重增加常反复采用不适当的代偿行为,包括自我诱发呕吐、滥用泻药、间歇进食、使用厌食剂等。因此患者的体重有时反而减轻。常伴有情绪低落。根据CCMD-3,交替出现的经常性厌食与间歇性暴食症状,只诊断神经性厌食症。治疗方法以心理治疗为主,必要时辅以小剂量抗抑郁药治疗。

第3题关于神经性贪食的临床表现,以下正确的是:其主要特征为发作性暴食;患者暴食后感到厌恶、内疚、担忧,有的为此而产生自杀观念和行为;多数患者发作间期食欲正常;患者常采取多种手段,如引吐、导泻、服减肥药等以避免体重增加。

二、病例相关理论知识

神经性贪食于1959年由Stunkard报道,多见于青少年女性,确切发病率不详,是一种以反复发作和不可抗拒的摄食欲望及暴食行为为特征的进食障碍。主要表现为周期发作性的不可抗拒的多食,其症状群中包含两大主要成分,其一是不可抗拒的强迫自己多食,其二是自己设法进行呕吐以避免体重的增加,有的甚至滥用泻药。患者狼吞虎咽地大量进食常在无人相伴的情况下进行。起初可使紧张心理获得缓解,但紧接着可出现后悔和憎恨,继而常自行引吐,开始往往用手指刺激咽喉部,但以后可随意吐出。反复呕吐可导致各种合并症,如电解质紊乱。此类患者体重常保持在正常范围内,不到半数的患者有月经异常。由于患者对疾病自知而乐于接受医疗帮助。本症经治疗后症状可以缓解,但也有反复发作、久治不愈者。

可与神经性厌食交替出现,两者具有相似的病理心理机制及性别、年龄分布,但发病年龄稍晚一些。多数患者是神经性厌食的延续者,发病年龄较神经性厌食晚。

此病病因不明,多数人认为与心理因素有关,也有人提出可能有器质性基础,如间脑下部的疾病。

1. 诊断标准　CCMD-3关于神经性贪食的诊断标准如下:

(1) 存在一种持续的难以控制的进食和渴求食物的优势观念,并且患者屈从于短时间内摄入大量食物的贪食发作。

(2) 至少用下列1种方法抵消食物的发胖作用:①自我诱发呕吐;②滥用泻药;③间歇禁食;④使用厌食剂、甲状腺素类制剂或利尿剂;如果是糖尿病患者,可能会放弃胰岛素治疗。

(3) 常有病理性怕胖。

(4) 常有神经性厌食既往史,两者间隔数月至数年不等。

(5) 发作性暴食至少每周2次,持续3个月。

(6) 排除神经系统器质性病变所致的暴食,及癫痫、精神分裂症等精神障碍继发的暴食。

有时本症可继发于抑郁症,导致诊断困难或在必要时需并列诊断。

2. 鉴别诊断

(1) Kleine-Levin 综合征:此症除有发作贪食外,还伴有发作性嗜睡及精神症状,可有定向障碍、躁狂、冲动等。起病多在 10~20 岁,且以男性为多。

(2) 神经性呕吐:其呕吐特点是反复地不由自主的发作,不需诱发,患者本身并无减轻体重的主观欲望,有的患者边吃边吐。病前常有易受暗示、自我中心、易感情用事、爱夸张做作的性格特征。

(3) 器质性疾病所致:该例患者躯体神经系统检查未见异常发现,脑电图、脑 CT 和 MRI、内分泌检查等均未见异常,无体温调节障碍。另外,经饮食控制和行为治疗可缓解患者月经不调的症状。基本可排除颞叶癫痫、间脑病变、内分泌疾病等所致的贪食和呕吐。

(4) 精神疾病所致:患者无精神病性症状,无体像障碍和感知觉异常,虽有焦虑抑郁情绪,乃是对于疾病久治不愈的一种继发反应,并非原发的内源性抑郁。

3. 治疗原则 逐渐控制进食,恢复正常的生活。治疗方法以心理治疗为主,必要时辅以小剂量抗抑郁药治疗。

(1) 恢复正常进食规律,同样也需要适当的监督和管理。

(2) 心理治疗:认知行为治疗是最主要的治疗方法,主要包括认知重建、纠正歪曲的信念和贪食行为、自我监督、解决问题的技能和放松训练等。小组治疗及患者自助小组也有一定的疗效。心理治疗的目的为正确认识自我及体重标准。改善防御及应对方式,恰当应对冲突。

(3) 药物治疗:由于在一定程度上,患者可能存在抑郁障碍,小剂量给予抗抑郁剂治疗有助于治疗。如果是共病,则应按要求正规治疗。

(4) 其他治疗:由于患者常常存在明显的消瘦,可能存在水、电解质紊乱等,须加强支持性治疗。

第二节 神经性厌食症

一、临床病例及诊疗思路

【病例摘要】

患者,女,17 岁,以"体重下降 2 年,发热 3 天"为主诉入院。2 年前患者因同学笑话她身体偏胖,开始节食减肥,有时饥饿难耐时暴食一顿,食后怕发胖而吃泻药或诱呕,半年后,身高 162cm 的她体重由原来的 50kg 减为 40kg,但患者仍认为自己胖而继续控制饮食。出现闭经,身体十分衰弱。3 个月前患者开始每天仅进食水果、素菜和一个鸡蛋,体重降至 35kg,家属有时强行喂东西给她吃,患者就发脾气,吃后便主动诱吐。入院前 3 天,患者发热,体温 39℃左右,虚弱,不进饮食,卧床不起,被家人抬送入院求治。既往体健,家族史阴性。

提问 1:针对本患者的急性症状,应首先进行哪些必需的检查?

1. 心电图;

2. 脑电图;

3. 血常规；
4. 尿常规；
5. 体格检查；
6. 神经系统检查；
7. 电解质；
8. 血清蛋白；
9. MMPI；
10. MAIS。

提 示：

体格检查：体温39.5℃，脉搏112次/分，呼吸24次/分，血压90/50mmHg。消瘦，营养差，皮下脂肪极少，皮肤干燥、弹性差，乳房萎缩，腋毛、阴毛脱落。双肺呼吸音粗，背部有少许湿性啰音。心律齐，未闻及杂音。神经系统检查未见异常。神经系统检查未见阳性体征。精神状况检查：神清，检接触被动，语量少，言谈切题，称自己没有什么病，希望自己的体重增加一点儿，最多不能超过38kg，否则太胖、太难看了。患者认为发脾气的原因是自己不饿，可是父母总是强迫她吃饭。实验室检查：WBC 17.3×10^9/L，RBC 3.4×10^{12}/L，Hb 90g/L，BPC 12×10^9/L。血钠125mmol/L，血钾3.0mmol/L，血清白蛋白25g/L，血清球蛋白50g/L。

提问2：对该患者提示的上述情况，可以做以下哪些处理？

1. 抗感染治疗；
2. 营养支持；
3. 补钾；
4. 补高渗液；
5. 注射胰岛素；
6. 口服氟西汀；
7. 静脉给予白蛋白注射；
8. 心理治疗；
9. 应用升压药。

提 示：

经过抗感染治疗、营养支持、补钾、静脉给予白蛋白注射治疗，患者的体温恢复正常，躯体情况好转。

提问3：以下哪些有助于进一步的诊断和治疗？

1. 脑电图；
2. 脑MRI；
3. 胸部X片；

4. HAMD；
5. HAMA；
6. 性激素水平的测定；
7. 16PF；
8. MMPI；
9. MAIS。

提问4：胸部X片显示双肺纹理稍粗，MMPI示：D 78，Dy 82。其余正常。性激素检查：雌激素稍偏低，孕激素偏高。就该患者的精神症状，应诊断为？

1. 抑郁症；
2. 癔症；
3. 强迫症；
4. 神经性厌食；
5. 神经性呕吐；
6. 神经性贪食；
7. 人格障碍。

提问5：躯体情况好转后，可试用以下哪些药物或方法稳定情绪，促进食欲？

1. 舒必利200～400mg/d；
2. 利培酮1～3mg/d；
3. 奋乃静30～40mg/d；
4. 米氮平15～30mg/d；
5. 阿米替林200～250mg/d；
6. 丙咪嗪150～200mg/d；
7. 帕罗西汀20～40mg/d；
8. 盐酸氟西汀10～20mg/d；
9. 餐前肌内注射胰岛素4U。

提问6：以下有关神经性厌食与抑郁症的关系，正确的叙述是？

1. 神经性厌食症患者可伴发抑郁症状；
2. 抑郁症患者存在食欲减退厌食时可以同时诊断神经性厌食；
3. 神经性厌食的患者常因长期节食致食欲减退，食后呕吐；
4. 抑郁症患者以情绪低落症状占主导，患者因食欲差而进食少；
5. 所有的抗抑郁药均能用于神经性厌食的治疗；
6. 神经性厌食的患者一般是由于害怕肥胖而有意节食，并非食欲减退；
7. 有些神经性厌食甚至食欲良好并因此偷食或暴食，之后又通过引吐或导泻避免体重增加；
8. 神经性厌食患者往往存在害怕肥胖的超价观念。

提问7：以下关于神经性厌食的叙述，哪些是正确的？

1. 多数患者存在体像障碍，即使十分消瘦仍认为自己胖；
2. 神经性厌食者因食欲减退而不愿进食；
3. 神经性厌食患者多知道自己体重过低、进食过少是病态，常主动就医；

4. 神经性厌食患者多同时并发抑郁症;
5. 神经性厌食患者病前多存在程度不等的内分泌与代谢障碍;
6. 患者常因食欲差而很少进食,导致明显的体重减轻,或生长发育延迟;
7. 部分患者可伴有情绪不稳、焦虑、抑郁、强迫观念等不良情绪体验;
8. 有的患者通过运动、引吐、导泻等手段减轻体重。

提问8:神经性厌食症患者的性格特征多为?

1. 敏感、多疑,自尊心过强;
2. 暗示性强;
3. 爱表现自己,行为夸张、做作,渴望被别人注意;
4. 拘谨、刻板,带有强迫的特点及完美主义倾向;
5. 极端自私与自我中心,冷酷无情;
6. 常有不安全感,常反复检查,唯恐疏忽或差错;
7. 主观、固执,对别人做事不放心;
8. 感情用事,表情丰富但矫揉造作,爱发脾气;
9. 穷思竭虑,经常思考一些在旁人看来毫无意义;
10. 情绪不稳,易与他人发生争执和冲突,冲动后对自己的行为毫无悔意。

【诊疗及解题思路】

病情回顾:患者,女,17岁,以“体重下降2年,发热3天”为主诉入院。2年前患者因同学笑话她身体偏胖,开始节食减肥,有时饥饿难耐时暴食一顿,食后怕发胖而吃泻药或诱呕,半年后,身高162cm的她体重由原来的50kg减为40kg,但患者仍认为自己胖而继续控制饮食。出现闭经,身体十分衰弱。3个月前患者开始每天仅进食水果、素菜和一个鸡蛋,体重降至35kg,家属有时强行喂东西给她吃,患者就发脾气,吃后便主动诱吐。入院前3天,患者发热,体温39℃左右,虚弱,不进饮食,卧床不起,被家人抬送入院求治。既往体健,家族史阴性。

患者长期节食,致营养不良,躯体状况差,有感染症状。对于有急症的患者,临床中应首先针对躯体症状进行必要的检查,体格检查和神经系统检查是必须的。对有感染的患者应常规查血常规,本患者长期节食,体重显著低于正常,应进行电解质、血清蛋白的测定。尿常规、心电图、脑电图对本患者感染症状的处理并非必需,但可以作为一般检查项目。MMPI和MAIS为心理测试对急性症状的处理并非必需。故第1题的正确答案为血常规、体格检查、神经系统检查、电解质、血清蛋白。无效选项为心电图、脑电图、尿常规。

由病例提示患者体格检查结果为体温39.5℃,脉搏112次/分,呼吸24次/分,血压90/50mmHg。双肺呼吸音粗,背部有少许湿性啰音,有肺炎存在。消瘦,营养差,皮下脂肪极少,皮肤干燥、弹性差,乳房萎缩,腋毛、阴毛脱落。营养不良,身体消瘦。实验室检查:WBC $17.3\times10^9/L$,RBC $3.4\times10^{12}/L$,Hb 90g/L,BPC $12\times10^9/L$。血钠125mmol/L,血钾3.0mmol/L,血清白蛋白25g/L,血清球蛋白50g/L。是感染血象,伴轻度贫血,同时有低钠低钾血症。患者体质差,首先应营养支持,补钾补钠纠正电解质紊乱,积极抗感染治疗。患者营养差,应尽快控制感染,纠正负氮平衡,防止感染扩散而危及生命。患者血压90/50mmHg,低于正常,低血压可能与消瘦的体质有关,暂时不需要给予特殊处理。第2题的正确答案为抗感染治疗、营养支持、补钾、静脉给予白蛋白注射。

本患者有以下特征：

1. 青少年女性。

2. 心理社会因素　同学耻笑她体型胖，自己为此自卑。

3. 存在体像障碍　明明已经很瘦，仍认为自己偏胖而继续节食。

4. 有意控制进食量以控制体重，并采取引吐、导泻等方式以减轻体重。回避导致发胖的食物，患者对吃饭非常反感。有间期发作的暴食。

5. 消瘦　体重由原来的50kg减至35kg，比平均体重减轻15%以上。

6. 躯体症状及体征　皮肤干燥弹性差，体毛脱落，乳房萎缩，停经。有闭经等内分泌障碍的表现，并合并躯体感染。

7. 神经系统检查以及辅助检查无特殊发现。

8. 以上并非由慢性消耗性疾病、吸收不良综合征等引起。

9. 总病期2年。

患者就医的主要原因常是急性感染等躯体疾病。在控制感染症状和危及生命的躯体疾病稳定后，对患者故意限制饮食、过度运动、引吐、导泻等方法以减轻体重的做法给予干预。发病前有心理应激因素、人格特点、认知障碍继发性营养不足和内分泌、代谢及躯体功能紊乱等。符合神经性厌食的诊断。就此患者有肺部感染的症状和体征，应查胸部X片以明确诊断。性激素的测定可以了解因厌食导致的内分泌紊乱程度。心理测试的目的是进一步了解患者的各种心理状态，由于此类患者常有一定的人格特征，并会伴发不同程度的抑郁和焦虑症状。因此，第3题正确选项为胸部X片、HAMD、HAMA、性激素水平的测定、16PF、MMPI。MAIS为有关痴呆的评定量表，不适合本病患者，故为错误选项。脑电图、脑MRI非确诊本病所必需，为无效选项。

第4问的提示显示患者内分泌功能紊乱，有抑郁症状，有癔症性格。符合神经性厌食的常见性格特征和伴发症状。此病与抑郁症、神经性呕吐、神经性贪食等疾病的鉴别见相关理论的讲解，此题的正确答案为神经性厌食。

神经性厌食的治疗原则为：通过增加饮食，逐渐恢复正常体重、恢复正常的生活。治疗方法以心理治疗为主，必要时辅以小剂量抗焦虑药、抗抑郁药或抗精神病药治疗。

由于患者在一定程度上可能存在焦虑、抑郁和体像障碍，因此，给予小剂量抗焦虑、抗抑郁剂或抗精神病药治疗有助于治疗。第5题选项中奋乃静30～40mg/d、阿米替林200～250mg/d、丙咪嗪150～200mg/d、帕罗西汀20～40mg/d均为大剂量应用抗精神病药和抗抑郁药，为错误答案。其余选项舒必利200～400mg/d、利培酮1～3mg/d、米氮平15～30mg/d、盐酸氟西汀10～20mg/d、餐前肌内注射胰岛素4U均可应用。第6题神经性厌食和抑郁症的鉴别见后面相关理论，此题的正确答案为神经性厌食症患者可伴发抑郁症状；抑郁症患者以情绪低落症状占主导，患者因食欲差而进食少；神经性厌食的患者一般是由于害怕肥胖而有意节食，并非食欲减退；有些神经性厌食甚至食欲良好并因此偷食或暴食，之后又通过引吐或导泻避免体重增加；神经性厌食患者往往存在害怕肥胖的超价观念。

神经性厌食的病因仍在探讨之中。目前的研究认为病因有几个方面：①心理因素：发病前往往有某些生活事件发生，影响人的情绪，出现情绪问题；一些患者存在某些人格弱点，如轻微的强迫性人格、敏感性人格等；患者常常存在体像障碍，透过症状可以看到背后隐藏的家庭问题；②生物学因素：学者们通过研究表明单卵双生子的同病率高于双卵双生子；神经性厌食的急性期大脑神经递质尤其是去甲肾上腺素、5-羟色胺和某些神经肽代谢紊乱；神经内分泌功能失调，患者有月经紊乱和体温调节障碍；③社会文化因素：现代社会的审美趋向、追求美的标志是苗条瘦身，一旦这种审美意识转化为某些人刻意追求的目标时就容易出现此种问题。

临床表现为患者自己故意限制饮食，甚至极端限制饮食，尤其排斥高能量饮食，致使体重降到明显低于正常的标准也仍然认为自己瘦得不够。虽已严重消瘦，患者仍强烈地认为自己太胖，害怕体重增加。为避免发胖，常主动采用一些方式故意减轻体重。部分患者常常用胃胀不适、食欲下降等理由来解释其限制饮食的行为。患者常有营养不良、继发性内分泌和代谢紊乱。有的患者可有间歇发作性暴饮暴食。由以上特点得出第 7 题的正确选项为多数患者存在体像障碍，即使十分消瘦仍认为自己胖；神经性厌食患者病前多存在程度不等的内分泌与代谢障碍；部分患者可伴有情绪不稳、焦虑、抑郁、强迫观念等不良情绪体验；有的患者通过运动、引吐、导泻等手段减轻体重。

神经性厌食患者一般有一些特殊的人格特点，如敏感、多疑、自尊心过强、拘谨、刻板、带有强迫的特点及完美主义倾向，以及暗示性高等特征。爱表现自己，行为夸张、做作，渴望被别人注意，感情用事，表情丰富造作，爱发脾气为癔症性人格。穷思竭虑，经常思考一些在旁人看来毫无意义的问题，常有不安全感，常反复检查，唯恐疏忽或差错为典型的强迫性人格障碍。情绪不稳，易与他人发生争执和冲突，冲动后对自己的行为毫无悔意是冲动性人格障碍的典型表现。极端自私与自我中心，冷酷无情常见于分裂型人格障碍。综合以上叙述，第 8 题正确选项为敏感、多疑，自尊心过强；暗示性强，拘谨、刻板，带有强迫的特点及完美主义倾向。

【拓展思维病例】

患者，女性，55 岁，已婚，农民。主因“孤僻，懒散，少食时轻时重 4 年”入院。4 年前行胆结石激光碎石术后，渐开始说胃不舒服，消化不好，吃饭少，反复检查，未查出病因，渐出现懒散，被动，不出门，发呆，话少，不和周围人说话，晚上不睡觉，到村子里转悠，知道自己回家，有时半夜 12 点以后才回家，也不说去做什么了，曾到“A 市精神病医院”门诊诊治，具体诊治情况不详，但患者拒绝服药，家人曾为其暗服药，具体用药不清楚，夜眠改善，但仍说自己胃部不舒服，不会消化，吃不下饭，少食，有时拒食，明显消瘦，曾到“B 市第二人民医院”内科住院治疗 3 个月余，诊治不详，予鼻饲管及静脉营养等治疗，医生建议其去精神科就诊，患者拒绝，遂出院回家，回家后仍经常拒绝吃饭，反复说自己的身体不好，胃不舒服，消化不了，大便不通，不能吃饭，因此拒食，却又拒绝接受检查与治疗，拒绝服药，家人曾间断带患者到医院行胃插管，予鼻饲，在家人反复劝说下能少量进食，症状时轻时重，生活懒散，整天躺在床上，不和家人说话，不出门，不和周围人接触，不知道料理个人卫生，不做家务，每次均需家人将饭端到她面前，家人劝说时，有冲动、发脾气行为，骂人，家中难以管理，送入院，门诊以“精神分裂症”收入院。起病后饮食差，夜眠可，大小便无异常，病后体重下降约 10kg，体力减弱，病史中有冲动、发脾气，有时打家人，无外跑行为，无消极言语，无自伤、自杀行为，有拒食行为。

入院后治疗过程中，反复询问家属，家属又补充病史：患者自 8 年前便开始诉说胃部不舒服，但不影响食量，日常生活正常，社会功能无明显改变，体重无明显变化，也曾反复到各个医院消化科诊治，多次住院治疗，诊断不详，效果均不佳，4 年前渐出现精神不正常，且夫妻关系不和，丈夫常年在外做技工，平时应酬较多，对患者的关心比较少，而且经常醉酒后给患者打电话，对患者讲自己和其他女人的事情，严重影响患者情绪，每次患者丈夫回家时，患者拒食情况就会加重，丈夫走后症状减轻些。

既往史：4 年前患胆结石，行胆囊切除手术治疗，具体不详。余无异常。个人史无特殊，小学文化，病前性格热情、合群、乐观、温和。婚育史：24 岁结婚，配偶健康状况良好，夫妻感情一般，孕 4 产 4，现有 1 子 3 女，均体健。无阳性家族史。

入院情况：查体：体型消瘦，颈后部有大片皮癣，心肺听诊无明显异常，全腹软，无压痛，肝脾肋下未触及，神经系统无明显阳性体征。精神状况检查：意识清，接触交谈不合作，思维内容显贫乏，多问少答，对住院治疗强烈反抗，说自己没有精神病，而是胃病，说自己的胃缩小了，不能吃饭，因此拒食、拒水，拒绝服药，诉反正治不好，不愿治疗，因为太瘦了，没力气，所以不出门，不能干活，情感反应不协调，意志活动明显减退，个人卫生极差，无自知力。

辅助检查：头颅 CT 平扫、胸部正侧位片、脑电图及地形图均正常。腹部彩超示：①胆囊不显影；②子宫内节育器，余未见异常。肝功、肾功、血糖、血脂、电解质、凝血四项均正常。血常规提示 RBC $3.60\times10^{12}/L$，HGB 91g/L，HCT 0.290，提示小细胞低色素性贫血。心电图提示：T 波异常（可能是前侧壁心肌缺血）。甲状腺功能五项提示 T3 1.17（1.30～3.10）nmol/L，余指标均正常。心肌酶示 CK 1759ng/ml，肌红蛋白 138.55ng/ml，电解质示血钾 3.25mmol/L，分别给予对症处理。继而，心肌酶及电解质均恢复正常。眼动测定异常，事件相关电位潜伏期及波幅均正常。拟行全消化道造影，但患者拒绝服用造影剂，拒绝接受检查。（患者入院后，在督促下进食后出现呕吐，连续 5 天未排大便，查腹透提示肝脏下缘约第二腰椎旁 4cm 处有一个金属样钢钉影，家属带患者到人民医院查腹部平片，提示胆囊区有金属夹，考虑为胆囊手术时留下的夹子，之后未再出现呕吐）。

诊疗经过：入院后完善相关检查，予 2014 年 12 月 18 日进行科内疑难病例讨论，考虑诊断为①精神分裂症？②躯体化障碍不能排除。抗精神病药物以舒必利片最高 0.6g/d 治疗，后因出现窦性心动过缓，减为 0.4g/d，帕罗西汀片，最高 20mg/d 治疗。患者贫血，予肝精补血素口服液及乳酸亚铁片等药物予以对症治疗，调整饮食，加强营养。患者习惯性便秘，予酚酞片对症治疗，期间复查血常规提示白细胞减少，予利可君片升白细胞治疗，入院查心电图提示存在心肌缺血，予单硝酸异山梨酯缓释胶囊改善心脏供血，合并心理治疗。

患者入院时整天躺床上，拒食、拒水，拒绝治疗，不料理个人卫生，不说话，经住院治疗 1 个月余，目前在督促下能自己进食，但每次吃饭时都会反复说不能消化，仍表示自己的胃没有了，吃的饭都存在咽喉部了，不能消化，大便不通，每次吃饭在反复督促下能进食全量，但从不愿喝汤，不喝水，解释为“不消化，不想喝”，孤僻，少语，问话极少回答，多低头不语，也不和周围人说话，多呆坐在一角，不参加活动，不看电视，懒散，反复督促能在病房内短时间散步，意志活动明显减退，个人卫生差，无自知力。经舒必利片 0.4g/d、帕罗西汀片 20mg/d、阿普唑仑片 0.4mg 每天 2 次等药物治疗，支持对症治疗。

针对此患者，假如您是经治医生：

1. 你觉得患者的出生、生长地域可能影响病情吗？如消化系统恶性肿瘤高发区？

2. 通过病史，您觉得医患沟通在此患者中存在问题吗？如何提高咱们的沟通技巧，提高依从性？

3. 什么是体像障碍？您觉得此患者表述与体像障碍的机制或者表述有类似？

4. 假如患者情绪不稳定,能用锂盐予以控制吗? 为什么?

5. 什么是虚无妄想? 该患者有此精神病性症状吗?

6. 诊断方面,您除了考虑①精神分裂症? ②躯体化障碍不能排除,还能考虑到哪些精神疾病?

7. 若先采用心理治疗的话,您会采用哪些?

二、病例相关理论知识

神经性厌食症(anorexia nervosa,AN)是一种患者自己故意造成和(或)维持低体重为特征的进食行为异常。最常见于青少年女性,年龄多为13~20岁,极少见于男性青少年。患者故意限制饮食,并常采取过度运动、引吐、导泻等方法以减轻体重,使体重降至明显低于正常的标准。患者常有过分担心发胖,或已经明显消瘦仍自认为太胖等体像障碍;有的患者可有间歇发作的暴饮暴食;常有营养不良、代谢和内分泌紊乱。女性可出现闭经,男性可有性功能减退,青春期前的患者性器官常呈幼稚型。

1. 临床表现 对肥胖的强烈恐惧和对体型体重的过度关注是患者临床症状的核心,对进食持有特殊的态度和行为。AN患者的很多生理心理症状与饥饿所致营养不良及患者的行为问题有关,下面为AN常见的症状表现:

(1) 外表

1) 皮肤:皮肤苍白干燥,伴高胡萝卜素血症的患者可表现为皮肤发黄。由于骨髓功能降低,血小板减少或者呕吐时胸内压增加可导致皮肤瘀斑。皮肤还可出现与减肥药有关的皮疹。皮肤易生冻疮,手掌有硬结。神经性厌食症患者常有严重的皮下脂肪丢失,表现为"皮包骨"。由于皮下脂肪萎缩,皮肤松弛,缺乏弹性,皮下静脉清晰可见,腹部呈现舟状腹,骨骼明显,肌肉也逐渐萎缩,最后成恶病质状态。骨骼突出部位由于皮肤缺乏弹性,坐卧时间稍长即感觉疼痛,甚至并发褥疮,而且伤口愈合比较困难。

2) 毛发:毛发干枯、缺乏光泽,甚至大量脱落。指甲脆弱,腋毛及阴毛变得稀疏。体外侧表面如背部到手臂的毛发胎毛化,这可能与需要调节体温有关。

3) 衰弱无力:由于饥饿导致营养不良,患者日常表现衰弱无力。极度营养不良时,劳动力全失,呈全身无力状态,行动亦需扶持。

(2) 中枢神经系统

1) 一般状况:早期精力充沛甚至欣快,睡眠少、非常关注周围事物,当营养状况持续恶化时,大脑由于严重营养不良,表现反应迟钝、精神萎靡。

2) 思维异常:注意力不集中、记忆力下降、学习能力下降、对噪声过度敏感,患者还可表现为强迫性思维,反复思考,尤其是在体重、食物卡路里方面过度计较。患者对体重、食物的偏执、难以改变的先占观念也和大脑功能状态有关。

3) 情绪异常:早期精力充沛甚至欣快,但情绪不稳定,易激惹,随着病情加重,出现抑郁、焦虑,甚至自杀观念。

4) 意识障碍或癫痫发作:有些患者在营养状况差、合并感染或代谢紊乱时出现意识模糊、谵妄、癫痫发作,甚至昏迷。

(3) 消化系统

1) 口腔:暴食-清除型的患者可出现牙釉质和牙质的腐蚀。

2）腮腺：暴食-清除型的患者由于过度咀嚼和频繁的呕吐使唾液腺分泌增加，引起两腮处的唾液腺肿胀。

3）食管：暴食-清除型的患者会出现食管的并发症，如食管炎、食管糜烂和溃疡。食管破裂多是在患者大量进食后呕吐时出现。由于胃酸反流导致食管黏膜炎症，患者时常有胃灼热、反酸、反胃、吞咽困难、胸痛、上腹部疼痛、胃胀、多涎，严重者食管出血、溃疡，出现出血性呕吐物。反流的胃液还可侵蚀咽部、声带和气管，引起慢性咽炎、慢性声带炎和气管炎，临床上称为 Delahunty 综合征。

4）胃部：胃部并发症非常常见。长期节食影响消化系统的功能和消化酶的分泌，导致胃缩小、蠕动减慢、排空延迟。胃排空减慢导致患者进食后有腹部不适、腹痛或饱胀感。另有学者通过研究报道，16% 厌食症患者患有消化道溃疡。长期进食不足的厌食症患者在进食期间可能会出现急性胃扩张的表现，典型症状为腹部疼痛、胃胀、恶心和呕吐，严重时上腹部可见毫无蠕动的胃轮廓等。

5）小肠：表现为小肠功能紊乱，半数患者有十二指肠扩张。

6）结肠：表现为便秘。

7）胰腺：厌食症患者的胰腺病变也很常见，胰腺纤维化可能是失用性功能下降。有些患者由于胰酶分泌缺乏，出现吸收不良性腹泻。

8）肝脏：蛋白质能量缺乏的患者中肝功能异常很常见，可出现可逆转的肝肿大以及恶性营养不良（Kashiorkor 综合征）伴随肝脏脂肪改变。

（4）内分泌改变

1）闭经：闭经是神经性厌食症的诊断标准之一。患者表现月经停止、性发育停止或第二性征减退；子宫萎缩变小；无性欲；生育困难；孕期和分娩期并发症发生率高。

2）甲状腺功能减退：患者表现为生命体征下降，皮肤干燥，便秘，怕冷，踝反射延迟，头发干燥、稀疏和脆弱，睫毛和眉毛脱落，皮肤苍白，有非凹陷性水肿，心动过缓，心音低弱、心输出量少。个别患者全心扩大，伴有心包积液、腹水。但嗜睡并不常见。

3）肾上腺皮质激素分泌增加：患者虽然营养状况差，骨瘦如柴，但却精力充沛，睡眠少。但这种表现只是身体暂时的适应性变化，随着身体状况恶化，就会出现虚弱无力症状，患者情绪不稳定、烦躁易怒。由于肾上腺皮质激素对雌激素合成的抑制作用，雄激素分泌相对增多，女性患者出现细毳毛，分布于面部、颌下、腹部及腰背部，有些患者会出现痤疮。

4）生长激素：生长激素（HGH）水平正常或轻度升高，但患者生长发育却延缓或停滞。

（5）血液系统：患者常同时有缺铁性贫血和巨幼细胞性贫血。表现为皮肤苍白、无力、畏寒、头晕耳鸣、记忆力减退、思维不集中、抵抗力下降等。贫血严重时可有低热和基础代谢率增高。

（6）心血管系统：80% 以上的患者可出现心血管系统的异常，表现为心动过缓，心动过速、低血压、室性期前收缩、心力衰竭以及心电图的多种变化。其中心动过缓和低血压是最常见的症状，患者表现心悸、疲乏、头晕和耳鸣，易出现体位性晕厥。周围血管收缩、循环不良，肢体发绀，局部温度低或易生冻疮，严重者甚至休克。充血性心力衰竭常常是厌食症晚期的表现，但也是患者在再进食时容易出现的并发症，在极度消瘦的病例中有发生猝死的报道。

（7）泌尿系统：70% 的患者会出现肾功能异常，临床表现为凹陷性水肿、早期多尿、晚期少尿甚至无尿、血尿素氮水平增高、电解质异常等。

（8）代谢改变

1）基础代谢率下降：一般下降20%，有时下降30%～40%，故畏寒、体温低（36℃以下）。

2）低血糖：少数患者长期饥饿时，会出现血糖过低而发生昏迷，甚至猝死，特别是病情严重者在活动过程中更容易发生。常规检查发现很多患者存在无症状型低血糖。实验室检查空腹血糖可降低（<3.5mmol/L）。

3）胆固醇水平增高：尽管患者低脂肪饮食，但经常发现胆固醇水平高（>6.5mmol/L），这可能是雌激素和甲状腺素代谢异常所致。

4）高胡萝卜素血症：血清胡萝卜素和维生素A水平增高。

（9）电解质紊乱：呕吐和滥用泻药或利尿剂的患者电解质异常更为常见，最常见的是低钾、低磷、低钠以及低氯性代谢性碱中毒。

1）低钾：低钾血症的表现取决于血钾降低的速度和程度。一般情况下，血钾浓度越低，对机体的影响越大。

2）低钠：低钠血症主要表现为神经系统症状，主要与血钠浓度改变的速度密切相关。症状从恶心、呕吐、不适等到头痛、嗜睡，最终出现抽搐、昏迷和呼吸困难。

3）低磷：明显的低磷血症，是再进食阶段容易出现的严重并发症，可引起心肌功能紊乱和神经系统并发症。

4）低镁：25%以上的患者存在低镁血症，往往表现为神经肌肉兴奋性增高。临床表现为自发性的腕足痉挛，严重者可出现癫痫大发作。低镁血症常易被忽视却很重要的一个表现是心律失常，心电图表现暴力P-R间期和Q-T间期延长。

5）代谢性碱中毒：轻度代谢性碱中毒时通常无症状，或其临床表现往往被原发病所掩盖，缺乏特有的症状或体征。但在急性或严重代谢性碱中毒时，可出现烦躁不安、精神错乱、谵妄等中枢神经系统兴奋的表现。神经肌肉的应激性增高表现为面部和肢体肌肉抽动、腱反射亢进及手足抽搐。

（10）骨骼系统：AN患者骨成熟受阻，在体重下降出现闭经时患者的骨发育停止。青春期前及青春期早期的患者容易发生生长发育迟滞、身材矮小或骨骼发育停止。厌食症患者可出现骨质疏松和病理性骨折，已发生骨质疏松的部位是腰椎和髋部，脊椎骨折是最常见的病理性骨折。

2. 诊断标准　CCMD-3的诊断标准如下：

（1）明显的体重减轻，比正常平均体重减轻15%以上，或者Quetelet体重指数为17.5或更低，或在青春期前不能达到所期望的躯体增长标准，并有发育延迟或停止。

（2）自己故意造成体重减轻，至少有下列1项：①回避“导致发胖的食物”；②自我诱发呕吐；③自我引发排便；④过度运动；⑤服用厌食剂或利尿剂等。

（3）常可有病理性怕胖——指一种持续存在的异乎寻常地害怕发胖的超价观念，并且患者给自己制订一个过低的体重界限，这个界值远远低于其病前医生认为是适度的或健康的体重。

（4）常可有下丘脑-垂体-性腺轴的广泛内分泌紊乱，女性表现为闭经（停经至少已3个连续月经周期，但女性如用激素替代治疗可出现持续阴道出血，最常见的是用避孕药），男性表现为性兴趣丧失或性功能低下；可有生长激素升高、皮质醇浓度上升，外周甲状腺素代谢异常及胰岛素分泌异常。

(5) 症状至少已3个月。

(6) 可有间歇发作的暴饮暴食(此时只诊断为神经性厌食)。

(7) 排除躯体疾病所致的体重减轻,如颅内肿瘤、肠道疾病例如克罗恩(Crohn)病或吸收不良综合征等。

需说明的是:①正常体重期望值可用身高厘米数减105得正常平均体重千克数;或用Quetelet体重指数=体重千克数/身高米数的平方进行评估;②有时厌食症可继发于抑郁症或强迫症,导致诊断困难或在必要时需并列诊断。

3. 鉴别诊断

(1) 躯体疾病:青年人躯体因素所致的体重下降必须加以区分,包括慢性消耗性疾病、肠道疾患、如Cohn病或吸收不良综合征等。这些疾病虽然同样也有厌食,但缺乏神经性厌食的其他表现,如自己故意造成体重减轻、害怕发胖的超价观念及对身体的体像障碍等,此外,各种检查也有助于鉴别。

(2) 脑器质性疾病:特别是垂体肿瘤可能表现为异常厌食,但是,脑器质性疾病多半同时还伴随有其他症状,如头痛、头昏,甚至脑神经损害症状,头颅CT、MRI等检查有助于鉴别。有一些垂体微腺瘤可能缺乏主观症状,仅表现为厌食,诊断时须特别小心,有条件的头颅CT、MRI等检查应作为常规检查,避免误诊误治。

(3) 抑郁症:神经性厌食症患者可伴发抑郁症状,抑郁症患者往往存在食欲减退。但抑郁症患者以情绪低落症状占主导,同时有思维、行为的改变及抑郁症自身的生物学节律,如少语、思维迟缓、意志活动减退,抑郁心境具有晨重夜轻的节律性,患者因食欲差而进食少;神经性厌食的患者一般是由于害怕肥胖而有意节食,并非食欲减退,有些甚至食欲良好并因此偷食或暴食,之后又通过引吐或导泻避免体重增加,患者往往存在异乎寻常的害怕肥胖的超价观念。不过,在少数情况下,这两种疾病也可能并存。

(4) 神经性贪食症:患者有时大量进食,但根据CCMD-3,交替出现的经常性厌食与间歇性暴食症状,只诊断神经性厌食症,故排除神经性贪食。

(5) 与其他精神障碍共病:由于神经性厌食可有焦虑、抑郁、恐惧及冷漠、亢奋、情感稳定性较差等表现,根据CCMD-3系统及目前的共病理论,神经性厌食可与抑郁、强迫或人格障碍等形成共病,诊断时可根据病情特点同时给予若干个诊断。

4. 治疗

(1) 心理治疗:首先应了解患者的发病诱因,给予认知治疗、行为治疗、家庭治疗,通过治疗使患者重新产生进食的欲望。认知治疗主要针对患者的体像障碍,进行认知行为纠正。行为治疗主要采取阳性强化法的治疗原理,物质和精神奖励相结合,达到目标体重便予以奖励和鼓励。家庭治疗针对与起病有关的家庭因素,进行系统的家庭治疗有助于缓解症状、减少复发。通过治疗使患者重新产生进食的欲望。可酌情选用解释支持性心理治疗、心理分析治疗、行为矫正、家庭治疗。

(2) 躯体治疗:与内科医生一起针对患者的躯体状况进行治疗,包括:①躯体支持治疗:保持水、电解质、酸碱平衡,供给高热量饮食,给予白蛋白注射液静脉输液或高静脉营养治疗,补足多种维生素及微量元素。②促进食欲:餐前肌内注射胰岛素可促进食欲,但要防止低血糖反应。③精神药物治疗:抗抑郁药、抗精神病药、锂盐、抗癫痫药、抗焦虑药物均可试用，常用的有舒必利200～400mg/d，对单纯厌食者效果较好；丙咪嗪50～200mg/d，阿米替林150mg/d，对伴贪食诱吐者效果较好。SSRIs类抗抑郁药氟西汀等亦可应用。

5. 预后　神经性厌食症的病程常为慢性迁延性病程。对于未经治疗的病例，其病程多呈慢性复发性，常有持久存在的营养不良、消瘦、人格缺陷及社会适应不良等问题。经过治疗的患者中40%～60%的病例有明显改善。严重消瘦的患者可伴躯体并发症而危及生命，也有饿死、自杀的极端情况。15%～23%的患者死于极度营养不良或其他并发症。

第三节　神经性厌食症及共病

一、临床病例及诊疗思路

【病例摘要】

患者，女，19岁，学生，主因"怕胖伴体重下降1年，间断发作性疑人害己、言语紊乱6个月"入院。1年前，患者出现自觉体型胖，刻意节食，食量少，且饭后大量饮水或用勺子诱导呕吐，2～3次/周，曾3次服用某减肥药，服用后出现幻觉、疑人害己、言语紊乱等表现，当地医院给予奥氮平、帕罗西汀、帕利哌酮治疗，症状有好转，幻觉妄想消失。1年来体重由54kg减至37kg，近4个月出现闭经。

提问1：拟对本患者进行哪些检查？

1. 躯体及神经系统检查；
2. 精神状况检查；
3. 血、尿、便常规；
4. 肝肾功能；
5. 甲状腺功能；
6. 脑电图；
7. 脑CT；
8. 胃镜检查；
9. 心理测验。

提示：

既往体健，家族史阴性。病前性格内向、要强、追求完美，因感觉自己长得不漂亮而自卑。病前人际交往可，无特殊兴趣爱好，否认烟酒等不良嗜好。否认其他精神活性物质滥用史。体格检查：T 35.5℃，P 56次/分，R 16次/分，BP 90/50mmHg。消瘦，营养差，皮下脂肪少，皮肤干燥、弹性差，腋毛、阴毛脱落，体重指数13.6。余未见异常。脑CT检查未见异常。精神状况检查：神清，定向力完整，接触合作，对答切题。思维联想加速、语速快，语量多，思维条理性可，问及曾经是否出现幻听、被害妄想时予以否认，承认自己一直存在怕胖的心理、刻意节食、进食后抠喉诱吐的行为。情感高涨、表情显轻浮、幼稚、夸张，情感反应与内心体验一致，对治疗欠合作，需反复劝说才可接受，自知力不完整。

提问 2:根据以上病史及检查结果,对于此患者,可能的诊断是?

1. 抑郁症;
2. 神经性厌食症;
3. 分离转换性障碍;
4. 轻躁狂发作;
5. 精神分裂症;
6. 短暂性精神病性障碍;
7. 药物所致精神障碍缓解期;
8. 双相情感障碍。

提示:

进一步追问病史,患者确认多次出现幻听妄想等精神病症状均与服减肥药存在密切时间先后关系,且每次均为急性发作,迅速缓解,有时可自行缓解,否认既往存在抑郁症状。患者目前存在心境高涨、思维联想加速、语速快、语量多、活动增多、过分打扮、注意力分散的表现,上述症状持续 3 个月余。

提问 3:根据以上提示,此患者目前的诊断是?

1. 抑郁症;
2. 神经性厌食症;
3. 分离转换性障碍;
4. 不伴精神病性症状的轻躁狂发作;
5. 精神分裂症;
6. 短暂性精神病性障碍;
7. 药物所致精神障碍缓解期;
8. 双相情感障碍。

提问 4:以下关于神经性厌食症的叙述,哪些是正确的?

1. Quetelet 体重指数不高于 17.5;
2. 治疗开始后,开始的几周要尽快增加患者体重,改善营养状况;
3. 神经性厌食症患者存在体像障碍,即使十分消瘦仍认为自己很胖;
4. 部分患者出现甲状腺功能减退表现,表现为生命体征下降,皮肤干燥,怕冷,头发干燥、心动过缓等;
5. 患者虽然营养状况差,骨瘦如柴,但却精力充沛,睡眠少。
6. 尽管患者低脂肪饮食,但经常出现胆固醇水平>6.5mmol/L。
7. 厌食症患者可出现骨质疏松和病理性骨折,股骨颈骨折是最常见的病理性骨折。

提问 5:针对此患者,主要的治疗手段应包括?

1. 抗抑郁药物治疗;
2. 营养重建;
3. 电休克治疗;

4. 抗精神病药物治疗；

5. 认知心理治疗；

6. 心境稳定剂治疗。

【诊疗及解题思路】

病情回顾：患者，女，19岁，学生，主因“怕胖伴体重下降1年，间断发作性疑人害己、言语紊乱6个月”入院。1年前，患者出现自觉体型胖，刻意节食，食量少，且饭后大量饮水或用勺子诱导呕吐，2～3次/周，曾3次服用某减肥药，服用后出现幻觉、疑人害己、言语紊乱等表现，当地医院给予奥氮平、帕罗西汀、帕利哌酮治疗，症状有好转，幻觉妄想消失。体重指数13.6，近4个月出现闭经。

患者主要以怕胖、体重下降为主要临床相就诊。体重下降可由躯体疾病和心理疾病引起，精神科临床中要首先排除躯体疾病导致的体重下降。详细的躯体和神经系统检查、精神状况检查、心理测验、三大常规为必须检查，神经系统、肝肾胃肠疾病、内分泌疾病均可导致体重下降。第1题的正确选项为1～9全部选项。

该患者既往曾有幻觉、被害妄想及言语紊乱等表现，病史中又存在服用减肥药物史，入院时兴奋性高，整个病史情况较为复杂，对诊断造成困难。分析患者病史，此次主要表现为过度节食且有进食后诱吐行为，造成体重减轻，体重指数13.6，存在体像障碍，持续存在一种害怕发胖的无法抗拒的超价观念，闭经4个月，根据ICD-10诊断为神经性厌食症明确。同时患者目前存在心境高涨、思维联想加速、语速快、语量多、活动增多、过分打扮、注意力分散的表现，持续性病程3个月余，为轻躁狂状态，需考虑的共患疾病包括：①情感障碍：患者目前表现为情感略显高涨，语速快、语量多，既往曾有不确切的抑郁病史，入院前服用帕罗西汀1个月以上，需进一步检查观察病情演变以明确是否共患情感障碍；②药物所致急性短暂性精神障碍：该患者多次出现幻听妄想都与服用减肥药有关，每次均为急性发作，迅速缓解，有时可自行缓解，但患者目前对病情有所隐瞒，需进一步观察病情演变以明确诊断；③精神分裂症：患者多次出现急性发作性幻听、被害妄想、言行紊乱，需考虑与精神分裂症相鉴别，但病程不超过1个月，均与服减肥药存在密切时间先后关系，且急性发作，缓解迅速，需首先排除药物所致精神障碍。提问2的正确选项为神经性厌食症、轻躁狂发作、短暂性精神病性障碍、药物所致精神障碍缓解期、双相情感障碍。

根据提示2，患者确认多次出现幻听妄想等精神病症状均与服减肥药存在密切时间先后关系，且每次均为急性发作，迅速缓解，有时可自行缓解，目前精神病症状已得到控制，故药物所致精神障碍缓解期诊断明确。同时考虑患者目前的躁狂状态与服用减肥药物时间相差较远，不为药物所致，应考虑为情感障碍疾病。患者既往病史中无明确的抑郁发作，此次病程为单次轻躁狂发作，故诊断为不伴精神病性症状的轻躁狂发作，但不排除日后发展为双相情感障碍的可能。故第3题的答案为：神经性厌食症、不伴精神病性症状的轻躁狂发作、药物所致精神障碍缓解期。

神经性厌食症特点是拒绝将体重维持在正常体重最低限或之上（低于与年龄和身高匹配的预期体重的85%，或体重指数$<17.5kg/m^2$，或者在生长发育期内体重增长达不到预期的水平）。与此相应，通常会有对体重增加的强烈恐惧，对体重的先占观念，对当前低体重和低体重所带来的对健康的不良影响的否认，还有闭经。

在对厌食症患者的营养重建过程中，应先设定目标体重和体重增长率，一般目标体重设定为标准体重的90%，体重增长率在门诊为0.5～1kg/周，住院为1～1.5kg/周；制订进食计划，开始时摄入的热量不宜过多，一般限制在每天30～40kcal/kg，为1000～1600kcal/d，在体重增加过程中，有些患者摄入量可增至70～100kcal/(kg·d)。

由于肾上腺皮质激素分泌增加，厌食症患者虽然营养状况差，骨瘦如柴，但却精力充沛，睡眠少。此外，部分患者出现甲状腺功能减退表现，如生命体征下降、皮肤干燥、便秘、怕冷、踝发射延迟、头发干燥、稀疏和脆弱，睫毛和眉毛脱落、皮肤苍白、有非凹陷性水肿、心动过缓、心音低弱、心输出量少。个别患者全心扩大，伴有心包积液、腹水。尽管患者低脂肪饮食，但经常发现胆固醇水平增高(>6.5mmol/L)，这可能是雌激素和甲状腺素代谢异常所致。

神经性厌食症患者骨成熟受阻，在体重下降出现闭经时患者的骨发育停止。青春期前及青春期早期的患者容易发生生长发育迟滞、身材矮小或骨骼发育停止。厌食症患者可出现骨质疏松和病理性骨折，已发生骨质疏松的部位是腰椎和髋部，脊椎骨折是最常见的病理性骨折。综上，第4题的1、3、4、5、6选项为正确选项。

神经性厌食症的治疗多以综合治疗为指导原则，主要包括营养重建、心理教育、心理治疗和药物治疗几个方面。药物治疗可根据患者的特点是用抗抑郁药、抗焦虑药、抗精神病药等改善患者情绪，纠正病态心理，促进体重增加。因患者目前处于轻躁狂状态，目前可考虑选用的药物为非典型抗精神病药和(或)心境稳定剂，而抗抑郁剂是不适合应用的。此外，厌食症患者一般不采用电休克治疗，只有当共病严重抑郁、自杀行为时方考虑使用。

【拓展思维病例】

患者，女，汉族，23岁，大专文化，未婚。主因“情绪低落、兴趣减退伴反复呕吐1年余”为主诉入院。患者自述于1年前无明显诱因出现情绪低落、苦恼忧伤、兴趣索然，患者表现为愁眉苦脸、唉声叹气，大部分时间高兴不起来，容易悲伤哭泣。不愿与人交流，喜欢独处。脑海中反复思考一些没有目的的事情，莫名其妙的心急烦躁，伴有心悸、胸闷症状。心情烦躁，易激惹，常常为一些小事情发脾气。乏力感明显，常卧床休息，不愿活动。记忆力、计算能力均减退，工作及学习感到吃力。期间患者出现反复呕吐症状，呕吐物为胃内容物，非喷射样呕吐。患者否认有减肥意愿，否认有节食、诱吐行为。患者2015年因反复呕吐入消化内科住院治疗，完善电子胃镜提示慢性胃炎、食管炎；后以“抑郁症”转入精神科进一步治疗，予以盐酸文拉法辛缓释片75mg每天1次，奥氮平5mg每晚1次，上述症状较前缓解。患者出院后继续服药，并于门诊随诊，期间上述症状反复发作。患者近2周凭空而闻人语，无法分辨及复述所听内容。患者为求进一步诊治来就诊，门诊以“神经性呕吐”收入院。病程中，否认昏迷、高热、抽搐、自杀行为。患者饮食差，精神状态欠佳，体力减退，体重无明显变化，大小便正常。

家族史、既往史：无特殊。个人史：出生及母孕期正常，大专毕业后待业，无特殊爱好，无烟酒嗜好。病前性格多疑、敏感。

精神状况检查：患者神志清，定向力准。表情忧虑，有情绪低落，苦恼忧伤，兴趣减退，无自伤、自杀行为，存在焦虑、易激惹等；引出幻听，耳边可听见有人说话，但无法分辨说话内容及说话者性别。意志行为减退，自知力完整。

针对此患者，假如您是经治医生：

1. 你觉得该患者还需收集哪方面的病史？做哪方面的检查？

2. 您觉得患者“呕吐”的动机及心理活动对诊断有何意义？

3. 进食障碍有哪些？根据病史该患者需要考虑哪些疾病？

4. 根据病史该患者需要和哪些疾病相鉴别？

5. 病例中描述“自知力完整”，您如何看待该患者的自知力？

6. 假如该患者属于进食障碍的话，需进一步了解哪些病史？

二、病例相关理论知识

神经性厌食症有两种明确定义的亚型：暴食-清除型和限制型。AN 主要发生于青少年女性。

1. 病因及病理机制　与该障碍发生、发展、病程、临床表现及预后等密切相关的因素有：①社会文化；②生活事件和处境；③人格特点、应对方式及经历；④继发性营养不足和内分泌、代谢及躯体功能紊乱等。虽然厌食可出现在多种情况下，然而由于具有动机、表现、病程及治疗、预后等方面的特征，神经性厌食已构成了一个独立的综合征，但其诊断须与躯体疾病所致的体重减轻及其他精神障碍的继/伴发症状鉴别。

神经性厌食多为逐渐起病，发生前可有一定的心理、社会因素作为诱因，但也可缺乏明确的诱发因素。询问病史时应详细了解家族史、社会文化因素、家庭心理因素、应激性生活事件、个性特征等。本患者除遗传因素外，其他因素都或多或少起着一定的发病诱因。此外神经性厌食患者可能存在一定的感知综合障碍，对身体的感知觉存在体像障碍，即使是已经非常瘦弱，但仍然觉得胖，需要继续节食。同时可有焦虑、抑郁、恐惧及冷漠、亢奋等，情感稳定性较差。借助于心理测验及评定量表来评定患者的各种心理状态，常用的有 MMPI、EPQ、16-PF、SAS、SDS、SCL-90、HAMD、HAMA 等。有学者通过研究认为神经性厌食是抑郁症的一种谱系障碍，甚至可能是抑郁症的一种亚型，重点应了解和评价患者的情绪状态及自杀倾向等。

2. 诊断　神经性厌食患者不认为有病而拒绝治疗，常因停经、伴发水电解质紊乱、低血压、低血糖、感染等被家人强迫就医。体格检查应重点检查患者的体重、皮下脂肪厚度、外生殖器的发育情况。对患者的血尿常规、肝肾功能、电解质等实验室检查指标进行全面检查和评价。应进行心电图、脑电图、胸部 X 片、头颅 CT 或 MRI 检查。长期厌食、导致躯体合并症，出现神经、内分泌以及免疫系统损害，故有条件时应对患者进行下丘脑-垂体-肾上腺、甲状腺、性腺等内分泌系统以及免疫系统辅助检查。ICD-10 中关于神经性厌食症的诊断标准如下：

（1）体重保持在至少低于期望值 15% 以上的水平（或是体重下降或是从未达到预期值），或 Quetelet 体重指数为 17.5 或低于此值。青春期前的患者可以表现为在生长发育期内体重增长达不到预期标准。

（2）体重减轻是自己造成的，包括拒食“发胖食物”，及下列一种或多种手段：自我引吐；自行导致的通便；运动过度；服用食欲抑制剂和（或）利尿剂。

（3）有特异的精神病理形式的体像扭曲，表现为持续存在一种害怕发胖的无法抗拒的超价观念，患者强加给她（他）自己一个较低的体重限度。

（4）包括下丘脑-垂体-性腺轴的广泛的内分泌障碍：在女性表现为闭经；在男性表现为性欲减退及阳萎（一个明显的例外是厌食症女性接受激素替代治疗，最常见的是口服避孕药时，出现持续性的阴道流血）。下述情况也可以发生：生长激素及可的松水平升高，甲状腺素外周代谢变化及胰岛素分泌异常。

(5) 如果在青春期前发病,青春期发育会放慢甚至停滞(生长停止,女孩乳房不发育并出现原发性闭经;男孩生殖器会呈幼稚状态)。随着病情恢复,青春期多可正常度过,但月经初潮延迟。

3. 治疗　AN 的治疗多以综合治疗为指导原则,主要包括营养重建、心理治疗和药物治疗几个方面。

营养重建部分包括处理患者严重的躯体合并症(纠正水电解质平衡紊乱,积极治疗感染、腹泻、休克等需要紧急处理的疾病)、重新进食(包括设定目标体重和体重增长率,一般目标体重设定为标准体重的90%,体重增长率在门诊为0.5~1kg/周,住院为1~1.5kg/周;制订进食计划,开始时摄入的热量限制在每天30~40kcal/kg,为1000~1600kcal/d,在体重增加过程中,有些患者摄入量可增至70~100kcal/(kg·d);矫正异常进食行为,如藏饭、呕吐、过度运动等,建立健康的饮食习惯(这里行为矫正治疗是必要和重要的)和补充额外的营养(如多种维生素、微量元素,常规摄入量之外的补充能量,无法或拒绝进食的肠道外营养支持等)。心理治疗和药物治疗详见第十七章第二节。

治疗形式分为门诊治疗和住院治疗两种形式,大多数患者可以在门诊治疗,出现以下情况需住院治疗:出现严重的躯体疾病或精神不稳定的患者,且迅速或过分的体重降低,门诊治疗无效者;严重的电解质失衡;严重的生理并发症,如体温<36℃,因心动过缓出现晕厥(PR<45 次/分)和(或)出现显著的体位性低血压;心血管合并症或其他急症;因重度营养不良导致的精神状态的显著改变;出现精神病状态或突出的自杀风险;门诊治疗失败(如不能打破病态进食模式的循环或不能融入有效的心理门诊治疗)。

住院治疗必要时可能需要采取强制措施,但住院不应被视为对患者的惩罚,关于住院治疗的目的应与患者及其家属进行充分的讨论,可能涉及处理躯体和(或)精神方面的合并症、制订和建立健康饮食计划、处理潜在的冲突(如自尊感低下),以及加强沟通技巧等。

第四节　失　眠　症

一、临床病例及诊疗思路

【病例摘要】

患者,女,36岁,工人,已婚,汉族。主因“失眠8年,加重2年”入院。患者于8年前因频繁上夜班,逐渐出现夜眠差,主要表现为入睡难、多梦、早醒,白天困乏无力,起初每当夜班劳累时出现上述情况,以后逐渐加重,每天只能睡5、6个小时,有时感到彻夜不眠。严重时出现心悸、胸闷、头晕、全身疼痛、多汗,不思饮食,曾间断服用地西泮类药物,效果好,但担心成瘾不敢长期使用。2年前失眠进一步加重,为此情绪变得抑郁烦躁,特来就诊。

提问1:以下哪些有助于了解病史?

1. 询问失眠症的原因;
2. 查找不健康的生活方式;
3. 了解睡眠环境的影响;
4. 以患者对睡眠的主观评价为标准;

5. 对睡眠持的态度；
6. 体格检查；
7. 心电图；
8. 脑电图；
9. 头颅 CT 或 MRI 检查；
10. SAS，SDS，SCL-90；
11. MMPI、EPQ。

提示：

患者长期的失眠导致记忆力下降，注意力不集中，情绪易激动，如果晚上能睡 7 个小时以上，所有的不适可以完全消失。平素体健，病前性格开朗。无不良嗜好。体检正常。未发现感、知觉障碍。无思维联想和逻辑障碍，无妄想。表情自然，偶有心悸、紧张等，对自己的失眠表示担忧，无异常行为。心电图、脑电图检查均正常。SAS9 分，SDS7 分，SCL-90 各因子均在正常范围。

提问 2：对于本患者，最可能的诊断为？

1. 神经衰弱；
2. 焦虑症；
3. 抑郁症；
4. 惊恐障碍；
5. 适应障碍；
6. 失眠症；
7. 神经症。

提问 3：CCMD-3 诊断标准中失眠症的病程为？

1. 每周至少发生 2 次，并持续 3 个月以上；
2. 每周至少发生 3 次，并持续 3 个月以上；
3. 每周至少发生 2 次，并持续 2 个月以上；
4. 每周至少发生 3 次，并持续 2 个月以上；
5. 每周至少发生 2 次，并持续 1 个月以上；
6. 每周至少发生 3 次，并持续 1 个月以上；
7. 每周至少发生 2 次，并持续 6 个月以上；
8. 每周至少发生 3 次，并持续 6 个月以上。

提问 4：失眠症是以睡眠障碍为几乎唯一的症状，其他症状均继发于失眠，包括？

1. 错觉；
2. 听幻觉；
3. 睡眠不深；
4. 醒后感不适、疲乏；
5. 白天抑郁、焦虑；

6. 易醒、多梦、早醒；
7. 关系妄想；
8. 醒后不易再睡；
9. 思维松弛。

提问5：有关失眠的病因，正确的有？

1. 各种躯体疾病可引起失眠；
2. 生活中的各种令人高兴的事件；
3. 患者常常对健康要求过低，不关注健康；
4. 夜班和白班频繁变动可以增加人对生物钟节奏变化适应能力；
5. 环境嘈杂、空气污浊、居住拥挤或突然改变睡眠环境；
6. 时差效应；
7. 饥饿、疲劳、性兴奋可有助于睡眠等；
8. 酒精、咖啡、茶叶、药物依赖；
9. 各类精神疾病大多伴有睡眠障碍。

提问6：治疗失眠症一般选择半衰期短、副作用和依赖性较少的抗焦虑、镇静催眠药物，疗程最好为？

1. 2～3周；
2. 1周以内；
3. 1～2周；
4. 3～4周；
5. 2～4周；
6. 4～6周；
7. 1～3月；
8. 3～6月；
9. 12月。

提问7：以下哪些符合睡眠卫生？

1. 避免在床上做不应在床上做的事；
2. 睡前剧烈运动有助睡眠；
3. 睡前放松训练；
4. 用接纳及支持的态度给予正确的睡眠卫生；
5. 药物治疗是常用的安全、有效的方法；
6. 药物治疗适合任何人群，但剂量应适当调整。

提问8：理想的安眠药物应具有下列几项特性？

1. 能够产生快速、有效而愉快的入眠；
2. 抑制慢波睡眠的药物疗效最好；
3. 不应该延长睡眠至非药物作用期；
4. 一周内缓慢起效；
5. 能够维持其有效性至少数周；
6. 长半衰期的药物优于短半衰期的；

7. 当停药时，不应有戒断症状（如反弹性失眠）；

8. 能够使患者醒来有清新感而没有宿醉的现象。

提问9：药物治疗失眠的说法正确的有？

1. 病程长者使用最大有效剂量，进行冲击疗法；
2. 间断给药或短期服药；
3. 慢性患者可长期小剂量应用短半衰期的药物；
4. 短半衰期的药物可突然停药，而长短半衰期的药物宜缓慢停药；
5. 注意停药后的失眠反弹；
6. 记忆受损、晕倒、过度思睡，特别是高剂量时容易导致交通事故；
7. 苯二氮䓬类药物合用酒精，可减少苯二氮䓬类依赖的危险性；
8. 长期大量使用苯二氮䓬类药物还可导致依赖；
9. 对于睡眠节律的紊乱，包括睡眠位相滞后、时差反常、倒班作业引起的睡眠障碍，褪黑素治疗较为满意。

【诊疗及解题思路】

病情回顾：患者，女，36岁，工人，已婚，汉族。主因"失眠8年，加重2年"入院。患者于8年前因频繁上夜班，逐渐出现夜眠差，主要表现为入睡难、多梦、早醒，白天困乏无力，起初每当夜班劳累时出现上述情况，以后逐渐加重，每天只能睡5、6个小时，有时感到彻夜不眠。严重时出现心悸、胸闷、头晕、全身疼痛、多汗，不思饮食，曾间断服用地西泮类药物，效果好，但担心成瘾不敢长期使用。2年前失眠进一步加重，为此情绪变得抑郁烦躁，特来就诊。

患者为中年女性，以失眠为主要痛苦就诊，因长期失眠出现了严重时出现心悸、胸闷、头晕、全身疼痛、多汗，不思饮食。失眠症（insomnia）是指睡眠的始发（sleep onset）和维持（sleep maintenance）发生障碍致使睡眠的质和量不能满足个体正常需要的一种状况。失眠的表现有多种形式，包括难以入睡、睡眠不深、易醒、多梦早醒、醒后不易再睡、醒后不适感、疲乏，或白天困倦。失眠可引起患者焦虑、抑郁或恐怖心理，并导致精神活动效率下降，妨碍社会功能。

对于失眠症患者在询问病史时，要注意采集以下信息：询问患者是否经常难以入睡、早上是否醒得过早、经常在夜间觉醒、醒后能否再很快入睡、早上醒来是否总是觉得很疲劳、白天的情绪、对白天工作的影响。询问失眠症的原因：精神压力过大、滥用安眠药或兴奋药、不健康的生活方式、饮食因素、睡眠环境因素、对睡眠持有不正确的态度等。精神状况检查要点重点在于评价患者的睡眠时间、睡眠深度及体力恢复的不足问题。进行一般常规的体格检查、实验室检查已排除器质性因素。并且可以进行多导睡眠图（PSG）、心电图、脑电图、头颅CT，MRI，进一步了解患者各种功能状况及进行必要的排除。心理测验及评定量表症状评定有PSQI、SAS、SDS、SCL-90、HAMD、HAMA等；生活事件量表（LES）；个性特征有MMPI、EPQ、16-PF等，目的为进一步评定患者的各种心理状态。第1题问哪些有助于了解病史，可以通过询问所提供的所有项目完善病史。患者以失眠为主要的症状，伴随有抑郁躯体不适焦虑，达不到抑郁症、焦虑症的诊断标准。第1题选失眠症。有关3～9题见相关知识回顾篇章里的讲解。第3题正确答案为每周至少发生3次，并持续1个月以上。第4题的答案为睡眠不深，醒后感不适、疲乏，易醒、多梦、早醒，醒后不易再睡。第5题为各种躯体疾病可引起失眠，环境嘈杂、空气污浊、居住拥挤或突然改变睡眠环境，时差效应，酒精、咖啡、茶叶、药物依赖,各类精神疾病大多伴有睡眠障碍。第6题答案为1~2周。第7题为避免在床上做不应在床上做的事、睡前放松训练,用接纳及支持的态度给予正确的睡眠卫生。第8题为能够产生快速、有效而愉快的入眠;不应该延长睡眠至非药物作用期;能够维持其有效性至少数周;长半衰期的药物优于短半衰期的;当停药时,不应有戒断症状(如反弹性失眠);能够使患者醒来有清新感而没有宿醉的现象。第9题答案为间断给药或短期服药;长期大量使用苯二氮䓬类药物还可导致依赖;对于睡眠节律的紊乱,包括睡眠位相滞后、时差反常、倒班作业引起的睡眠障碍,褪黑素治疗较为满意。

【拓展思维病例】

患者,男,50岁,汉族,已婚,农民。主因"失眠10多年,加重伴乏力、兴趣下降1个月余"入院。患者自诉10年前无明显诱因起病,主要表现为入睡困难,上床数小时仍无法入睡,易醒,醒后无法入睡,诉听到蚂蚱叫、类似鼓声等声音,从早到晚都听到,且声音特别大,晨起感头晕、心慌、烦躁、焦虑,担心自己的身体,记忆力下降。多次就诊当地人民医院,主要诊断"焦虑症",曾予以帕罗西汀、米氮平、喹硫平、氯硝西泮等治疗,自述服药后感脑子、腹部空空的,好像没有东西,感觉没有效果,未坚持服药(没有坚持2周以上)。

1个月前上述症状加重,白天困乏感,精力下降,心情不好,情绪低落,担心自己病治不好,对事情失去兴趣,感觉血供不到脑子,感觉自己血不流了,感觉自己的脸和头容易油油腻腻,并伴乏力、头晕、头痛、头麻、胸闷胀、脖子胀等,严重影响工作及生活,为进一步治疗,门诊拟诊"混合性焦虑和抑郁障碍"收住精神科。患病以来,无自杀、自伤,无伤人、毁物,无畏寒、发热,无昏迷、抽搐,进食差,日常生活能自理,大小便正常。体重无变化。

既往史、家族史无特殊。

体格检查:神志清。T 36.6℃,P 76次/分,R 20次/分,BP 150/100mmHg,甲状腺无肿大。胸廓无畸形。双肺叩诊清音。未闻及干湿性啰音。心率76次/分,律齐,无杂音,腹平软,全腹无压痛,反跳痛,肠鸣音3次/分,神经系统检查:双侧瞳孔等大等圆,直径为3mm,对光反射灵敏,双侧肢体肌力、肌张力正常,病理征未检出。

精神状况检查:意识清楚,主动接触,检查合作,问话切题,入室表现安静,对答切题,自述睡眠差,白天困乏,心情差,心慌、烦躁、焦虑,精力下降,情绪低落,兴趣减退,感头晕、头痛等躯体不适。无幻觉妄想,无自杀及伤人行为,主动就医,承认有病,自知力存在。

实验室及辅助检查:尿便常规、血常规、肾功能、电解质、血糖、心肌酶、血液流变学、甲功、性激素六项等未见明显异常;血脂六项(静脉血):LDL 3.60mmol/L,TG 2.93mmol/L,HDL 0.78mmol/L,HCY 17.60μmol/L。肝功:GGT 73.00U/L,ALT 48.00U/L。心电图示:窦性心律,T波改变。正常脑电图及脑地形图。颈部血管彩超提示:左右侧颈总动脉血流速度增快;左右侧颈总动脉、颈内动脉、椎动脉未见斑块。腹部、泌尿系彩超提示:肝实质回声增强,光点致密(符合脂肪肝声像图改变),右肾点状强回声(考虑小结石);胆囊餐后显示欠清楚,余未见明显异常。TCD提示:右侧大脑中动脉血流速度增快,左侧椎动脉血流速度减慢。脑涨落分析提示:脑疲劳状态,脑兴奋性降低,大脑兴奋与抑制功能不协调。胸片示:心肺膈未见明显异常。心理测验提示:有轻度焦虑症状,有重度抑郁症状,有轻度偏执及精神病性症状,无明显强迫思维及强迫动作,有社会功能缺陷。

针对此患者,假如您是经治医生:

1. 从病史的记录来看,您觉得该患者治疗效果差的因素有哪些?

2. 您觉得病史中描述“诉听到蚂蚱叫、类似鼓声等声音”是感觉过敏，还是幻听？若想分清楚的话，问诊时你觉得该如何问？

3. 如病史描述“1 个月前上述症状加重，白天困乏感，精力下降，心情不好，情绪低落，担心自己病治不好，对事情失去兴趣”，从诊断等级上，您觉得该诊断哪种疾病较为合适？为什么？

4. 为提高患者的治疗依从性，尤其是服药依从性，你觉得如何和患者沟通？

5. 该患者可能存在哪些性格特征？

6. 老年期抑郁的特征有哪些？假如患者年龄为 65 岁以上，首次发病，病期 2 个月，你需要考虑哪些疾病？

7. 从病史记录来看，该患者需要考虑哪些疾病？主要的鉴别点有哪些？

二、病例相关理论知识

失眠症（insomnia）是一种以失眠为主的睡眠质量不满意状况，其他症状均继发于失眠，包括难以入睡、睡眠浅、易醒、多梦、早醒、醒后不易再睡、醒后不适感、疲乏，或白天困倦。失眠可引起患者焦虑、抑郁，或恐惧心理，并导致精神活动效率下降，妨碍社会功能。

引起失眠的常见原因有：①精神压力过大，这是最常见的原因；②滥用安眠药或兴奋药；③不健康的生活方式，生活起居不规律，高强度脑力劳动，体力活动过少；④饮食因素，睡前吃得过饱或饥饿，睡前饮用浓茶、咖啡或其他兴奋性饮料；⑤睡眠环境因素，睡眠中有强光、噪声，卧室内温度过高或过低，不舒服的床铺、被褥；对睡眠环境缺乏安全感；⑥对睡眠持有不正确的态度，认为每晚必须有 8 小时睡眠，当自己睡眠不足此量时，便担心睡眠不够；⑦伴发于躯体疾病，物质和药物的滥用与戒断。此外，人格特征、自幼不良睡眠习惯，以及遗传因素等都可成为引起持续失眠的原因。

本病罕见于儿童或青少年，主要开始于青壮年（20～30 岁），并逐渐加重，就医多在中年。多见于女性。

1. 临床表现　睡眠-觉醒节律紊乱、反常。有的睡眠时相延迟，比如患者常在凌晨入睡，次日下午醒来，在常人应入睡的时候不能入睡，在应觉醒的时候需要入睡。有的入睡时间变化不定，总睡眠时间也随入睡时间的变化而长短不一；有时可连续 2～3 天不入睡，有时整个睡眠时间提前，过于早睡和过于早醒。患者多伴有忧虑或恐惧心理，并引起精神活动效率下降，妨碍社会功能。

该例 28 岁起病，持续病程 8 年，以失眠为主要症状，加重 2 年。病情严重时伴心悸、多汗等，此应为醒后不适感，患者因长期失眠而担忧和苦恼。无其他精神症状，也无明确的躯体疾病。符合失眠症的诊断标准。该例无明显异常的个性特征。

2. 鉴别诊断

（1）精神因素所致的失眠：精神紧张、焦虑、恐惧、兴奋等可引起短暂失眠，主要为入眠困难及易惊醒，精神因素解除后，失眠即可改善。神经衰弱患者常诉说入眠困难、睡眠浅、多梦，但脑电图记录上显示睡眠时间并不减少，而觉醒的时间和次数有所增加，这类患者常有头痛、头晕、健忘、乏力、易激动等症状。抑郁症的失眠多表现早醒或睡眠不深，脑电图描记显示觉醒时间明显延长。躁狂症表现入眠困难甚至整夜不眠。精神分裂症因受妄想影响可表现入睡困难、睡眠浅。

（2）躯体因素引起的失眠：各种躯体疾病引起的疼痛、痛痒、鼻塞、呼吸困难、气喘、咳嗽、尿频、恶心、呕吐、腹胀、腹泻、心悸等均可引起入眠困难和睡眠浅。

（3）药物因素引起的失眠：利血平、苯丙胺、甲状腺素、咖啡因、氨茶碱等可引起失眠，停药后失眠即可消失。

（4）大脑弥散性病变：慢性中毒、内分泌疾病、营养代谢障碍、脑动脉硬化等各种因素引起的大脑弥散性病变，失眠常为早期症状，表现为睡眠时间减少、间断易醒、深睡期消失，病情加重时可出现嗜睡及意识障碍。

（5）焦虑症：由于存在心悸、多汗等自主神经症状，似乎像焦虑发作。但焦虑症患者的焦虑是广泛性的，一般适应功能明显受损，而失眠症患者则与之相反，其焦虑的中心焦点基本上围绕着其睡眠主诉，集中于失眠及其清醒时的后果。本患者的心悸、多汗是出现在醒后，属失眠的继发症状；本患者日常生活基本正常，社会适应功能未明显受损，故可排除焦虑症。

（6）与不良睡眠习惯相鉴别：咖啡、香烟、酒精可引起觉醒，导致睡眠维持困难。睡前剧烈锻炼、深夜紧张的脑力劳动、参加晚宴以及醒后看表等也可引起觉醒。还有室温不当、光线过强等均可成为干扰睡眠的因素。患者发病的直接原因是频繁的白班和夜班的交替导致。

3. 诊断标准　CCMD-3 诊断标准：失眠症是一种以失眠为主的睡眠质量不满意状况，其他症状均继发于失眠，包括难以入睡、睡眠浅、易醒、多梦、早醒、醒后不易再睡、醒后不适感、疲乏，或白天困倦。失眠可引起患者焦虑、抑郁或恐惧心理，并导致精神活动效率下降，妨碍社会功能。

（1）症状标准

1）几乎以失眠为唯一的症状，包括难以入睡、睡眠不深、多梦、早醒，或醒后不易再睡，醒后不适感、疲乏，或白天困倦等。

2）具有失眠和极度关注失眠结果的优势观念。

（2）严重标准：对睡眠数量、质量的不满引起明显的苦恼或社会功能受损。

（3）病程标准：至少每周发生 3 次，并至少已持续 1 个月。

（4）排除标准：排除躯体疾病或精神障碍症状导致的继发性失眠。

（5）如果失眠是某种躯体疾病或精神障碍（如神经衰弱、抑郁症）症状的一个组成部分，不另诊断为失眠症。

4. 治疗原则　一般处理、心理治疗为主，同时配合药物辅助治疗。对不同的病因造成的失眠症状应选用不同的治疗方法。

（1）若是生理因素性失眠，大多属于暂时性，可服用一些有抗焦虑作用的安眠药，如地西泮、艾司唑仑。

（2）如为药物因素性失眠，注意睡前不要服用兴奋药，或在下午 4 时前服药（如氨茶碱、哌甲酯），睡前忌饮茶及咖啡。

（3）若是躯体因素性失眠，只需治疗躯体性疾病，失眠即可缓解。

（4）若为精神因素性失眠，则要对症处理。如焦虑症用抗焦虑药，或各种地西泮类药物；抑郁症用抗抑郁药，如阿米替林、多虑平、SSRI 等。以上两类药合用，效果更好。对精神分裂症患者，一定要用抗精神病药，如利培酮、氯丙嗪、氯氮平、奋乃静、氟哌啶醇等，这类药应在心理医生或精神科医生指导下使用。

5. 治疗方案

（1）适当的睡眠卫生宣教：应给予患者正确的睡眠卫生知识，如养成规律的作息时间、避免在床上做不应在床上做的事。养成适当的运动习惯及避免睡前从事除了性爱以外的剧烈运动。一般而言，失眠患者总是对睡眠有着某些不切实际的期待，如认为最好躺上床立刻入睡，一觉到天亮。对于一个刚开始有失眠抱怨的患者，用接纳及支持的态度给予正确的睡眠卫生教育，同时督促其养成良好的睡眠态度，往往会有相当良好的效果。

（2）心理治疗；行为治疗的包括渐进性肌肉松弛法、暗示及自我暗示、自我催眠法、生物反馈法等有助于心情平静、身体及肌肉松弛而改善睡眠入睡。另外，还可选用认知治疗、支持治疗和森田疗法。

（3）药物治疗：一旦临床上评估有药物治疗必要时，必须依据患者的年龄、身体功能状况、从事的工作及睡眠困扰的类型给予适当剂量的药物。包括中药和西药。理想的安眠药物应具有下列几项特性：①能够产生快速、有效而愉快的入眠；②不应该影响正常的睡眠型态，如不应抑制慢波期的睡眠；③不应该延长睡眠至非药物作用期；④能够使患者醒来有清新感而没有宿醉的现象；⑤在第一晚使用就有效；⑥能够维持其有效性至少数周；⑦当停药时，不应有戒断症状（如反弹性失眠）。药物治疗失眠有 5 个原则：①使用最低有效剂量；②间断给药（如每周 2 ~ 4 次）；③短期服药（连续服药不超过 3 ~ 4 周）；④逐渐停药，特别是半衰期较短的药物（如三唑地西泮），停药更要缓慢，并要因人而异；⑤注意停药后的失眠反弹，减药要慢。

苯二氮䓬类安眠药是常用的药物，常见的副作用有记忆受损、晕倒、过度镇静，特别是高剂量时容易导致交通事故。苯二氮䓬类药物合用酒精，可加大两者依赖的危险性，故应避免。长期大量使用苯二氮䓬类药物还可导致依赖。药物的选择、使用剂量和用药时间都应在科学指导下进行，常常需多种治疗方法综合治理。

（4）非药物治疗：音乐疗法、气功疗法、体育疗法、物理疗法、生物反馈、水疗、光疗、电治疗磁疗、针灸、按摩等。

6. 预后　失眠是一种常见的现象，原因很多。只要养成良好的卫生习惯、给予必要的心理治疗和医生指导下的科学用药，大多数患者失眠可望缓解。

第五节　嗜　睡　症

一、临床病例及诊疗思路

【病例摘要】

患者，男性，22 岁，因“反复发作性言行异常、嗜睡 3 年，复发 4 天”入院。2009 年 8 月 2 日，家人发现患者有言行异常表现，称有鬼附身，曾在外院诊断为幻觉妄想状态，予喹硫平 200mg/d 治疗。2009 年 8 月 8 日来院初诊，精神状况检查发现其表情呆滞，称有鬼附体，感到全身软弱，想睡觉。当时查体示咽部轻度充血，嗜睡状态，神经系统查体无异常。诊断待定，予以阿立哌唑 10mg/d 治疗，治疗 15 天，嗜睡症状消失，已无附体体验，遂出院。同年 10 月 12 日复诊时家属反映患者病情近期有所反复，表现嗜睡明显，有时胡言乱语。检查时接触被动，情感淡漠，数问一答，有幻听。10 月 25 日再次复查时病情缓解，幻听消失，以后一段时间内表现基本稳定、未见症状反复。至 2010 年 2 月 17 日复诊时家属反映病情反复已有一周，不讲话，想睡觉，坐立不安，诉喉咙不能发声。9 天后病情又缓解，精神状态恢复正常。此后病情时有反复，表现同前，半个月左右可自愈。4 天前患者再次表现嗜睡，精神萎靡，家属要求进行疑难病例会诊。

提问 1：拟对患者进行哪些检查？

1. 体格检查；
2. 24 小时动态脑电图；
3. 头颅 CT 或 MRI 检查；
4. MMPI、EPQ；
5. 精神状况检查；
6. 三大常规及全血生化检查；
7. 心电图；
8. 多导睡眠描记术检查。

提示：

既往体健，家族史阴性，无应激史。查体：T 36.4℃，P 78 次/分，R 19 次/分，BP 110/60mmHg，精神萎靡，高级智能活动可，患者能叙述发作时体验，引出言语性幻听，称每次发作时都听到有人跟自己说话，四处看时却看不到人，就像鬼神附体了一样。患者认为这是病态，情感协调，接触时无沟通困难，有自知力，对未来前途有打算及有治疗要求。心肺腹正常，四肢运动、共济、感觉检查正常，病理征未引出。三大常规、肝功、肾功、血糖、血脂、电解质、血沉检查均正常，腰穿及脑电图检查均正常。

提问 2：根据以上检查结果，对于此患者，最可能的诊断是？

1. 抑郁症；
2. Kleine-Levin 综合征；
3. 分离转换性障碍；
4. 双相情感障碍；
5. 精神分裂症；
6. 短暂性精神病性障碍；
7. 睡行症；
8. 病毒性脑炎。

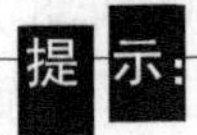

该患者诊断为 Kleine-Levin 综合征。

提问 3：关于 Kleine-Levin 综合征的叙述，下列哪些是正确的？

1. 是一种罕见的以周期性过度睡眠为特征的疾病；

2. KLS 发病率极低；
3. 女性多见；
4. 青少年多见；
5. 临床上有 3 种类型：以嗜睡为主、嗜睡伴食欲异常亢进以及嗜睡伴异常言行；
6. 具有周期性、反复发作、可自行缓解的特点；
7. 以对症治疗为主；
8. 在间歇期，精神状况检查和身体检查往往正常。

提问 4：Kleine-Levin 综合征应与哪些疾病相鉴别？

1. 器质性疾病所致的复发性嗜睡；
2. 精神分裂症；
3. 抑郁症；
4. 双相情感障碍；
5. 分离转换性障碍；
6. 神经症；
7. 注意缺陷与多动障碍；
8. 偏执性精神障碍。

【诊疗及解题思路】

病情回顾：患者，男性，22 岁，因"反复发作性言行异常、嗜睡 3 年，复发 4 天"入院。2009 年 8 月 2 日，家人发现患者有言行异常表现，称有鬼附身，曾在外院诊断为幻觉妄想状态，予喹硫平 200mg/d 治疗。2009 年 8 月 8 日来院初诊，精神状况检查发现其表情呆滞，称有鬼附体，感到全身软弱，想睡觉。当时查体示咽部轻度充血，嗜睡状态，神经系统查体无异常。诊断待定，予以阿立哌唑 10mg/d 治疗，治疗 15 天，嗜睡症状消失，已无附体体验，遂出院。同年 10 月 12 日复诊时家属反映患者病情近期有所反复，表现嗜睡明显，有时胡语。检查时接触被动，情感淡漠，数问一答，有幻听。10 月 25 日再次复查时病情缓解，幻听消失，以后一段时间内表现基本稳定、未见症状反复。至 2010 年 2 月 17 日复诊时家属反映病情反复已有一周，不讲话，想睡觉，坐立不安，诉喉咙不能发声。9 天后病情又缓解，精神状态恢复正常。此后病情时有反复，表现同前，半个月左右可自愈。4 天前患者再次表现嗜睡，精神萎靡，家属要求进行疑难病例会诊。

患者主要以发作性嗜睡伴异常言行为主要临床相就诊。嗜睡可由躯体疾病和心理疾病引起，精神科临床中要首先排除器质性疾病所致的复发性嗜睡。详细的体格检查、精神状况检查、头颅 CT 或 MRI 检查、心电图、三大常规及全血生化为必需检查。此外，由于是发作性疾病，因此需排除癫痫，需作 24 小时动态脑电图。而 MMPI、EPQ 可有助于发现患者的人格特点，以便和分离转换性障碍相鉴别。多导睡眠描记术（polysomnograph，PSG）可进行睡眠检查。提问 1 的有效为 1 ~ 8。

该患者的临床特点包括以下几点：①为青年男性，既往体健，家族史阴性；②病例特点：反复的嗜睡发作，发作后短期内有说话零乱、言语性幻听，发作间歇期精神状态正常；③脑电图及其他辅助检查均正常，无颅脑及其他系统器质性病变；未发现应激源，分离性障碍（癔症）可能不大；会诊时虽仍处于嗜睡发作期，但能振作精神进行交谈，对发作时体验的描述具体，反映有睡眠过多及短暂幻觉等，而且完全认识这是病态，希望得到治疗，对未来前途也有打算，情感协调，不符合精神分裂症及短暂性精神病性障碍的临床特点。综上所述，故问题2的有效答案为 Kleine-Levin 综合征。

关于 KLS 的描述，详见病例相关理论知识中的讲解。问题3的正确选项为：是一种罕见的以周期性过度睡眠为特征的疾病；KLS 发病率极低；青少年多见；临床上有3种类型：以嗜睡为主、嗜睡伴食欲异常亢进以及嗜睡伴异常言行；具有周期性、反复发作、可自行缓解的特点；以对症治疗为主；在间歇期，精神状况检查和身体检查往往正常。

KLS 首先要与器质性疾病所致的复发性嗜睡相鉴别。器质性复发性嗜睡症可出现于第三脑室肿瘤、脑炎和脑外伤等；这些疾病通过神经系统检查和影像学检查即可鉴别。KLS 在临床中经常被误诊为精神障碍，如情感性精神障碍、精神分裂症和癔症的分离症状等。由于 KLS 的间歇性病程和对心境稳定剂的良好反应，故最常误诊为情感性精神障碍。但是，如果在诊治过程中注意到患者的年龄和性别特点，以及其无法解释的嗜睡和行为障碍，即可清晰鉴别。故问题4的正确选项为1～5。

二、病例相关理论知识

（一）嗜睡症

嗜睡症又称原发性过度睡眠，是一种神经功能性疾病，它能引起不可抑制性睡眠的发生。这些睡眠阶段会经常发生，发生的时间多不合时宜，例如当说话、吃饭或驾车时。尽管睡眠可以发生在任何时间，但最常发生的是在不活动或单调、重复性活动阶段，当发生在从事活动的时间段，就有可能发生危险。目前病因不清。未见流行病学调查的资料，临床上少见。

1. 临床表现　表现为在安静或单调环境下，经常困乏思睡，并可不分场合甚至在需要十分清醒的情况下，也出现不同程度、不可抗拒的入睡。并非因睡眠不足、药物、酒精、躯体疾病所致，也非某种精神障碍（如精神衰弱、抑郁症）所致。过多的睡眠引起显著痛苦或社交、职业或其他重要功能损害。常有认知和记忆功能障碍，表现为记忆减退、思维能力下降，学习新鲜事物出现困难。甚至意外事故发生率增多。这些问题常使患者情绪低落，甚至被别人误认为懒惰、不求上进，造成严重的心理压力。临床主要有以下四种表现：①白天睡意过多：这种症状是嗜睡症最为明显的症状。②猝倒：这种症状是指在完全清醒的状态下突然失去肌肉张力，从而引起了头部或身体在没有丧失意识的情况下发生瘫痪，它可以持续几秒钟或几分钟。轻微症状表现为说话含糊不清、口吃、眼皮下垂或手指无力拿不住东西。严重的猝倒会引起膝盖弯折，使人虚脱。大笑、兴奋或生气是引起猝倒的典型性原因，肌肉张力的突然放松可能是大脑突然进入 REM 睡眠的结果。猝倒并不十分常见，有嗜睡病的患者中有猝倒现象的不到一半。③睡眠瘫痪：这种症状当人入睡或要醒来时暂时不能运动。它只持续几分钟。和猝倒类似，睡眠瘫痪可能也与 REM 睡眠和清醒状态之间的过渡不充分有关。④催眠性幻觉：是指精神、梦境般的影像，通常很恐怖，常见于入睡时或发生睡眠瘫痪前。

2. 分类

（1）原发性嗜睡症：这种嗜睡症会出现的情况是，患者本人抱怨过度思睡至少一个月，几乎每天的睡眠时间都延长，或者白天也禁不住想睡觉。而且，这样的情况并不是因为前一天晚上没睡好，或是睡眠不足所造成的，也不是因为使用药物或身体状况不佳所导致的，这时可以初步断定为原发性嗜睡症。

（2）反复性嗜睡症：较常见的有克莱恩-顾文综合征及反复性经前嗜睡症等疾病。

1）克莱恩-顾文综合征是一种多发于青少年的疾病，男性比女性更为高发，临床症状表现为发作性嗜睡，并伴有食量的增加和性欲的增加等症状。症状发生通常为突然（几小时之内）或逐渐的（数天之内）产生嗜睡的症状，并伴有精神状态的改变，尤其是躁动不安。嗜睡症状的持续时间可短至一天，也可以长达30天，但通常的典型表现为4～7天。并且每隔一段时间会重复发作，通常为数月。同时，嗜睡症的发病频率会随着年纪增大而减少。目前病因尚未清楚，可能和下视丘的功能异常有关。

2）反复性经前嗜睡特征是嗜睡的症状呈周期性的发生，这种症状与女性的月经周期有关，过了月经期，嗜睡的症状便消失。此种情况必须至少连续发生3个月，才能被诊断为经前嗜睡。在经前嗜睡发作的期间，多项睡眠生理脑波仪检查显示有正常的夜晚睡眠，但在白天的多次入睡潜伏时间测试却显示其有嗜睡的现象。

（3）猝睡症：是至少有3个月、每天都会发生无法抗拒的睡眠（主要是白天），而且会发生猝倒。猝倒发作时，患者本身通常可以意识到发生了什么事，这是由强烈的情绪引发身体两侧肌肉张力消失，以至于患者会忽然全身发软而倒下。白天入睡很快会有REM的情形发生，有些人在睡眠刚开始或即将结束之前会有栩栩如生的幻觉，也有些人会发生睡眠麻痹（俗称“鬼压床”）的情形。猝睡症患者在白天发生猝睡的状况时，常会立即进入梦乡，无论当时正在开车、看电影、还是跟别人讲话，都无法阻挡睡意来袭。入睡之后大约5分钟之内就会开始做梦（一般人若从入睡到做梦所需的时间为90～120分钟），持续时间为几分钟到几十分钟不等，然后患者便会醒来，这时精神会感觉好一些。

（4）发作性嗜睡：系一种神经方面的疾病，由于脑干中睡眠觉醒中枢的功能出了问题，而产生过度嗜睡、猝倒、睡眠瘫痪及入眠期幻觉等四大主要的症状。发作性嗜睡的过度嗜睡症状是指在白天的日常活动中、在不适当的场所睡着，例如在吃饭、开车及工作中突然睡着。此类患者经常会有交通意外或工作意外的经历。但发作性嗜睡的患者却经常抱怨晚上失眠，这可能是因为频繁的入眠期幻觉或睡眠瘫痪所导致晚上睡眠断断续续，无法一觉到天亮；也可能是因为白天嗜睡的时间过长，而干扰到晚上的睡眠。虽然发作性嗜睡患者好像总是处于迷迷糊糊想睡觉的状态，但其一天24小时的总睡眠时数，并不比正常人长。

3. 诊断

（1）主要根据：白天睡眠过多，或有睡眠发作；不存在睡眠时间不足；不存在从唤醒到完全清醒的时间延长或睡眠中呼吸暂停；无发作性睡病的附加症状（如猝倒症、睡眠瘫痪、入睡前幻觉、醒前幻觉等）。患者为此明显感到痛苦或影响社会功能。几乎每天发生，并至少已1个月。不是由于睡眠不足、药物、酒精、躯体疾病所致，也不是某种精神障碍症状的组成部分。

（2）辅助检查：嗜睡可以通过对典型阶段进行的发生过程和对多层次睡眠潜伏测试时通宵的睡眠研究结果诊断出来。睡眠研究可以核实引起白天睡意过多的其他原因，如睡眠被剥夺、睡眠呼吸暂停和心情消沉等。多层次睡眠的潜伏测试是在睡眠研究所进行的，通常在睡眠后进行研究。有人通过使用多眠图仪设备对脑电波、眼动次数、肌肉活动情况、心脏跳动、血氧水平和呼吸情况进行电子控制。多层次睡眠潜伏测试包括四次20分钟小睡的机会，这些机会之间彼此相隔2个小时，均匀地分散在一天当中。嗜睡的人大约5分钟或用不到5分钟就能入睡,四次小睡中至少有两次会发生向REM睡眠的过渡。对比之下,正常人一般需要12~14分钟才能入睡,并且在这样的小睡中不会进入REM睡眠阶段。

4. 治疗 尽可能地了解病因,以便对因治疗。

(1)一般治疗:主要从生活规律方面进行调节:①要多参加体育活动,每天不少于1小时,使自己的心身得到兴奋;②多参加集体活动,如唱歌等,多参加社交活动,要让患者从表面上感到自己是位外向的人;③要有积极的生活态度,每天给自己制订好生活、学习计划,认真努力完成等。

(2)药物治疗:主要目标是控制患者的症状、改善患者的生活质量,用药原则是个体化、不同症状使用不同药物、严格用药剂量和服药时间、产生耐药者要更换新药。白天嗜睡可采用小剂量中枢兴奋剂。如哌甲酯、苯丙胺等。用兴奋剂后,会加重夜间睡眠障碍,可适当加服短效安眠药。消除猝倒和睡眠瘫痪的药物,猝倒和睡眠瘫痪患者可用三环抗抑郁剂来治疗。也可以通过服用羟基丁钠盐来治疗,因为这种药物副作用的特殊性,必须在医生的指导下应用。

(二)Kleine-Levin综合征

Kleine-Levin综合征又称为反复发作性过度睡眠、周期性过度睡眠、嗜睡贪食综合征,是一种罕见的以周期性过度睡眠为特征的疾病。是由Critehley和Hoffmann于1952年所提出,并指出KLS具有以下特点:复发性嗜睡、强迫性进食、易激惹/焦虑、性冲动增加,男性多见,多于青少年期起病。

1. 病因及发病机制 KLS的病因及发病机制目前仍不明确,有人认为是癔症的一种恶型,而不是什么独立的疾病;还有人认为此病和感染有关,属于轻度脑炎;有学者根据患者脑电图异常,则认为是一种癫痫,但均无确切的理论依据。另有学者认为可能为一种器质性疾病,Young等研究发现KLS患者下丘脑有炎症改变,Dauvilliers等认为KLS是病毒感染后引起的自身免疫性疾病,损害的部位以下丘脑为主,该病可能与病毒感染、5-羟色胺及多巴胺代谢失调有关,遗传因素也起一定作用。

2. 临床表现 该病发病年龄以青少年多见,平均年龄为10~32.5岁,轻度的感染、饮酒、吸麻、头部外伤、睡眠剥夺、劳累、紧张等因素有可能是KLS的诱发因素。临床上有3种类型:①以嗜睡为主;②嗜睡伴食欲异常亢进;③嗜睡伴异常言行。患者的嗜睡突然或缓慢地出现,睡眠可能十分安静,也可能躁动不安,有时会出现生动逼真的梦境,但通常不会发生尿失禁。食欲亢进等异常行为常具强迫性。患者可吞食视线范围内的所有食物,甚至变质的食物,因而常会引起发胖。精神障碍的表现则较为复杂多变,易激惹是最常见的症状,往往伴发非真实感、意识障碍和视听幻觉。发作期有时可以出现非特异性软体征,如肌腱反射轻度亢进或抑制、眼震等。患者还可能出现自主神经紊乱,如大汗和面色潮红。一次发作通常持续12小时至3、4周,症状会自行消退。间歇期持续时间从几周到几个月不等,甚至可达2年以上。在间歇期,精神状况检查和身体检查往往正常,亦无人格障碍。

3. 诊断 因为KLS极其罕见,故在睡眠障碍国际分类诊断标准(International Classification of Sleep Disorder,ICSD)和美国精神障碍诊断与统计手册第4版中均未单独分类,而归入复发性嗜睡症的一类疾病中。在ICSD中,复发性嗜睡症的症状学标准为:嗜睡、不可遏止的进食和一些异常行为(主要是过度的性冲动)。在上述3项症状学标准中,不可遏止的进食和异常行为并未视为诊断的必要条件;认知和心境障碍则是附属症状。病程标准为:不少于 3 天的持续嗜睡和每年缓解 2 次以上。

4. 治疗　由于 KLS 的病因尚不明了,故当前以对症治疗为主。KLS 的治疗通常有两个目的,即减轻患者发病期的嗜睡和预防 KLS 的复发。通常采用中枢神经兴奋剂来减轻患者的嗜睡,如苯丙胺、哌甲酯、匹莫林等,但其半衰期都较短,且副作用较大。新型中枢神经兴奋剂莫达非尼选择性地作用于尾状核和下丘脑,其副作用明显低于传统的中枢神经兴奋剂,已经广泛应用于嗜睡患者;但是对 KLS 的疗效却不佳,仅为 40% 左右。鉴于 KLS 与情感性精神障碍的相似性,人们尝试用心境稳定剂来治疗和预防 KLS 的复发,碳酸锂的有效性已得到了广泛的证实。鉴于总体治疗效果不佳,该病治疗的重点应该是发作时加强看护、告知患者平时不到危险的环境中工作等。

第十八章　儿童期心理发育障碍

第一节　精神发育迟滞

一、临床病例及诊疗思路

【病例摘要】

患儿,男,8岁。自幼就比同龄小孩发育慢些,两岁才会走路,会叫爸妈,目前只会讲简单的句子,基本上仅用于表达要求,如"要吃饭""妈妈走",不会进行简单的交流,不会和其他小朋友玩,不会玩玩具。吃饭、大小便不能完全自理,需要家人协助。勉强呆在幼儿园,老师反映患儿什么都学不会,且手脚总动个不停,注意力不集中,上课时满地跑,有时用头撞墙。查体:患者眼眶距宽,两眼外角上斜,内眦赘皮,鼻梁低,通贯掌。精神状况检查:患儿在诊室里手脚动个不停,只会从一数到三,不认识颜色,会用积木搭四层塔,对部分指令不理解,会讲简单的词,蠢笑,晤谈间突发冲动,用头撞墙。

提问1:对于此患儿,需要考虑以下哪些诊断?

1. 儿童孤独症;
2. 脆性X染色体综合征;
3. 儿童脑器质性精神障碍;
4. Turner综合征;
5. 苯丙酮尿症;
6. 精神分裂症;
7. Down综合征;
8. Asperger综合征。

提问2:此患儿存在哪些精神症状?

1. 智能低下;
2. 全面性痴呆;
3. 不协调性精神运动性兴奋;
4. 注意力不集中;
5. 刻板行为;
6. 幻听。

提问3:若具体分型,此患儿的诊断最可能是下列哪项?

1. 苯丙酮尿症;
2. Down 综合征;
3. 脆性 X 综合征;
4. Turner 综合征;
5. 地方性克汀;
6. Kline-felter 综合征。

提问4:若此患儿做染色体筛查,你估计结果最可能是?

1. 47,XXY;
2. 45,XO;
3. 48,XXXYD;
4. 49,XXXXY;
5. 47,XX,+21;

提问5:你认为此患儿主要疾病的严重程度最可能是?

1. 轻度;
2. 中度;
3. 重度;
4. 极重度;
5. 介于重度和极重度之间。

提问6:如欲测查智力,此患儿的智商可能为?

1. 70 以上;
2. 50 ~ 69;
3. 35 ~ 49;
4. 20 ~ 34;
5. 20 以下;
6. 100 以上。

提问7:此患儿主要的治疗方法包括哪些?

1. 教育训练;
2. 心理治疗;
3. 行为治疗;
4. 调整饮食;
5. 抗癫痫药物治疗;
6. 药物治疗。

提问8:以下哪些药物不适用于此患儿?

1. 苯氨咪唑啉贴片;
2. 哌甲酯;
3. 西酞普兰;
4. 哌甲酯控释剂;
5. 利培酮;

6. 盐酸帕罗西汀。

提问9:若利培酮用至3mg/d治疗3周,患儿冲动自伤行为消失,但出现四肢肌张力高、面部表情呆板,可考虑?

1. 药物加量;
2. 药物停用;
3. 加用盐酸苯海索;
4. 加用普萘洛尔;
5. 继续观察;
6. 适当减少利培酮剂量,如2mg/d。

【诊疗及解题思路】

病情回顾: 患儿,男,8岁。自幼就比同龄小孩发育慢些,两岁才会走路,会叫爸妈,目前只会讲简单的句子,基本上仅用于表达要求,如“要吃饭”、“妈妈走”,不会进行简单的交流,不会和其他小朋友玩,不会玩玩具。吃饭、大小便不能完全自理,需要家人协助。勉强呆在幼儿园,老师反映患儿什么都学不会,且手脚总动个不停,注意力不集中,上课时满地跑,有时用头撞墙。体格检查:患者眼眶距宽,两眼外角上斜,内眦赘皮,鼻梁低,通贯掌。精神状况检查:患儿在诊室里手脚动个不停,只会从一数到三,不认识颜色,会用积木搭四层塔,对部分指令不理解,会讲简单的词,蠢笑,晤谈间突发冲动,用头撞墙。

此患儿主要表现为显著的智力发育落后,语言发育水平较差,词汇贫乏,学习困难,生活自理能力差,社会适应能力不足,符合精神发育迟滞的特点。导致精神发育迟滞的常见原因有:唐氏综合征(Down's syndrome,先天愚型)是G组第21对染色体三体型,先天性卵巢发育不全(Turner's syndrome)为女性缺少1条X染色体,先天性睾丸发育不全(Klinefelter's syndrome)是男性X染色体数目增多,脆性X染色体综合征(fragile X syndrome)患者X染色体长臂末端Xq27和Xq28上有脆性位点,此外还有苯丙酮尿症、先天性颅脑畸形等。多数孤独症伴有智力低下,与精神发育迟滞相鉴别的要点是:孤独症突出的语言发育障碍,明显的社会交往问题,与智力发育水平不相称,精神发育迟滞的语言和社会交往能力与智力水平相称;此患儿智能发育全面低下,所以孤独症可能性不大。Asperger综合征患者智商正常,没有精神病性症状,精神分裂症可能性不大。故提问1的有效答案为脆性X染色体综合征、儿童脑器质性精神障碍、Turner综合征;苯丙酮尿症、Down综合征。

患儿主要表现为智能低下,此外有明显的多动症状,表现多动、注意力不集中,临床表现中未提及幻听的线索。此患儿8岁,不符合痴呆定义,也没有不协调性精神运动性兴奋及刻板行为的描述。故提问2的有效答案为智能低下、注意力不集中。

根据临床表现及体格检查,此患儿有典型特征性Down综合征外貌特征如:患者眼眶距宽,两眼外角上斜,内眦赘皮,鼻梁低,通贯掌。故提问3的有效答案为Down综合征。

紧接上面的思考,若诊断Down综合征,即21-三体综合征,其染色体型为47,XX,+21。ACD为Kline-felter综合征的染色体组型;45,XO见于Turner综合征。

根据精神发育迟滞者的临床表现与智商关系密切,轻度患者智商为50~69,在幼儿期即可表现出智能发育较同龄儿童迟缓,如语言发育延迟、词汇不丰富、理解能力和分析能力差,以及抽象思维不发达。就读小学以后学习困难,学习成绩经常不及格或者留级,最终勉强完成小学的学业。一般在上小学以后教师发现患者学习困难,患者能进行日常的语言交流,但对语言的理解和使用能力差；中度患者智商为 35～49，从幼年开始智力和运动发育都明显比正常儿童迟缓，语言发育差，表现为发声含糊不清，虽然能掌握日常生活用语，但词汇贫乏以致不能完整表达意思。计算能力为个位数加、减法的水平。不能适应普通小学的就读。能够完成简单劳动，但质量差、效率低。在指导和帮助下可学会自理简单生活；重度患者智商在 20～34 之间，患者在出生后即可出现明显的发育延迟，经过训练最终能学会简单语句，但不能进行有效语言交流。不会计数，不能学习，不会劳动，日常生活需人照料，无社会行为的能力。可同时伴随显著的运动功能损害或脑部损害；极重度患者智商在 20 以，完全没有语言能力，对危险不会躲避，不认识亲人及周围环境，以原始性的情绪，如哭闹、尖叫等表达需求。生活不能自理，大小便失禁。常合并严重脑部损害，伴有躯体畸形。根据此患者的临床描述，即提问 5 的有效答案为中度精神发育迟滞。提问 6 的有效答案为 35～49。

精神发育迟滞最主要的治疗方法是教育训练，此外可选用行为治疗。对于中度精神发育迟滞患者着重训练生活自理能力和社会适应能力。如洗漱、换衣、与人交往中的行为举止和礼貌，以及正确表达自己的要求和愿望等内容，同时给予一定的语言训练。若患者伴有精神运动性兴奋、攻击行为或自伤行为，可根据不同的精神症状选用相应药物治疗，此患者有自伤行为，需使用小剂量抗精神病药物治疗。故提问 7 的有效答案为教育训练、行为治疗、药物治疗。

患儿合并存在冲动自伤行为和多动症状，小剂量抗精神药物可改善冲动自伤行为；苯氨咪唑啉贴片、哌甲酯控释剂、哌甲酯均可用于多动障碍的治疗，西酞普兰、盐酸帕罗西汀为抗抑郁剂，患儿不需要。故提问 8 的有效答案即不适宜采用西酞普兰、盐酸帕罗西汀进行治疗。

若采用高效价的抗精神病药物利培酮 3mg/d 治疗，患儿出现四肢肌张力高、面部表情呆板，此应是抗精神病药物所致锥体外系反应，处理方法即提问 9 的有效答案为可加服抗胆碱能药如盐酸苯海索或予药物减量。

【拓展思维病例】

患儿，7 岁，哈萨克族，小学文化。主因“言语落后 5 年，与人沟通困难 3 年”为主诉入院。患儿家人代患儿诉述，患儿 2 岁仍不能说话，于 4 岁时开始说话，说话内容主要以简单字词为主，尚未组成语句，其余未发现异常。家人发现其言语发育落后，在当地省人民医院儿科门诊就诊，行头颅 MRI。头颅 MRI 示：双侧侧脑室后角旁异常信号，考虑：“白质病变可能”，给予口服用药治疗（具体不详），服用 3 个月左右，无明显效果。患儿 3 岁时开始看见他人咳嗽及打喷嚏等行为出现惊吓且哭泣，紧张，恐惧，回避。4 岁时发现与人沟通困难，与人交流时只按自我想法为主，不会遵循基本的逻辑语言顺序，出现自言自语情况，表现为自问自答，在家玩耍时，自己说出些言语且自己回答自己的言语，例：①自问：生这个字怎么写？自答：撇横横竖横。②自语：今天某某（学校的同学）做的事好坏。自答：他就是个调皮的孩子。会主动和陌生人说话，母亲在怀孕期间无特殊，生产过程顺利，否认发热、外伤、幻视幻听及离奇行为。患儿于 2014 年 12 月就诊，未具体诊疗不详。患儿不能适应在普通小学就读，目前患儿语言表达较流畅，能够完成简单劳动，在学校容易被欺负，容易紧张，害怕，易发脾气，家属认为患儿语言及交流存在异常，故就诊精神科，门诊以“精神障碍待查”为主诉收住。病后患儿神志清，精神可，睡眠可，饮食可，大小便正常。

家族史及既往史：无特殊。个人史：5 岁时行隐睾术。

精神状况检查:神志清,定向力准,思维形式正常,交流困难,思维联想欠佳,语量重,语速重,言语不流畅,注意力不集中,智能低下,一般常识、计算力、理解力、分析综合及概括能力偏低,表情烦躁,存在焦虑情绪,自知力不全,被动就医、配合治疗。

辅助检查结果:头颅 MRI 示:双侧侧脑室后角旁异常信号(注:2 年前)。本次头颅 MRI 示:双顶叶平层下白质内点状异常信号:考虑点状髓鞘化不全,左侧上颌窦及乳突炎性改变。

针对此患者,假如您是经治医生,

1. 你觉得该患儿还需收集哪方面的病史? 做哪方面的检查?
2. 该患儿符合“阿斯伯格综合征”的临床表现吗? 哪些方面不符?
3. 儿童期常见精神障碍有哪些? 根据病史,该患者需要考虑哪些疾病?
4. 针对该患儿进行智力测验的话,可采用哪些测量工具?
5. 从治疗角度而言,您认为该患儿应注重哪方面的治疗?
6. 你觉得该患者病情预后如何? 为什么?
7. 什么是生活技能训练,针对该患儿需要进行哪方面的技能训练?

二、病例相关理论知识

精神发育迟滞(mental retardation,MR)是指个体在发育阶段(通常指 18 岁以前),由生物学因素、心理社会因素等原因所引起,以智力发育不全或受阻和社会适应困难为主要特征的一组综合征,是一种比较常见的临床现象,是导致残疾的重要原因之一。

1. 流行病学　根据世界卫生组织(WHO)的统计结果(1985),在发达国家患病率为 5‰~25‰,在发展中国家患病率为 46‰。我国 12 个地区(1982)精神发育迟滞调查结果,总患病率为 3.33‰,7~14 岁组为 5.27‰。1988 年全国 8 省市 0~14 岁儿童流行病学调查结果为:该障碍总患病率为 12‰,城市为 7‰,农村为 14.1‰,男孩患病率城市为 7.8‰,农村为 14.3‰;女孩患病率城市为 6.2‰,农村为 13.9‰;轻度最多,占 60.6%,中、重、极重度占 39.4%。

各地区报道精神发育迟滞的患病率差异较大,主要由于诊断标准不一致,调查方法和工具不尽相同,另外也与不少轻症患者的漏诊有关。在婴儿早期对本症的轻度者诊断比较困难,常常在入学后其智力活动较其他儿童明显落后才被发现。部分轻度患者在无特殊事件的情况下可以适应社会从事比较简单的工作,因而在一般人群中不被识别。

2. 病因学　精神发育迟滞的病因十分复杂,部分病例可查明病因,但迄今仍有许多疾病尚未查明病因,有待深入研究。生物学因素、社会心理因素以及其他因素均可能导致大脑功能发育阻滞。世界卫生组织将造成精神发育迟滞的病因分为十大类:①感染和中毒;②外伤和物理因素;③代谢障碍或营养不良;④大脑疾病(出生后的);⑤由于不明的出生前因素和疾病;⑥染色体异常;⑦未成熟儿;⑧重性精神障碍;⑨心理社会剥夺;其他和非特异性的病因。

为介绍方便,将引起精神发育迟滞归纳为生物学因素和心理社会因素,下面根据个体不同阶段如产前、产中、产后危险因素,以及心理社会因素进行描述。

(1) 产前因素

1) 遗传因素:包括:①染色体畸变:包括染色体数目和结构的改变。数目的改变包括多倍体、非整倍体。结构的改变包括染色体断裂、缺失、重复、倒位和易位。如 Down 综合征、脆性 X 综合征、Turner 综合征等。②单基因遗传疾病:如苯丙酮尿症、结节性硬化症、神经纤维瘤病、半乳糖血症、家族性小头畸形等,这些疾病常可引起智力缺损。③多基因遗传疾病:多基因遗传疾病为多个基因共同作用的结果。常见的伴有智力低下的多基因遗传病有:神经管畸形,无临床症状的智力低下,即不伴有冥想器质性特征的家族性轻型智力低下。

2）感染:如病毒和弓形虫感染。在病毒感染中,风疹病毒、单纯疱疹病毒、巨细胞病毒对胎儿影响最人,如果感染发生在妊娠后前三个月,则损害更为严重。

3）中毒:如水杨酸类、地西泮、氯氮䓬、苯妥英钠、黄体酮,以及铅、汞、酒精等。

4）营养不良:孕妇持续较长时间营养不良是胎儿生长发育障碍的重要原因,导致低体重儿和脑发育不良。

5）物理和化学因素:如放射线等不良因素。

（2）产时损害:包括宫内窘迫、出生时窒息、产伤致颅脑损伤和颅内出血、核黄疸等均可能导致胎儿及新生儿中枢神经系统损伤,是引起小儿智力低下的重要因素。在发展中国家以窒息、产伤引起脑损害最为常见。重度的缺氧、缺血往往可导致重度智力障碍和其他脑损害,如癫痫、脑性瘫痪等。早产儿、极低出生体重儿的中枢神经系统发育也往往受到影响,从而可能出现智力发育的落后。

（3）产后因素:产后损害新生儿和婴幼儿时期,中枢神经系统严重感染,如脑炎、脑膜炎、新生儿败血症、肺炎引起高热、昏迷、抽搐等均可致后遗神经系统损害,包括肢体瘫痪、癫痫和智力障碍。小儿由于严重颅脑外伤、各种原因造成缺氧、缺血以及甲状腺功能减退、重金属或化学药品中毒、颅缝早闭等,均可能导致神经系统损害和智力障碍。

（4）心理社会因素:心理社会因素对小儿智力发育影响重大,如在婴幼儿发育阶段与社会严重隔离、缺乏社会交往、缺乏良性环境刺激、丧失学习机会等均可产生智力发育阻滞,甚至重度智力缺陷。另外,因家庭的贫穷或在父母养育过程中被忽视、虐待而导致儿童早年不能很好社会化或缺乏良性环境刺激、缺乏文化教育机会即儿童期社会化受阻等均可导致智能下降和社会适应功能下降。

3. 临床表现　精神发育迟滞的核心临床表现为智力低下和社会适应困难。同时,其临床表现与智力低下关系密切。按严重程度分为:轻度、中度、重度和极重度,分型及所占比例如表 18-1 所示。

表 18-1　不同程度精神发育迟滞的分型及所占比例

分型	IQ	适应能力	比例(%)
轻度	50～69	经教育可独立生活	75～80
中度	35～49	简单技能、半独立生活	12
重度	20～34	自理有限、需监护	7～8
极重度	<20	不能自理、需监护	1～2

（1）不同程度精神发育迟滞的临床表现

1）轻度:75%～80%精神发育迟滞是属于此型。早年发育较正常儿童差,语言发育迟缓，但仍有一定的表达能力，往往在幼儿园后期或入学以后，才发现有学习困难，领悟力低，分析综合能力欠缺，思维较简单，经过努力勉强可以达到小学毕业水平，有一定的社交能力，成年后具有低水平的职业适应能力，常表现为温驯、缺乏主见，对环境变化缺乏应付能力。

2）中度：占精神发育迟滞12%左右。自幼语言运动功能发育都较正常儿童缓慢，而且语言发育常不完全，词汇贫乏，不能完整地表达意思，学习能力低下，经过耐心地训练可以从事简单的非技术性的工作。

3）重度：占精神发育迟滞的7%～8%。常合并某些脑部较重的损害，可以同时有脑瘫、癫痫等神经系统的症状，多在出生不久之后即被发现精神及运动发育明显地落后，年长后也能学会简单的语句，不能自理生活，不能接受学校教育，不能接受训练以学会简单的技能，无社会行为能力。

4）极重度：占精神发育迟滞的1%～2%。完全没有语言能力，对周围环境及亲人不能认识，对危险不知躲避，仅有原始情绪反应，如以哭闹、尖叫表示需求食物或对人和事不满意。有时有爆发性攻击或破坏性行为，全部生活需要人照料。

（2）不同年龄阶段的发育特征：根据美国精神缺陷学会拟定的精神发育迟滞的发育特征表，有较大的参考价值（表18-2）。

表18-2　美国精神缺陷学会拟定的精神发育迟滞的发育特征表

程度	学龄前（0岁～5岁） 发育与成熟阶段	学龄期（6岁～20岁） 训练及教育阶段	成年期（21岁以上） 社会及职业实践阶段
轻度	有社交能力及表达能力，感觉及运动功能发育稍迟，一般要到较大年龄才能发觉其异常	10岁以后能学会相当于小学六年级的学业，经引导能适应社会生活	具有维持较低生活水平所需的社会及职业能力。遇到较大的社会压力或经济困难时、需给予指导及帮助
中度	能说出和表达自己的意思，不能进行社交活动，运动发育良好，经过训练可学会自我生活照顾，但仍需监护	经过训练可学会一些社交及职业技能，学习不会超过小学三年级水平，在熟悉的范围内可独自外出	在照顾性条件下可做些非技术性或半技术性工作谋生，稍遇社会压力及经济困难，即需给予监护及指导
重度	运动发育差，言语极少，自我表达能力少或无，一般不能接受训练，生活完全需他人照管	能说话，可学着表达自己的意思，可学会基本卫生习惯	在全面监护下，可有部分自我照顾能力及防卫能力
极重度	显著迟钝，感觉及运动功能极少，生活完全需他人照料	具有一些运动功能，可接受极为有限的生活习惯和自我照顾的训练	有一些运动功能及少许语言功能，能做极为有限的自我照顾，终生需人照管

4. 诊断　综合病史、躯体和神经系统检查、精神状况检查、智力和社会适应能力评定结果予以诊断。

诊断要点包括：①起病于18岁以前；②智商低于70；③有不同程度的社会适应困难。各级智商标准如下：轻度50～69，中度35～49，重度20～34，极重度20以下。

尚应进行必要的辅助检查，如染色体检查、头颅CT或MRI检查、遗传代谢病筛查等，以尽可能作出病因学诊断。

（1）中国精神障碍分类及诊断标准第三版（CCMD-3）诊断标准：精神发育迟滞指一组精神发育不全或受阻的综合征，特征为智力低下和社会适应困难，起病于发育成熟以前（18岁以前）。本症可单独出现，也可同时伴有其他精神障碍或躯体疾病。其智力水平（按标化的智力测评方法得出）低于正常。智商在70～86为边缘智力。精神发育迟滞如能查明病因，则应与原发疾病的诊断列。我国常用Wechsler智力测验测评智商，并建议用儿童社会适应行为量表评定社会功能。

1）轻度精神发育迟滞：诊断标准为：①智商为50～69，心理年龄为9～12岁；②学习成绩差（在普通学校中学习时常不及格或留级）或工作能力差（只能完成较简单的手工劳动）；③能自理生活；④无明显言语障碍，但对语言的理解和使用能力有不同程度的延迟。

2）中度精神发育迟滞：诊断标准为①智商为34～49，心理年龄为6～9岁；②不能适应普通学校学习，可进行个位数的加、减法计算；可从事简单劳动，但质量低、效率差；③可学会自理简单生活，但需督促、帮助；④可掌握简单生活用语，但词汇贫乏。

3）重度精神发育迟滞：诊断标准为：①智商为在20～40，心理年龄为3～6岁；②表现显著的运动损害或其他相关的缺陷，不能学习和劳动；③生活不能自理；④言语功能严重受损，不能进行有效的语言交流。

4）极重度精神发育迟滞：诊断标准为：①智商在20以下，心理年龄约在3岁以下；②社会功能完全丧失，不会逃避危险；③生活完全不能自理，大小便失禁；④言语功能丧失。

（2）DSM-Ⅳ中关于精神发育迟滞的诊断标准

1）智力比一般水平显著较低：智商≤70（如是婴儿，作临床判断，不作测定）。

2）目前适应功能有缺陷或缺损（患者不符合其文化背景同年龄者应有的水平），至少表现为下列中的两项：言语交流、自我照料、家庭生活、社交或人际交往技巧、社区设施的应用、掌握自我方向、学习和技能、工作、业余消遣、健康卫生与安全。

3）起病于18岁之前。

317 轻度IQ：50或55～70；

318.0 中度IQ：35或40～50或55；

318.1 重度IQ：20或25～35或40；

318.2 极重度IQ低于20或25；

319 严重程度末注明。

5. 治疗　精神发育迟滞的病因繁多，至今尚有不少病因不详，给治疗带来一定困难。该综合征的治疗原则是早期发现、早期诊断、早期干预，应运用教育训练、药物治疗等综合措施，促进患儿智力和社会适应能力的发展。治疗方针是以照管、训练、教育、促进康复为主，并结合病因和具体病情采取相应的药物治疗。

（1）药物治疗：主要包括病因治疗和对症治疗。

1）病因治疗：只有少数病因所致的精神发育迟滞可以进行病因治疗，如苯丙酮尿症、半乳糖血症、先天性甲状腺功能减退等。上述疾病如能早期诊断和治疗，则可防止或减轻对患儿智力的损害。

2）对症治疗：对于精神发育迟滞伴发的各种精神障碍，可用相应的精神药物进行治疗；促进和改善脑细胞药物，促进患者的智力发展，如：吡拉西坦、脑氨肽、氨酪酸及一些益智中药等。这些药物可提高脑内部分酶的活性，促进脑内葡萄糖及氨基酸的代谢，从而发挥治疗作用。

(2) 心理治疗:对于精神发育迟滞患者来说,心理治疗的目的并不在于促进患者的智力发展,而在于解决患者的内心冲突、增进自信、增强患者能力、促进患者独立。学者们通过研究表明,只要精神发育迟滞患者具有基本的言语或非语言交流能力,就能够从各种不同形式的心理治疗中获益。心理治疗的形式包括:支持治疗、认知疗法、精神分析治疗、小组治疗、家庭治疗等。心理治疗的原则与同等发育水平的智力正常儿童相同。

(3) 教育培训:就大绝大多数精神发育迟滞而言,尚无特效的药物治疗,因此,非医学措施显得更为重要。非医学措施主要包括特殊教育训练以及其他康复措施。无论对于何种类型、何种程度或何种年龄的患者,均可施行。当然重点应是儿童,并且年龄越小,开始训练越早,效果越好。教育训练内容包括劳动技能和社会适应能力两大方面。教育训练是促进患儿智力和社会适应能力发展的重要方法。教育训练的目标应随病情严重程度的不同而有所不同。

第二节 儿童孤独症

一、临床病例及诊疗思路

【病例摘要】

患者,男,6岁。家长发现其性格异常3年,前来就诊。患儿自幼与同龄人不同,与父母的亲密感差,不喜欢与同学及小朋友一块玩耍,两岁时才可以说两个字的单词,语言单调,常独自摆弄小铅笔,不许别人干扰,如小铅笔被别人拿走,则哭闹不安。遇到困难不主动寻求帮助,肚子痛也不告诉父母,从不主动与别的小朋友建立伙伴关系,言语不清,说话时“你”“我”不分,表情漠然,家人带其前来就诊。

提问1:初步考虑该患儿的诊断最可能是?

1. 精神发育迟滞;
2. 儿童孤独症;
3. Heller 综合征;
4. Rett 综合征;
5. 儿童多动综合征。

提问2:若该患儿诊断为儿童孤独症,关于孤独症的说法正确的是?

1. 多数患儿智力都较差;
2. 孤独症的患儿中,女孩较男孩为多见;
3. 孤独症患儿中男孩较为严重;
4. 绝大多数患儿有癫痫发作;
5. 孤独症一般出生后或婴儿早期即有症状显现;
6. 孤独症患儿到成人后其症状仍在缓慢改善。

提问3:关于孤独症的病因说法正确的是?

1. 孤独症目前病因明确,是一种遗传性疾病;
2. 孤独症可能与脑器质性损害有关;

3. 有2%～5%患儿伴有脆性X综合征；
4. 15%～50%的患儿伴有癫痫发作；
5. 孤独症只发生于社会经济条件较好的家庭；
6. 孤独症患儿的免疫学检查未见异常。

提问4：孤独症的诊断须与下列哪些疾病作鉴别？

1. 精神发育迟滞；
2. 儿童情绪障碍；
3. 儿童精神分裂症；
4. 儿童多动综合征；
5. 儿童少年品行障碍；
6. 先天遗传性疾病。

提问5：该患儿若曾有癫痫发作，关于其治疗不正确的是？

1. 小剂量氟哌啶醇可控制多动和刻板行为；
2. 普萘洛尔（心得安）；
3. 苯氨咪唑啉；
4. 行为治疗；
5. 三环类抗抑郁剂；
6. 认知治疗。

提问6：我们应怎样指导该患儿的家长？

1. 孤独症尚无特效治疗，不要抱什么希望；
2. 伴发精神障碍时应及时求助于专科医生；
3. 可尝试应用氟哌啶醇、普萘洛尔、苯氨咪唑啉；
4. 应强行纠正其反复玩铅笔的动作；
5. 在特殊生活事件时应给予支持和帮助；
6. 把他放在正常的孩子中间训练其社会功能。

【诊疗及解题思路】

病情回顾：患者，男，6岁。家长发现其性格异常3年，前来就诊。患儿自幼与同龄人不同，与父母的亲密感差，不喜欢与同学及小朋友一块玩耍，两岁时才可以说两个字的单词，语言单调，常独自摆弄小铅笔，不许别人干扰，如小铅笔被别人拿走，则哭闹不安。遇到困难不主动寻求帮助，肚子痛也不告诉父母，从不主动与别的小朋友建立伙伴关系，言语不清，说话时"你""我"不分，表情漠然，家人带其前来就诊。

从提供的病史来看，该患儿具有孤独症临床表现的三大核心症状：①社会交往障碍；②交流障碍；③兴趣范围的狭窄及刻板重复的行为。故提问1的最佳答案为儿童孤独症。

孤独症一般出生后或婴儿早期即有症状显现，患儿中男女孩之比为(3～4)∶1，但女孩一般较为严重，多数患儿智力都较差，患儿到成人后其症状仍可能缓慢改善。其中只有15%～50%患儿有癫痫发作。故提问2的最佳答案为多数患儿智力都较差；孤独症一般出生后或婴儿早期即有症状显现；孤独症患儿到成人后其症状仍在缓慢改善。

关于孤独症的病因尚未完全明确，目前学者们通过有关研究报道与遗传、脑器质性因素、神经生化因素、免疫因素有关。故提问 2 的最佳答案为孤独症可能与脑器质性损害有关;有 2% ~5% 患儿伴有脆性 X 综合征。

孤独症的诊断应与精神发育迟滞、儿童情绪障碍、儿童精神分裂症、儿童多动综合征、儿童少年品行障碍以及先天遗传性疾病相鉴别。

患儿若曾有癫痫发作,由于三环类抗抑郁剂可降低癫痫的阈值,增加癫痫发作的风险,不适宜用于该患儿。

孤独症目前虽无特效治疗,但综合治疗对多数患者会有所帮助。在指导患儿的家长时采用"孤独症尚无特效治疗,不要抱什么希望,强行纠正其反复玩铅笔的动作,把他放在正常的孩子中间训练其社会功能"的做法过于强硬,可能会起到相反的作用。故提问 6 的有效答案为伴发精神障碍时应及时求助于专科医生;可尝试应用氟哌啶醇、普萘洛尔、苯氨咪唑啉;在特殊生活事件时应给予支持和帮助。

二、病例相关理论知识

儿童孤独症(autism)是广泛性发育障碍的一种类型,以男性多见,起病于婴幼儿期,主要表现为不同程度的言语发育障碍、人际交往障碍、兴趣狭窄和行为方式刻板。约有 3/4 患者伴有明显的精神发育迟滞,部分患者在智力普遍低下的背景下,智力的某一方面相对较好或非常好。

1. 流行病学　据国外报道,儿童孤独症患病率为儿童人口的(2 ~5)人/万,但近年有学者报道患病率有增高的趋势,如美国(6 ~9)/万,法国 5. 35/万,日本(7 ~11)/万,加拿大 10/万。男孩为多,男女之比为(3 ~4):1,但女孩一般较严重。起病年龄多数在 36 个月以内,少数起病于 3 岁以后。我国目前尚无流行病学调查资料。

2. 病因学　孤独症的病因尚未明确,可能与以下因素有关:

(1) 遗传因素:对孤独症的作用已趋于明确,但具体的遗传方式还不明了,尚不能确定对于临床广泛的表现型遗传基因与环境因素各自所产生的影响程度。Rutter(1977)对 21 对孪生子进行研究,发现单卵双生同病率为 36%,而双卵双生同病率为 0。此外,单卵孪生子中有一个患孤独症,而另一个有认知障碍者占 82%,而双卵孪生子只有 10%。某些遗传疾病如苯丙酮尿症、脆性 X 染色体综合征均常伴有孤独症症状。另外有些报道指出本症患儿的同胞中有 2% ~6% 患本症,较一般人口高 50 倍。有人认为遗传主要造成认知功能失调,轻者表现为学习困难,重者表现为孤独症。据目前的资料,说明至少有一部分孤独症的发生与遗传有关。

(2) 围生期因素:学者们通过有些研究发现孤独症与脑器质性损害有关,如果这些损害发生于产前或围生期,则本症症状出生后即可能出现,产伤、宫内窒息等围生期并发症较正常对照组多。

(3) 免疫系统异常:围生期病毒感染引起个体免疫缺陷,损害中枢神经系统发育,被部分学者认为是孤独症发病的重要生物学因素之一。研究结果显示围生期病毒感染引起个体免疫缺陷,损害中枢神经系统发育,是孤独症发病的重要生物学因素之一。有学者报道孤独症发病与许多产前感染因素有关。再之,学者们通过许多研究发现孤独症存在免疫功能缺陷,并提出自身免疫缺陷假说。认为免疫功能缺陷的个体,在胎儿或新生儿期病毒感染的可能性增加,继而引起中枢神经系统永久性损害,导致孤独症。总之,孤独症免疫缺陷包括T淋巴细胞数量减少、辅助T细胞和B细胞数量减少、抑制-诱导T细胞缺乏、自然杀伤细胞活性降低等。一些孤独症可能存在自身免疫性基础。仍需要进一步研究证实。

（4）神经内分泌和神经递质：与多种神经内分泌和神经递质功能失调有关。现在研究孤独症的神经生化学问题也就是研究突触和中枢神经递质的问题，5-HT和CA功能系统发育不成熟，松果体-丘脑下部-垂体-肾上腺轴异常，导致5-HT、内啡肽增加，促肾上腺皮质激素（ACTH）分泌减少。从而表现行为和精神异常。过去学者们通过不少研究发现约1/3孤独症患者有高5-HT血症。有研究结果显示孤独症与吗啡成瘾后的感觉迟钝、对周围缺乏兴趣、不乐意与人交往等有相似之处。这可能与脑内吗啡含量增高有关。当前不少临床医生应用纳曲酮治疗孤独症，发现能改善与外界隔离、减少活动过度、刻板重复动作和自伤伤人行为。

（5）社会心理因素：认为孤独症患儿由于心理认知缺陷损害了社会交往能力，甚至对待人就像对待无生命的物体，不能正确理解别人有意识的行为。近年来，有关孤独症心理学研究提出病理机制最新理论学说：一为“心的理论”，另为“感情认知障碍”的理论学说。另有学者通过研究认为孤独症的病因可能是因父母对孩子教育方法不当或因父母个性中一种特殊形式的遗传，或两者兼有之。本症患儿的父母大多文化水平高、有专业技能，父母性格内向对孩子淡漠和固执，家庭缺乏温暖。

综上所述，目前认为儿童孤独症的病因是多种病因，如生物学因素、心理和社会学因素。协同作用引起广泛性发育障碍所致的异常行为综合征。

3. 临床表现　儿童孤独症的主要症状目前仍以Kanner三联症为核心症状，即社会交往障碍、语言交流障碍及兴趣范围狭窄和刻板的行为模式。这三大类症状对儿童孤独症有诊断意义。其他症状虽也较常见，但不及此三大症状有特殊性。

（1）核心症状

1）社会交往障碍：Kanner认为社会交往障碍是儿童孤独症的核心症状。婴儿时表现出与别人相处时没有目光对视，表情贫乏，缺乏期待父母和他人拥抱、爱抚的表情或姿态，也无享受到爱抚时的愉快表情，甚至对父母和别人的拥抱、爱抚予以拒绝。不能与父母建立正常的依恋关系。例如，当遇到不愉快的事情或受到伤害时不会寻求父母的安慰，与父母分离时没有尾随等表示依恋的行为，有时跟随陌生人和跟他们的父母一样。患者与同龄儿童之间难于建立正常的伙伴关系。如在幼儿园时多独处，不喜欢与同伴一起玩耍；看见儿童在一起兴致勃勃地做游戏时，没有去观看的兴趣或去参与的愿望；即使被迫与其他儿童一起玩耍，也不会主动接触别人，不会全身心地投入到集体活动之中。孤独症患儿的交会性注意存在缺陷，当他们需要某种东西时，他们不会指着这个东西表示要，而是抓着大人的手放在所要的物品上，或者站在所要的东西旁边哭吵。孤独症儿童这方面的损害持续到学龄期以后，认为是孤独症早期的、特异性的表现。孤独症儿童在游戏活动中往往缺乏兴趣，拒绝参加集体游戏或仅充当被动角色。他们缺乏想象力、创造力，不会在游戏中扮演角色，如当老师、当妈妈，不理解物体的象征性意义，不会模仿成人活动，他们不懂得要遵守游戏规则，在游戏中无法和其他孩子融为一体。

2）语言交流障碍：孤独症患儿在婴儿期就不咿呀学语，语言发育较同龄儿晚，甚至不发育，有学者通过研究报道约一半的患儿终生保持缄默，从不使用语言作为交流工具，仅以手势或其他形式表达自己的愿望和要求，或极少情况下使用极有限的语言。有的患儿2~3岁前语言功能出现后，又逐渐减少，甚至完全丧失。患者语言发育明显落后于同龄儿童，这是多数患者就诊的主要原因。一般在两、三岁时还不能说出有意义的单词和最简单的句子，因此很少、甚至完全不会使用语言进行正常的人际交流。到四、五岁时患者开始说单词，以后会讲简单句子，尽管这样患者仍然不会使用代词，或者错用代词，尤其是你、我、他等人称代词。有的患儿模仿重复别人的话，可能是几小时、几天，甚至数十天前别人说过的或电视机、电视播过的话，为延迟模仿。刻板重复的语言有的是反复模仿别人说过话，有的是反复提类似的问题或要对方回答一样的话，或重复自己自造的话，这种刻板重复言语有时表现患儿反复写一样的字，画一样的画，或讲一样的"小故事"，有的患儿表现出无原因的反复尖叫、喊叫。

3）兴趣范围狭窄和刻板的行为模式：患者对于正常儿童所热衷的活动、游戏、玩具都不感兴趣，而喜欢玩耍一些非玩具性的物品，如一段废铁丝、一个瓶盖或观察转动的电风扇、下水道的流水等，可以持续数十分钟、甚至几个小时不厌倦。患儿特别喜欢单调、重复的事物，特别喜欢圆的、旋转的物品，如喜欢锅盖、瓶盖、车轮，观察旋转的自行车车轮、电扇，或观看奔驰的汽车轮子，达到着迷的程度。患者往往对玩具本身不感兴趣，却十分关注玩具的某一个非主要特征。例如：拿到一个玩具熊，患者不是欣赏整个玩具的体态可爱，而只注意玩具熊的绒毛，反复用手触摸，或用鼻子去闻。患者经常固执地要求保持日常活动程序不变，如每天吃同样的饭菜、每天使用相同的便器、在固定的时间和地方解便、定时上床睡觉、始终只使用同样的被子和枕头、入睡时必须将一个手帕盖住眼睛，以及上学时要走相同的路线等。若这些固定的活动被改变或被制止，患者便表示出非常不愉快和焦虑的情绪，甚至出现反抗行为。

（2）其他症状

1）智能障碍：孤独症患者中75%~80%伴有不同程度的智力低下。使用标准化的智力测验可以发现孤独症儿童有特征性的智力障碍模式，即智力的各方面发展不平衡。且这一智力障碍的模式在世界各国的研究中都相似，说明与人种和社会文化背景无关。孤独症儿童中智商低于50的精神发育迟滞为50%以上。边缘智商和正常智商占20%。其中，操作性智商较语言性智商高，运用机械记忆和空间视觉能力来完成的题目所得成绩较好。而靠把握意义的能力来完成的题目所得成绩相对较差。在各分量表中，理解得分最差，其次是常识。积木得分最好。较好的测试成绩是背数和拼图。说明孤独症儿童在对事物的抽象、理解、形成概念的能力等方面发育障碍较明显，而机械记忆、空间视觉能力等方面的发育障碍较轻，甚至由于代偿的原因，其发育非常良好。他们的最佳能力与最差能力之间的差距非常大，但多数患者的最佳能力仍然低于同龄儿童的相应水平。孤独症患儿外貌一般无明显呆滞。但仍有75%智力低下，其中50%属于中重度智力低下，适应能力减弱，生活不能自理。有极少数患儿可表现出特殊才能，如对音乐、计数、推算日期和机械记忆有极强能力，即所谓"白痴学者"(idiot-savent)，其机制尚不清楚。根据孤独症患者的智能发育水平，可划分为智力水平正常或接近正常的高智能型以及伴有明显智能损害的低智能型孤独症。

2）感知觉障碍：患者的感知觉异常主要表现为感觉迟钝或过敏，常常对声音缺乏反应，呼唤他的名字他毫无知觉，仿佛聋了一样；而有的患儿对某些声音特别敏感，如对摩托车的吼叫声、狗叫声、吸尘器的轰鸣声等特别感到苦恼，往往用手捂住耳朵或畏缩不前，或感到受了惊吓。有的患儿对光线过敏，在正常光线下斜眼、闭眼、皱眉，特别害怕照相时的闪光灯；而有的却又对强光不敏感，当强光照射眼睛时，无闭眼、回避等行为，能直视强光而不眨眼。对痛觉的感受迟钝，有的患者不愿意用手或脚接触到砂子、泥土或水，喜欢用手去触摸或揉搓毛毯类物品。很多患者喜欢观看发光的物体或旋转的物体，还有的经常用舌头去舔某些物品，或对某些物品能闻到一种特殊臭味。有的患儿对疼痛刺激反应迟钝，打针时从来不哭，摔伤或自残时毫不感到疼痛。这种感觉的麻木或过敏可在同一患儿身上同时出现。

3）其他精神和神经症状：多数患者合并注意缺陷和多动症状。约 20% 患者伴有抽动症状。患者可有恐惧，甚至惊恐发作以及幻觉等症状。语言能力较好、智商较高、年龄较长的患者常伴有强迫症状。自伤、冲动、攻击、破坏、违拗等行为也常见，少数有性自慰及拔毛发行为。部分患者还常有偏食、拒食、反刍及异食等进食问题，或睡眠障碍。约 1/3 患者脑电图异常，约 25% 孤独症患儿出现癫痫发作，多在少年期后首次发生癫痫，以大发作类型居多，低智能型患者发生率更高。

4. 诊断　《中国精神障碍分类与诊断标准》CCMD-3 对儿童孤独症的诊断须符合以下条件：是一种广泛性发育障碍的亚型。以男孩多见，起病于婴幼儿期，主要为不同程度的人际交往障碍、兴趣狭窄和行为方式刻板。约有 3/4 的患儿伴有明显的精神发育迟滞，部分患儿在一般性智力落后的背景下具有某方面较好的能力。

症状标准：在下列（1）、（2）、（3）项中，至少有 7 条，且（1）至少有 2 条，（2）、（3）项至少各有 1 条：

（1）人际交往存在质的损害，至少 2 条：①对集体游戏缺乏兴趣，孤独，不能对集体的欢乐产生共鸣；②缺乏与他人进行交往的技巧，不能以适合其智龄的方式与同龄人建立伙伴关系，如仅以拉人、推人、搂抱作为与同伴的交往方式；③自娱自乐，与周围环境缺少交往，缺乏相应的观察和应有的情感反应（包括对父母的存在与否亦无相应反应）；④不会恰当地运用眼对眼的注视以及用面部表情、手势、姿势与他人交流；⑤不会做扮演性游戏和模仿社会的游戏（如不会玩过家家等）；⑥当身体不适或不愉快时，不会寻求同情和安慰；对别人的身体不适或不愉快也不会表示关心和安慰。

（2）言语交流存在质的损害，主要为语言运用功能的损害：①口语发育延迟或不会使用语言表达，也不会用手势、模仿等与他人沟通；②语言理解能力明显受损，常听不懂指令，不会表达自己的需要和痛苦，很少提问，对别人的话也缺乏反应；③学习语言有困难，但常有无意义的模仿言语或反响式言语，应用代词混乱；④经常重复使用与环境无关的言词或不时发出怪声；⑤有言语能力的患儿不能主动与人交谈、维持交谈，及应对简单；⑥言语的声调、重音、速度、节奏等方面异常，如说话缺乏抑扬顿挫，言语刻板。

（3）兴趣狭窄和活动刻板、重复，坚持环境和生活方式不变：①兴趣局限，常专注于某种或多种模式，如旋转的电扇、固定的乐曲、广告词、天气预报等；②活动过度，来回踱步、奔跑、转圈等；③拒绝改变刻板重复的动作或姿势，否则会出现明显的烦躁和不安；④过分依恋某些气味、物品或玩具的一部分，如特殊的气味、一张纸片、光滑的衣料、汽车玩具的轮子等，并从中得到满足；⑤强迫性地固着于特殊而无用的常规或仪式性动作或活动。

严重标准：社会交往功能受损。

病程标准:通常起病于3岁以内。

排除标准:排除Asperger综合征、Heller综合征、Rett综合征、特定感受性语言障碍、儿童精神分裂症。

5. 鉴别诊断

(1) 精神发育迟滞:孤独症与精神发育迟滞的鉴别比较困难。首先孤独症临床上主要表现为社会交往障碍和语言发育障碍,若不仔细询问,很容易将这些症状误认为精神发育迟滞的临床表现。其次,多数孤独症患者多数伴有智力低下,临床上可能只发现了智力低下的临床表现,而忽略了孤独症的症状,将这些孤独症误诊为精神发育迟滞。再之,虽然孤独症患者的智能障碍具有其特征,但临床上有时很难与精神发育迟滞的临床表现相区别。对于第一种情况只要仔细地询问病史和做精神状况检查,便可将两者相区别。智力明显低下和适应能力缺陷为主要特征。轻、中度精神发育迟滞者一般能保持合群交往、参与集体活动,并可能接受训练。重度患者几乎均因生物学因素引起,外貌呆笨,多伴先天畸形,可与孤独症区别。当患儿既符合孤独症的诊断又同时存在精神发育迟滞时,可作两个诊断。

(2) Asperger综合征:指一种广泛性发育障碍的综合征,有类似儿童孤独症的某些特征,男孩多见,一般到学龄期7岁左右症状才明显,主要为人际交往障碍,局限、刻板、重复的兴趣和行为方式。无明显的言语和智能障碍。是原因未明的广泛性发育障碍之一,与孤独症同样存在社会交往障碍,局限、重复、刻板的兴趣和活动方式。两者均表现为不能与同龄人交往,没有亲密朋友,儿童孤独症更明显,他们往往回避他人(包括父母),对他人的呼唤听而不闻,Asperger综合征则保留着笨拙的社交方式,单方面地与人交往,和父母有情感交流,能够共同分享乐趣,不少患儿喜欢别的成人。Asperger综合征语言发育方面正常,但往往存在交流方面的障碍,表现为讲话多,其实对人讲话而不是与人交流,话题单调,内容局限,儿童孤独症患儿中不少语言发育迟缓或不发育,即使有语言也不会主动与人交谈,提出话题。Asperger综合征与孤独症均有刻板语言、语言单调、节律的障碍。都存在不能用目传递信息或面部表情局限,但Asperger综合征存在"社交距离"上的障碍。常与他人走得太近,用躯体动作单方面表达喜爱之情。Asperger综合征患者往往动作笨拙不协调,儿童孤独症患儿则动作灵活。与孤独症最主要的区别在于此病没有明显的语言和智能障碍。

(3) Heller综合征:指一种广泛性发育障碍的亚型,又称婴儿痴呆或衰退性精神病。主要为原已获得的正常生活和社会功能,及言语功能迅速衰退,甚至丧失,大多数起病于2~3岁,症状在半年内会十分显著。现已查明为类脂沉积或脑白质病变。发生在幼儿期,以各种能力迅速倒退为特点的广泛性发育障碍之一。临床表现与孤独症相似,有社会交往障碍、语言的表达和理解能力差,局限、重复、刻板的兴趣和活动方式,对周围事物普遍丧失兴趣等。但Heller综合征起病前有3~4年的正常发育阶段,起病后各种功能出现明显而迅速的倒退。根据以下特征可与孤独症相鉴别:①发病前有一段明显正常发育阶段,通常2~4年。在这一阶段身长发育正常,语言、行为和简单生活技能获得也与正常儿童无差别。②发病后原来获得的言语、生活和社会技能迅速衰退、甚至丧失,如主动言语减少,理解语言和表达语言的能力严重受损,甚至丧失,大小便自控能力丧失。③对亲人、游戏,及相互交往等均无兴趣。游戏的内容单调,游戏能力减退。④行为紊乱,通常比较兴奋,无目的性活动增加,行为难以控制，出现刻板、重复行为或仪式行为。多数患者伴有情绪异常，发脾气，烦躁、易激惹。部分患儿可出现自残行为。

（4）Rett 综合征：也是一种广泛性发育障碍，起病于婴幼儿期（通常为 7～24 个月），只见于女孩。临床表现与孤独症类似。主要表现为早期发育正常，随后出现手的技巧性动作和言语的部分或完全丧失，严重的语言发育障碍或倒退，以及交往能力缺陷十分明显，并有特征性手的刻板性扭动、目的性手部活动丧失，及过度换气。与孤独症的鉴别要点在于 Rett 综合征的神经系统症状和体征较为突出，如共济失调、肌张力异常、脊柱侧凸或后凸、生长发育延迟，半数患者到青少年以后因脊髓萎缩而出现严重的运动不能。病程进展较快，预后较差等特征可与孤独症鉴别。

6. 治疗　孤独症的治疗主要采取综合干预措施，包括训练教育、行为矫治和药物治疗，需充分发挥家长的作用，鼓励家长积极参与治疗工作。

（1）教育和训练：教育训练是治疗孤独症患儿最主要、最有效的方法。教育的目的重点应该是教会他们有用的社会技能，如日常生活的自助能力、与人交往方式和技巧、周围环境协调配合及行为规范、公共设施的利用等最基本的生存技能。教育的目标是促进患者的语言发育，提高社会交往能力，掌握基本生活技能和学习技能。教育训练的年龄越小越好，获得后越容易固定下来。教育训练要做到坚持和长期性。发达国家一般都有这一类的教育和训练机构，由特殊教育教师、护士、职业治疗家共同提供服务。在我国，这类机构也逐渐发展起来，但多数患者仍由家长实施教育和训练。学龄期以后患者的语言能力和社交能力会有所提高，部分患者可以到普通小学与同龄儿童一起接受教育，还有部分患者仍然需要特殊教育。孤独症的教育属于特殊教育，训练成功与否，首先取决于家长和老师是否对患儿有爱心、耐心和恒心。在教育或训练过程中注意三个原则：①对孩子行为宽容和理解；②异常行为的矫正；③特别能力的发现、培养和转化。训练要求个体化、系统化、严格性、一致性、科学性。要保证治疗应该具有一定的强度。在对患儿训练的同时，也向家长传播有关知识，是目前孤独症教育和治疗的主要措施。为了配合做好教育和治疗，父母亲需要接受事实，克服心理不平衡状况，妥善处理孩子的教育训练与父母生活工作的关系。孤独症患儿在教育训练中很容易因失败而烦躁或放弃学习，所以，在训练中要边学边做边鼓励。孤独症患者在学龄前一般不能适应普通幼儿园的环境，应当在特殊教育学校、医疗机构中接受教育和训练。以家庭为基地的治疗措施能取得家庭成员密切合作，共同解决家中的困难，通过训练父母去实施教育和训练治疗可取得最佳的治疗效果。

（2）心理治疗：采用行为治疗及认知治疗较多。

1）行为治疗或行为矫治的目的在于强化已经形成的良好行为，减少病态的行为，如攻击行为、自伤、刻板行为和在公共场合不愉快行为的发生，增加社会化行为。治疗的重点应放在促进孤独症儿童的社会化和语言发育上，尽量减少干扰患儿功能和学习法不协调的病态行为上。由于孤独症患儿行为表现各异，行为矫治的最好方法采用一对一的方法，治疗方案应个别化；由于孤独症儿童缺乏环境之间的泛化，治疗时应有步骤地鼓励行为改善的泛化，帮助他们尽量能把医院或学校学习的技巧，移植到家里；为了促进儿童的社会化，不宜长期住院。

2）认知治疗适用于智力损害不重、年龄较长的患者，目的是帮助患者认识自己与同龄人的差异、自身存在的问题，激发自身的潜力，发展有效的社会技能。家庭治疗可以使患者的父母了解患者存在的问题，与治疗人员相互支持和协作，全力参与治疗。

(3) 药物治疗：到目前为止，儿童孤独症没有特异性药物治疗，尤其对于核心的语言和交流障碍缺乏有效药物。药物治疗无法改变孤独症的病程，也缺乏治疗孤独症的核心症状的特异性药物。但药物治疗在某种程度上可以控制某些症状，如消除患者的精神病性症状、情绪不稳、注意缺陷和多动、冲动行为、攻击行为、自伤和自杀行为、抽动、强迫症状等问题，也就是说药物治疗在孤独症的治疗中主要是支持对症治疗，如合并注意缺陷和多动症状者，常用哌甲酯；对冲动、多动、刻板等行为症状，情绪不稳、容易发脾气等情感症状以及精神病性症状可选用小剂量氟哌啶醇等。这些药物的合理运用可以显著改善孤独症儿童的训练和教育效果，保证儿童正常生活和学习，顺利实施教育训练及心理治疗。

第三节　注意缺陷与多动障碍

一、临床病例及诊疗思路

【病例摘要】

患儿，男，8 岁。因好动、上课活动多、影响他人学习就诊。患儿在幼儿期活动多，1 岁多能走之后，喜欢到处攀爬，喜欢与小朋友追逐打闹，摔得皮破血流，常主动挑起事端、好冒险，不顾后果，不能安静下来看图书或听故事。6 岁入学，上课发言不遵守纪律，经常插话，不听从老师管教，扰乱课堂秩序，管教困难，前来就诊。

问题 1：若您是首诊医生，应作哪些检查？

1. 体格检查；
2. 精神状况检查；
3. WISC-CR 智力测验；
4. 染色体检查；
5. CT 和 MRI；
6. 肝功能；
7. 脑电图。

问题 2：该患儿的临床表现有哪些？

1. 需要静坐的场合难于静坐，常常动个不停；
2. 容易兴奋和冲动；
3. 粗心大意，常常有始无终；
4. 常常干扰其他儿童的活动；
5. 很难集中思想听课、做作业或其他需要注意力集中的事情；
6. 经常话多，好插话或喧闹；
7. 要求必须立即得到满足，否则就产生情绪反应；
8. 难以遵守集体活动的秩序和纪律；
9. 学习困难，成绩差，但不是由于智能障碍所引起；
10. 动作笨拙，精巧和协调动作较差。

提示：

体格检查：发育营养可，未见任何先天性畸形改变，心肺正常，腹软，肝脾未扪及，手掌皮纹正常。神经系统检查：脑神经正常，四肢活动自如，共济及协调动作好，双手的精细动作不显笨拙，反射对称，未见病理征。精神状态：衣饰齐整，检查合作，主动交谈，言语流畅。入室后多动不宁，不停抓摸桌子上的东西。在医生与家长交谈时经常插嘴。未发现妄想或其他思维联想障碍，未获幻觉。承认老坐不住，上课喜欢搞点小动作，思想开小差。也想好好学习，就是自己管不住自己。情绪适度，比较活跃。智力粗查未见异常，自知力存在。实验室检查：WISC-CR 智力测验结果：FIQ 98，VIQ 99，PIQ 97。脑部单光子发射计算机成像（SPECT）：双侧额叶下部及丘脑放射性分布稀疏，代谢血运降低。

问题 3：对于该患儿，应诊断什么疾病？

1. 注意缺陷与多动障碍；
2. 精神发育迟滞；
3. 品行障碍；
4. 儿童期精神病；
5. 情绪障碍；
6. 焦虑状态；
7. 神经系统疾病所致精神障碍；
8. 抽动障碍。

问题 4：患儿若诊断儿童多动症，应与哪些疾病相鉴别？

1. 儿童孤独症；
2. 精神发育迟滞；
3. 品行障碍；
4. 儿童期精神病；
5. 情绪障碍；
6. 焦虑状态；
7. 神经系统疾病所致精神障碍；
8. 抽动障碍。

问题 5：美国精神障碍分类系统将注意缺陷与多动障碍分为哪些类型？

1. 注意缺陷型；
2. 冲动多动型；
3. 残留型；
4. 混合型；
5. 未分型。

问题 6：关于注意缺陷与多动障碍的病因与发病机制的描述，哪些是正确的？

1. 具有家族聚集现象；

2. 患者血和尿中多巴胺和去甲肾上腺素功能低下；
3. 5-HT 功能低下；
4. 发现部分患者血铅水平升高，血锌水平降低；
5. 头发中锌含量升高；
6. 脑电图显示慢波增多，快波减少，在额叶导联最为明显；
7. 脑电图显示慢波减少，快波增多，在额叶导联最为明显；
8. 5-HT 功能亢进。

问题7：临床评定量表有助于诊断，常用的量表有：

1. 父母评定 Conners 儿童行为量表；
2. Rutter 儿童行为问卷系统；
3. 教师用评定 Conners 儿童行为量表；
4. C-PEP 量表；
5. EMBU；
6. 简明症状问卷；
7. BSQ。

问题8：关于注意缺陷与多动障碍的治疗：

1. 行为治疗；
2. 暗示治疗；
3. 认知行为治疗；
4. 系统脱敏治疗；
5. 特殊教育；
6. 哌甲酯；
7. 苯异妥因；
8. 苯丙胺。

问题9：采用中枢兴奋剂哌甲酯治疗时的注意事项有：

1. 仅限于6岁以上患者使用；
2. 下午4时以后禁止使用；
3. 要坚持服药不能间断；
4. 疗程据病情而定，可间断用药数月至数年；
5. 属于一类精神药品管理药品，最多每次开3日量。

【诊疗及解题思路】

病情回顾：患儿，男，8岁。因好动，上课活动多，影响他人学习就诊。患儿在幼儿期活动多，1岁多能走之后，喜欢到处攀爬，喜欢与小朋友追逐打闹，摔得皮破血流，常主动挑起事端、好冒险，不顾后果，不能安静下来看图书或听故事。6岁入学，上课发言不遵守纪律，经常插话，不听从老师管教，扰乱课堂秩序，管教困难，前来就诊。

仔细阅读病史，此患儿有如下特点：①自幼注意力不能集中；②自幼行为多动、冲动。但是否存在其他品行问题，有无智力低下，学习成绩有无下降趋势。有无神经系统的异常发现，尚未交待。故提问1的正确答案为体格检查、精神状况检查、WISC-CR 智力测验、脑电图，肝功能。至于染色体检查目前尚无必要。CT 和 MRI 为无效答案。

要正确回答第 2 问，需紧扣该病例临床表现的描述，描述中存在下列症状：需要静坐的场合难于静坐，常常动个不停；容易兴奋和冲动；粗心大意，常常有始无终；常常干扰其他儿童的活动；很难集中思想听课、做作业或其他需要注意力集中的事情；经常话多，好插话或喧闹；难以遵守集体活动的秩序和纪律。描述中未涉及要求必须立即得到满足，否则就产生情绪反应；学习困难，成绩差，但不是由于智能障碍所引起；动作笨拙，精巧和协调动作较差。

病史结合以及病情提示：发育营养可，未见任何先天性畸形改变，心肺正常，腹软，肝脾未扪及，手掌皮纹正常。神经系统检查：脑神经正常，四肢活动自如，共济及协调动作好，双手的精细动作不显笨拙，反射对称，未见病理征。精神状态：衣饰齐整，检查合作，主动交谈，言语流畅。入室后多动不宁，不停抓摸桌子上的东西。在医生与家长交谈时经常插嘴。未发现妄想或其他思维联想障碍，未获幻觉。承认老坐不住，上课喜欢搞点小动作，思想开小差。也想好好学习，就是自己管不住自己。情绪适度，比较活跃。智力粗查未见异常，自知力存在。实验室检查：WISC-CR 智力测验结果：FIQ 98，VIQ 99，PIQ 97。脑部单光子发射计算机成像（SPECT）：双侧额叶下部及丘脑放射性分布稀疏，代谢血运降低。问题 3 的答案：该患儿诊断注意缺陷与多动障碍。

该例诊断应与儿童孤独症、精神发育迟滞、品行障碍、儿童期精神病、情绪障碍及神经系统疾病所致相鉴别：①儿童孤独症：孤独症患者多数伴有多动、冲动和注意障碍等症状。但孤独症患者还同时表现人际交往和沟通困难，言语障碍，兴趣和活动内容局限等症状，据此与注意缺陷与多动障碍相鉴别。②品行障碍：主要包括攻击性行为和逆反行为。攻击性行为是指打人、伤人、破坏物品、虐待他人或动物、性攻击、抢劫等表现，通常是没有明显动机和目的的冲动行为，有时单纯是为了引起他人对自己的注意。少数可表现为有目的的小团伙行为，最终导致青少年犯罪。品行障碍儿童通常不能与他人建立正常的感情、伙伴关系肤浅、具有高度的自我为中心和利己主义、缺乏罪恶感、羞耻心、同情心和责任感。③情绪障碍：儿童在焦虑、抑郁或躁狂的情况下都会表现活动过多，注意不集中。注意缺陷与多动障碍患者也可能因为经常受到老师和家长的批评，或因为要求没有满足而产生焦虑、抑郁情绪。两者的区别在于情绪障碍患者的首发和主要症状是情绪问题，病程呈发作形式，持续时间较短。注意缺陷与多动障碍表现为长期持续性注意缺陷和活动过多。④抽动障碍：患者主要表现为头面部、四肢或躯干肌群不自主的快速、短暂、不规则的抽动，如挤眉弄眼、耸肩、歪颈、挥手、蹬足和扭动等，也可以伴有不自主的发声抽动，易被误认为多动或顽皮。通过仔细的精神状况检查容易发现抽动症状的特点，与注意缺陷与多动障碍相鉴别。但需要注意抽动障碍患者约 20% 合并注意缺陷与多动障碍。⑤精神分裂症：在精神分裂症早期患者可能表现为不遵守学校纪律、活动过多、上课注意力不集中、学习成绩下降等，容易与注意缺陷与多动障碍相混淆。但精神分裂症会逐渐出现精神分裂症的特征症状，如幻觉、妄想、情感淡漠、孤僻离群、行为怪异等，而注意缺陷与多动障碍不会出现这些症状，据此相鉴别。⑥精神发育迟滞：患者可伴有注意缺陷和活动过多，轻度精神发育迟滞患者在入读小学之初，尚未明确精神发育迟滞诊断以前，很容易被误认为注意缺陷与多动障碍。但注意缺陷与多动障碍患者通过治疗，注意改善以后，学业成绩能够提高，达到与智力相当的水平。而精神发育迟滞者的学业成绩始终与智力水平相符合，还同时有语言和运动发育迟滞，判断能力、理解能力和社会适应能力都普遍性偏低。因此，问题 4 临床上儿童多动症应与儿童孤独症、精神发育迟滞、品行障碍、儿童期精神病、情绪障碍、焦虑状态、神经系统疾病所致精神障碍、抽动障碍相鉴别。

美国精神障碍分类系统将注意缺陷与多动障碍分为三种临床类型:注意缺陷型以注意缺陷症状为主要表现,多动和冲动症状不明显;冲动多动型以冲动和多动症状为主要表现,注意缺陷症状不明显;混合型的注意缺陷、冲动和多动两组症状都明显。故问题5的答案为注意缺陷型、冲动多动型、混合型。残留型、未分型是不正确的。

关于注意缺陷与多动障碍的病因与发病机制,本病的病因和发病机制不清,目前认为是多种因素相互作用所致。发病相关因素如下:①遗传:本病具有家族聚集现象,有学者通过寄养子研究发现患者血缘亲属中患病率高于寄养亲属的患病率。②患者血和尿中多巴胺和去甲肾上腺素功能低下,5-HT功能亢进。③MRI发现额叶发育异常和双侧尾状核头端不对称。正电子发射断层成像研究发现患者运动前区及前额叶皮质的灌流量减少,推测其代谢率降低,而这些脑区与中枢对注意和运动的控制有关。脑电图显示慢波增多,快波减少,在额叶导联最为明显。④患者的母孕期或围生期并发症多,幼年期有动作不协调、语言发育延迟等问题。⑤发现部分患者血铅水平升高,血锌水平降低,但头发中锌含量升高。故问题6的正确答案为具有家族聚集现象;患者血和尿中多巴胺和去甲肾上腺素功能低下;发现部分患者血铅水平升高,血锌水平降低,头发中锌含量升高;脑电图显示慢波增多,快波减少,在额叶导联最为明显,5-HT功能亢进。而脑电图显示慢波减少,快波增多,在额叶导联最为明显;5-HT功能低下的选项是不正确的。

临床评定量表既有助于诊断,也可了解病情严重程度以及评估治疗效果。常用的工具有Conners儿童行为量表,包括父母问卷、教师用评定量表和简明症状问卷三种形式。Rutter儿童行为问卷包含了儿童一般健康问题、行为问题和日常习惯问题,用于学龄期儿童行为问题的流行病学调查,能较好地区别儿童的情绪障碍和违纪行为。C-PEP量表最适用于自闭症及相关发育障碍儿童的个别化评估,它能提供有关患儿目前发育水平的信息,指出患儿偏离正常发展的特征与程度。EMBU为父母养育方式量表。BSQ为儿童气质量表观察他们的气质特征。故问题7的答案为父母Conners儿童行为量表,教师用评定量表Conners儿童行为量表和简明症状问卷三种形式。

对于注意缺陷与多动障碍的治疗常采用:①心理治疗:主要有行为治疗和认知行为治疗两种方式。②特殊教育:患者应当被列入特殊教育的对象。③中枢兴奋剂:主要药物有哌甲酯(methylphenidate),初始剂量每天5mg,剂量范围每天5~40mg。低剂量(每天0.3mg/kg)有助于改善注意力,高剂量(每天0.7mg/kg)能够改善多动、冲动症状,减少行为问题。苯异妥因(phenylisohydantion),药物起效较慢,开始剂量每天5~20mg,每周增加日剂量10~20mg,最大剂量每天100mg。少数出现肝功能改变,在治疗前和治疗中需定期检测肝功能。苯丙胺(amphetamine)有效率为70%~75%。小剂量开始,每隔1~2周逐渐加量至最佳剂量。常用剂量每天20mg,最大剂量每天40mg。故问题8的正确答案为行为治疗、认知行为治疗、特殊教育、哌甲酯、苯异妥因、苯丙胺。暗示治疗、系统脱敏治疗为错误答案。

需要注意的是:中枢兴奋剂仅限于6岁以上患者使用。药物于每天早晨上学前口服,剂量增加后分2次于早晨和中午口服,下午4时以后禁止使用。本类药物可能影响生长发育,因此每周六、日及节假日停用。疗程据病情而定,可间断用药数月至数年。在使用中枢兴奋剂时还必须考虑到物质滥用的问题。使用大剂量中枢兴奋剂,特别是苯丙胺和哌甲酯,会产生强烈的兴奋和欣快,若长期大剂量使用患者对药物的耐受性有所增加,因此有物质依赖和物质滥用的潜在可能。有资料显示注意缺陷与多动障碍患者若合并品行障碍，物质滥用的危险性高于单个疾病。通过严格的药物管理、适当掌握使用剂量、间断用药、相关知识的教育等能够避免产生物质滥用。自2007年5月1日起施行的《处方管理办法》规定：第一类精神药品注射剂，每张处方为一次常用量；控缓释制剂，每张处方不得超过7天常用量；其他剂型，每张处方不得超过3天常用量。哌甲酯用于治疗儿童多动症时，每张处方不得超过15天常用量。故问题9的正确答案为仅限于6岁以上患者使用、下午4时以后禁止使用、疗程据病情而定，可间断用药数月至数年。要坚持服药不能间断；属于一类精神药品管理药品，最多每次开3天量的选项是错误。

二、病例相关理论知识

注意缺陷多动障碍（ADHD）俗称“儿童多动症”，是发生于儿童早期的一种行为异常。《中国精神障碍分类与诊断标准》（第3版）就注意缺陷与多动障碍作如下界定：发生于儿童时期（多在3岁左右），与同龄儿童相比，表现为同时有明显注意集中困难、注意持续时间短暂，即活动过度或冲动的一组综合征。症状发生在各种场合（如家里、学校和诊室）。

调查显示，中国儿童的ADHD患病率为1.3%～13.4%，各地的差异很大，男孩多于女孩。其中70%患儿的症状会持续到青春期，30%会持续终身。国外报道，学龄期患病率为3%～5%，男性多于女性，性别比4∶1～9∶1。美国儿童少年精神病学会（AACAP）最近的流行病学研究结果显示患病率在小学生中男性10%，女性5%

1. 病因和发病机制　目前认为是多种因素相互作用所致。发病相关因素如下：

（1）遗传：多动症具有家族遗传性，患者双亲患病率为20%，一级亲属患病率为10.9%，二级亲属患病率为4.5%，单卵双生子同病率为51%～64%，双卵双生子同病率为33%，寄养子研究发现患者血缘亲属中患病率高于寄养亲属。

（2）神经递质：近年来学者们相继提出了多巴胺、去甲肾上腺素及5-羟色胺（5-HT）假说。患者脑内多巴胺和去甲肾上腺素功能低下，5-HT功能亢进。

（3）神经解剖和神经生理：学者们通过正电子发射断层成像（PET）研究发现多动症患者运动前区及前额叶皮质的灌流量减少，推测其代谢率降低，而这些脑区对注意和运动的控制有关。通过磁共振成像（MRI）发现患者额叶发育异常和双侧尾状核头端不对称。脑电图显示慢波增多，快波减少，在额叶导联最为明显。

（4）神经发育异常：患者的母孕期或围生期并发症多，常有大量吸烟或酗酒史。患儿多有神经系统发育不成熟，存在神经系统软体征。幼年期有动作不协调、语言发育延迟等问题。各种脑电生理检查（脑电图、脑诱发电位等），往往会有异常发现，但缺乏确切的定位。严重的铅中毒可产生致命的中毒性脑病、痴呆等神经系统损害，但轻微铅中毒是否可产生多动症，至今尚无结论。

（5）家庭和心理社会因素：环境、社会和家庭不良因素持续存在，均可成为发病的诱因，并影响病程的发展与预后。这些因素包括父母关系不和、家庭破裂、教养方式不当、父母性格不良、酗酒、吸毒、有精神障碍、家庭经济困难、住房拥挤、童年与父母分离、儿童受虐待、学校的教育方法不当以及社会风气不良等。不良因素均可能作为发病诱因或症状持续存在的原因。

2. 临床表现

（1）注意障碍：是本病的最主要症状。表现在听课、做作业或其他活动时注意难以持久,容易因外界刺激而分心,或常常不断从一种活动转向另一种活动。患者在活动中不能注意到细节,经常因为粗心发生错误。在与成人交谈时心不在焉,似听非听。经常有意回避或不愿意从事需要较长时间持续集中精力的任务,如课堂作业和家庭作业,也不能按时完成这些作业或制订的其他任务。患者平时容易丢三落四,经常遗失玩具、学习用具或其他随身物品,忘记日常的活动安排。

(2) 活动过多和冲动:患者经常显得很不安宁,手足的小动作多,在座位上扭来扭去,在教室或其他要求安静的场合擅自离开座位,到处乱跑或攀爬,难以从事安静的活动或游戏,仿佛精力特别旺盛。在采取行动前缺乏思考、不顾及后果,凭一时兴趣行事,为此常与同伴发生打斗或纠纷,造成不良后果。在任何场合说话特别多,在别人讲话时插嘴或打断别人的谈话,在老师的问题尚未说完时便迫不急待地抢先回答,也会轻率地去扰乱同伴的游戏,或不能耐心地排队等候。情绪不稳定,过度兴奋,也容易因受挫折而情绪低沉或出现反抗和攻击性行为。要求必须立即满足,否则就要哭闹、发脾气。

(3) 学习困难:因为注意缺陷和多动影响了患者在课堂上的听课效果、完成作业的速度和质量,致使学业成绩差,低于其智力所应该达到的学业成绩。

(4) 神经和精神的发育异常:患者的精细动作、协调运动、空间位置觉等发育较差。如翻手、对指运动、系鞋带和扣纽扣都不灵便,左右分辨也困难。少数患者伴有语言发育延迟、语言表达能力差,智力低下等问题。智力测验显示部分患者智商偏低,言语智商高于操作智商,注意集中分量表得分较低。

(5) 品行障碍:注意缺陷与多动障碍和品行障碍的同病率高达30%~58%。品行障碍表现为攻击性行为,如辱骂、打人、伤人、破坏物品、虐待他人和动物、性攻击、抢劫等,或一些不符合道德规范及社会准则的行为,如说谎、逃学、流浪不归、纵火、偷盗、欺骗以及对异性的猥亵行为等。

3. 诊断　若儿童7岁以前开始出现明显的注意缺陷和活动过多,并且在学校、家庭和其他场合都有这些临床表现,持续6个月以上,对社会功能(如学业成绩、人际关系等)产生不良影响,则可诊断为注意缺陷与多动障碍。学习困难、神经和精神发育异常等临床表现不是诊断依据,但有助于明确诊断。如果患者同时伴有品行障碍的临床表现,且达到诊断品行障碍的程度,则诊断为注意缺陷与多动障碍合并品行障碍。

《中国精神障碍分类与诊断标准》(CCMD-3)中对该病的诊断标准是:

(1) 症状标准

1) 注意障碍:至少有下列4项:①学习时容易分心,听见任何外界声音都要去探望;②上课很不专心听讲,常东张西望或发呆;③做作业拖拉,边做边玩,作业又脏又乱,常少做或做错;④不注意细节,在做作业或其他活动中常常出现粗心大意的错误;⑤丢失或特别不爱惜东西(如常把衣服、书本等弄得很脏很乱);⑥难以始终遵守指令,完成家庭作业或家务劳动等;⑦做事难于持久,常常一件事没做完,又去干别的事;⑧与他说话时,常常心不在焉,似听非听;⑨在日常活动中常常丢三落四。

2) 多动:至少有下列4项:①需要静坐的场合难于静坐或在座位上扭来扭去;②上课时常小动作,或玩东西,或与同学讲悄悄话;③话多,好插嘴,别人问话未完就抢着回答;④十分喧闹,不能安静地玩耍;⑤难以遵守集体活动的秩序和纪律,如游戏时抢着上场,不能等待;⑥干扰他人的活动;⑦好与小朋友打逗,易与同学发生纠纷,不受同伴欢迎;⑧容易兴奋和冲动，有一些过火的行为；⑨在不适当的场合奔跑或登高爬梯，好冒险，易出事故。

（2）严重标准：对社会功能（如学业成绩、人际关系等）产生不良影响。

（3）病程标准：起病于 7 岁前（多在 3 岁左右），符合症状标准和严重标准至少已 6 个月。

（4）排除标准：排除精神发育迟滞、广泛发育障碍、情绪障碍。

美国精神障碍分类系统将注意缺陷与多动障碍分为三种临床类型：注意缺陷型以注意缺陷症状为主要表现，多动和冲动症状不明显；冲动多动型以冲动和多动症状为主要表现，注意缺陷症状不明显；混合型的注意缺陷、冲动和多动两组症状都明显。临床评定量表既有助于诊断，也可了解病情严重程度以及评估治疗效果。常用的工具有 Conners 儿童行为量表，包括父母问卷、教师用评定量表和简明症状问卷三种形式。

4. 鉴别诊断

（1）精神发育迟滞：患者可伴有注意缺陷和活动过多，轻度精神发育迟滞患者在入读小学之初，尚未明确精神发育迟滞诊断以前，很容易被误认为注意缺陷与多动障碍。但注意缺陷与多动障碍患者通过治疗，注意改善以后，学业成绩能够提高，达到与智力相当的水平。而精神发育迟滞者的学业成绩始终与智力水平相符合，还同时有语言和舆论发育迟滞，判断能力、理解能力和社会适应能力都普遍性偏低。

（2）广泛发育障碍：广泛发育障碍（PPD）是指一组起病于婴幼儿期的全面性精神发育障碍，主要为人际交往和沟通模式的异常，如言语和非言语交流障碍，以及兴趣与活动内容局限、刻板、重复。患儿的各种功能活动都具有广泛性质的异常特征，但它们在程度上有所差异。症状常在 5 岁以内已很明显，以后可有缓慢的改善。多数患儿精神发育迟滞。以儿童孤独症最常见。本障碍的有些病例可伴有某些躯体疾病，其中以婴儿痉挛、先天性风疹、结节性硬化、脑内脂肪沉积病和脆性 X 染色体异常最为常见。在美国疾病诊断统计手册（第Ⅳ版）（DSM-Ⅳ）中，PPD 包括五个诊断类型，即孤独症、Rett 障碍、儿童瓦解性障碍、Asperger 障碍及其他未分类的广泛发育障碍（PPD-NOS）（包括非典型孤独症）。国际疾病分类手册第十版（ICD-10）中，PPD 包括八个诊断类型，即童年孤独症、不典型孤独症、Rett 综合征、其他童年瓦解性障碍、多动障碍伴发精神发育迟滞与刻板动作、Asperger 综合征、其他弥漫性发育障碍、弥漫性发育障碍，未特定。CCMD-3 中，PPD 包括 6 个诊断类型，即儿童孤独症、不典型孤独症、Rett 综合征、童年瓦解性精神障碍、Asperger 综合征、其他或未分类的 PPD。三种诊断标准与分类的本质无多大差异，且均认为孤独症是最典型的广泛发育障碍。孤独症患者多数伴有多动、冲动和注意障碍等症状。但孤独症患者还同时表现人际交往和沟通困难、言语障碍、兴趣和活动内容局限等症状，据此与注意缺陷与多动障碍相鉴别。

（3）情绪障碍：儿童在焦虑、抑郁或躁狂的情况下都会表现活动过多，注意不集中，注意缺陷与多动障碍患者，也可能因为经常受到老师和家长的批评，或因为要求没有满足而产生焦虑、抑郁情绪。两者的区别在于情绪障碍患者的首发和主要症状是情绪问题，病程呈发作形式，持续时间较短。注意缺陷与多动障碍表现为长期持续性注意缺陷和活动过多。

（4）抽动障碍：患者主要表现为头面部、四肢或躯干肌群不自主的快速、短暂、不规则的抽动，如挤眉弄眼、耸肩、歪颈、挥手、蹬足和扭动等，也可以伴有不自主的发声抽动，易被误认为多动或顽皮。通过仔细的精神状况检查容易发现抽动症状的特点，与注意缺陷与多动障碍相鉴别。但需要注意抽动障碍患者约 20% 合并注意缺陷与多动障碍。

（5）品行障碍：在CCMD-3中品行障碍分为反社会性品行障碍和对立违抗性障碍。若患者同时具有反社会性行为、攻击性行为和对立违抗性行为的临床表现，持续半年以上，明显影响同伴、师生、亲子关系或学业，品行问题与发育水平明显不一致，也不是心理发育障碍、其他精神疾病或神经系统疾病所致，诊断为反社会性品行障碍。若患者在10岁以下，仅有对立违抗性行为，而没有反社会行为和攻击性行为，则诊断为对立违抗性障碍。

（6）精神分裂症：在精神分裂症早期患者可能表现为不遵守学校纪律、活动过多、上课注意力不集中、学习成绩下降等，容易与注意缺陷与多动障碍相混淆。但精神分裂症会逐渐出现精神分裂症的特征症状，如幻觉、妄想、情感淡漠、孤僻离群、行为怪异等，而注意缺陷与多动障碍不会出现这些症状，据此相鉴别。

5. 治疗　根据患者及其家庭的特点制订综合性治疗方案。药物治疗可短期缓解部分症状，对于疾病给患者及其家庭带来的一系列不良影响则更多地依靠非药物治疗方法。

（1）心理治疗：主要有行为治疗和认知行为治疗两种方式。患者通常缺乏恰当的社会交往技能，如不知怎样去发起、维持和结束人与人之间的交流过程、同伴关系不良、对别人有攻击性语言和行为，以及自我控制能力差等。行为治疗利用操作性条件反射的原理，及时对患者的行为予以正性或负性强化，使患者学会适当的社交技能，用新的有效的行为来替代不适当的行为模式。认知行为治疗主要解决患者的冲动等问题，主要内容有：让患者学习如何去解决问题，预先估计自己的行为所带来的后果，克制自己的冲动行为，识别自己的行为是否恰当，选择恰当的行为方式。心理治疗形式有个别治疗或小组治疗。小组治疗的环境对患者学会适当的社交技能更有益。

（2）特殊教育：患者应当被列入特殊教育的对象。教师需要针对患者的特点进行教育，避免歧视、体罚或其他粗暴的教育方法，恰当运用表扬和鼓励的方式提高患者的自信心和自觉性，通过语言和中断活动等方式否定患者的不良行为，课程安排时要考虑到给予患者充分的活动时间。

（3）药物治疗：药物可改善注意缺陷、降低活动水平，在一定程度上提高学习成绩，短期内改善患者与家庭成员的关系。

1）中枢兴奋剂

哌甲酯：有效率为75%～80%。初始剂量每天5mg，剂量范围每天5～40mg。低剂量（每天0.3mg/kg）有助于改善注意力，高剂量（每天0.7mg/kg）能够改善多动、冲动症状，减少行为问题。一般在用药45分钟后显效，最佳效果出现在用药后1.5～3小时，血中有效成分可维持2～4小时。

苯异妥因：又名匹莫林，有效率为65%～70%。药物起效较慢，开始剂量每天5～20mg，每周增加日剂量10～20mg，最大剂量为每天100mg。少数出现肝功能改变，在治疗前和治疗中需定期检测肝功能。

苯丙胺：又名安非他命，有效率为70%～75%。小剂量开始，每隔1～2周逐渐加量至最佳剂量。常用剂量为每天20mg，最大剂量为每天40mg。半衰期较哌甲酯长。需要注意，中枢兴奋剂仅限于6岁以上患者使用。药物于每天早晨上学前口服，剂量增加后分2次于早晨和中午口服，下午4时以后禁止使用。本类药物可能影响生长发育，每周六、日及节假日停用。

2）三环类抗抑郁药：米帕明、氯米帕明或阿米替林。一般不作为首选药物，只有当中枢兴奋剂无效,或合并抑郁症、品行障碍或抽动障碍时选用。用法:初始剂量25mg/d,分2次口服。以后每3~6天增加剂量1次,每次每公斤体重增加剂量1mg。最大剂量为100mg/d,疗程为4周以上。

3）α_2-去甲肾上腺素能激动剂:苯氨咪唑啉能改善注意力不集中、多动和情绪不稳,也具有减少抽动症状的作用,适用于合并抽动症状、攻击行为、对立违抗行为以及失眠的注意缺陷与多动障碍患者。

（4）对父母的教育和训练:适合于伴有品行障碍或其他心理问题、父母不同意接受药物治疗或父母教育方式不恰当的患者。教育和训练可采取单个家庭或小组的形式,内容主要有:给父母提供良好的支持性环境,让他们学会解决家庭问题的技巧,学会与孩子共同制定明确的奖惩协定,有效地避免与孩子之间的矛盾与冲突,掌握正确使用阳性强化方式鼓励孩子的良好行为,使用惩罚方式消除孩子的不良行为。

6. 病程和预后　多数患者的症状持续到少年期以后逐渐缓解,少数持续至成人。合并品行障碍者预后不良,可能出现少年期或成年期物质滥用和人格障碍。对于合并阅读困难和情绪障碍(如抑郁、焦虑)、有不良的家庭和社会心理因素、智力偏低者,预后较差。

第四节　注意缺陷与多动障碍合并品行障碍

一、临床病例及诊疗思路

【病例摘要】

患者,男,15岁,学生。自幼活动多,会从摇篮或小车里向外爬。稍大时,看书看不了几页就把书扔掉,经常把自己卧室搞得乱七八糟。上小学以后,上课时小动作不停,喜欢插嘴,干扰老师讲课,扰乱课堂秩序,经常被请家长也无济于事。喜欢招惹别人,常与同学发生争吵或打架。六年级以来更为明显,常无故旷课,与社会上的"小混混"欺负低年级的同学,向他们要钱,不给则拳打脚踢,向家长说谎,偷家长或骗亲人的钱物。入初中后变本加厉,并与个别女同学厮混在一起,家长无法管理送其来院。

提问1:对于该患儿,应考虑哪些诊断?

1. 儿童情绪障碍;
2. 儿童多动症;
3. 对立性违抗性障碍;
4. 抽动障碍;
5. 特殊学校技能发育障碍;
6. 品行障碍。

提问2:为明确诊断,下列哪些做法是有必要的?

1. 仔细的体格检查;
2. 完整的精神状况检查;
3. 生长发育史;
4. 既往疾病史;
5. 性格史;

6. 有无重大精神刺激及应激事件史；
7. 家庭经济状况；
8. 儿童行为量表。

提问3：临床上常用的用于评定儿童行为的量表有？

1. Conners 儿童行为量表；
2. Rutter 儿童行为问卷；
3. MMPI；
4. Scl-90；
5. EPQ；
6. IQ。

提问4：若该患儿诊断为多动症合并品行障碍，那么关于多动障碍的病因说法正确的是？

1. 具有家族聚集现象；
2. 患者血和尿中多巴胺和去甲肾上腺素功能低下；
3. 5-HT 功能低下；
4. 头发中锌含量升高；
5. 血铅水平降低；
6. 脑电图慢波增多，快波减少。

提问5：若该患儿合并品行障碍，其可能出现的预后有哪些？

1. 精神分裂症；
2. 反社会人格障碍；
3. 酒精依赖；
4. 多动症的残留症状；
5. 反社会行为完全缓解；
6. 犯罪行为。

提问6：关于多动症合并品行障碍的治疗，正确的是？

1. 认知行为治疗；
2. 系统脱敏治疗；
3. 社会化的技能训练；
4. 厌恶治疗；
5. 提高父母对本病的认识；
6. 药物治疗；
7. 胰岛素治疗。

【诊疗及解题思路】

病情回顾：患者，男，15岁，学生。自幼活动多，会从摇篮或小车里向外爬。稍大时，看书看不了几页就把书扔掉，经常把自己卧室搞得乱七八糟。上小学以后，上课时小动作不停，喜欢插嘴，干扰老师讲课，扰乱课堂秩序，经常被请家长也无济于事。喜欢招惹别人，常与同学发生争吵或打架。六年级以来更为明显，常无故旷课，与社会上的“小混混”欺负低年级的同学，向他们要钱，不给则拳打脚踢，向家长说谎，偷家长或骗亲人的钱物。入初中后变本加厉，并与个别女同学厮混在一起，家长无法管理送其来院。

儿童多动症的临床特征有注意涣散、冲动任性和品行障碍。注意涣散:①做事情往往有始无终;②上课常常不听讲;③注意力容易随境转移;④很难集中思想做功课和从事其他需要长时间集中注意的事情;⑤很难坚持做某一种游戏或玩耍。冲动任性:①往往想到什么就做什么;②过于频繁地从一种活动转移到另一种活动;③不能有条不紊地做事情;④需要他人予以督促照料;⑤常在教室里突然大声叫喊;⑥在游戏或集体活动中不能耐心地等待轮换。品行障碍(conduct disorders)是指儿童少年反复持久出现严重违反与其年龄相应的社会规范的行为、并以反复而持久的反社会性、攻击性或对立性品行模式为特征的障碍。根据不同的表现又可以分为不同的类型。根据该患者的临床表现,该患儿应考虑多动症及品行障碍的诊断。

患者自幼出现明显的注意缺陷和活动过多,并且在学校、家庭和其他场合都有这些临床表现,持续6个月以上,对社会功能(如学业成绩、人际关系等)产生不良影响,则可诊断为注意缺陷与多动障碍。学习困难、神经和精神发育异常等临床表现不是诊断依据,但有助于明确诊断。如果患者同时伴有品行障碍的临床表现,且达到诊断品行障碍的程度,则诊断为注意缺陷与多动障碍合并品行障碍。临床评定量表既有助于诊断,也可了解病情严重程度以及评估治疗效果。常用Conners儿童行为量表,包括父母问卷、教师用评定量表和简明症状问卷三种形式。故提问2的有效答案为仔细的体格检查、完整的精神状况检查、生长发育史、儿童行为量表。

Conners儿童行为量表和Rutter儿童行为问卷包括儿童一般健康问题、行为问题和日常习惯问题,常用于反映儿童期的行为等问题。MMPI为明尼苏达人格测定。Scl-90为90项症状清单。EPQ是艾森克人格测定。IQ是智商的简写。因此,提问3的有效答案为Conners儿童行为量表、Rutter儿童行为问卷。

若该患儿诊断为多动症合并品行障碍,本病与遗传有一定的关系,另外该病患者血和尿中多巴胺和去甲肾上腺素功能低下,部分患者血铅水平升高,血锌水平降低,头发中锌含量升高,脑电图示慢波增多,快波减少,5-HT功能亢进。

关于其预后,取决于是否接受系统的治疗,如不治疗则可能发展为反社会人格障碍、酒精依赖、多动症的残留症状、犯罪行为的状况。若治疗及时、系统、有效,其反社会行为完全缓解。而精神分裂症为单独的疾病,与其关系不大。故提问5的有效答案为反社会人格障碍、酒精依赖、多动症的残留症状、反社会行为完全缓解、犯罪行为。

儿童多动症伴品行障碍的治疗应根据患者及其家庭的特点制订综合性治疗方案。药物治疗能够短期缓解部分症状,对于疾病给患者及其家庭带来的一系列不良影响则更多地依靠非药物治疗方法。心理治疗主要有行为治疗和认知行为治疗两种方式;患者应当被列入特殊教育的对象。教师和家长需要针对患者的特点进行教育,避免歧视、体罚或其他粗暴的教育方法,恰当运用表扬和鼓励的方式提高患者的自信心和自觉性,通过语言或中断活动等方式否定患者的不良行为,课程安排时要考虑到给予患者充分的活动时间。药物能改善注意缺陷,降低活动水平,在一定程度上提高学习成绩,短期内改善患者与家庭成员的关系。故提问6的有效答案为认知行为治疗、社会化的技能训练、提高父母对本病的认识、药物治疗。

【拓展思维病例】

患儿,男性,8岁,学生。主因“胡言乱语,行为乱1个月余”入院。1个月前,患者母亲被老师告知,患者言语乱,行为异常。被家人接回家后,表现为表情发呆、反应迟钝、紧张、胆小,晚上睡觉时不敢关灯,白天不敢独处,记忆力模糊,对发生过的事不能解释,说话言语乱,说同学们都在说他坏话,说要与美女亲嘴,要求坐时光机穿越到2013年的世界(注:入院时间是2014年5月13日),说自己是阎王的儿子,要去大海里找海绵宝宝,伯母是白雪公主,自己是巫婆,看到单位门口的保安,就说他们斗不过他,偶尔会说父母不是父母了,已经变了。行为乱,靠近母亲时在母亲身上乱摸。会忽然发脾气,将桌子推倒,遭到奶奶劝告时,就会拿斧头或棍子打奶奶,在当地治疗,服用"利培酮口服液1.5ml/d",患者坐立不安,家人为治疗前来住院,门诊以"精神分裂症"收住,病后饮食好,夜眠差,二便能正常,体重无明显改变。病中有冲动打人行为,无消极自杀言语。

既往史:体健。个人史:患者为留守儿童,自幼跟随祖父母成长;性格内向,成绩差,不及格。家族史:其外祖母为"精神分裂症",治疗不正规,现效差。其姑姑因惊吓后出现精神失常,现下落不明。

体格检查:心肺听诊无异常,腹部检查无特殊,神经系统检查无阳性体征。精神状况检查:意识清,交流欠合作,行为乱,突然哭闹,冲动,被害妄想,关系妄想,情感反应不适切,自知力缺失。辅助检查:头颅MRI显示:①大脑脑沟轻度增宽;②鼻窦炎。特殊脑电图:正常。甲状腺功能显示:FT3显示:7.07pmol/L,余各项正常。

入院诊断:精神分裂症。

治疗经过:入院后完善辅助检查,给予阿立哌唑片治疗,逐渐加至15mg/d,患者出现饮食少,发呆,流涎,但言语乱未减轻。经院内专家会诊,减量阿立哌唑片治疗,患者症状丰富,大喊大叫,打父母。经上级医师查房,换用奥氮平片、氟哌啶醇注射液治疗。患者逐渐安静,但言语仍乱,幻视明显,说看到家里的小朋友,有美女跟着自己,偶有哭闹;停用氟哌啶醇注射液后,以奥氮平片20mg/d合并齐拉西酮胶囊胶囊后,齐拉西酮胶囊最大剂量加至40mg/d,患者情绪不稳定,坐立不安,哭闹明显,打人、大喊大叫,胡言乱语,说自己是老天爷的手下,经院内专家会诊:建议奥氮平片逐渐减量,以利培酮口崩片单药治疗。患者利培酮口崩片加量至6mg/d,喹硫平片400mg/d,患者言语仍表现乱,说自己是老天爷的手下,出门时大声喊叫,说自己是奥特曼的弟弟,说自己被僵尸害惨了,自笑明显,会莫名其妙地突然说"我又说胡话了"。治疗出现复查心电图显示:HR 107次/分,窦性心动过速。肝功能、血糖正常,血脂显示:TG 2.29mmol/L,HDL 1.71mol/L,考虑与患者体重增加有关。复查血常规显示:WBC 4.47×10^9/L,NE% 37%,NE 1.66×10^9/L,RBC 3.87×10^{12}/L,HGB 111g/L均低于正常。

针对此患者,假如您是经治医生,

1. 您觉得该患儿存在哪些精神病性症状?

2. 精神障碍患儿抗精神病药联合应用时有哪些注意事项?

3. 通过家族史及目前相关因素,你觉得该患儿的预后如何?影响精神障碍的预后因素有哪些?存在哪些因素时预后好?存在哪些因素时预后较差?

4. 您觉得该患儿在药物治疗过程中需要检测哪些实验室指标?

5. 假如患儿的父母觉得孩子有精神疾病,从此不让孩子与同龄小孩玩,怕遭到欺负,你有什么建议?

6. 假如你准备采用情绪稳定剂控制患儿的冲动和打人行为,你会采用哪种药物?为什么?

二、病例相关理论知识

品行障碍(conduct disorder)是指在儿童少年期反复、持续出现的攻击性和反社会性行为。这些行为违反了与年龄相适应的社会行为规范和道德准则,影响儿童少年本身的学习和社会化功能,损害他人或公共利益。品行障碍发展至青少年时期,可转化为青少年违法(juvenile delinquency)。美国精神障碍诊断分类(DSM-Ⅳ)将品性障碍归为“注意缺陷及破坏性行为”类别。国际疾病分类法(Ⅰ品性障碍-10)则将品性障碍划分为局限于家庭内的、非社会化的、社会化的、抑郁性的和多动性的等亚型。

1. 流行病学　由于民族文化、年龄、诊断标准及调查方法等诸多因素的不同,品性障碍发病率的报道差异很大。Rutter 等报道英国怀特岛 10 岁儿童的患病率为 3.2%,城市 10 ~ 11 岁儿童群体患病率为 4.5%。美国 1994 年的文献报道男性患病率为 6% ~16%,女性为 2% ~9%。国内 1994 年调查报道总患病率为 1.45%,其中男性是 2.48%、女性 0.28%,农村 1.38%、城市 1.49%,其中以 13 岁组患病率最高,为 2.24%。目前报道年龄最低者为 5 岁,但通常起病于学龄期以后,16 岁以后往往发展为青少年违法或反社会性人格障碍。品性障碍明显高发于男童,男女患病率之比为(3 ~12):1。

2. 病因　确切的病因尚不明确,目前主要从生物学,心理学及社会环境因素进行研究。

(1)生物学因素

1)遗传:20 世纪 70 年代,有学者曾报道染色体异常和 47XYY、47XXY 与反社会行为有关,但受到依据不足的质疑。品性障碍有较明显的家族高发性,单卵双生子同病率明显高于异卵双生子。有关国外寄养子的研究显示,父母有反社会性行为的儿童将更多地出现反社会性行为。亲生父母之一有犯罪史的儿童,犯罪危险性是其他人群的 1.9 倍。

2)气质:儿童气质受遗传和环境双方面的影响。学者们通过研究发现,那些早期养育中表现困难气质型的儿童,后期出现行为问题的可能性偏高。一些品性障碍儿童父母回忆,患儿自小难于养护,活动让父母不放心,并且多动和攻击性强。当然,这里不排除父母负性情绪的介入,使得儿童的行为问题加重。

3)激素作用:动物界里大多雄性更具攻击性,人类亦如此。品性障碍高发于男童似乎提示与体内雄激素水平高有关。学者们通过研究发现,高睾酮水平的男性儿童表现为不耐烦和易激惹、出现攻击性和破坏性行为的倾向增加。被关闭的男性违法者睾酮水平高于对照组。自我评价的攻击性与血浆睾酮间存在正相关,但这些研究尚存争议,缺乏足够依据证明雄性激素是过激行为的直接诱发因素。

4)神经递质:较多研究成果提示,中枢神经系统 5-羟色胺功能降低与冲动性行为和攻击性行为有关。如动物实验发现雄猴脑脊液中 5-羟吲哚醋酸(5-HIAA)水平降低时,冲动控制能力下降,易出现违抗和攻击性行为。在人类实验中,学者们也发现具有攻击性行为患儿的脑脊液中 5-HIAA 水平降低。因此,有学者建议将脑脊液 5-HIAA 测定作为预测攻击性行为的指标。

5)其他生理因素:有学者认为品行障碍儿童的冲动性和攻击性行为有生理功能异常的基础,如根据对刺激反应水平和刺激效应恢复速度可一定程度预示品行问题的发生。品行障碍儿童在受刺激后心率缓慢,反应水平低,刺激效应恢复速度快。这些生理缺陷可能妨碍儿童学会通过回避以避免受到惩罚的个人能力，而高反应水平的儿童对刺激能作出适当反应，能学会抑制攻击性行为。感觉寻求实验亦发现，违法青少年感觉阈值高于对照组儿童，为保持阈值平衡便会欲求更强烈的感觉刺激。

另外，在品性障碍儿童中，生活早期遭受的各种有害生物因素明显比正常儿童多。国内研究显示，母亲怀孕期间情绪低落以及患各种躯体疾病、早产、异常分娩等与品行障碍的发生显著相关。

6）右脑功能失调：学者们通过研究发现非言语型学习障碍易发展为品性障碍，主要特征是明显的视觉空间障碍和社会认知障碍，这类儿童有注意力集中困难、面孔识认障碍、手指触觉失认、易出现攻击行为和违纪等表现。由此推测其右脑半球功能失调，有专家称其为“右脑综合征”(the right hemisphere syndrome)。犯罪学研究结果显示，某些犯罪者确实存在大脑右前额叶发育缺陷。Myklebust(1998)的研究显示，儿童青少年和犯罪行为者中1/3存在右脑功能问题，而这些儿童青少年实施越轨行为前根本没有接受过任何有关医学检测。

7）注意缺陷伴多动性障碍(ADHD)：临床资料显示，许多ADHD儿童伴有品行问题和攻击行为。反抗和违拗在ADHD尤为普遍，54%～67%的ADHD伴有对立违抗障碍(ODD)，50%的青年期ADHD合并品性障碍。另有报道，18%～45%的ADHD发展为反社会行为，25%发展为反社会人格，且具有高的药物滥用倾向。这类儿童早期可表现自虐(如自伤、自杀)、残忍、过激反应、欲求不满、厌世念头、拒绝上学或逃学、焦虑不安、家庭暴力等。据Barkley(1998)通过文献回顾，18%～28%的ADHD成人后发展为精神疾患或反社会人格障碍，其中攻击性人格为19%、表演性人格11%、自恋性人格5%、反社会人格22%、边缘性人格14%。

(2) 心理因素：品性障碍儿童具有情绪不稳、好攻击、冲动性和适应不良等心理特点。有学者通过研究指出，在幼儿园具有高冲动性、低奖赏依赖性的幼儿更可能发展为持续的反社会性行为，而高奖赏依赖性的幼儿将较少发生青少年违法。有学者认为，男性品性障碍儿童在角色承担、逻辑认知和道德推理方面表现出不成熟。Guerra等报道，高攻击性品性障碍男童具有：①采用视他人为敌的原则解释社会问题；②解决问题的办法少而且不奏效；③较少考虑攻击性行为的后果。品性障碍儿童往往缺乏“心灵见解”能力，即难于“解读”他人心理活动，如隐喻、无恶意的玩笑、幽默、表情、情感活动等，所以极少顾及他人的感受和情绪活动。标准化韦氏智力测验常显示言语智商与操作智商不一致。

儿童早期表现出的违拗行为往往易遭致父母负性介入，如愤怒、过度干预、厌烦、斥责、排斥等。长期的负性介入可直接影响儿童自我意识的形成，表现为自尊和自我评价低下。父母的负性过度干预超过儿童耐受时，可导致违拗反抗，结果发展为品性障碍。另一极端是父母的负性忽略，即缺乏关爱、缺乏接触性养抚，它可诱发儿童不安全感(或弥漫性焦虑感)和“过度寻求关爱”，如纠缠父母的行为。这种情况有时预示着母亲可能处于养育意识淡薄的状态，其实即构成“情感虐待”。在这种缺乏情感刺激环境下成长的儿童，常会出现介于分离焦虑和愤怒之间的矛盾心理，陷于一定时期的恶性循环后发展为所谓反应性依恋障碍。从此意义上讲，除生物学原因外，品性障碍的附加诱因还包括幼时父母的过度不良干涉和情感忽视问题。

(3) 环境因素

1）家庭因素：学者们通过大量研究证明，不良的家庭环境与品行障碍的发生显著相关，如父母婚姻不合、家庭暴力、父母离异、父母有犯罪史、家庭社会经济状况差等。研究结果显示，在众多的危险因素中，父母管教儿童的方法不当、父母教育儿童的态度不一致、家庭成员之间亲密程度低和家庭经济状况差是儿童品行障碍形成的主要因素。Rutter 报道，父母有犯罪史、酒依赖和反社会行为时，子女发生品行障碍的比例明显增高。特别是母亲有这些问题时危险性更大。大量证据显示，儿童期被虐待、生长在有家庭内暴力环境中的孩子，对小伙伴常采用攻击性行为，在与人交往中怀有敌意，不会以正常的行为方式解决人际关系问题。

2）社会因素：西方社会学理论认为，品行问题和违纪行为与劳动阶层有着明显的关联，其依据是违纪青少年来自体力劳动家庭的比例远高于非体力劳动家庭或中产阶级家庭。贫困和低收入可能是诱发违纪行为的潜在因素。低收入与家庭不幸事件的发生常常相关联。因为低收入更容易导致家庭功能的困难和家庭问题的发生。社会阶层的违纪行为与这类行为的类型有着明显相关。一般偷盗商店、小卖部、汽车的青少年多来自体力劳动者家庭，逃学、携带武器的青少年亦多来自低收入阶层；相反，违犯交通、逃税、贪污等不法经济犯罪者因有一定的隐匿性，有更多次的犯罪机会，而这类违纪青少年则较多来自中产阶级家庭。

随着社会变迁、价值观念的改变，不良因素对青少年犯罪心理形成起着重要作用，如盲目追求“高消费”、“性解放”等。为了满足这种欲望而不顾社会规范和道德标准，进行盗窃、淫乱是青少年违法犯罪率急剧上升的主要原因。再之，媒体不恰当的宣传也是重要的影响因素，许多报纸、杂志、电影、电视以不恰当的方式报道犯罪，露骨地展示性行为，渲染暴力以招徕读者和观众。青少年心理发育不成熟，缺乏约束能力，追求效仿不良刊物和媒体描述的暴力或色情场面，就会导致走向违法犯罪道路。不良的生活事件，如沉重的学习负担，长期紧张、单调的生活，容易产生厌烦情绪。学业失败、情绪沮丧、意志消沉，也影响心身发育和形成健全人格。有时患儿不能通过合法途径达到目的时，铤而走险，采取暴力行为导致犯罪。社会支持系统缺乏也是引起品行障碍的重要因素。有学者通过研究表明，社会交往可以满足归属感、被承认感和依赖感，并获得社会支持。但不少青少年犯罪与健全的人不能保持良好的接触，难以适应正常的集体生活，往往通过某些具有强烈刺激的媒介如毒品、赌具等相互结识，在这种集体中，各成员的道德意识更加薄弱，更易于接受其他成员的不良影响，他们往往难于通过理智的行动和社会所能接受的方式来满足自己的自我显示欲和被承认的愿望。

3）亚文化因素：在主体文化中存在的局部文化被称为亚文化。西方理论认为文化因素对品性障碍的形成有相当重要的作用，即亚文化影响。儿童青少年所具有的局部文化特征更具反叛性和冲动性。在一些青少年团体或生活阶层中，违法行为已被同化到他们的一般行为当中，以至于缺少机会接受正常健康教养的青少年很容易融到这类行为氛围中去。亚文化理论认为，品性障碍不一定是个人适应性的问题，也不是对中产阶级文化的一种抵触或逆反，而是生活在这一亚文化圈内青少年的“正常”行为而已。在这种文化氛围中，青少年违法行为变得司空见惯或一过性发生都被看作正常行为，这类行为带有普遍性或甚轻微时很难断定它具有本质上的变异。

4）伙伴影响：团体对儿童青少年的行为和态度有着重要影响，如在衣着、发型、喜欢的流行音乐、讲话方式上表现得最明显。Sutherland 认为，儿童青少年违法行为是在团体中通过相互作用习得而来，儿童触犯规则的可能性与违法者接触的频率、持续时间以及相互作用的性质相关。有些证据还在于：①青少年违法行为大都发生在结为团伙时；②儿童青少年违法常与父母和兄弟姊妹的影响有关;③居住在违法犯罪高发区或违纪高发学校的儿童,比非此类地区居住儿童更容易出现违纪行为;④与违法少年交友的儿童比与遵纪守法少年为友者容易违纪和犯过失行为;⑤Reiss 报道,某一少年出现不良行为的可能性与其同伙和朋友出现同类行为之间有较高的相关;⑥从儿童少年的朋友或熟人所犯违纪行为的次数和频率可以预测该儿童少年将来可能出现的违法行为。这些报道较一致的看法是,与违纪青少年为伍者亦容易成为违纪者。

5)“标签”作用:Wilkins 提到,儿童一旦有过数次违纪行为,周围人们很容易形成定势看法,并给这类儿童贴上“标签”,这种定势看法不仅使周围人对品性障碍儿童的过失行为变得敏感和关注,也容易促使他们的违纪行为重复发生。例如有前科的青少年特别容易受到他人的注意,以及对违法行为的严厉处置和社会的拒绝、排斥容易使这些青少年再度回到不良团伙中去。因为他们在这类团伙里体会到“自我”存在的价值,寻找到自身的社会地位。相反,周围如果对他们的过失行为表示极大的忍耐和宽容,其异常行为反而会降低和减少。West 认为,受到处罚的青少年容易改变自我形象(self-image)以及态度,从而以更强烈的攻击和反社会行为来报复权威。Gold 等的研究甚至提到,刑罚处置对某些青少年持续性违法行为起到了推动作用。

综上所述,虽然品性障碍的病因仍不很清楚,但总的倾向是这类儿童存在生物学方面的易感性,又有个体心理与社会环境的异常,加之在不良的社会与家庭环境的影响下最终发展为品行障碍。

3. 临床表现

(1) 攻击行为:是指侵犯和攻击他人的行为,可以表现为躯体攻击或言语攻击。2~3岁时的攻击性行为表现为发作性暴怒、吵闹、摔打物品或玩具,以后渐变为违拗和拒绝服从,在幼儿园好推拉或动手打其他小孩。到了学龄期,攻击行为明朗化,言语伤人、打架斗殴、课堂上骚扰别人、顶撞老师、恃强欺弱,不受团体欢迎,易遭教师或其他家长的反映。可能还伴有自伤自虐行为,虐待小动物,威胁恐吓其他弱小儿童,勒索他人钱物,或强迫别人为自己做事。青春期前的品性障碍儿童往往遭致父母打骂和体罚,不敢对抗父母。但到了青春期后,易演化为暴力对抗父母甚至殴打父母,而母亲最易成为被殴打对象。性攻击多发生于青春期以后的男性品性障碍儿童,强奸或猥亵女性,加入不良少年团伙时有集体淫乱行为。女性品性障碍儿童则一般不出现性攻击行为,但易受诱骗发生性行为,以后可能发展为卖淫和淫乱行为。

(2) 说谎:表现为经常有意或无意地说假话。这种行为一般出现于7岁以后,开始说假话是为了逃避父母或教师的惩罚,后渐变为经常性说谎,以至于家长或老师难于辨别其讲话的真假。说谎的另一目的可能是,品性障碍儿童因长期遭致排斥而为了寻求他人关注,以编造谎话来显示或标榜自己。

(3) 偷窃:偷拿行为往往始于学龄期,但早者在幼儿园便出现未经许可拿别人东西。经常偷拿同学的学习用具或钱物,“顺手牵羊”成习癖时,走到哪偷到哪,甚至偷拿些毫无意义的物品。在家经常偷拿父母的钱,或把家里的东西往外拿。遭父母严厉体罚时会立刻承认错误,并发誓悔改,但过后往往变本加厉地偷窃。以后发展为经常有意偷拿别人钱物,并伴有说谎。有的品性障碍儿童通过行窃来寻求刺激,或以偷窃为乐,把偷来的东西当作战利品保存起来。有的则偷拿父母的钱来招待、讨好其他同学,或为满足自己而挥霍掉。少年期的偷窃往往是构成少年违法的一部分。

(4) 厌学、逃学和离家出走：表现厌学、弃学、不交作业、经常旷课和外出游荡不回家。一般始于学龄期，开始多为逃避父母老师的惩罚而逃学或不敢回家，加之对学习不感兴趣而旷课逃学，外出游玩。外出游玩的刺激会给这类儿童带来愉悦和满足感，因而逃学和离家出走极容易形成习惯，倘若此时管教不当，便渐渐发展为经常逃学和离家出走，离家少则隔夜，多则数天、数月，甚至出走外地游荡。此时极易被拉入不良少年团伙或犯罪团伙。

(5) 恶作剧：往往制造一些出人意料的、不可理喻的和胆大妄为的恶作剧来捉弄同学、老师或父母，其程度远超过他人的承受力，并从他人的恐惧或喊叫声中获得刺激感与满足。

(6) 破坏行为：破坏他人东西或公物，年幼时多破坏自家物品。起初多是出于好奇而摆弄、破坏玩具或物品等。学龄期后则表现为故意破坏家中或别人的东西，破坏学校公物或破坏景物。破坏行为或出于报复心理，或属于冲动行为，亦可能以破坏他人物品来取乐。

(7) 违拗对抗：不服管教，故意违抗和敌对父母或老师。要求没满足或遭到冷落、委屈时这种违拗对抗行为将会变本加厉。因此违拗对抗往往伴有强烈的情绪反应。

(8) 纵火：喜欢玩火柴、烧纸片，以玩火为乐。年幼时在家玩火，易导致失火。年长儿童则喜欢到工地、弃屋、野外等地方烧纸片、轮胎、草木等物玩耍。玩火多出自寻求刺激，有的是为满足报复心理。严重者发展为纵火违法行为。

(9) 物质滥用：吸烟、酗酒和吸食毒品。初始可能出于好奇或经他人引诱而接触这类物质，一旦上瘾则长期反复使用，并不择手段地获取毒品，甚至发展为参与贩卖毒品，常常伴有其他反社会性行为。

4. 诊断　品性障碍的诊断并不困难，根据儿童行为紊乱的特点，按照诊断标准就可以作出诊断。美国精神障碍诊断标准 DSM-Ⅳ如下：

(1) 侵犯他人基本权利或违犯与年龄相称的主要社会准则的，持久反复发生的不良行为，具有下列标准之 3 项以上(在过去 12 个月内)，其中至少 1 项发生在 6 个月之内。

■ 对人或动物的攻击行为：

1) 常威胁、恐吓他人；

2) 常殴斗；

3) 曾使用能使他人产生严重躯体损伤的武器(例如短棍、砖块、刀子、枪)；

4) 曾使他人躯体受虐待；

5) 曾使动物躯体受虐待；

6) 曾经抢劫路人(例如背后袭击、抢钱袋、勒索、武装抢劫)；

7) 曾胁迫对方进行性行为；

损坏财物：

8) 故意纵火企图造成严重损失；

9) 故意破坏他人财物(除纵火外)。

■ 欺诈或偷窃：

10) 破门进入他人的房屋或汽车；

11) 常说谎以取得好处或者是为了逃避责任(骗子)；

12) 曾偷窃值钱财物(例如，并不是破门而入的偷窃；伪造赝品)。

■ 严重违犯准则：

13）常在外过夜，即使父母禁止也是如此，起自13岁以前；

14）曾至少有2次晚上逃离家在外过夜（或1次长期不归）；

15）常逃学，起自13岁以前；

（2）行为问题已明显影响社交、学业、或工作。

（3）如年龄已超过18岁，尚不符合反社会人格障碍诊断标准。

5. 鉴别诊断

（1）ADHD：ADHD往往伴有多动、冲动、不守纪律、经常惹是生非等行为问题，并易合并品性障碍。典型ADHD经服用中枢兴奋剂后行为症状可得到明显控制。合并出现时需要作出ADHD和品性障碍的双重诊断。

（2）情绪障碍：儿童期焦虑症和抑郁症可伴有烦恼、易激惹、攻击性和破坏性行为。但情绪障碍的病程为发作性的，患儿的行为与情绪异常密切相关，经抗焦虑或抗抑郁药物治疗后常会逐渐恢复。

（3）抽动症和抽动-秽语综合征：患儿具有不自主的抽动发作，或伴有强迫性或冲动性骂人、秽语，也可伴有攻击行为。近年来文献报道10%～30%的该症儿童伴有品性障碍表现，造成两种病症的诊断混淆。

（4）儿童少年精神分裂症：分裂症患儿有思维障碍、感知觉异常和言语异常等精神分裂症的基本表现，经用抗精神病药物治疗后行为异常可以改善。

（5）癫痫：根据发作时的意识障碍、既往癫痫发作史、智力障碍以及脑电图痫性放电等特征来鉴别。

（6）精神发育迟滞：可根据智力低下和社会适应能力差的特点与品行障碍鉴别。

6. 治疗　品性障碍的治疗比较困难，目前还缺乏单一有效的治疗方法，多采用教育与心理治疗相结合的方法，药物治疗无明显疗效。以下为几种常用的治疗方法：

（1）行为矫正：是一种常用矫治方法，目的是改变患儿不良行为。主要包括阳性强化疗法和惩罚疗法。即利用操作性条件反射的原理，改变品性障碍儿童的行为方式，逐渐减少不良行为。

1）阳性强化法：阳性强化法（positive reinforcement procedures）或称正性强化法，应用操作性条件反射原理，强调行为的改变是依据行为后果而定的，其目的在于矫正不良行为，训练与建立某种良好行为。即运用正性强化原则，每当儿童出现所期望的心理与目标行为，或者在一种符合要求的良好行为之后，采取奖励办法，立刻强化，以增强此种行为出现的频率，故又称奖励强化法。

2）惩罚法：惩罚法是指个体在一定情景或刺激下产生某一行为后及时给予厌恶刺激（惩罚物）或撤销正在享受的正强化物，以使其以后在类似情境或刺激下，该行为的发生频率降低。使用惩罚的方法时应注意以下问题：第一，惩罚的使用可能对受惩罚的个体产生负强化作用，从而导致惩罚的错误使用或者过度使用。第二，使用惩罚时，行为受到惩罚的个体可能会模仿惩罚的方法，在将来更有可能使用这些方法。对儿童来说，观察学习在他们的行为发展中起到了主要作用。最后也要注意的是惩罚可能产生侵犯行为或者情绪的副作用。近年来在行为矫正治疗基础上，发展出一种称作“问题解决技巧训练”的治疗方法。

3）问题-解决技能训练：问题-解决技能训练（cognitive problem-solving skills training，

PSST)的主要观点是识别儿童在社交情境中的认知缺陷和扭曲,通过提供指令、练习和反馈来教他们新的处理社交情境的办法。儿童学会评估情境,改变对其他孩子的动机和归因,对别人的感受也变得更敏感些,从而找到灵活的和更恰当的解决办法。问题-解决技能训练主要针对有品行问题的儿童和青少年在人际交往场合的认知缺陷和扭曲。其理论基础认为,儿童对周围事件的看法和评估触发了攻击性和反社会的反应,以及错误思维的改变将导致行为的改变。

(2) 以家庭为中心的家庭治疗:旨在通过各种方法来改变家庭功能结构,继而改变儿童的行为。其中以行为模式、结构模式、策略模式和交流模式的方法较为有效。研究结果显示,家庭治疗比其他方法更有效,特别是对家庭应激较高者更实用。该法以家庭成员一起作为治疗对象,因此,治疗的成败与家庭成员的合作程度有关。家庭功能治疗和父母管理训练是近年来发展起来的两种有代表性的方法,下面予以介绍,同时将介绍一种家庭系统治疗方法。

1) 家庭功能治疗:这种方法的理论基础源于系统论和行为心理学理论,从家庭功能的整体上来分析存在的问题。治疗目的是增加家庭成员之间的直接交流和相互支持。对于那些问题多和功能明显紊乱的家庭,因为家庭成员难以合作,相互之间很难保持一致,因而治疗效果相对较差。

2) 父母管理训练:父母管理训练(parent management training,PMT)是训练父母改变儿童在家里的行为。其理论基础是认为父母与孩子之间的不良互动至少部分地产生和维持了儿童的反社会行为。此外,父母责任角色不当,不能注意和培养儿童的适当行为,或者采取过度粗暴的惩罚来处理不当行为,也会强化儿童的不良行为。所以父母管理训练就是让父母学会一些特定的新技能来提高父母的管教技巧,改变父母与儿童之间的互动方式。训练父母在管理孩子时需采用亲社会的行为方式,用外显的积极行为示范给品性障碍儿童为其提供社会学习的依据,以适当的方法与儿童进行交流,并采用阳性强化的措施奖赏儿童的亲社会行为,必要时采用一些轻微的惩罚措施消退不良行为。这样就能够改善儿童的行为。尽管强制性交流被视为是父母与儿童双方行为的结果,但是最容易和理想的改善互动的方法是改变父母的行为。本方法对处理攻击型品行障碍效果最好,治疗效果受治疗持续时间的长短、家庭功能紊乱的严重性以及社会支持强度等因素的影响。

3) 多系统治疗(multi-systemic treatment,MST):是一种强调社会系统中各元素相互影响的系统治疗方法,强调儿童品行问题实际上反映家庭关系的功能紊乱。MST将儿童品行问题视为一个社会系统网络的功能,这个网络包括家庭、学校、邻近社区、法院以及青少年服务机构。导致反社会行为的发生或维持是这个系统内部相互作用的结果。MST应寻求给予更多的关注,以改善儿童和家庭的功能。于是,治疗的开展牵涉到所有家庭成员、同龄伙伴、负责青少年的司法人员以及这个儿童有关的其他相关工作者。MST是一种强化方法,它吸收其他各种方法,例如PMT、PSST和婚姻治疗,同样也吸收了特殊的干预方法,例如特殊教育、滥用毒品治疗方案等来试图有效地处理严重的反社会行为。

(3) 社交技能训练:训练的焦点是针对品性障碍儿童各种影响人际互动的言语和非言语行为。训练策略包括提供指令、治疗者示范、由儿童进行练习、矫正反馈以及对于适当行为的社交性强化等。并且,这种训练要求与父母、同伴或兄弟姊妹之间进行互动。该方法派生的一种形式是心理戏剧法,由以下步骤组成:①感受转变;②注视自我;③潜抑转移;④榜样模仿;⑤学会理解等。

(4) 社区治疗:实际上因种种原因,许多品性障碍儿童的家庭不愿采用家庭治疗形式,一些家庭功能严重紊乱的儿童也不适合使用家庭治疗形式。因此,发展一些社区干预计划,借助社区内的力量来帮助这些儿童青少年,成为干预方法的一个基本途径。借助力量包括社区内的干预援助中心、大学生、同伴、家庭、学校乃至街道办事处和行政单位等。能够启动这样的社会系统力量,其效果会非常显著。也可雇佣一些大学生或成人志愿者作为品性障碍儿童的伙伴,与他们建立朋友关系,作为行为榜样引导他们改正不良行为。另外,可以实施一些学校干预计划,如社会技能训练计划和学习技能训练计划,以改善伙伴关系,提高学习成绩,增加品性障碍儿童的自尊心,进一步改善他们的不良行为。

(5) 药物辅助治疗:目前还无治疗儿童品行障碍的特效药物,药物治疗主要是用来处理其他伴随症状。例如用三环类抗抑郁剂治疗抑郁症状。某些药物对抑制儿童和青少年的冲动和攻击症状有一定的效果,如氟哌啶醇、普萘洛尔和卡马西平等药物对控制部分儿童的攻击性行为和暴怒发作有效,可以作为严重攻击性行为的辅助治疗。

概括起来包括抗精神病药物、锂盐、抗惊厥药物和兴奋剂。其中,抗精神病药物最常用于治疗攻击行为,但是由于其具有包括认知障碍、嗜睡、体重增加、肠胃不适等副作用,所以长期使用则要慎重考虑。锂盐是一种情绪稳定剂,用于减少攻击性行为,比抗精神病药物的副作用小。抗惊厥药物卡马西平也能帮助减少攻击性行为,对认知功能的副作用很小。除了这些治疗攻击性行为的药物外,哌醋甲酯等中枢兴奋剂也对品行问题和并发注意缺陷/多动障碍的儿童的冲动有效。采用药物来治疗攻击症状能够减少爆发性的攻击和破坏行为,但是对隐蔽性症状,如偷窃和撒谎可能疗效不明显。如果想用药物来减少攻击性行为,那么仅仅使用药物是不够的,应该将教导儿童恰当的社交行为和自我控制的干预结合起来。

7. 预防　一般来讲,品性障碍的治疗效果较差。因此预防有着重要意义,预防愈早,效果愈好。

(1) 优生优育,改善家庭环境:父母要做好优生咨询,避免围生期高危因素,建立良好的亲子关系,父母树立良好的榜样,养育态度一致,行事有原则,避免家庭冲突、避免家庭暴力或溺爱教养。对儿童过失行为处理要及时恰当,以沟通方式了解和解决问题,不宜频繁体罚和打骂。对于高危家庭,如家庭矛盾冲突多、家庭功能紊乱、父母离异、父母有违法犯罪行为、精神障碍或人格异常等,要进行预防性家庭干预,采用心理咨询和心理治疗的方法帮助处理家庭危机,最大限度地减少对儿童的影响,必要时把儿童与家庭分离开来,寄养到正常家庭中去。

(2) 干预高危儿童:要特别关注和注意养护那些高危生育史儿童、早期气质难养型儿童、ADHD 儿童和学习困难儿童等。培养和保护这类儿童的自尊与自信心十分重要,因此要避免超负荷训练、避免过高期望、避免排斥和歧视,要经常让他们体验和感受成功的喜悦。学校可以设置特别班级来训练教育这类儿童。要积极咨询有关专家,配合及时适当的医疗干预。

(3) 树立好的社会风气:树立良好的社会风范,教育人们以良好的行为规范与行为准则要求自己,让人们以正确的认知模式调节个体行为,约束不良行为,从而降低儿童品性障碍的发生率。

第五节　抽 动 障 碍

一、临床病例及诊疗思路

【病例摘要】

患者，男性，8岁，小学2年级学生。因不自主眨眼睛、发出屏气声1年，加重1个月就诊。一年来前无明显诱因出现眨眼睛，眨眼频率增多，有同学给他起绰号称“老挤”，发出屏气声，渐出现抽鼻子，不自主地清嗓子、眨眼、抽鼻，在精神紧张的情况下加重，半年来出现清喉咙，起初声音较少，后来越来越响亮，无法自控，1个月前开始不自主扭颈、耸肩、点头和频繁眨眼，喉部屏气声，有时发出叫喊声。在课堂上也无法克制，为此十分苦恼和自责。入睡后症状消失。起病以来无抽搐，EEG示轻度异常脑电图。躯体检查无其他阳性发现。

提问1：对于此患儿，最可能的诊断是？

1. 精神发育迟滞；
2. 儿童孤独症；
3. Tourette综合征；
4. 癫痫；
5. ADHD；
6. 癔症。

提问2：若患儿诊断为“Tourette综合征”，下列描述中不正确的是？

1. 为一组原因未明的运动障碍；
2. 表现为不自主、反复、快速的一个或多个部位肌肉运动抽动和或发声抽动；
3. 本病多发生在青春期；
4. 可伴有注意力不集中、多动；
5. 告诉同学，尽量远离患者，避免传染；
6. 间歇性病程，对患者的社会功能不大；
7. 成人中男女之比为3∶1。

提问3：下列关于Tourette综合征的说法，正确的是？

1. 症状常由轻到重，由简单到复杂，由中心到外周，由上到下；
2. 抽动和突然的冲动性动作可同时存在，表现为奇特的姿势和动作；
3. 患者均有伴随秽语症或猥亵行为；
4. 严重者有自伤行为；
5. 相当比例的患儿伴有活动过度、学习困难及情绪障碍；
6. 发作间隙期一般均大于2个月。

提问4：就本例而言，可以选择的药物有哪些？

1. 氟哌啶醇；
2. 硫必利；
3. 氯硝西泮注射液；

4. 苯氨咪唑啉；
5. 利培酮；
6. 氯米帕明。

提问5:对于该患者,可以采用哪些心理治疗?

1. 家庭治疗；
2. 认知治疗；
3. 习惯逆转训练；
4. 厌恶疗法；
5. 冲击疗法；
6. 抽动时,适当微弱电流予以刺激。

【诊疗及解题思路】

病情回顾:患者,男性,8岁,小学2年级学生。因不自主眨眼睛、发出屏气声一年,加重1个月就诊。一年来前无明显诱因出现眨眼睛,眨眼频率增多,有同学给他起绰号称“老挤”,发出屏气声,渐出现抽鼻子,不自主地清嗓子、眨眼、抽鼻,在精神紧张的情况下加重,半年来出现清喉咙,起初声音较少,后来越来越响亮,无法自控,1个月前开始不自主扭颈、耸肩、点头和频繁眨眼,喉部屏气声,有时发出叫喊声。在课堂上也无法克制,为此十分苦恼和自责。入睡后症状消失。起病以来无抽搐,EEG示轻度异常脑电图。躯体检查无其他阳性发现。

该患者的临床表现符合抽到障碍中的Tourette综合征的临床表现。抽动障碍(tic disorders)是一组主要发病于儿童期,表现为运动肌肉和发声肌肉抽动的疾病。根据发病年龄、病程、临床表现和是否伴有发声抽动分为短暂性抽动障碍、慢性运动或发声抽动障碍、Tourette综合征三种临床类型。50%~60%脑电图异常,表现为β慢波和棘波增多,出现在额叶中部。Tourette综合征(Tourette's syndrome):又称发声与多种运动联合抽动障碍,或抽动-秽语综合征。以进行性发展的多部位运动抽动和发声抽动为主要特征。一般首发症状为简单运动抽动,以面部肌肉的抽动最多,呈间断性,少数患者的首发症状为简单的发声抽动。随病程进展,抽动的部位增多,逐渐累及肩部、颈部、四肢或躯干等部位,表现形式也由简单抽动发展为复杂抽动,由单一运动抽动或发声抽动发展成两者兼有,发生频度也增加。其中约30%出现秽语症或猥亵行为。多数患者每天都有抽动发生,少数患者的抽动呈间断性,但发作间隙期不会超过2个月。病程持续迁延,对患者的社会功能影响很大。该患儿脑电图轻度异常一般无特殊意义,不能诊断为癫痫,加之临床表现,基本排除癫痫的诊断。所以,提问1的有效答案为Tourette综合征。

抽动障碍的具体病因不清,多数起病于学龄期,运动抽动常在7岁前发病,发声抽动多在11岁以前发生。Tourette综合征、慢性运动或发声抽动障碍以生物学因素,特别是遗传因素为主要病因。短暂性抽动障碍可能以生物学因素或心理因素之一为主要发病原因,也可能两者皆有,若以生物学因素为主,则容易发展成慢性抽动障碍或Tourette综合征;若以心理因素为主,则可能是暂时性应激或情绪反应,在短期内自然消失。目前研究的结果显示抽动障碍并不具有传染性,该综合征病程持续迁延,对患者的社会功能影响很大。故提问2的有效答案即对Tourette综合征描述中错误的是:本病多发生在青春期;告诉同学,尽量远离患者,避免传染;间歇性病程,对患者的社会功能不大。

结合提问1及提问2的解释,提问3的有效答案为:症状常由轻到重,由简单到复杂,由中心到外周,由上到下;抽动和突然的冲动性动作可同时存在,表现为奇特的姿势和动作;严重者有自伤行为;相当比例的患儿伴有活动过度、学习困难及情绪障碍。

对于Tourette综合征严重影响了日常生活和学习者,以药物治疗为主。可采用:①氟哌啶醇:有效率为60%~90%。首次剂量0.5~1mg,每天1~2次,观察3天~7天若不良反应不明显,且效果欠佳则增加剂量。在加量过程中应根据治疗效果和不良反应调整剂量。治疗剂量范围为1~10mg/d。药物主要有镇静和锥体外系副作用。②硫必利:有效率为76%~87%,其特点是锥体外系不良反应较少,适用于7岁以上患者。常用剂量为50~100mg,每天2~3次。常见副作用为嗜睡、乏力、头昏、胃肠道不适、兴奋、失眠等。③苯氨咪唑啉,又名可乐定:属α_2-肾上腺素能受体激动剂,能激动突触前α_2受体,从而反馈性抑制中枢蓝斑区去甲肾上腺素的合成和释放,降低去甲肾上腺素能活性,减轻抽动症状的作用,有效率为50%~86%。治疗过程中极少数的症状可能短暂性加重,但继续用药症状却能逐渐改善。对合并注意缺陷与多动障碍,或因使用中枢兴奋剂治疗注意缺陷与多动障碍而诱发抽动症状者首选此药。副作用有嗜睡、低血压、头昏、口干等。有心脏疾病者会出现心律失常或加重心律失常。在使用过程中应定期监测血压和心电图。④利培酮:报道证实利培酮治疗本病有效,可用于15岁以上青少年患者。用法:初始剂量为0.25~0.5mg,每天2次。若1~2周症状缓解不明显则缓慢增量,每3~7天增加0.25~0.5mg。治疗剂量范围0.5~6mg/天。药物主要有镇静和锥体外系副作用。⑤氯米帕明:适用于合并强迫症状的抽动障碍。用法:初始剂量为25mg/d,分2次口服。以后每3~6天增加剂量1次,每公斤体重每次增加1mg。最大剂量为150mg/d,疗程4周以上。根据该患者的年龄及临床表现提问4的有效答案为:可选用氟哌啶醇、硫必利、苯氨咪唑啉,若出现焦虑可适当小剂量选用氯硝西泮片,但不建议采用氯硝西泮注射液。因患者目前8岁,故不建议选用利培酮;也无强迫的症状,故不选用氯米帕明。

就Tourette综合征的治疗而言,该患者已经严重影响了日常生活和学习者,以药物治疗为主,结合心理治疗。药物治疗见提问4。关于心理治疗,主要有家庭治疗、认知治疗和行为治疗。家庭治疗和认知治疗的目的是调整家庭系统,让患者和家属了解疾病的性质、症状波动的原因,消除人际环境中可能对症状的产生或维持有作用的不良因素,减轻患者因抽动症状所继发的焦虑和抑郁情绪,提高患者的社会功能。习惯逆转训练等行为治疗对矫正抽动症状也有一定疗效。研究结果表明,不能采用冲击疗法、厌恶疗法或者抽动时,可应用适当微弱电流予以刺激。

【拓展思维病例】

患者,女,14岁,汉族,学生。主因"脾气暴躁、行为冲动2个月"入院。2个月前无明显诱因精神异常,表现心情烦躁,对人态度恶劣,问话爱理不理,脾气渐变得暴躁,稍有不顺其心意就乱发火,有时无故哈哈大笑。2天来易激惹,常因细故而大发雷霆,行为冲动,乱摔东西,无故打父母,不愿回家,离家出走,晚上不睡,在家难以控制,家属协助下就诊,门诊以"精神障碍查因"收住院。患者病后无自杀、自伤行为,无昏迷、抽搐现象。家属反映患者近3天有发热、喉咙痛、头痛、呕吐、肚子痛,在当地医院治疗(具体治疗不详),病情未见明显好转。

进食偏少，日常生活能自理，大小便正常，睡眠欠佳，体重无明显变化。

既往史：患者3岁时开始曾出现异常现象，无明显诱因出现突然跌倒、四肢僵直、呼之不应、双眼上翻现象，有时口吐白沫，每次持续3～4分钟，后伴有发热，经用药缓解(具体治疗不详)，过后对发作过程不能回忆，此后上述症状反复发作，每年1～2次，至5岁后好转。发病时未到医院继续系统诊治。成长过程中发现患者比同龄人智力发育低下，学习成绩差，数学测试常十几分，语文时常50～60分，老师反映患者在学校孤僻不合群，不与同学交流，独来独往，在学校不与同学交流，易发脾气。否认有肝炎、结核等传染病史，否认有糖尿病、高血压、冠心病等，否认有颅脑外伤、感染史。否认有重大外伤史，否认有输血及性病史。否认药物、食物过敏史，无药瘾史，预防接种史不详。

个人史：出生于原籍，无长期异地居住史。足月顺产，家中行二，母孕期及分娩无异常，幼时发育生长正常，现读初二。平素性格开朗。否认重大精神创伤史。月经史：月经史不详。家族史：父母均体健，无类似疾病；二系三代否认精神病史及其他家族遗传倾向病史，家庭经济一般。

精神状况检查：患者由父亲强行送入院，意识清，衣着适时，年貌相符，入院时吵闹，检查不配合，对周围环境反感，定向力尚可，日常生活尚能自理。交谈中诉暑假时凭空听到有声音跟她讲话，一会就消失了(可疑一过性幻听)。问话少答，要思考后才能回答，无超价观念或强迫观念，无音联、意联，无病理性象征性思维，无被跟踪感，无被害妄想，无钟情妄想等。注意力集中，无注意增强或减弱，无随境转移。情感反应与周围环境变化不协调，脾气差，易激惹，无明显的情感低落等表现。活动量增强，有乱打人、离家出走等行为。患者对自身精神病性症状无认识，否认有精神病(无自知力)。

针对此患者，假如您是经治医生，

1. 你觉得该患者病历摘要需要补充哪些信息？
2. 作为接诊医生，你会考虑哪些疾病？
3. 如何看待病历中记载的“月经史不详”？若患者是首次月经后出现的精神异常，以后每次月经来潮前2周出现“脾气暴躁、行为冲动”，你会考虑哪些疾病？
4. 什么是儿童期情绪障碍？有哪些临床表现？
5. 如何看待既往史中描述的精神异常现象和现病史的关系？
6. 如何看待儿童的情绪表达与父母养育方式？
7. 针对此患者进行心理治疗的话，可采取哪些心理治疗？

二、病例相关理论知识

抽动障碍(tic disorders)是起病于儿童或青少年时期，表现为运动肌肉和发声肌肉抽动的疾病。根据发病年龄、病程、临床表现和是否伴有发声抽动分为短暂性抽动障碍、慢性运动或发声抽动障碍、抽动秽语综合征(Tourette综合征)。是儿童青少年中较为常见的一种障碍。资料显示：5%～20%的学龄儿童曾有短暂性抽动障碍病史，慢性抽动障碍在儿童少年期的患病率为1%～2%，抽动秽语综合征的患病率为0.05%～3%。男性学龄儿童患病危险性最高，男女性患病比率为(3～4)∶1。

1. 病因　病因尚未完全明确，可能是遗传因素、神经生理、神经生化及环境因素等交互的作用共同作用造成的。

（1）遗传：目前研究结果表明该障碍与遗传因素有关，但遗传方式尚不明确，可能为常染色体显性遗传，外显率受多种因素的影响而不全。家系调查发现10%～60%患者存在阳性家族史，有关双生子的研究证实单卵双生子的同病率（75%～90%）明显高于单卵双生子（20%），此外，学者们通过研究发现在一些家庭中，Tourette综合征、其他类型的抽动障碍和强迫症之间存在的一定遗传负荷。

（2）神经生化因素：该障碍与神经生化因素之间的关系非常复杂，且尚无最后定论。患儿可能存在以下异常：①多巴胺活动过度或受体超敏：多巴胺假说认为Tourette综合征与多巴胺过度释放或突触后多巴胺D_2受体的超敏有关；②苍白球等部位谷氨酸水平增高：兴奋性谷氨酸和多巴胺系统间相互作用，加重抽动症状；③去甲肾上腺素功能失调：本病与中枢去甲肾上腺素能系统功能亢进有关，其依据是应激情况下抽动症状加重，脑脊液中去甲肾上腺素的代谢产物3-甲氧基-4-羟基苯乙二醇（MHPG）水平增高，降低中枢去甲肾上腺素能活性的药物对本病有治疗效果；④5-羟色胺水平降低：5-HT假说的依据是Tourette综合征患者色氨酸羟化酶活性低下，40%患者对5-HT再摄取抑制剂有效；⑤乙酰胆碱不足，活性降低：中脑部位黑质-纹状体中的多巴胺与乙酰胆碱的功能失衡，表现出多巴胺功能的活动过度，诱发抽动的发生；⑥γ-氨基丁酸抑制功能降低：中枢神经系统中很重要的抑制性神经递质，当其功能降低，表现出兴奋性神经递质功能亢进的表现；⑦基底节和下丘脑强啡肽功能障碍。

（3）脑器质性因素：部分患儿存在头颅CT的异常，如脑萎缩；有些患儿存在左侧基底节缩小及胼胝体减小，提示患儿可能存在皮质-纹状体-丘脑-皮质通路的异常和脑的偏侧化异常；50%～60%的该障碍患儿存在非特异脑电图异常。

（4）社会心理因素：应激可诱发有遗传易感性的个体发生该障碍。儿童在家庭、学校以及社会中遇到的各种应激因素，或者能引起儿童紧张、焦虑情绪的原因都可能诱发抽动症状，各种类型的抽动障碍都可能在应激或焦虑的影响下加重，如家庭教养过于严厉、过分干涉、儿童期受虐、被忽视可能促使本症的发生。

（5）其他：有学者通过研究报道，继发于β溶血性链球菌感染后的自身免疫可能导致Tourette综合征。部分患者有围生期并发症，如产伤、窒息、早产、出生低体重，也有少数有头部外伤史。药物如中枢兴奋剂、抗精神病药也可诱发该障碍。

2. 临床表现

（1）短暂性抽动障碍：为最常见亚型。该障碍多起病于3～10岁，其中4～7岁为最多，但也可早到2岁。主要临床表现为简单运动抽动，通常限于某一部位，一组肌肉或两组肌肉群发生运动或发声抽动，首发于头面部者最多，如眨眼、耸鼻、皱额、张口、侧视、摇头、斜颈、耸肩、扮鬼脸或头部抽动等。少数表现为简单的发声抽动症状，如清嗓、咳嗽、吼叫、嗤鼻、犬叫或“啊”“呀”等单调的声音。在4～7岁儿童最常见，男性较女性为多。抽动症状在一天内多次发生，至少持续2周，但不超过1年。

（2）慢性运动或发声抽动障碍：该障碍通常起病于儿童早期。以简单或复杂运动抽动最为常见，主要临床表现为简单或复杂的运动抽动，少数患者表现为简单或复杂的发声抽动，一般不会同时存在运动抽动和发声抽动。抽动部位除头面部、颈部和肩部肌群外，还常发生在上下肢或躯干肌群，且症状表现形式一般持久不变。某些患者的运动抽动和发声抽动在病程中交替出现。发作的间歇期不会超过2个月。慢性抽动障碍病程持续，往往超过1年以上。有些患者可持续数年甚至终身。

（3）Tourette综合征：又称发声与多种运动联合抽动障碍，为抽动障碍中最为严重的一型。一般起病于2～15岁，平均起病年龄为7岁。以进行性发展的多部位运动抽动和发声抽动为主要特征。该障碍症状一般起始于眼、面部单一运动抽动，时有时无，以后逐渐发展到颈部、肩部、肢体、躯干的抽动，并持续存在。抽动形式也从简单到复杂，最后出现秽语。通常发声抽动症状较运动抽动症状晚1～2年出现，多为简单发声抽动，复杂发声抽动较少，其中约30%出现秽语症或亵渎行为。多数患者每天都有抽动发生，少数患者的抽动呈间断性，但发作的间歇期不会超过2个月。Tourette综合征也常伴行为障碍。部分患儿伴有情绪障碍（30%～40%）、注意缺陷行为障碍（约50%）、模仿言语、模仿动作，学习困难、攻击行为、自伤行为。发作时尖叫、冲撞墙壁，威胁、攻击他人，个别患儿出现不正常的性行为或猥亵行为。该障碍症状累及部位多，病程持续迁延，次数频繁，对患者的社会功能影响很大。

3. 诊断要点

（1）短暂性抽动障碍（抽动症）诊断标准（CCMD-3）

1）有单个或多个运动抽动或发声抽动，常表现为眨眼、扮鬼脸或头部抽动等简单抽动。

2）抽动天天发生，1天多次，至少已持续2周，但不超过12个月，某些患儿的抽动只有单次发作，另一些可在数月内交替发作。

3）18岁前起病，以4～7岁儿童最常见。

4）不是由于Tourette综合征、小舞蹈病、药物或神经系统其他疾病所致。

（2）慢性运动或发声抽动障碍诊断标准（CCMD-3）

1）不自主运动抽动或发声，可以不同时存在，常1天发生多次，可每天或间断出现。

2）在1年中没有持续2个月以上的缓解期。

3）18岁前起病，至少已持续1年。

4）不是由于Tourette综合征、小舞蹈病、药物或神经系统其他疾病所致。

（3）Tourette综合征（发声与多种运动联合抽动障碍）诊断标准（CCMD-3）

1）症状标准：表现为多种运动抽动和一种或多种发声抽动，多为复杂性抽动，两者多同时出现。抽动可在短时间内受意志控制，在应激下加剧，睡眠时消失。

2）严重标准：日常生活和社会功能明显受损，患儿感到十分痛苦和烦恼。

3）病程标准：18岁前起病，症状可延续至成年，抽动几乎天天发生，1天多次，至少已持续1年以上，或间断发生，且1年中症状缓解不超过2个月。

4）排除标准：不能用其他疾病来解释不自主抽动和发声。

（4）其他或待分类的抽动障碍：指符合抽动障碍的诊断标准，但不能明确特定的亚型，提倡使用本诊断。

4. 治疗　及时的综合治疗为原则，包括药物治疗、心理治疗等。对短暂性抽动障碍或症状较轻者可仅采用心理治疗。对于慢性运动或发声抽动障碍、Tourette综合征或抽动症状严重影响了日常生活和学习者，以药物治疗为主，结合心理治疗。若患者因心理因素起病，则应积极去除心理因素。

（1）药物治疗原则：①首选药物：治疗应从小剂量开始，逐渐、缓慢调整药量至疗效最佳且不良反应最小为止。在治疗早期因为患者对治疗效果与副作用均敏感。多数研究者建议，应选用新一代的抗精神病药物。增加剂量时密切关注其不良反应。对于轻或中等程度的抽动障碍患者，首选新型抗精神病药、苯氨咪唑啉等，对临床症状重的患者首选氟哌啶醇和匹莫齐特等。②遵循个体化原则。③联合用药：当使用单一药物仅部分症状获得改善，或抽动障碍伴有相关行为障碍时，可考虑联合用药。对重症患者单一用药往往疗效不佳，只有采用联合用药才能有效控制症状。④维持治疗：目的在于巩固疗效和减少复发。维持治疗时间一般在6个月～2年，或更长时间，停药过早易导致症状复发。维持治疗量一般为常规治疗量的1/2～2/3。⑤停药：若抽动障碍儿童对药物反应良好，症状得到充分控制，且不良反应较小，则考虑治疗1～1.5年后，在减量的基础上逐渐停药。若症状再发或加重，则恢复用药或加大药量。

（2）药物治疗

1）对于严重的抽动障碍儿童，早期应用合理的药物治疗是非常必要的，也是综合治疗成功的基础。目前常用的药物主要有：①氟哌啶醇：有效率为60%～90%。首次剂量为0.5～1mg，每天1～2次，观察3天～7天若不良反应不明显，且效果欠佳则增加剂量。在加量过程中应根据治疗效果和不良反应调整剂量。治疗剂量范围为1～10mg/d。药物主要有镇静和锥体外系副作用。②硫必利（又称泰必利）：有效率为76%～87%，其特点是锥体外系不良反应较少，适用于7岁以上患者。常用剂量为50～100mg，每天2～3次。常见副作用为嗜睡、乏力、头昏、胃肠道不适、兴奋、失眠等。③哌咪清（又称匹莫齐特）：疗效与氟哌啶醇相当。有学者通过文献报道对于伴发多动症者的疗效优于氟哌啶醇。首次剂量为0.5～1mg，每天1～2次，观察3～7天若不良反应不明显，且效果欠佳时可增加剂量。常用剂量为1～12mg/d。不良反应较轻微，以锥体外系不良反应常见。可引起心脏传导阻滞，在用药前及治疗过程中应做心电图检查。④硝西泮等。近几年，新型非典型抗精神病药物喹硫平、利培酮、奥氮平、阿立哌唑等药物用于治疗抽动障碍。

2）对于难治性病例，近年来除抗精神病药以外，作用于中枢α_2受体的药物苯氨咪唑啉：为α_2肾上腺素能受体激动剂，能刺激突触前α受体，从而反馈性抑制中枢蓝斑区去甲肾上腺素的合成和释放，降低去甲肾上腺素能活性，减轻抽动症状，可作为较轻型，特别是年龄较小的病例的首选药：该药对大约40%的Tourette综合征患儿有效，而对运动性抽动的效果似乎更好一些，治疗过程中极少数的症状可能短暂性加重，但继续用药症状却能逐渐改善。对合并多动症，或因使用中枢兴奋剂治疗多动症而诱发抽动症状者首选此药。口服制剂0.1mg/片，开始剂量为每天0.05mg，分2～3次服用。常用剂量为每天0.05～0.075mg，常见的不良反应是过度镇静、疲倦、口干、低血压、头晕或易激惹，属于一过性反应。有心脏疾病者可出现心律失常或加重心律失常。在使用过程中应定期监测血压和心电图。再之，采用丙戊酸钠合并氟哌啶醇联合用药治疗难治性Tourette综合征，疗效肯定，不良反应相对较轻，为Tourette综合征的治疗提供了一种新方法。

3）治疗难治性病例共患的强迫、多动、焦虑、抑郁、自伤和冲动伤人症状，近年来越来越引起大家的关注，成为抽动障碍治疗的又一难题。一般多采用非典型抗精神病药物合并抗抑郁剂和（或）抗焦虑药物联合治疗。

（3）心理治疗：应加强支持性心理治疗、认知治疗、家庭治疗，从而帮助患儿和家长正确认识该障碍，提高家长对该疾病的认识，告诉家长，抽动症状是不可控制的，并非孩子有意所为，千万不可因此责备或惩罚他们。对于学龄儿童，还必须向其老师讲解有关的医疗知识，对患儿应更加爱护，并提醒同学们不要因患儿的怪异动作而哄笑、讥讽、嘲弄，正确看待和处理所遇到的问题（如同学的耻笑等）。要主动与患儿接触，帮助其解决由于疾病带来的生活和学习上的不便。当患儿在学习上有所进步时，要及时鼓励。尽量消除环境中对患儿症状产生不利影响的各种因素，改善患儿情绪，增强患儿自信。另外，习惯逆转训练、放松训练等对治疗该障碍也有一定帮助。鼓励患儿参加有益的文体娱乐活动，同时要防止过度兴奋、紧张和疲劳，避免诱发或加重该障碍。

第十九章 精神障碍相关的伦理与法律

第一节 精神障碍诊疗的伦理与法律问题

一、临床病例及诊疗思路

【病例摘要】

案例一:社会性别女,20 岁,学生。因情绪低落伴自杀到某教学医院诊治。经医生检查后发现为男性假两性畸形,于是收入精神科某女病房,计划先对症处理情绪问题再进行性别矫正手术。科内的几位实习医生得知后,出于好奇去看望患者。进入病室后,某实习医生当着病室内其他患者的面征求孙某的意见:“听说你是男性假两性畸形,让我们检查一下好吗?”孙某不语,面色通红,而且马上失声痛哭。实习医生见此情景,惊慌离去。同病室的其他患者得知后,以同男患者住同一病室而向医生提出了抗议。

案例二:男,37 岁,农民。某天于火车站遭抢劫,受到惊吓后拦住 110 巡逻车要求民警送他回家,并抱着民警不放。民警认为顾某是精神失常,把他送进了某精神病院。该院在未让警方出具任何书面委托材料且未联系其家人的情况下将顾某收治入院。入院时顾某否认自己患有精神疾病,而医院不予理睬,在缺乏病史支撑的情况下,仅凭患者当时表现就诊断其患“精神分裂症”,强行搜走其身上的 1 万元现金当作医疗费用。顾某遂被强制治疗 42 天,期间不允许联系家人。最终,顾某以许诺某护工 1000 元报酬而联系家人后,由家人接出院。期间共花费医疗费用近 4 千元。

案例三:男,22 岁,单亲家庭,退伍军人。王某 2 年前因在部队与其连长发生矛盾被惩罚后出现幻听、被害妄想等症状,诊断为精神分裂症,遂退伍治疗。1 年半前,王某被其母送至某心理卫生中心封闭病房住院治疗。然后其母先后去湖南、北京等地上访“为儿子讨说法”,后因违法犯罪问题被司法机关收押。王某入院后经“氯氮平”等药物治疗后病情逐渐好转,治疗 3 个月余后达临床痊愈。王某要求出院,但因其母亲在服刑,而家中又无其他亲人接其出院。院方遂以“应由监护人接出院”及“欠医疗费”为由不允许其出院。1 年多后,其母亲服刑期满释放,王某才由其母亲接出院。期间王某一直在封闭病房住院,服“氯氮平”维持治疗。

提问 1:案例一中存在哪些伦理与法律问题?

1. 尊重与自主;
2. 保密;

3. 有利与不伤害；
4. 非自愿住院；
5. 知情同意；
6. 自愿出院；
7. 民事侵权。

提问 2：案例二中存在哪些伦理与法律问题？

1. 尊重与自主；
2. 保密；
3. 有利与不伤害；
4. 非自愿住院；
5. 知情同意；
6. 自愿出院；
7. 民事侵权。

提问 3：案例三中存在哪些伦理与法律问题？

1. 尊重与自主；
2. 保密；
3. 有利与不伤害；
4. 非自愿住院；
5. 知情同意；
6. 自愿出院；
7. 民事侵权。

提问 4：医学伦理的基本原则有哪些？

1. 人道主义原则；
2. 尊重与自主的原则；
3. 有利原则；
4. 不伤害原则；
5. 公正原则；
6. 知情同意；
7. 保密；
8. 医疗最优化。

提问 5：影响医患关系的常见因素有哪些？

1. 医患关系的物化与商业化；
2. 医患关系分解的趋势；
3. 患者与疾病分离的趋势；
4. 医患关系的多元化；
5. 医患关系的法律化与医事法律的缺失；
6. 道德缺失。

提问 6：精神科的非自愿住院过程中需注意哪些问题？

1. 医护人员完全履行职业义务；

2. 审慎决策；
3. 严格掌握非自愿住院的标准；
4. 无自知力的患者均可非自愿住院；
5. 遵循正确的程序；
6. 减少患者肉体伤害；
7. 尊重患者及家属；
8. 严格控制个人情感。

提问7:知情同意的要件有哪些?

1. 信息的告知；
2. 信息的理解；
3. 自由的意愿；
4. 同意的能力；
5. 信托关系；
6. 签署协议。

提问8:要用人体试验观察某新型抗精神病药疗效,需要遵守哪些伦理与法律原则?

1. 医学目的原则；
2. 知情同意原则；
3. 保护受试者原则；
4. 科学原则；
5. 结果对患者保密的原则；
6. 强迫原则；
7. 以试验为主的原则。

提问9:医疗事故责任有哪些?

1. 道德责任；
2. 行政责任；
3. 民事责任；
4. 刑事责任；
5. 医疗责任；
6. 社会责任。

【诊疗及解题思路】

案例回顾:案例一:社会性别女,20岁,学生。因情绪低落伴自杀到某教学医院诊治。经检查后发现为男性假两性畸形,入院治疗。住院时因实习医生未注意而使其同病室患者得知其病情,孙某遂面色通红、失声痛哭。同病室患者得知后,亦以同男患者住同一病室为由而提出抗议。案例二:顾某,男,37岁,农民。遭抢劫报警后被民警认为精神失常而送入某精神病院,被该院强制收入治疗并搜走其身上的1万元现金当作医疗费用。案例三:王某,男,22岁,单亲家庭,退伍军人。因2年前患精神分裂症,住院治疗且临床痊愈后因联系不到其监护人而不能顺利出院。

在案例一中,患者的社会性别为女性,当被诊断为男性假两性畸形时势必会产生巨大的心理负担和病耻感,如处理不当,甚至影响其后续治疗。实习医生不了解患者心理,未能设身处地地考虑患者的利益，为满足好奇心，当着其他患者暴露该患者隐私，其行为是不当的，违背了尊重、有利与不伤害、保密等医学基本伦理原则。同时，尽管该患者的社会性别是女性，但考虑到其病情的特殊性，与其他女患者收住在一间病室也是不恰当的，其他患者的抗议是可以理解的。针对此类特殊情况，医生应予以个性化处理，如单独安排一间病室，这样既能较好的保守患者的隐私，也不会对其他患者带来伤害。因此，面对此类特殊患者，医生应吸取教训，要从尊重、同情患者入手，设身处地的考虑患者处境，保守患者的隐私，才有助于赢得患者的信任与合作。

案例二主要涉及非自愿住院的问题，非自愿住院是精神科医生特殊干预权的一种，但其应用应有其明确的标准及程序，而不应盲目使用。该案例中，顾某遭遇抢劫后极度紧张，要求民警提供护送，甚至抱着民警不放可能属于自我保护行为，是正常的思维反应。院方仅凭警方交代的情况及顾某当时的表现便诊断其患有"精神分裂症"，且在未要求警方出具任何书面材料，也未联系顾某家属的情况下将其强制收入院治疗。院方在行使非自愿住院这一特殊干预权时存在明显不当。首先，即使顾某确有精神分裂症并属无行为能力人，但其并没有出现危害自身、危害公共安全或者他人安全、扰乱公共秩序等危险行为，不属于非自愿住院的对象，强制收入院明显不当。其次，院方在未让警方出具任何书面委托材料，且未联系当事者家属的前提下将顾某强制收入院，收治程序明显不当，且未能尊重当事人及其家属的自主权及知情同意权，亦没有向当事人提供复核的机会。如顾某最终鉴定为无精神障碍的话，院方还存在非法限制人身自由等法律问题。再次，院方在没有详细了解病史的情况下仅凭顾某警方描述及顾某当时表现便将其诊断为"精神分裂症"，其诊疗程序存在明显问题。最后，院方在未经顾某及其家属同意的情况下强行搜走其身上的 1 万元现金作医疗费用，并花费近 4 千元，有构成民事侵权之嫌，因为从民事侵权的构成要件来看，院方的行为已具备违法性行、为受害人造成了损害、行为与损害之间有因果关系及主观上的过错这四个要件，不过其过错更多是过失层面的。

案例三主要涉及患者出院的问题，患者出院在综合医院的非精神科一般不成问题，但在精神病院或精神科却是一个较为复杂的问题。目前，多数国家在精神障碍患者出入院时均遵循自愿原则，国内北京、上海等地的地方性精神卫生条例亦有相关规定，如："自愿住院接受治疗的精神疾病患者，可以自行决定出院。""有自知力的精神疾病患者提出出院要求的，医疗机构应当准予出院。"但在实际执行过程中，多数医疗机构在患者出院时仍遵循"谁送来、谁接走"的原则，即有监护人或近亲属协助方可出院。在当前医患关系紧张的前提下，从防卫性医疗的角度考虑，医疗机构的这种做法无可厚非，但有时却会损害到患者的利益。该案例中，患者经治疗后已临床痊愈，即已有自知力且为完全行为能力人，有能力要求自愿出院。但因监护人在服刑且欠医疗费，院方拒绝其出院，并继续住院 1 年余。从伦理与法律的角度来说，院方的做法存在不妥之处，针对该患者的特殊情况，完全可以通过联系其所在地的居委会、民政部门等行政机关来解决其出院问题，而不应武断拒绝患者出院、回归社会这一正当要求。

综上所述，提问 1 的有效答案为：案例一主要涉及尊重、保密、有利与不伤害等问题；提问 2 的有效答案为：案例二主要涉及知情同意、非自愿住院、民事侵权等问题；提问 3 的有效答案为：案例三则主要涉及尊重与自主、自愿出院等问题。

上述案例中种种问题的出现，在一定程度上与医务人员的医学伦理观念缺乏有关。医学伦理是当前发展迅速的一门学科，其任务是反映社会对医学的需求、为医学的发展提供导向、为符合道德的医学行为辩护。医学伦理的基本原则更是从道德层面为医务人员的某一行动应该做/不应该做提供理由，它是构建医学道德规范最根本的道德依据，应贯穿在医学道德体系的始终。与普通内外科等科室相比，精神科临床工作所面临的伦理问题更多也更为复杂，如处理不慎，不仅不利于诊疗活动的开展，严重者甚至会演变为法律问题。因此，掌握医学伦理的基本原则及应用对于临床医生具有重要的意义。目前“自主、不伤害、行善与正义”是国际公认的医学伦理最为核心的内容，在这一核心内容的基础上引申出（提问 4 的有效答案）人道主义、尊重与自主、有利与不伤害、公正等医学伦理的基本原则。

医患关系是医学伦理学的重要研究对象。医患关系是医生与患者在诊疗活动中建立的相互关系，它是最基本、最重要的人际关系之一。在目前的生物-心理-社会医学模式下，医患关系不仅仅是医疗技术关系，还包括经济、伦理道德、法律等多方面的内容。在整个医患关系中，医生处于主导地位，应有尊重患者意愿和维护其最大利益的义务。同时医患关系又是一种双向关系，患者同样要为和谐医患关系的建立承担重要的责任。在我国，当前，无论是精神科还是其他科室，医患关系现状都不容乐观，医患纠纷、医疗暴力等各类事件层出不穷。从伦理、法律等层面考虑，影响医患关系和谐的主要因素（提问 5 的有效答案）有：①医患关系的物化：即过多的物理的、化学的等科学诊疗设备介入到医患关系中，使医患之间缺少必要的思想、感情交流。②医患关系的商业化：在商品经济的大潮下，医患之间也呈现出许多医生过多注重经济利益，患者因经济原因“不看病、难看病”的不良现象，也使得医患交往时呈现出商品化、经济化和市场化的趋势。③医患关系分解的趋势：一方面医学学科的日益专科化使得医生缺乏整体意识，出现只对患者的某一疾病或某一部位负责，而不对患者整体负责的情况。另一方面，医疗资源的缺乏和医院中患者的过度集中使得医患之间一对一的稳定联系大大降低，双方也就缺少了相互情感联系的机会。④患者与疾病分离的趋势：受传统生物医学模式的影响，部分医生仍存在过于注重疾病诊疗的生物学因素，或是过于注重症状和疾病诊断，而忽视了疾病背后的心理、社会因素，使得患者与疾病分离。⑤医患关系的多元化：随着社会的发展，价值观念的多元化倾向也反映在医患关系上，医生和患者在诊疗过程中对对方的要求也在层次上、档次上呈现出多元化倾向，如处理不慎，易导致医患关系紧张。⑥医患关系的法律化与医事法律的缺失：传统的医患关系主要靠伦理道德规范维系，随着医学科学的发展，法律规范也成为了制约医患关系的重要手段。医患关系已呈现出法律化趋势，但目前我国的医事法律尚不健全，这一矛盾的存在也是影响医患关系的重要因素。⑦道德缺失：道德是高层次的社会规范，道德滑坡体现在医疗活动中也会对医患关系造成影响。如少数医生过分看重自身利益，缺乏全心全意为患者服务的精神；部分患者不遵守医院规范，指责、刁难甚至谩骂、殴打医务人员，严重损害医务人员的自尊心和工作积极性。

非自愿住院是精神科医生特殊干预权的一种形式，也是精神科常遇到的具有伦理甚至法律争议问题之一。精神科医务人员在行使这一干预权时，一定要慎之又慎，审慎决策，避免出现“被精神病”等现象。在非自愿住院过程中，医务人员首先应完全履行职业义务，因为这一特殊权利也对医生提出了特殊的要求和义务：既要有广博的医学知识和精湛的技术来判断患者是否满足非自愿住院的标准，又要遵守救死扶伤的医学人道主义原则，以更好地维护患者利益以及他人和社会的利益。非自愿住院一般有比较严格的标准。此类标准又分为英国模式和美国模式两大派。前者以患者“（因病情严重）需要得到治疗”为主要标准，强调治疗的恰当性，后者则以患者“具有(针对自身或他人的)危险性”为主要标准，我国在标准掌握上则是综合了上述两种标准。在非自愿住院的执行程序上，无论是联合国大会(1991)的《保护精神病患者和改善精神保健的原则》还是国内的地方性精神卫生条例，均有类似的要求，即要有初诊、紧急住院观察、复诊等相应程序。同时，在这一过程中，医务人员还要严格控制对患者及家属产生个人不良情感，减少对患者肉体伤害，充分尊重患者及家属的合理要求及权利。因此，提问 6 的有效答案为除选项 4 以外的所有选项。

知情同意是患者的一项基本权利，是正确行使医疗自主权的保障，也是诊疗工作中医务人员处理医患关系的基本伦理原则之一。如何践行这一原则也是精神科诊疗工作中常遇到的难题之一。知情同意必须满足四个必要条件(提问 7 的有效答案)，包括：①信息的告知：即在患者作出知情同意之前，医生有义务和责任进行信息的充分告知；②信息的理解：保证患者在作出知情同意之前，能充分理解医生所告知的内容；③自由的意愿：患者在作出知情同意的过程中，不能受到外界的利诱或胁迫，应是自主完成的；④同意的能力：患者应具备法律上所要求的行为能力，这一条件的判定在实际操作上常常存在一定的争议。四个条件中告知主要由医生完成，其余三个则主要由患者自主完成。

精神科医生除常规诊疗活动外，还经常会参与科研工作，这一过程中，常不可避免地要以人体试验作为科研手段。人体试验是以人作为受试对象，用人为的手段有控制地对受试者进行观察和研究的医学科学研究的行为过程。出自诊断、治疗、基础理论研究等医学目的的人体试验，是当代医学发展所必需的，但由于这一过程以人为受试对象，就不可避免地受到伦理关系的制约，也存在着许多伦理问题，试验前也应进行相应的伦理审查。2007 年，国家卫生和计划生育委员会(原卫生部)印发的《涉及人的生物医学研究伦理审查办法(试行)》中对涉及人的医学试验规定了明确的伦理审查原则。概括来说，在人体试验中要注意遵循以下的伦理原则(提问 8 的有效答案)：①医学目的原则：即试验的直接目的是要积累医学知识和促进医学科学的发展，为人类的健康服务，同时注意途径与方法的正确性、道德性和科学性；②知情同意原则：实验者在人体试验进行之前，向受试者告知参加实验的目标、方法、预期好处与潜在风险，让受试者在充分知情的基础上自主决定是否参加试验；③保护受试者原则：人体试验难免存在科学利益与受试者利益之间的冲突，针对此，正确的伦理原则是坚持受试者利益第一，尽最大可能规避试验可能对受试者带来的风险；④科学原则：要保证人体试验结果的真实、客观、有效，就必须坚持科学研究的科学原则，注意做到对照、随机、重复与盲法等原则，坚决杜绝弄虚作假等科研不端行为。

医疗过失与医疗事故也是精神科临床诊疗工作中不能完全规避的一个问题，特别是诊疗活动中忽视相关伦理与法律的话，这一问题就更容易出现了。关于医疗事故责任，自 2002 年 9 月 1 日起开始施行《医疗事故处理条例》第 55 条有明确的规定：“医疗机构发生医疗事故的，由卫生行政部门根据医疗事故等级和情节，给予警告；情节严重的，责令限期停业整顿直至由原发证部门吊销执业许可证，对负有责任的医务人员依照刑法关于医疗事故罪的规定，依法追究刑事责任；尚不够刑事处罚的，依法给予行政处分或者纪律处分。对发生医疗事故的有关医务人员，除依照前款处罚外，卫生行政部门并可以责令暂停 6 个月以上 1 年以下执业活动；情节严重的，吊销其执业证书。”该规定明确了医疗事故责任(提问 9 的有效答案)，即行政责任、民事责任、刑事责任三种。

二、病例相关理论知识

（一）医患关系伦理

医患关系是医生与患者在医疗实践过程中建立的相互关系，是医疗活动中最基本、最重要的一种人际关系。医患关系有狭义和广义之分，狭义的医患关系仅只医生和患者相互之间的关系。广义的医患关系就是指在医疗实践中以医生为主体的人群与以“就医者”为主体的人群之间的，以保证健康和消除疾病为日的而建立起来的供求关系。其中以供者为“医”，求者为“患”。无论是狭义的还是广义的医患关系，都不单单包括某些经济关系、法律关系，更重要地反映着特定的伦理关系。

1. 医患关系的实质　从法学的观点来看，在现代医患关系中，由于医患双方法律上的平等地位，医患关系的达成主要是基于双方的自愿同意。这一关系中的平等、自愿等特征决定了医患关系应属于民事法律关系调整的范畴。从民事法律的角度来看，大部分医患关系属于医疗合同关系，即医方与患方之间就患者疾患的诊断、治疗、护理等医疗活动形成的意思表示一致的民事法律关系，是最为常见的一种医患法律关系。但除此以外，还存在两种特殊的医患法律关系。其一为无因管理关系，即医方在没有约定义务和法定义务情况下，为避免患者的生命健康利益受到损害，自愿为患者提供医疗服务行为而发生的一种债权债务法律关系，其本质上也是一种民事法律关系。这种医患关系一般是患者难以行使同意权的情况下，而成立医疗上的无因管理，如针对自杀者的抢救或针对意识不清者的救治，均属于这一范畴。其二为强制医疗关系，是指基于法律的直接规定而发生的卫生行政部门、医疗机构和患者之间的强制诊疗关系。它是国家基于集体防卫之公益目的和对公民生命和身体健康的维护，在法律上赋予医方的强制诊疗和患者的强制接受治疗义务。这两种特殊的医疗法律关系在精神科临床诊疗工作中均可能经常遇到，作为临床医生应具有相应的知识和意识，以避免发生不必要的医疗法律纠纷。

除法学观点外，目前较为主流的观点医患关系属于一种信托关系。2003 年，时任国家卫生和计划生育委员会（原卫生部）副部长的王陇德院士指出：“医患关系实质上是一种信托关系，这种信托关系来自医患关系的特点：医生和患者在医学知识和能力上存在不对称，在治疗中患者基于对医生的信任向医生敞开身体、心灵、家人等私人问题，将健康生死交托给医生。医生要靠自己的专业知识和技能，考虑患者的最佳利益，尽可能医治患者的疾病，减少患者的痛苦，给患者更多的人文关怀和帮助。医生治病的成功也要得到患者的信任、支持和配合。”综上所述，可认为，医患关系应当是以诚信为基础的、具有法律强制性的信托关系，它体现了医患双方的价值追求。

2. 医患关系特征　医患关系是一种双向的、特定的人际关系，它是在医疗过程中产生、发展的，有其自身的特征。

其一，医患关系强调尊重患者的生命价值。当今社会对人的认识和理解越来越深刻，个体的权利意识、参与意识和价值意识不断增强，这为尊重人的尊严、价值创造了条件。具体到医患关系上，就是要尊重人的生命和医疗权利，尊重人的尊严。其二，医患关系强调医患双方的权利和义务。受传统医学理念的影响，古代、近代的医患关系中更注重强调医生对患者的道德责任和义务，少强调医患双方的权利。在现代的医患关系中，医疗活动不再仅是医生向患者履行道德义务，而是患者应该享受和保证的一种法律和道德权利。患者在享受自身权利的同时,也应履行其道德和法律义务。其三,医患关系凸显医者的社会责任。传统医学观点更多地要求医生要不惜一切代价救治患者,并视之为医生的神圣使命。但随着社会的进步与医学科学的发展,相对于人民群众日益增高的健康需求和人口剧增、社会老龄化等问题,卫生资源极显不足。因此医务人员也要不再仅囿于传统的医学人道理念,而是要从社会、从公众的利益出发,在承担起对患者的责任的同时也要负起对社会的责任,这就为医务工作者提出了更高的道德要求。

3. 医患关系模式　医患关系模式是医患之间关系或联系的标准形式,或使医方或患方可以照着做的标准样式。它是在长期的医疗过程中逐渐形成、并被学者总结固定下来的。国内外学者均提出了关于医患关系的不同模式,国外有维奇模式、萨斯-荷伦德模式、布朗斯坦模式等,其中影响较大的为萨斯-荷伦德模式。

(1) 萨斯-荷伦德模式:是由美国学者萨斯和荷伦德提出的三种不同模式,是依据在医疗措施的决定和执行中医生和患者各采取主动性大小确定的。具体模式为:

1) 主动-被动型:是指在医疗过程中,医生的权威性得到充分的肯定,处于主动地位;患者处于被动地位,并以医疗服务为前提。这种模式在现代医学实践中仍普遍存在,多适用于昏迷、休克、严重精神障碍、严重智力低下及婴幼儿等,其缺陷是缺少医患双方的互动,易影响诊疗效果。

2) 指导-合作型:它是广泛存在的一种医患关系模式,医患双方在医疗活动中都是主动的,但医生主动性大于患者,医生起主导作用。患者接受医生的指导,并密切配合,可以对治疗效果提供信息,提出意见和要求。具有自知力的精神障碍患者可适用此种模式。

3) 共同参与型:共同参与型是指在医疗过程中,医生和患者具有近似同等的权利,共同参与医疗的决定和实施。医生认为患者的意见和认识不仅是需要的,而且是具有价值的。患者不仅能主动配合诊治,还能参与意见,帮助医生作出正确的诊治。在临床中这类模式多见于慢性疾病、精神障碍的康复期和心理咨询中,且患者具有一定水平的医学知识。

(2) 我国的医患关系模式:上述国外的模式中,有的被淘汰,有的仍具有重要价值,但有的模式却没有包括患者权利及主动性大于医方权利及主动性的情况,因而是不完整的。根据我国的医疗实践和国情,医学界在萨斯-荷伦德模式的基础上,又提出了以下模式:

1) 权威型:相当于萨斯-荷伦德模式的第一、二类型,即"主动-被动型"、"指导-合作型"。其特点是医生的主动性大于患者,医者处于主导地位,患者处于被动接受地位。

2) 协作型:相当于萨斯-荷伦德模式的第三类型,即"共同参与型",其特点是医生和患者主动性大致持平,任何医疗决定由医患双方协商产生,患者可在医者的指导下承担部分或全部治疗任务。

3) 消费型:这是萨斯-荷伦德模式没有概括到的,其特点是患者主动性大于医生,医生按患者的意志行动。其表现形式有:其一,我国部分公费医疗中,患者要求什么,医生就满足什么;其二,医院外的商业性药店中,医患关系成了纯消费关系,患者要买什么就卖什么。

因患者群体的特殊性,精神科的医患关系更多是权威型模式,医务人员发挥更大的主动性。要在发挥这种主动性的同时更好地兼顾患者的利益和意愿,就需要医务人员富有足够的同情心和责任感,也是对医务人员伦理道德水平的考量。

4. 医患双方的权利和义务　是指在医患关系中医生和患者都应各自享有的权利和应尽的义务,并且都以对方权力的享有和义务的履行作为自己存在和实现的前提,两者相辅相成,缺一不可。

(1)医患双方的权利　法律所赋予的权利包含两个方面:行为权和接受权。行为权是有资格去做某事或用某种方式去做某事的权利。接受权是有资格接受某物或以某种方式受到对待的权利。根据《中华人民共和国民法通则》(以下简称《民法通则》)、《医院管理条例》、《执业医师法》、《医疗事故处理条例》等法律、法规的规定,医患双方的权利如下。

1)患者的权利:①平等享受医疗的权利:人类生存的权利是平等的,因而医疗保健享有权也是平等的。任何患者都享有基本的、合理的诊治、护理的权利和获取健康的权利,而且是平等的。②知情同意的权利:患者对自己所患疾病的性质、严重程度、治疗情况及预后有知悉了解的权利。医生在不损害患者利益和不影响治疗效果的前提下,应提供有关疾病信息,并就诊疗方案去获得患者或家属的同意。患者对医生的治疗手段(包括人体试验)有权知道其作用、成功率,或可能发生的并发症及危险,在患者同意后方可实施。患者也有权拒绝一些诊治手段和人体试验或试验性治疗,无论其是否有益于患者。③要求保守个人秘密的权利:患者对于自己生理的、心理的及其他隐私,有权要求医务人员为其保密。患者的身体、肖像、疾病及各项检查报告、资料未经本人同意不能随意公开或使用。④免除一定社会责任的权利:患者生病、住院而获得医疗机构的证明后,有权根据病情的性质、程度和预后情况,暂时或长期的免除兵役、高空或坑道作业,以及其他社会责任,同时有权得到各种相关福利保障。⑤对医务人员由于过失行为而导致的医疗错误、事故有诉讼和索赔的权利。患者及其家属若有足够理由,有权利对医生的诊治结果提出质疑,有权向卫生行政部门和法律部门提出诉讼。因医务人员过失行为导致的医疗差错、事故,患者及家属有权提出一次性经济赔偿的要求和其他相关要求。

2)医生的权利:医生的权利是法律、道德赋予给医生社会角色的权利。法律上的权利是指医生依法行医的权力和享受的利益;道德上的权利是指医生道义上应享受的权益和允许行使的权利。概括起来医生的权利有:①诊治权:医生的诊治权是法律赋予的,也是医生最基本的权利之一。医生诊治权获得的基本条件是经过正规教育、培训和严格考核及有关部门认定。医生的诊治权利具有自主性、权威性和特殊性三个显著特点。在行使诊治权的过程中,医生也有权利知道患者与疾病相关的一切信息,除非有可引起怀疑的正当理由,医生这种权利应受到足够尊重。这种权利有其特殊性,是受法律保护的。②人格尊严、人身安全不受侵犯的权利:医生履行救死扶伤的职责,为患者奉献出爱心、智慧、精力和时间,理应获得全社会的尊重。医生有权要求其人格尊严、人身安全不受侵犯,有权对侵犯医务人员的行为予以道德谴责,甚至追究法律责任。③工作、学习及获酬的权利:为了不断提高医生的业务水平,保障医疗工作正常进行,医生的工作、学习、生活有受保护的权利,有接受合理报酬的权利,有获得学习、进修、考察、深造的权利。④参与权利:医生有权关心医疗卫生事业的发展,对预防保健、环境保护、精神卫生等方面问题提出建议和参与实施的权利。医生有权参与国家卫生战略目标、方针、政策的制定和医院管理,并可充分发表意见。

(2)医患双方的义务:义务是指法律规定的对法律关系主体必须作出一定行为或不得作出一定行为的约束,与权利相对应。

1)医生的义务:①注意义务:即注意为患者尽职尽责,注意在医疗的每一个环节都应科学合理的利用医学科技去诊治疾病、维护患者的健康、减轻其痛苦,这是医生基本的责任和义务。②平等地为患者提供医疗服务的义务:医务人员必须以自己所掌握的全部医学知识和治疗手段,尽最大的努力为患者服务,尊重患者人格和平等享受医疗的权利。任何政治的、社会的等非医疗理由都不应限制或中断医务人员对患者的治疗。③为患者保守个人秘密的义务:这是医务人员的一种传统道德,也是医务人员最基本道德义务之一。④为患者和群众提供医疗信息及咨询的义务:即告知义务,医务人员有义务向患者提供病情、诊断、治疗、预后等有关医疗信息,这不仅是为了使患者了解情况、配合治疗,更重要的是尊重患者的自主权利。⑤面向社会的预防保健义务:医疗卫生工作不仅限于诊疗疾病,更重要的是疾病的预防,重视群体的卫生保健。而疾病的预防有赖于科学文化的普及,医生还有通过科普教育和健康咨询,使人们了解和掌握基本医学知识,懂得自我保健,减少疾病的发生的义务。⑥积极宣传、参与、并模范地遵守和执行卫生法规、政策的义务:医务人员要积极参与卫生政策和发展战略方针的制定,并要坚持公正、效用的原则,在卫生资源分配上符合大多数人的利益和社会的公益。同时,医务人员要模范地遵守、执行国家公布的卫生法规和各项卫生方针、政策,负起相应的社会责任。⑦承担社会现场急救的义务:对于重大灾害的紧急任务如自然灾害、传染病流行及工伤、车祸等意外事故,医务人员应该履行其社会责任,承担现场急救或控制疾病蔓延的义务。⑧促进医学科学发展的义务:为增强人体健康水平,消除疾病,不断满足广大人民群众日益增长的身心健康的要求,医务人员有责任研究、探讨医学新理论、新药物和新技术,促进医学科学的发展。在进行科研中,必须遵循严格的科学原则,以高度的责任感为医学事业勤奋工作。

2)患者的义务:①保持和恢复健康的义务:患者生病是不由自主的,但有些疾病与人们的生活方式和生活习惯有密切关系,与忽视自我保健有关。对自身健康不负责任,导致承担社会责任和义务能力的减弱,给社会和家属带来负担,对个人、家庭、单位都是损害或损失。因此,人人都有责任选择合理的生活方式,养成良好的生活习惯,保持健康,减少疾病的发生。②积极接受和配合诊治的义务:患者患病求医行为发生后,接受不接受、配合不配合诊治都是有责任的。因为个人的健康不单纯是个人的私事,而是与他人、社会有密切关系,如传染病、精神障碍、遗传性疾病等,如不积极接受、配合治疗就会给社会带来影响。因此,患者有责任积极接受并配合医务人员诊治、护理。③尊重医务人员劳动,遵守医院规章制度的义务:医务人员为患者的诊疗付出了辛勤的劳动,患者应当尊重他们的劳动,也就是对医务人员人格要尊重。同时,患者还有遵守医院规章制度,维护医院正常秩序的义务,以保障医疗工作顺利进行。④支持医学科学发展的义务:医学科学的发展、医疗技术的提高离不开科学研究。人类既是医学科学研究的主体,又是医学研究的客体。医务人员常常需要对一些罕见病、疑难病进行研究;新药的使用、新疗法的推广以及医生的培养都需要患者的配合。患者有义务支持和促进这项事业的发展。

(二)医学伦理的基本原则与应用

"伦,从人从仑,仑者辈也"。"伦"指的是人的血缘辈分关系。"理"原意为"治玉",后引申为道理、规律和规则。伦理顾名思义就是人与人之间关系的原理。医学伦理则是指医方与患方之间的关系及处理这些关系的道德准则,其任务是反映社会对医学的需求、为医学的发展提供导向、为符合道德的医学行为辩护。

1. 医学伦理基本原则　医学伦理的基本原则反映了某一医学发展阶段及特定社会背景中的医学道德的基本精神,是调节各种医学道德关系都须遵循的根本准则和最高要求,也是构建医学道德规范的最根本、最一般的道德根据,贯穿在医学道德体系的始终。目前"自主、不伤害、行善与正义”是国际公认的医学伦理最为核心的内容。1981年，我国也首次提出了“社会主义医德基本原则”，并经修改后确定为：“救死扶伤，防病治病，实行社会主义人道主义，全心全意为人民的身心健康服务”。目前国内较为公认的医学伦理基本原则包括以下几方面。

（1）人道主义原则：医学人道主义即医务人员尊重、同情关心和救助患者的医德精神，它体现了医务人员的善性和奉献精神，是医德最基本、最重要的内容要求。医学人道主义最能体现医德的特点，医务人员只有首先贯彻和执行医学人道主义，才能谈得上贯彻和执行医德的其他内容要求。

（2）尊重与自主的原则：尊重是人的一种基本需要，从患者心理学的角度分析，患者（尤其是精神障碍患者）需要得到比常人更多的尊重。内容包括尊重患者的人格和尊严、尊重患者的生命和生命价值、尊重患者的权利等。尊重原则可以延伸为被广泛使用的患者自主原则：①尊重原则实现的关键是医务人员对患者的尊重，但同时也要有患者对医务人员的尊重。任何一方缺少应有的尊重，良好的医患关系和医疗秩序就难以建立，并将给医疗过程及其效果带来不良影响。②自主原则是指患者在接受诊治过程中具有独立的、自愿的决定权，其实质是对患者自主（自主知情、自主同意、自主选择等）权利的尊重和维护。自主原则的具体要求是：在通常情况下，医务人员有义务主动提供适宜的环境和必要的条件，以保证患者充分行使自主权，尊重患者及其家属的自主性或自主决定。保证患者自主选择医师。治疗要经患者知情同意，以及保守患者的医密、保护患者的隐私、尊重患者的人格等。医务人员实现自主原则，必须处理好患者自主与医方做主之间的关系，尤其要正确运用医疗干预权。

（3）有利与不伤害原则：所谓有利，就是把有利于患者健康放在第一位，医务人员为患者做善事；所谓不伤害是指医务人员医疗行为的动机与结果均应该避免对患者的伤害。有利是正面义务，不伤害是反面义务。但临床上所有诊断治疗手段和措施都有两面性，都可能会不同程度地对患者的身心造成损伤。因此，有利原则是指医疗行为的动机与结果均应有利于患者，从理想的目标来说，一切针对患者的诊治手段和措施都应该是最佳的，都应遵循最优化原则，即选用的诊断和治疗手段在当时医学科学发展水平下是最佳的和相对安全的。而不伤害的真正意义则不在于消除任何医疗伤害，而在于强调对患者高度负责的态度，正确对待医疗伤害现象，在实践中努力避免患者受到不应有的医疗伤害。具体可体现在不滥施辅助检查、不滥用药物、不滥施手术等。

（4）公正原则：公正的一般含义是公平正直，没有偏私。在医疗卫生领域主要表现为患者平等的就医权利和卫生资源的合理分配等方面。在医疗服务领域，具有同样医疗需要以及同等社会贡献和条件的患者，应得到同样的医疗待遇。公正原则应该体现在人际交往公正和资源分配公正两个方面。前者要求医务人员要与患者平等交往和对有千差万别的患者一视同仁；后者则是指医疗资源要以公平优先、兼顾效率为基本原则来进行优化配置。

2. 医学伦理原则的应用　上述医学伦理的基本原则在具体的临床应用中衍生出了许多规则和医学道德规范，精神科临床诊疗工作因其特殊性，在具体伦理原则的应用中需重点关注几个问题，如医疗最优化、知情同意、保密和最少限制的选择等。

（1）医疗最优化：医疗最优化是有利与不伤害原则在临床工作中的具体应用，它是指在临床实践中，诊疗方案的选择和实施追求以最小的代价获取最大效果的决策，也叫最佳方案原则。就临床诊疗而言,最优化原则是最普通的,也是最基本的诊疗原则。具体到精神科来说,医疗最优化原则的主要内容包括:①疗效最佳:是指诊疗效果在当时精神医学发展水平上、或在当地医院的技术条件下,是最好的、最显著的。②损伤最小:在疗效相当的情况下,临床医生应以安全度最高、副作用最小、风险最低、伤害性最少作为选择临床诊疗方案的标准。如尽可能选用副作用小的抗精神病药,避免精神外科手术的滥用等。③痛苦最轻:在确保治疗效果的前提下,精心选择给患者带来痛苦最小的治疗手段。④耗费最少:在保证诊疗效果的同时,选择卫生资源耗费最少,社会、集体、患者及家属经济负担最轻的诊疗措施。在目前精神卫生服务资源有限的情况下,尤其要注意避免过度医疗。

(2) 知情同意:知情同意是指在医务人员为患者提供足够医疗信息的基础上,由患者作出自主医疗决定(同意或拒绝)。知情同意既体现了对患者的尊重,也是患者自主权的具体表现形式。知情同意必须满足四个必要条件,包括信息的告知、信息的理解、患者自由的意愿和同意的能力。精神障碍患者的知情同意是一个较为复杂而且长期被临床医生忽视的问题。当前强调依法维护患者的知情同意权有这样几方面的原因:第一,努力让患者自主、理性地作出决定是为了体现对患者基本人权的尊重;第二,让患者或其家属更直接主动地参与到诊疗方案的制订与选择中来,有利于提高治疗的依从性、改善远期预后和总体功能;第三,出于防卫性医疗的需要,即一旦发生法律纠纷,医务人员能够举证指出相关诊治内容已经取得患者本人或者其监护人的充分理解与同意,从而有利于免除或减轻法律责任。

1) 知情同意权的主体:知情同意权的主体是患者或患者的法定代理人、监护人以及患者的亲属。从法律上讲,精神正常的18周岁以上的成年患者,具有完全的民事行为能力,知情同意只能由其本人作出。对于丧失行为能力的精神障碍患者或无民事行为能力的未成年患者,其知情同意权应由其法定代理人或监护人行使。精神障碍患者的监护人依次为患者的配偶、父母、成年子女、其他近亲属等。

2) 告知:相对于医生而言,患者的医学知识处于劣势地位,因此患者在未充分知晓和理解相关的医学知识时所作的知情同意在法律上无效,所以医师有告知义务。在精神科临床工作中需要注意告知患者或者其监护人的内容主要涉及下述的一些问题,建议临床医生在实际工作时参考。这些问题包括:病情、诊断结论、治疗方案、可能利弊、其他选择和预后判断;患者被要求参与的医学教学、科研,或者接受新药和新的治疗方法临床试用的目的、方法以及可能的利弊;有关患者的肖像或者视听资料的使用目的、使用范围以及时限;对患者通信和会客予以限制的理由以及时限等。

3) 自愿与同意权的实施:患者在充分理解医务人员提供的相关诊疗信息的基础上,并有能力作出自主、自愿的判断后,必须作出同意或不同意的决定。法律规定患者的同意应当是自愿的,因此医师不得以任何引诱、强迫、欺骗、欺诈的手段来影响患者的决定过程。在评估患者的同意是否为真正自愿时,通常会参考当时的各种情况,包括精神科执业医师的态度、环境条件及患者的精神状态等。这种同意权在临床上的表现形式主要有三种,分别为:①语言表示:即口头同意或不同意的表示;②文字表示:通过文字的形式来表示同意或不同意,如签订协议;③行为表示:通过肢体动作作出表示,如伸出上肢同意测血压、用手接过医护人员递过的口服药等。

4) 例外情况:知情同意在临床具体操作中,有时会遇到许多障碍,对此国外通常会通过法律来定义一些无须获得患者知情同意的例外情况。比如在美国,一般就有四种例外情况:

急诊时；无知情同意能力时；医生行使治疗特权时；患者主动放弃时。需要注意的是，这些例外并非绝对的，多数情况下，仍然需要获得其监护人或者其他法定代理人代行知情同意。

（3）保密：医学中的保密通常是指医务人员在医疗中不向他人泄露能造成医疗不良后果的有关患者疾病的隐私。对患者隐私权的保护并不是无限制的、绝对的，恪守医疗保密必须满足以下几个伦理条件：医疗保密的实施必须以不伤害患者自身的健康与生命利益为前提；医疗保密原则的实施不伤害无辜者的利益；恪守医疗保密原则必须满足不损害社会利益的伦理条件；遵循医疗保密原则不能与现行法律相冲突。

各国精神卫生法律均规定，自行行使隐私权利的，应该是具有完整精神能力的患者；而精神能力不完整的（如完全或者部分丧失自知力的）精神障碍患者，则由其代理人（比如监护人）代行隐私权利。未经患者或者其监护人的许可，精神卫生专业人员不得将在精神状况检查和治疗患者时获得的信息披露给其他个人或团体。但是，有下列情况之一者除外：患者有可能实施危害他人或者危害社会的行为时；患者有可能实施危害自身的行为时；担任高度责任性工作的患者（如公交车驾驶员、民航领航员等），因精神症状的影响而表现出明显的对事物的辨认和控制能力受损时；司法部门取证时。

因学术交流等需要在书籍、杂志等出版物、或者影视宣传资料中公开患者的病情资料时，应当隐去能够识别该患者身份的资料。如果患者的身份无法被充分地掩饰，则必须得到该患者或者其代理人的同意。否则一旦文章中的对象被识别，医师就有可能面临法律诉讼和道德谴责。

（4）最少限制的选择：这是要求给予患者在疾病治疗中的自主权，尽可能地减少对精神障碍患者的种种限制。有条件的地方应尽量把对精神障碍的治疗放在社区中开展，只有那些非由专科医院提供不可的治疗才能放在医院中开展。即便对于后者，法律还应当鼓励患者自愿住院治疗，而对强制住院必须规定前提条件（比如患者有伤害自身或他人的危险、强制住院治疗有利于患者病情的好转等），以及特定期限（强制治疗只能是在尽量短的时限内）。而社区服务资源有限的地方则应在实践中鼓励建立和强化社区服务的尝试。

（三）医生的特殊干预权

《伦理学大词典》中又把医生特殊干预权称之为“父权主义”。医生特殊干预权是医生的一种权利，是指医生在特定的情况下，限制患者的自主权利，以达到对患者应尽责任的目的。特殊干预权是法律赋予医生的一项权利，是由医生职业的特殊性决定的。其出发点是医学人道主义、以患者为本、为患者谋利益。在精神科，为及时控制患者的病情，精神科医护人员往往会更多地行使干预权，主要体现在医护手段和治疗方法上，表现为强制性的治疗措施。精神科的强制性措施包括非自愿住院与治疗、保护性约束等，这也是控制患者攻击等危险行为、加强治疗效果的传统干预手段。精神科医生行使干预权是与患者利益相容的，并不矛盾甚至对抗。而面对“被精神病”、精神障碍患者被虐待等特殊事件，社会普遍误认为精神科医生的干预权不同于普通医生干涉权，是有悖伦理道德的，违背了救死扶伤的医学人道主义。这通常是因为个别医护人员滥用干预权所致，侵害了患者权益，在诊疗实践中一定要避免。

1. 非自愿住院　现代精神卫生服务源于救济院、精神病院等收容性机构。非自愿住院与治疗也因此贯穿于现代精神医学的整个发展历史进程中，成为临床精神医学非常独特而且重要的一个组成部分。迄今绝大多数国家和地区精神卫生立法的主要内容都放在了对自愿医疗的倡导和对非自愿医疗的限制与规范方面。广义的非自愿住院包括强制住院、保护性住院(日本、中国台湾地区等)、急诊住院(美国、英国等)、观察住院(英国、日本等)等多种形式。对于少数急性发病或病情严重可能危害自身或他人精神障碍患者,及时收入医院积极治疗是必需的。但是,精神障碍患者的住院治疗是一个重大的人权问题。所以,精神障碍患者的非自愿住院必须符合严格的实质性标准和程序,以避免不当约束和侵犯人权。例如《公民权利和政治权利国际公约》第9条规定,"人人有权享有人身自由和安全……除非依照法律所规定的根据和程序,任何人不得被剥夺自由……所有被剥夺自由的人应给予人道及尊重其固有的人格尊严的待遇"。联合国大会的《保护精神病患者和改善精神保健的原则》(以下简称《原则》)对精神障碍患者非自愿住院的实质性标准和适当程序做了周详具体的规定,可作为实际应用中的参考。

《原则》将非自愿住院限定于被合格精神保健工作者按照国际公认医疗标准诊断为患有精神障碍的人。不仅如此,《原则》还对精神障碍的诊断和认定中可能存在的问题进行了充分的预测和评价,并提出了5条具体标准:①应以国际接受的医疗标准为依据确定是否患有精神障碍;②确定是否患有精神障碍,绝不应以政治、经济或社会地位,或是否属某个文化、种族或宗教团体,或与精神健康状况无直接关系的其他任何理由为依据;③家庭不和或同事间不和,或不遵守一个人所在社区的道德、社会、文化或政治价值观或宗教信仰之行为,不得作为诊断精神障碍的决定因素;④过去作为患者的治疗或住院史本身不得作为目前或今后对精神障碍的任何确定的理由;⑤除与精神障碍直接有关的目的或精神障碍后果外,任何人或权力机构都不得将一个人归入精神障碍患者一类,也不得用其他方法表明其为精神障碍患者。精神障碍的确定是非自愿强制住院的必要条件,但并非充分条件。《原则》在"住院原则"中规定,"如患者需要在精神病院接受治疗,应尽一切努力避免非自愿住院。"在"非自愿住院"原则中进一步明确,只有在以下情况下,才可作为患者非自愿地住入精神病院:法律授权的合格精神保健工作者确定该人患有精神障碍,并认为:①因患有精神障碍,很有可能即时或即将对自身或他人造成伤害;或②一个人精神障碍严重,判断力受到损害,不接受住院或留观可能导致病情的严重恶化,或无法给予根据限制性最少的治疗方法,只有住入精神病院才可给予的治疗。同时还明确了非自愿住院的决定机构及留医、复查等实施程序。

我国的非自愿住院主要采用的是强制住院和保护性住院两种形式。其共同的独立标准只有:①有精神障碍;②对自己或他人有危险性;③基本生活不能自理。但尚有一些混合标准可用于非自愿住院的评估,如:严重残疾(无法防止可能的意外发生)、拒绝住院、(医生认为)必须要住院、有针对财物的危险性、缺乏理性地作出治疗决定的能力等。但由于我国现行的法律法规缺乏此方面的具体规定,因此,在精神障碍患者非自愿住院上还存在着一些问题。如处理不当,非自愿住院不仅直接侵害了当事人的人身自由权、医疗自主权等权利,不仅不利于患者的康复,而且也容易引发医疗纠纷等其他不良社会后果。

2. 保护性约束　保护性约束也是精神科医生特殊干预权的一种,是指在精神科诊疗过程中,医护人员针对患者病情的特殊情况紧急实施的一种强制性的最大限度地限制其行为活动的医疗保护措施,目的是最大限度地减少意外因素对患者的伤害。但由于此项干预权违背了患者本人的意愿而实施的强制措施,限制了患者的人身自由,所以大多不被患者及家属所接受。多项研究表明,保护性约束会使患者及家属产生负性情感反应,导致医患纠纷。国内研究表明精神科医疗争议中5%以上都涉及保护性约束问题,在美国,因保护性约束而被医疗投诉的比率为7%左右。

应强调的是,保护性约束一直是辅助治疗与安全管理的有效措施之一。急性期精神障碍患者的不合作行为,冲动暴力、逃跑、自伤、自杀及拒药会造成工作人员和患者的应激和伤害,而保护性约束作为急性医学干预手段,可减少不合作事件的发生,加强自身行为控制。在提高患者的治疗依从性,还可避免患者伤害他人、物品或自伤、自杀等。但这一辅助措施的应用应规范,以避免导致医患冲突,防范医疗纠纷的发生。

要做到规范应用,第一,应加强沟通,履行告知义务。在患者入院时,要详细了解病史和精神状况检查。对需要保护性约束的患者,实施之前,向患者及家属说明保护性约束的性质和必要性,使家属了解相关知识,做好保护性约束的心理准备。第二,应严格遵守约束标准,尊重患者的自主权和自由权。只有当患者的行为有可能伤害到自身或他人的健康利益时,才有必要采取保护性约束措施,但在约束过程中应认真执行医院的约束标准及约束原则,严格掌握适应证,不允许滥用职权。待患者情绪稳定、治疗结束时及时解除约束,认真做好文字记录,充分显示医务人员的有利与不伤害原则。第三,人性化约束,尊重患者权益。实施约束的工作人员应当接受过约束技巧的专门训练,约束时态度要和蔼,有耐心,避免态度粗暴,尊重患者的人格尊严,尽量不引起患者的反感。约束过程中注意生活护理和心理护理,避免或减少患者肉体伤害。第四,顺应举证倒置,做好医疗文书记录。《医疗事故处理条例》规定,在发生医患纠纷时,医务人员要对自己的医疗护理行为没有过错进行举证。因此,在医疗文书中要真实、及时、准确地记录患者的病情,实施保护性约束的原因、约束的时间、约束的部位及约束后的躯体状况和变化,进食、排泄情况和解除约束的时间、解除人等,如有纠纷时可作为举证依据。

3. 出院问题 精神障碍患者的出院问题也是精神科(尤其是针对非自愿住院)中较为复杂的一个问题。目前,多数国家在精神障碍患者出院时均遵循自愿原则,《条例》规定:不是非自愿住院的每一个患者应有权随时离开精神病院的权利,除非他的情况符合非自愿住院的标准。《上海市精神卫生条例》规定:"有自知力的精神疾病患者提出出院要求的,医疗机构应当准予出院。"《北京市精神卫生条例》则规定:"自愿住院接受治疗的精神疾病患者,可以自行决定出院",即自愿住院及有行为能力的患者可自行决定出院是国际较为认可的一种做法。对于非自愿住院患者的出院问题则有些不同,因为这类患者是必须经过医生和代理人(如监护人或保护人)、甚至警方共同同意才能离开医院的。但国内在实际执行过程中往往采用"一刀切"的模式,无论是否自愿住院,多数医疗机构在患者出院时仍遵循"谁送来、谁接走"的原则,即有监护人或近亲属协助方可出院。在当前医患关系紧张的前提下,从防卫性医疗的角度考虑,医疗机构的这种做法无可厚非,但如果一旦遭遇代理人不同意出院或其他的特殊情况,就会损害到患者的正当利益。

与出院问题相似的一个问题是患者的出走或擅自离院。如果患者是自愿住院的,他当然有离开医院的权利,但如果是未请假长期离开又不办理出院手续的,则患者应对自己的行为负全部责任。非自愿住院如果擅自离院,由于院方主观原因造成的(如有的医院为催讨欠费而将患者放出去、或工作人员主动帮助患者出走),应当追究院方的过错责任。如果院方已经尽到看护职责而是由于难以杜绝的原因(如自然灾害),则不应追究院方的过错责任。但无论何种原因所致的患者离院,医院一方均有责任及时通知患者(自愿住院者)或其代理人(非自愿住院者),并协助将其送回医院。如果患者已经失踪,应及时通知公安部门。

（四）医疗纠纷

医疗纠纷是指医患双方对医疗后果及其原因产生分歧而向卫生行政部门或司法机关提请处理所引起的纠纷。广义而言，凡患者或其家属以医务人员在诊疗护理过程中失误，导致患者诊疗延期或痛苦增多，或患者出现伤残、死亡等，要求卫生行政部门或司法机关追究责任或赔偿损失的事件，在未查明事实真相之前，统称为医疗纠纷。医疗纠纷发生的原因很多，情况复杂，表现形式各不相同。通常引起医疗纠纷主要有两个方面：一是出自于医务人员，如医务人员职业责任心差、工作不认真或擅离职守，或不按操作规程行医拖延治疗等；另一方面则来源于患者或其家属等，由于患者或家属缺乏医学知识而对医务工作的误解，或对医疗后果与疾病发生发展的相互关系缺乏理解等。

从国内外的情况来看，精神科的医疗纠纷通常较其他科室要少，这与精神医学知识相对（尤其精神疾病的诊断治疗知识）普及程度不高有一定关系。美国调查显示，因强制隔离、药物使用不当而被医疗投诉的比率分别为21%与20%，居前两位。国内调查显示，精神科的常见医疗纠纷为出入院问题（42.8%）和患者住院期间发生意外或伤亡（42.7%）所引起的纠纷。可见，精神科医疗纠纷发生率虽相对较低，但也有一定的分布趋势，即更多围绕着患者的出入院、药物治疗与住院期间的意外伤亡事故等，这应该引起精神科临床医生的重视。要在日常临床工作中应当尽量依法行医，注意保护患者权利；牢记在作出任何决策时要评估针对具体患者的“风险/效益”，并征询患者或家属的意见；尽量不做使患者有潜在危险的事情，不使用无把握的治疗方法；医疗记录中应尽可能将作过的一切事情记录在案，避免因为缺乏有效证据而被推断为“不作为”。

1. 医疗纠纷的分类

（1）医疗事故：医疗事故是指“医疗机构及其医务人员在医疗活动中，违反医疗卫生管理法律、行政法规、部门规章和诊疗护理规范、常规，过失造成患者人身损害的事故”。构成医疗事故，必须具备以下条件：①医疗事故的主体必须是医务人员，包括医生、护理等人员；②医疗事故的行为人必须有诊疗护理过失；③过失行为给患者造成的不良后果必须达到死亡、残疾，或组织器官损伤导致功能障碍；④医务人员的过失行为与不良后果之间必须有直接的因果关系。《医疗事故处理条例》规定，根据对患者人身造成的损害程度，医疗事故分为四级：一级医疗事故：造成患者死亡、重度残疾的；二级医疗事故：造成患者中度残疾、器官组织损伤导致严重功能障碍的；三级医疗事故：造成患者轻度残疾、器官组织损伤导致一般功能障碍的；四级医疗事故：造成患者明显人身损害的其他后果的。

（2）医疗差错：医疗差错（过失）是指医务人员在诊疗护理过程中，由于责任心不强，违反规章制度和操作规程等，发生了过失行为。这种过失行为给患者造成的损害程度较医疗事故要轻。从美国的经验来看，在具体评定精神科医疗过失时，应当遵循这样的原则：①医患之间应当建立有治疗的责任或义务关系；②发生了偏离医疗标准的事情；③造成了患者的损害；④这种损害是偏离医疗行为的直接后果。医疗差错虽不构成医疗事故，但它给患者造成后果是客观存在的，且损害事实与医务人员过失行为之间有因果关系，医务人员客观上的过错等符合《民法通则》追究赔偿责任范畴。

（3）医疗意外：医疗意外是指在诊疗护理过程中，由于无法抗拒的原因，或医学科学水平所限，或患者特异体质而出现难以预料和防范的不良后果。由于医疗意外的产生并非是医务人员的医务工作过失所致，也非技术原因，故对患者意外发生的不良后果不承担法律责任。医疗意外的发生具有突然的，可出现严重的后果，患者及其家属对突然发生的意外病情变化和遭受的不良后果往往不能接受，也不能理解，因此，往往会引发纠纷。

2. 医疗风险控制　医患纠纷其实难以避免，但如果重视并采取恰当的措施，临床工作中的许多医疗风险是能够控制的。在控制医疗风险的问题上，存在两种不同的策略：防卫性医疗（保守性医疗）与保护性医疗（风险控制性医疗）。

按照 Simon 的定义，精神科防卫性医疗是指“精神科医师并非为患者利益，而仅仅是为了避免医疗过失诉讼或者为在发生诉讼时能提供有利的法律辩护，所采取的行为或不肯采取的行为。”体现在具体诊疗行为上，可包括项目繁多的化验、检查；履行告知义务时故意夸大疾病本身的风险性及治疗副作用；对于部分危重患者，回避收治或劝其转诊；回避给患者使用带有一定危险性的药物等。保护性医疗是指在对患者医疗的同时采取的一切维护患者的身心健康和有利于疾病的恢复的措施，并同时注意保护自身。

与防卫性医疗策略相比，保护性医疗策略近年来受到了更广泛的重视。虽然表面上看，两者的做法有些相似，但后者的出发点是积极的：既积极提供人性化服务，又积极控制医疗中的潜在风险。在美国有一些较重要的风险控制策略，可供我们临床精神科医生参考。

（1）检查和治疗决定符合医疗标准（或专业标准）：因为患者一方如果要起诉医师医疗过失，就需要举证医师的医疗决定是否偏离或违背了精神医学专业标准。

（2）保留医疗记录：无论对患者的治疗是否合理合法，医师都有责任保留医疗记录，而且医疗记录要能“准确反映对患者的评估和治疗”。

（3）注意隐私保密：注意保守医密，但在某些特定情况下，如患者有危险倾向时，医师还得负有警告第三方的责任。

（4）签署“零伤害风险协议”：这是一种临床协议，也称“自杀预防协议”或“安全协议”，要求患者在有自伤、自杀企图或冲动时应立即告诉医师、护士。这类协议没有法律效力，但有利于强化医患之间的治疗同盟关系，可能对少部分患者也可起到预防自杀行为的作用。

（5）作出“预先指令”：在患者尚具有决定能力时（如在疾病间歇期或尚未丧失自知力时）让其作出预先指令，以便当患者丧失决定能力时，能够按照其所希望的方式进行治疗。所以这种作法也被形象地称为“活遗嘱”。在美国，许多州的法律也都认可这种作法，被认为是解决强制治疗与自主决定原则之间矛盾的一种方案，可有效地防范一些住院程序或治疗同意等方面的纠纷。

（6）坚守医师的职责：虽然产业化医疗管理时代对医务工作提出了许多硬性规定和特殊要求，如在住院天数、治疗费用等方面施加的压力。但精神科医师仍必须坚守一些职业义务，如保密义务、治疗义务，以及在必需的治疗费用遭到产业化医疗管理组织拒付时有建议患者投诉的义务，但同时应保持对患者的无偿治疗直到其能安全地出院或转院。

3. 医疗纠纷解决途径与医疗事故责任　精神科的医疗纠纷处理与综合医院的医疗纠纷处理一样，医疗纠纷能否有效解决很大程度上取决于能否根据医疗纠纷的特点选择相应的解决方式。通常有 3 种途经：①医院与患者方自行协商解决；②由卫生行政部门处理；③通过司法程序解决。卫生行政部门处理医疗纠纷案件依据的是医疗事故鉴定。此类鉴定所要解决的问题是医疗纠纷是否构成医疗事故，其鉴定结论是卫生行政机关进行相关行政处理的依据。

一旦出现医疗事故,就要承担相应责任。《医疗事故处理条例》第55条规定了医疗事故责任的三种形式,即行政责任、民事责任、刑事责任。

(1) 行政责任:行政责任是指行为主体实施违反医疗行政法律规范行为,尚未构成犯罪所应承担的法律后果。构成医疗行政责任,一般应具备以下要件:①行为人实施了违反医事法律规范所规定的义务;②行为人主观上必须要有过错;③违法行为造成的损害后果。

(2) 民事责任:民事责任是指行为主体因违反医事法律规范而侵害了公民、法人和其他组织的民事权益,所应承担的以财产为主的法律责任。构成医事侵权民事责任必须具备以下要件:①主体是医疗机构及其医务人员;②医疗事故发生在医疗活动中;③行为必须违反了医疗卫生管理法律、行政法规、部门规章和诊疗护理规范、常规;④医疗机构及其医务人员主观上具有过失,且过失行为与损害事实结果具有因果关系。

(3) 刑事责任:追究刑事责任的前提是行为人的行为已构成了犯罪。《中华人民共和国刑法》(以下简称《刑法》)第三百三十五条规定:"医务人员由于严重不负责任,造成就诊人死亡或者严重损害就诊人身体健康的,处三年以下有期徒刑或者拘役。"《医疗事故处理办法》第23~25条规定,以下三种情况可由司法机关对直接责任人依法追究刑事责任:①发生医疗事故或事件后,丢失、涂改、隐匿、伪造、销毁病案和有关资料,情节严重构成犯罪的;②医务人员由于极端不负责任,致使病员死亡,情节恶劣已构成犯罪的;③借口医疗单位发生医疗事故寻衅滋事,扰乱医疗工作正常秩序,情节严重构成犯罪的。

第二节　精神障碍相关法律能力的评定

一、临床病例及诊疗思路

(一) 刑事责任能力评定

【病例摘要】

周某,男,33岁,小学文化,未婚,无业,因故意杀人且疑有精神障碍由公安机关委托做法医精神病学鉴定。周某平素体健,自案发前5年开始买彩票,后逐渐沉迷于此,基本上每期都买。不仅工资都用来买彩票,还要向家人、朋友借钱。并因为买彩票遭到领导批评后辞职待业在家。案发当天约14时,被鉴定人因向母亲索要钱买彩票未果而将其母亲、嫂子杀死,随后怕事发又将其哥哥骗至母亲家中杀害。案发后潜逃至外地,在外地购买彩票时被公安机关抓获。抓获时,还拿着手中写好的彩票对民警说:"这张彩票肯定能中500万!"体格检查及神经系统检查:未见异常。脑电地形图检查:轻度异常;IQ:96。精神状况检查:意识清楚,检查合作,对作案动机及作案过程能详细叙述。自称:"五年多前开始买彩票,开始是想发财,后来逐渐控制不住,即使不能中奖、发财,仍要坚持买,不买心里发慌。朋友家人劝也不听,工作、吃、睡、走路都想着买彩票,在看守所期间也在想。"对杀害亲人深感后悔,表示愿意服从司法机关的判决。精神状况检查中未查见精神病性症状。

提问1:从精神障碍患者法律能力评定的角度来看,该患者最应该进行何种法律能力评定?

1. 刑事责任能力;
2. 民事行为能力;
3. 作证能力;

4. 诉讼能力;
5. 受审能力;
6. 服刑能力;
7. 性自我防卫能力;
8. 劳动能力。

提问2:作为鉴定医生,该患者有无精神障碍,是否具有刑事责任能力?

1. 有精神障碍,无刑事责任能力;
2. 有精神障碍,限制刑事责任能力;
3. 有精神障碍,有刑事责任能力;
4. 无精神障碍,有刑事责任能力。

提问3:刑事责任能力的评定依据?

1. 法律依据;
2. 医学要件;
3. 现病史;
4. 家族史;
5. 精神状况检查;
6. 法学要件;
7. 辨认能力;
8. 控制能力。

提问4:应如何判定被鉴定人的辨认能力和控制能力是否存在?

1. 行为动机;
2. 作案前准备;
3. 行为实施的选择;
4. 伤害对象及残酷性;
5. 对行为后果的认识;
6. 社会和生活功能的受损程度;
7. 自知力;
8. 自我保护能力;
9. 既往行为方式。

提问5:在刑事责任能力评定时,需要委托方提供哪些鉴定材料?

1. 被鉴定人的简历;
2. 案情简介;
3. 被鉴定人在作案前、案发过程中及作案后的精神状态;
4. 被鉴定人生长发育情况,既往学习工作情况;
5. 被鉴定人既往有无脑炎、脑外伤及抽搐等病史。
6. 被鉴定人的性格特点、爱好及婚姻史。
7. 被鉴定人家族史。

【诊疗及解题思路】

病情回顾:周某,男,33岁,小学文化,未婚,无业,因故意杀人且疑有精神障碍由公安机关委托做法医精神病学鉴定。周某平素体健，自案发前 5 年开始买彩票，后逐渐沉迷于此，基本上每期都买。不仅工资都用来买彩票，还要向家人、朋友借钱。并因为买彩票遭到领导批评后辞职待业在家。案发当天约 14 时，被鉴定人因向母亲索要钱买彩票未果而将其母亲、嫂子杀死，随后怕事发又将其哥哥骗至母亲家中杀害。案发后潜逃至外地，在外地购买彩票时被公安机关抓获。抓获时，还拿着手中写好的彩票对民警说："这张彩票肯定能中 500 万！"体格检查及神经系统检查：未见异常。脑电地形图检查：轻度异常；IQ：96。精神状况检查：意识清楚，检查合作，对作案动机及作案过程能详细叙述。自称："五年多前开始买彩票，开始是想发财，后来逐渐控制不住，即使不能中奖、发财，仍要坚持买，不买心里发慌。朋友家人劝也不听，工作、吃、睡、走路都想着买彩票，在看守所期间也在想。"对杀害亲人深感后悔，表示愿意服从司法机关的判决。精神状况检查中未查见精神病性症状。

法医精神病学鉴定主要涉及精神障碍患者精神状态和法律能力评定，精神障碍患者常见的法律能力评定为刑事责任能力和民事行为能力评定，其他法律能力还包括有作证能力、诉讼能力、受审能力、服刑能力、性自我防卫能力、劳动能力等法律能力的评定。本鉴定人周某犯有故意杀人罪，属刑事案件，故最应该考虑进行（提问 1 的有效答案）刑事责任能力评定。

根据案例材料，被鉴定人作案前 5 年就开始买彩票，起初有求财动机，后求财动机渐不明显；仅对买彩票有难以控制的欲望，不买则有心慌等不适；日常生活中多专注于买彩票相关的情境，对其工作、家庭功能等均造成不利的影响。其博彩虽为买彩票这一特殊形式，但按照 CCMD-3 的诊断标准，患者表现仍符合病理性赌博的诊断。病理性赌博属于冲动控制障碍的一种，在刑事责任能力评定上，一般认为病理性赌博患者可有一定程度的控制能力减弱，无辨认能力受损。且考虑到我国有禁赌法，赌徒属于高危人群，故病理性赌博患者如为筹集赌资而发生抢劫、偷盗、诈骗、杀人等犯罪活动时，应评定为完全刑事责任能力。本案中被鉴定人作案是为了筹集买彩票的资金，其作案动机明确，且在作案时有一定的作案预谋与准备，作案后对其犯罪行为有清醒的认识，辨认能力完整，应对其故意杀人行为评定为完全刑事责任能力。故周某的鉴定结论应为（提问 2 的有效答案）：有精神障碍（病理性赌博），有刑事责任能力。

刑事责任能力是指行为人构成犯罪和承担刑事责任所必需的，行为人具备刑法意义上的辨认和控制自己行为的能力。刑事责任能力评定时要有一定的标准和依据。具体来说，其法律依据主要是参照《刑法》第十八条的有关规定："精神障碍患者在不能辨认或者不能控制自己行为的时候造成危害结果，经法定程序鉴定确认的，不负刑事责任"。"间歇性的精神障碍患者在精神正常的时候犯罪，应当负刑事责任"。"尚未完全丧失辨认或者控制自己行为能力的精神障碍患者犯罪的，应当负刑事责任，但是可以从轻或者减轻处罚"。"醉酒的人犯罪，应当负刑事责任"。根据上述规定，在法医精神病学鉴定中，评定主体有无刑事责任能力，必须考虑到"医学要件"和"法学要件"。所谓"医学要件"是指主体是"精神障碍患者"，即患有某种精神疾病，是评定主体有无刑事责任能力的前提和客观依据。"法学要件"是从心理学的角度来分析主体在发生危害行为时，是否因精神病理作用而丧失或削弱了自己辨认能力或控制能力，是在"医学要件"确定之后，用来确定主体刑事责任能力的必备要件。因此，提问 3 的有效答案为：《刑法》第十八条是刑事责任能力评定的主要法律依据，评定时需要考虑医学要件和法学要件，其中法学要件主要包括辨认能力和控制能力。

辨认能力是指行为人对自己的行为在刑法上的意义、性质、作用、后果的分辨认识能力。也即是行为人对其行为的是非善恶、是否触犯刑法、危害社会的分辨识别能力。具体地说，是指行为人对其危害的行为的动机、要达到的目的、为实施目的而准备或采取的手段及在法律意义上的后果等，是否具有正确的意识和理解的能力。在评定时要综合考虑行为人的行为动机、作案的预备、行为实施的选择、伤害对象及残酷性、对行为后果的认识等几个方面。控制能力是指行为人具备选择自己实施或不实施为刑法所禁止、所制裁的行为的能力，主要受到意志和情感活动的影响。在法医精神病学鉴定中，对精神障碍者的控制能力的判断，往往难以准确把握，可从以下几方面考虑：社会和生活功能的受损程度、自知力、自我保护能力、既往行为方式等。因此，提问 4 的有效答案为：判定辨认能力要从行为动机、作案的预备、行为实施的选择、伤害对象及残酷性、对行为后果的认识等方面着手，判定控制能力则应从社会和生活功能的受损程度、自知力、自我保护能力、既往行为方式等方面考虑。

在刑事责任能力鉴定过程中，鉴定委托方需向鉴定机构提供被鉴定人的有关材料，通常是案卷，主要包括医学材料和案情材料两方面。具体应包括如下材料（提问 5 的有效答案）：①被鉴定人的简历；②案情简介；③被鉴定人在作案前、案发过程中及作案后的精神状态，其精神异常表现应有多个知情人证实，包括被鉴定人家属、邻居、同事及所在单位等，并说明精神异常发生的时间、具体表现及治疗情况，曾经住院治疗者，应提供其住院病历；④被鉴定人生长发育情况，既往学习成绩、工作能力及日常生活、社会交往表现等；⑤被鉴定人既往有无脑炎、脑外伤及抽搐等病史；⑥被鉴定人的性格特点、爱好及婚姻史；⑦被鉴定人家庭中有无癫痫、智力低下及精神病史，若有，则应说明患者与被鉴定人的亲缘关系和疾病的具体表现。另外需注意的是委托方不能只提供部分案情资料而隐瞒另一部分。若案卷材料中有不一致或相互矛盾的地方，则应要求委托方将两方面的资料同时提供，切不可只提供委托方所倾向的那部分资料。

（二）民事行为能力评定

【病例摘要】

林某，女，64 岁，已婚，退休，因签署合同一事由家人委托进行法医精神病学鉴定。林某自 20 多年前出现乱语、疑人害己、喜怒无常、伤人毁物等言行异常，经多次治疗病情时好时坏。据其家属反映，林某自“二十多年来都是晚上睡觉乱骂，说有人偷她东西，有人放她血，要害她。总是拿东西乱打，白天不管是谁，指着就骂，疑心重”、“平常身穿奇装异服，或者满手挂满所谓金银珠宝或各类装饰品”。鉴定前因未规律服药，病情加重。体格检查无异常。精神状况检查：意识清楚，回答问题欠切题。自称：“从事教育工作，是中国军事大学工作校长，中国军事大学有很多系，我主要是搞冶金工业。我在中央办公厅的时候有九个秘书，我当了国家主席，是 1990 年 12 月在中南海小会议室研究决定的，现在都一直在当”、“听到人说话的时候不一定看得到人，你们的传真传的什么内容也能听到”、“现在都有人在抽我的血，我的血现在是不正常的。周围都不正常，水里面含有感染细菌，我喝水被感染了”。问其是否明白签合同的意义时，答：“签合同是啥子意思嘛，与我有什么关系，如果正确就照着办吧，不准做违法犯罪的事情。”

提问 1：作为鉴定医生，该患者存在哪些有诊断价值的信息？

1. 被害妄想；
2. 夸大妄想；

3. 喜怒无常；
4. 幻听；
5. 言行紊乱；
6. 患病20余年；
7. 多次治疗史；
8. 体格检查无异常；
9. 婚姻史；
10. 不理解签订合同的意义。

提问2:对该患者应该进行何种法律能力评定,该患者有无该法律能力?

1. 刑事责任能力；
2. 民事行为能力；
3. 作证能力；
4. 诉讼能力；
5. 受审能力；
6. 服刑能力；
7. 性自我防卫能力；
8. 劳动能力。

提问3:民事行为能力的评定分为哪些类型?

1. 一般民事行为能力；
2. 特定民事行为能力
3. 遗嘱能力；
4. 合同能力；
5. 婚姻能力；
6. 驾驶能力；
7. 受审能力；
8. 服刑能力；
9. 作证能力；
10. 性自我防卫能力。

提问4:在进行民事行为能力评定时,需注意哪些问题?

1. 应严格区分不同精神障碍的性质；
2. 谨慎推断当前精神障碍对整体精神功能的影响；
3. 慎重评定无民事行为能力；
4. 为保障其利益,重症精神障碍患者均应评定为无民事行为能力；
5. 对病程短暂的精神障碍患者一般不宜做民事行为能力评定；
6. 只要委托人需要,对对病程短暂的精神障碍患者也要做民事行为能力评定；
7. 要对特定的已完成的或即将进行的民事行为做具体的分析。

【诊疗及解题思路】

病情回顾:林某,女,64岁,已婚,退休,因签署合同一事由家人委托进行法医精神病学鉴定。林某自20多年前出现乱语、疑人害己、喜怒无常、伤人毁物等言行异常,经多次治疗病情时好时坏。据其家属反映，林某自"二十多年来都是晚上睡觉乱骂有人偷她东西，有人放她血，要害她。总是拿东西乱打，白天不管是谁，指着就骂，疑心重""平常身穿奇装异服，或者满手挂满所谓金银珠宝或各类装饰品。"鉴定前因未规律服药，病情加重。体格检查无异常。精神状况检查：意识清楚，回答问题欠切题。自称："从事教育工作，是中国军事大学工作校长，中国军事大学有很多系，我主要是搞冶金工业。我在中央办公厅的时候有九个秘书，我当了国家主席，是 1990 年 12 月在中南海小会议室研究决定的，现在都一直在当"、"听到人说话的时候不一定看得到人，你们的传真传的什么内容也能听到"、"现在都有人在抽我的血，我的血现在是不正常的。周围都不正常，水里面含有感染细菌，我喝水被感染了"。问其是否明白签合同的意义时，答："签合同是啥子意思嘛，与我有什么关系，如果正确就照着办吧，不准做违法犯罪的事情。"

如前所述，作为鉴定医生，无论是进行哪种法律能力评定，首先要判别的是"医学要件"，即被鉴定人是否患有精神障碍。因此在鉴定中，识别有诊断价值的信息对于鉴定医生来说具有举足轻重的地位。具体到该案例来说，患者自 20 余年前出现乱语、疑人害己、喜怒无常、伤人毁物等言行异常；据家属反映表现出被害妄想及骂人、冲动伤人、穿奇装异服等言行紊乱的表现；且经多次治疗，本次服药不规律后病情加重；精神状况检查时查见幻听、被害妄想、夸大妄想等精神病性症状；体格检查未见明显异常。综上可认为，患者表现出的具有诊断价值的信息包括（提问 1 的有效答案）：被害妄想、夸大妄想、幻听、言行紊乱精神病性症状，病史 20 余年，多次治疗且不规律服药后病情加重，体格检查无异常等信息。根据其病史及鉴定时的表现，首先应考虑诊断为精神分裂症。但考虑该患者已 64 岁，为排除脑器质性精神障碍，建议最好完善脑影像学的相关检查。

该患者主要是针对签订合同一事进行法医精神病学鉴定，首先应考虑对其签订合同一事的民事行为能力进行评定，属于民事行为能力评定的范畴。就该患者来说，从医学要件考虑，患者患有精神分裂症，且处于发病期，满足患有精神障碍的医学要件，从法学要件来说，患者在精神状况检查中不能理解签订合同的实质性意义，对签署合同一事明显没有相应的辨认能力。综上可认为患者患有精神分裂症且目前处于发病期，不能正确理解签署合同的含义，故对其签署合同一事无民事行为能力。因此提问 2 的有效答案为该患者最应该进行民事行为能力评定。

民事行为能力是指公民能够通过自己的行为，取得民事权利和承担民事义务，从而设立、变更或终止法律关系的资格；亦即一个人的行为能否发生民事法律效力的资格。民事行为能力有"一般民事行为能力"和"特定民事行为能力"之分。"一般民事行为能力"指公民在取得民事行为能力资格后，直至这种资格消亡和终止的整个过程中，该公民对自己参加的所有民事活动所实施的行为，具有辨认和意思表示能力。"特定民事行为能力"指该公民在涉及某一项或某几项民事活动时，对自己相关行为的辨认和意思表示能力。这些常见民事活动包括结婚或离婚、签订合同、赡养、抚养和收养、订立遗嘱和财产继承、服兵役及参加选举活动等、汽车驾驶等。因此提问 3 的有效答案为：民事行为能力有一般民事行为能力和特定民事行为能力之分，其中长剑的特定民事行为能力有遗嘱能力、合同能力、婚姻能力、驾驶能力等。

在进行精神障碍患者民事行为能力评定时，有几点需要鉴定医生注意。首先对精神障碍患者进行一般民事行为能力评定时，并非考察患者对某一具体民事行为是否具有独立地判断和理智地处理该事务的能力，而是依据疾病性质、阶段、严重程度等对其整体精神功能的一种推定，因此鉴定中需要注意：①严格区别不同精神障碍的性质，如神经症、人格障碍等轻性精神障碍和精神分裂症、重度精神发育迟滞患者等重性精神障碍，从而正确地分析不同精神障碍对其意思表示的影响程度。②谨慎推断当前疾病对整体精神功能的影响，慎重评定无民事行为能力。因为即使有些严重的精神障碍者，对周围环境中发生的事物并非完全丧失辨认和处理能力。为了有利于保护精神障碍者的合法权益，有时评定为限制民事行为能力更为有利。因为依据《民法通则》第十九条第二款之规定，当其在今后具体涉及某一民事行为时，可再行鉴定，确定该时患者是否具有与此相适应的民事行为能力。③因为"一般行为能力"是以长时间持久的理智活动为前提的，对一些短暂的精神障碍者，若无特殊需要一般不宜作该类鉴定。而在进行特定行为能力评定时需注意：①精神障碍的性质和所处疾病阶段仅作为分析病情可能对其意思表示影响的参考标准，不能作为评定某一特定民事行为能力的标准；②要针对特定的已完成的或即将进行的民事行为作具体分析，查明患者是否因疾病因素而影响了对该民事行为的真实意思表示能力，即影响了他对该民事行为的判断、理解和处理能力。因此，提问4的有效答案为除4、6以外的所有选项。

二、病例相关临床知识

精神障碍患者的法律能力评定属于法医精神病学的研究领域。法医精神病学是研究人的精神障碍、精神健康与法律相关问题的医学分支科学。其狭义的概念是指依法对疑似精神障碍的违法者或诉讼当事人的精神状态和法律能力的鉴定，为委托方提供法医精神病学鉴定意见的亚专业学科；传统上又称司法精神病学。从其狭义概念来看，法医精神病学的主要研究内容是法医精神病学鉴定。所谓法医精神病学鉴定是指有资格的法医精神病学专业人员应用精神医学知识、技术和经验依法对被鉴定人某时的精神状态和对其行使某种法律权利或承担某种法律责任或法律义务的能力作出的评定。鉴定时，应首先确定被鉴定人精神状态是否正常，如果是异常，则应确定存在哪些精神症状，能否构成某种精神障碍的诊断。然后判定其行为时的精神状态对其所实施的行为的辨认及控制能力有无损害及损害的程度，最后对其法律能力作出评定。

（一）鉴定程序与鉴定方式、方法

1. 鉴定程序　法医精神病学鉴定应当遵循客观、公正、科学的原则，不受任何单位和个人的干涉。鉴定首先应有委托方委托，司法机关、公民和其他组织委托司法鉴定时，应当采取正式的书面委托书或聘书，并提供全面、真实的与委托事项有关的材料。委托书或聘书应写明司法鉴定机构名称、委托事项或鉴定要求、委托方名称（公章或者签章）、委托日期。因提供的鉴定材料虚假或者不完全而出现的错鉴，由委托方负责。鉴定机构收到委托书后，应对委托方的委托事项进行审核。对于符合受理条件的，可以即时决定受理，并签订《司法鉴定委托受理合同》，然后约定时间组织鉴定。对于不符合受理条件的，应当向委托方说明。法医精神病学鉴定实行鉴定人负责制度。鉴定人应当独立进行鉴定，对鉴定意见负责并在鉴定书上签名或者盖章。多人参加的鉴定，对鉴定意见有不同意见的，应当注明。第一鉴定人对鉴定意见承担主要责任，其他鉴定人承担次要责任。如果有复核人，复核人对鉴定意见承担连带责任。

2. 鉴定方式　法医精神病学鉴定的方式依据被鉴定人是否到场参加鉴定分为直接鉴

定和间接鉴定两种方式。

（1）直接鉴定：直接鉴定是指鉴定人直接与被鉴定人见面并进行精神状况检查的鉴定。由于鉴定场所的不同，又分为门诊鉴定、住院鉴定和院外鉴定。门诊鉴定，即将被鉴定人送到鉴定机构进行的鉴定，一般多适用于案情不甚复杂者，我国多采用这种方式，较方便快捷。对于案情复杂，有关材料不易收集或被鉴定人不合作而难以作出鉴定意见时，可采取住院鉴定。住院宜在特设的病区或专门医院，避免外界的影响和干扰，对其进行特殊的隔离监护，观察记录其精神状态及生活起居情况，以便取得详细可靠的资料，作出鉴定意见。院外鉴定，指在居住地、拘留所、监禁场所等进行的鉴定，此种方式下被鉴定人可较少产生因受医院环境的影响出现夸张、做作等心理，这种鉴定方式可用于案情重大、行走不便的被鉴定人。

（2）间接鉴定：亦称缺席鉴定，是指被鉴定人因种种原因不能到场，仅根据委托单位提供的资料作出书面鉴定。如确定已亡故的被鉴定人在立遗嘱时精神状态是否正常，是否具有订立遗嘱的行为能力；又如确定一位自杀身亡的人的自杀行为与精神障碍的因果关系。这种不能对被鉴定人直接进行检查的鉴定方式，只能在特殊情况下（如被鉴定人已宣告死亡或下落不明）谨慎进行，且委托方提供的被鉴定人的资料必须客观、充分、真实、可靠。

3. 鉴定方法　法医精神鉴定是一种医学鉴定，应采用医学方法，即进行精神障碍临床诊断的方法。鉴定时鉴定人必须认真阅卷，充分熟悉被鉴定人的情况，全面地进行精神障碍病史的收集，然后进行精神状况检查，只有直接面对被鉴定人进行精神状况检查，才可能对其感知、思维、情感、智力等心理功能作系统、全面的了解。体格检查尤其是神经系统检查、脑电地形图检查、智力检查等，均应列为常规；必要时进行脑 CT、MRI 等特殊检查，以便排除隐蔽的器质性疾病。

精神状况检查通常采取会谈的方式，检查时鉴定人的态度应和蔼，措词须婉转，避免审讯式语气，以取得被鉴定人的信任和合作。精神状况检查的重点除注意被鉴定人案发前及案发过程中的精神状态外，还应了解其作案前有无准备、作案的动机、目的、方式、作案过程及案发后有无自我保护行为等。如遇到被鉴定人不合作，经多方启发，仍缄口不言，可采取住院鉴定进行仔细观察。对缄默和违抗的被鉴定人不能采用任何形式的变相刑讯逼供方法。

（二）刑事责任能力评定

刑事责任能力，简称责任能力，是一个重要的刑法学概念，是指一个人能够正确认识自己行为的性质、意义和后果，并能依据这种认识自觉地选择和控制自己行为，从而对自己实施的法律所禁止的行为承担刑事责任的能力。具体来说，刑事责任能力是指行为人构成犯罪和承担刑事责任所必需的，行为人具备刑法意义上的辨认和控制自己行为的能力。对于一般公民来说，只要达到法定的年龄，生理和智力发育正常，就具有了相应的辨认和控制自己行为的能力，从而具有刑事责任能力。责任能力的核心内容就是辨认能力和控制能力。

精神障碍患者在疾病的影响下，可能出现伤人毁物等违法犯罪行为，这时，往往需要进行刑事责任能力评定。对此《刑法》第十八条有规定："精神障碍患者在不能辨认或者不能控制自己行为的时候造成危害结果，经法定程序鉴定确认的，不负刑事责任。""精神障碍患者不负刑事责任后，不能放任其自由，应当责令他的家属或者监护人严加看管和医疗；在必要的时候，由政府强制医疗。""间歇性的精神障碍患者在精神正常的时候犯罪，应当负刑事责任。""尚未完全丧失辨认或者控制自己行为能力的精神障碍患者犯罪的，应当负刑事责任，但是可以从轻或者减轻处罚。”“醉酒的人犯罪，应当负刑事责任。”这是精神障碍患者刑事责任能力评定的主要法律依据，同时也明确了在进行刑事责任能力评定时，必须考虑到“医学要件”和“法学要件”。所谓“医学要件”是指主体是“精神障碍患者”，即患有某种精神障碍，是评定主体有无刑事责任能力的前提和客观依据。需要注意的是此处的“精神障碍患者”在立法原意上是基于广义理解的，既包括狭义的精神障碍患者，如精神分裂症、心境障碍、重度精神发育迟滞等精神病性精神障碍的患者，也包括患有各种非精神病性精神障碍患者。“法学要件”是从心理学的角度来分析主体在发生危害行为时，是否因精神病理作用而丧失或削弱了辨认或控制自己行为的能力，即主要判定个体的辨认能力和控制能力。

关于精神障碍患者刑事责任能力的分类，目前采用的是“三分法”原则，分为“无刑事责任能力”、“部分(限定)刑事责任能力”和“完全刑事责任能力”三个等级。按照《刑法》第十八条之规定，在判定无刑事责任能力时，既要满足医学要件，又要满足法学要件，即被鉴定人既是“精神障碍患者”又完全丧失了辨认能力和(或)控制能力。限制刑事责任能力的医学要件与无刑事责任能力并无不同，其区别在于法学要件未完全丧失辨认能力或控制能力，因此把握法学要件，是限制责任能力评定的关键。完全刑事责任能力的医学要件是“间隙性的精神障碍患者和醉酒的人”或无精神障碍者，法学要件是具有完整的辨认能力和控制能力。

(三) 民事行为能力评定

民事行为能力是指公民能够通过自己的行为，取得民事权利和承担民事义务，从而设立、变更或终止法律关系的资格；亦即一个人的行为能否发生民事法律效力的资格。公民的民事行为能力不仅包含了公民以自己行为独立进行民事活动的能力，如结婚或离婚、赡养、抚养和收养、订立遗嘱和财产继承、签订合同、服兵役及参加选举活动等；还包括对自己过失行为承担民事责任的能力。

民事行为能力有“一般民事行为能力”和“特定民事行为能力”之分。“一般民事行为能力”指公民在取得民事行为能力资格后，直至这种资格消亡和终止的整个过程中，该公民对自己参加的所有民事活动所实施的行为，具有辨认和意思表示能力。“特定民事行为能力”指该公民在涉及某一项或某几项民事活动时，对自己相关行为的辨认和意思表示能力。如遗嘱能力、合同能力、婚姻能力、驾驶能力等特定民事行为能力的评定。

《民法通则》第十三条规定：“不能辨认自己行为的精神障碍患者是无民事行为能力人，由他的法定代理人代理民事活动。不能完全辨认自己行为的精神障碍患者是限制民事行为能力人，可以进行与他的精神健康状况相适应的民事活动；其他民事活动由他的法定代理人代理，或者征得他的法定代理人的同意。”这是精神障碍患者民事行为能力评定的主要法律依据，也明确了民事行为能力评定同样需要遵循“医学要件”和“法学要件”相结合的原则，只不过“法学要件”只包含辨认能力，即被鉴定人是否具有正确地判断是非和理智地处理自己的民事行为的能力。

民事行为能力同样分为三类，即完全民事行为能力、限制民事行为能力和无民事行为能力。按照我国《民法通则》的相关规定，已成年(满18岁)且精神正常的公民，均可视为具有完全民事行为能力的人；10周岁以上的未成年人及不能完全辨认自己行为的精神障碍患者是限制民事行为能力；不满10周岁的未成年人及不能辨认自己行为的精神障碍患者是无民事行为能力人。

在民事行为能力评定时，有几点需要注意。首先，在对精神障碍者一般民事行为能力评定时，并非考察患者对某一具体民事行为是否具有独立地判断和理智地处理该事务的能力，而是依据疾病性质、阶段、严重程度等对其整体精神功能的一种推定，因此应慎重评定无民事行为能力。因为即使有些严重的精神障碍者，对周围环境中发生的事物并非完全丧失辨认和处理能力。一旦被评为无民事行为能力，就可能损害到其合法权益。同时，因为一般民事行为能力是以长时间持久的理智活动为前提的，对一些短暂的精神障碍患者，若无特殊需要一般不宜作该类鉴定。其次，在进行特定民事行为能力评定过程中则要注意，精神障碍的性质和所处疾病阶段仅作为分析病情可能对其意思表示影响的参考标准，不能作为评定某一特定民事行为能力的标准，而是要针对特定的已完成的或即将进行的民事行为作具体分析，查明患者是否因疾病因素而影响了对该民事行为的真实意思表示能力。

（四）其他法律能力评定

1. 诉讼能力　亦称诉讼行为能力，指当事人是否具有参与诉讼活动的能力，即能否理解自己在诉讼过程中的地位、权利和诉讼过程的意义，是否具有行使自己诉讼权利的能力。最高人民检察院司法解释使用的诉讼行为能力具有受审能力同样的含义。在中国法医精神病学鉴定实践中，诉讼能力也可作为行为能力的一种进行鉴定。如何判定一个人是否具有诉讼行为能力，主要从医学要件和法学要件两个方面进行分析考虑，医学要件主要是精神医学的临床诊断，即是否患有精神障碍，严重程度如何。法学要件则注重于对诉讼的性质、意义和过程的理解，能否与其辩护人合作，履行法律赋予的申诉权利。

2. 受审能力　是指刑事案件的犯罪嫌疑人、被告人能否理解自己在刑事诉讼活动中的地位、权利，能否理解诉讼过程的含义，能否行使自己的诉讼权利的能力。受审能力仅用于刑事诉讼。与刑事责任能力不同，受审能力主要研究被鉴定人刑事诉讼时的精神状态对其理解诉讼性质及可能后果，以及合理与辩护人合作并选择合理辩护策略的影响。受审能力评定主要从医学要件和法学要件两个方面进行。医学要件主要是精神医学的临床诊断，即是否患有某种精神障碍，其严重程度如何。法学要件则注重于法学问题的理解，被鉴定人能否理解对其起诉的目的和性质；能否理解自己的情况与诉讼的关系；有无与律师合作、商量，帮助辩护人为他辩护的能力；对其他诉讼参与人的提问能否作出应有回答；对可能的审判结果和惩罚的理解能力等。被鉴定人若对上述诸项能得出肯定的结论，则其具备接受刑事审判的心理条件——有受审能力。否则，为无受审能力。受审能力的评定意见具有阶段性，而非长期性。绝大多数因精神障碍致使其不具有受审能力的犯罪嫌疑人，经过一段时间的医疗处理后，精神障碍明显缓解，受审能力也随之恢复。

3. 服刑能力　是指罪犯或服刑人员能够承受刑罚的惩罚，能够理解刑罚的性质、目的和意义的生理和心理条件，亦称承受刑罚能力。判定个体是否具备服刑能力，也应从医学和法学两方面的要件分析。医学要件仍是精神医学的临床诊断，它是被鉴定人能否承受刑罚的前提条件，在明确医学诊断的基础上，认真分析考查被鉴定人所患精神障碍类型和严重程度，以及精神异常活动对其理解刑罚的性质、目的和意义的影响程度，从而确定被鉴定人是否具备承受刑罚的能力。评定为无服刑能力的精神障碍者，应将其送往公安系统开办的安康医院或监狱当局设立的精神病监护医疗机构接受强制性医疗措施，待精神活动恢复正常，能够承受刑罚后，再送回原服刑机关继续服刑。

4. 作证能力　是指任何公民根据自己看到或听到的真实情况能提供对案件有关系的证言的能力。在司法实践中,确认有生理缺陷和年幼的人有无作为证人的主体资格比较容易,而对精神上缺陷的人是否具备证人的主体资格的判定则较为困难。在法医精神病学鉴定中,判定一个人是否具备作证的能力,同样须从医学要件和法学要件两方面进行分析考虑。医学要件即被鉴定人是否患有精神障碍以及精神障碍的性质和程度,法学要件则是被鉴定人是否由于精神障碍,致使其丧失了对客观事物的是非判别能力,能否正确地通过语言文字表述事实。作证能力只有有无之分,不能出现“部分作证能力”。

5. 性自我防卫能力　是指被害人对两性行为的社会意义、性质及其后果的理解能力。遵照《刑法》和相关法律法规之规定,在评定精神障碍女性的性自我防卫能力时,包括医学和法学两个标准。医学标准即被鉴定人是否符合精神障碍的诊断标准。法学标准是指性受害时在当前精神状态的影响下对性行为的实质性理解能力和(或)对性本能冲动的自我控制能力。在目前的法医精神病学鉴定实践中,性自我防卫能力分为有性自我防卫能力和无性自我防卫能力两种,但也有观点认为将其分为“无”、“部分(削弱)”和“完全”三个等级,更适合法医精神鉴定实践。

6. 劳动能力　是指劳动者能够以自己的行为依法行使劳动权利和履行劳动义务的能力,即劳动法律理论上所称的劳动行为能力。与其相对应的是劳动权利能力,劳动权利能力是指劳动者依法享有劳动权利和承担劳动义务的资格。劳动者的劳动权利能力和劳动行为能力是劳动者作为劳动法律关系主体必须具备的条件,两者缺一不可。公民一旦与劳动行为能力分离,也就丧失劳动权利能力。从这一意义上讲,劳动能力丧失的确认非常重要,因其一旦被确认劳动能力丧失,也就不能履行该公民的劳动权利。在我国现行的伤残评定标准中,对认定劳动能力丧失必须具备一定的条件。参照我国《劳动能力鉴定——职工工伤与职业病致残等级》(GB/T16180-2006)和《职工非因工伤残或因病丧失劳动能力程度鉴定标准(试行)》等标准中,对职工伤残丧失劳动能力程度分为10个等级。

(五) 精神损伤评定

随着公民法律意识的增强及各类事故的不断出现,人们对精神损伤的认识也越来越充分,涉及精神损伤的鉴定案例也越来越多,精神损伤相关鉴定已在法医精神病学鉴定体系中占据了一定的地位。

精神损伤是指个体遭受外来物理、化学、生物或心理等因素作用后,大脑功能活动发生紊乱,出现认知、情感、意志和行为等方面的精神功能紊乱和缺失。这个定义指出:精神损伤的因素不仅包括了器质性躯体因素,还包括了非器质性心理因素;精神损伤的表现形式也不单单指器质性的脑功能损伤(器质性精神损伤),还包括心理功能的紊乱(功能性精神损伤),但精神损伤一定有精神障碍的临床症状表现。

精神损伤患者常作为受害人而要求鉴定其损伤的性质、因果关系、严重程度及其预后等问题,以便司法部门作出公正的裁决。因此,精神损伤的法医学鉴定需要明确以下几个问题:①鉴定精神损伤的性质,也就是明确精神障碍的诊断:是真性精神损伤还是伪装的精神损伤?是器质性精神损伤还是功能性精神损伤?②鉴定精神损伤的因果关系:如确实存在精神损伤时,常被要求鉴定精神损伤与某特定事件(如交通事故、工伤等)的因果关系,通常有直接关系、间接关系和无因果关系三种类型。③精神损伤的严重程度鉴定:该类鉴定常涉及的是精神损伤程度、精神伤残程度与精神残疾程度鉴定。其中精神损伤程度鉴定的法律依据是《刑法》(轻伤、重伤)、《民法通则》(轻微伤)、《人体损伤程度鉴定标准(征求意见稿)》(重伤、轻伤、轻微伤);精神伤残程度鉴定是根据国家社会保险法规,如国家《劳动能力鉴定一职工工伤与职业病致残等级》《道路交通事故受伤人员伤残评定标准》;精神残疾程度鉴定标准则是根据《中国残疾人实用评定标准》。精神损伤程度的判定直接涉及肇事方的法定责任和经济赔偿等问题,因此,应尽可能客观、准确。

参考文献

1. 沈渔邨.精神病学.第4版.北京:人民卫生出版社,2001.
2. 张亚林.高级精神病学.长沙:中南大学出版社,2007.
3. 郝伟.精神病学.第6版.北京:人民卫生出版社,2008.
4. 徐韬园.现代精神医学.上海:海医科大学出版社,2000.
5. 张亚林.神经症理论与实践.北京:人民卫生出版社,2000.
6. 王祖承.精神科综合征.上海:上海医科大学出版社,1999.
7. 张亚林.精神病学.北京:人民教育出版社,2005.
8. 李凌江.精神病学.北京:高等教育出版社,2003.
9. 李凌江.行为医学.第2版.长沙:湖南科学技术出版社,2008.
10. 刘新民.变态心理学.北京:人民卫生出版社,2007.
11. 钱铭怡.变态心理学.北京:北京大学出版社,2006.
12. 唐宏宇,郝伟.精神病学.北京:科学技术文献出版社,2002.
13. 刘铁桥.精神病学精选模拟习题集(2012全国卫生专业技术资格考试习题集丛书).北京:人民卫生出版社,2011.
14. 苏林雁.儿童多动症.北京:人民军医出版社,2004.
15. 李雪荣.孤独症诊疗学.长沙:中南大学出版社,2004.
16. 李雪荣.现代儿童精神病学.长沙:湖南科技出版社,1994.
17. 龚耀先.中国-韦氏儿童智力量表手册.长沙:湖南地图出版社,1993.
18. 龚耀先.艾森克个性问卷.长沙:湖南地图出版社,1992.
19. 许又新.精神病理学.长沙:湖南科学技术出版社,1993.
20. 许又新.神经症.北京:人民卫生出版社,1994.
21. 张明园.精神科评定量表手册.长沙:湖南科学技术出版社,1993.
22. 王祖承.精神病学.北京:人民卫生出版社,2002.
23. 夏镇夷,徐韬园,张明园,等.实用精神医学.上海:上海科学技术出版社,1990.
24. 沈渔邨.精神病学.北京:北京医科大学出版社,2002.
25. 中华医学会精神科分会.中国精神障碍分类与诊断标准.第3版.(CCMD-3).济南:山东科学技术出版社,2001.
26. 杨德森.基础精神医学.湖南:湖南科学技术出版社,1994.
27. 陈灏珠.实用内科学.第11版.北京:人民卫生出版社,2001.

28. 范肖冬译. 世界卫生组织. ICD-10 精神与行为障碍分类. 北京:人民卫生出版社,1993.
29. 张亚林. 行为疗法. 贵阳:贵州教育出版社,1999.
30. 陈彦方. CCMD-3 相关精神障碍治疗与护理. 济南:山东科学出版社,2001.
31. 蔡焯基. 抑郁症基础与临床. 第 2 版. 北京:科学出版社,2001.
32. 季建林. 精神医学. 上海:复旦大学出版社,2003.
33. 陈彦方. 李舜伟. 脑部疾病诊断治疗学. 北京:中国协和医科大学出版社,2003.
34 龚耀先. 心理评估. 北京:高等教育出版社,2003.
35. 江开达. 精神医学新概念. 上海:上海医科大学出版社,2000.
36. 杨德森. 行为医学. 长沙:湖南科学技术出版社,1998.
37. 贾福军,胡宪章. 精神病学与神经病学. 郑州:河南医科大学出版社,2000.
38. 顾牛范,王祖承. 精神医学进修讲座. 第 3 版. 上海:上海医科大学出版社,1999.
39. 庞天鉴译. DSM-4 分类与诊断标准. 美国精神科学会.
40. 李雪荣. 现代儿童精神医学. 长沙:湖南科学技术出版社,1994.
41. 刘振华. 陈晓红. 误诊学概论. 北京:人民军医出版社,1998.
42. 杨德森. 中国精神疾病案例集. 长沙:湖南科学技术出版社,1999.
43. 王学义主译. 精神病病例精粹. 北京:北京大学医学出版社 2006.
44. 郑瞻培,王善澄. 精神医学临床实践. 上海:上海医科大学出版社,2006.
45. 杨玲玲,左成业. 器质性精神病学. 长沙:湖南科学技术出版社,1993.
46. 彭文伟. 传染病学. 第 6 版. 北京:人民卫生出版社,2004.
47. 中国大百科全书现代医学卷. 狂犬病. 北京:中国大百科全书出版社,1993.
48. 贾谊诚. 人格障碍与意向控制障碍//顾牛范,王祖承:精神医学进修讲座. 第 3 版. 上海:上海医科大学出版社;1999;263-273.
49. 翟书涛,杨德森. 人格形成与人格障碍. 湖南:湖南科学技术出版社,1998.
50. 黄国平. 彩虹重现:地震之后的生活. 北京:中国工商出版社,2009.
51. 朱贻庭. 伦理学大词典. 修订本. 上海:上海辞书出版社,2011.
52. 胡泽卿. 法医精神病学. 第 3 版. 北京:人民卫生出版社,2009.
53. 郑文清胡慧远. 现代医学伦理学概论. 第 2 版. 武汉:武汉大学出版社,2010.
54. 伍天章. 医学伦理学. 北京:人民卫生出版社,2008.
55. 李功迎. 医患行为与医患沟通技巧. 北京:人民卫生出版社,2012.
56. 张琍,何振华. 医学生临床思维教程. 北京:人民卫生出版社,2010.
57. 中华人民共和国卫生部. 卫生部关于印发《病历书写基本规范》的通知. 卫医政发〔2010〕11 号.
58. 中华人民共和国卫生部. 卫生部关于印发《阿片类药物依赖诊断治疗指导原则》和《苯丙胺类药物依赖诊断治疗指导原则》的通知. 2009. 11. 26.
59. Semple D, Smyth R, burns J, et al. 唐宏宇,郭延庆,译. 牛津临床精神病学手册. 北京:人民卫生出版社,2006.
60. 陶国泰,郑毅,宋维村. 儿童少年精神医学. 第 2 版. 南京:江苏科技出版社,2009:202-242.
61. 郑毅. 儿童注意缺陷多动障碍防治指南. 北京:北京大学医学出版社,2007:1-5,66-117.

62. 杨世昌,杜爱玲.家庭教养与儿童青少年心理.北京:人民卫生出版社,2011.
63. 杨世昌,冯砚国.精神疾病案例诊疗思路.北京:人民卫生出版社,2008.
64. 杨世昌,张亚林,郑瞻培.躯体形式障碍//郑瞻培,王善澄.精神医学临床实践.上海:上海科学技术出版社,2006.
65. 李孟潮,郭毅,童俊.边缘性人格障碍与心境障碍的共病.上海精神医学,2006,18(02):107-110.
66. 杨世昌,张绍荣,王俐,等.抗精神病药物致恶性症候群11例.新乡医学院学报,1999,16(4):342-434.
67. 杨世昌,杜爱玲,王新友.儿童个性特征与其父母养育方式相关性.实用儿科临床杂志.2007,22(12):930-932.
68. 杨世昌,杜爱玲,王新友.受虐儿童父母个性特征及其情感表达初探.实用儿科临床杂志,2008,23(10):785-787.
69. 杨世昌,杜爱玲,王新友.成人个性特征与述情障碍相关性初探.中国临床心理学杂志,2008,16(4):552-554.
70. 杨世昌,张亚林.国内儿童受虐状况研究.中国临床心理学杂志,2007,15(5):425-426.
71. 杨世昌,杜爱玲,张亚林,等.儿童被忽视量表在湘潭地区871名儿童中的试用.中国心理卫生杂志,2007,21(12):819-921.
72. 杨世昌,杜爱玲,王新友.儿童个性特征与其父母养育方式的相关性.实用儿科临床杂志,2007,22(12):930-931.
73. 杨世昌,张亚林,曹玉萍,等.家庭暴力中对儿童施暴者心理卫生及生活事件状况初探.中国临床心理学杂志,2006,14(2):178-179.
74. 杨世昌,张亚林,黄国平,等.湘潭某工厂子弟中学学生受虐待的多因素分析.中国学校卫生,2005,26(4):296- 298.
75. 杨世昌,张亚林,黄国平,等.儿童受虐筛查表的效度信度研究.中国行为医学科学,2004,13(2):223-224.
76. 杨世昌,杜爱玲,张亚林.儿童受虐量表的编制及信度效度分析.中华行为与脑科学杂志,2010,19(3):276-278.
77. 杨世昌,张亚林,郭果毅,等.受虐儿童的父母养育方式初探.实用儿科临床杂志,2003,18(1):16-17.
78. 杨世昌,张亚林,黄国平,等.受虐儿童个性特征初探.中国心理卫生杂志,2004,18(9):617- 618.
79. 杨世昌,张亚林,黄国平,等.儿童受虐方式的研究.中国临床心理学杂志,2004,12(2):140-141.
80. 杨世昌,张亚林.儿童虐待与精神卫生.临床心身疾病杂志,2004,10(4):303-304.
81. 杨世昌,姚桂英,杜爱玲,等.儿童期精神虐待对大学生人格及抑郁情绪的影响.中华行为与脑科学杂志,2010,19(9):835-837.
82. 胡建,沈海今.韦尼克脑病的特征研究.中国危重病急救医学,1998,10(4):251-253.
83. 苏中华.狂犬病在精神科首诊1例.临床精神医学杂志,2003,13(2):122.
84. 汪连春,杨海波,张凤云.肝豆状核变性误诊为躁狂症1例.临床医学工程,2009,16(6):

104.
85. 温登彪,郝爱琴. 胰岛素瘤误诊为精神病 2 例报告解析. 中外医疗,2011,30(33):93-94.
86. 覃事斌,杜登兵. 以强迫症状为首发症状的肝豆状核变性 1 例. 中华精神科杂志,2012,45(1):24.
87. 马慧娟,杨世昌,王桂芳. 以精神症状为主要临床表现的肝豆状核变性 14 例分析. 健康心理学杂志,2001,9(5):366-367.
88. 张瑞霞,宋惠芬,赵利国. 肝豆状核变性致精神障碍长期误诊. 临床误诊误治,2009,22(4):88-89.
89. 向靓,付春安. 甲状腺功能减退伴发精神障碍误诊 1 例分析. 中国误诊学杂志,2007,7(11):2549.
90. 王晓东,王凯,赵津京. Wernicke 脑病误诊 1 例. 疑难病杂志,2009,8(12):752.
91. 李波,兰美兵,黄安华,等. 苯中毒误诊为精神病 1 例分析. 中国误诊学杂志,2007,7(2):289-290.
92. 唐光政,聂所成. 病毒性脑炎误诊 1 例. 中国民康医学杂志,2003,15(10):599.
93. 邓红霞,王敬亮. 淡漠型甲状腺机能亢进误诊. 中国全科医学,2001,4(5):383.
94. 魏建惠. 低钾血症误诊为精神疾病二例. 临床误诊误治,2005,18(9):666.
95. 汪春运. 发作性睡病误诊为精神分裂症一例. 中华精神科杂志,2004,37(4):253.
96. 张超. 高渗性非酮性高血糖昏迷误诊为精神分裂. 淮海医药,2000,18(1):22.
97. 杨英姿,巴艳丽. 甲减误诊为抑郁症 1 例分析. 中国误诊学杂志,2008,8(13):3137.
98. 王秀丽,周为. 精神活性物质所致精神障碍误诊 1 例. 四川精神卫生,2011,24(2):72.
99. 王德春. 匹克氏病误诊精神分裂症一例报告. 精神医学杂志,2008,21(2):91.
100. 周小东,韦美. 糖皮质激素致精神障碍误诊一例. 华北国防医药,2007,19(3):66.
101. 廖捷,肖涛. 席汉氏综合症误诊为精神分裂症一例. 赣南医学院学报,2011,31(3):474.
102. 宋端铱. 系统性红斑狼疮伴发精神障碍误诊一例. 华北国防医药,2004,16(5):329.
103. 吴清萍,毛洪兵. 铜中毒误诊 1 例. 中国误诊学杂志,2004,4(4):636.
104. 杨福收,郭志华,蒋燕升. 苍白球-黑质铁沉积变性所致精神障碍误诊为双相障碍一例. 中华精神科杂志,2011,44(4):201.
105. 刘宪红. 席汉综合征误诊为躯体形式障碍一例. 临床误诊误治,2007,20(5):98.
106. 张建明. 儿童情绪障碍. 临床儿科杂志,2008,26(11):1000-1002.
107. 崔永华,郑毅,刘寰忠. 难治性抽动秽语综合征的临床特点. 上海精神医学,2005,17(1):13-17.
108. 郑毅,梁月竹,杨建虹,等. 丙戊酸钠合并氟哌啶醇治疗难治性 TS. 中华精神科杂志,2001,34(2):83-85.
109. 秦天星,郭细先. 易性癖误诊为抑郁症 3 例. 2006 年度全国第九次精神病学术会议论文汇编,2006.
110. 张东军,胡泽卿,李焱. 成人真两性畸形的性别鉴定 1 例. 中国法医学杂志,2011,26(6):487-488.
111. 陈嵌,张金钟. 精神科医生行使干涉权的前提和伦理原则. 中国医学伦理学,2009,22(6):85-87.

112. 谢斌,王士清,郑瞻培. 精神科临床工作中的若干法律问题. 上海精神医学,2001,13(2):114-116.
113. 谭亚. 防御性医疗行为成因分析及应对策略. 中国医学伦理学,2011,24(2):160-161,172.
114. 赵志耘. 精神科病房保护性约束存在的伦理冲突及对策. 护理研究,2011,25(1):119-120.
115. 谢斌,郑瞻培. 医患关系与医疗纠纷. 上海精神医学,2002,14(3):183-185.
116. 郭丹杰. 长学制医学生临床思维培养的探索与实践. 中华医学教育杂志,2009,29(4):35-37.
117. Simon RI. Clinical psychiatry and the law. 2nd ed. Arlington: American Psychiatric Pub, 2003.
118. Rutherford BR, Aizaga K, Sneed J, et al. Survey of psychiatry residents' informed consent practices. J Clin Psychiatry,2007,68(4):558-565.
119. Jones RM, Wheelwright S, Farrell K, et al. Brief Report: Female-To-Male Transsexual People and Autistic Traits. J Autism Dev Disord,2012,42(2):301-306.
120. Adamczyk A, Pitt C. Shaping attitudes about homosexuality: The role of religion and cultural context. Soc Sci Res,2009,38(2):338-351.
121. Gelder M, Harrison P, Cowen P. Shorter Oxford Textbook of Psychiatry. 5th ed. New York: Oxford University Press Inc.,2006.
122. Andrews G, Hunt C, Jarry M. 精神障碍的处理. 第3版. 上海:上海科学技术出版社,2002.
123. Ciesielski KT, Waldrof AV, Jung RE. Anterior Brain Deficits in Chronic Alcoholism, Cause or Effect? J Nerv Ment Dis,1995,183(12):756-761.
124. Volkow ND, Fowler JS, Wang GJ. Positron emission tomography and single-photon emission computed tomography in substance abuse research. Semin Nucl Med,2003,33(2):114-128.
125. Heap LC, Pratt OE, Ward RJ, et al. Individual susceptibility to Wernicke-Korsakoff syndrome and alcoholism-induced cognitive deficit: impaired thiamine utilization found in alcoholics and alcohol abusers. Psychiatr Genet,2002,12(4):217-224.
126. YANG Shichang, ZHANG Yalin. Preliminary Study On Parental Rearing Behaviour Of Child Abuse. Journal Of Teacher Education And Teaching,2004,7(1):14-19.
127. Marksteiner J, Bodner T, Gurka P. Alcohol-induced cognitive disorder: alcohol dementia. Wien Med Wochenschr,2002,152(3-4):98-101.
128. Thomson AD. Mechanisms of vitamin deficiency in chronic alcohol misusers and the development of the Wernicke-Korsakoff syndrome. Alcohol Alcohol,2000,35(1):2-7.

索　引

P

Q

S

T

W

X

Y

Z